Obstetricia y ginecología

6.ª EDICIÓN

Obstetricia y ginecología

6.ª EDICIÓN

American College of Obstetrics and Gynecology (ACOG)

con

Charles R. B. Beckmann, M.D., M.H.P.E.

Professor of Obstetrics and Gynecology,
Offices of Ambulatory Care and OBGYN Academic Affairs,
Department of Obstetrics and Gynecology,
Albert Einstein Medical Center/Thomas Jefferson University College of Medicine,
Philadelphia, PA

Frank W. Ling, M.D.

Clinical Professor, Department of Obstetrics and Gynecology,
Vanderbilt University School of Medicine,
Nashville, TN;
Partner, Women's Health Specialists, PLLC,
Germantown, TN

Barbara M. Barzansky, Ph.D., M.H.P.E.

Director,
Division of Undergraduate Medical Education,
American Medical Association

William N. P. Herbert, M.D.

Professor and Chair,
Department of Obstetrics and Gynecology,
University of Virginia,
Charlottesville, VA

Douglas W. Laube, M.D., M.Ed.

Professor,
Department of Obstetrics and Gynecology,
University of Wisconsin Medical School,
Madison, WI

Roger P. Smith, M.D.

Professor,
Department of Obstetrics and Gynecology,
University of Missouri at Kansas City,
Kansas City, MO

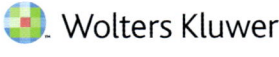 Wolters Kluwer | Lippincott
Williams & Wilkins

Wolters Kluwer | Lippincott Williams & Wilkins

Avda. Príncep d'Astúries, 61, 8.º 1.ª
08012 Barcelona (España)
Tel.: 93 344 47 18
Fax: 93 344 47 16
e-mail: lwwespanol@wolterskluwer.com

Traducción y revisión
Beatriz Magri Ruiz
Licenciada en Traducción,
Intérprete de Conferencia

Revisión científica
Juan Antonio García Velasco,
Director del IVI-Madrid;
Profesor Titular de Obstetricia y Ginecología,
Universidad Rey Juan Carlos, Madrid

La 5.ª edición de este excelente libro ha sido el texto para estudiantes más utilizado en obstetricia y ginecología. Los mismos educadores y autores de la 5.ª edición de este popular libro han preparado la 6.ª y la han mejorado de forma notable con información actualizada y nuevas características. Ellos han hecho que este valioso texto sea aún mejor que en las ediciones anteriores; cada capítulo se ha revisado y corregido para centrarse en el material «básico» que los estudiantes tienen que aprender en las prácticas clínicas de obstetricia y ginecología. Una serie de preguntas, que ahora están disponibles en línea, facilita a los estudiantes la ejecución de autotests y la autoevaluación, así como la creación de tests a medida y el seguimiento de la evolución de sus puntuaciones. Las figuras y las tablas modificadas, que contribuyen a organizar mejor la información importante, amplían todavía más el impacto educativo del libro. Y, lo que es más importante, el magnífico material didáctico se basa en la última edición de los objetivos de la Association of Pro-

fessors of Gynecology and Obstetrics (APOG) e incluye importante material didáctico proporcionado por el American College of Obstetricians and Gynecologists (ACOG).

Hay que felicitar a todos los autores y los asesores de redacción por la producción de este libro de texto médico basado en unos principios pedagógicos sólidos. Sin duda, esta nueva edición será el libro de texto número uno para los estudiantes en prácticas clínicas de obstetricia y ginecología. Lo recomiendo encarecidamente, no sólo para los estudiantes, sino también para los residentes, los docentes y otras personas interesadas en la enseñanza.

Martin L. Stone, M.D.
Past president, ACOG
Founding member and past vice-president, APGO
Professor and Chairman (Emeritus)
Department of Obstetrics and Gynecology
SUNY at Stony Brook, New York

AGRADECIMIENTOS

Damos las gracias a Susan Rhyner, Jessica Heise, Jennifer Kuklinski, Catherine Noonan, Paula Williams, Jennifer Verbiar y Stephen Druding de Lippincott Williams & Wilkins por su ayuda, aparentemente inagotable, y su ánimo durante la ardua preparación de la 6.ª edición de *Obstetricia y ginecología*. Así mismo, damos las gracias a los numerosos colaboradores del personal del American College of Obstetricians and Gynecologists, entre ellos Kathleen Scogna y Rebecca Rinehart, antigua Directora de Publicaciones, y agradecemos los sabios consejos y el apoyo del doctor Ralph Hale, Vicepresidente Ejecutivo del College. Seguimos estando agradecidos a Rob Duckwall y a los estudios Dragonfly por las innovadoras ilustraciones que nos han proporcionado para esta edición y a Joyce Lavery en ediciones anteriores, y a Barbara Hodgson por la minuciosa preparación del índice, que hace que el libro sea más útil para los nuevos estudiantes. Volvemos a expresar nuestro tradicional agradecimiento especial a Carol-Lynn Brown, nuestra primera directora, por su previsión y su apoyo en la elaboración inicial de este libro.

COLABORADORES

Kerri S. Bevis, M.D.
Resident,
Department of Obstetrics and Gynecology,
University of Alabama at Birmingham,
Birmingham, AL

Joseph R. Biggio Jr., M.D.
Assistant Professor,
Department of Obstetrics and Gynecology,
University of Alabama, Birmingham, AL

May Hsieh Blanchard, M.D.
Assistant Professor,
Department of Obstetrics, Gynecology, and Reproductive
    Sciences,
University of Maryland School of Medicine,
Baltimore, MD

Randolph Bourne, M.D.
Physician,
Sound Women's Care Steven's Hospital,
Edmonds, VA

Jennifer Buck, M.D.
Attending Physician,
Department of Obstetrics and Gynecology,
Mercy Health Partners,
Muskegon, MI

Maureen Busher, M.D.
Instructor,
Department of Obstetrics and Gynecology,
Case Western Reserve University Cleveland, OH;
Associate Director,
Residency Program in Obstetrics and Gynecology,
Department of Obstetrics and Gynecology,
Metro Health Medical Center,
Cleveland, OH

Jennifer R. Butler, M.D.
Director of Obstetrics,
Department of Obstetrics and Gynecology,
Carolinas Medical Center,
Charlotte, NC

Alice Chuang, M.D.
Assistant Professor,
Department of Obstetrics and Gynecology,
University of North Carolina–Chapel Hill,
Chapel Hill, NC;
Attending Physician

Kathleen E. Cook, M.D.
Staff Physician,
Department of Obstetrics and Gynecology,
Saint Mary's Hospital,
West Palm Beach, FL

Diana Curran, M.D.
Director,
Division General Ob/Gyn;
Assistant Program Director,
Department of Obstetrics and Gynecology,
University of Michigan,
Ann Arbor, MI

Sonya S. Erickson, M.D.
Assistant Professor,
Department of Obstetrics and Gynecology,
University of Colorado,
Aurora, CO

Rajiv B. Gala, M.D.
Assistant Professor,
Department of Obstetrics and Gynecology,
Ochsner Clinic,
New Orleans, LA;
Past Chair, JFCAC

Troy A. Gatcliffe, M.D.
Clinical Instructor,
Department of Obstetrics and Gynecology,
University of California,
Irvine Medical Center Orange, CA;
Fellow Gyn Onc,
Department of Obstetrics and Gynecology,
University of California,
Irvine Medical Center,
Orange, CA

Alice Reeves Goepfert, M.D.
Associate Professor,
Department of Obstetrics and Gynecology,
University of Alabama at Birmingham,
Birmingham, AL

Christina Greig Frome, M.D.
Resident, PGY-4,
Department of Obstetrics, Gynecology, and Reproductive
    Sciences,
UT Houston-Hermann,
Houston, TX;
Memorial Hermann Hospital,
Houston, TX

Cynthia Gyamfi, M.D.
Assistant Clinical Professor,
Department of Obstetrics and Gynecology,
Division of MFM Columbia University,
New York, NY

Neil Hamill, M.D.
Fellow, MFM,
Department of Obstetrics and Gynecology,
Wayne State University,
Detroit, MI

Eric Helms, M.D.
Attending Physician,
Ob/Gyn Associates of Mid-Florida,
Leesburg Regional Medical Center,
Leesburg, FL

Shauna M. Hicks, M.D.
Physician,
Department of Obstetrics and Gynecology,
Northwest Permanent PC, Physicians and Surgeons,
Portland, OR

Eric J. Hodgson, M.D.
Clinical Instructor,
Division of Maternal–Fetal Medicine,
Yale University School of Medicine,
New Haven, CT;
Department of Obstetrics, Gynecology, and Reproductive
    Sciences,
Yale New Haven Hospital,
New Haven, CT

Thomas S. Ivester, M.D.
Assistant Professor,
Department of Obstetrics and Gynecology,
UNC School of Medicine,
Chapel Hill, NC

David M. Jaspan, D.O., F.A.C.O.O.G.
Vice Chairman and Director of Gynecology,
Director of the Associate Residency Program,
Department of Obstetrics and Gynecology ,
Albert Einstein Medical Center,
Philadelphia, PA

Leah Kaufman, M.D., F.A.C.O.G.
Assistant Professor,
Department of Obstetrics and Gynecology,
Albert Einstein College of Medicine,
Bronx, New York;
Associate Residency Program Director,
Department of Obstetrics and Gynecology,
Long Island Jewish Medical Center,
New Hyde Park, NY

Heather B. Kerrick, D.O.
Fellow, Maternal–Fetal Medicine,
Department of Obstetrics and Gynecology,
University of Wisconsin–Madison,
Madison, WI

Kristine Y. Lain, M.D., M.S.
Assistant Professor,
Department of Obstetrics and Gynecology,
University of Kentucky,
Lexington, KY

Elizabeth Lapeyre, M.D.
Residency Program Director,
Ochsner Medical Center,
New Orleans, LA

Jayanthi J. Lea, M.D.
Assistant Professor,
Department of Obstetrics and Gynecology,
UT Southwestern,
Dallas, TX

Peter S. Marcus, M.D., M.A.
Associate Professor,
Department of Obstetrics and Gynecology,
Indiana University School of Medicine,
Indianapolis, IN

Caela R. Millder, M.D.
Assistant Clinical Faculty,
Department of Obstetrics and Gynecology,
USHUS Bethesda, MD;
Staff Physician,
Department of Obstetrics and Gynecology,
Winn Army Community Hospital,
Fort Stewart, GA

Mistie Peil Mills, M.D.
Assistant Professor,
Department of Obstetrics, Gynecology, and Women's Health,
University of Missouri–Columbia,
Columbia, MO

Jyothi Chowdary Nannapaneni, M.D.
Private Practice,
New York, NY

Frances S. Nuthalapaty, M.D.
Assistant Professor of Clinical Obstetrics and Gynecology,
University of South Carolina School of Medicine,
Columbia, SC;
Director of Undergraduate Medical Education,
Department of Obstetrics and Gynecology,
Greenville Hospital System University Medical Center,
Greenville, SC

Sarah Michele Page, M.D.
Assistant Professor,
Obstetrics and Gynecology,
Uniformed Services University of the Health Sciences,
Bethesda, MD;
Staff Obstetrician/Gynecologist,
Department of Obstetrics and Gynecology,
National Naval Medical Center,
Bethesda, MD

Shai Pri-Paz, M.D.
Fellow,
Maternal-Fetal Medicine,
Columbia University,
New York, NY

Beth W. Rackow, M.D.
Assistant Professor,
Department of Obstetrics, Gynecology, and Reproductive
    Sciences,
Yale University School of Medicine,
New Haven, CT;
Yale–New Haven Hospital,
New Haven, CT

Monique Ruberu, M.D.
Obstetrics and Gynecology Resident,
Department of Obstetrics and Gynecology,
Drexel University,
Hahnemann Hospital,
Philadelphia, PA

Anthony Charles Sciscione, D.O.
Professor,
Department of Obstetrics and Gynecology,
Jefferson Medical University,
Philadelphia, PA;
Residency Program Director,
Department of Obstetrics and Gynecology,
Christiana Care Health System,
Newark, DE

Taraneh Shirazian, M.D.
Clinical Instructor,
Department of Obstetrics, Gynecology, and Reproductive
    Sciences,
Mount Sinai Hospital,
Mount Sinai School of Medicine,
New York, NY

Sindhu K. Srinivas, M.D.
Fellow, Maternal Fetal Medicine,
Department of Obstetrics and Gynecology,
University of Pennsylvania,
Philadelphia, PA;
Fellow, Maternal Fetal Medicine,
Department of Obstetrics and Gynecology,
Hospital of the University of Pennsylvania,
Philadelphia, PA

Todd D. Tillmans, M.D.
Assistant Professor,
Department of Obstetrics and Gynecology (Gyn Onc),
University of Tennessee Health Science Center,
Memphis, TN

Kimberly Lynn Trites, M.D.
Resident, PGY-5,
Department of Obstetrics and Gynecology,
Dalhousie University,
Halifax, Nova Scotia;
Resident, Obstetrics and Gynecology,
IWK Health Centre Dalhousie University, Halifax
Nova Scotia

Patrice M. Weiss, M.D.
Vice Chair,
Department of Obstetrics and Gynecology,
Carilion Clinic,
Roanoke, VA

Anna Marie White, M.D.
Assistant Professor,
Department of Obstetrics and Gynecology,
Ochsner Clinic,
New Orleans, LA

Nikki B. Zite, M.D., M.P.H.
Assistant Professor,
Department of Obstetrics and Gynecology,
University of Tennessee,
Knoxville, TN

El objetivo principal de este libro es proporcionar la información básica sobre obstetricia y ginecología que los estudiantes de medicina necesitan para realizar sus prácticas de la especialidad de manera satisfactoria y para aprobar los exámenes normalizados en esta área de contenidos. A los médicos también puede resultarles útil este libro por el hecho de que proporciona una información práctica sobre obstetricia y ginecología y sobre la salud de la mujer, información que los médicos y las enfermeras necesitan en la práctica avanzada de otras especialidades médicas. A los médicos de familia este libro les resultará especialmente útil para sus exámenes de titulación. Así mismo, las comadronas encontrarán en este libro muchas cuestiones prácticas.

Obstetricia y ginecología, que se publica desde hace ya 17 años, se enorgullece de dar la bienvenida al ACOG –el grupo puntero de profesionales que proporcionan atención sanitaria a las mujeres– como coautor del libro. Con más de 52 000 miembros, el ACOG mantiene los principios clínicos más exigentes para la atención sanitaria de las mujeres mediante la publicación de directrices de práctica clínica, evaluaciones de la tecnología disponible y opiniones procedentes de varios de sus comités sobre distintas cuestiones clínicas, éticas y tecnológicas. Estas directrices y opiniones se utilizaron ampliamente como información clínica basada en la evidencia al redactar cada uno de los capítulos del libro. Además, cada capítulo de la 6.ª edición fue escrito conjuntamente por un miembro del Junior Fellow College Advisory Council (JFCAC) del ACOG y otros *junior fellows in practice*. Los *junior fellows in practice* se encuentran a la vanguardia del ejercicio y la enseñanza de la obstetricia y la ginecología, pero conservan una comprensión más amplia de los conceptos que tienen que dominar los estudiantes de medicina.

Los editores sénior supervisaron y dirigieron todos y cada uno de los aspectos de esta edición corregida. Los autores principales, todos ellos autoridades en el campo de la enseñanza médica, son autores originales únicos y ginecólogos con una titulación universitaria adicional en enseñanza, además de tener experiencia como directores de programas de prácticas clínicas y de residencia, cátedras universitarias, puestos de liderazgo nacionales en obstetricia y ginecología, e intervenir en la preparación de exámenes normalizados para estudiantes de medicina. La asociación de un editor sénior con un *junior fellow in practice* del ACOG para realizar la corrección de cada capítulo se ha traducido en un enfoque clínico y pedagógico único que no ofrece ningún otro libro de texto para prácticas clínicas de los que hay en el mercado.

El libro se ha sometido a una corrección exhaustiva. Las características clave de esta edición incluyen:

- Correlación de los capítulos con los **Medical Student Educational Objectives** publicados por la Association of Professors of Gynecology and Obstetrics (APGO). En 2004, el Undergraduate Medical Education Committee de la APGO modificó los *Medical Student Educational Objectives* de la APGO para reflejar la información médica actual e incluir los niveles de competencia que tenían que alcanzar los estudiantes, además de los métodos óptimos para evaluar la consecución de cada objetivo. La octava edición de los objetivos proporciona un conjunto de metas organizado y comprensible para todos los estudiantes de medicina, independientemente de la especialidad que elijan en el futuro. Los códigos numéricos de los temas educativos y los títulos empleados en este libro de texto se utilizan con el permiso de la APGO y coinciden con los de la octava edición de los *Medical Student Educational Objectives* de la APGO. Aunque la APGO no participó en la autoría de este libro de texto, queremos expresarle nuestro agradecimiento por habernos facilitado estos Objetivos Didácticos (*Educational Objectives*), que han resultado ser muy útiles tanto para los educadores como para los estudiantes. Para obtener la versión completa de los *Medical Student Educational Objectives* de la APGO, consulte su página de Internet, www.apgo.org.
- Se ha vuelto a redactar cada capítulo haciendo referencia a las directrices de práctica clínica, las opiniones de los comités y las evaluaciones de tecnología del ACOG. En cada capítulo, se proporcionan las referencias para los estudiantes que deseen seguir estudiando por su cuenta un tema en concreto.
- Las ilustraciones del libro se presentan a todo color y con el estilo anatómico con el que están familiarizados los estudiantes de medicina de hoy en día. Se ha puesto mucha atención en elaborar unas ilustraciones que enseñen conceptos cruciales. Se han escogido fotos nuevas para ilustrar cuadros clínicos clave, como el asociado a las enfermedades de transmisión sexual. Otras fotos ofrecen ejemplos de las técnicas de imagen más recientes que se utilizan en obstetricia y ginecología.
- Se ha buscado la integración de la información con las directrices más recientes en relación con varios temas clave, como las Consensus Guidelines for the Management of Women with Abnormal Cervical Screening Tests de 2006 publicadas por la American Society for Colposcopy and Cervical Pathology y el National Institute of Child Health and Human Development Workshop Report on Electronic Fetal Monitoring de 2008.

- Los apéndices incluyen el modelo de expediente/registro de salud de la mujer, las recomendaciones para las evaluaciones periódicas y el modelo de expediente prenatal del ACOG.
- En la página de Internet de Lippincott Williams & Wilkins para los estudiantes, éstos encontrarán un amplia serie de preguntas de estudio en formato interactivo, redactadas por los autores principales y los *junior fellows in practice* del ACOG.

Cada capítulo presenta varias características que ayudarán al estudiante de medicina a leer, estudiar y retener información clave:

- Los capítulos son concisos y se centran en aspectos clínicos clave.
- Los cuadros sombreados a lo largo de todo el texto proporcionan información clínica crucial en relación con problemas específicos que hay que afrontar en el ejercicio de la obstetricia y la ginecología.

- La abundancia de listas, cuadros y tablas proporciona acceso rápido a cuestiones cruciales.
- La cursiva destaca el mensaje que los estudiantes deben conocer sobre un tema en concreto.

Estamos entusiasmados justificadamente con los importantes cambios que se han efectuado en esta edición y creemos que serán sumamente beneficiosos para los estudiantes de medicina y otros lectores que necesiten información básica para la atención primaria y ginecológica de la mujer. Aunque una nueva generación va accediendo a la profesión sanitaria y la dinámica de la prestación sanitaria continúa cambiando, la atención a la mujer sigue siendo fundamental para la promoción de la salud y el bienestar de nuestra sociedad. *Obstetricia y ginecología* quiere estar a la vanguardia de la educación médica para esta nueva generación de profesionales sanitarios y seguirá dedicada a proporcionar información médica basada en la evidencia de máxima fiabilidad para estudiantes y médicos.

ÍNDICE DE CAPÍTULOS

Exploración de la salud de la mujer

Este capítulo trata principalmente los siguientes temas educativos de la Association of Professors of Gynecology and Obstetrics (APGO):

| Tema 1 | Anamnesis |

| Tema 2 | Exploración física |

| Tema 3 | Citología vaginal y cultivos |

| Tema 4 | Diagnóstico y plan de tratamiento |

| Tema 5 | Interacción personal y técnicas de comunicación |

Los estudiantes deben ser capaces de explicar los componentes de la anamnesis y la exploración física de la mujer, sin olvidar las muestras que se toman habitualmente. Deben ser capaces de realizar una anamnesis minuciosa, llevar a cabo una exploración apropiada, incluida la obtención de tejido para cultivos y la citología vaginal según esté indicado, y elaborar una lista de problemas, que lleven a un plan de tratamiento. Al atender a las pacientes, los estudiantes deben ser capaces de mostrar una actitud de colaboración, imparcial y de apoyo, y deben reconocer la importancia de la protección de los intereses de las pacientes.

Originariamente, la **obstetricia** era una rama independiente de la medicina y la **ginecología** era una división de la cirugía. El conocimiento de la fisiopatología del aparato reproductor de la mujer llevó a la integración natural de estos dos campos, y la obstetricia y la ginecología se fundieron en una única especialidad. Ahora los obstetras pueden recibir formación adicional en medicina maternofetal, que se ocupa de los embarazos de alto riesgo y los diagnósticos prenatales. *Así mismo, ahora la ginecología comprende la ginecología general (que se ocupa de los trastornos no malignos del aparato reproductor y los sistemas orgánicos asociados, la planificación familiar y la atención previa a la concepción), la oncología ginecológica, la endocrinología de la reproducción-esterilidad, y la cirugía reconstructora de la pelvis y la uroginecología.* Estos campos representan la mayor parte de los conocimientos y habilidades necesarios que cabe esperar de un especialista plenamente cualificado en **obstetricia** y **ginecología.**

Actualmente, muchos ginecólogos también proporcionan atención completa a las mujeres durante toda su vida. Los ginecólogos deben poseer conocimientos y técnicas adicionales en las necesidades de atención primaria y preventiva de salud de las mujeres y deben poder identificar las situaciones en que hay que derivar a las pacientes a un especialista. También tienen que poder establecer una relación profesional con las pacientes y realizar la anamnesis general y de la mujer, la anamnesis sistemática y la exploración física. Finalmente, como sucede con todos los médicos, los ginecólogos deben

entender plenamente los conceptos de la medicina basada en la evidencia e incorporarlos en su saber y su práctica en el contexto de un patrón bien establecido de aprendizaje y autoevaluación durante toda la vida.

Las características demográficas de las mujeres en Estados Unidos están experimentando un profundo cambio. Una mujer que nazca hoy vivirá 81 años o más y experimentará la menopausia a los 51-52 años. *A diferencia de las generaciones anteriores, estas mujeres pasarán más de un tercio de sus vidas con la menopausia.* Se ha pronosticado que la cifra absoluta y el porcentaje de todas las mujeres mayores de 65 años aumentarán a un ritmo constante hasta el año 2040 (fig. 1-1). Estas mujeres esperarán mantenerse sanas (física, intelectual y sexualmente) durante toda la menopausia. Los profesionales sanitarios deben tener presentes las necesidades de esta población cambiante en su ejercicio de la medicina, especialmente en la prestación de atención primaria y preventiva.

LA RELACIÓN MÉDICO-PACIENTE

Desde la primera interacción con la paciente, el médico se esfuerza por establecer y forjar una relación profesional de confianza y respeto mutuos. Al mismo tiempo, normalmente la paciente decide si el médico es entendido en la materia y digno de confianza y si aceptará las recomendaciones que se le hacen.

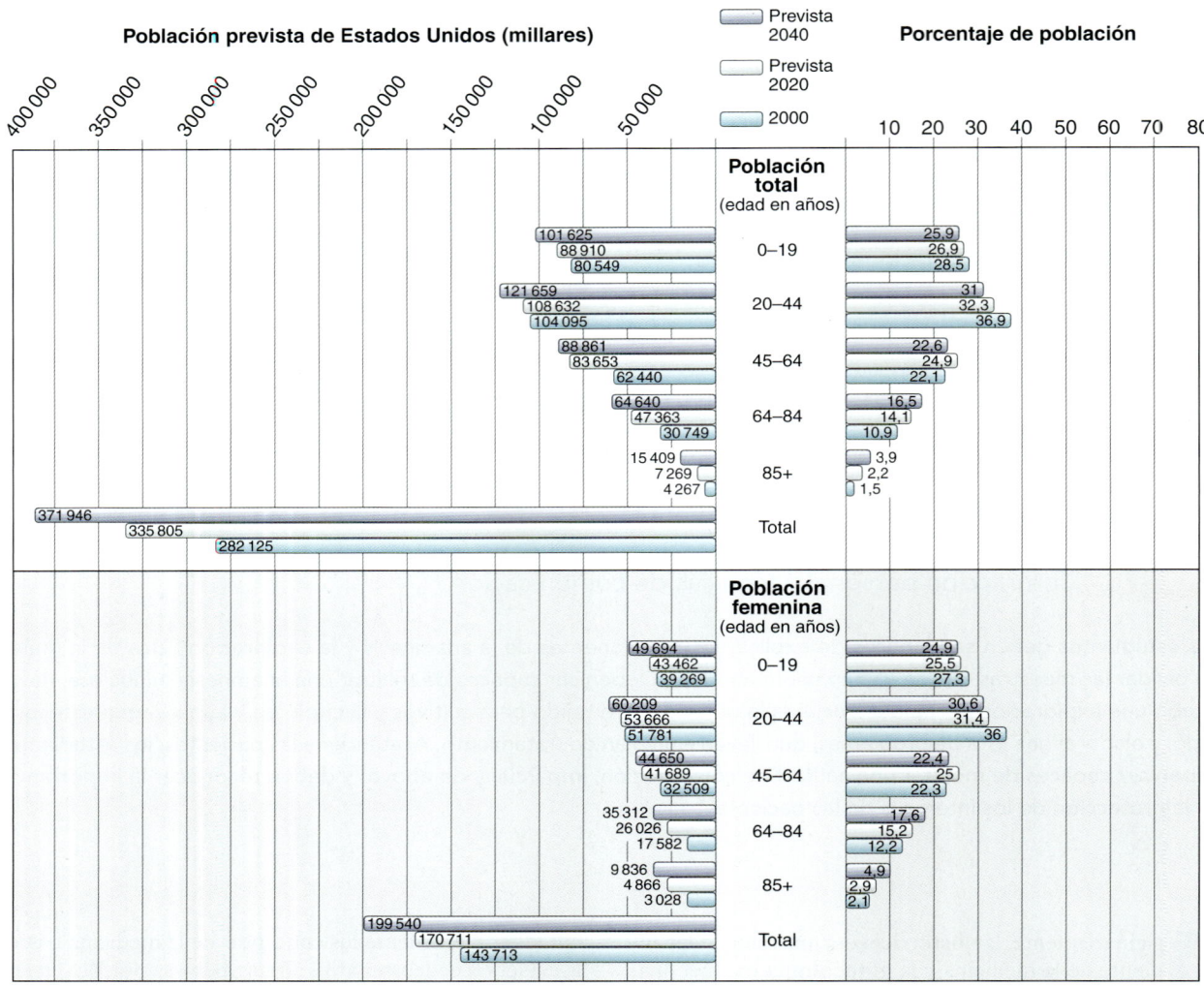

FIGURA 1-1. Características demográficas de la población de Estados Unidos. (Adaptada de la Oficina del Censo de Estados Unidos.)

El proceso empieza con un saludo apropiado, que puede incluir o no un apretón de manos. Generalmente, hay que utilizar el apellido, porque la relación médico-paciente, aunque es amistosa, es profesional. «¿Qué le trae al consultorio?» o «¿En qué puedo ayudarla?» son preguntas neutras iniciales que permiten a la paciente formular una respuesta que incluya sus problemas, sus preocupaciones y los motivos de la consulta.

Antes, los médicos se centraban en averiguar los problemas de la paciente y «solucionárselos». *La atención sanitaria moderna de la mujer implica a la paciente en mucho mayor grado en el proceso asistencial.* Este modelo de colaboración se basa en los siguientes principios:

- El **compromiso** implica crear o consolidar la relación médico-paciente durante los encuentros con el médico. El compromiso se consigue utilizando un tono de voz uniforme y agradable y entablando una relación de comunicación con la paciente. El objetivo del compromiso consiste en formar una asociación entre la paciente y el médico.

- La **empatía** se da cuando una paciente se siente considerada, escuchada y aceptada por ser quien es. La empatía es poder visualizar la situación o el encuentro realmente desde la perspectiva de la paciente.

- **Informar** a una paciente sobre sus opciones asistenciales y terapéuticas le permite tomar decisiones basadas en el consentimiento informado. También le ayuda a comprender la necesidad de las intervenciones terapéuticas, lo que puede aumentar el cumplimiento terapéutico.

- El **reclutamiento** es la invitación del médico a que la paciente colabore en la atención, incluido el proceso de toma de decisiones, lo que también puede aumentar el cumplimiento terapéutico.

EVALUACIÓN DE SALUD: ANAMNESIS Y EXPLORACIÓN FÍSICA

La atención sanitaria habitual implica una anamnesis y una exploración física detalladas. *Las consultas habituales también son un buen momento para orientar a las pacientes sobre cuestiones que afectan a la atención sanitaria y para realizar pruebas de detección sistemáticas basándose en la edad y los factores de riesgo.* El cribado y la atención primaria y secundaria de salud se exponen en el capítulo 2. Este capítulo se centra en la exploración física y la anamnesis iniciales que constituyen la base de la atención sanitaria de una paciente.

Hay que mantener una historia clínica exhaustiva para cada paciente y actualizarla periódicamente. La historia clínica comprende los antecedentes personales patológicos, la exploración física y los resultados analíticos y radiológicos. En la historia clínica hay que integrar la información sobre interconsultas y otros servicios médicos fuera del ámbito del ginecólogo. El American College of Obstetricians and Gynecologists (ACOG) ofrece un modelo que se denomina **Expediente de Salud de la Mujer del ACOG** para ayudar a los profesionales sanitarios en el ejercicio diario de su profesión (apéndice A). También incluye recomendaciones sobre el cribado e información sobre codificación.

Antecedentes personales patológicos

Los antecedentes personales patológicos comprenden una conversación sobre el motivo principal de consulta, la enfermedad actual, una anamnesis sistemática, y los antecedentes ginecológicos, los antecedentes obstétricos, los antecedentes de salud y los antecedentes sociales.

- El **motivo principal de consulta** es una declaración concisa que describe el síntoma, el problema, la afección, el diagnóstico, el regreso recomendado por el médico u otro factor que constituya la razón de la consulta. Puede que no exista un motivo principal de consulta si la paciente acude al ginecólogo en busca de atención preventiva. La enfermedad actual es una descripción cronológica de la evolución de la enfermedad actual de la paciente.
- La **anamnesis sistemática** es un inventario de los sistemas corporales, obtenido mediante una serie de preguntas, que intenta identificar los signos y síntomas que la paciente ha experimentado o está experimentando.
- Los **antecedentes personales, familiares y sociales** consisten en una revisión de los antecedentes personales patológicos generales, obstétricos y ginecológicos; los antecedentes familiares de salud; las alergias; la medicación actual, y los antecedentes sexuales y sociales.

ANTECEDENTES GINECOLÓGICOS

Los antecedentes ginecológicos se centran en los antecedentes menstruales, que empiezan con la **menarquia,** la edad en que aparece la menstruación. Los antecedentes menstruales básicos comprenden:

- Fecha de la última menstruación (FUM).
- Duración de las menstruaciones (número de días de hemorragia).
- Número de días transcurridos entre menstruaciones.
- Cualquier cambio reciente en las menstruaciones.

Los episodios hemorrágicos que son «leves, pero puntuales» deben anotarse como tales, porque pueden tener importancia diagnóstica. La cantidad de flujo menstrual puede calcularse preguntándole a la paciente si utiliza compresas o tampones, cuántos utiliza durante los días de flujo abundante y si están empapados o simplemente manchados cuando se los cambia. Es normal que las mujeres expulsen coágulos durante la menstruación, pero normalmente no deben ser más grandes que una moneda de 10 centavos. Hay que preguntar específicamente sobre la **hemorragia irregular** (hemorragia sin un patrón ni una duración fijos), las **pérdidas intermenstruales** (hemorragia entre menstruaciones) o la **hemorragia poscoital** (hemorragia durante el coito o inmediatamente después).

Los antecedentes menstruales pueden comprender **síntomas perimenstruales** como la ansiedad, retención hídrica, nerviosismo, fluctuaciones del estado de ánimo, antojos, alteraciones de los sentimientos sexuales y dificultad para conciliar el sueño. Los calambres y el malestar durante la menstruación son frecuentes, pero no son normales cuando afectan a las actividades cotidianas o cuando exigen más analgesia de la que proporcionan los analgésicos opiáceos. El dolor menstrual está mediado por las prostaglandinas y debe responder a los antiinflamatorios no esteroideos (AINE). Las preguntas sobre la duración (desde cuándo nota ese dolor la paciente y cuánto dura cada episodio de dolor), la calidad, la irradiación del dolor a otras regiones que no son la pelvis y la asociación con la postura corporal o las actividades cotidianas completan los antecedentes de dolor.

El término ***menopausia*** *hace referencia al cese de la menstruación durante más de 1 año. La* ***perimenopausia*** *es el período de transición entre la vida menstrual y la vida no menstrual, cuando la función ovárica empieza a disminuir,* que con frecuencia dura de 1 a 2 años. Los síntomas perimenopáusicos importantes y perturbadores exigen tratamiento. Con frecuencia, la perimenopausia empieza con un aumento de la irregularidad menstrual y con una variación o disminución del flujo, que van asociadas a sofocos, nerviosismo, cambios de humor, y reducción de la lubricación vaginal durante la actividad sexual y alteración de la libido (v. cap. 37, Menopausia).

Los antecedentes ginecológicos también comprenden los antecedentes sexuales. *Los comportamientos, las actitudes y las afirmaciones directas del médico que proyectan una aprobación neutra y respeto por el estilo de vida de la paciente facilitan la obtención de los antecedentes sexuales.* Una buena pregunta inicial es: «Hábleme de su pareja o parejas sexuales, por favor». Esta pregunta no especifica el sexo de la pareja o parejas, deja abierta la cuestión del número de parejas y también da a la paciente una considerable libertad de respuesta. No obstante, estas preguntas deben individualizarse según cada paciente.

Los datos que hay que obtener en los antecedentes sexuales comprenden si la paciente es actualmente o ha sido alguna vez sexualmente activa, el número de parejas sexuales que ha tenido durante su vida, el sexo de las parejas y los métodos anticonceptivos actuales y antiguos. Los antecedentes anticonceptivos de una paciente deben comprender el método que utiliza actualmente, cuándo empezó a utilizarlo, cualquier problema o complicación, y la satisfacción de la paciente y su pareja con el método empleado. Los métodos anticonceptivos anteriores y los motivos por los cuales dejaron de utilizarse pueden resultar pertinentes. Si no se toman medidas anticonceptivas, hay que averiguar el porqué, que puede incluir el deseo de quedarse embarazada o la preocupación por las opciones anticonceptivas tal como las entiende la paciente. Finalmente, hay que preguntar a las pacientes acerca de las conductas de alto riesgo de contraer el virus de la inmunodeficiencia humana (VIH), la hepatitis u otras infecciones de transmisión sexual.

ANTECEDENTES OBSTÉTRICOS

Los antecedentes obstétricos básicos comprenden el **número de embarazos** de la paciente (cuadro 1-1). Un embarazo puede ser un parto de recién nacido vivo, un aborto espontáneo, un parto prematuro (menos de 37 semanas de gestación) o un aborto provocado. Se anotan los detalles de cada parto de recién nacido vivo, incluido el peso al nacer del neonato, el sexo, el número de semanas en el momento del parto y el tipo de parto. Hay que preguntar a la paciente por cualquier complicación durante el embarazo, como por ejemplo diabetes, hipertensión arterial y preeclampsia, y si ha tenido depresión, ya sea antes o después de un embarazo. Los antecedentes de lactancia también son una información útil.

Si una paciente tiene antecedentes de **esterilidad** (que generalmente se define como el hecho de no quedarse embarazada durante 1 año con relaciones sexuales suficientemente frecuentes), las preguntas en relación con ambos miembros de la pareja deben abarcar las enfermedades o intervenciones quirúrgicas anteriores que afectan a la fertilidad, la fecundidad anterior (hijos anteriores con la misma pareja u otras parejas), el tiempo que llevan intentando concebir, y la frecuencia y el momento de las relaciones sexuales.

ANTECEDENTES PERSONALES

Los antecedentes personales comprenden información sobre cualquier enfermedad y/o tratamiento ginecológicos que la paciente haya experimentado, incluido el diagnóstico, el tratamiento farmacológico y/o quirúrgico, y los resultados. Las preguntas sobre las intervenciones quirúrgicas ginecológicas anteriores deben comprender el nombre de la intervención; la indicación; cuándo y dónde se practicó la intervención y quién la practicó, y los resultados. Las notas quirúrgicas pueden contener información útil, por ejemplo, en relación con las adherencias pélvicas y deben conseguirse si es posible. Hay que preguntar a la paciente específicamente sobre los antecedentes de enfermedades de transmisión sexual (ETS), como la gonorrea, el herpes, la clamidia, las verrugas genitales (condilomas), la hepatitis, el síndrome de inmunodeficiencia adquirida (sida) y la sífilis. *En la medida de lo posible, deben verificarse los antecedentes de vacunación de la paciente.*

ANTECEDENTES FAMILIARES

Los **antecedentes familiares** deben contener una lista de las enfermedades de los parientes de primer grado, como por ejemplo la diabetes, el cáncer, la osteoporosis y las cardiopatías. *La información obtenida a partir de los antecedentes familiares puede indicar una predisposición genética a una enfermedad hereditaria.* Esta información puede guiar la selección de pruebas específicas u otras intervenciones para la vigilancia de la paciente y quizá de otros miembros de la familia. También puede ofrecerse orientación previa a la concepción.

ANTECEDENTES SOCIALES

Hay que preguntar a las pacientes sobre las conductas y las cuestiones relacionadas con el estilo de vida que podrían afectar a su salud e incrementar su riesgo. *El resultado de esta conversación proporciona una base significativa para la orientación y las intervenciones.* Hay que preguntar a todas las pacientes sobre las siguientes cuestiones:

- Consumo de tabaco.
- Consumo de alcohol.
- Consumo de drogas y abuso de medicamentos de venta con receta.
- Violencia por parte de la pareja.
- Abusos sexuales.
- Riesgos sanitarios en el trabajo y en el hogar; uso del cinturón de seguridad.
- Nutrición, alimentación y ejercicio, incluida la ingestión de ácido fólico y calcio.
- Ingestión de cafeína.

También puede preguntarse a la paciente si posee un documento de últimas voluntades anticipadas y si está interesada en la donación de órganos.

ANAMNESIS SISTEMÁTICA

Tras la obtención de los antecedentes personales patológicos, debe realizarse una evaluación global de los antecedentes de salud de la paciente por sistemas. Esta evaluación proporciona la oportunidad de realizar un estudio más centrado de la paciente. Esta anamnesis sistemática debe abarcar todos los sistemas corporales (cuadro 1-2).

CUADRO 1-1	
Términos comunes que se utilizan para describir el número de partos	
Grávida	Mujer que está o ha estado embarazada
Primigrávida	Mujer que está en su primer embarazo o ha experimentado su primer embarazo
Multigrávida	Mujer que ha estado embarazada más de una vez
Nuligrávida	Mujer que nunca ha estado embarazada y ahora no está embarazada
Primípara	Mujer que está embarazada por primera vez o que sólo ha dado a luz un hijo
Multípara	Mujer que ha dado a luz dos o más veces
Nulípara	Mujer que nunca ha dado a luz o que nunca ha tenido un embarazo que haya avanzado más allá de la edad de gestación de un aborto

CUADRO 1-2
Anamnesis sistemática

ANAMNESIS SISTEMÁTICA

1. CONSTITUCIONAL	☐ NEGATIVO ☐ FIEBRE	☐ PÉRDIDA DE PESO ☐ CANSANCIO	☐ AUMENTO DE PESO ☐ OTROS	MAYOR ALTURA_____
2. OJOS	☐ NEGATIVO ☐ OTROS	☐ ALTERACIÓN DE LA VISTA	☐ GAFAS/LENTES DE CONTACTO	
3. OÍDO, NARIZ Y GARGANTA	☐ NEGATIVO ☐ CEFALEA	☐ ÚLCERAS ☐ HIPOACUSIA	☐ SINUSITIS ☐ OTROS	
4. CARDIOVASCULAR	☐ NEGATIVO ☐ EDEMA	☐ ORTOPNEA ☐ PALPITACIÓN	☐ DOLOR TORÁCICO ☐ OTROS	☐ DISNEA DE ESFUERZO
5. RESPIRATORIO	☐ NEGATIVO ☐ DISNEA	☐ SIBILANCIAS	☐ HEMOPTISIS ☐ TOS	☐ OTROS
6. DIGESTIVO	☐ NEGATIVO ☐ ESTREÑIMIENTO	☐ DIARREA ☐ FLATULENCIA	☐ HECES SANGUINOLENTAS ☐ DOLOR	☐ NÁUSEAS/VÓMITOS/INDIGESTIÓN ☐ INCONTINENCIA FECAL ☐ OTROS
7. GENITOURINARIO	☐ NEGATIVO ☐ POLAQUIURIA ☐ DISPAREUNIA ☐ HEMORRAGIA VAGINAL ANÓMALA	☐ HEMATURIA ☐ VACIADO INCOMPLETO ☐ MENSTRUACIONES ANÓMALAS O DOLOROSAS ☐ FLUJO VAGINAL ANÓMALO	☐ DISURIA	☐ TENESMO VESICAL ☐ INCONTINENCIA ☐ SÍNDROME PREMENSTRUAL (SPM) ☐ OTROS
8. LOCOMOTOR	☐ NEGATIVO ☐ DOLOR ARTICULAR O MUSCULAR	☐ DEBILIDAD MUSCULAR ☐ OTROS		
9a. PIEL	☐ NEGATIVO ☐ SEQUEDAD CUTÁNEA	☐ EXANTEMA ☐ LESIONES PIGMENTADAS	☐ ÚLCERAS ☐ OTROS	
9b. MAMA	☐ NEGATIVO ☐ SECRECIÓN	☐ MASTALGIA ☐ BULTOS	☐ OTROS	
10. NEUROLÓGICO	☐ NEGATIVO ☐ DIFICULTAD PARA CAMINAR	☐ SÍNCOPE ☐ PROBLEMAS GRAVES DE MEMORIA	☐ CONVULSIONES ☐ OTROS	☐ ENTUMECIMIENTO
11. PSIQUIÁTRICO	☐ NEGATIVO ☐ ANSIEDAD GRAVE	☐ DEPRESIÓN ☐ OTROS	☐ LLANTO	
12. ENDOCRINO	☐ NEGATIVO ☐ SOFOCOS	☐ DIABETES ☐ ALOPECIA	☐ HIPOTIROIDISMO ☐ INTOLERANCIA AL FRÍO/CALOR	☐ HIPERTIROIDISMO ☐ OTROS
13. HEMATOLÓGICO/LINFÁTICO	☐ NEGATIVO ☐ HEMORRAGIA	☐ CONTUSIONES ☐ ADENOPATÍA	☐ OTROS	
14. ALÉRGICO/INMUNITARIO	(V. PRIMERA PÁG.)			

American College of Obstetricians and Gynecologists   Copyright © 2005   (AA322)   12345/98765

Exploración física

La exploración física engloba una evaluación de la salud general de la paciente además de una exploración mamaria y ginecológica. *La exploración física general sirve para detectar las anomalías que dejan entrever los antecedentes personales patológicos además de problemas insospechados.* La información específica que la paciente facilita durante la anamnesis debe guiar al médico a áreas de la exploración física que pueden no examinarse en un cribado habitual. El alcance de la exploración se basa en la relación clínica del médico con la paciente, lo que tratan médicamente otros clínicos y lo que está médicamente indicado. El cuadro 1-3 presenta una lista de las áreas que comprende esta exploración general.

Exploración mamaria

La **exploración mamaria** realizada por el médico sigue siendo el mejor método para la detección precoz del cáncer de mama cuando se combina con una mamografía adecuadamente programada y una autoexploración mamaria (AEM) habitual. Los resultados de la exploración mamaria pueden expresarse mediante una descripción o un diagrama, o ambos, normalmente haciendo referencia a los cuadrantes y al proceso axilar o aludiendo a la mama como si se tratara de una esfera de reloj con el pezón en el centro (fig. 1-2).

Primero se realiza una **inspección** de las mamas, con los brazos de la paciente a los lados y luego con las manos contra las caderas, y/o con los brazos levantados por encima de la cabeza (fig. 1-3). Si las mamas de la paciente son espe-

CUADRO 1-3
Exploración física

EXPLORACIÓN FÍSICA

NOMBRE DE LA PACIENTE:	FECHA DE NACIMIENTO: / /	NÚM. DE IDENTIDAD:	FECHA: / /

CONSTITUCIONAL

• CONSTANTES VITALES (REGISTRAR ≥3 CONSTANTES VITALES)

ALTURA: _____ PESO: _____ ÍNDICE DE MASA CORPORAL (IMC): _____ TENSIÓN ARTERIAL (SEDESTACIÓN): _____ TEMPERATURA: _____ PULSO: _____ RESPIRACIÓN: _____

• ASPECTO GENERAL (ANOTAR TODO LO QUE CORRESPONDA):

☐ BIEN DESARROLLADA ☐ OTROS   ☐ NO HAY DEFORMIDADES ☐ OTROS

☐ BIEN NUTRIDA ☐ OTROS   ☐ BIEN ARREGLADA ☐ OTROS

☐ CONSTITUCIÓN NORMAL ☐ OBESA ☐ OTROS

CUELLO

• CUELLO ☐ NORMAL ☐ ANÓMALO _____

• GLÁNDULA TIROIDEA ☐ NORMAL ☐ ANÓMALO _____

RESPIRATORIO

• ESFUERZO RESPIRATORIO ☐ NORMAL ☐ ANÓMALO _____

• AUSCULTACIÓN PULMONAR ☐ NORMAL ☐ ANÓMALO _____

CARDIOVASCULAR

• AUSCULTACIÓN CARDÍACA

  TONOS ☐ NORMALES ☐ ANÓMALOS _____

  SOPLOS ☐ NORMALES ☐ ANÓMALOS _____

• VASCULAR PERIFÉRICO ☐ NORMAL ☐ ANÓMALO _____

DIGESTIVO

• ABDOMEN ☐ NORMAL ☐ ANÓMALO _____

• HERNIA ☐ NINGUNA ☐ PRESENTE _____

• HÍGADO/BAZO

  HÍGADO ☐ NORMAL ☐ ANÓMALO _____

  BAZO ☐ NORMAL ☐ ANÓMALO _____

• PRUEBA DE HEMOGLOBINA EN HECES, SI ESTÁ INDICADO ☐ POSITIVA ☐ NEGATIVA

LINFÁTICO

• PALPACIÓN DE GANGLIOS (SELECCIONAR TODOS LOS QUE SEAN PERTINENTES)

  CUELLO ☐ NORMALES ☐ ANÓMALOS _____

  AXILA ☐ NORMALES ☐ ANÓMALOS _____

  INGLE ☐ NORMALES ☐ ANÓMALOS _____

  OTRAS ☐ NORMALES ☐ ANÓMALOS _____

PIEL

• INSPECCIÓN/PALPACIÓN ☐ NORMAL ☐ ANÓMALA

NEUROLÓGICO/PSIQUIÁTRICO

• ORIENTACIÓN ☐ TIEMPO ☐ LUGAR ☐ PERSONA ☐ COMENTARIOS

• ESTADO DE ÁNIMO Y AFECTO ☐ NORMAL ☐ DEPRIMIDO ☐ ANGUSTIADO ☐ AGITADO ☐ OTROS

GINECOLÓGICO (COMO MÍNIMO SIETE)

• MAMAS ☐ NORMALES ☐ ANÓMALAS _____

• GENITALES EXTERNOS ☐ NORMALES ☐ ANÓMALOS _____

• MEATO URETRAL ☐ NORMAL ☐ ANÓMALO _____

• URETRA ☐ NORMAL ☐ ANÓMALA _____

• VEJIGA ☐ NORMAL ☐ ANÓMALA _____

• SUELO VAGINAL/PÉLVICO ☐ NORMAL ☐ ANÓMALO _____

• CUELLO DEL ÚTERO ☐ NORMAL ☐ ANÓMALO _____

• ÚTERO ☐ NORMAL ☐ ANÓMALO _____

• ANEJOS UTERINOS/PARAMETRIOS ☐ NORMALES ☐ ANÓMALOS _____

• ANO/PERINÉ ☐ NORMAL ☐ ANÓMALO _____

• RECTAL ☐ NORMAL ☐ ANÓMALO _____

(V. TAMBIÉN «PRUEBA DE HEMOGLOBINA EN HECES» ANTERIORMENTE)

• NÚMERO TOTAL DE ELEMENTOS CON TOPO (•) QUE SE HAN EXAMINADO:

American College of Obstetricians and Gynecologists

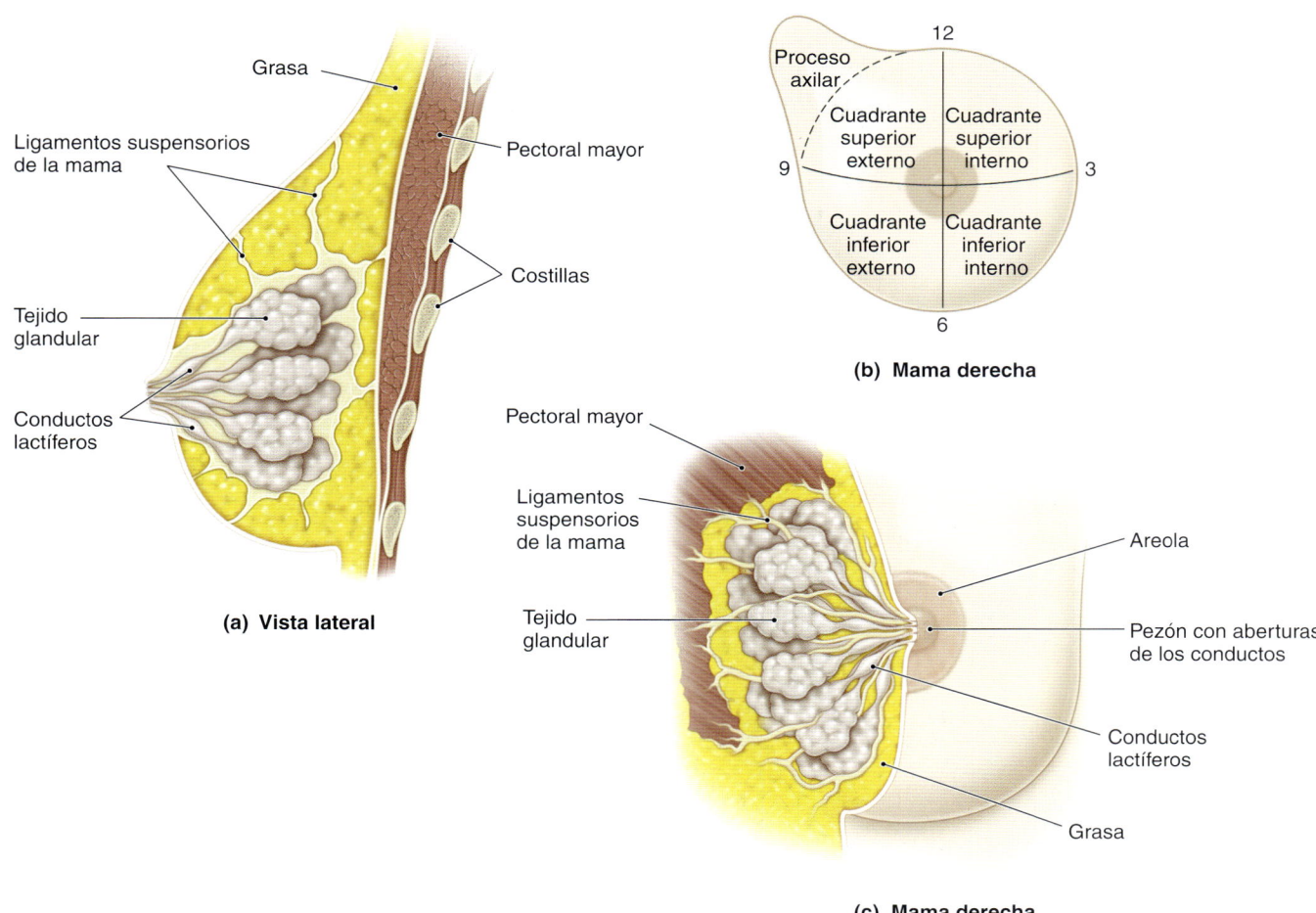

FIGURA 1-2. Esquema de la anatomía clínica y exploración asociada de la mama.

cialmente grandes y flácidas, se le puede pedir que se incline hacia delante para que cuelguen libremente, lo que facilita la inspección. Con frecuencia, los tumores distorsionan las relaciones de estos tejidos, lo que provoca una alteración de la forma, el contorno o la simetría de la mama o la posición del pezón. La presencia de cierta asimetría de las mamas es frecuente, pero las diferencias notables o los cambios recientes merecen una evaluación posterior.

 Las manchas o úlceras de la piel de la mama, la areola o el pezón, o el edema de los vasos linfáticos que confiere un aspecto arrugado y áspero a la piel (que se denomina piel de naranja), son observaciones anómalas. La secreción transparente o lechosa suele ser bilateral y estar asociada a la estimulación o a unas concentraciones elevadas de prolactina **(galactorrea).** La secreción sanguinolenta de la mama no es normal y suele ser unilateral; normalmente no representa un carcinoma, sino más bien la inflamación de una estructura mamaria. Es necesario un estudio para excluir un tumor maligno. El pus suele indicar infección, aunque puede que se descubra un tumor subyacente.

Las mamas muy grandes pueden tirar hacia delante y hacia abajo, lo que provoca dolor en la región superior de la espalda y hombros caídos. Normalmente, se considera que el dolor y la postura incapacitantes son suficientes para que el seguro cubra una reducción de mamas.

Tras la inspección tiene lugar la **palpación,** primero con los brazos de la paciente a los lados y luego con los brazos levantados por encima de la cabeza. Esta parte de la exploración suele realizarse con la paciente en decúbito supino. La paciente también puede estar sentada, con el brazo apoyado en el hombro del examinador o por encima de la cabeza de ella, para la exploración de las caras más externas de la axila. La palpación debe llevarse a cabo con maniobras lentas y cuidadosas utilizando la parte plana de los dedos, no las yemas. Los dedos se desplazan hacia arriba y hacia abajo formando ondas y moviendo los tejidos de debajo hacia arriba y hacia abajo, para poder notar más fácilmente cualquier bulto presente en la mama. El examinador tiene que explorar toda la mama siguiendo un patrón espiral o radial que incluya el proceso axilar. Si se detectan bultos, hay que determinar su tamaño, forma, consistencia (blando, duro, firme, quístico) y movilidad, además de su posición. Las mujeres con mamas grandes pueden tener un reborde firme de tejido situado transversalmente a lo largo del borde inferior de la mama. Se trata del reborde inframamario y es un hallazgo normal.

Inspección

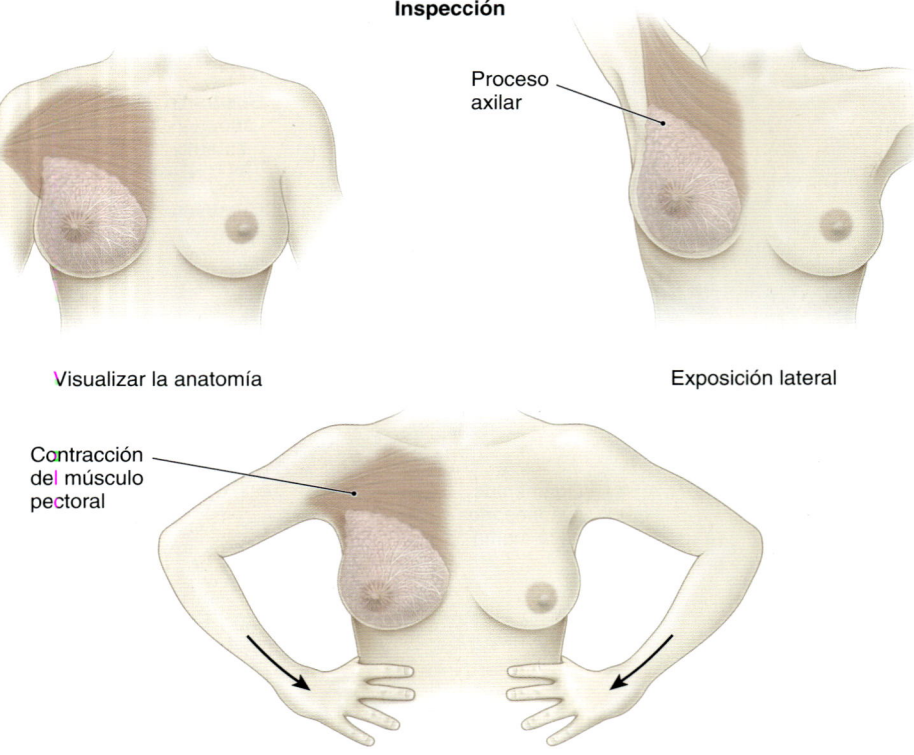

Visualizar la anatomía

Proceso axilar

Exposición lateral

Contracción del músculo pectoral

Técnicas de palpación de la mama

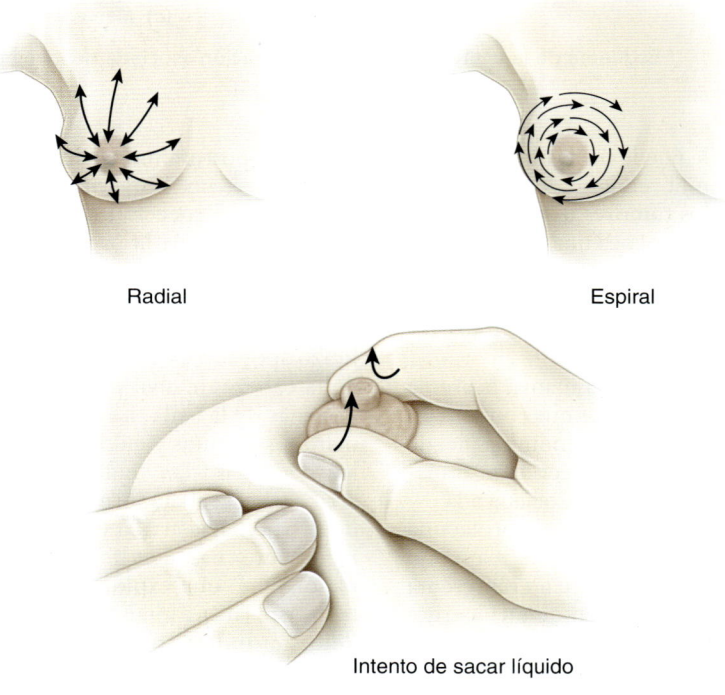

Radial

Espiral

Intento de sacar líquido

FIGURA 1-3. Exploración mamaria.

La exploración concluye con una presión suave hacia dentro y luego hacia arriba a los lados de la areola para sacar líquido. Si se observa líquido durante la inspección o sale líquido al presionar, debe enviarse para un cultivo y antibiograma y para una citopatología (con la muestra fijada de la misma manera que para una citología vaginal mediante extensión sobre portaobjetos).

Exploración ginecológica

La preparación para la exploración ginecológica se inicia con la micción de la paciente. Hay que explicarle todo lo que va suceder antes de que ocurra. Seguir el precepto de «hablar antes de tocar» evita cualquier cosa inesperada.

Las exploraciones abdominal y ginecológica exigen la relajación de los músculos. Las técnicas que ayudan a la paciente a relajarse comprenden animarla a que inspire por la nariz y espire por la boca, suave y regularmente, antes que aguantar la respiración, y ayudarla a identificar grupos musculares específicos (como la pared abdominal o el suelo pélvico) que tienen que estar más relajados.

La comunicación con la paciente durante la exploración es importante. Una orden brusca o estricta, como «Ahora relájese; no voy a hacerle daño», puede despertar los temores de la paciente, mientras que una petición como «Intente relajarse al máximo, aunque ya sé que es más fácil decirlo que hacerlo» transmite dos mensajes: *1)* que la paciente tiene que relajarse y *2)* que usted reconoce que es difícil, y ambas cosas ponen de manifiesto paciencia y comprensión. Decir algo como «Avíseme si algo le resulta molesto, y me pararé y probaremos a hacerlo de otra manera» indica a la paciente que podría sentir molestias, pero que ella tiene el control y puede detener la exploración si siente molestias. Así mismo, decir «Ahora la voy a tocar» ayuda a evitar sorpresas. El uso de estas frases pone de manifiesto que la exploración es un esfuerzo de colaboración, que permite una mayor intervención de la paciente a la hora de facilitar la atención.

POSICIÓN DE LA PACIENTE Y DEL EXAMINADOR

Se pide a la paciente que se siente en el borde de la mesa de exploración y se le coloca un paño abierto sobre las rodillas. Si la paciente pide que no se utilice un paño, hay que respetarlo.

La colocación de la paciente para la exploración empieza con la elevación del cabezal de la mesa de exploración hasta aproximadamente 30° respecto al plano horizontal. El médico o un auxiliar tienen que ayudar a la paciente a colocarse en la **posición ginecológica** (fig. 1-4). Hay que pedir a la paciente que se recueste, que coloque los talones en los estribos y que luego se deslice hacia el extremo de la mesa hasta que las nalgas queden alineadas con el borde de la mesa. Cuando la paciente está en posición ginecológica, la talla se ajusta para que no impida al clínico ver el periné ni el contacto visual entre la paciente y el médico.

El médico debe sentarse a los pies de la mesa de exploración, con la lámpara de exploración ajustada para alumbrar el periné. La lámpara se coloca en posición óptima enfrente del pecho del médico unos centímetros por

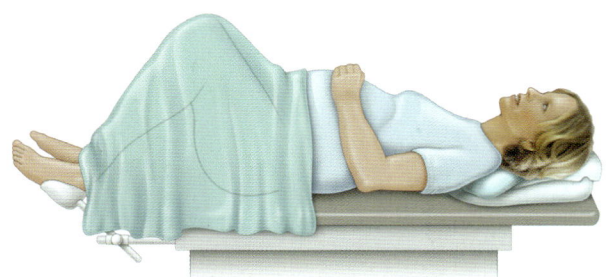

FIGURA 1-4. Posición durante una exploración ginecológica.

debajo del nivel del mentón, aproximadamente a un brazo de distancia del periné. El médico tiene que ponerse guantes en las dos manos. Después de tocar a la paciente, el contacto con los equipos, como por ejemplo la lámpara, tiene que ser mínimo. Extraer el espéculo del cajón antes de tocar a la paciente ayudará a evitar la contaminación de otros espéculos y equipos (p. ej., mesa, cajones y lámpara).

INSPECCIÓN Y EXPLORACIÓN DE LOS GENITALES EXTERNOS

La exploración ginecológica empieza con la inspección y la exploración de los genitales externos. La inspección debe comprender el monte del pubis, los labios mayores y los labios menores, el periné y la zona perianal. La inspección prosigue mientras se realiza una palpación en una secuencia ordenada, empezando por el prepucio del clítoris, que puede retirarse para inspeccionar el clítoris propiamente dicho. Los labios se separan lateralmente para permitir la inspección del orificio vaginal y la vagina externa. Hay que examinar el meato uretral y las zonas de la uretra y las glándulas vestibulares menores. El dedo índice se introduce unos 2,5 cm en la vagina para presionar suavemente la uretra. Hay que realizar un cultivo de cualquier secreción de la abertura uretral. Luego, el dedo índice se gira hacia atrás para palpar la zona de la glándula vestibular mayor entre ese dedo y el pulgar (fig. 1-5).

EXPLORACIÓN CON EL ESPÉCULO

El siguiente paso es la **exploración con el espéculo**. La figura 1-6 muestra las partes del espéculo. Existen dos tipos de espéculos de uso frecuente para la exploración del adulto. El **espéculo de Pederson** está compuesto de dos valvas planas y estrechas que apenas se curvan a los lados. Este espéculo va bien para la mayoría de las mujeres nulíparas y para las mujeres posmenopáusicas que tienen una vagina atrófica y estrecha. El **espéculo de Graves** está compuesto de dos valvas más anchas, altas y curvadas a los lados; es más apropiado para la mayoría de las mujeres que han tenido algún hijo. Sus valvas más anchas y curvadas mantienen las paredes vaginales más laxas de las mujeres multíparas separadas para la visualización. Para observar el cuello del útero en las niñas púberes puede emplearse un espéculo de Pederson con valvas especialmente estrechas.

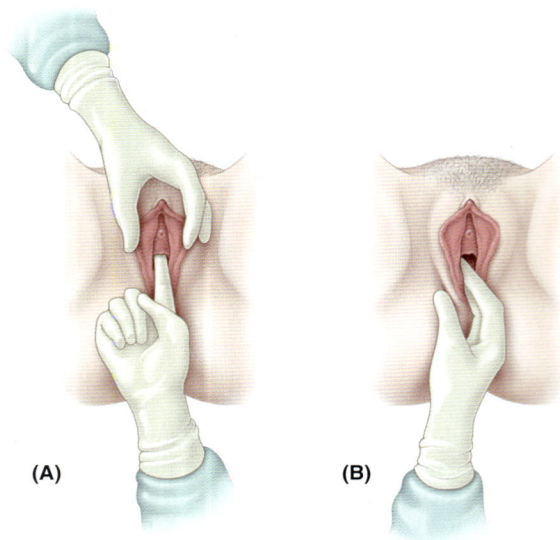

FIGURA 1-5. Posición de las glándulas vestibulares mayores, uretrales y vestibulares menores. **(A)** Palpación de las glándulas uretrales y vestibulares menores y «estrujamiento» de la uretra. **(B)** Palpación de las glándulas vestibulares mayores.

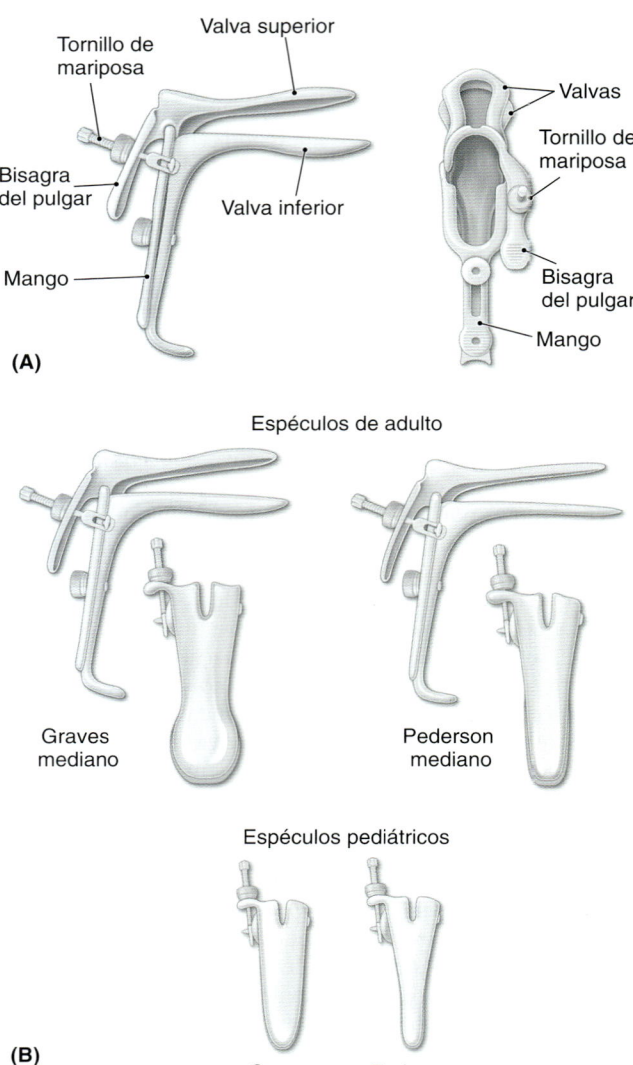

FIGURA 1-6. Espéculo vaginal. **(A)** Partes del espéculo vaginal. **(B)** Tipos de espéculos vaginales.

El espéculo debe calentarse con agua tibia o con la mano del examinador. Se calienta para la comodidad de la paciente y para facilitar su introducción.

*Al **introducir el espéculo** hay que tener en cuenta las relaciones anatómicas normales*, tal como se ilustra en la figura 1-7. La introducción del espéculo a lo largo del eje de la vagina exige una fuerza mínima y proporciona el máximo confort. Hasta hace poco, se evitaba el uso de lubricantes porque podían afectar a la interpretación citológica, aunque con las técnicas de citología vaginal en medio líquido esto no es tan preocupante. Las situaciones que pueden exigir el uso de lubricante son poco frecuentes y comprenden algunas niñas prepúberes, algunas mujeres posmenopáusicas y pacientes con irritación o lesiones vaginales.

La mayoría de los médicos encuentran que el control de la presión y el movimiento del espéculo son más fáciles si el espéculo se sujeta con la mano dominante. Se sujeta por el mango con las valvas completamente cerradas. Los dos primeros dedos de la mano contraria se colocan en el periné lateralmente y justo por debajo del orificio vaginal; se ejerce presión hacia abajo y ligeramente hacia dentro hasta que el orificio vaginal se abre ligeramente. Si la paciente está suficientemente relajada, esta presión hacia abajo sobre el periné hace que el orificio vaginal se abra, con lo cual el espéculo puede introducirse fácilmente. *El espéculo se introduce inicialmente en un plano horizontal con el ancho de las valvas en posición oblicua respecto al eje vertical del orificio vaginal. Luego, se dirige posteriormente con un ángulo de aproximadamente 45° respecto al plano horizontal; el ángulo se modifica conforme se introduce el espéculo para que se deslice hacia la vagina con una resistencia mínima.* Si la paciente no está relajada, a veces la presión posterior con un dedo introducido en la vagina relaja la musculatura perineal.

Mientras se introduce el espéculo, se ejerce una ligera presión continua y hacia abajo a fin de que la distensión del periné haga espacio para permitir que el espéculo vaya avanzando. Es crucial aprovechar la distensibilidad del periné y la vagina por detrás del orificio vaginal para realizar de manera eficiente y cómoda la exploración con el espéculo (y más tarde la exploración bimanual y rectovaginal). La presión en la parte superior provoca dolor en la zona sensible de la uretra y el clítoris. El espéculo se introduce hasta donde puede llegar, lo que en la mayoría de las mujeres significa la introducción del espéculo en toda su longitud. Luego, se abre suave y deliberadamente. Con una ligera inclinación del espéculo, el cuello del útero se desliza y se visualiza entre las valvas del espéculo. Entonces, el espéculo se bloquea en posición abierta utilizando el tornillo de mariposa. *El hecho de que no se encuentre el cuello del útero se debe la mayoría de las veces a*

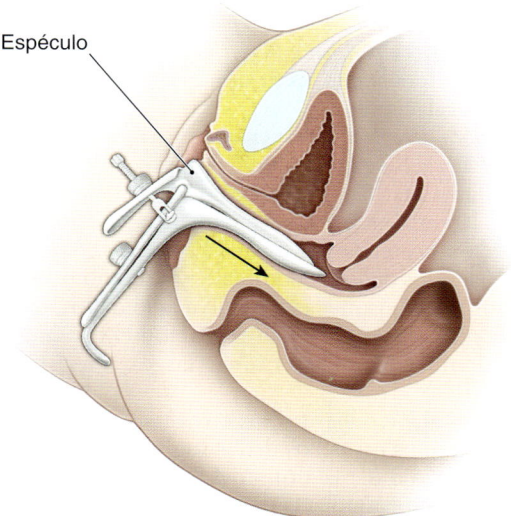

FIGURA 1-7. Introducción del espéculo.

que el espéculo no se ha introducido suficientemente. Mantener el espéculo totalmente introducido mientras se abre no causa molestias.

Cuando el espéculo está bloqueado en una posición, normalmente se mantiene en su sitio sin tener que sujetarlo. En la mayoría de las pacientes, el espéculo se abre suficientemente utilizando el tornillo de mariposa superior. No obstante, en algunos casos se necesita más espacio. Este espacio puede conseguirse aumentando suavemente la distancia vertical entre las valvas del espéculo con el tornillo que hay en el mango del espéculo. Con el espéculo en su sitio, pueden examinarse el cuello del útero y la porción lateral profunda de la cúpula vaginal, y pueden tomarse muestras. Antes de tomar las muestras de tejido para la citología vaginal, hay

que decir a la paciente que puede que note una ligera sensación de «raspado», pero no dolor. Las muestras se toman para analizar completamente la zona de transformación, donde es más probable encontrar una neoplasia intraepitelial de cuello de útero. *Las muestras se toman del exocérvix y endocérvix y se preparan en portaobjetos que se fijan inmediatamente con un spray fijador o se colocan en un medio líquido para obtención de muestras* (fig. 1-8).

La retirada del espéculo también permite examinar las paredes vaginales. Después de avisar a la paciente que se va a retirar el espéculo, se abren ligeramente las valvas ejerciendo presión sobre la bisagra del pulgar y se afloja completamente el tornillo de mariposa. La abertura de las valvas antes de empezar a retirar el espéculo evita que el cuello del útero quede atrapado entre las valvas. El espéculo se retira aproximadamente 2,5 cm antes de liberar lentamente la presión de la bisagra del pulgar. El espéculo se retira lo suficientemente despacio como para permitir examinar las paredes vaginales. La presión de las paredes vaginales va cerrando las valvas del espéculo de manera natural. *Cuando el extremo de las valvas del espéculo se acerca al orificio vaginal, no debe ejercerse presión sobre la bisagra del pulgar, de lo contrario la valva anterior puede levantarse y golpear los tejidos sensibles de la vagina, la uretra y el clítoris.*

EXPLORACIÓN BIMANUAL

*La **exploración bimanual** utiliza una mano «vaginal» y una mano «abdominal» para atrapar y palpar los órganos de la pelvis.* Se inicia ejerciendo una presión suave sobre el abdomen aproximadamente a medio camino entre el ombligo y la línea de nacimiento del vello púbico con la mano abdominal, mientras se introducen los dedos índice y medio de la mano vaginal aproximadamente 5 cm en la vagina y se empuja suavemente hacia abajo para dilatar la cavidad vaginal. Se pide a la paciente que sienta cómo se empujan los músculos y que se relaje todo lo posible. Luego, los dedos índice y medio se introducen hasta el límite de la cúpula

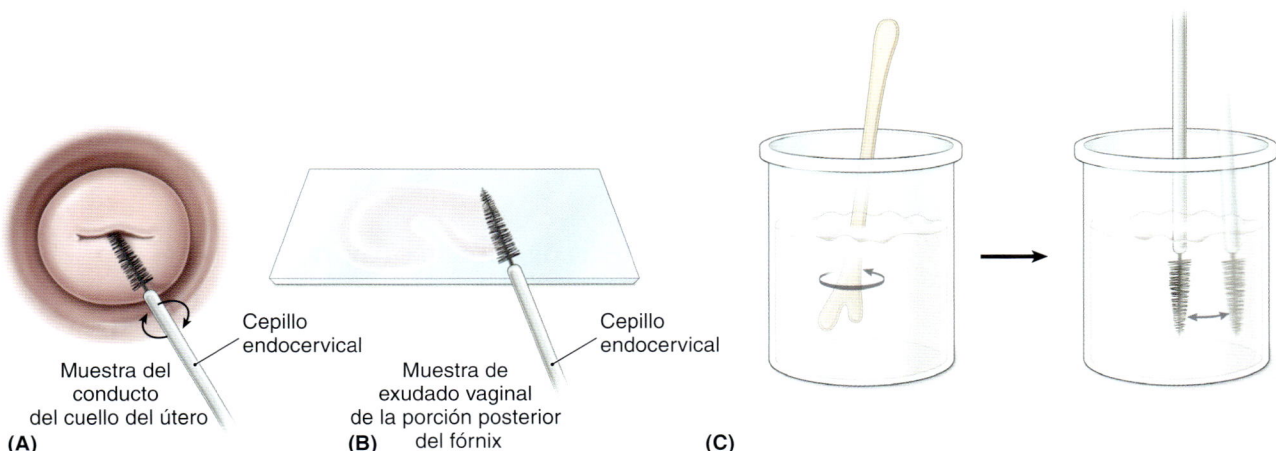

Cepillo endocervical

Muestra del conducto del cuello del útero

(A)

Cepillo endocervical

Muestra de exudado vaginal de la porción posterior del fórnix

(B)

(C)

FIGURA 1-8. Toma de muestra para citología vaginal. **(A)** Tomar la muestra endocervical de la citología vaginal. **(B)** Extender la muestra antes de la fijación en 10 s. **(C)** Colocar las muestras en un medio líquido para la obtención de muestras.

vaginal en la porción posterior del fórnix por detrás y por debajo del cuello del útero. Puede crearse mucho espacio mediante la dilatación posterior del periné. De vez en cuando, sólo el dedo índice de la mano vaginal puede introducirse sin molestias.

Durante la exploración bimanual, las estructuras pélvicas se «atrapan» y se palpan entre las manos abdominal y vaginal. El uso de la mano dominante como la mano abdominal o vaginal es cuestión de preferencia personal. *Un error frecuente en esta parte de la exploración ginecológica es no hacer un uso eficaz de la mano abdominal.* Hay que ejercer presión con la parte plana de los dedos, no las yemas, empezando a medio camino entre el ombligo y la línea de nacimiento del vello, y bajando mientras la mano vaginal se mueve hacia arriba. La exploración bimanual continúa con la exploración del perímetro del cuello del útero para determinar su tamaño, forma, posición, movilidad y la presencia o ausencia de dolor con la palpación o lesiones tumorales (fig. 1-9).

La **exploración bimanual del útero** se lleva a cabo levantando el útero hacia los dedos abdominales para poder palparlo entre las manos vaginal y abdominal. Se evalúa para determinar su tamaño, forma, consistencia, configuración y movilidad; la ausencia o presencia de bultos o dolor con la palpación, y su posición. El útero puede inclinarse sobre su eje longitudinal (que va del cuello al fondo, **versión**), lo que da lugar a tres posiciones (**anteroversión, posición media y retroversión**). También puede inclinarse sobre un eje más corto (justo por encima o en la zona del segmento inferior del útero, **flexión**), lo que da lugar a dos posiciones (**anteroflexión y retroflexión**) (v. fig. 4-12). El útero en retroversión y retroflexión está asociado a tres situaciones clínicas concretas: *1)* resulta especialmente difícil calcular la edad de gestación mediante la exploración bimanual, *2)* está asociado a dispareunia y dismenorrea y *3)* su posición por detrás y por debajo del promontorio sacro puede llevar a la complicación obstétrica de inculcación uterina. *Con frecuencia la **posición del cuello del útero** está relacionada la posición del útero.*

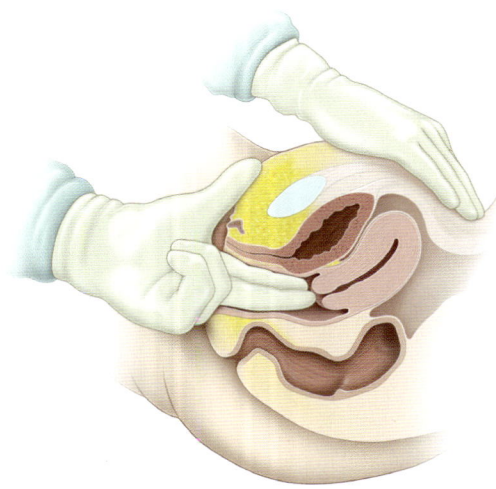

FIGURA 1-9. Exploración bimanual del útero y los anejos uterinos.

Habitualmente, un cuello de útero en posición posterior está asociado a un útero en anteroversión o posición media, mientras que un cuello de útero en posición anterior está asociado a un útero en retroversión. No obstante, la flexión brusca del útero puede alterar estas relaciones.

La técnica de exploración bimanual varía un poco según la posición del útero. La exploración del útero en posición anterior y media es más fácil de realizar con los dedos vaginales colocados lateralmente y profundamente al cuello del útero en la porción posterior del fórnix. El útero se levanta suavemente hacia los dedos abdominales y se combina un suave movimiento de «búsqueda» de lado a lado de los dedos vaginales con una presión y una palpación constantes de la mano abdominal para determinar las características del útero.

La exploración del útero en retroversión puede ser más difícil. En algunos casos, los dedos vaginales pueden introducirse por debajo o a la altura del fondo del útero, tras lo cual una suave presión hacia dentro y hacia arriba provoca la anteroversión del útero, o como mínimo su desplazamiento «ascendente», lo que facilita la palpación. Entonces, la palpación se realiza como en el útero en anteroversión. Si esto no es posible, hay que combinar un movimiento ondulante con los dedos vaginales en la porción posterior del fórnix con una exploración rectovaginal amplia para evaluar el útero en retroversión.

La **exploración bimanual de los anejos uterinos** para evaluar los ovarios, las trompas uterinas y las estructuras de sostén empieza con la colocación de los dedos vaginales al lado del cuello del útero, en la profundidad de la porción lateral del fórnix. La mano abdominal se mueve hacia el mismo lado, justo por dentro del ensanchamiento del arco sacro y por encima de la línea de nacimiento del vello púbico. Luego, se ejerce presión hacia abajo y hacia la sínfisis con la mano abdominal, levantando al mismo tiempo hacia arriba con los dedos vaginales. Los mismos movimientos de los dedos de ambas manos que se utilizan para evaluar el útero se utilizan para evaluar los anejos uterinos, que se colocan entre los dedos mediante estas maniobras para determinar su tamaño, forma, consistencia, configuración movilidad y dolor con la palpación, además de palparlos en busca de posibles bultos. *Hay que tener un cuidado especial al examinar los ovarios, que son sensibles incluso en ausencia de patología. En las mujeres que tienen una menstruación normal, los ovarios pueden palparse aproximadamente la mitad de las veces, mientras que en las mujeres posmenopáusicas la palpación de los ovarios es menos frecuente.*

EXPLORACIÓN RECTOVAGINAL

Cuando está indicado, la **exploración rectovaginal** forma parte de la exploración ginecológica completa en las exploraciones inicial y anual, además de las adicionales cuando esté clínicamente indicado.

Para la exploración rectovaginal hay que cambiarse el guante de la mano vaginal y utilizar una cantidad abundante de lubricante. *La exploración puede realizarse cómodamente si se sigue la inclinación natural del conducto anal: hacia arriba con un ángulo de 45° durante aproximadamente 1 a 2 cm y luego hacia abajo* (fig. 1-10). Esto se consigue colocando los dedos de la

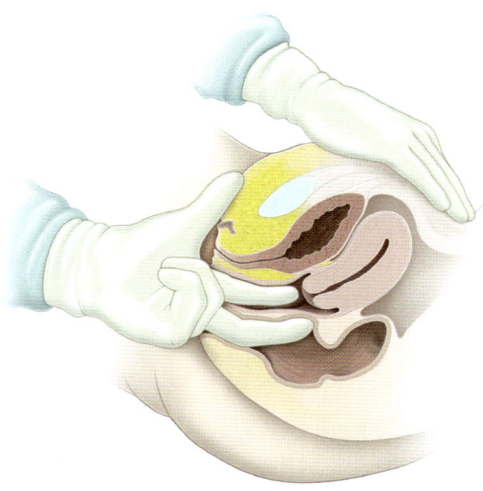

FIGURA 1-10. **Exploración rectovaginal.**

mano vaginal en la misma posición que en la exploración bimanual, pero con el índice también flexionado. Luego, el dedo medio se introduce suavemente por el orificio rectal hasta la «curva» en que el ángulo gira hacia abajo. El dedo índice (vaginal) se introduce en la vagina, y ambos dedos se introducen hasta que el dedo vaginal llega a la porción posterior del fórnix por debajo del cuello del útero y el dedo rectal ya no puede avanzar más por el conducto anal. Pedir a la paciente que empuje cuando se introduce el dedo rectal no es necesario y puede aumentar la tensión de ésta. Luego, se realiza la palpación de las estructuras pélvicas, como en la palpación vaginal. También se palpan los ligamentos rectouterinos para determinar si son simétricos, lisos y no dolorosos con la palpación (como sucede normalmente) o si son nodulares, están flácidos o engrosados. Se evalúa el conducto anal, al igual que la integridad y la función del esfínter anal. Una vez que ha terminado la palpación, se sacan los dedos rápidamente pero a un ritmo constante invirtiendo la secuencia de movimientos que se utilizó al introducirlos. Hay que tener cuidado de no contaminar la vagina con materia fecal. Sistemáticamente se realiza una prueba de hemoglobina en heces con el material fecal obtenido en el tacto rectal de las pacientes de 40 años o más.

Al terminar la exploración ginecológica, se pide a la paciente que se deslice hacia arriba y luego se incorpore.

SEGUIMIENTO Y CONTINUIDAD DE LA ATENCIÓN

Según la razón de la consulta de la paciente –ya sea un problema médico específico o una exploración preventiva– pueden establecerse otros exámenes y un plan de tratamiento. Si la paciente ha consultado al médico por un problema específico, puede realizarse un diagnóstico diferencial. Las intervenciones pueden darse en forma de modificación de la conducta, vigilancia adicional, tratamiento o derivación a otro médico. Si la paciente se ha sometido a una exploración preventiva de salud, hay que explicar los problemas que hayan surgido durante la anamnesis y la exploración física y exponer un plan a largo plazo para abordarlos. También deben realizarse las pruebas de detección y administrarse las vacunas que sean apropiadas para la paciente (v. cap. 2, El papel del ginecólogo en el cribado y la atención preventiva).

LECTURAS RECOMENDADAS

American College of Obstetricians and Gynecologists. *Guidelines for Women's Health Care: A Resource Manual.* 3rd ed. Washington, D.C.: ACOG; 2007.
American College of Obstetricians and Gynecologists. Primary and preventive care: periodic assessments, Committee Opinion No. 357. *Obstet Gynecol.* 2006;108(6):1615–1622.

2

El papel del ginecólogo en el cribado y la atención preventiva

Con el envejecimiento de la población, las necesidades asistenciales de la mujer cambiarán y, por lo tanto, la prestación de atención primaria y preventiva en el marco de la obstetricia y ginecología debe evolucionar para satisfacer estas necesidades. El ginecólogo se encuentra en una posición excepcional para proporcionar un cribado, una atención preventiva y una orientación a la mujer que pueden tener un impacto positivo sobre la morbimortalidad.

La **atención preventiva** es beneficiosa y rentable con el tiempo. La medicina preventiva engloba tanto la prevención primaria como secundaria. En la prevención primaria se intenta eliminar los factores de riesgo de las enfermedades y, por lo tanto, evitar su aparición. La **prevención primaria** puede comprender educación sanitaria e intervenciones conductuales para fomentar un estilo de vida más saludable, incluido el estado físico y la nutrición, la higiene, dejar de fumar, la seguridad personal y la sexualidad. También comprende las vacunaciones. La **prevención secundaria** se centra en las **pruebas de detección** de enfermedades, que se realizan en un estadio temprano y normalmente asintomático, lo que permite una intervención inmediata que reduce la morbimortalidad. Las pruebas de detección se llevan a cabo como parte de las evaluaciones periódicas de salud que ofrecen la posibilidad de evaluar y orientar a las pacientes basándose en su edad y sus factores de riesgo.

VACUNACIONES

En Estados Unidos, los programas de vacunación que se centran en los niños han reducido la aparición de muchas enfermedades infantiles. No obstante, muchos adolescentes y adultos se ven afectados por enfermedades que pueden evitarse con vacunas, como la gripe, la varicela, la hepatitis A, la hepatitis B, el sarampión, la rubéola y la neumonía neumocócica. Se calcula que cada año la infección por neumococos, la gripe y la hepatitis B provocan hasta 45.000 muertes en los adultos. Los ginecólogos y otros clínicos que realizan exploraciones generales a mujeres sanas y proporcionan atención previa a la concepción tienen la posibilidad de orientar a las mujeres sobre la necesidad de vacunarse y pueden adminis-

trarles vacunas o derivarlas a clínicas o servicios de vacunación.

Puede ser útil pedir a las pacientes nuevas sus carnés de vacunación. El clínico debe intentar obtener los antecedentes completos de vacunación de cada paciente, incluidos los factores de riesgo que indican la necesidad de vacunación. Si existen dudas en cuanto a las vacunas que ha recibido la paciente, es más seguro suponer que la paciente no ha sido vacunada e iniciar la serie de vacunación apropiada. En el cuadro 2-1 figura una lista de las vacunas recomendadas en la mujer. Las recomendaciones de vacunación cambian rápidamente; las recomendaciones más recientes pueden consultarse en la página de Internet del National Immunization Program de los Centers for Disease Control (CDC) (www.cdc.gov/vaccines).

La vacuna contra el virus del papiloma humano (VPH) se expone en detalle en el capítulo 43, Neoplasia y carcinoma de cuello de útero. El American College of Obstetricians and Gynecologists (ACOG) recomienda la vacunación inicial para las niñas de 11-12 años. Aunque no es probable que los ginecólogos atiendan a muchas niñas de este grupo de edad, son decisivos para el uso extendido de la vacuna en las mujeres de 13-26 años. Durante una consulta de salud con una niña o una mujer que se encuentren en el intervalo de edad para la vacunación, hay que preguntar si están vacunadas contra el VPH y documentarlo en la historia clínica. La vacuna tetravalente contra el VPH es más eficaz cuando se administra antes de cualquier exposición a la infección con el VPH, pero las mujeres sexualmente activas pueden recibirla y beneficiarse de ella.

PREVENCIÓN SECUNDARIA: EVALUACIÓN PERIÓDICA Y CRIBADO

Las evaluaciones periódicas realizadas a intervalos regulares (p. ej., cada año) son una parte esencial de la atención sanitaria preventiva y comprenden un cribado, una evaluación y una orientación. Las recomendaciones sobre las evaluaciones periódicas de salud y el cribado se dividen por grupos de edad y se basan en los factores de riesgo (apéndice B). La evaluación debe comprender unos antecedentes personales patológicos, una exploración física y unas pruebas analíticas minuciosos.

CUADRO 2-1
Vacunas recomendadas en la mujer

Edad: 13 a 18 años
DTPa
Revacunación (una vez entre los 11 y 16 años)
Hepatitis B
Una serie si no está vacunada
VPH
Una serie para las que no están vacunadas
Antimeningocócica
Antes de empezar el instituto para las que no están
   vacunadas
Antigripal
Anualmente

Para los grupos de alto riesgo:
  Hepatitis A
  Una serie si todavía no está vacunada
  Neumonía neumocócica
  Una vez si todavía no está vacunada*
  Triple vírica
  Una serie si todavía no está vacunada
  Varicela
  Una serie si todavía no está vacunada

Edad: 19 a 39 años
  Revacunación con DTPa
  Una vez cada 10 años
  VPH
  Para las mujeres de 26 años o menos** que no están
     vacunadas. Administrada a los 0, 2 y 6 meses
  Antigripal
  Anualmente

Para los grupos de alto riesgo:
  Triple vírica
  Una vez
  Varicela
  Una serie
  Hepatitis A
  Una serie
  Hepatitis B
  Una serie
  Neumonía neumocócica
  Una vez*
  Antimeningocócica
  Una vez

Edad: 40 a 64 años
  Revacunación con DTPa
  Cada 10 años
  Herpes zóster
  Una vez para las mujeres de 60 años o más si todavía no
     están vacunadas
  Antigripal
  Anualmente

Para los grupos de alto riesgo:
  Triple vírica
  Una vez
  Varicela
  Una serie
  Hepatitis A
  Una serie
  Hepatitis B
  Una serie
  Antineumocócica
  Una vez*
  Antimeningocócica
  Una vez

Edad: 65 años o más
  Revacunación con DTPa (cada 10 años)
  Herpes zóster
  Una vez si todavía no está vacunada
  Antigripal
  Anualmente
  Neumonía neumocócica
  Una vez*

Para los grupos de alto riesgo:
  Hepatitis A
  Una serie
  Hepatitis B
  Una serie
  Antineumocócica
  Una vez*
  Antimeningocócica
  Una vez

DTPa, antidiftérica, antitetánica, antitosferínica acelular; VPH, virus del papiloma humano.
*Según los factores de riesgo, puede que algunas mujeres necesiten una revacunación al cabo de 5 años.
**El «26» que aparece en «26 años o más» proviene de la población de investigación que se utilizó para crear los datos en la primera aplicación
   de la Food and Drug Administration (FDA) que se aprobó; el límite superior fueron 26 años. Se prevé que la edad de uso aumentará por encima
   de los 26 años cuando se publiquen más estudios con poblaciones más sólidas y que también se aprobará la vacunación de los varones.
Modificado del American College of Obstetricians and Gynecologists. *Immunizations for Adolescents and Adults.* Patient Education Pamphlet
117. Washington, DC: ACOG; 2008.

Los datos obtenidos en la anamnesis y la exploración física y los resultados de las pruebas analíticas ayudan a guiar las intervenciones y la orientación, y pueden revelar riesgos adicionales que exijan un cribado o una evaluación dirigidos.

Las recomendaciones que se presentan en el apéndice B se han seleccionado a partir de muchas fuentes. Se han tenido en cuenta varios factores a la hora de recomendar las evaluaciones y las pruebas de detección, como por ejemplo las causas principales de morbimortalidad en cada grupo de edad. Otros factores son las afecciones crónicas que reducen la actividad de los adultos en edad laboral en Estados Unidos, como por ejemplo la artritis u otros trastornos del aparato locomotor, y los trastornos circulatorios cuya prevalencia aumenta a medida que la mujer envejece.

Características de las pruebas de detección

El principio sobre el que se basa el cribado sistemático es la detección de la presencia de una enfermedad en personas asintomáticas que no tienen factores de riesgo específicos. Las enfermedades para las que se realiza el cribado deben ser prevalentes en la población y poder someterse a una intervención precoz. Actualmente, existen pruebas de detección para una serie de cánceres, trastornos metabólicos y enfermedades de transmisión sexual. Son ejemplos de pruebas de detección la citología vaginal y la mamografía.

No todas las enfermedades pueden detectarse mediante el cribado, y éste no es rentable ni factible para todas las enfermedades. Para describir la eficacia de las pruebas de detección a la hora de identificar un trastorno se emplean los conceptos de **sensibilidad** y **especificidad.** La sensibilidad de una prueba es el porcentaje de personas afectadas que dan positivo en la prueba de detección. La especificidad es el porcentaje de personas no afectadas que dan negativo en la prueba de detección. *Una prueba de detección eficaz tiene que ser sensible (alto índice de detección) y específica (bajo índice de falsos positivos).* Otros criterios para las pruebas de detección eficaces conciernen a la población sometida a la prueba y a la propia enfermedad (cuadro 2-2).

Cribado del cáncer

Existen pruebas disponibles para detectar algunos cánceres pero no todos. No existe ninguna prueba de detección con la sensibilidad y la especificidad necesarias para detectar el cáncer de ovario. Hay que informar a las mujeres sobre los signos y síntomas iniciales del cáncer de ovario que pueden ayudar a realizar un diagnóstico precoz (v. cap. 46, Enfermedad ovárica y de los anejos uterinos). Tampoco existen pruebas de detección disponibles para el cáncer endometrial, vaginal o vulvar. Con frecuencia, el cáncer endometrial puede diagnosticarse en un estadio temprano basándose en los síntomas (v. cap. 45, Cáncer de útero).

Las biopsias endometrial, vulvar y vaginal no son pruebas de detección.

CUADRO 2-2
Criterios para las pruebas de detección

Criterios para la enfermedad
- Período asintomático suficientemente largo como para permitir la detección
- Prevalencia suficiente como para justificar el cribado
- Tratable; tratamiento en un estadio asintomático (preferentemente un tratamiento superior)
- Efecto suficiente sobre la calidad y/o la duración de la vida

Criterios para la prueba
- Sensible
- Específica
- Segura
- Asequible
- Aceptable para las pacientes

Criterios para la población que va a analizarse
- Alta prevalencia de la enfermedad
- Accesible
- Cumplimiento con la prueba y el tratamiento

CÁNCER DE MAMA

El cáncer de mama es el cáncer más frecuente entre las mujeres en Estados Unidos, después del cáncer de piel. Tiene un riesgo de por vida del 12,5% y es la segunda causa de muerte relacionada con el cáncer en la mujer. Es importante que los clínicos determinen el riesgo de cáncer de mama de cada paciente mediante una anamnesis minuciosa, porque las recomendaciones para el cribado se basan en los factores de riesgo. Existe un programa informático denominado Breast Cancer Risk Assessment Tool para calcular el riesgo que tiene una paciente de padecer cáncer de mama (v. cap. 31, Trastornos de la mama).

En las mujeres que tienen un riesgo medio, existen dos exploraciones de detección principales para el cáncer de mama: la **exploración mamaria clínica** y la **mamografía de detección.** El ACOG recomienda:

- Una exploración mamaria clínica anual para todas las mujeres.
- Una mamografía de detección cada 1 a 2 años a partir de los 40 años, y cada año a partir de los 50 años, para las mujeres con riesgo medio.

La American Cancer Society (ACS) recomienda:

- Una exploración mamaria clínica cada 3 años para las mujeres de 20 a 39 años con riesgo medio.
- Una exploración mamaria clínica anual y una mamografía de detección a partir de los 40 años para las mujeres con riesgo medio.

Pese a que no existen datos concluyentes que avalen o invaliden la eficacia de la **autoexploración mamaria (AEM),** ésta posee capacidad para detectar el cáncer de mama palpable y puede recomendarse.

La ecografía y la resonancia magnética (RM) no tienen ningún papel en el cribado de las mujeres con riesgo medio. Estas técnicas de diagnóstico por la imagen se utilizan para el estudio de las masas palpables. *La RM está recomendada, además de la mamografía anual, en las mujeres con riesgo muy alto (riesgo de por vida mayor del 20 %).*

CÁNCER DE CUELLO DE ÚTERO

La **neoplasia intraepitelial cervicouterina** (**CIN,** *cervical intraepithelial neoplasia*) es la lesión precursora del cáncer de cuello de útero. La CIN puede remitir espontáneamente, pero, en algunos casos, la CIN 2 y CIN 3 con el tiempo evolucionan a cáncer. La *citología exfoliativa,* concretamente la **citología vaginal** *(ya sea en portaobjetos o en medio líquido) con o sin identificación tipo-específica de VPH, permite realizar un diagnóstico precoz en la mayoría de los casos.* La reducción de la mortalidad del cáncer de cuello de útero desde que se introdujo la citología vaginal en la década de 1940 da testimonio del éxito de este programa de cribado.

Éstas son las recomendaciones para el cribado del cáncer de cuello de útero en la mujer:

- El cribado mediante citología cervicouterina anual debe iniciarse aproximadamente 3 años después del inicio de las relaciones sexuales, pero no más tarde de los 21 años. Las mujeres menores de 30 años deben someterse a un cribado anual mediante citología cervicouterina.
- Las mujeres con tres resultados negativos consecutivos en la citología vaginal anual pueden someterse a un cribado cada 2 a 3 años si tienen 30 años o más y no presentan antecedentes de CIN 2 o CIN 3, inmunodepresión, infección por el virus de la inmunodeficiencia humana (VIH) o exposición intrauterina al dietilestilbestrol (DES). La citología cervicouterina anual es otra opción para las mujeres de 30 años o más. La combinación de la citología cervicouterina y la prueba de detección del ADN del VPH es apropiada para las mujeres de 30 años o más. Las mujeres que dan negativo en ambas pruebas deben volver a someterse al cribado con una frecuencia no superior a una vez cada 3 años.
- Las mujeres que se han sometido a una histerectomía total (extirpación del útero y cuello del útero) por motivos que no sean un cáncer de cuello de útero no es necesario que se sometan al cribado del cáncer de cuello de útero. Las mujeres que se han sometido a una histerectomía parcial deben seguir sometiéndose a cribado. Las mujeres que se han sometido a una histerectomía con extirpación del cuello del útero y tienen antecedentes de CIN 2 o CIN 3 deben seguir sometiéndose al cribado anual hasta obtener tres resultados negativos consecutivos en la citología vaginal.

CARCINOMA COLORRECTAL

Con más de 75.000 casos nuevos de **cáncer colorrectal** al año en las mujeres y más de 25.000 muertes, el cáncer colorrectal es la tercera causa de muerte por cáncer en la mujer, después del cáncer de pulmón y el cáncer de mama. Puesto que la detección precoz (estadio preinvasor o invasor inicial) permite el tratamiento eficaz en la mayoría de las pacientes, el cribado es apropiado y está recomendado.

Se indica el cribado del cáncer colorrectal para todas las mujeres con riesgo medio, a partir de los 50 años. El método preferido es la **colonoscopia,** que se realiza cada 10 años.

Otras pruebas de detección aceptables comprenden:

- **Prueba de hemoglobina en heces (PHH)** anual o **prueba inmunoquímica en heces (PIH).**
- Sigmoidoscopia flexible cada 5 años. Esta prueba no detectará las lesiones en el lado derecho, que pueden representar hasta el 65 % de los cánceres colorrectales avanzados en la mujer.
- Combinación de la PHH anual y la sigmoidoscopia flexible.
- Enema opaco con doble contraste cada 5 años.

Tanto la PHH como la PIH exigen que la paciente tome 2 o 3 muestras fecales en su casa y las entregue para el análisis. El cribado mediante PHH de una muestra fecal única obtenida mediante el tacto rectal realizado por el médico no es suficiente para la detección del cáncer colorrectal y no está recomendado. En las mujeres que tienen mayor riesgo y riesgo alto se aplican unas recomendaciones diferentes.

Enfermedades de transmisión sexual

El cribado apropiado de las enfermedades de transmisión sexual (ETS) en las mujeres que no están embarazadas depende de la edad de la paciente y la evaluación de los factores de riesgo (cuadro 2-3). Debido al riesgo que acarrean las ETS en el embarazo, en las mujeres embarazadas se realiza sistemáticamente el cribado de la sífilis, el VIH, la clamidia y la gonorrea.

VIRUS DE LA INMUNODEFICIENCIA HUMANA

Las características demográficas de la epidemia del VIH han variado durante las dos últimas décadas. La prevalencia ha aumentado entre los adolescentes, las mujeres, las personas que residen fuera de las regiones metropolitanas y los varones y las mujeres homosexuales. Muchas personas no son conscientes de que están infectadas.

Se recomienda la prueba del VIH para todas las mujeres y se recomiendan pruebas dirigidas para las mujeres con factores de riesgo. Aunque las mujeres en edad de procrear tienen que

---

CUADRO 2-3

Factores de riesgo de enfermedades de transmisión sexual

- Antecedentes de múltiples parejas sexuales
- Pareja sexual con múltiples contactos sexuales
- Contacto sexual con personas con ETS confirmada mediante cultivo
- Antecedentes de ETS reiteradas
- Asistencia a centros de ETS
- Presencia de una discapacidad del desarrollo

American College of Obstetricians and Gynecologists. Primary and preventive care: periodic assessments, ACOG Committee Opinion Núm. 357. *Obstet Gynecol.* 2006; 108: 1615–1622.

someterse a la prueba como mínimo una vez en su vida, no existe consenso en cuanto a la repetición de la prueba. Los ginecólogos deben revisar los factores de riesgo de la paciente cada año y determinar si es necesario repetir la prueba. Hay que proponer la repetición de la prueba del VIH como mínimo cada año a las mujeres que:

- Son toxicómanas por vía intravenosa.
- Tienen parejas sexuales que son toxicómanas por vía intravenosa o están infectadas por el VIH.
- Intercambian sexo por drogas o dinero.
- Tienen otra enfermedad de transmisión sexual diagnosticada en el último año.
- Han tenido más de una pareja sexual desde que se hicieron la última prueba del VIH.

Los ginecólogos también deben animar a las mujeres y a sus posibles parejas sexuales a hacerse la prueba antes de iniciar una nueva relación sexual. Podría plantearse la repetición de la prueba periódicamente incluso en ausencia de factores de riesgo, según el criterio clínico y los deseos de la paciente.

La prueba de detección más frecuente es el **enzimoinmunoanálisis de adsorción** (**ELISA**, *enzyme-linked immunosorbent assay*), que se lleva a cabo en una muestra de sangre. También existen pruebas mediante ELISA que emplean saliva u orina. Un ELISA positivo (reactivo) tiene que confirmarse mediante una prueba complementaria, como por ejemplo la inmunotransferencia (Western blot), para establecer un diagnóstico positivo.

INFECCIÓN POR CLAMIDIAS

La infección provocada por ***Chlamydia trachomatis*** es la ETS bacteriana que se notifica con mayor frecuencia en Estados Unidos. En 2006, se notificaron más de 1 millón de casos a los CDC y se calcula que otros 1,7 millones quedan sin diagnosticar. Si no se trata, la clamidia puede provocar complicaciones significativas a largo plazo, entre ellas esterilidad, embarazo ectópico y dolor pélvico crónico. Es necesario diagnosticar inmediatamente la infección por clamidias para evitar estas complicaciones. *Las mujeres sexualmente activas de 25 años o menos tienen que someterse al cribado anual de la clamidia. Las mujeres asintomáticas de 26 años o más que tienen riesgo de infección deben someterse a cribado sistemáticamente.* Las pruebas de amplificación del ácido nucleico (PAAN) que se realizan en muestras de exudado endocervical pueden detectar la infección con una especificidad y una sensibilidad altas en las mujeres asintomáticas. Las PAAN realizadas en exudados vaginales y muestras de orina tienen una sensibilidad y una especificidad comparables.

Infección por gonorrea

De los 700 000 casos nuevos aproximados de **gonorrea** que se dan cada año, se notifican menos de la mitad. La infección puede ser sintomática con cervicitis y leucorrea o puede ser asintomática. La gonorrea puede llevar a infección genital, que está asociada a morbilidad a largo plazo debido a dolor pélvico crónico, embarazo ectópico y esterilidad.

El ACOG recomienda el cribado de las mujeres basándose en los factores de riesgo. *Las mujeres asintomáticas de 26 años o más deben someterse al cribado sistemático si tienen alto riesgo de infección.* Todas las adolescentes sexualmente activas también tienen que someterse a cribado sistemáticamente. El cribado puede realizarse mediante cultivos del cuello del útero o mediante técnicas más recientes, como las PAAN y las pruebas de hibridación del ácido nucleico, que poseen una mejor sensibilidad con una especificidad comparable (v. cap. 27, Enfermedades de transmisión sexual).

Sífilis

La **sífilis** no es una enfermedad frecuente en Estados Unidos, pero su tasa ha aumentado en los últimos años. En 2006, se diagnosticaron casi 10 000 casos, lo que se traduce en una tasa de un caso de sífilis primaria o secundaria por cada 100 000 mujeres. La sífilis es una enfermedad generalizada provocada por la bacteria *Treponema pallidum*. Si no se trata, puede evolucionar de una infección primaria caracterizada por una úlcera indolora (chancro) a infecciones secundarias y terciarias. Los signos y síntomas de la infección secundaria comprenden manifestaciones cutáneas y linfadenopatía; la infección terciaria puede provocar manifestaciones cardíacas u oftálmicas, anomalías auditivas o lesiones gomosas. Las pruebas serológicas pueden ser negativas en los estadios iniciales de la infección.

El ACOG recomienda el cribado anual de la sífilis para las mujeres con un aumento del riesgo (v. cuadro 2-3). Hay que realizar el cribado de todas las mujeres embarazadas lo antes posible y de nuevo en el momento del parto. Debido a la posibilidad de que se obtenga un falso negativo en los estadios iniciales de la infección, las pacientes consideradas de alto riesgo o procedentes de zonas de alta prevalencia deben volver a hacerse la prueba al principio del tercer trimestre. El cribado comprende inicialmente pruebas no treponémicas como la prueba de laboratorio de investigación de enfermedades venéreas (VDRL, *venereal disease research laboratory*) o la prueba de reagina rápida en plasma (RPR). Tras estas pruebas se realizan pruebas de confirmación treponémicas como la prueba de aglutinación de partículas de *T. pallidum*. La especificidad de las pruebas no treponémicas puede disminuir en presencia de otros procesos como el embarazo, las vasculopatías del tejido conjuntivo, el cáncer avanzado, la tuberculosis, el paludismo o las rickettsiosis.

TRASTORNOS METABÓLICOS Y CARDIOVASCULARES

El cribado sistemático también puede aplicarse a enfermedades no infecciosas y no cancerosas, como por ejemplo los trastornos metabólicos y las enfermedades cardiovasculares. Hay que evaluar las cuestiones relacionadas con el estilo de vida y los riesgos de las mujeres basándose en la anamnesis y la exploración física. En muchos casos, la detección precoz de los factores de riesgo y las intervenciones apropiadas son componentes clave de la prevención de enfermedades.

OSTEOPOROSIS

La **osteoporosis** afecta aproximadamente al 13 %-18 % de todas las mujeres estadounidenses de 50 años o más y otro 37 %-50 % padece **osteopenia,** o baja densidad mineral ósea. Las fracturas asociadas a la osteoporosis, especialmente de la cadera y la columna vertebral, son una de las principales causas de morbimortalidad, y aumentan de manera proporcional a la edad. La osteoporosis es una complicación de la menopausia en gran parte evitable. Existen estrategias de detección e intervenciones farmacológicas disponibles para evitar y tratar la osteoporosis.

La **densidad mineral ósea (DMO)** es un indicador indirecto de la fragilidad de los huesos. Se cuantifica mediante la absorciometría dual de rayos X (DEXA, *dual-energy x-ray absorptiometry*) de la cadera o la columna lumbar. Los resultados se expresan en desviaciones estándares en comparación con una población de referencia estratificada por edad, sexo y raza. La **puntuación T** se expresa como la desviación estándar respecto a la DMO máxima media de una población joven-adulta sana y la **puntuación Z** se expresa como la desviación estándar respecto a la DMO media de una población de referencia del mismo sexo, raza y edad que la paciente. Las puntuaciones Z y T se utilizan para las cuantificaciones de la cadera y la columna vertebral. La Organización Mundial de la Salud (OMS) define una puntuación T de DMO normal como ≥ −1. La osteopenia (baja masa ósea) se define como una puntuación T entre −1 y −2,5. La osteoporosis se define como una puntuación T ≤ −2,5. Debido a la varianza de los valores obtenidos con los distintos equipos comerciales y en diferentes lugares, las puntuaciones T y Z no pueden emplearse como auténticas pruebas de detección, pero son buenos indicadores pronósticos del riesgo de fractura. Esta información puede utilizarse para guiar las decisiones sobre las intervenciones, incluidas las modificaciones del estilo de vida y el tratamiento farmacológico para evitar o enlentecer la pérdida ósea.

El ACOG recomienda la realización de pruebas de DMO para todas las mujeres posmenopáusicas a partir de los 65 años. También deben realizarse pruebas de DMO en mujeres posmenopáusicas más jóvenes que tienen como mínimo un factor de riesgo de osteoporosis (cuadro 2-4). Además, las mujeres posmenopáusicas que experimentan una fractura tienen que someterse a una prueba de DMO para determinar si padecen osteoporosis; si es así, se añade tratamiento para la osteoporosis al tratamiento de la fractura. Algunas enfermedades o afecciones (p. ej., enfermedad de Cushing, hiperparatiroidismo, hipofosfatasia, enfermedad inflamatoria intestinal, linfoma y leucemia) y ciertos fármacos (p. ej., fenobarbital, fenitoína, corticoesteroides, litio y tamoxifeno) están asociados a la pérdida ósea. Puede que las mujeres que padecen estas afecciones o toman estos fármacos tengan que hacerse la prueba con mayor frecuencia.

Hay que informar a las mujeres sobre los riesgos de la osteoporosis y las fracturas relacionadas, y sobre las siguientes medidas preventivas:

- Consumo adecuado de calcio (como mínimo de 1 000 a 1 500 mg/día) mediante aporte complementario en la alimentación si las fuentes alimentarias son insuficientes.
- Consumo adecuado de vitamina D (de 400 a 800 UI/día) y exposición a las fuentes naturales de este nutriente.
- Ejercicios de carga y fortalecimiento muscular con regularidad para reducir las caídas y evitar fracturas.
- Dejar de fumar.
- Consumo moderado de alcohol.
- Estrategias de prevención de caídas.

CUADRO 2-4
Factores de riesgo de fractura osteoporótica en la mujer posmenopáusica

- Antecedentes de fractura
- Antecedentes familiares de osteoporosis
- Raza caucásica
- Demencia
- Mala nutrición
- Tabaquismo
- Bajo peso e índice de masa corporal
- Hipoestrogenismo*
  - Menopausia prematura (< 45 años) u ooforectomía bilateral
  - Amenorrea premenopáusica prolongada (> 1 año)
- Baja ingestión de calcio prolongada
- Alcoholismo
- Vista defectuosa pese a una corrección adecuaca.
- Antecedentes de caídas
- Actividad física insuficiente

* El uso actual de hormonoterapia por una paciente no excluye el hipoestrogenismo.
Datos de Osteoporosis prevention, diagnosis, and therapy. NIH Consensus Statement 2000; 17(1): 1–45.

Diabetes

La **diabetes** es un grupo de trastornos cuyo rasgo común a todos ellos es la hiperglucemia. Aunque no haya síntomas presentes, esta enfermedad puede provocar complicaciones a largo plazo. Lo ideal sería detectarla y tratarla en los estadios iniciales. *Se recomienda realizar una prueba de detección de glucemia en ayunas en las mujeres a partir de los 45 años y cada 3 años a partir de entonces.* El cribado debe iniciarse a una edad más temprana o con mayor frecuencia en las mujeres con factores de riesgo, que comprenden sobrepeso (índice de masa corporal, IMC ≥ 25), antecedentes familiares de diabetes, inactividad física habitual, haber dado a luz un bebé de más de 5 kg, antecedentes de diabetes gestacional e hipertensión arterial.

Enfermedad tiroidea

La **enfermedad tiroidea** con frecuencia es asintomática y si no se trata puede llevar a afecciones graves. *Hay que determinar las concentraciones de tirotropina cada 5 años a partir de los 50 años.*

Hipertensión arterial

Se calcula que aproximadamente el 30 % de los adultos de 20 años o más padece **hipertensión arterial,** que se define como una tensión arterial sistólica ≥ 140 mm Hg o una tensión arterial diastólica ≥ 90 mm Hg. La hipertensión arterial es uno de los factores de riesgo más importantes de cardiopatía y accidente cerebrovascular, dos de las tres principales causas de mortalidad entre las mujeres. La hipertensión arterial también es una de las principales causas de mortalidad. Aproximadamente un tercio de las mujeres con hipertensión arterial desconocen que padecen esta afección. *Se recomienda el cribado de la hipertensión arterial para las mujeres y las niñas de 13 años o más. El cribado puede repetirse cada 2 años en las personas con tensión arterial normal o cada año en presencia de cifras más altas.*

Trastornos de los lípidos

La cardiopatía coronaria (CC) es una de las principales causas de muerte en el varón y la mujer en Estados Unidos y representa aproximadamente 500 000 muertes cada año. Las concentraciones anómalas de colesterol se han relacionado con la ateroesclerosis y las enfermedades cardiovasculares y cerebrovasculares. Los ensayos clínicos han demostrado que una reducción del 1% de las concentraciones séricas de colesterol se traduce en una reducción del 2% de la tasa de CC. En cuanto a las concentraciones de lípidos, se determinan las **lipoproteínas de baja densidad** (**LDL,** *low-density lipoprotein*), **las lipoproteínas de alta densidad** (**HDL,** *high-density lipoprotein*) y los **triglicéridos.** Aproximadamente 1 de cada 5 adultos estadounidenses tiene una concentración elevada de colesterol total (≥ 240 mg/dl).

Las directrices actuales recomiendan realizar un lipidograma en las mujeres sin factores de riesgo cada 5 años, a partir de los 45 años. Puede ser apropiado iniciar el cribado antes en las mujeres con factores de riesgo. Los factores de riesgo para el colesterol elevado son unos antecedentes familiares de hiperlipidemia familiar, antecedentes de enfermedad cardiovascular prematura (menos de 50 años en el varón y menos de 60 años en la mujer), diabetes y múltiples factores de riesgo de cardiopatía coronaria (p. ej., consumo de tabaco, hipertensión arterial).

Obesidad

La **obesidad** está asociada a un mayor riesgo de cardiopatía, diabetes de tipo 2, hipertensión arterial, algunos tipos de cáncer (endometrial, colon, mama), apnea del sueño, artrosis, colecistopatía y depresión. *Se recomienda medir la estatura y el peso y calcular el IMC como parte de la evaluación periódica* (cuadro 2-5). Las personas obesas con un IMC de 30 o más tienen un riesgo de muerte hasta dos veces mayor.

ATENCIÓN PREVENTIVA

Puesto que el cribado no está disponible para todas las afecciones, el riesgo de padecer algunas afecciones puede reducirse mediante la modificación del estilo de vida. Los ejemplos comprenden dejar de fumar para reducir el riesgo de cáncer de pulmón; el ejercicio y la modificación de la alimentación para reducir las enfermedades cardiovasculares, la obesidad, la diabetes de tipo 2 y la osteoporosis; evitar los factores de riesgo de ETS, y la moderación del consumo de alcohol para reducir el riesgo de padecer ciertos cánceres.

CUADRO 2-5
Índice de masa corporal

- IMC < 18,5 = peso insuficiente
- IMC 18,5–24,9 = peso normal
- IMC 25–29,9 = sobrepeso
- IMC 30–34,9 = obesidad moderada
- IMC 35–39,9 = obesidad importante
- IMC ≥ 40 = obesidad patológica

National Heart, Lung, and Blood Institute and North American Association for the Study of Obesity. *The Practical Guide: Identification, Evaluation, and Treatment of Overweight and Obesity in Adults.* Bethesda, MD: National Institutes of Health; 2000.

LECTURAS RECOMENDADAS

American College of Obstetricians and Gynecologists. Breast cancer screening, ACOG Practice Bulletin No. 42. *Obstet Gynecol.* 2003; 101:821–832.

American College of Obstetricians and Gynecologists. Cervical cancer screening in adolescents, ACOG Committee Opinion No. 300. *Obstet Gynecol.* 2004;104:885–889.

American College of Obstetricians and Gynecologists. Cervical cytology screening, ACOG Practice Bulletin No. 45. *Obstet Gynecol.* 2003;102:417–427.

American College of Obstetricians and Gynecologists. Evaluation and management of abnormal cervical cytology and histology in the adolescent, ACOG Committee Opinion No. 330. *Obstet Gynecol.* 2006;107:963–968.

American College of Obstetricians and Gynecologists. *Guidelines for Women's Health Care: A Resource Manual.* 3rd ed. Washington, D.C.: ACOG; 2007:294–353.

American College of Obstetricians and Gynecologists. Human papillomavirus vaccination, ACOG Committee Opinion No. 344. *Obstet Gynecol.* 2006;108:699–705.

American College of Obstetricians and Gynecologists. *Immunizations for Adolescents and Adults.* ACOG Patient Education Pamphlet No. 117. Washington, DC: ACOG; 2007.

American College of Obstetricians and Gynecologists. Osteoporosis, ACOG Practice Bulletin No. 50. *Obstet Gynecol.* 2004;103:203–216.

American College of Obstetricians and Gynecologists. Primary and preventive care: periodic assessments, ACOG Committee Opinion No. 357. *Obstet Gynecol.* 2006;108:1615–1622.

American College of Obstetricians and Gynecologists. Role of the obstetrician–gynecologist in the screening and diagnosis of breast masses, ACOG Committee Opinion No. 334. *Obstet Gynecol.* 2005; 106:1141–1142.

American College of Obstetricians and Gynecologists. Routine cancer screening, ACOG Committee Opinion No. 356. *Obstet Gynecol.* 2006;108:1611–1613.

American College of Obstetricians and Gynecologists. The role of the generalist obstetrician–gynecologist in the early detection of ovarian cancer. ACOG Committee Opinion No. 280. *Obstet Gynecol.* 2002;100:1413–1416.

American College of Obstetricians and Gynecologists. The role of the obstetrician–gynecologist in the assessment and management of obesity, ACOG Committee Opinion No. 319. *Obstet Gynecol.* 2005;106:895–899.

Ética en obstetricia y ginecología

Este capítulo trata principalmente el siguiente tema educativo de la Association of Professors of Gynecology and Obstetrics (APGO):

Tema 6 Cuestiones éticas y legales en obstetricia y ginecología

Los estudiantes deben ser capaces de reconocer y comprender la base de los conflictos éticos en la atención sanitaria de la mujer, con lo que se fomentará una mejor atención para la paciente y se evitarán errores críticos en la planificación del tratamiento. Así mismo, deben comprender las obligaciones legales de protección de los intereses de la paciente para poder aplicarlas.

CREACIÓN DE UN MARCO ÉTICO PARA EL EJERCICIO DE LA PROFESIÓN Y LA VIDA PROFESIONAL

Con frecuencia, los médicos se encuentran con dilemas éticos en su trato con las pacientes. *El uso de un marco ético organizado en tales situaciones resulta útil para garantizar que la evaluación de las situaciones y la toma de decisiones podrán realizarse de manera sistemática, antes que basándose en las emociones, las preferencias personales o las presiones sociales del médico.* Se espera que los médicos, en formación o en ejercicio, como profesionales puedan ejemplificar las virtudes éticas en el ejercicio de su profesión y en su vida profesional. En la medicina, la organización de los principios éticos en códigos de conducta empezó hace 2 500 años con el Juramento Hipocrático. Actualmente, los principios se han constituido en un código deontológico elaborado para guiar a los médicos en las relaciones médico-paciente, la conducta y el ejercicio de la profesión.

Existen varios métodos para la toma de decisiones ética en medicina. Cada uno de estos métodos tiene sus ventajas y sus limitaciones. Cuando se ponen en práctica, pueden fomentar la comprensión de prácticas éticas comunes con respecto al consentimiento informado, la honradez y la confidencialidad.

Ética basada en los principios

*En las últimas décadas, la toma de decisiones médica ha estado dominada por la **ética basada en los principios**.* En este marco, se utilizan cuatro principios para identificar, analizar y abordar los dilemas éticos:

- El **respeto por la autonomía del paciente** reconoce el derecho de una persona a tener opiniones, tomar decisiones y adoptar medidas basándose en sus creencias o sus valores. El respeto de la autonomía proporciona unos sólidos fundamentos morales para el consentimiento informado en que un paciente, suficientemente informado sobre su afección y los tratamientos disponibles, elige libremente tratamientos específicos o no tratarse.

- La **beneficencia** es la obligación de promover el bienestar de los demás y la **no maleficencia** obliga a una persona a evitar hacer daño. Tanto la beneficencia como la no maleficencia son fundamentales para el ejercicio ético de la medicina. La aplicación de estos principios implica sopesar los beneficios y los daños, tanto los daños deliberados como los que se prevé que pueden surgir pese a las mejores intenciones (p. ej., efectos indeseables de la medicación o complicaciones del tratamiento quirúrgico). Al sopesar la beneficencia y el respeto de la autonomía, el clínico debe definir los mejores intereses del paciente de la manera más objetiva posible. Intentar hacer caso omiso de la autonomía del paciente para promover lo que el clínico percibe como los mejores intereses del paciente se denomina paternalismo.

- La **justicia** es el principio de dar a los demás lo que les corresponde. Es el más complejo de los principios éticos, porque trata no sólo de la obligación del médico de dar a un paciente lo que le corresponde, sino también del papel del médico en la asignación de recursos limitados en una colectividad más amplia. Además, distintos criterios como la necesidad, el esfuerzo, la contribución y el mérito son importantes para determinar qué se debe y quién se le debe. La justicia es la obligación de tratar equitativamente a aquellos que son iguales o se parecen según los criterios que se hayan seleccionado. Las personas deben recibir un trato equitativo, a menos que los datos científicos y clínicos determinen que son diferentes en aspectos que guardan relación con los tratamientos en cuestión. La determinación de los criterios sobre los que se basan estas opiniones es un proceso moral sumamente complejo, como demuestran las controversias éticas en torno a si hay que proporcionar o no diálisis renal y trasplantes de órganos.

Otros marcos éticos

Además de la ética basada en los principios, se han fomentado otros planteamientos diferentes, entre ellos la ética basada en las virtudes, la ética de la asistencia, la ética feminista, la ética comunitaria y estrategias basadas en casos.

- La **ética basada en las virtudes** se fundamenta en que los profesionales sanitarios poseen unas cualidades de carácter que les predisponen a tomar decisiones que consiguen el bienestar de los demás. Estas cualidades de carácter comprenden la honradez, la prudencia, la justicia, la fortaleza, la templanza, la integridad, la modestia y la compasión. Las virtudes complementan los principios en lugar de sustituirlos, porque son necesarias para interpretar y aplicar métodos en la ética médica con sensibilidad y criterio morales.
- La **ética de la asistencia** atañe principalmente a las responsabilidades que surgen del apego por los demás, antes que a la imparcialidad que exige la ética tradicional. Los fundamentos morales sobre los que se basa la ética de la asistencia no son derechos y obligaciones, sino el compromiso, la empatía, la compasión, el afecto y el amor.
- La **ética feminista** hace notar la manera como el sexo distorsiona los análisis tradicionales. Las decisiones éticas sobre la atención sanitaria de la mujer pueden estar sesgadas por actitudes y tradiciones respecto a los papeles asignados a cada sexo que están arraigadas en nuestra cultura. La ética feminista cuestiona estas suposiciones y sus consecuencias.
- La **ética comunitaria** cuestiona la primacía que con frecuencia se atribuye al respeto de la autonomía en la ética basada en los principios. Hace hincapié en los valores, los ideales y los objetivos compartidos de la colectividad.
- El **razonamiento basado en casos** es la toma de decisiones ética que se basa en precedentes establecidos en casos específicos, de manera análoga a los precedentes jurisprudenciales judiciales. Un conjunto acumulado de casos influyentes y su interpretación proporcionan orientación moral. El razonamiento basado en casos reivindica la prioridad de la práctica frente a la teoría, rechaza la primacía de los principios y reconoce la aparición de principios a partir de un proceso de generalización procedente del análisis de casos.

FUNDAMENTOS ÉTICOS

Los ginecólogos, como miembros de la profesión médica, tienen responsabilidades éticas no sólo respecto a las pacientes, sino también respecto a la sociedad, a otros profesionales sanitarios y a ellos mismos. Los fundamentos éticos que se exponen en este apartado se basan en los cinco principios éticos de autonomía, beneficencia, no maleficencia, veracidad y justicia.

Relación médico-paciente

El bienestar del paciente debe ser fundamental para todas las consideraciones de la relación médico-paciente. El derecho de cada paciente a tomar sus propias decisiones sobre su atención sanitaria es fundamental (autonomía). Los médicos y otros profesionales sanitarios tienen encomendado evitar rigurosamente la discriminación por motivos de raza, color, religión, origen nacional o cualquier otro factor.

Conducta y ejercicio de la profesión del médico

Los ginecólogos tienen que tratar honradamente con las pacientes y sus colegas en todo momento (veracidad). Esto comprende evitar la falsedad mediante cualquier forma de comunicación y mantener la competencia médica por medio del estudio, la aplicación y la mejora de sus habilidades. *Cualquier conducta que merme la capacidad de un médico para ejercer, como la drogadicción, tiene que abordarse inmediatamente.* El médico deberá modificar el ejercicio de su profesión hasta que recupere una capacidad aceptable para evitar dañar a las pacientes (no maleficencia). Los médicos están obligados a responder a las pruebas de conducta cuestionable o conducta poco ética presentadas por otros médicos mediante los procedimientos apropiados establecidos por la organización pertinente.

Evitar conflictos de intereses

Si surgen posibles conflictos de intereses, se espera que los médicos reconozcan estas situaciones y se ocupen de ellas mediante exposición pública. *Los conflictos de intereses deben resolverse de acuerdo con el mayor beneficio de la paciente, respetando la autonomía de la mujer para tomar decisiones sanitarias.* El médico debe actuar como abogado de la paciente.

Relaciones profesionales

Las relaciones del ginecólogo con otros médicos, enfermeras y profesionales sanitarios deben reflejar justicia, honradez e integridad, y el hecho de que comparten un respeto y una preocupación mutuos por la paciente. El médico debe consultar o colaborar con otros médicos, profesionales sanitarios e instituciones y derivarles pacientes en la medida en que sea necesario en beneficio de la paciente.

Responsabilidades sociales

El ginecólogo tiene una responsabilidad permanente ante la sociedad en su conjunto y debe apoyar y participar en actividades que enriquezcan la colectividad. Como miembro de la sociedad, el ginecólogo debe respetar las leyes de ésta. Como profesionales y miembros de sociedades médicas, a los médicos se les exige que mantengan la dignidad y el honor de la profesión.

Consentimiento informado

El principal objetivo del proceso de consentimiento es proteger la autonomía de la paciente. Alentando una comunicación constante y abierta de información pertinente (revelación adecuada), el médico permite que la paciente tome sus propias decisiones. Este tipo de comunicación es fundamental para una relación satisfactoria médico-paciente. Las conversaciones destinadas a educar e informar a las pacientes sobre sus opciones de atención sanitaria nunca están completamente exentas de las preferencias del informador. Los médicos deben tratar de desvelar sus preferencias y esforzarse por mantener la objetividad en relación con esas preferencias cuando revelan a la paciente cualquier preferencia personal que pueda influir en sus recomendaciones. *El derecho de una paciente a tomar sus propias decisiones sobre cuestiones médicas abarca el derecho a rechazar el tratamiento médico recomendado.* La libertad de aceptarlo o rechazarlo tiene fundamentos legales además de éticos. *Para dar el consentimiento informado, la paciente tiene que poder entender la naturaleza de su afección y los riesgos y beneficios del tratamiento que se le recomienda, además de los de otros tratamientos.* La capacidad de comprensión de una paciente depende de su madurez, estado de consciencia, agudeza mental, educación, bagaje cultural, lengua materna, la posibilidad de formular preguntas y la buena disposición para formularlas, y la manera como se presenta la información. Una menor capacidad para comprender no necesariamente equivale a incompetencia legal. Un elemento fundamental del proceso de transmisión de información a la paciente es la integridad del médico a la hora de elegir la información que va a dar a la paciente y la respetuosidad al presentar la información de manera comprensible. La cuestión no es simplemente revelar información, sino garantizar que la paciente comprende la información pertinente. La voluntariedad –la libertad de la paciente para elegir entre diferentes opciones– también es un elemento importante del consentimiento informado, que debe estar exento de coacción, presión o influencia excesiva.

CONSIDERACIONES ÉTICAS EN OBSTETRICIA Y GINECOLOGÍA

Las cuestiones que rodean los derechos maternos y fetales son excepcionalmente fundamentales para la obstetricia y ginecología. La principal preocupación de los médicos es proporcionar la mejor asistencia a sus pacientes. No obstante, acciones y políticas legales recientes destinadas a proteger el feto como una entidad distinta de la mujer han puesto en entredicho el derecho de la mujer embarazada a tomar decisiones sobre intervenciones médicas y han criminalizado la conducta materna que se cree que está asociada a daño fetal o resultados perinatales adversos. *Se ha demostrado que las amenazas y la encarcelación son ineficaces para reducir la incidencia de alcoholismo y drogadicción, y llevarse a los hijos del hogar puede que no haga más que exponerlos a peores riesgos en el sistema de atención de acogida.* El American College of Obstetricians and Ginecologists (ACOG) y los eticistas médicos han mantenido sistemáticamente que los derechos de la madre en relación con la atención médica o la alianza terapéutica del médico y la paciente tienen prioridad sobre los del feto.

Los conflictos entre los derechos maternos y fetales surgen cuando una mujer embarazada practica conductas, como el consumo de drogas, que pueden poner al feto en situación de riesgo. *Según el principio de autonomía, los ginecólogos están obligados a respetar la prerrogativa de la madre a tomar decisiones y medidas basándose en sus creencias o valores, aunque estas decisiones y medidas sean perjudiciales para sí misma y para su hijo.* No obstante, el médico también está obligado según el principio de beneficencia a promover el bienestar de los demás. En las situaciones en que una mujer embarazada pone al feto en situación de riesgo mediante conductas perjudiciales, el ginecólogo debe facilitar información exacta y clara respecto a las consecuencias de dichas conductas. También hay que derivar a la paciente a un programa de tratamiento apropiado. El tratamiento es más eficaz y menos caro que las políticas restrictivas.

El principio ético de justicia rige el acceso a la atención y la distribución justa de los recursos. Por lo tanto, la implantación del cribado universal de las conductas arriesgadas es un paso importante hacia la equiparación del acceso a la atención y la valoración de los recursos necesarios para pacientes concretas. Hay que realizar el cribado psicosocial de todas las mujeres que buscan una evaluación del embarazo o atención prenatal sea cual sea su posición social, nivel educativo, o raza y origen étnico. Puesto que los riesgos pueden no ser evidentes en la primera consulta prenatal, el cribado debe repetirse como mínimo una vez cada trimestre. Existen indicios de que las mujeres que se someten al cribado de los problemas psicosociales una vez cada trimestre tienen la mitad de probabilidades de dar a luz un hijo con bajo peso al nacer o prematuro que las mujeres que no se someten a cribado. Éste consiste en una serie de preguntas concebidas para obtener información respecto al consumo actual y anterior de alcohol y drogas, la capacidad para acceder a la atención prenatal y la seguridad en el hogar. Ahora, las preguntas de detección se incluyen en el modelo de antecedentes personales patológicos ginecológicos del ACOG (apéndice C).

Puede surgir otro conflicto maternofetal si una mujer embarazada rechaza consejos o intervenciones médicos que son necesarios para evitar complicaciones o la muerte fetales. De nuevo, deben respetarse las decisiones autónomas de la mujer embarazada siempre que sea competente para tomar decisiones médicas informadas. *La respuesta del ginecólogo a una paciente que no está dispuesta a seguir los consejos médicos tiene que ser transmitirle claramente las razones de las recomendaciones, examinar con ella los obstáculos para el cambio y animarla a desarrollar una conducta que promueva la salud.* Al transmitir esta información, el ginecólogo debe tener presente que los conocimientos médicos tienen limitaciones y que el criterio médico no es infalible. El ginecólogo tiene que esforzarse al máximo para presentar una evaluación equilibrada de los resultados previstos tanto para la mujer como para el feto. Aunque parezca que la decisión autónoma de una mujer no promueve las obligaciones basadas en la beneficencia (de la mujer o del médico) respecto al feto, el ginecólogo debe respetar la autonomía de la paciente, seguir atendiéndola y no intervenir en contra de los deseos de ésta, sean cuales sean las consecuencias (cuadro 3-1).

DIRECTRICES PARA UNA TOMA DE DECISIONES ÉTICA

Es importante que el médico encuentre o elabore unas directrices para la toma de decisiones que puedan aplicarse de manera sistemática al enfrentarse a dilemas éticos. Las directrices que contienen varios pasos lógicos pueden ayudar al médico a analizar y resolver un problema ético. La estrategia que se presenta a continuación incorpora elementos

CUADRO 3-1
Un caso: cinco estrategias

Aunque varias estrategias para la toma de decisiones ética pueden generar la misma respuesta en una situación que exige una decisión, las estrategias se centrarán en aspectos distintos, aunque relacionados, de la situación y la decisión. Considere, por ejemplo, cómo distintas estrategias podrían abordar las intervenciones para el bienestar fetal si una mujer embarazada rechaza las recomendaciones médicas o realiza acciones que ponen al feto en situación de riesgo*.

Una *estrategia basada en los principios* intentaría identificar los principios y las normas pertinentes al caso. Éstos podrían comprender la beneficencia-no maleficencia para la mujer embarazada y el feto, la justicia para ambas partes y el respeto de las decisiones autónomas de la mujer embarazada. Estos principios no pueden aplicarse de manera mecánica. Al fin y al cabo, puede que no esté claro si la mujer embarazada está tomando una decisión autónoma, y puede haber debates sobre el equilibrio de los probables riesgos y beneficios de las intervenciones para todos los interesados, además de qué principio debe tener prioridad en este conflicto. Los códigos y comentarios profesionales pueden ofrecer cierta orientación sobre cómo resolver este tipo de conflictos.

Una *estrategia basada en las virtudes* se centraría en las líneas de acción a las que las virtudes dispondrían y deben disponer al ginecólogo. Por ejemplo, ¿qué línea de acción sería la consecuencia lógica de la compasión? ¿De la respetuosidad?, etc. Además, al ginecólogo puede resultarle útil formular una pregunta más general: ¿Qué línea de acción expresaría mejor el carácter de un buen médico?

Una *ética de la asistencia* se concentraría en las repercusiones de la virtud del afecto en la relación especial del ginecólogo con la embarazada y con el feto. En el proceso de deliberación, generalmente las personas que utilizan esta estrategia se resistirían a considerar la relación entre la mujer embarazada y el feto como una relación de confrontación, y reconocerían que la mayoría de las veces las mujeres están paradigmáticamente dedicadas al bienestar del feto y que los intereses maternos y fetales normalmente coinciden*. No obstante, si existe un conflicto real, el ginecólogo tiene que resistirse a tomar partido. En vez de esto, tiene que tratar de encontrar una solución para identificar y sopesar sus deberes en estas relaciones especiales, situando dichos deberes en el contexto de los valores y las preocupaciones de una mujer embarazada, en lugar de especificar y sopesar principios o derechos abstractos.

Una *estrategia de ética feminista* prestaría atención a las estructuras y los factores sociales que limitan y controlan las opciones y decisiones de la mujer embarazada en esta situación y trataría de alterar cualquiera que pudiera modificarse*. También consideraría las consecuencias que podría tener cualquier intervención para el control adicional de las decisiones y acciones de las mujeres –por ejemplo, mediante la reducción de la mujer embarazada, en casos extremos, a la categoría de «contenedor fetal» o «incubadora».

Finalmente, una *estrategia basada en casos* se plantearía si existen casos parecidos que guardan relación con el caso actual y que constituyen un precedente. Por ejemplo, un ginecólogo puede plantearse tratar de conseguir una orden judicial para un parto por cesárea que él cree que aumentaría las probabilidades de supervivencia para el futuro hijo, pero que la mujer embarazada sigue rechazando. Al plantearse qué hacer, el médico puede preguntarse, como han hecho algunos tribunales, si existe un precedente útil en el consenso arraigado de no someter a una persona que no da su consentimiento a una intervención quirúrgica para beneficiar a un tercero, por ejemplo, mediante la extirpación de un órgano para un trasplante**.

* Harris LH. Rethinking maternal-fetal conflict: gender and equality in perinatal ethics. *Obstet Gynecol.* 2000; 96(5): 786–791.
** En relación con: A. C., 572 A.2d 1235 (D.C. Ct. App. 1990).
Adaptado del American College of Obstetricians and Gynecologists. Ethical decision making in obstetrics and gynecology. ACOG Committee Opinion num. 390. *Obstet Gynecol.* 2007; 110(6): 1479–1487.

de varios sistemas que se han propuesto y está ratificada por el ACOG.

1. *Identificar a las personas que han de tomar las decisiones.* El primer paso al tratar cualquier problema consiste en responder a la siguiente pregunta: ¿A quién le corresponde tomar esta decisión? Generalmente, se supone que la paciente posee la autoridad y la capacidad necesarias para decidir entre diferentes opciones médicamente aceptables o rechazar el tratamiento. La capacidad de una persona para tomar una decisión depende de su capacidad para entender la información y percibir las repercusiones de esa información al tomar una decisión personal. Si se considera que una paciente está incapacitada para tomar una decisión o si una paciente ha sido declarada legalmente incompetente, hay que identificar a un sustituto para que tome la decisión en su lugar. En ausencia de un poder notarial duradero, se ha recurrido a los miembros de la familia para que tomen decisiones en nombre de la paciente. En algunas situaciones, puede apelarse a los tribunales para que designen a un tutor. El sustituto debe tomar la decisión que la pa-

ciente habría querido o, si se desconocen los deseos de ésta, la decisión que mejor satisfará sus intereses. El médico tiene la obligación de asistir a los representantes de la paciente a la hora de examinar los problemas y alcanzar una solución.

2. *Recopilar datos, demostrar hechos.* Es importante ser lo más objetivo posible al recopilar la información sobre la que se basará una decisión. Puede recurrirse a los especialistas para que garanticen que se ha obtenido toda la información disponible sobre el diagnóstico, tratamiento y pronóstico.

3. *Identificar todas las opciones médicamente apropiadas.* Utilizando la interconsulta según sea necesario, identifique todas las opciones disponibles, entre ellas las que proponga la paciente u otras partes interesadas.

4. *Estudiar las opciones de acuerdo con los valores y principios implicados.* Primero, recopile información sobre los valores de las partes implicadas, los principales interesados, e intente hacerse una idea de la perspectiva que aporta cada uno a la discusión. Generalmente, los valores de la paciente serán el factor más importante cuando se proceda a la toma de decisiones. Luego, determine si alguna de las opciones viola los principios éticos que todos están de acuerdo que son importantes. Elimine las opciones que, tras el análisis, todas las partes consideran moralmente inaceptables. Finalmente, reexamine las opciones que quedan según los intereses y los valores de cada parte. Quizá algunas opciones puedan combinarse satisfactoriamente.

5. *Identificar conflictos éticos y fijar prioridades.* Intente definir el problema en función de los principios éticos implicados (p. ej., beneficencia frente a respeto de la autonomía) y sopese los principios sobre los que se basa cada uno de los argumentos presentados. Puede resultar útil estudiar un caso parecido. Al hacerlo, el médico debe buscar diferencias y similitudes importantes entre este y otros casos.

6. *Seleccionar la opción que puede justificarse mejor.* Intente alcanzar una solución racional del problema, que pueda justificarse ante los demás en función de principios éticos ampliamente reconocidos.

7. *Reevaluar la decisión después de obrar en consecuencia.* Repita la evaluación de las principales opciones a la luz de la información obtenida durante la aplicación de la decisión. ¿Se tomó la mejor decisión posible? ¿Qué lecciones pueden extraerse de la discusión y la resolución del problema?

LECTURAS RECOMENDADAS

American College of Obstetricians and Gynecologists. Ethical decision making in obstetrics and gynecology. ACOG Committee Opinion No. 390. *Obstet Gynecol.* 2007;110(6):1479–1487.

American College of Obstetricians and Gynecologists. Innovative practice: ethical guidelines. ACOG Committee Opinion No. 352. *Obstet Gynecol.* 2006;108(6):1589–1595.

American College of Obstetricians and Gynecologists. Maternal decision making, ethics, and the law. ACOG Committee Opinion No. 321. *Obstet Gynecol.* 2005;106(5):1127–1137.

4 Embriología y anatomía

Es importante que los estudiantes comprendan la anatomía genital y sus precursores durante el desarrollo para aplicar los principios diagnósticos y terapéuticos básicos en la atención de la paciente.

El conocimiento de la embriología y la anatomía del aparato genital femenino es útil para comprender la anatomía normal y las anomalías congénitas que se dan. La embriología puede ser útil en muchos ámbitos del ejercicio de la obstetricia y ginecología. Por ejemplo, en la oncología ginecológica, la embriología puede ayudar a los clínicos a pronosticar la proliferación y las vías de diseminación de los cánceres ginecológicos; en la uroginecología y la cirugía reconstructora de la pelvis, puede ayudar a entender los componentes del suelo pélvico y los posibles defectos. También puede tener un papel clave a la hora de comprender y diagnosticar distintos aspectos de la disfunción sexual.

Los ovarios, las trompas uterinas, el útero y la porción superior de la vagina provienen del mesodermo intermedio, mientras que los genitales externos se desarrollan a partir de unas prominencias genitales situadas en la región pélvica (cloaca). A partir de la cuarta semana (desde la fecundación) de desarrollo, el mesodermo inmediato forma los **pliegues urogenitales** a lo largo de la pared posterior del cuerpo. Como su nombre implica, estos pliegues contribuyen a la formación del aparato urinario y genital (fig. 4-1).

*Las gónadas, los conductos genitales y los genitales externos pasan por una etapa **indiferente** (indiferenciada) en que no es posible determinar el sexo basándose en el aspecto de estas estructuras.* El sexo genético de un embrión viene determinado por el cromosoma sexual (X o Y) que lleva el espermatozoide que fecunda el ovocito. El cromosoma Y contiene un gen denominado ***SRY*** (*sex-determining region on Y*, **región determinante del sexo en Y**) que codifica una proteína denominada **factor determinante testicular** (**TDF**, *testis-determinig factor*). Cuando esta proteína está presente, el embrión desarrolla características sexuales masculinas. El gen determinante del ovario es *WNT4;* cuando este gen está presente y *SRY* está ausente, el embrión desarrolla características femeninas. *Las gónadas adquieren una estructura masculina o femenina a la séptima semana de desarrollo y los genitales externos se diferencian a la semana 12.* La influencia de los andrógenos es crucial en el desarrollo normal de los genitales externos. Cualquier afección que incremente el nivel de producción de andrógenos en un embrión femenino provocará anomalías congénitas. Por ejemplo, la enfermedad genética **hiperplasia suprarrenal congénita (HSC)** provoca una reducción de la producción de cortisol que se traduce en un aumento compensador de los andrógenos. Los genitales del feto femenino que presentan HSC son ambiguos, esto es, no son ni femeninos normales ni masculinos normales.

Desarrollo del ovario

Los ovarios son el homólogo de los testículos en el varón. *Ambos tipos de gónadas inician su desarrollo como **pliegues gonadales** o **genitales** que se forman durante la quinta semana de gestación a partir de los pliegues urogenitales.* Unas bandas de células epiteliales que parecen dedos se proyectan desde la superficie de la gónada hasta cada pliegue gonadal y forman los **cordones sexuales primarios,** que son irregulares. El crecimiento de estos cordones en el pliegue gonadal da lugar a la formación de una corteza externa y una médula interna en la gónada indiferenciada.

Las **células germinales primordiales** que dan lugar a los gametos aparecen en la pared del saco vitelino (ahora denominado vesícula umbilical) durante la tercera semana de desarrollo (v. fig. 4-1). Desde esta ubicación, las células germinales primordiales migran a lo largo de la alantoides en el pedículo de fijación al mesenterio dorsal de la porción posterior del intestino y luego a los pliegues gonadales, donde se asocian a los cordones sexuales primarios a la sexta semana. En la mujer, las células germinales primordiales se convierten en los **ovogonios,** que se dividen por mitosis durante la vida fetal; después del nacimiento ya no se forma ningún ovogonio. Si las células germinales primordiales no migran a los pliegues genitales, el ovario no se desarrolla.

Aproximadamente a la décima semana de desarrollo, la gónada indiferenciada se ha convertido en un ovario identificable. Los cordones sexuales primarios degeneran y aparecen los cordones sexuales secundarios o **cordones corticales.** Estos cordones se extienden desde la superficie

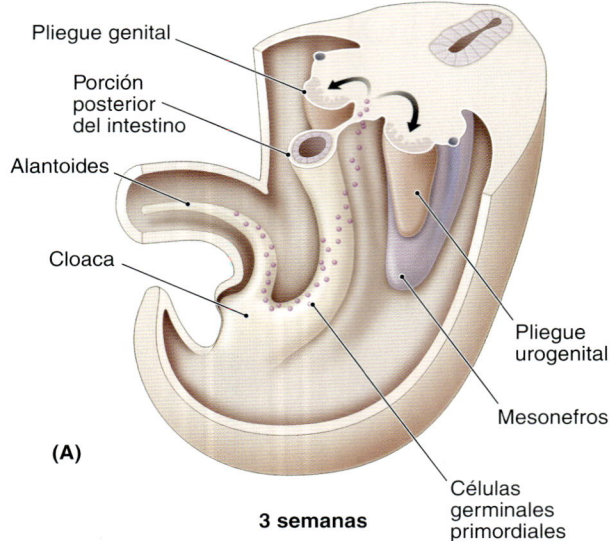

(A)

Pliegue genital

Porción posterior del intestino

Alantoides

Cloaca

Pliegue urogenital

Mesonefros

Células germinales primordiales

3 semanas

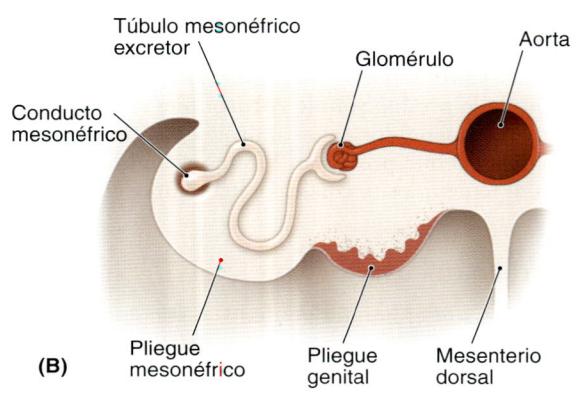

Túbulo mesonéfrico excretor

Glomérulo

Aorta

Conducto mesonéfrico

Pliegue mesonéfrico

Pliegue genital

Mesenterio dorsal

(B)

4 semanas

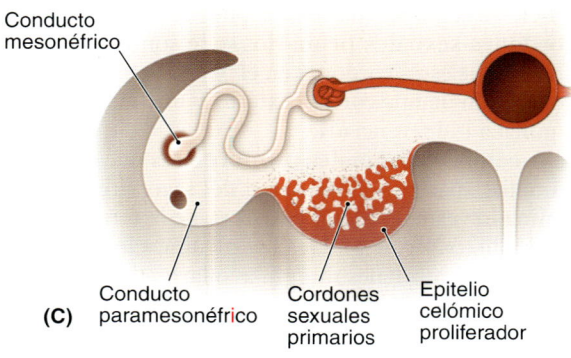

Conducto mesonéfrico

Conducto paramesonéfrico

Cordones sexuales primarios

Epitelio celómico proliferador

(C)

6 semanas

FIGURA 4-1. Fase inicial de desarrollo del aparato urogenital. **(A)** Aproximadamente a partir de las 3 semanas de gestación, surgen los pliegues urogenitales a lo largo de la pared posterior del celoma. Las células germinales primordiales migran a través de la alantoides a los pliegues genitales. **(B)** y **(C)** Estas secciones transversales de la región lumbar del embrión humano muestran el desarrollo de la gónada indiferenciada a partir de los pliegues genitales a las 4 y 6 semanas de gestación. (Modificada de Sadler TW. *Langman's Medical Embryology.* 10.ª ed. Baltimore, MD: Lippincott Williams & Wilkins; 2006: 240–241.)

del epitelio hasta el mesénquima (fig. 4-2, *columna derecha*). Aproximadamente a las 16 semanas de gestación, los cordones corticales del ovario se organizan en **folículos primordiales.** Al final, cada folículo consta de un ovogonio, derivado de una célula germinal primaria, que está rodeado de una capa única de células escamosas foliculares derivadas de los cordones corticales. La maduración folicular empieza cuando los ovogonios entran en la primera fase de división meiótica (momento en que pasan a denominarse **ovocitos primarios**). *Luego, el desarrollo de los ovocitos se detiene hasta la pubertad, cuando uno o más folículos son estimulados para seguir desarrollándose cada mes* (v. cap. 34, Pubertad).

En el embrión masculino, los cordones sexuales primarios no degeneran; en lugar de esto, se convierten en los **cordones seminíferos** (o **testículos**) que al final dan lugar a la red testicular y los túbulos seminíferos (fig. 4-2, *columna izquierda*). Una capa de tejido conjuntivo denso **(túnica albugínea)** separa los cordones seminíferos del epitelio superficial, que al final se convierte en los testículos. En el embrión masculino no se forman cordones corticales.

A medida que las gónadas se van desarrollando, descienden de su ubicación inicial en lo alto de la cavidad corporal primitiva, donde están ancladas a una condensación mesenquimatosa denominada **gubernáculo testicular.** Los ovarios descienden hasta situarse justo por debajo del borde de la pelvis menor junto a las franjas de la trompa uterina. Por otro lado, los testículos, siguen descendiendo y al final migran a través de la pared abdominal anterior justo por encima del ligamento inguinal. Al final, el gubernáculo en el feto femenino forma los ligamentos propio del ovario y redondo del útero (figs. 4-2 y 4-3).

Desarrollo de los conductos genitales

Tanto en el embrión masculino como en el femenino se desarrollan dos pares de conductos: el **conducto mesonéfrico** y el **conducto paramesonéfrico.** *Como sucede con la gónada, estos conductos pasan por una fase indiferenciada en que ambos pares de conductos están presentes tanto en el embrión masculino como en el femenino.* La diferenciación del sistema de conductos femenino no depende del desarrollo de los ovarios (fig. 4-4).

En el embrión masculino, los conductos mesonéfricos, que drenan los riñones mesonéfricos embrionarios, acaban formando el epidídimo, el conducto deferente y los conductos eyaculadores. *En el embrión femenino, los conductos mesonéfricos desaparecen. Los conductos paramesonéfricos persisten y forman partes importantes del aparato reproductor femenino (las trompas uterinas, el útero y la porción superior de la vagina).* Los conductos paramesonéfricos aparecen como invaginaciones del epitelio que reviste los pliegues urogenitales y acaban formando los conductos longitudinales. El extremo superior de cada conducto da acceso a la cavidad corporal (la futura cavidad peritoneal). Los conductos crecen hacia abajo hasta que los dos extremos inferiores entran en contacto con la pared posterior del seno urogenital. Este contacto hace que la pared posterior prolifere y forme la **lámina vaginal,** que al final da lugar a la porción inferior de la vagina. Mientras, los extremos inferiores de los conductos paramesonéfricos se fusionan para formar la

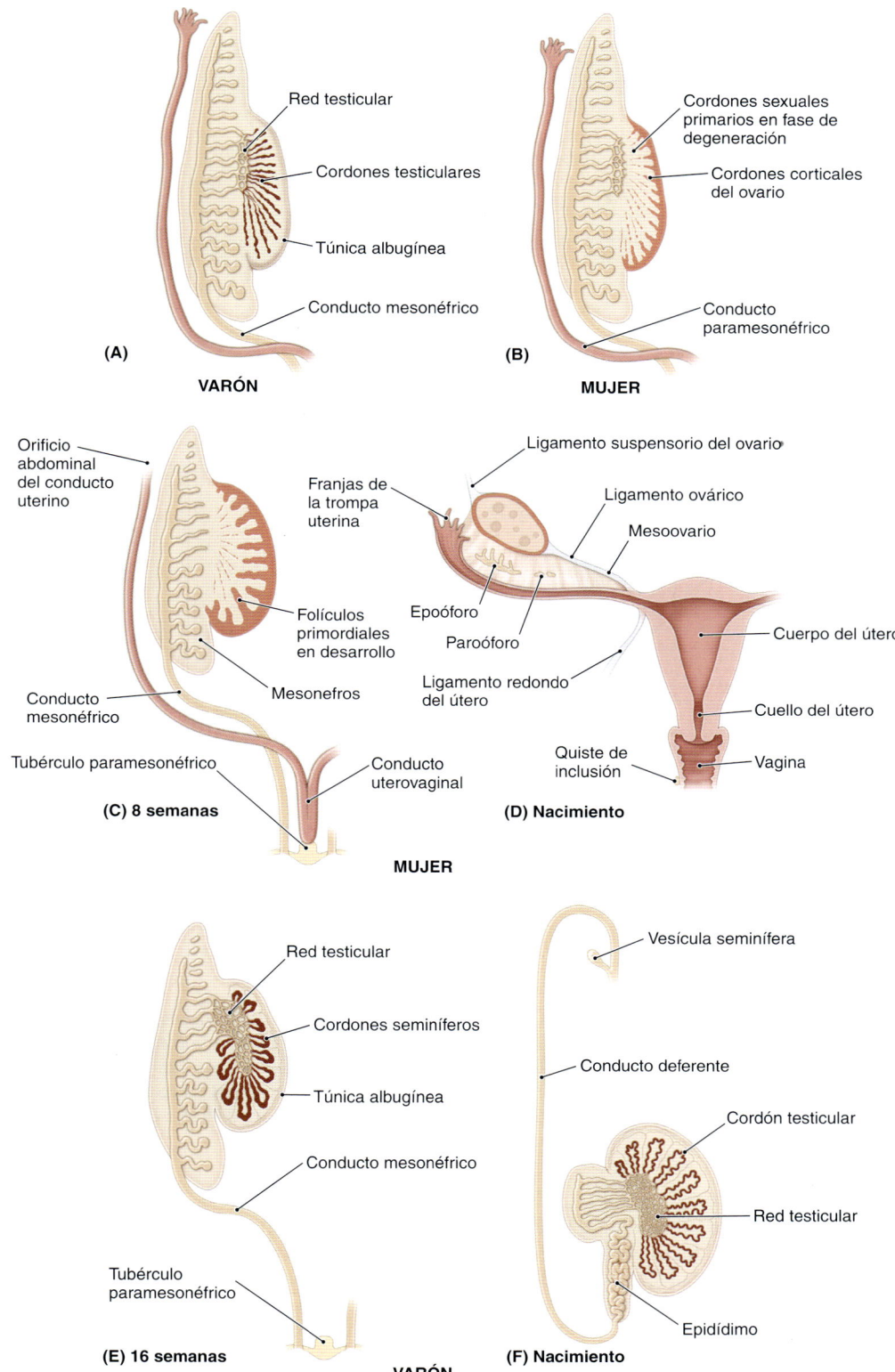

FIGURA 4-2. Desarrollo de las gónadas y migración a sus ubicaciones en el adulto. Aproximadamente a las 6 semanas de gestación, las gónadas se han diferenciado en masculinas o femeninas (**A** y **B**). En el embrión femenino, los conductos paramesonéfricos se convierten en el útero, las trompas uterinas y parte de la vagina (**C** y **D**). En el embrión masculino, los conductos mesonéfricos se convierten en el elemento principal del aparato genital (conducto deferente) (**E** y **F**). (Modificada de Sadler TW. *Langman's Medical Embryology*. 10.ª ed. Baltimore, MD: Lippincott Williams & Wilkins; 2006: 243 y 245.)

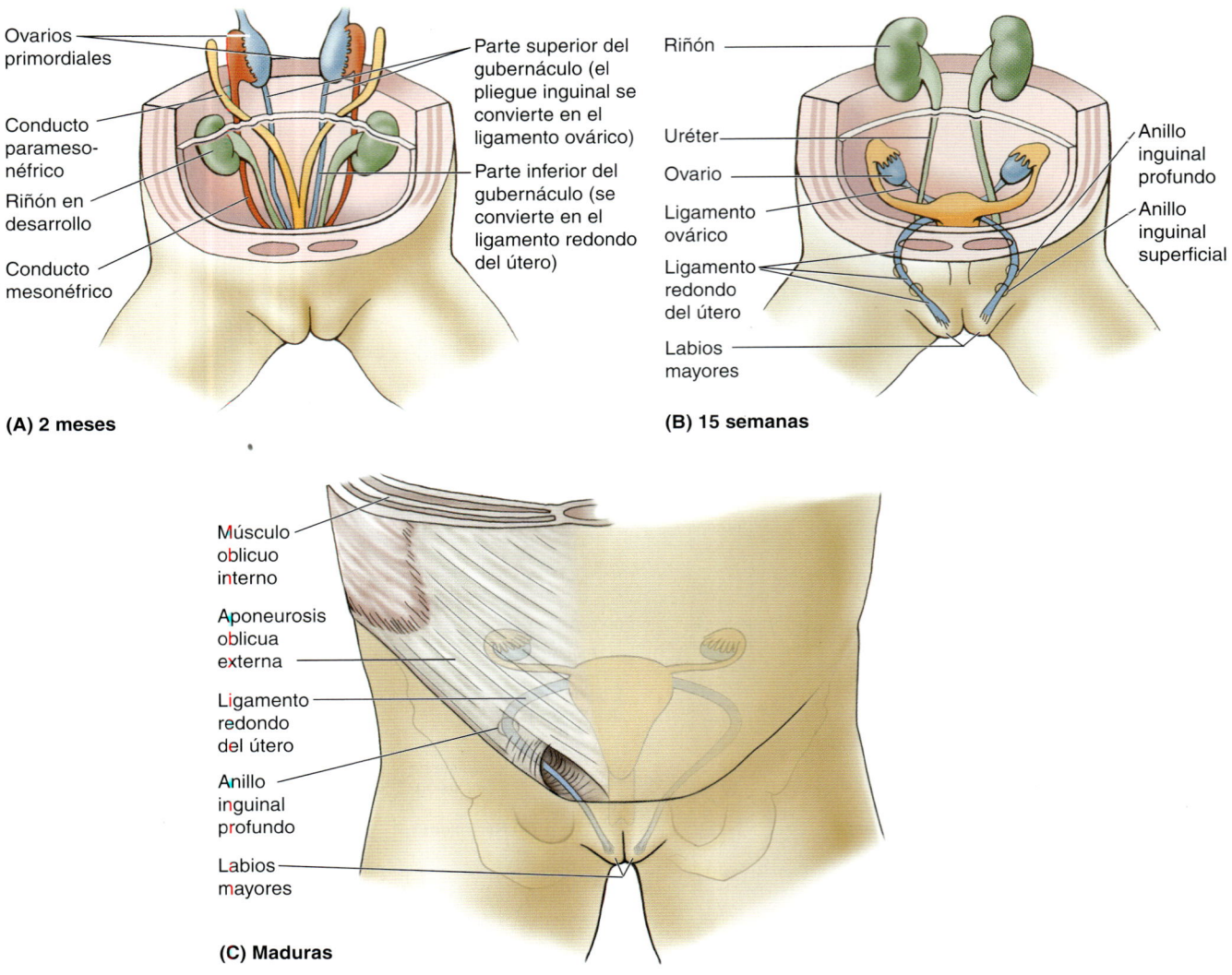

Vistas anteriores

FIGURA 4-3. Vía de migración de las gónadas en el embrión femenino. **(A)** A los 2 meses, las gónadas iniciales están situadas en lo alto del celoma y unidas al gubernáculo. **(B)** El gubernáculo migra a través de la pared abdominal anterior justo por encima del ligamento inguinal; este proceso también se da en el embrión masculino. **(C)** Los ovarios interrumpen su descenso en la fosa ovárica, que está situada justo debajo del útero a ambos lados. (De Moore KL, Dalley AF. *Clinically Oriented Anatomy.* 5.ª ed. Baltimore, MD: Lippincott Williams & Wilkins; 2006: Fig. 2-14.)

porción superior de la vagina, el cuello del útero y el útero. La porción superior de cada conducto permanece separada y forma una trompa uterina a cada lado. Conforme los conductos se van fusionando en la línea media, arrastran con ellos un pliegue de peritoneo que se convierte en el **ligamento ancho del útero.**

Desarrollo de los genitales externos

La **cloaca** se forma a partir de una dilatación del extremo inferior de la porción posterior del intestino y está recubierta exteriormente por la membrana de la cloaca. Con el tiempo, la cloaca se divide en el seno urogenital por de-

lante y el conducto anorrectal por detrás mediante el **tabique urorrectal.** Este tabique se forma a partir de una acumulación de mesodermo en el suelo pélvico que crece hacia abajo entre la quinta y octava semanas de gestación hasta llegar a la **membrana de la cloaca.** Al mismo tiempo, se desarrolla el **tubérculo genital** en el extremo superior de la membrana de la cloaca, mientras a ambos lados aparecen las **prominencias labioescrotales** y los **pliegues urogenitales** (fig. 4-5A). El tubérculo genital se agranda tanto en el varón como en la mujer (fig. 4-5B). En presencia de estrógenos y ausencia de andrógenos, los genitales externos se feminizan. El tubérculo genital se convierte en el clítoris (fig. 4-5C). Los pliegues urogeni-

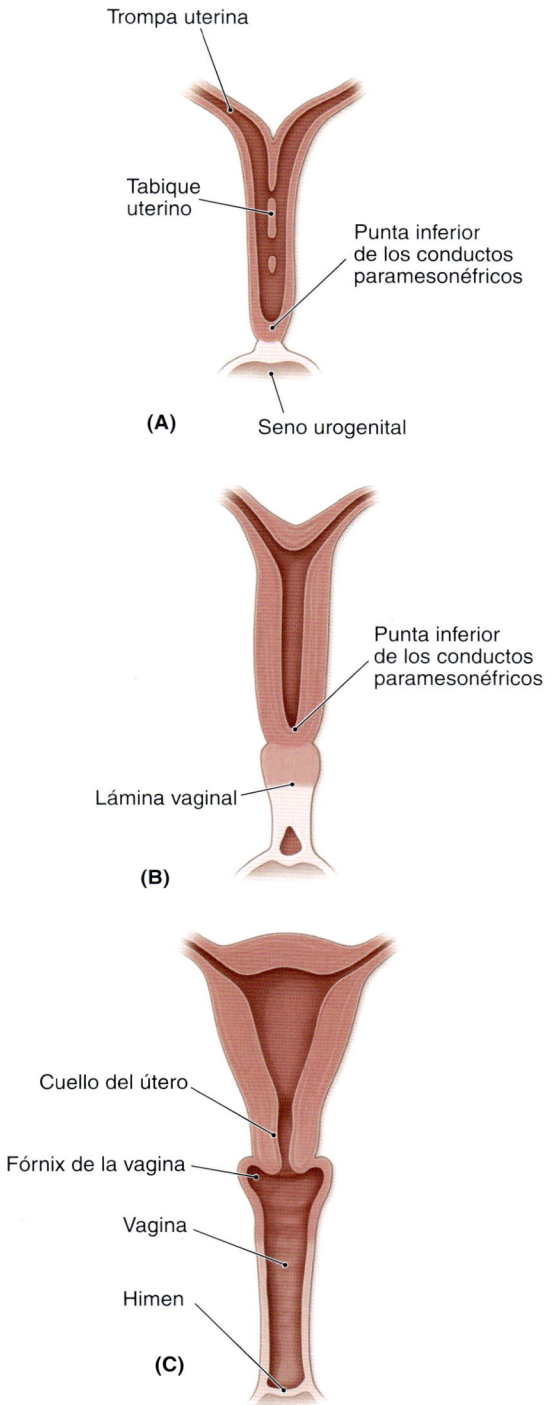

Trompa uterina

Tabique uterino

Punta inferior de los conductos paramesonéfricos

(A)   Seno urogenital

Punta inferior de los conductos paramesonéfricos

Lámina vaginal

(B)

Cuello del útero

Fórnix de la vagina

Vagina

Himen

(C)

FIGURA 4-4. Desarrollo de los órganos genitales internos a partir de los conductos paramesonéfricos en el embrión femenino. **(A)** Inicialmente, los conductos son estructuras separadas que empiezan a fusionarse a lo largo en sus extremos inferiores. **(B)** Esta fusión da lugar a la luz del útero. Simultáneamente, la vagina se desarrolla en el lugar donde el seno converge con los conductos paramesonéfricos, la lámina vaginal. **(C)** Con el tiempo, se forman el útero, el cuello del útero y la vagina. (Modificada de Sadler TW. *Langman's Medical Embryology.* 10.ª ed. Baltimore, MD: Lippincott Williams & Wilkins; 2006: 246.)

tales sin fusionar forman los labios menores y las prominencias labioescrotales se convierten en los labios mayores (fig. 4-5D).

Aproximadamente a las 15 semanas de gestación, la ecografía transversal puede distinguir entre los dos sexos, aunque no es concluyente.

ANATOMÍA

Pelvis ósea

La **pelvis** ósea está compuesta de la pareja de huesos coxales y el sacro. Los huesos coxales se unen por delante para formar la **sínfisis del pubis,** y cada uno de ellos se articula por detrás con el sacro mediante la articulación sacroilíaca (fig. 4-6). El **sacro** está compuesto de cinco o seis vértebras sacras, que en la edad adulta están fusionadas. El sacro se articula con el cóccix inferiormente y con la quinta vértebra lumbar superiormente.

La pelvis se divide en **pelvis mayor (pelvis falsa)** y **pelvis menor (pelvis verdadera),** que están separadas por la línea terminal. La pelvis menor distribuye el peso de los órganos abdominales y sostiene el útero grávido a término. La pelvis falsa está delimitada por las vértebras lumbares posteriormente, una fosa ilíaca a ambos lados y la pared abdominal anteriormente. La pelvis menor contiene las vísceras pélvicas, entre ellas el útero, la vagina, la vejiga, las trompas uterinas, los ovarios y la porción distal del recto y el ano. Está formada por el sacro y el cóccix posteriormente y por el isquion y el pubis lateral y anteriormente.

En ginecología, es importante evaluar el tamaño de la pelvis para determinar si tiene suficiente capacidad para un parto vaginal. Esta evaluación se basa en los diámetros de la abertura inferior de la pelvis, la abertura superior de la pelvis y la porción media de la pelvis. La medición de estos diámetros se denomina **pelvimetría** y puede realizarse radiológicamente, mediante tomografía computarizada (el método más exacto), o durante una exploración ginecológica. Una de las mediciones más importantes es la del **conjugado verdadero** (fig. 4-7), que es el espacio fijo más estrecho a través del cual tiene que pasar la cabeza del feto durante un parto vaginal.

El conjugado verdadero no puede medirse directamente debido a la presencia de la vejiga.

Se calcula indirectamente midiendo el **conjugado diagonal,** que es la distancia entre el borde inferior del pubis anteriormente y la porción inferior del sacro a la altura de las espinas ciáticas. El conjugado verdadero es de 1,5 a 2 cm menor. En general, debe ser de 11 cm o más para albergar una cabeza fetal de tamaño normal. Otras mediciones comprenden la **distancia interespinosa** (distancia entre las espinas ciáticas) y el **diámetro transverso** (la anchura más grande de la abertura superior).

La pelvis femenina puede dividirse en cuatro tipos básicos, según la clasificación de Caldwell y Moloy (fig. 4-8),

MUJER   **VARÓN**

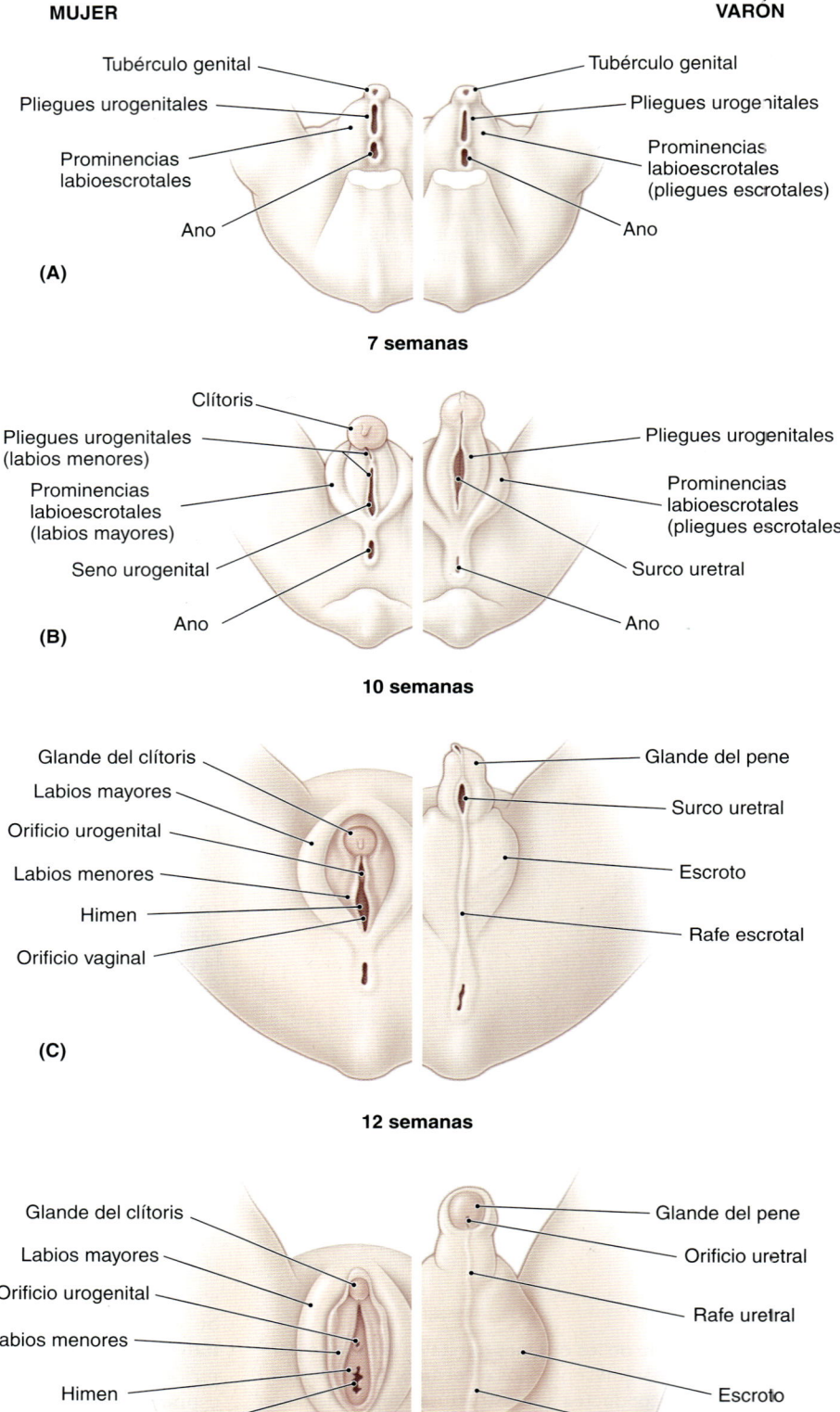

(A)   **7 semanas**

(B)   **10 semanas**

(C)   **12 semanas**

FIGURA 4-5. Comparación del desarrollo de los genitales externos masculinos y femeninos. **(A)** En la fase inicial de la gestación, se desarrolla el tubérculo genital a lo largo de las prominencias labioescrotales y los pliegues urogenitales. **(B)** Poco después, el tubérculo genital aumenta de tamaño tanto en el embrión masculino como femenino. **(C)** Se forma la comisura posterior, que separa los genitales del ano. **(D)** Sin la influencia de un cromosoma Y, el tamaño relativo del falo disminuye para formar el clítoris.

(D)   **Casi a término**

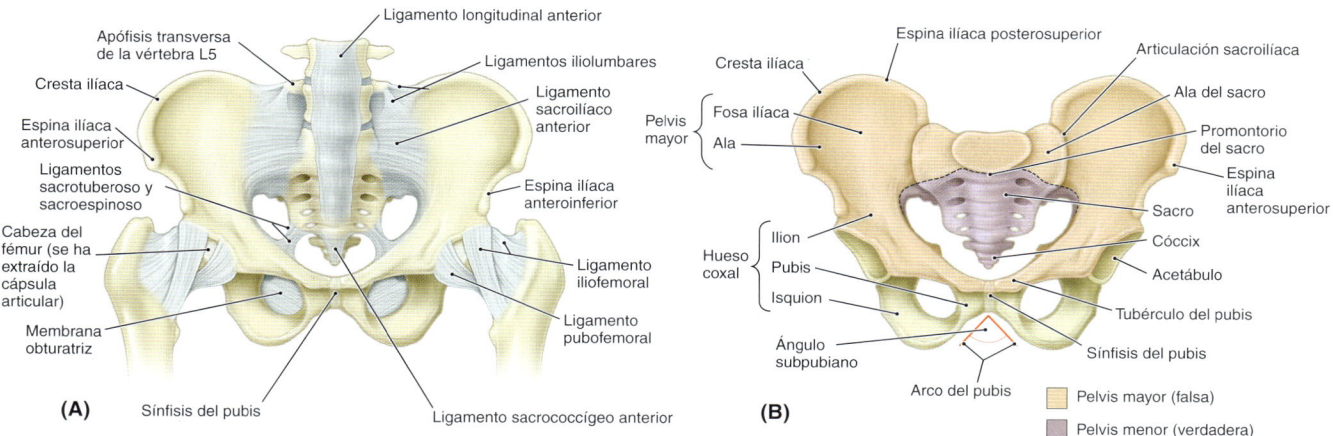

FIGURA 4-6. Pelvis ósea. **(A)** Vista anterior de la pelvis; la pelvis mayor y menor están codificadas con colores. **(B)** Ligamentos pélvicos en detalle. (De Moore KL y Dalley AF. *Clinically Oriented Anatomy.* 5.ª ed. Baltimore, MD: Lippincott Williams & Wilkins; 2006: Figs. 3-3B y 3-2A.)

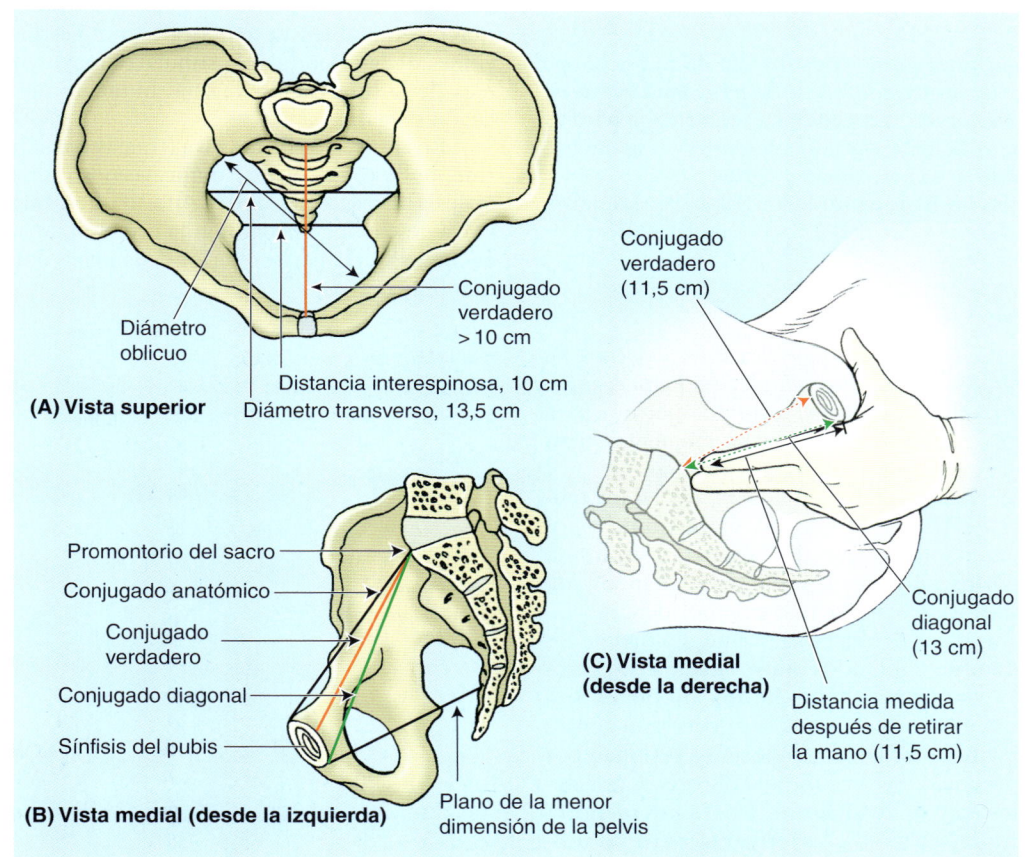

FIGURA 4-7. Diámetros pélvicos y cálculo del conjugado verdadero. **(A)** Vista superior de la pelvis que muestra los diámetros que se miden en la pelvimetría. **(B)** Vista medial de la pelvis que pone de manifiesto el conjugado diagonal y el conjugado verdadero. **(C)** Determinación del conjugado verdadero. El examinador palpa el promontorio del sacro con la punta del *dedo corazón.* Para obtener el conjugado verdadero, que debe medir como mínimo 11 cm, se mide la distancia entre la punta del *dedo índice,* que es 1,5 cm más corto que el corazón, y el lugar de la mano en que se nota la sínfisis del pubis. (De Moore KL, Dalley AF. *Clinically Oriented Anatomy.* 5.ª ed. Baltimore, MD: Lippincott Williams & Wilkins; 2006: Fig. B3-2.)

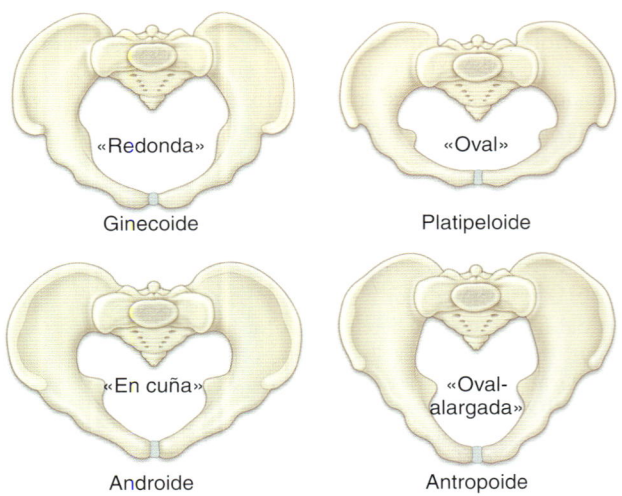

«Redonda» Ginecoide

«Oval» Platipeloide

«En cuña» Androide

«Oval-alargada» Antropoide

FIGURA 4-8. Tipos de pelvis de Caldwell-Moloy.

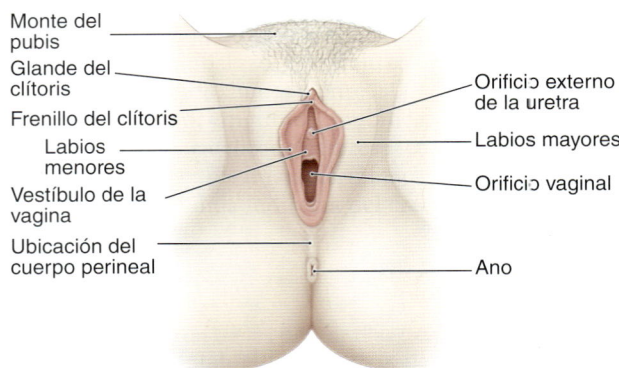

FIGURA 4-9. Genitales externos femeninos.

aunque una mujer puede tener una mezcla de tipos. *El tipo más común es la pelvis* **ginecoide,** *que se da aproximadamente en el 40%-50% de las mujeres.* En general, esta forma pélvica es cilíndrica y tiene suficiente espacio a lo largo y a lo ancho. El tipo **antropoide** se da aproximadamente en el 25 % de las mujeres y la pelvis **androide** alrededor del 20 %. La pelvis **platipeloide** tan sólo se da en el 2 %-5 % de las mujeres.

Vulva y periné

El **periné** *comprende la zona de la superficie del tronco entre los muslos y las nalgas, que se extiende desde el cóccix hasta el pubis.* Los anatomistas también utilizan el término «periné» para referirse al compartimento llano que se encuentra profundo a esta zona e inferior al diafragma pélvico.

La **vulva** contiene los labios mayores, los labios menores, el monte de Venus, el clítoris, el vestíbulo y los conductos de las glándulas que dan acceso al vestíbulo (fig. 4-9). Los **labios mayores** son pliegues cutáneos con tejido adiposo subyacente que se fusionan por delante con el monte de Venus y por detrás en el periné. La piel de los labios mayores contiene folículos pilosos además de glándulas sebáceas y sudoríparas. Los **labios menores** son unos pliegues cutáneos estrechos que se encuentran dentro de los labios mayores. Los labios menores se fusionan por delante con el prepucio y el frenillo del clítoris, y por detrás con los labios mayores y el periné. Los labios menores contienen glándulas sebáceas y sudoríparas, pero no folículos pilosos y no hay tejido adiposo subyacente. El **clítoris,** que está situado por delante de los labios menores, es el homólogo embriológico del pene. Está compuesto de dos pilares (que corresponden a los cuerpos cavernosos en el varón) y el glande, que está situado por encima del punto de fusión de los pilares. En la superficie ventral del glande se halla el **frenillo,** la unión fusionada de los labios menores. El vestíbulo se encuentra entre los labios menores y está delimitado anteriormente por el clítoris y posterior-

mente por el periné. La uretra y la vagina dan acceso al vestíbulo en la línea media. Los conductos de las **glándulas vestibulares menores** y las **glándulas vestibulares mayores** también desembocan en el vestíbulo. Las secreciones de las glándulas vestibulares mayores son responsables de la lubricación vaginal inducida mediante estimulación sexual.

Los músculos de la vulva (transverso superficial del periné, bulboesponjoso e isquiocavernoso) discurren superficiales a la fascia del **diafragma urogenital** (fig. 4-10). La vulva descansa en el diafragma urogenital triangular, que se encuentra en la parte anterior de la pelvis entre las ramas isquiopubianas.

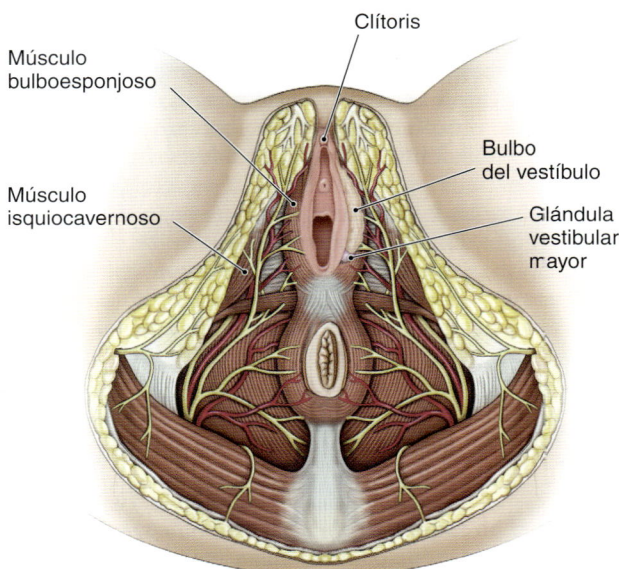

FIGURA 4-10. Diafragma urogenital en que se han eliminado la piel y la grasa subcutánea. Los músculos, el aporte sanguíneo y la inervación forman la parte externa del suelo pélvico.

Vagina

La luz de la **vagina** está revestida por un epitelio pavimentoso estratificado y envuelta por tres capas de músculo liso. Debajo de las capas de músculo liso se encuentra una capa submucosa de tejido conjuntivo que contiene una gran cantidad de venas y vasos linfáticos. En los niños y las mujeres jóvenes, las paredes anterior y posterior de la vagina están en contacto debido a la presencia de rugosidades submucosas. *Puesto que la vagina está hundida, en una sección transversal tiene el aspecto de una H.* Las rugosidades subyacentes se conectan con el arco tendinoso de la fascia pélvica, que es el principal sostén de las paredes vaginales y ayuda a mantener su arquitectura normal. Con la edad y el parto, la unión entre las paredes vaginales y la pelvis muscular puede debilitarse o deteriorarse, lo que debilita el suelo pélvico y hace que las estructuras circundantes (vejiga, recto, uretra y útero) pierdan estabilidad.

El **cuello del útero** se une a la vagina en un ángulo de 45° a 90°. La zona alrededor del cuello del útero, el fórnix, se divide en cuatro regiones: la porción anterior, las dos porciones laterales y la porción posterior. La porción posterior del fórnix está muy cerca del peritoneo que forma el suelo del **fondo de saco rectouterino** pélvico posterior o saco de Douglas. La abertura cervical en la vagina, el **orificio externo del útero,** es redonda u oval en las mujeres que no han tenido hijos, pero con frecuencia adquiere una forma de hendidura transversa después del parto. La porción del cuello del útero que se proyecta hacia la vagina está revestida de epitelio pavimentoso estratificado, que se parece al epitelio vaginal. El epitelio pavimentoso se transforma en epitelio cilíndrico simple en la **zona de transición (transformación).** Esta zona se encuentra aproximadamente a la altura del orificio del útero, aunque en las mujeres posmenopáusicas se encuentra más arriba en el endocérvix (la histología del cuello del útero se expone en mayor detalle en el cap. 43, Neoplasia y carcinoma de cuello de útero).

En el extremo inferior, la vagina atraviesa el diafragma urogenital y luego está rodeada por los dos músculos bulbocavernosos de la vulva. Estos músculos actúan como un esfínter. El **himen,** un pliegue de tejido conjuntivo recubierto de mucosa, oculta un poco el orificio vaginal. El himen se fragmenta en restos irregulares con la actividad sexual y la reproducción. El principal aporte sanguíneo de la vagina proviene de la **arteria vaginal,** una rama de la arteria ilíaca interna, también conocida como venas ilíaca interna y paralela.

Útero y suelo pélvico

El **útero** se encuentra entre el **recto** y la **vejiga** (fig. 4-11). Distintos ligamentos pélvicos ayudan a sostener el útero y otros órganos pélvicos. El **ligamento ancho del útero** recubre las estructuras y el tejido conjuntivo inmediatamente adyacente al útero. Puesto que contiene las arterias y venas uterinas y los uréteres, es importante identificar el ligamento ancho del útero durante la cirugía. El **ligamento suspensorio del ovario** une el ovario con la pared abdominal posterior y está compuesto principalmente de tres vasos ováricos. El **ligamento rectouterino** une el útero al sacro a la altura del cuello y, por lo tanto, es su principal sostén. El **ligamento cardinal** se inserta en el lado del útero justo por debajo de la **arteria uterina.** El **ligamento sacroespinoso** une el sacro con la espina ilíaca y no se inserta en el útero. Con frecuencia, este ligamento se utiliza en cirugía para sostener las vísceras pélvicas.

Las dos principales porciones del útero son el cuello y el **cuerpo** del útero, que están separadas por un istmo más estrecho. La longitud del cuello del útero se establece en la pubertad. Antes de la pubertad, las longitudes relativas del cuerpo y el cuello del útero son aproximadamente equivalentes; después de la pubertad, bajo la influencia del aumento de las concentraciones de estrógenos, la proporción entre el cuerpo y el cuello del útero pasa a ser de entre 2 a 1 y 3 a 1. La parte del cuerpo del útero por donde entran las dos trompas uterinas se llama **cuerno uterino.** La parte del cuerpo del útero que queda por encima del cuerpo uterino se llama fondo del útero. En una mujer que no ha tenido hijos, el útero mide aproximadamente de 7 a 8 cm de longitud y de 4 a 5 cm de amplitud en su parte más ancha. El cuello del útero tiene una forma relativamente cilíndrica y mide de 2 a 3 cm de longitud. Generalmente, el cuerpo del útero tiene forma de pera, con una cara anterior plana y una superficie posterior convexa. En una sección transversal, la luz del cuerpo del útero es triangular.

La pared del útero consta de tres capas:

1. La mucosa interna, o **endometrio,** está compuesta de epitelio cilíndrico simple con tejido conjuntivo subyacente, cuya estructura varía durante el ciclo menstrual.
2. La capa intermedia, o **miometrio,** está compuesta de músculo liso. Durante el embarazo, esta capa se vuelve más distensible; durante el parto, el músculo liso de esta capa se contrae en respuesta a la estimulación hormonal.
3. La capa más externa, o **perimetrio,** está compuesta de una fina capa de tejido conjuntivo. Es distinta del **parametrio,** una extensión serosa del útero situada entre las capas del ligamento ancho del útero.

La posición del útero puede variar según la relación de un eje recto que se extiende desde el cuello hasta el fondo del útero con el plano horizontal. Cuando una mujer está en posición ginecológica, el útero puede inclinarse hacia delante **(anteroversión, AV)**; inclinarse ligeramente hacia delante pero mantenerse funcionalmente recto **(posición media, PM),** o inclinarse hacia atrás **(retroversión, RV).** La parte superior del útero también puede doblarse hacia delante **(anteroflexión, AF)** o hacia atrás **(retroflexión, RF).** Son posibles cinco combinaciones de estas configuraciones (fig. 4-12). La posición del útero tiene importancia clínica. Por ejemplo, el cálculo de la edad gestacional al final del primer trimestre puede resultar difícil cuando el útero está en las posiciones de RVRF o RV. El riesgo de perforación del útero durante intervenciones como la dilatación y legrado o la introducción de un dispositivo intrauterino es mayor en una mujer que tiene el útero en retroflexión o anteroflexión. La aplicación de tracción en el cuello del útero para colocar la cavidad uterina en línea recta puede reducir considerablemente este riesgo.

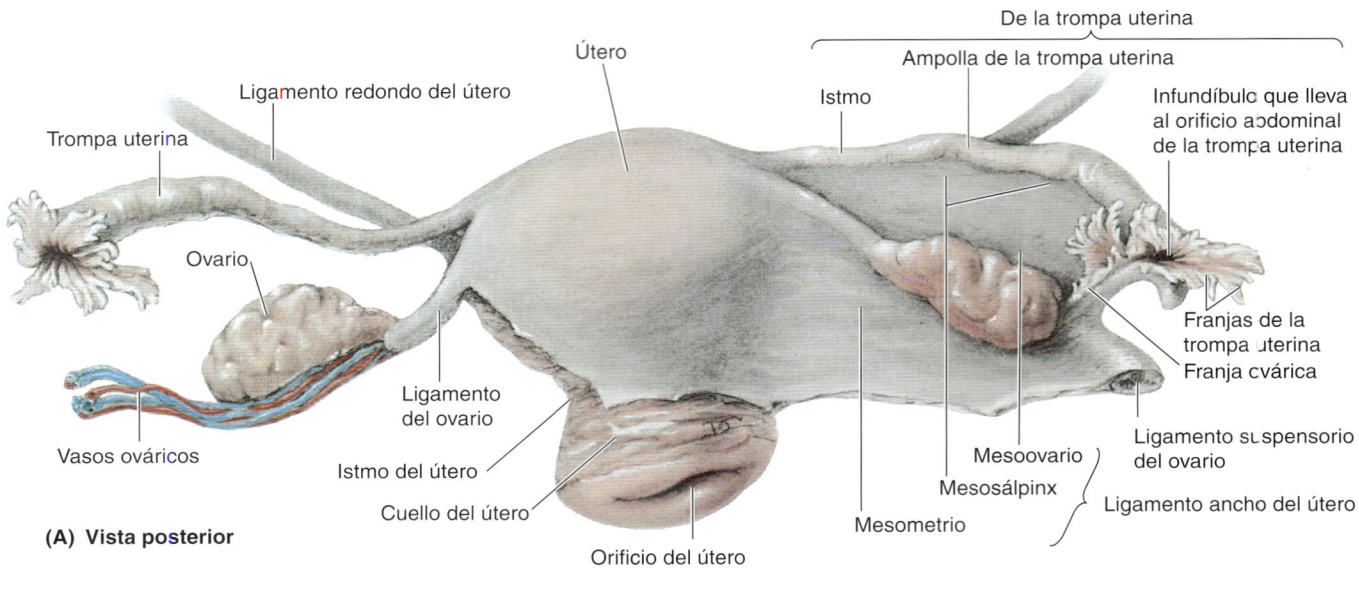

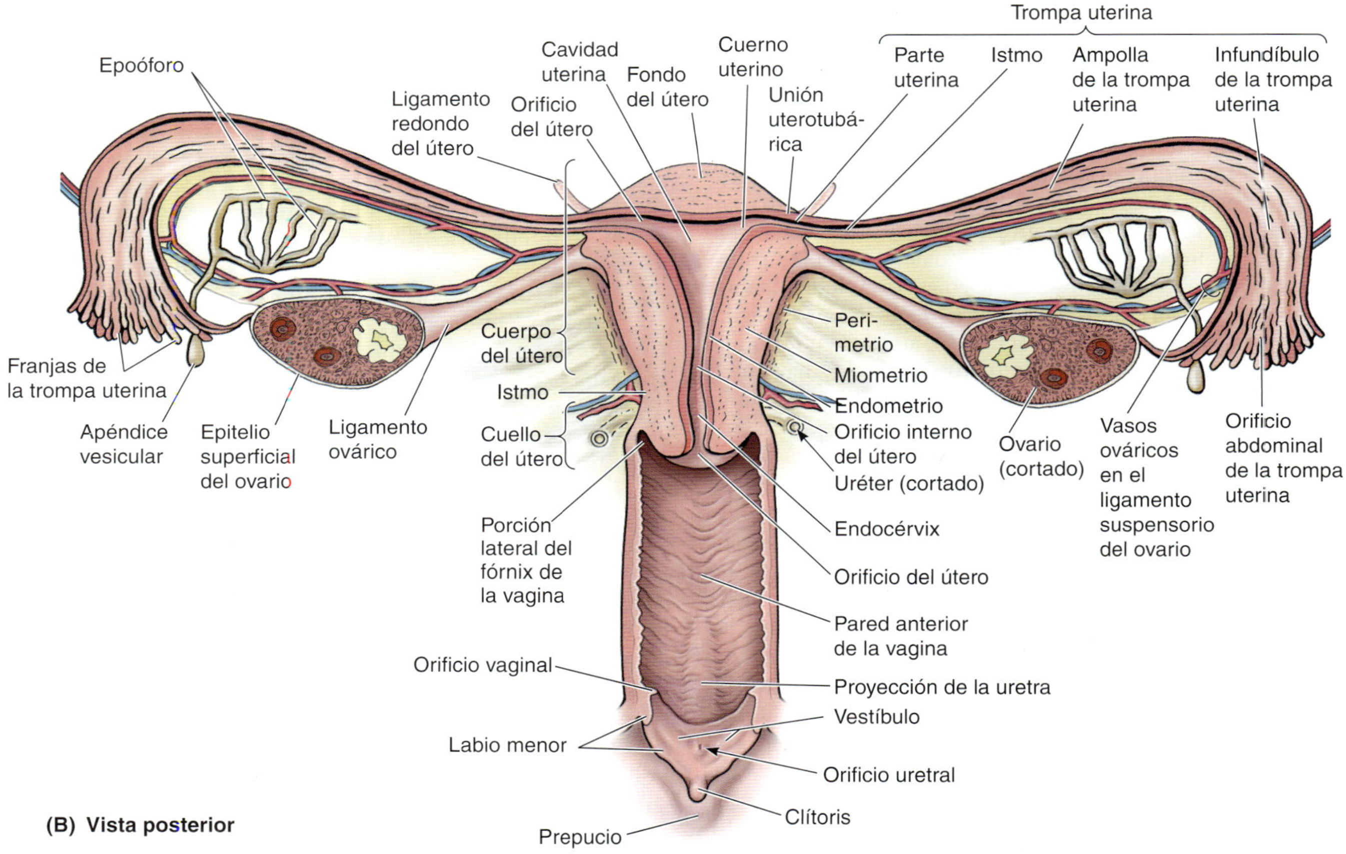

(A) Vista posterior

(B) Vista posterior

FIGURA 4-11. Órganos genitales internos femeninos. (De Moore KL, Dalley AF. *Clinically Oriented Anatomy*. 5.ª ed. Baltimore, MD: Lippincott Williams & Wilkins; 2006: Fig. 3-39A y B.)

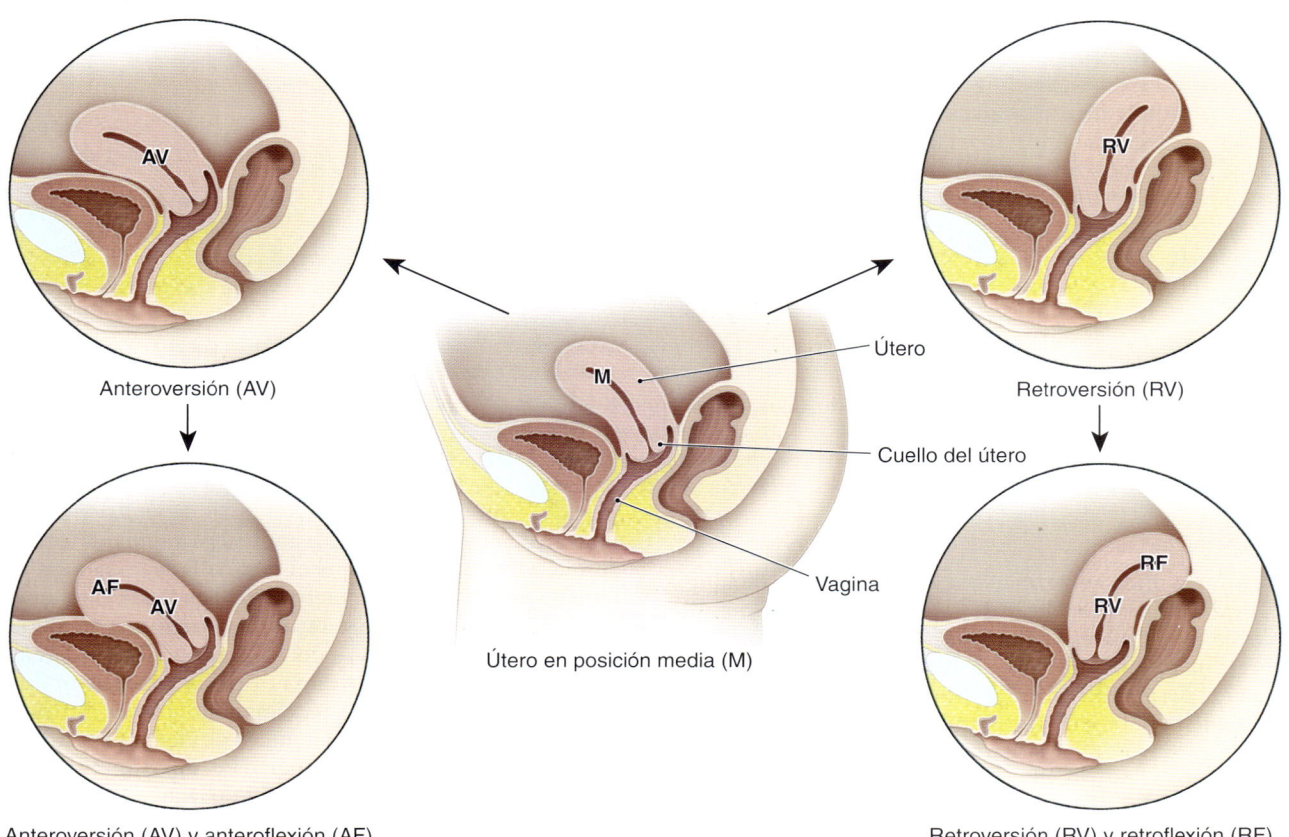

FIGURA 4-12. Posiciones del útero dentro de la pelvis. (De Moore KL, Dalley AF. *Clinically Oriented Anatomy.* 5.ª ed. Baltimore, MD: Lippincott Williams & Wilkins; 2006: B3-17A-D.)

El aporte sanguíneo del útero proviene principalmente de las arterias uterinas, con la contribución de las arterias ováricas, mientras que el plexo venoso drena a través de la vena uterina.

En la cirugía pélvica es especialmente importante la posición de la arteria uterina en relación con el uréter.

Las arterias discurren en dirección lateral a medial a la altura del orificio interno del útero. En el lugar donde convergen con el útero, discurren por encima del uréter. Esta proximidad puede provocar una lesión inadvertida durante la cirugía pélvica. Los uréteres se encuentran a 1,5-3 cm de distancia de la pared lateral del útero en este lugar (fig. 4-13).

Trompas uterinas

Las **trompas uterinas** miden aproximadamente de 7 a 14 cm de longitud y se dividen en tres porciones: un istmo estrecho y recto, que linda con la abertura en el útero; la **ampolla,** o porción central, y el **infundíbulo,** que está bordeado por las franjas de la trompa uterina, unas estructuras en forma de dedos (fimbrias). Las trompas uterinas rodean el ovario y recogen el ovocito durante la ovulación. Están irrigadas por las arterias ováricas y uterinas. El revestimiento epitelial de las trompas uterinas es epitelio cilíndrico ciliado; los cilios baten hacia el útero y ayudan en el transporte del ovocito.

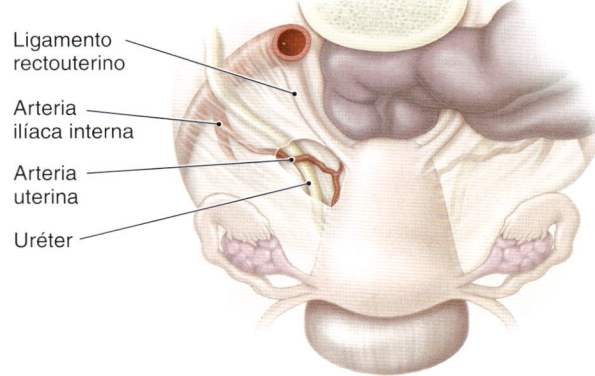

FIGURA 4-13. Posición del uréter en relación con la arteria uterina. Durante la cirugía pélvica, es importante identificar correctamente el uréter para evitar lesionar la arteria uterina.

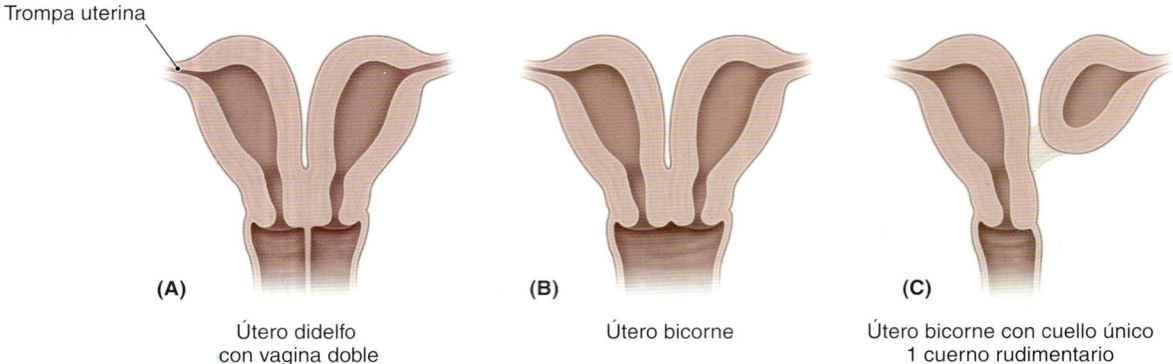

Trompa uterina

(A)
Útero didelfo
con vagina doble

(B)
Útero bicorne

(C)
Útero bicorne con cuello único
1 cuerno rudimentario

FIGURA 4-14. Anomalías uterinas y vaginales. Estas anomalías son el resultado de la fusión anómala o parcial de los conductos paramesonéfricos.

Ovarios

Cada ovario mide aproximadamente de 3 a 5 cm de longitud, de 2 a 3 cm de ancho y de 1 a 3 cm de grosor durante los años menstruales. El tamaño se reduce aproximadamente dos tercios después de la menopausia, cuando se detiene el desarrollo folicular. El ovario está unido al ligamento ancho del útero por el **mesoovario,** al útero por el ligamento ovárico y al lado de la pelvis por el ligamento suspensorio del ovario, que constituye el margen lateral del ligamento ancho del útero. La corteza externa del ovario está compuesta de folículos incrustados en un estroma de tejido conjuntivo. En términos embriológicos, este estroma es la médula que se originó como pliegue gonadal, mientras que la corteza se originó como epitelio celómico. La médula contiene fibras de músculo liso, vasos sanguíneos, nervios y vasos linfáticos.

El aporte sanguíneo de los ovarios proviene principalmente de las arterias ováricas, que son ramas directas de la arteria aorta, pero también de la arteria uterina, una rama de la arteria ilíaca interna. El retorno venoso a través de la vena ovárica derecha va directamente a la vena cava inferior, y del ovario izquierdo a la vena renal izquierda.

ANOMALÍAS DEL APARATO REPRODUCTOR FEMENINO

Las anomalías anatómicas son infrecuentes y surgen a raíz de defectos que tienen lugar durante el desarrollo embriológico. La **disgenesia ovárica** o ausencia congénita de los ovarios es poco común salvo en casos de anomalías cromosómicas. En el síndrome de Turner (45XO) aparecen cintillas de tejidos ováricos anómalos en la pelvis. En la paciente con anatomía femenina que tiene un complemento cromosómico masculino (46XY), las gónadas sólo descienden parcialmente y pueden encontrarse normalmente en la pelvis o incluso en el conducto inguinal.

Son mucho más frecuentes las anomalías paramesonéfricas, la mayoría de las cuales provienen de la fusión incompleta o anómala de los conductos paramesonéfricos. La ausencia de útero se da cuando los conductos paramesonéfricos se degeneran, una afección denominada **agenesia de Müller** (fig. 4-14).

Esta afección está asociada a anomalías vaginales (como la ausencia de vagina), porque el desarrollo vaginal está estimulado por el primordio uterovaginal en desarrollo. Puesto que la vulva y la porción externa de la vagina se desarrollan a partir de la invaginación del seno urogenital, los genitales externos pueden parecer normales en estas mujeres. Cuando las partes inferiores de los conductos paramesonéfricos no se fusionan, se da un útero doble **(útero didelfo);** esta afección puede estar asociada a una vagina doble o única. El **útero bicorne** se da cuando la ausencia de fusión se limita a la porción superior del cuerpo del útero. Si uno de los conductos se desarrolla mal y no se fusiona con el otro conducto, el resultado es un útero bicorne con un **cuerno** rudimentario. Este cuerno puede comunicarse o no con la cavidad uterina.

Normalmente, en el embrión femenino los conductos mesonéfricos se degeneran durante el desarrollo del aparato reproductor. No obstante, puede que persistan restos, que se manifiestan como quistes de inclusión (fig. 4-15).

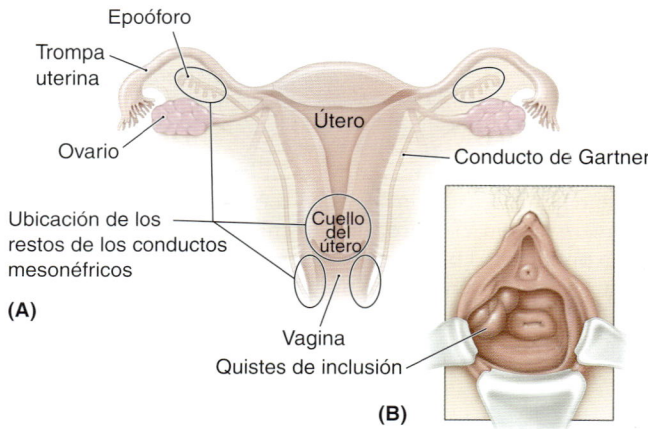

Epoóforo

Trompa uterina

Útero

Ovario

Conducto de Gartner

Ubicación de los restos de los conductos mesonéfricos

Cuello del útero

(A)

Vagina

Quistes de inclusión

(B)

FIGURA 4-15. Quistes de inclusión. **(A)** Estos quistes son restos de los conductos mesonéfricos que no se reabsorben completamente durante el desarrollo. **(B)** Los quistes de inclusión se sitúan a lo largo de la pared lateral de la vagina y pueden identificarse durante la exploración ginecológica.

Estos quistes están situados a lo largo de la pared vaginal o dentro del ligamento ancho del útero.

Puesto que el sistema paramesonéfrico se desarrolla junto al aparato renal, con frecuencia cuando uno de los dos se forma de manera anómala, aparece una anomalía en el otro. Por ejemplo, en una mujer con agenesia renal en un lado, con frecuencia se observa una trompa uterina anómala. A la inversa, pese a la conexión funcional entre los ovarios y las trompas uterinas, la ausencia de uno no indica una probable ausencia del otro.

LECTURAS RECOMENDADAS

Butler WJ, Price TM. Sexual development and puberty. In: *Precis: Reproductive Endocrinology.* 3rd ed. Washington, DC: American College of Obstetricians and Gynecologists; 2007:31–68.

5 Fisiología maternofetal

L as alteraciones fisiológicas maternas que tienen lugar durante el embarazo están directamente vinculadas a las necesidades metabólicas específicas del feto. Las numerosas adaptaciones del embarazo no son consecuencia de un único factor o acontecimiento; más bien, son la culminación de las interacciones bioquímicas que se dan entre tres sistemas distintos que están interrelacionados: el materno, el fetal y el placentario.

FISIOLOGÍA MATERNA

Aparato cardiovascular

Las alteraciones más tempranas y más significativas que tienen lugar en la fisiología materna son las cardiovasculares. Estas alteraciones mejoran la oxigenación y la nutrición del feto.

ALTERACIONES ANATÓMICAS

Durante el embarazo, el corazón se desplaza hacia arriba y hacia la izquierda y adopta una posición más horizontal a medida que su vértice se desplaza lateralmente (fig. 5-1). Estos cambios de posición son el resultado de la elevación del diafragma causada por el desplazamiento de las vísceras abdominales como consecuencia del agrandamiento del útero. Además, la masa de músculo ventricular aumenta, y tanto el ventrículo como la aurícula izquierdos aumentan de tamaño simultáneamente al aumento del volumen de sangre circulante.

ALTERACIONES FUNCIONALES

*La principal alteración funcional que tiene lugar en el aparato cardiovascular es un incremento notable del **gasto cardíaco**.*

En términos generales, el gasto cardíaco aumenta de un 30 % a un 50 %, y el 50 % de este aumento se da a las 8 semanas de gestación. En la primera mitad del embarazo, el gasto cardíaco aumenta como consecuencia del aumento del volumen sistólico, y en la segunda mitad del embarazo, como consecuencia

del aumento de la frecuencia cardíaca materna, mientras que el volumen sistólico regresa a unos niveles no grávidos casi normales. Estas alteraciones del volumen sistólico se deben a alteraciones que se dan en el volumen de sangre circulante y la resistencia vascular periférica. El volumen de sangre circulante empieza a aumentar a las 6 a 8 semanas de gestación y alcanza un incremento máximo del 45 % a las 32 semanas de gestación. La resistencia vascular periférica disminuye debido a la combinación del efecto relajante del músculo liso de la progesterona, el incremento de la producción de sustancias vasodilatadoras (prostaglandinas, óxido nítrico, péptido natriurético auricular) y la derivación arteriovenosa a la circulación uteroplacentaria.

No obstante, al final del embarazo, el gasto cardíaco puede disminuir cuando el retorno venoso al corazón queda obstaculizado debido a la obstrucción de la vena cava por el útero grávido engrosado. A veces, en el embarazo a término, se produce una oclusión casi completa de la vena cava inferior, especialmente en decúbito supino, y el retorno venoso de las extremidades inferiores se deriva principalmente a través de la circulación colateral paravertebral dilatada.

La distribución del aumento del gasto cardíaco varía durante el embarazo. El útero recibe aproximadamente el 2 % del gasto cardíaco en el primer trimestre, que aumenta hasta el 20 % a término, principalmente mediante una reducción relativa de la fracción de gasto cardíaco que va al lecho visceral y al músculo esquelético. No obstante, el flujo sanguíneo absoluto que llega a estas zonas no varía, debido al aumento del gasto cardíaco que tiene lugar al final del embarazo.

Durante el embarazo, la tensión arterial sigue una pauta típica. Cuando se toma la presión en sedestación o bipedestación, la tensión arterial diastólica disminuye a partir de la séptima semana de gestación y alcanza un descenso máximo de 10 mm Hg entre las semanas 24 a 32. Luego, las cifras de tensión arterial regresan gradualmente a unos niveles no grávidos al término del embarazo. El pulso materno en reposo aumenta conforme avanza el embarazo, y aumenta 10-18 lpm respecto al valor no grávido al término del embarazo.

Durante el parto, en el momento de la contracción uterina, el gasto cardíaco aumenta aproximadamente el 40% res-

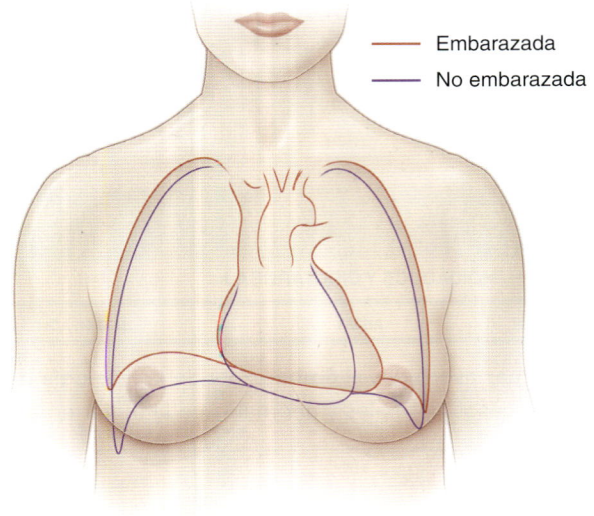

Embarazada
No embarazada

FIGURA 5-1. Alteraciones del contorno del corazón, los pulmones y la caja torácica. (Adaptada de Bonica JJ, McDonald JS, eds. *Principles and Practice of Obstetric Analgesia and Anesthesia.* 2.ª ed., Baltimore, MD: Williams & Wilkins; 1995: 47, Fig. 2.)

pecto a la cifra del final del embarazo y la tensión arterial media aumenta alrededor de 10 mm Hg. Un descenso de estas cifras tras la administración de la anestesia epidural deja entrever que muchas de estas alteraciones son consecuencia del dolor y la aprehensión. El gasto cardíaco aumenta de manera significativa inmediatamente después del parto, porque el retorno venoso al corazón deja de estar bloqueado por el útero grávido que comprimía la vena cava y porque el líquido extracelular se moviliza rápidamente.

Síntomas

Aunque la mayoría de las mujeres no desarrolla hipertensión arterial franca en decúbito supino, quizá 1 de cada 10 tiene síntomas que comprenden **mareo, aturdimiento** y **síncope.** Estos síntomas, que con frecuencia se denominan síndrome de la vena cava inferior, pueden estar relacionados con una derivación ineficaz de la circulación paravertebral cuando el útero grávido ocluye la vena cava inferior.

Datos obtenidos en la exploración física

El aparato cardiovascular se encuentra en un estado hiperdinámico durante el embarazo. *Los datos normales que se obtienen en la exploración cardiovascular comprenden un **aumento del desdoblamiento del segundo tono cardíaco con la inspiración, distensión de las venas del cuello y soplo sistólico leve,** que es de suponer que están asociados a un aumento del flujo sanguíneo a través de las válvulas aórtica y pulmonar.* Muchas mujeres embarazadas sanas presentan un galope ventricular, o tercer tono cardíaco, a partir de la segunda mitad del embarazo. Los soplos diastólicos no deben considerarse normales en el embarazo.

Pruebas diagnósticas

La determinación seriada de la tensión arterial es un componente imprescindible de cada una de las consultas de atención prenatal.

La posición de la madre influye en el registro de la tensión arterial durante el embarazo; por lo tanto, durante la atención prenatal hay que utilizar siempre la misma posición, lo que facilitará la identificación de tendencias en la tensión arterial durante el embarazo y su documentación. *La tensión arterial registrada es más alta cuando la mujer embarazada está sentada, algo más baja cuando está en decúbito supino y más baja cuando está en decúbito lateral.* En decúbito lateral, la tensión registrada en el brazo superior es aproximadamente 10 mm Hg más baja que la registrada simultáneamente en el brazo inferior. Unas cifras de tensión arterial más altas en una mujer embarazada en comparación con las de cuando no lo estaba deben considerarse anómalas en espera de una evaluación.

Las alteraciones anatómicas normales del corazón materno en el embarazo pueden generar alteraciones sutiles, pero insignificantes, en las radiografías de tórax y las electrocardiografías. En las radiografías de tórax, la silueta cardíaca puede tener un aspecto engrosado, que puede llevar a la interpretación errónea de cardiomegalia. En el electrocardiograma, puede ponerse de manifiesto una ligera desviación del eje izquierdo.

Aparato respiratorio

Las alteraciones que tienen lugar en el aparto respiratorio durante el embarazo son necesarias debido al incremento de la necesidad de oxígeno de la madre y el feto. Estas alteraciones están mediadas principalmente por la progesterona.

Alteraciones anatómicas

El tórax materno experimenta varias alteraciones morfológicas debido al embarazo. El diafragma está elevado aproximadamente 4 cm al final del embarazo debido al agrandamiento del útero. Además, el ángulo subcostal se ensancha a medida que el diámetro y el perímetro torácicos aumentan ligeramente (v. fig. 5-1).

Alteraciones funcionales

El embarazo está asociado a un incremento del consumo total de oxígeno corporal de unos 50 ml O_2/min, una cifra que es un 20 % más alta que en la mujer no embarazada. El útero grávido y su contenido consumen aproximadamente el 50 % de este incremento; el corazón y los riñones, el 30 %; los músculos respiratorios, el 18 %, y las mamas, el resto.

Las adaptaciones funcionales que se dan en el aparato pulmonar aumentan la distribución de oxígeno a los pulmones. La figura 5-2 presenta una lista de los volúmenes y las capacidades respiratorios asociados al embarazo. La consecuencia de la elevación del diafragma es una reducción del 20 % del volumen residual y la capacidad residual funcional, además de una reducción del 5 % del volumen pulmonar total. Aunque la frecuencia respiratoria materna básicamente no varía, se produce un aumento del 30 % al 40 % del volu-

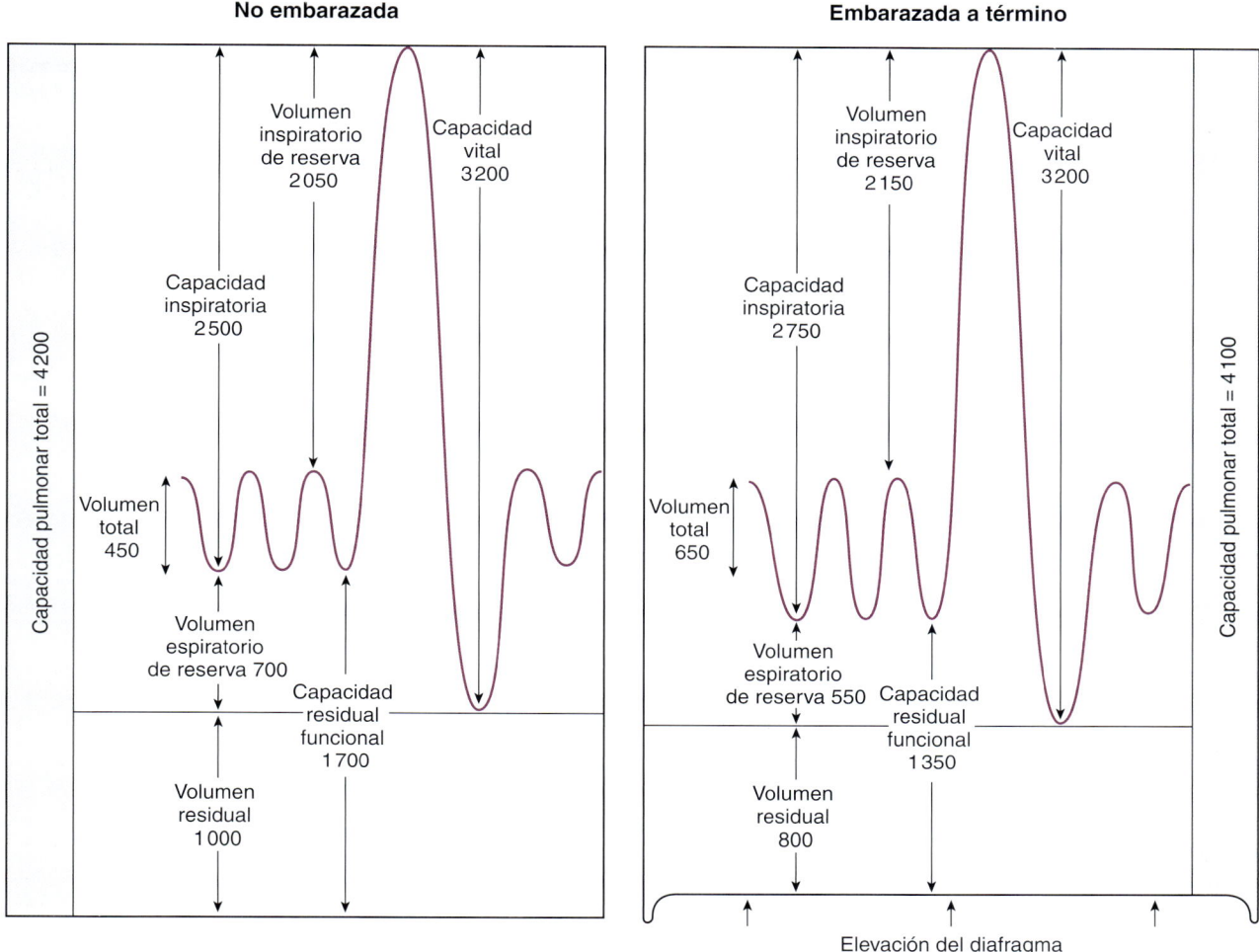

FIGURA 5-2. Volúmenes y capacidades pulmonares en la mujer no embarazada y en la embarazada a término. (Adaptada de Bonica JJ, McDonald JS, eds. *Principles and Practice of Obstetric Analgesia and Anesthesia.* 2.ª ed., Baltimore, MD: Williams & Wilkins; 1995: 49, Figs. 2–4.)

men corriente o circulante debido a un aumento del 5 % de la capacidad inspiratoria, que se traduce en un incremento del 30 % al 40 % de la ventilación por minuto.

Este incremento significativo de la ventilación por minuto durante el embarazo está asociado a alteraciones importantes en el equilibrio acidobásico. La progesterona provoca un aumento de la sensibilidad de los quimiorreceptores centrales al CO_2, que se traduce en un aumento de la ventilación y una reducción de la P_{CO_2} arterial. La alcalosis respiratoria que aparece como consecuencia de la reducción de la P_{CO_2} arterial en el embarazo queda compensada por un aumento de la excreción renal de bicarbonato, que da lugar a unas concentraciones de bicarbonato normales durante el embarazo, lo que significa que el pH arterial materno es normal.

SÍNTOMAS

Aunque la conductancia de las vías respiratorias y la resistencia pulmonar total disminuyen en el embarazo, la **disnea** es frecuente en las mujeres embarazadas. Se cree que la disnea del embarazo es una respuesta fisiológica a la baja P_{CO_2} arterial. También son frecuentes los síntomas seudoalérgicos o los resfriados leves. La hiperemia de la mucosa asociada al embarazo se traduce en una notable congestión nasal y una mayor cantidad de secreciones nasales.

DATOS OBTENIDOS EN LA EXPLORACIÓN FÍSICA

Pese a las alteraciones anatómicas y funcionales que tienen lugar en el aparato respiratorio durante el embarazo, la exploración pulmonar no pone de manifiesto alteraciones significativas.

PRUEBAS DIAGNÓSTICAS

Normalmente, la gasometría arterial durante el embarazo revela una alcalosis respiratoria compensada.

Unas concentraciones de P_{CO_2} arterial de 27 a 32 mm Hg y unas concentraciones de bicarbonato de 18 a 31 mEq/l deben considerarse normales. El pH arterial materno se mantiene en unas concentraciones normales de 7,40 a 7,45 (tabla 5-1).

Durante el embarazo normal, la radiografía de tórax puede poner de manifiesto una red vascular pulmonar prominente debido al aumento del volumen de sangre circulante.

Sistema hematológico

Las adaptaciones fisiológicas que se producen en el sistema hematológico materno potencian al máximo la capacidad de transporte de oxígeno de la madre para aumentar el transporte de oxígeno al feto. Además, reducen al mínimo los efectos del retorno venoso deteriorado y la hemorragia asociada al parto.

TABLA 5-1	Valores analíticos frecuentes en cada trimestre del embarazo		
	Primer trimestre	Segundo trimestre	Tercer trimestre
Aparato respiratorio			
pH	7,40–7,46	–	–
PaO_2 (mm Hg)	75–105	–	–
$PaCO_2$ (mm Hg)	26–32	–	–
HCO_3^- (mEq/l)	18–26	–	–
Sistema hematológico			
Hemoglobina (g/dl)	108–140	100–132	104–140
Hematócrito (%)	31,2–41,2	30,1–38,5	31,7–40,9
Cifra de trombocitos ($\times 10^9$/l)	149–357	135–375	121–373
Cifra de leucocitos ($\times 10^9$/l)	3,9–11,9	5,0–12,6	5,3–12,9
Fibrinógeno (g/l)	–	–	3,13–5,53
Aparato renal			
Sodio (mmol/l)	131–139	133–139	133–139
Potasio (mmol/l)	3,4–4,8	3,5–4,7	3,7–4,7
Creatinina (µmol/l)	25–79	25–74	23–93
Concentración sérica de urea (mmol/l)	–	6,1–12,1	5,4–15,8
Ácido úrico (µmol/l)	75–251	118–250	144–360
Aparato digestivo			
Albúmina total (g/l)	33–43	29–37	28–36
Proteínas totales (g/l)	58–72	56–64	52–65
Fosfatasa alcalina total (U/l)	22–91	33–97	73–267
Alanina aminotransferasa (ALT)	4–28	4–28	0–28
Aspartato aminotransferasa (AST)	4–30	1–32	2–37
Amilasa	11–97	19–92	22–97
Lactato deshidrogenasa	217–506	213–525	227–622
Aparato endocrino			
Tiroxina (T_4) total (nmol/l)	61–153	78–150	59–147
Triyodotironina (T_3) total (nmol/l)	1,1–2,7	1,4–3,0	1,6–2,8
T_4 libre (pmol/l)	8,8–16,8	4,8–15,2	3,5–12,7
Tirotropina (TSH) (mU/l)	0–4,4	0–5,0	0–4,2
Cortisol (nmol/l)	205–632	391–1 407	543–1 663
Calcio ionizado (mmol/l)	1,13–1,33	1,13–1,29	1,14–1,38

Adaptada de Gronowski AM. *Handbook of Clinical Laboratory Testing During Pregnancy.* Totowa (NJ): Humana Press; 2004.

ALTERACIONES ANATÓMICAS

La principal adaptación anatómica del sistema hematológico materno es un aumento notable del volumen plasmático, el volumen de eritrocitos y los factores de coagulación. El volumen plasmático materno empieza a aumentar ya en la sexta semana de embarazo y alcanza el nivel máximo a las 30-40 semanas de gestación, tras lo cual se estabiliza. El aumento medio del volumen plasmático es de aproximadamente el 50 % en las gestaciones únicas y mayor en las gestaciones múltiples. El volumen de eritrocitos también aumenta durante el embarazo, aunque en menor medida que el volumen plasmático, con un promedio de aproximadamente 450 ml. *La volemia materna aumenta un 35 % al término del embarazo.*

La disponibilidad de hierro suficiente es imprescindible para el aumento del volumen de eritrocitos materno durante el embarazo. La mujer embarazada sana necesita un total de 1 000 mg de hierro adicional: 500 mg se utilizan para aumentar la masa de eritrocitos, 300 mg se transportan al feto y 200 mg se utilizan para compensar la pérdida de hierro normal. Puesto que el hierro se transporta activamente al feto, las concentraciones de hemoglobina fetal se mantienen independientemente de las reservas maternas de hierro. El objetivo del aporte complementario de hierro durante el embarazo es evitar la ferropenia en la madre, no evitar la ferropenia en el feto ni mantener la concentración de hemoglobina materna.

> *Para mantener las necesidades maternas de hierro en una mujer que no está anémica, se recomiendan 60 mg de hierro al día.*

El hierro procedente de la alimentación puede no ser suficiente, y la National Academy of Sciences recomienda un aporte complementario de hierro de 27 mg (presente en la mayoría de las vitaminas prenatales). En forma de sulfato ferroso, 60 mg de hierro corresponden a una dosis de 300 mg. Las pacientes anémicas deben recibir 60-120 mg de hierro. La cifra de leucocitos y las cifras de trombocitos pueden variar durante el embarazo. Normalmente, la cifra de leucocitos aumenta ligeramente y regresa al nivel no grávido durante el puerperio. Durante el parto, la cifra de leucocitos puede aumentar todavía más, principalmente debido a un aumento de los granulocitos, que se supone que está relacionado con el aumento de los leucocitos circulantes asociado al estrés, antes que a una respuesta inflamatoria verdadera asociada a una enfermedad. Las cifras de trombocitos pueden disminuir ligeramente, pero se mantienen dentro del intervalo normal no grávido.

La concentración de numerosos factores de coagulación aumenta durante el embarazo. El fibrinógeno (factor I) aumenta un 50 %, como los productos de la degradación de la fibrina y los factores VII, VIII, IX y X. La protrombina (factor II) y los factores V y XII no varían. En contraposición a esto, la concentración de inhibidores clave de la coagulación, como la proteína C y la proteína S activadas, disminuye.

ALTERACIONES FUNCIONALES

Durante el embarazo, las adaptaciones funcionales que tienen lugar en los eritrocitos maternos posibilitan una mayor captación de oxígeno en los pulmones, lo que permite aumentar la distribución de oxígeno al feto y estimular el intercambio de CO_2 del feto a la madre. *El aumento de la distribución de oxígeno a los pulmones y la cantidad de hemoglobina en la sangre se traduce en un incremento significativo de la capacidad total de transporte de oxígeno.* Además, la alcalosis respiratoria compensada del embarazo provoca un desplazamiento en la curva de disociación del oxígeno materno hacia la izquierda por medio del efecto Bohr. En los pulmones maternos, la afinidad de la hemoglobina por el oxígeno disminuye, mientras que en la placenta, el gradiente de CO_2 entre el feto y la madre aumenta, lo que facilita la transferencia de CO_2 del feto a la madre. (V. pág. 54 para una exposición más detallada.)

> *El embarazo se considera un **estado de hipercoagulabilidad** con un mayor riesgo de tromboembolia venosa, tanto durante el embarazo propiamente dicho como en el puerperio.*

El riesgo de tromboembolia es dos veces mayor que el riesgo normal durante el embarazo y aumenta a 5,5 veces durante el puerperio.

SÍNTOMAS Y DATOS OBTENIDOS EN LA EXPLORACIÓN FÍSICA

En el embarazo es normal cierto grado de **edema,** y puede aparecer hinchazón de las manos, la cara, las piernas, los tobillos y los pies. Esto suele empeorar al final del embarazo y en verano.

PRUEBAS DIAGNÓSTICAS

En el embarazo se alteran varios valores hematológicos. El aumento desproporcionado del volumen plasmático, en comparación con el volumen de eritrocitos, lleva a una disminución de la concentración de hemoglobina y el hematócrito durante el embarazo, que con frecuencia se denomina **anemia fisiológica.** Al término del embarazo, la concentración media de hemoglobina es de 12,5 g/dl, en comparación con aproximadamente 14 g/dl en el estado no grávido. Normalmente, las cifras inferiores a 11 g/dl se deben a la ferropenia, pero tales cifras obligan a investigar otros tipos de anemia que pueden aparecer simultáneamente a la anemia ferropénica. Hay que administrar tratamiento para cualquier anemia. La cifra de leucocitos puede oscilar entre 5 000 y 12 000/l y puede aumentar hasta 30 000/l durante el parto y el puerperio. (Ninguna de estas cifras está asociada a infección.)

La alteración más llamativa del sistema de coagulación es un aumento de la concentración de fibrinógeno, que oscila entre 300 y 600 mg/dl en el embarazo, en comparación con 200 y 400 mg/dl en el estado no grávido. Pese al estado protrombótico del embarazo, los tiempos de coagulación *in vitro* no varían.

Aparato renal

El aparato renal es el lugar en que aumenta la actividad funcional durante el embarazo para mantener el equilibrio hidroelectrolítico, de los solutos y acidobásico en respuesta a la gran actividad del aparato cardiorrespiratorio.

ALTERACIONES ANATÓMICAS

La principal alteración anatómica del aparato renal es el engrosamiento y la dilatación de los riñones y el sistema colector urinario. Los riñones se alargan aproximadamente 1 cm durante el embarazo como consecuencia del aumento del volumen interstcial además de la distensión de los vasos renales. Los cálices renales, las pelvis y los uréteres se dilatan durante el embarazo debido a factores mecánicos y hormonales. Se produce una compresión mecánica de los uréteres cuando el útero se agranda y se apoya en el borde de la pelvis. Normalmente, el uréter derecho está más dilatado que el izquierdo, posiblemente debido a la rotación hacia la derecha del útero y a la compresión causada por el plexo venoso del ovario derecho engrosado. La progesterona provoca la relajación del músculo liso de los uréteres, lo que también se traduce en dilatación. Además, debido a que la progesterona también reduce el tono vesical, el volumen residual aumenta. A medida que el útero se agranda mientras evoluciona el embarazo, la capacidad vesical disminuye.

ALTERACIONES FUNCIONALES

La mayoría de las alteraciones funcionales asociadas al embarazo que tienen lugar en el aparato renal son consecuencia del aumento del flujo plasmático renal. Al comienzo del primer trimestre, el flujo plasmático renal empieza a aumentar y, al término del embarazo, puede ser un 75 % más alto que en la mujer no embarazada. Así mismo, la filtración glomerular (FG) aumenta hasta el 50 % respecto a la mujer no embarazada. Este aumento de la FG se traduce en una mayor carga de distintos solutos que se presentan en el aparato renal. La eliminación de glucosa en la orina aumenta en prácticamente todas las pacientes embarazadas; la presencia de un rastro de glucosa en la prueba prenatal habitual mediante tira reactiva colorimétrica es normal y no suele estar asociada a intolerancia a la glucosa. Los aminoácidos y las vitaminas hidrosolubles, como la vitamina B_{12} y el folato, también se eliminan en mayor medida en comparación con el estado no grávido. No obstante, no se produce ningún incremento importante de la pérdida de proteínas en la orina, lo que significa que cualquier proteinuria durante el embarazo debe hacernos pensar en una posible enfermedad. Además, el metabolismo del sodio no varía. La posible pérdida de este electrolito a causa de un aumento de la FG queda compensada por un aumento de la reabsorción tubular renal de sodio.

Todos los componentes del sistema renina-angiotensina-aldosterona aumentan durante el embarazo. La actividad de la renina plasmática es hasta 10 veces más alta que en la mujer no embarazada, y el sustrato de la renina (angiotensinógeno) y la angiotensina aproximadamente se quintuplican. Las mujeres embarazadas sanas son relativamente resistentes a los efectos hipertensores del aumento de las concentraciones de renina-angiotensina-aldosterona, mientras que las mujeres con hipertensión arterial e hipertensión arterial gravídica no lo son.

SÍNTOMAS

Las alteraciones anatómicas que se producen en el aparato renal se traducen en varios síntomas comunes durante el em-

barazo. La compresión de la vejiga por el útero engrosado se traduce en una **polaquiuria** que no está asociada a infección urinaria ni vesical. Además, el 20 % de las mujeres experimenta **incontinencia urinaria de esfuerzo** y hay que tener en cuenta la pérdida de orina en el diagnóstico diferencial cuando se piensa que puede haberse producido la rotura de la bolsa. Finalmente, la estasis de orina a lo largo de todo el sistema colector renal predispone a una mayor incidencia de pielonefritis en las pacientes con bacteriuria asintomática.

DATOS OBTENIDOS EN LA EXPLORACIÓN FÍSICA

Conforme evoluciona el embarazo, la presión que ejerce la parte presentada por el feto en la vejiga materna puede provocar edema y protrusión de la base de la vejiga en la porción anterior de la vagina. Durante el embarazo la exploración renal no pone de manifiesto alteraciones significativas.

PRUEBAS DIAGNÓSTICAS

Las alteraciones funcionales asociadas al embarazo en el aparato renal se traducen en una serie de alteraciones en las pruebas habituales de la función renal. *Las concentraciones séricas de creatinina y urea disminuyen en el embarazo normal.* La creatinina sérica pasa de una cifra de 0,8 mg/dl en la mujer no embarazada a una cifra de 0,5 a 0,6 mg/dl en la mujer embarazada al término del embarazo. El aclaramiento de la creatinina aumenta un 30 % respecto a las cifras normales de la mujer no embarazada, que oscilan entre 100 y 115 ml/min. La concentración sanguínea de urea también disminuye aproximadamente el 25 % hasta unas cifras de 8 a 10 mg/dl al final del primer trimestre y se mantiene en estos niveles durante el resto del embarazo. Puesto que la glucosuria es frecuente durante el embarazo, con frecuencia las determinaciones cuantitativas de glucosa en la orina están elevadas, pero puede que no signifiquen una glucemia anómala. En comparación, la eliminación de proteínas renales no varía durante el embarazo y es válido el intervalo de 100 a 300 mg por cada 24 h del estado no grávido.

Si se obtienen imágenes del aparato renal durante el embarazo, se observa una dilatación normal del sistema colector renal que parece una hidronefrosis en la pielografía intravenosa o la ecografía.

Aparato digestivo

Las alteraciones anatómicas y funcionales que tienen lugar en el aparato digestivo durante el embarazo se deben al efecto combinado del engrosamiento del útero y las acciones hormonales del embarazo. Estas alteraciones provocan una serie de síntomas relacionados con el embarazo que pueden ir desde las molestias leves hasta la discapacidad grave.

ALTERACIONES ANATÓMICAS

La principal alteración anatómica relacionada con el embarazo es el desplazamiento del estómago y el intestino debido al engrosamiento del útero. Aunque el estómago y los intestinos cambian de posición, su tamaño no varía. El tamaño del hígado y las vías biliares tampoco varía, pero la vena porta se engrosa debido al aumento del flujo sanguíneo.

ALTERACIONES FUNCIONALES

Las alteraciones funcionales que tienen lugar en el aparato digestivo son consecuencia de las acciones hormonales de la progesterona y los estrógenos. *La relajación generalizada del músculo liso mediada por la progesterona provoca una reducción del tono del esfínter esofágico, una disminución de la motilidad digestiva y un deterioro de la contractilidad de la vesícula biliar.* A raíz de esto, el tiempo de tránsito en el estómago y el intestino delgado aumenta significativamente: del 15 % al 30 % en el segundo y el tercer trimestres y más durante el parto. Además, el desequilibrio entre las presiones intraesofágicas bajas y las presiones intragástricas altas, combinado con el menor tono del esfínter esofágico, facilita el reflujo esofágico. La reducción de la contractibilidad de la vesícula biliar, combinada con la inhibición del transporte de ácidos biliares mediada por estrógenos, lleva a un aumento de la prevalencia de los cálculos biliares y la colestasis. Los estrógenos también estimulan la síntesis hepática de proteínas como el fibrinógeno, la ceruloplasmina y las proteínas transportadoras de corticoesteroides, esteroides sexuales, hormona tiroidea y vitamina D.

SÍNTOMAS

Algunos de los síntomas más precoces y evidentes del embarazo se observan en el aparato digestivo. Aunque las necesidades energéticas varían de una persona a otra, la mayoría de las mujeres aumentan su ingesta calórica aproximadamente en 200 kcal/día. Las **náuseas y vómitos del embarazo (NVE),** o **«náuseas del embarazo»,** suelen aparecer entre la cuarta y la octava semana de gestación y disminuyen a mitad del segundo trimestre, normalmente entre las semanas 14 y 16. La causa de estas náuseas se desconoce, aunque parece que está relacionada con la elevación de las concentraciones de progesterona, la gonadotropina coriónica humana y la relajación del músculo liso del estómago. Las NVE graves, que se denominan **hiperemesis gravídica,** pueden llevar a una pérdida de peso, cetonemia y desequilibrio hidroelectrolítico.

Muchas pacientes refieren **antojos** durante el embarazo. Pueden ser el resultado de la percepción por parte de la paciente de que un alimento en concreto puede ayudarle con las náuseas. La pica es un ansia especialmente intensa por sustancias como el hielo, el almidón o la arcilla. Otras pacientes desarrollan aversiones alimentarias u olfatorias durante el embarazo. El ptialismo es percibido por la paciente como una producción excesiva de saliva, pero probablemente representa la incapacidad de una mujer con náuseas para deglutir la cantidad normal de saliva que se produce.

Los síntomas del **reflujo gastroesofágico** suelen ser más pronunciados conforme avanza el embarazo y aumenta la presión intraabdominal. El **estreñimiento** es frecuente en el embarazo y está asociado a la obstrucción mecánica del colon por el intestino engrosado, la reducción de la motilidad como en otros lugares del aparato digestivo y el aumento de la absorción de agua durante el embarazo. El **prurito** generalizado puede ser consecuencia de la colestasis intrahepática y el aumento de las concentraciones de ácidos biliares.

DATOS OBTENIDOS EN LA EXPLORACIÓN FÍSICA

Los dos datos más notables relacionados con el embarazo que se obtienen en la exploración física del aparato digestivo son la **enfermedad gingival** y las **hemorroides.** Aunque la incidencia de caries dental no varía con el embarazo, las encías se vuelven más edematosas y blandas y sangran fácilmente con el cepillado vigoroso. A veces, aparecen unas lesiones violáceas pedunculadas en la línea gingival, que se denominan épulis gravídico. Estas lesiones, que en realidad son granulomas piógenos, a veces sangran con mucha facilidad, pero normalmente desaparecen a los 2 meses del parto. Rara vez se produce una hemorragia excesiva, que exige la resección del granuloma. Las hemorroides son frecuentes en el embarazo y están causadas por el estreñimiento y la elevación de las presiones venosas que son el resultado del aumento del flujo sanguíneo pélvico y los efectos del engrosamiento del útero.

PRUEBAS DIAGNÓSTICAS

Algunos marcadores de la función hepática pueden estar alterados durante el embarazo. La concentración sérica total de fosfatasa alcalina se duplica, principalmente debido al aumento de la producción placentaria. Las concentraciones séricas de colesterol aumentan. Aunque la albúmina total aumenta en el suero, las concentraciones son bajas, principalmente debido a la hemodilatación. Las concentraciones de aspartato aminotransferasa, alanina aminotransferasa, γ-glutamiltransferasa y bilirrubina en buena parte se mantienen invariables o disminuyen ligeramente. Las de amilasa y lipasa tampoco varían.

Aparato endocrino

El embarazo influye en la producción de varias hormonas endocrinas que controlan las adaptaciones fisiológicas en otros sistemas orgánicos.

FUNCIÓN TIROIDEA

*El embarazo genera un estado **eutiroideo** global, pese a que se producen varias alteraciones en la regulación tiroidea.* La glándula tiroidea aumenta moderadamente de tamaño durante el embarazo, pero no provoca tiromegalia ni bocio. En el primer trimestre, la gonadotropina coriónica humana (GCh), cuya actividad es parecida a la de la tirotropina, estimula la secreción de tiroxina (T_4) materna y provoca un incremento transitorio de la concentración de T_4 libre (fig. 5-3). El descenso de la producción de GCh placentaria después del primer trimestre se traduce en la normalización de las concentraciones de T_4 libre. Desde el comienzo del embarazo, los estrógenos inducen la síntesis hepática de proteína transportadora de tiroxina (TBG, *thyroxine binding globulin*), lo que se traduce en un aumento de las concentraciones de T_4 total y triyodotironina (T_3) total. Las concentraciones de T_4 libre y T_3 libre, las hormonas activas, no varían respecto al intervalo normal de las mujeres no embarazadas.

FUNCIÓN SUPRARRENAL

Aunque el embarazo no altera el tamaño ni la morfología de la glándula suprarrenal, influye en la síntesis de hormonas. Al igual que

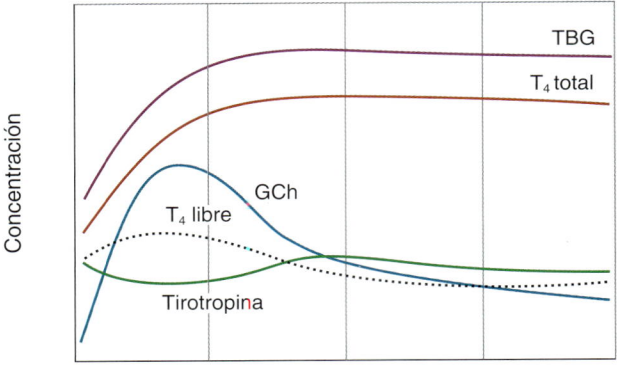

Semanas de embarazo

FIGURA 5-3. Alteraciones de la función tiroidea materna durante el embarazo. Los efectos del embarazo en la madre comprenden un aumento inicial marcado de la producción hepática de globulina fijadora de tiroxina (TBG) y la producción placentaria de gonadotropina coriónica humana (GCh). El aumento de TBG sérica, por su parte, eleva las concentraciones de tiroxina sérica (T_4); la GCh posee una actividad parecida a la de la tirotropina y estimula la secreción de T_4 materna. El aumento transitorio de la concentración sérica de T_4 libre provocado por la GCh inhibe la secreción de tirotropina. Adaptada de Burrow GN, Fisher DA, Larsen R. Maternal and fetal thyroid function. *N Engl J Med.* 1994; 331(16): 1072–1078.

sucede con la TBG, los estrógenos inducen la síntesis hepática de proteína transportadora de cortisol, lo que tiene como resultado una elevación de las concentraciones de cortisol sérico. La concentración de cortisol plasmático libre aumenta progresivamente desde el primer trimestre hasta el término del embarazo. Las concentraciones de corticotropina (ACTH) aumentan conjuntamente con el cortisol sérico. Las concentraciones de aldosterona aumentan notablemente debido al aumento de la síntesis suprarrenal. Las concentraciones maternas de desoxicortisona aumentan como resultado de la estimulación de la síntesis renal por los estrógenos, más que por un aumento de la producción suprarrenal. Las concentraciones maternas de sulfato de deshidroepiandrosterona disminuyen debido a un aumento de la captación hepática y conversión a estrógenos.

Metabolismo

METABOLISMO DE LOS HIDRATOS DE CARBONO

El embarazo posee un efecto diabetógeno sobre el metabolismo de los hidratos de carbono, que se caracteriza por una disminución de la respuesta a la insulina, hiperinsulinemia e hiperglucemia. La resistencia insulínica se debe principalmente a la acción del lactógeno placentario o coriomamotropina, que aumenta la resistencia de los tejidos periféricos a los efectos de la insulina. Éste se secreta de manera proporcional a la masa placentaria, lo que se traduce en una mayor resistencia insulínica conforme avanza el embarazo. La progesterona y los estrógenos también pueden contribuir a la aparición de resistencia insulínica. La síntesis y el almacenamiento de glucógeno hepático aumentan, y la gluconeogénesis está inhibida.

El efecto global de estas alteraciones es la atenuación de la respuesta materna a una carga de glucosa, lo que genera hiperglucemia posprandial.

Además, la unidad fetoplacentaria sirve de tubo de drenaje constante de la glucemia materna. La glucosa es el principal combustible para la placenta y el feto y, por lo tanto, el transporte de glucosa de la madre al feto se da mediante difusión facilitada. A raíz de esto, durante los períodos de ayuno aparece hipoglucemia materna.

METABOLISMO DE LOS LÍPIDOS

El embarazo provoca un aumento de las concentraciones circulantes de todos los lípidos, lipoproteínas y apolipoproteínas. Al comienzo del embarazo, predomina el almacenamiento de grasas en los tejidos centrales. Posteriormente, predomina la lipólisis, posiblemente desencadenada por la hipoglucemia materna en ayunas. En ausencia de glucosa, las concentraciones plasmáticas elevadas de ácidos grasos libres, triglicéridos y colesterol proporcionan energía a la madre; esto se ha descrito como **inanición acelerada.** Tras el parto, las concentraciones de todos los lípidos regresan a unos niveles no grávidos, un proceso que la lactancia materna acelera.

METABOLISMO DE LAS PROTEÍNAS

El embarazo se caracteriza por la captación y la utilización de aproximadamente 1 kg de proteínas más que en el estado no grávido normal. Al término del embarazo, el feto y la placenta utilizan el 50 % de las proteínas adicionales, y el resto se lo reparten entre el útero, las mamas, la hemoglobina materna y las proteínas plasmáticas.

Otros aparatos maternos

APARATO LOCOMOTOR

A medida que avanza el embarazo, se hace evidente una **lordosis lumbar** compensadora (convexidad anterior de la columna lumbar). Esta alteración es útil en términos funcionales, porque ayuda a mantener el centro de gravedad de la mujer sobre las piernas; de lo contrario, el útero engrosado se desplazaría hacia delante. No obstante, como resultado de este cambio de postura, prácticamente todas las mujeres refieren lumbalgia durante el embarazo. La presión creciente provocada por el crecimiento intraabdominal del útero puede traducirse en un empeoramiento de los defectos herniarios, que la mayoría de las veces se observan en el ombligo y la pared abdominal (diástasis de los rectos, que es una separación fisiológica de los músculos rectos del abdomen). Desde el comienzo del embarazo, los efectos de la relaxina y la progesterona se traducen en una relativa laxitud de los ligamentos. La sínfisis del pubis se separa aproximadamente a las 28-30 semanas. Con frecuencia, las pacientes refieren una marcha inestable y pueden sufrir caídas con mayor frecuencia durante el embarazo que cuando no están embarazadas, como consecuencia de estas dos alteraciones y de la modificación del centro de gravedad.

Para proporcionar un aporte de calcio suficiente al esqueleto fetal, se movilizan las reservas de calcio. Los niveles en suero de calcio ionizado no varían respecto al estado no grávido, pero el calcio total materno sí disminuye. Se produce un incremento significativo de la hormona paratiroidea, que mantiene las concentraciones séricas de calcio mediante el aumento de la absorción en el intestino y la disminución de la pérdida de calcio a través del riñón. El esqueleto se mantiene bien pese a estas concentraciones elevadas de hormonas paratiroideas. Esto puede deberse al efecto de la calcitonina. Aunque la velocidad de recambio óseo aumenta, la densidad ósea no disminuye durante un embarazo normal si se proporciona una nutrición adecuada.

PIEL

El embarazo genera varias alteraciones características en el aspecto de la piel materna. Aunque no se ha demostrado la etiología exacta de estas alteraciones, parece que predominan las influencias hormonales.

Las **arañas vasculares (hemangiomas aracniformes)** son muy frecuentes en la región superior del torso, la cara y los brazos. El **eritema palmar** se da en más del 50 % de las pacientes. Ambos están asociados a un aumento de las concentraciones de estrógenos circulantes y desaparecen tras el parto. Las **estrías gravídicas** se dan en más de la mitad de todas las mujeres embarazadas y aparecen en la región inferior del abdomen, las mamas y los muslos. Inicialmente, las estrías pueden ser de color púrpura o rosa; con el tiempo, se vuelven blancas o plateadas. Estas estrías no están relacionadas con el aumento de peso, sino que son simplemente el resultado del estiramiento de la piel normal. No existe ningún tratamiento eficaz para evitar las estrías gravídicas y una vez que han aparecido ya no pueden eliminarse.

El embarazo puede provocar una **hiperpigmentación** característica, que se cree que es consecuencia de la elevación de las concentraciones de estrógenos y **melanotropina** y de una reacción cruzada con la GCh, que es estructuralmente parecida. Con frecuencia, la hiperpigmentación afecta al ombligo y al periné, aunque puede afectar a cualquier superficie cutánea. La **línea alba** de la región inferior del abdomen se oscurece y se convierte en la **línea negra**. El **cloasma (melasma)** también es frecuente y puede que nunca desaparezca completamente. El tamaño y la pigmentación de los **nevos cutáneos** pueden aumentar, pero los nevos desaparecen tras el embarazo; no obstante, se recomienda extirpar durante el embarazo los nevos que experimentan cambios rápidos, debido al riesgo de cáncer. La **sudación exocrina** y la **producción de grasa** aumentan durante el embarazo normal y muchas pacientes refieren acné.

El crecimiento del cabello durante el embarazo se mantiene, aunque hay más folículos en fase **anágena (crecimiento)** y menos en fase **telógena (reposo)**. Al final del embarazo, el número de cabellos en fase telógena es aproximadamente la mitad del 20 % normal, de manera que después del parto el número de cabellos que entran en fase telógena aumenta; así pues, de 2 a 4 meses después del embarazo se produce una alopecia significativa. El crecimiento del cabello suele normalizarse de 6 a 12 meses después del parto. Con frecuencia, las pacientes están preocupadas por esta «alopecia», hasta que se las tranquiliza asegurándoles que es transitoria y que el cabello les volverá a crecer.

APARATO REPRODUCTOR

Los efectos del embarazo sobre la vulva son parecidos a los efectos sobre otras zonas de la piel. Debido al aumento de la vascularidad, las varices vulvares son frecuentes y suelen desaparecer tras el parto. El aumento de la secreción vaginal, además de la estimulación del epitelio vaginal, da lugar a un flujo denso y abundante que se denomina **leucorrea del embarazo**. El epitelio del endocérvix crece hacia el ectocérvix, lo que está asociado a un tapón de moco.

Durante el embarazo, el útero experimenta un enorme aumento de peso desde los 70 g en el estado no grávido a aproximadamente 1 100 g al término del embarazo, principalmente por la hipertrofia de las células del miometrio. Después del embarazo, el tamaño del útero es tan sólo ligeramente mayor que antes del embarazo, ya que el número de células que lo componen apenas ha aumentado. De modo parecido, el tamaño de la cavidad uterina aumenta y alcanza un volumen de hasta 5 l, en comparación con menos del 10 ml en el estado no grávido.

MAMAS

Las mamas aumentan de tamaño durante el embarazo, rápidamente en las primeras 8 semanas y a un ritmo constante a partir de entonces. En la mayoría de los casos, el aumento total es del 25 % al 50 %. Los pezones crecen y se vuelven más móviles, y la areola crece y adquiere una mayor pigmentación, con un engrosamiento de las glándulas areolares. El flujo sanguíneo de las mamas aumenta a medida que van cambiando para prepararse para la lactancia. Algunas pacientes pueden referir mastalgia y hormigueo en la mama o el pezón. La estimulación estrogénica también lleva a un aumento de los conductos, y la hipertrofia areolar es el resultado de la estimulación por la progesterona. Durante la segunda mitad del embarazo, puede observarse un líquido denso y amarillo de los pezones. Se trata del **calostro**, que es más frecuente en las mujeres que ya han tenido un hijo. En última instancia, la lactancia depende de las acciones sinérgicas de los estrógenos, la progesterona, la prolactina, el lactógeno placentario y la insulina.

APARATO OFTALMOLÓGICO

El síntoma visual más frecuente durante el embarazo es la visión borrosa. Esta alteración visual está causada principalmente por un aumento del grosor de la córnea que está asociado a retención hídrica y disminución de la presión intraocular. Estas alteraciones son evidentes en el primer trimestre y desaparecen al cabo de 6 a 8 semanas del parto. Por lo tanto, durante el embarazo no hay que fomentar la modificación de las prescripciones de lentes correctoras.

FISIOLOGÍA FETAL Y PLACENTARIA

Placenta

La placenta es un «órgano del embarazo» imprescindible y único, que desempeña funciones clave en el intercambio respiratorio y de metabolitos, y en la síntesis y regulación de hormonas. Es el punto crucial de conexión entre la madre y el feto. La placenta permite al feto vivir y crecer hasta que está maduro y puede sobrevivir en el mundo exterior.

Todos los gases que intervienen en la respiración fetal atraviesan la placenta mediante difusión simple. La captación de O_2 y la eliminación de CO_2 fetales dependen de la capacidad de la sangre de la madre y el feto para transportar estos gases y de los flujos sanguíneos uterino y umbilical asociados.

El principal sustrato metabólico del metabolismo placentario es la glucosa. Se calcula que la placenta utiliza hasta un 70 % de la glucosa que la madre transfiere al feto. La glucosa que atraviesa la placenta lo hace mediante difusión facilitada. Otros solutos que se transfieren de la madre al feto dependen del gradiente de concentración además de su grado de ionización, tamaño y liposolubilidad. Hay un transporte activo de aminoácidos que se traduce en unas concentraciones más altas en el feto que en la madre. La transferencia placentaria de ácidos grasos libres es muy reducida, lo que se traduce en unas concentraciones más bajas en el feto que en la madre.

La placenta también produce estrógenos, progesterona, GCh y lactógeno placentario. Estas hormonas son importantes para el mantenimiento del embarazo, el parto y la lactancia.

Circulación fetal

La oxigenación de la sangre fetal tiene lugar en la placenta antes que en los pulmones fetales. Esta sangre oxigenada (saturada al 80 %) es transportada desde la placenta al feto por la vena umbilical, que entra en el sistema porta del feto y se bifurca hacia el lóbulo izquierdo del hígado (fig. 5-4). Luego, la vena umbilical se convierte en el origen del conducto venoso. Otra rama se une al flujo sanguíneo desde la vena porta en el lóbulo derecho del hígado. El 50 % del aporte sanguíneo umbilical pasa por el conducto venoso. El flujo sanguíneo de la vena hepática izquierda se mezcla con la sangre de la vena cava inferior y se dirige hacia el agujero oval. Por consiguiente, la sangre bien oxigenada de la vena umbilical entra en el ventrículo izquierdo. La sangre menos oxigenada de la vena hepática derecha entra en la vena cava inferior y luego atraviesa la válvula tricúspide hasta el ventrículo derecho. La sangre de la vena cava superior también atraviesa de forma preferente la válvula tricúspide hasta el ventrículo derecho. La sangre de la arteria pulmonar atraviesa principalmente el conducto arterial hasta la aorta.

Los ventrículos fetales funcionan en un circuito paralelo, en que el flujo sanguíneo de la derecha y la izquierda se distribuyen de forma desigual hacia los lechos vasculares pulmonar y general. En un intervalo de frecuencia cardíaca de 120 a 180 lpm, el gasto cardíaco fetal se mantiene relativamente constante. En términos generales, menos del 10 % del gasto cardíaco del ventrículo derecho va a los pulmones del feto. El gasto cardíaco restante del ventrículo derecho se deriva a través del conducto arterial hasta la aorta descendente. El gasto cardíaco del ventrículo izquierdo a la aorta proximal aporta sangre muy saturada (saturada al 65 %) al cerebro y la porción superior del cuerpo. En cuanto se le une el conducto arterial, la aorta descendente aporta sangre a la porción inferior del cuerpo del feto, y una parte muy importante de esta sangre se distribuye a las arterias umbilicales, que transportan sangre desoxigenada a la placenta.

El flujo umbilical representa aproximadamente el 40 % del gasto combinado de ambos ventrículos fetales. En la segunda mitad del embarazo, este flujo es proporcional al crecimiento fetal (aproximadamente 300 [ml/mg]/min), de modo que el flujo sanguíneo umbilical es relativamente constante y está normalizado con respecto al peso fetal. Esta relación permite emplear la determinación del flujo sanguíneo fetal como medida indirecta del crecimiento y el bienestar fetales.

Hemoglobina y oxigenación

La hemoglobina fetal, al igual que la hemoglobina adulta, es un tetrámero compuesto de dos copias de dos cadenas peptídicas distintas. Pero a diferencia de la **hemoglobina A (Hb A)** adulta, que está compuesta de cadenas α y β, la hemoglobina fetal está compuesta de una serie de distintas parejas de cadenas peptídicas que varían a medida que avanza el desarrollo embrionario y fetal. Al final de la vida fetal, predomina la **hemoglobina F (Hb F),** que está compuesta de dos cadenas α y dos cadenas β. *La diferencia fisiológica clave entre la Hb A adulta y la Hb F fetal es que, con cualquier tensión de oxígeno determinada, la Hb F tiene una mayor afinidad por el oxígeno y una mayor saturación de oxígeno que la Hb A.* El principal motivo de esta diferencia funcional es que la Hb A fija 2,3-DPG (difosfoglicerato) con mayor avidez que la Hb F.

El efecto Bohr modula la capacidad de fijación de oxígeno de la hemoglobina y tiene un papel importante en el intercambio de O_2 y CO_2 entre las circulaciones materna y fetal. Cuando la sangre materna entra en la placenta, la alcalosis respiratoria materna facilita la transferencia de CO_2 de la circulación fetal a la materna. La pérdida de CO_2 de la circulación fetal provoca un incremento del pH de la sangre fetal, lo que desplaza la curva de disociación del oxígeno fetal hacia la izquierda y se traduce en una mayor afinidad por la fijación de oxígeno (fig. 5-5). A la inversa, cuando la circulación materna capta CO_2, el pH de la sangre disminuye, lo que se traduce en un desplazamiento de la curva de disociación del oxígeno materno hacia la izquierda y una reducción de la afinidad por el oxígeno. Por lo tanto, se crea un gradiente favorable, que facilita la difusión de O_2 de la circulación materna a la fetal. Así pues, aunque la presión parcial de oxígeno en la sangre arterial fetal es de tan sólo 20 a 25 mm Hg, el feto está suficientemente oxigenado.

Riñón

El riñón fetal empieza a funcionar en el segundo trimestre y produce una orina hipotónica diluida. El ritmo de producción de orina fetal varía con el tamaño del feto y oscila entre 400 y 1 200 ml/día. La orina fetal se convierte en la primera fuente de líquido amniótico a mediados del segundo trimestre.

Hígado

El hígado fetal madura lentamente. La capacidad del hígado fetal para sintetizar glucógeno y conjugar bilirrubina aumenta con la edad de gestación. A consecuencia de esto, du-

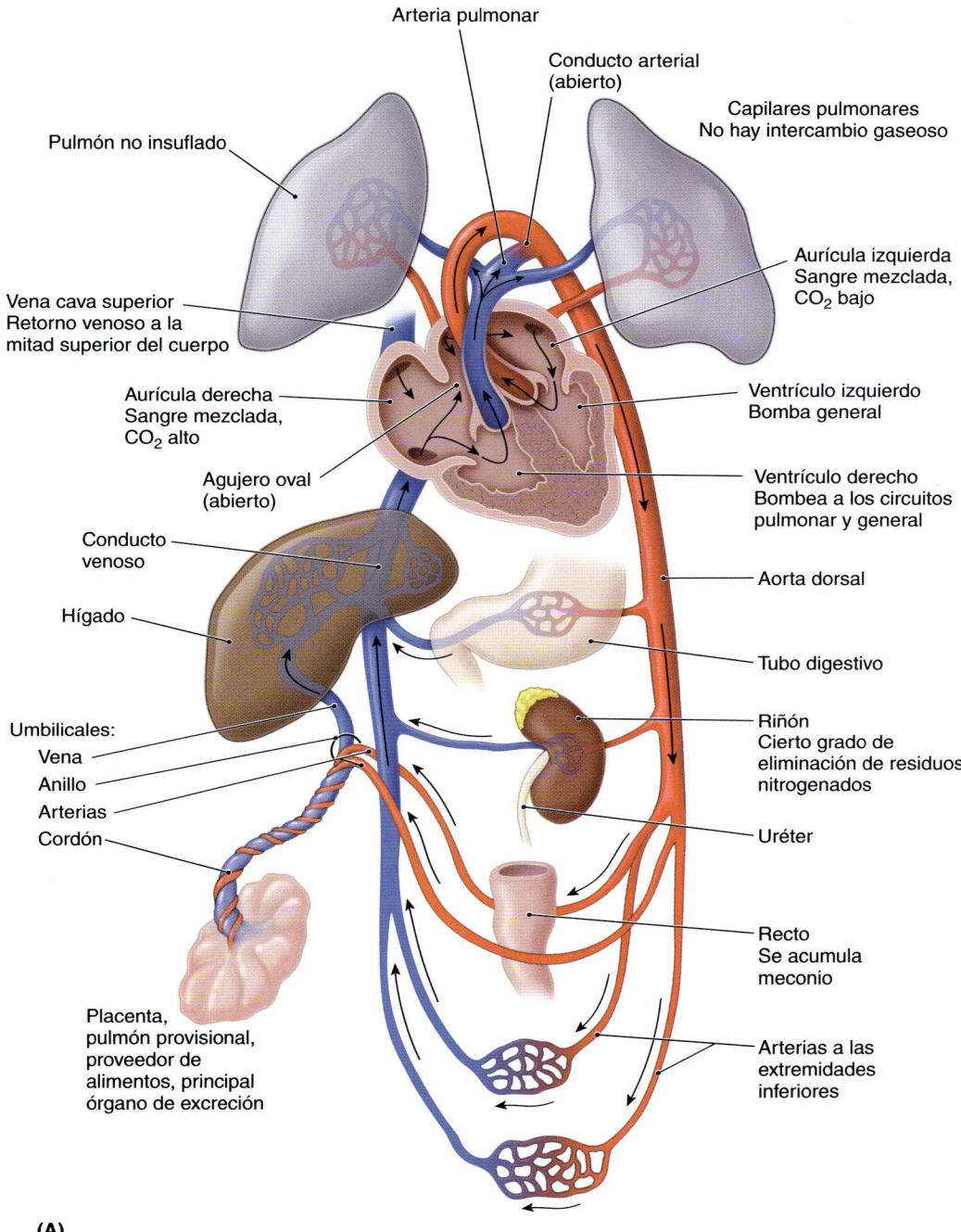

Arteria pulmonar

Conducto arterial
(abierto)

Capilares pulmonares
No hay intercambio gaseoso

Pulmón no insuflado

Aurícula izquierda
Sangre mezclada,
CO_2 bajo

Vena cava superior
Retorno venoso a la
mitad superior del cuerpo

Ventrículo izquierdo
Bomba general

Aurícula derecha
Sangre mezclada,
CO_2 alto

Agujero oval
(abierto)

Ventrículo derecho
Bombea a los circuitos
pulmonar y general

Conducto
venoso

Aorta dorsal

Hígado

Tubo digestivo

Umbilicales:
    Vena
    Anillo
    Arterias
    Cordón

Riñón
Cierto grado de
eliminación de residuos
nitrogenados

Uréter

Recto
Se acumula
meconio

Placenta,
pulmón provisional,
proveedor de
alimentos, principal
órgano de excreción

Arterias a las
extremidades
inferiores

(A)

FIGURA 5-4. Circulación fetal al término del embarazo **(A)** y después del parto **(B)**. Obsérvense las alteraciones de la función del conducto venoso, el agujero oval y el conducto arterial en la transición de la existencia intrauterina a extrauterina. *Azul*, sangre desoxigenada; *rojo*, sangre oxigenada *(continúa en pág. siguiente)*.

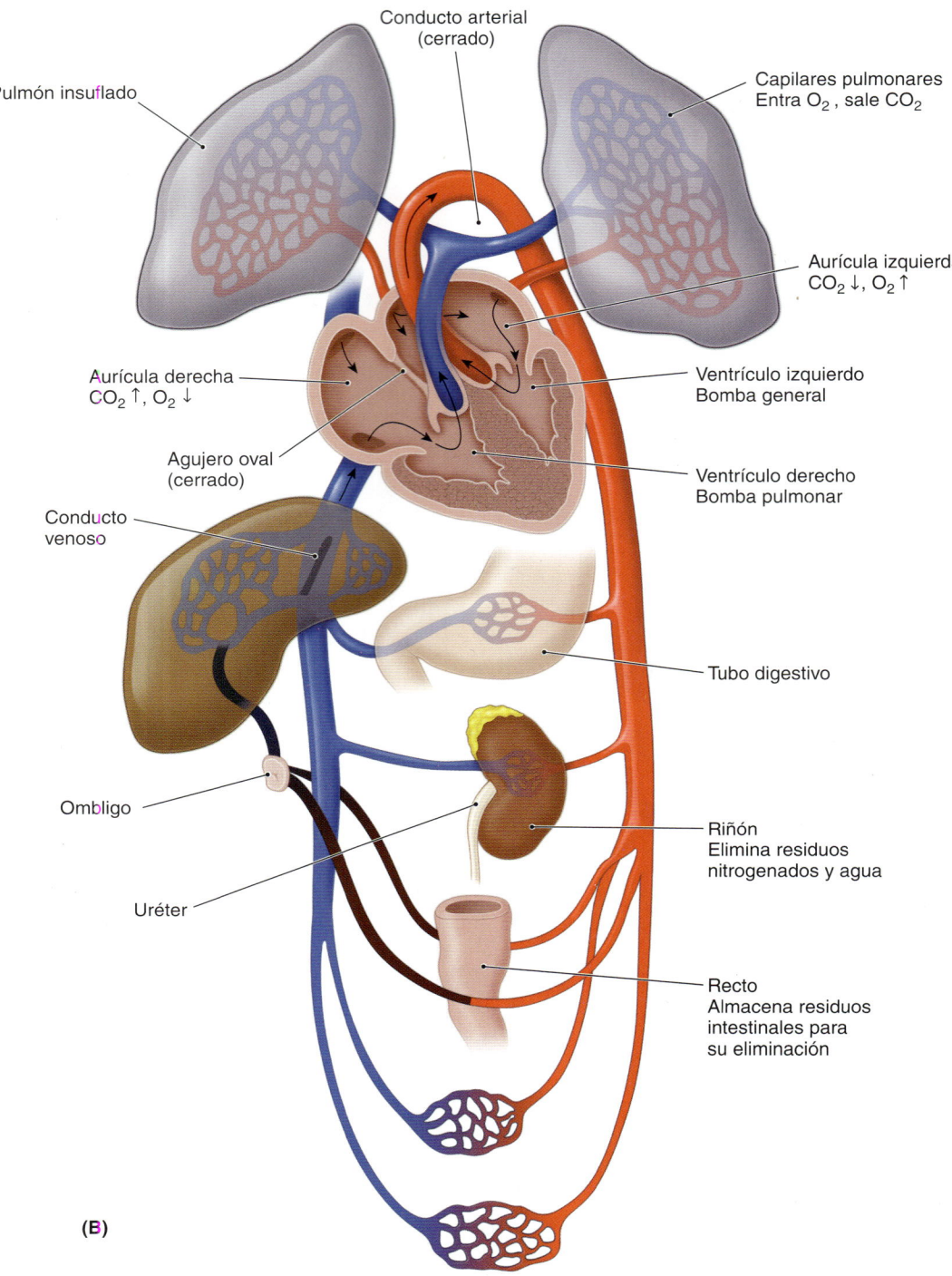

(B)

FIGURA 5-4. *Continuación.*

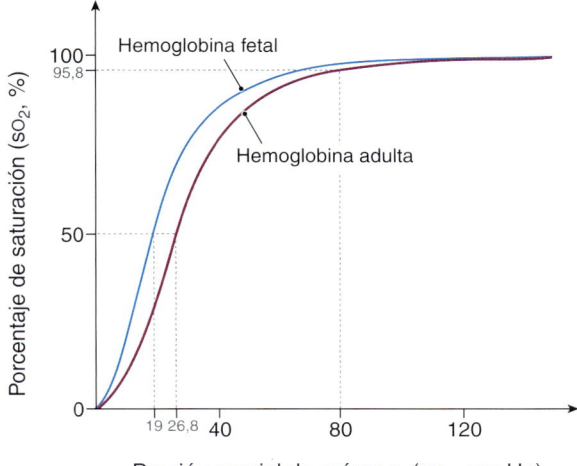

FIGURA 5-5. Curva de saturación de oxígeno de la Hb A frente a la Hb F. La curva de saturación de oxígeno de la hemoglobina fetal *(azul)* aparece desplazada hacia la izquierda cuando se compara con la hemoglobina adulta *(rojo)*, porque la hemoglobina fetal posee una mayor afinidad por el oxígeno.

rante la vida fetal, la bilirrubina se elimina principalmente a través de la placenta. La producción hepática de factores de coagulación es deficiente y puede estar atenuada en la vida del recién nacido debido a la carencia de vitamina K. La administración sistemática neonatal a de vitamina K evita los trastornos hemorrágicos en el recién nacido.

Glándula tiroidea

La glándula tiroidea del feto se desarrolla sin una influencia directa de la madre y empieza a funcionar al final del primer trimestre, de modo que, a partir de ese momento, las concentraciones de T_3, T_4 y TBG fetales aumentan hasta el final de la gestación. *La placenta no transporta tirotropina, y sólo cantidades moderadas de T_3 y T_4 atraviesan la placenta.* La madre es la fuente principal de hormona tiroidea para el feto antes de las 24-28 semanas de gestación.

Gónadas

Durante la octava semana de gestación, las células germinales primordiales migran del endodermo del saco vitelino al pliegue genital. En ese momento, las gónadas están indiferenciadas. La diferenciación testicular se da 6 semanas después de la concepción, si el embrión es 46,XY. Parece que la diferenciación testicular depende de la presencia del antígeno H-Y y el cromosoma Y. No obstante, si el cromosoma Y está ausente, se desarrolla un ovario a partir de la gónada indiferenciada. El desarrollo del ovario fetal em-

pieza aproximadamente a las 7 semanas. El desarrollo de otros órganos genitales depende de la presencia o ausencia de hormonas específicas y es independiente de la diferenciación gonadal. Si los testículos fetales están presentes, entonces la testosterona y el factor inhibidor de los conductos paramesonéfricos inhiben el desarrollo de los genitales externos femeninos. Si estas dos hormonas no están presentes, se desarrollan los genitales femeninos y los conductos mesonéfricos desaparecen.

INMUNOLOGÍA DEL EMBARAZO

Aunque el sistema inmunitario materno no sufre alteraciones durante el embarazo, el feto, que en términos antigénicos es distinto, puede sobrevivir en el útero sin ser rechazado. Parece que la clave de este aloinjerto satisfactorio es la placenta. La placenta actúa como una superficie de contacto eficaz entre los compartimentos vasculares materno y fetal evitando que el feto esté en contacto directo con el sistema inmunitario materno. La placenta también produce estrógenos, progesterona, GCh y lactógeno placentario, que contribuyen a inhibir las respuestas inmunitarias de la madre localmente. Además, la placenta es el lugar donde se originan los anticuerpos bloqueantes y los anticuerpos enmascaradores, que alteran la respuesta inmunitaria.

El sistema inmunitario general de la madre permanece intacto, como ponen de manifiesto la cifra de leucocitos, la cifra y la función de los linfocitos B y T, y las concentraciones de inmunoglobulina (Ig). *Puesto que la IgG es la única inmunoglobulina que puede atravesar la placenta, la IgG materna contiene un porcentaje muy importante de inmunoglobulina fetal, tanto en el útero como al comienzo del período neonatal.* De este modo se transfiere al feto la **inmunidad pasiva.**

En este entorno, el sistema inmunitario fetal tiene la posibilidad de desarrollarse gradualmente y estar maduro al término del embarazo. La producción de linfocitos fetales empieza ya a las 6 semanas de gestación. A las 12 semanas, la IgG, IgM, IgD e IgE están presentes y se producen en cantidades cada vez mayores hasta el final del embarazo. Al nacer, el feto está dotado de inmunidad pasiva y de un sistema inmunitario maduro para defenderse contra las enfermedades infecciosas.

LECTURAS RECOMENDADAS

American Academy of Pediatrics; American College of Obstetricians and Gynecologists. *Guidelines for Perinatal Care.* 6th ed. Elk Grove Village, IL: American Academy of Pediatrics; 2007.

American College of Obstetricians and Gynecologists. Thromboembolism in pregnancy. ACOG Practice Bulletin No. 19. *Obstet Gynecol.* 2000;96(2):1–10.

American College of Obstetricians and Gynecologists. Thyroid disease in pregnancy. ACOG Practice Bulletin No. 37. *Obstet Gynecol.* 2002;100(2):387–396.

Atención previa a la concepción y prenatal

Este capítulo trata principalmente los siguientes temas educativos de la Association of Professors of Gynecology and Obstetrics (APGO):

Tema 9 Atención previa a la concepción

Tema 10 Atención prenatal

El estudiante debe reconocer la relación entre la buena salud, antes y durante el embarazo, y la reducción de la morbimortalidad maternofetal y el desenlace óptimo del embarazo. La evaluación fetal continuada y la identificación temprana de las complicaciones fetales son los pilares de la atención ginecológica integral y permiten una intervención eficaz.

ORIENTACIÓN Y ATENCIÓN PREVIAS A LA CONCEPCIÓN

La orientación y la atención preconcepcional tienen el objetivo de optimizar la salud de la mujer para el embarazo, y lo ideal es empezar antes de la concepción, con una consulta previa al embarazo. Durante esta consulta se obtienen los antecedentes familiares y personales minuciosos de la pareja, además de realizar una exploración física de la posible madre. El objetivo de esta consulta consiste en reducir al mínimo los efectos indeseables sobre la salud de la madre y el feto y fomentar un embarazo saludable. Se identifican y se tratan los problemas preexistentes que pueden afectar a la concepción, al embarazo o a ambos. Por ejemplo, las anomalías congénitas del tubo neural (ACTN) están asociadas a la carencia de ácido fólico. La información sobre el aporte complementario de ácido fólico es un componente esencial de la atención previa a la concepción. Además, las mujeres que padecen enfermedades como la fenilcetonuria o la diabetes pueden reducir el riesgo de efectos indeseables en el feto estableciendo un control metabólico estricto antes de la concepción y manteniéndolo durante todo el embarazo. Se cree que el inicio del control metabólico de estas afecciones durante el embarazo es menos beneficioso.

Todas las consultas de salud durante los años fértiles de una mujer, especialmente las que forman parte de la atención previa a la concepción, deben comprender orientación sobre la atención médica y las conductas apropiadas para un buen desarrollo de la gestación. Las siguientes evaluaciones maternas pueden servir de base para esta orientación:

- Planificación familiar y espaciado de los embarazos.
- Antecedentes familiares.
- Antecedentes genéticos.
- Antecedentes personales, quirúrgicos, psiquiátricos y neurológicos.
- Medicación actual.
- Consumo de drogas.
- Violencia doméstica.
- Nutrición.
- Exposiciones ambientales y laborales.

- Inmunidad y vacunaciones.
- Factores de riesgo de enfermedades de transmisión sexual.
- Antecedentes ginecológicos.
- Exploración física.
- Evaluación del contexto socioeconómico, educativo y cultural.

Hay que ofrecer vacunación a las mujeres que se observa que tienen riesgo de padecer o predisposición a padecer la rubéola, varicela y hepatitis B. Todas las mujeres embarazadas deben someterse a la prueba de la infección por el virus de la inmunodeficiencia humana (VIH), a menos que rehúsen hacérsela. Pueden realizarse otras pruebas para indicaciones específicas:

- Cribado de las enfermedades de transmisión sexual.
- Pruebas para detectar enfermedades maternas basándose en los antecedentes personales patológicos o ginecológicos.
- Prueba de la tuberculina con derivado proteico purificado para la tuberculosis.
- Cribado de los trastornos genéticos basándose en el origen racial y étnico:
  - Anemia falciforme (estadounidenses de raza negra).
  - Talasemia β (personas de ascendencia mediterránea y del sureste asiático; estadounidenses de raza negra).
  - Talasemia α (personas de ascendencia mediterránea y del sureste asiático; estadounidenses de raza negra).
  - Enfermedad de Tay-Sachs (judíos asquenazíes, canadienses franceses y cajunes).
  - Enfermedad de Canavan y disautonomía familiar (judíos asquenazíes).
  - Fibrosis quística (aunque la frecuencia del estado del portador es más alta entre los caucásicos de ascendencia europea y asquenazí, hay que ofrecer estudios de detección de portadores a todas las parejas).
  - Cribado de otros trastornos genéticos basándose en los antecedentes familiares.

Hay que orientar a las pacientes respecto a las ventajas de las siguientes actividades:

- Ejercicio.
- Perder peso antes del embarazo, si la mujer está obesa; aumentar de peso, si pesa menos de lo que debería.

- Evitar las modas alimentarias.
- Evitar quedarse embarazada durante 1 mes después de haber recibido una vacuna de virus vivos atenuados (p. ej., rubéola).
- Evitar la infección por VIH.
- Determinar el momento de la concepción precisando la fecha de su última regla.
- Abstenerse de fumar, beber alcohol y consumir drogas antes y durante el embarazo.
- Tomar 0,4 mg de ácido fólico al día mientras se intenta conseguir el embarazo y durante el primer trimestre de embarazo para prevenir las ACTN; las mujeres que han tenido un embarazo anterior afectado por ACTN deben consumir 4 mg de ácido fólico al día durante el período previo a la concepción. Para alcanzar esta cantidad total, puede añadirse un complemento distinto a un comprimido multivitamínico individual, pero evitando una ingesta excesiva de vitaminas liposolubles, que pueden tener efectos indeseables en el feto si se toman en altas dosis.
- Mantener un buen control de todas las afecciones preexistentes (p. ej., diabetes, hipertensión arterial, asma, lupus eritematoso sistémico, convulsiones, trastornos de la glándula tiroidea, enfermedad inflamatoria intestinal).

ATENCIÓN PRENATAL

Las mujeres que reciben atención prenatal de manera temprana y habitual tienen mayores probabilidades de dar a luz hijos sanos. Los objetivos de la atención ginecológica son: *1)* facilitar el acceso a la atención, *2)* fomentar la implicación de la paciente y *3)* proporcionar una estrategia de equipo para la vigilancia y la educación continuadas de la paciente y sobre el feto. Pueden detectarse afecciones de alto riesgo y puede establecerse un plan de tratamiento para cualquier complicación que surja. La atención prenatal sistemática ofrece la posibilidad de realizar pruebas de detección, llevar a cabo evaluaciones periódicas y proporcionar información a la paciente.

La vigilancia prenatal comienza con la primera consulta prenatal. En ese momento, el profesional sanitario empieza a compilar una base de datos de información ginecológica. El apéndice C contiene un modelo de formato para documentar información. La atención prenatal completa comprende:

- Diagnosticar el embarazo y determinar la edad gestacional.
- Vigilar la evolución del embarazo con exploraciones periódicas y pruebas de detección apropiadas.
- Evaluar el bienestar de la mujer y el feto.
- Proporcionar información a la paciente que aborde todos los aspectos del embarazo.
- Preparar a la paciente y a su familia para el tratamiento de la paciente durante el parto y el puerperio.
- Detectar las complicaciones médicas y psicosociales e iniciar las intervenciones indicadas.

Un aspecto importante de la atención prenatal consiste en informar a la madre y a su familia de la utilidad del cribado y el tratamiento de las complicaciones imprevistas que pueden surgir. Las afecciones específicas a las que con frecuencia se atribuyen malos resultados para la madre y el recién nacido comprenden el parto prematuro, la infección durante el embarazo, el crecimiento intrauterino retardado, la hipertensión arterial y la preeclampsia, la diabetes, las anomalías congénitas, la gestación múltiple y la placentación anómala.

DIAGNÓSTICO DE EMBARAZO

En una mujer con ciclos menstruales regulares, la ausencia de una o más menstruaciones tras un período de actividad sexual sin métodos anticonceptivos eficaces es altamente indicativa de un embarazo en fase inicial. Con frecuencia, el cansancio, las náuseas/vómitos y la mastalgia son síntomas asociados.

La exploración física pone de manifiesto un reblandecimiento y un agrandamiento del útero grávido al cabo de 6 semanas o más de la última menstruación normal. Aproximadamente a las 12 semanas de gestación (12 semanas desde la aparición de la última menstruación), generalmente el útero ya se ha agrandado lo suficiente como para ser palpable en la región inferior del abdomen. Otras observaciones que pueden realizarse en el aparato genital al comienzo del embarazo comprenden congestión y coloración azul de la vagina **(signo de Chadwick)** y reblandecimiento del cuello del útero **(signo de Hegar)**. Más adelante, aumenta la pigmentación cutánea y aparecen estrías curvilíneas en la pared abdominal, que están asociadas a los efectos de la progesterona y el estiramiento físico de la dermis. La palpación de las partes fetales y la percepción del movimiento fetal y los tonos cardíacos fetales son diagnósticos de embarazo, pero de una edad gestacional más avanzada. La percepción inicial del movimiento fetal por parte de la paciente (que se denomina «primeros movimientos fetales») normalmente no se comunica hasta las 16 a 18 semanas de gestación, y con frecuencia hasta las 20 semanas en las primíparas.

El embarazo no puede diagnosticarse tan sólo basándose en los síntomas y los signos subjetivos. Se necesita una **prueba de embarazo** para confirmar el diagnóstico. Cuando la prueba es positiva y antes de observar actividad cardíaca fetal en la ecografía, el médico y la paciente deben ser conscientes de los signos y síntomas de un embarazo anómalo, entre ellos los asociados al aborto espontáneo, el embarazo ectópico y la enfermedad trofoblástica. Existen varios tipos de pruebas de embarazo en orina que determinan la **gonadotropina coriónica humana (GCh)** que se produce en el sincitiotrofoblasto de la placenta en crecimiento. Puesto que la GCh comparte una subunidad α con la lutropina (LH), la interpretación de cualquier prueba que no distinga la LH de la GCh debe tener en cuenta esta coincidencia estructural. Por lo tanto, la concentración de GCh necesaria para que la prueba sea positiva tiene que ser lo suficientemente alta como para evitar un diagnóstico falso de embarazo. Las pruebas de embarazo en orina habituales de laboratorio dan positivo aproximadamente 4 semanas después del primer día de la última menstruación (esto es, en torno al momento de la menstruación ausente). Las pruebas de embarazo en orina caseras tienen un índice bajo de falsos positivos pero un índice alto de falsos negativos (el resultado de la prueba es negativo aunque la paciente está embarazada). *Lo mejor es realizar cualquier prueba de embarazo en orina con una muestra de la primera orina de la mañana, que es la que contiene la concentración más alta de GCh.*

Las **pruebas de embarazo en sangre** son más específicas y sensibles porque van dirigidas a la subunidad β de la GCh, lo que permite la detección del embarazo en una etapa muy inicial de la gestación, con frecuencia antes de la ausencia de la primera menstruación de la paciente. Durante las primeras semanas, el estado del embarazo puede analizarse mediante el seguimiento de las concentraciones cuantitativas seriadas de GCh y la comparación con el incremento previsto según los datos correspondientes a los embarazos intrauterinos normales. Con frecuencia, este tipo de estudios seriados permiten diferenciar un embarazo normal de uno anómalo o indican que es necesario realizar más pruebas de otro tipo a los mismos efectos.

La **ecografía** puede detectar un embarazo al comienzo de la gestación. En la ecografía abdominal, el transductor ecográfico se coloca sobre el abdomen de la madre, lo que permite visualizar el saco gestacional en un embarazo normal al cabo de 5 a 6 semanas de la aparición de la última menstruación normal (lo que corresponde a unas concentraciones de GCh-β de 5 000 a 6 000 mUI/ml). Con frecuencia, la **ecografía transvaginal** detecta el embarazo al cabo de 3 a 4 semanas de gestación (lo que corresponde a unas concentraciones de GCh-β de 1 000 a 2 000 mUI/ml), porque la sonda se coloca en la porción posterior del fórnix de la vagina tan sólo a unos centímetros de la cavidad uterina, en comparación con la distancia relativamente mayor desde la pared abdominal a la misma ubicación. Si la concentración de GCh-β es >4 000 mUI/ml, debería visualizarse el embrión y detectarse la actividad cardíaca mediante todas las técnicas ecográficas.

La **detección de la actividad cardíaca fetal («tonos cardíacos fetales»)** también es casi siempre un indicio de embarazo intrauterino viable. Con la fetoscopia acústica no electrónica tradicional, es posible auscultar los tonos cardíacos fetales en la semana 18 a 20 de edad gestacional o después. Los equipos Doppler electrónicos que se utilizan comúnmente pueden detectar los tonos cardíacos fetales aproximadamente a las 12 semanas de gestación.

PRIMERA CONSULTA PRENATAL

En la primera consulta prenatal se realiza una anamnesis exhaustiva, que se centra en los embarazos anteriores, los antecedentes ginecológicos, los antecedentes personales con atención a las infecciones y los problemas médicos crónicos, la información pertinente al cribado genético y la información sobre la evolución del embarazo actual. Se lleva a cabo una exploración física completa, incluida una exploración mamaria y ginecológica, además de los análisis habituales del primer trimestre (tabla 6-1). Pueden realizarse otros análisis según esté indicado. Se dan instrucciones a la paciente con respecto a la atención prenatal, las señales de alerta de las complicaciones, la persona de contacto en caso de preguntas o problemas, e información sobre nutrición y servicios sociales.

La exploración ginecológica inicial también comprende una descripción de los distintos diámetros de la pelvis ósea (v. cap. 4, Embriología y anatomía), la evaluación del cuello del útero (incluida su longitud, consistencia, dilatación y borramiento), y el tamaño (que suele expresarse en semanas), la forma, la consistencia (de firme a blanda) y la movilidad. Cuando el útero crece hasta el punto de que sale de la pelvis, la altura del fondo del útero en centímetros representa la edad gestacional del feto desde ese momento hasta aproximadamente las 36 semanas.

Evaluación del riesgo

La evaluación del riesgo es un elemento importante del estudio prenatal inicial. *Las preguntas sobre los antecedentes y las afecciones crónicas son importantes para poder identificar a la mujer embarazada con riesgo de complicaciones y para iniciar un plan de tratamiento en el momento apropiado.* Además de comprender los riesgos médicos, es importante comprender las circunstancias sociales de cada mujer, algunas de las cuales pueden conferir riesgo de complicaciones físicas y emocionales. Hay que preguntar a las pacientes sobre los siguientes aspectos de su estilo de vida que podrían suponer un riesgo y proporcionarles orientación apropiada, si está indicado:

- Orientación sobre nutrición y aumento de peso.
- Actividad sexual.
- Ejercicio.
- Tabaquismo.
- Riesgos ambientales y laborales.
- Tabaco.
- Alcohol.
- Drogas.
- Violencia doméstica.
- Uso del cinturón de seguridad.

Determinación inicial de la edad gestacional: fecha prevista de parto

La **edad gestacional** *es el número de semanas que han transcurrido entre el primer día de la última menstruación (no la supuesta fecha de concepción) y la fecha de parto.* El establecimiento de una edad gestacional aproximada y una **fecha prevista de parto (FPP)** precisas es un componente importante de la primera consulta prenatal. Cuestiones como el embarazo prematuro y el embarazo prolongado y su consiguiente tratamiento, además del momento oportuno para realizar las pruebas de detección (esto es, cribado sérico materno de la trisomía 21 y las ACTN, determinación de la madurez fetal), están afectadas por la precisión de la edad gestacional.

La **regla de Naegele** es una manera fácil de calcular la FPP: sume 7 días al primer día de la última menstruación normal y reste 3 meses. En una paciente con un ciclo menstrual ideal de 28 días, la ovulación se da el día 14; por lo tanto, la edad de concepción del embarazo es en realidad 38 semanas. Lo habitual es utilizar el primer día de la última menstruación como punto de partida para la edad gestacional, y se utiliza la edad gestacional, no de concepción. La duración de un embarazo «normal» es de 40 ± 2 semanas, y se calcula a partir del primer día de la última menstruación normal (edad menstrual o de gestación).

Para establecer una edad gestacional exacta, es crucial la **fecha de aparición de la última menstruación normal.** No hay que confundir un episodio hemorrágico leve con una menstruación normal. Unos antecedentes de menstruaciones irregula-

TABLA
6-1   Análisis

Dirección de la paciente

LABORATORIO Y EDUCACIÓN

ANALÍTICA INICIAL	FECHA	RESULTADO	REVISADO
GRUPO SANGUÍNEO	/ /	A B AB O	
GRUPO D (Rh)	/ /		
PRUEBA DE DETECCIÓN DE ANTICUERPOS	/ /		
Hto/Hb/VCM	/ /	_____ % _____ g/dl	
CITOLOGÍA VAGINAL	/ /	NORMAL/ANÓMALO/_____	
VARICELA	/ /		
RUBÉOLA	/ /		
VDRL	/ /		
UROCULTIVO/PRUEBA DE DETECCIÓN DE ORINA	/ /		
HBsAg	/ /		
ORIENTACIÓN/PRUEBA VIH*	/ /	POS. NEG. RECHAZADO	
ANALÍTICA OPCIONAL	**FECHA**	**RESULTADO**	
ELECTROFORESIS DE LA HEMOGLOBINA	/ /	AA AS SS AC SC AF ↑A_2 POS. NEG. RECHAZADO	
DPP	/ /		
CLAMIDIA	/ /		
GONORREA	/ /		
FIBROSIS QUÍSTICA	/ /	POS. NEG. RECHAZADO	
TAY-SACHS	/ /	POS. NEG. RECHAZADO	
DISAUTONOMÍA FAMILIAR	/ /	POS. NEG. RECHAZADO	
HEMOGLOBINA			
PRUEBAS DE DETECCIÓN GENÉTICA (V. MODELO B)	/ /		
OTROS			
ANALÍTICA A LAS 8-20 SEMANAS (CUANDO ESTÉ INDICADA/PROGRAMADA)	**FECHA**	**RESULTADO**	
ECOGRAFÍA	/ /		
ESTUDIO DEL RIESGO DE ANEUPLOIDÍA EN EL PRIMER TRIMESTRE	/ /	POS. NEG. RECHAZADO	
AFPSM/MÚLTIPLES MARCADORES	/ /	POS. NEG. RECHAZADO	
CRIBADO SÉRICO EN EL 2.º TRIMESTRE	/ /	POS. NEG. RECHAZADO	
AMNIO/BIOPSIA DE CORION	/ /		
CARIOTIPO	/ /	46,XX O 46,XY/OTRO _____	
LÍQUIDO AMNIÓTICO (AFP)	/ /	NORMAL _____ ANÓMALO _____	
INMUNOGLOBULINA ANTI-D (RhIg)	/ /		

COMENTARIOS/ANALÍTICA ADICIONAL

* Comprobar los requisitos estatales antes de anotar los resultados.

(CONTINÚA)

EXPEDIENTE PRENATAL DEL ACOG (MODELO D)

TABLA 6-1	Análisis *(continuación)*

Dirección de la paciente

LABORATORIO Y EDUCACIÓN *(continuación)*

ANALÍTICA A LAS 24-28 SEMANAS (CUANDO ESTÉ INDICADA/PROGRAMADA)	FECHA	RESULTADO	REVISADO	COMENTARIOS/ANALÍTICA ADICIONAL
Hto/Hb/VCM	/ /	_____ % _____ g/dl		
CRIBADO DE LA DIABETES	/ /	1 h_____		
PTG (SI EL CRIBADO ES ANÓMALO)	/ /	_____GLUCEMIA EN AYUNAS _____1 h _____2 h _____3 h		
CRIBADO DEL ANTICUERPO D (Rh)	/ /			
INMUNOGLOBULINA ANTI-D (RhIg) ADMINISTRADA (28 sem O MÁS)	/ /	FIRMA _____		

ANALÍTICA A LAS 32-36 SEMANAS	FECHA	RESULTADO		
Hto/Hb	/ /	_____ % _____ g/dl		
ECOGRAFÍA (CUANDO ESTÉ INDICADA)	/ /			
VIH (CUANDO ESTÉ INDICADO)*				
VDRL (CUANDO ESTÉ INDICADA)	/ /			
GONORREA (CUANDO ESTÉ INDICADA)	/ /			
CLAMIDIA (CUANDO ESTÉ INDICADA)	/ /			
ESTREPTOCOCO DEL GRUPO B	/ /			

* Comprobar los requisitos estatales antes de anotar los resultados.

COMENTARIOS
_____
_____
_____
_____
_____
_____

EXPEDIENTE PRENATAL DEL ACOG (MODELO D, *continuación)*

res o una medicación que altera la duración del ciclo (p. ej., anticonceptivos orales, otras preparaciones hormonales y fármacos psicoactivos) pueden complicar los antecedentes menstruales. Si las relaciones sexuales son infrecuentes o se programan para concebir basándose en técnicas de reproducción asistida, la paciente puede saber cuándo es más probable que se haya quedado embarazada, con lo que resulta más fácil calcular exactamente la edad gestacional.

La ecografía ginecológica es la prueba más exacta que existe para determinar la edad gestacional. La exploración ginecológica realizada por un médico experimentado es muy precisa, con un margen de error de 1 a 2 semanas, para determinar la edad gestacional hasta aproximadamente las 14 a 16 semanas, momento en el cual el segmento uterino inferior empieza a formarse, lo que hace que el cálculo clínico de la edad gestacional sea menos exacto. Además, en las mujeres con retroversión uterina, el cálculo de la edad gestacional es menos exacto que en las mujeres con otras posiciones del útero.

CONSULTAS PRENATALES POSTERIORES

La vigilancia habitual de la madre y el feto es imprescindible para identificar las complicaciones que pueden surgir durante el embarazo y para proporcionar seguridad y apoyo a la madre y a la familia, especialmente en un primer embarazo o cuando los embarazos anteriores han sido complicados o han tenido un desenlace desafortunado. En una mujer con un embarazo normal, generalmente las consultas prenatales periódicas se programan a intervalos de 4 semanas hasta las 28 semanas, a intervalos de 2 a 3 semanas entre las semanas 28 y 36, y cada semana a partir de entonces. Normalmente, las pacientes con embarazos de alto riesgo o complicaciones persistentes se visitan con mayor frecuencia, según las circunstancias clínicas. En cada consulta se pregunta a las pacientes cómo se sienten y si tienen algún problema, como por ejemplo una hemorragia vaginal, náuseas y vómitos, disuria o leucorrea. Después de los primeros movimientos fetales, se les pregunta si siguen notando los movimientos fetales y si se mantienen igual o han disminuido desde la última consulta prenatal. La disminución de los movimientos fetales después de alcanzar la viabilidad fetal es una señal de alerta que exige una valoración adicional del bienestar fetal.

Cada una de las evaluaciones prenatales comprende las siguientes determinaciones:

- Tensión arterial.
- Peso.
- Análisis de orina para detectar albúmina y glucosa.

Es importante determinar la tensión arterial basal y las concentraciones de proteína en orina en la primera consulta prenatal. Generalmente, la tensión arterial disminuye al final del primer trimestre y vuelve a aumentar en el tercero. Tras 20 semanas de gestación, un aumento de la tensión arterial sistólica de más de 30 mm Hg o un aumento de la tensión arterial diastólica de más de 15 mm Hg respecto a las cifras basales dejan entrever (pero por sí solos no diagnostican) **hipertensión arterial gravídica** (v. cap. 16, Hipertensión arterial en el embarazo). La comparación con las cifras basales es necesaria para distinguir con exactitud la hipertensión arterial preexistente de la hipertensión arterial asociada al embarazo.

El peso materno es otra variable importante que hay que seguir durante el embarazo, ya que las recomendaciones respecto al aumento de peso difieren según el **índice de masa corporal (IMC)** de cada mujer antes del embarazo. Un aumento total de peso de 11 a 16 kg sólo es apropiado en la mujer que tiene un IMC normal (tabla 6-2). La mujer embarazada obesa que tiene un IMC ≥ 30 antes del embarazo corre el riesgo de padecer múltiples complicaciones durante el embarazo, entre ellas preeclampsia, diabetes gestacional y necesidad de parto por cesárea. Entre las consultas mensuales, generalmente lo apropiado es un aumento de 1,5 a 2 kg de peso en la mujer que tiene un IMC normal. Una desviación considerable de esta tendencia puede exigir una evaluación nutricional y un estudio adicional.

Los datos que hay que obtener en la exploración física ginecológica en cada consulta comprenden la medición de la altura del fondo del útero, la documentación de la presencia y la frecuencia de los tonos cardíacos fetales, y la determinación de la presentación del feto. Por lo general, hasta las 18 a 20 semanas, el tamaño del útero se expresa en «semanas», como por ejemplo un tamaño de «12 semanas». Después de las 20 semanas de gestación (cuando el fondo del útero puede palparse en el ombligo o cerca del ombligo en una mujer de constitución normal y con un embarazo único en la presentación de vértice), el tamaño del útero puede medirse con una cinta métrica, un método que se denomina **medición de la altura del fondo del útero.** Se identifica la parte superior del fondo del útero y el extremo de la cinta métrica en que está el cero se coloca en la parte más alta del útero. Luego, la cinta se lleva hacia delante a través del abdomen hasta el nivel de la sínfisis del pubis. Entre las 16 a 18 semanas de gestación y las 36 semanas de gestación, la altura del fondo del útero en centímetros (medida desde la sínfisis hasta la parte superior del fondo del útero) equivale aproximadamente al número de semanas de edad gestacional en los embarazos únicos normales en la presentación cefálica dentro de un útero anatómicamente normal (fig. 6-1). Hasta las 36 semanas en el embarazo único normal, el número de semanas de gestación se aproxima a la altura del fondo del útero en centímetros. A partir de entonces, el feto desciende a la pelvis y se acomoda debajo de la sínfisis del pubis (encajamiento de la cabeza en la pelvis menor), de modo que la medición de la altura del fondo del útero es cada vez menos fiable.

TABLA 6-2	Directrices del Institute of Medicine para el aumento de peso total durante el embarazo, basadas en el índice de masa corporal (IMC) anterior al embarazo
IMC anterior al embarazo (kg)	**Aumento de peso total recomendado (kg)**
Menos de 19,8	13–18
19,8–26	11–16
26,1–29	7–11
Más de 29	Como mínimo 7

Del American College of Obstetrics and Gynecology. *Guidelines for Perinatal Care.* 6.ª ed. Washington, DC: American College of Obstetrics and Gynecology; 2007: 86.

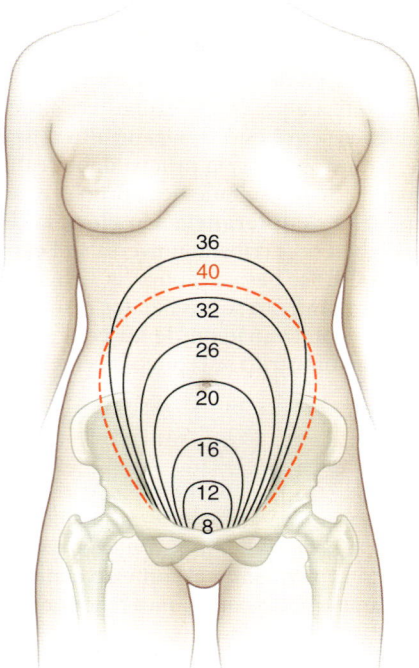

FIGURA 6-1. Altura del fondo del útero. En un embarazo único normal en la presentación de vértice, la altura del fondo del útero corresponde aproximadamente a la edad gestacional entre las 16 y 36 semanas de gestación. Una guía práctica es que 20 semanas equivalen a 20 cm, lo que corresponde al ombligo en una mujer de complexión normal. Después de las 36 semanas, la altura del fondo del útero aumenta más despacio o de hecho disminuye conforme el útero cambia de forma y/o la cabeza del feto se encaja en la pelvis.

Hay que verificar la **frecuencia cardíaca fetal** en cada consulta, mediante auscultación directa o mediante el uso de un Doppler fetal. La frecuencia cardíaca fetal normal es de 110 a 160 lpm, con frecuencias más altas al comienzo del embarazo. También puede detectarse el pulso materno con el Doppler, de modo que puede que haya que palpar el pulso materno y auscultar el pulso fetal simultáneamente para diferenciar entre ambos. La desviación de la frecuencia normal o las arritmias ocasionales deben estudiarse cuidadosamente.

Varias determinaciones relacionadas con el feto pueden realizarse mediante la **palpación del útero grávido,** como la identificación de la presentación del feto; esto es, qué parte del feto entra primero en la pelvis. Antes de las 34 semanas de gestación, las presentaciones de nalgas, oblicua o transversa no son frecuentes. La presentación del feto también puede variar de un día a otro. Al término del embarazo, más del 95 % de los fetos está en la presentación cefálica (cabeza abajo). Aproximadamente el 3,5 % está en la presentación de nalgas (nalgas primero) y el 1 % está en la presentación de hombros primero. A menos que el feto esté en una presentación transversa (el eje longitudinal del feto no es paralelo al eje longitudinal de la madre), la presentación será de cabeza (vértice, cefálica) o de nalgas.

En la exploración clínica, la presentación del feto puede identificarse mediante las **maniobras de Leopold** (v. fig. 9-7, p. 110). En la primera maniobra, puede identificarse la presentación podálica palpando el contorno del fondo del útero y determinando qué parte está presente. La cabeza es dura y se define bien mediante el peloteo, especialmente cuando se mueve libremente en el útero lleno de líquido; las nalgas son más blandas, menos redondas y, por lo tanto, su contorno es más difícil de palpar. En la segunda y tercera maniobras, el examinador coloca las palmas de las manos a ambos lados del abdomen materno para determinar la ubicación de la espalda del feto y las partes pequeñas. En la cuarta maniobra, la presentación se identifica ejerciendo presión sobre la sínfisis del pubis. Si a las 36 y 38 semanas persiste la presentación de nalgas, hay que comentar con la paciente la posibilidad de realizar una **versión cefálica externa (VCE).** Esta técnica implica darle la vuelta al feto para pasar de la posición de nalgas a una posición de vértice a fin de permitir un parto vaginal en vez de por cesárea. Está contraindicada en presencia de gestación múltiple, sufrimiento fetal, anomalías uterinas y anomalías en la placentación.

ECOGRAFÍA

En Estados Unidos, aproximadamente el 65 % de las mujeres embarazadas se hace una ecografía. *El momento óptimo para realizar una ecografía en ausencia de indicaciones específicas para la realización de un estudio en el primer trimestre es a las 16-20 semanas de gestación.* La ecografía en el primer trimestre puede realizarse por vía transabdominal o transvaginal. Si la ecografía transabdominal no es concluyente, siempre que sea posible habrá que realizar una ecografía transvaginal o transperineal. La ecografía del primer trimestre se utiliza para confirmar la presencia de un embarazo intrauterino, calcular la edad gestacional, diagnosticar y analizar las gestaciones múltiples, confirmar la actividad cardíaca y evaluar las masas pélvicas o las anomalías uterinas (además es útil en la biopsia de corion, la transferencia embrionaria o la ubicación y retirada de dispositivos intrauterinos). También es útil para evaluar una hemorragia vaginal, una presunta sospecha de **embarazo ectópico** y el dolor pélvico.

La ecografía puede tener como objetivo ayudar a diagnosticar las anomalías cromosómicas en el primer trimestre. Un examen de este tipo es la determinación de la **translucidez de la nuca (TN),** la zona translúcida que hay en la **nuca.** El uso de técnicas normalizadas para determinar la translucidez de la nuca se ha traducido en unos índices de detección más altos del síndrome de Down, la trisomía 18, la trisomía 13 y el síndrome de Turner.

Los estudios recientes ponen de manifiesto una mejora de la detección del síndrome de Down con unos índices más bajos de falsos positivos cuando la determinación de la translucidez de la nuca se combina con marcadores bioquímicos (v. «Pruebas de detección» a continuación).

Los distintos tipos de ecografías que se realizan durante el segundo o tercer trimestre pueden clasificarse como «rutinarias», «limitadas» o «especializadas». Durante el segundo o tercer trimestre de embarazo se realiza un estudio rutinario. Este estudio comprende la determinación de la presentación del feto, el volumen de líquido amniótico, la actividad cardíaca, la posición placentaria, la biometría fetal y un estudio anatómico. Si es técnicamente factible, también se examinan el útero y los anejos uterinos. Cuando una cuestión específica exige una investigación se realiza una ecografía limitada. En una emergencia, por ejemplo, puede realizarse una ecografía limitada para determinar la actividad cardíaca en una paciente con hemorragia. Se lleva a cabo una ecografía especializada anatómica dirigida o detallada cuando se cree que puede haber una anomalía basándose en la anamnesis, las anomalías bioquímicas o el estudio clínico, o en unos resultados sospechosos en la ecografía ordinaria o limitada. Otras pruebas especializadas comprenden la ecografía Doppler fetal, el perfil biofísico, la ecocardiografía fetal u otros estudios biométricos.

La evaluación de las anomalías placentarias y del cuello del útero puede realizarse mediante ecografía. El desprendimiento placentario puede identificarse mediante ecografía aproximadamente en la mitad de todas las pacientes que acuden al médico con hemorragia y no presentan placenta previa. La ecografía Doppler a color se utiliza para identificar la placenta accreta. La ecografía transvaginal puede visualizar con mucha exactitud el cuello del útero y también se emplea para detectar o descartar la placenta previa además de un cuello de útero anormalmente corto, que se ha correlacionado con un mayor riesgo de parto prematuro cuando se mide a las 26-30 semanas de gestación.

PRUEBAS DE DETECCIÓN

Además de los análisis habituales que se realizan en la primera consulta prenatal, se efectúan pruebas adicionales a intervalos específicos durante todo el embarazo para detectar anomalías congénitas y otras afecciones. Las pruebas y los intervalos específicos de cada prueba se indican en el apéndice C. Las pruebas analíticas adicionales, como por ejemplo las pruebas para las enfermedades de transmisión sexual o la tuberculosis, se recomiendan o se ofrecen basándose en la anamnesis y la exploración física de la paciente, los deseos de los padres o en respuesta a las directrices de salud pública.

Existen varias opciones para el cribado de aneuploidías fetales (número anómalo de cromosomas) como las trisomías 18 y 21 (v. también cap. 7, Evaluación de los trastornos genéticos en obstetricia y ginecología, para una exposición detallada de cada uno de estos marcadores). Las opciones de cribado comprenden:

- **Cribado en el primer trimestre** (10-13 semanas de gestación), que comprende el cribado sérico de la proteína plasmática A (PAPP-A) y la GCh-β asociadas al embarazo, y una ecografía de la translucidez de la nuca.
- **Cribado en el segundo trimestre** (15-20 semanas de gestación), que comprende la prueba de triple *screening* o de detección **triple** (α-fetoproteína en suero materno [AFPSM], estriol y GCh) o **cuádruple** (AFPSM, GCh, estriol e inhibina).
- **Cribado integrado en el primer y segundo trimestres**, que comprende todas las pruebas de detección del primer trimestre que se han mencionado, además de la prueba de la proteína plasmática A asociada al embarazo (PAPP-A, *pregnancy-associated plasma protein A*) y la prueba de detección cuádruple, con o sin una ecografía para las ACTN, en el segundo trimestre.

La **prueba de sobrecarga de glucosa o test de O'Sullivan (PSG)** es una prueba de detección para la diabetes gestacional que se realiza en el tercer trimestre, a menos que la mujer embarazada sea obesa o tenga un alto riesgo de padecer diabetes. En estos casos, la prueba debe realizarse en la primera consulta. Si el resultado de la prueba es anómalo, se realiza una **prueba de tolerancia a la glucosa (PTG)** para confirmar la diabetes. El cribado universal del **estreptococo del grupo B (EGB)** se lleva a cabo a las 32 a 36 semanas de gestación, y el tratamiento se basa en los resultados del cultivo. Además, la determinación de las concentraciones de hemoglobina y hematócrito se repiten en el tercer trimestre.

TÉCNICAS ESPECÍFICAS DE EVALUACIÓN FETAL

La evaluación continuada del feto comprende técnicas para valorar el 1) crecimiento, 2) el bienestar y 3) la madurez del feto. Estas pruebas deben interpretarse en el contexto clínico y constituyen una base para tomar las decisiones de tratamiento.

Valoración del crecimiento fetal

El crecimiento fetal puede valorarse mediante la medición de la altura del fondo del útero, como medida inicial, y mediante ecografía. El aumento de la altura del fondo del útero durante el embarazo es previsible. Si la altura del fondo del útero es significativamente mayor de lo previsto (esto es, **grande para la edad gestacional [GEG]**), los posibles factores que hay que tener en cuenta comprenden la determinación incorrecta de la edad gestacional, un embarazo múltiple, macrosomía (feto grande), mola hidatiforme o acumulación excesiva de líquido amniótico (polihidramnios). Una altura del fondo del útero menor de lo previsto, o **pequeña para la edad gestacional (PEG)**, deja entrever la posibilidad de una determinación incorrecta de la edad gestacional, mola hidatiforme, retraso del crecimiento fetal, acumulación insuficiente de líquido amniótico (oligohidramnios) o incluso muerte fetal. La desviación de la medición de la altura del fondo del útero debe analizarse más a fondo.

La ecografía es la herramienta más útil para valorar el crecimiento fetal. *La ecografía tiene muchas posibles aplicaciones tanto para determinar la edad fetal como para identificar cualquier anomalía.* Al comienzo del embarazo, la determinación del diámetro del saco gestacional y de la longitud craneocaudal se correlaciona estrechamente con la edad gestacional. En etapas posteriores del embarazo, la medición del diámetro biparietal del cráneo, el perímetro abdominal, la longitud del fémur y el diámetro del cerebelo pueden utilizarse para determinar la edad gestacional y, utilizando distintas fórmulas, para calcular el peso fetal.

Valoración del bienestar fetal

La valoración del **bienestar fetal** comprende la percepción materna subjetiva de la actividad fetal y varias pruebas objetivas que se realizan mediante cardiotocografía y ecografía fetal. Las pruebas del bienestar fetal tienen una amplia gama de aplicaciones, incluida la evaluación del estado del feto en un momento determinado y la previsión del bienestar futuro para intervalos de tiempo variables, según la prueba y la situación clínica.

*La determinación de la **actividad fetal** es una medida indirecta frecuente del bienestar fetal.* Existen varios métodos para cuantificar la actividad fetal, entre ellos el tiempo necesario para alcanzar cierto número de movimientos cada día o el recuento del número de movimientos («**recuento de patadas fetales**») durante una hora determinada. Este tipo de prueba es fácil de realizar y hace que la paciente participe en sus cuidados. Si la madre nota menos movimientos, puede que sea necesario un análisis adicional.

Las cardiotocografías pueden proporcionar información más objetiva sobre el bienestar del feto. Estas pruebas comprenden la cardiotocografía en reposo (CTGR), la cardiotocografía con contracciones (CTGC) (denominada cardiotocografía con oxitocina [CTGO] si se emplea oxitocina), el perfil biofísico y una ecografía de la velocidad del flujo sanguíneo de la arteria umbilical. Aunque no hay un momento óptimo para iniciar las pruebas fetales, existen varias indicaciones maternas y relacionadas con el embarazo (cuadro 6-1).

CARDIOTOCOGRAFÍA EN REPOSO

*La **cardiotocografía en reposo** determina la frecuencia cardíaca fetal, que se comprueba con un transductor externo durante como mínimo 20 min.* Se pide a la paciente que registre el movimiento fetal, normalmente mediante la pulsación de un botón que hay en el monitor fetal, lo que genera una anotación en la tira de papel del monitor. Se observa el trazado para detectar las aceleraciones de la frecuencia fetal (fig. 6-2). Los resultados se consideran reactivos (o tranquilizadores) si se dan dos o más aceleraciones de la frecuencia cardíaca fetal en un período de 20 min, independientemente de si la madre percibió o no movimientos fetales. Un trazado no reactivo (preocupante) es aquel que no presenta suficientes aceleraciones de la frecuencia cardíaca en un período de

---

CUADRO 6-1

Indicaciones para la realización de pruebas fetales

Afecciones maternas:
- Síndrome antifosfolipídico
- Hipertiroidismo (mal controlado)
- Hemoglobinopatías (talasemia de hemoglobina SS, SC o S)
- Cardiopatía significativa
- Lupus eritematoso sistémico
- Nefropatía crónica
- Diabetes tratada con insulina
- Trastornos hipertensivos

Afecciones relacionadas con el embarazo:
- Hipertensión arterial inducida por el embarazo
- Disminución de los movimientos fetales
- Oligohidramnios
- Polihidramnios
- Crecimiento intrauterino retardado
- Embarazo prolongado
- Isoinmunización (moderada a grave)
- Muerte fetal previa
- Gestación múltiple (con discrepancia considerable del crecimiento)

Del American College of Obstetrics and Gynecology. *Guidelines for Perinatal Care.* 6.ª ed. Washington, DC: American College of Obstetrics and Gynecology; 2007: 112.

---

40 min. *Una CTGR no reactiva debe ir seguida de una evaluación fetal adicional.*

CARDIOTOCOGRAFÍA CON CONTRACCIONES

*Mientras que la CTGR determina la respuesta de la frecuencia cardíaca fetal a la actividad fetal, la **cardiotocografía con con-***

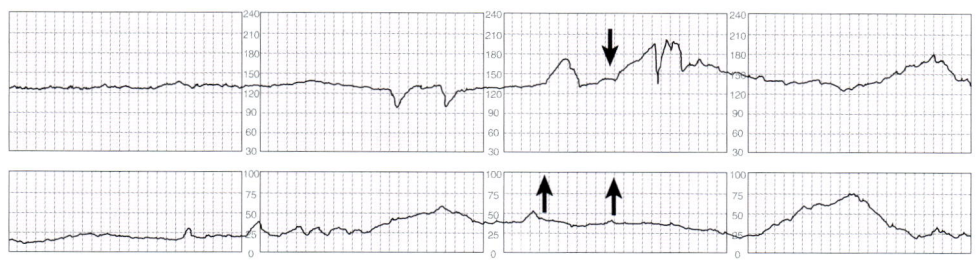

(A)

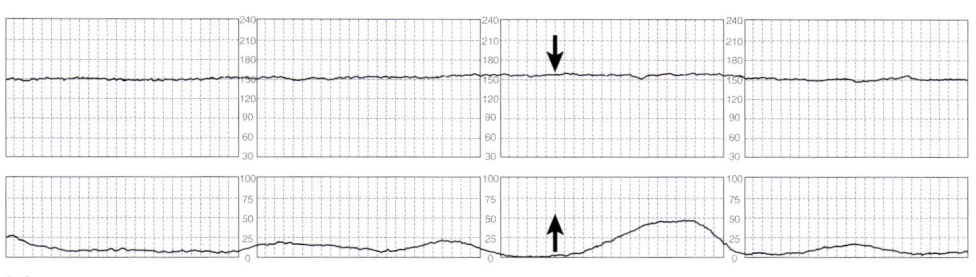

(B)

FIGURA 6-2. Cardiotocografía en reposo. **(A)** Cardiotocografía en reposo (CTGR) reactiva; obsérvese la aceleración de la frecuencia cardíaca fetal en respuesta al movimiento fetal. **(B)** CTGR no reactiva; obsérvese la ausencia de aceleración de la frecuencia cardíaca fetal en respuesta al movimiento fetal.

tracciones *determina la respuesta de la frecuencia cardíaca fetal al esfuerzo de una contracción uterina.* Durante una contracción uterina, el flujo sanguíneo del útero a la placenta disminuye temporalmente debido a la contracción del miometrio. Un feto sano puede compensar esta disminución intermitente del flujo sanguíneo, mientras que un feto que está en peligro quizá no pueda hacerlo. Para realizar una CTGC, se coloca un tocodinamómetro sobre el abdomen materno junto con un transductor de frecuencia cardíaca fetal para obtener un trazado basal durante 10 a 20 min. Si no se producen contracciones, se inducen mediante la autoestimulación del pezón o con oxitocina (esta prueba se denomina CTGO). El resultado es negativo (normal) si no se produce ninguna alteración respecto a la frecuencia cardíaca fetal basal ni ninguna desaceleración de la frecuencia cardíaca fetal. *Si aparecen desaceleraciones, el resultado puede considerarse positivo, equívoco o insatisfactorio, según el patrón, la frecuencia y la fuerza de la desaceleración.*

Estas pruebas del bienestar fetal tienen una incidencia significativa de falsos positivos (esto es, resultados que indican que el feto está en peligro aunque en realidad está sano). *Por este motivo, los resultados de estas pruebas tienen que interpretarse conjuntamente y las pruebas tienen que repetirse para verificar los resultados.* Cuando los resultados de múltiples pruebas son tranquilizadores suelen descartar un problema. Cuando todos son preocupantes suelen significar la presencia de un problema.

PERFIL BIOFÍSICO

Si la CTGO es positiva, se intentan conseguir pruebas que confirmen el bienestar del feto, como las que proporciona el **perfil biofísico (PBF)**. El PBF consiste en la evaluación de cinco variables del bienestar fetal, cada una de las cuales recibe una puntuación de 0 (ausente) o 2 (presente) (tabla 6-3). Las variables son una CTGR reactiva, la presencia de movimientos respiratorios fetales, la presencia de movimientos del cuerpo o las extremidades fetales, el descubrimiento de tono fetal (extremidades flexionadas en oposición a postura flácida) y la presencia de una cantidad suficiente de líquido amniótico. Una puntuación total de 8 a 10 se considera tranquilizadora y una de 6 es equívoca, y por lo general debe llevar al parto si la paciente está a término. Si no está a término, quizá sea apropiado repetir el PBF al cabo de 24 a 48 h. Una puntuación de 4 o menos es preocupante y justifica realizar otra evaluación y pensar en la posibilidad de proceder al parto. Independientemente de la puntuación obtenida, en presencia de oligohidramnios puede estar justificado realizar un PBF con mayor frecuencia o pensar en la posibilidad de proceder al parto[1(p.116)]. El tratamiento basado en el PBF depende no sólo de la puntuación obtenida, sino también de la edad gestacional del feto.

El PBF modificado combina el uso de una CTGR y la determinación del índice de líquido amniótico (ILA). El ILA es una determinación semicuantitativa de la profundidad del líquido amniótico en cuatro cuadrantes. La importancia de un **volumen de líquido amniótico** suficiente está demostrada. Se cree que la disminución del líquido amniótico representa una reducción del gasto urinario fetal que está provocada por el estrés crónico y la desviación del flujo sanguíneo de los riñones. La disminución del líquido amniótico implica un menor espacio para el cordón umbilical, que puede estar más comprimido, lo que disminuye el flujo sanguíneo. *El PBF modificado es menos engorroso que el PBF y parece que pronostica el bienestar fetal en la misma medida.*

ECOGRAFÍA DOPPLER DE LA ARTERIA UMBILICAL

La **ecografía Doppler del flujo de la arteria umbilical** es una técnica incruenta para determinar la resistencia al flujo sanguíneo en la placenta. Puede emplearse junto con otras pruebas biofísicas en los embarazos de alto riesgo asociados a un presunto retraso del crecimiento uterino. La velocimetría Doppler del flujo del cordón umbilical se basa en las características del flujo sanguíneo sistólico y el flujo sanguí-

TABLA 6-3	Componentes del perfil biofísico
Variable biofísica	**Resultado normal**
Cardiotocografía en reposo (CTGR)	Puesto que la probabilidad de bienestar fetal es idéntica con una puntuación de 10 sobre 10 y de 8 sobre 10, la CTGR puede descartarse si todas las demás variables del perfil biofísico son tranquilizadoras en más del 97 % de los casos sin consecuencias adversas
Movimientos fetales	Uno o más episodios de movimientos respiratorios fetales rítmicos de 30 s o más en 30 min
Movimiento fetal	Tres o más movimientos diferenciados del cuerpo o las extremidades en 30 min
Tono fetal	Uno o más episodios de extensión de las extremidades fetales con restablecimiento de la flexión, o abertura y cierre de la maño en 30 min
Cuantificación del volumen de líquido amniótico	Bolsa de líquido amniótico de como mínimo 2 cm en dos planos perpendiculares entre sí

Del American College of Obstetrics and Gynecology. *Guidelines for Perinatal Care.* 6.ª ed. Washington, DC: American College of Obstetrics and Gynecology; 2007: 116.

neo diastólico. El índice que se utiliza con mayor frecuencia para cuantificar la forma de onda de la velocidad de flujo es el cociente sistólico/diastólico. Conforme aumenta la resistencia periférica, el flujo diastólico disminuye y puede desaparecer o invertirse, y el cociente sistólico/diastólico aumenta. En los casos graves de crecimiento intrauterino retardado puede observarse un flujo telesistólico inverso debido a insuficiencia uteroplacentaria y puede indicar muerte fetal inminente.

Valoración de la madurez fetal

Hay que tener en cuenta la madurez del feto en todos los casos de parto programado o prematuro en embarazos de alto riesgo. Existen varias pruebas para valorar la madurez fetal (cuadro 6-2). Puesto que el aparato respiratorio es el último aparato fetal que madura funcionalmente, muchas de las pruebas disponibles para valorar la madurez fetal se centran en este sistema orgánico. Varios fosfolípidos, que conjuntamente se denominan **tensioactivo,** entran en el líquido amniótico, de donde pueden extraerse mediante amniocentesis y cuantificarse. El tensioactivo es necesario para el funcionamiento normal de los pulmones ya que mantiene la permeabilidad de los sacos alveolares. Se ha utilizado el cociente de dos fosfolípidos, la **lecitina** y la **esfingomielina,** denominado **cociente L/S,** para determinar la madurez pulmonar fetal, pero otras pruebas están sustituyendo rápidamente a este cociente. Otro fosfolípido importante que está presente en el complejo tensioactivo es el **fosfatidilglicerol (FG),** un marcador de la madurez pulmonar completa que está presente después de las 35 semanas de gestación.

Los bebés que nacen antes de que sus pulmones hayan madurado corren el riesgo de padecer el **síndrome de dificultad respiratoria (SDR),** una afección grave potencialmente mortal que está provocada por una carencia de tensioactivo. El SDR neonatal se manifiesta mediante signos de insuficiencia respiratoria –resoplidos, retracción de los músculos torácicos, aleteo nasal e hipoxia– que pueden llevar a acidosis y muerte. El tratamiento consiste en el apoyo de la ventilación y la reparación de las alteraciones metabólicas asociadas hasta que el recién nacido pueda respirar sin ayuda. La administración de tensioactivo sintético o semisintético al recién nacido se ha traducido en una mejora de los resultados en los recién nacidos con SDR.

Los resultados de las pruebas de la función pulmonar que indican inmadurez no tienen un alto valor diagnóstico para el SDR. Puesto que ninguna prueba que indique madurez puede descartar el riesgo de SDR u otras complicaciones neonatales, hay que sopesar el riesgo de que se produzca un resultado fetal adverso tras el parto y el posible riesgo de dejar continuar el embarazo.

EDUCACIÓN PRENATAL DE LA PACIENTE

Los planes para el período prenatal, del parto y puerperal ofrecen la posibilidad de concienciar a la paciente e interactuar con ella. El cuestionario prenatal del apéndice C presenta una lista de las cuestiones que hay que comentar durante el período de atención prenatal.

Empleo

Una mujer con un embarazo sin complicaciones normalmente puede seguir trabajando hasta que empiecen las contracciones. En un embarazo normal, hay pocas limitaciones respecto al trabajo, aunque resulta beneficioso permitir una actividad moderada y períodos de reposo. Lo mejor es evitar el trabajo agotador (como la bipedestación o el levantamiento físico extenuante y repetitivo).

Por lo general, se necesita un período de 4 a 6 semanas para que la forma física de una mujer se normalice. No obstante, las circunstancias de cada paciente pueden ser un factor a la hora de determinar la vuelta al trabajo. La duración de la baja por maternidad puede depender de si surgen o no complicaciones en el embarazo o el parto, el trabajo en cuestión, la actitud del empleador, las normas del sistema sanitario en que la paciente recibe la atención y los deseos de la paciente. En Estados Unidos, hay que consultar la Federal Family and Medical Leave Act y las leyes estatales para determinar la baja por motivos familiares y la baja médica que están disponibles[1(p118)].

Ejercicio

En ausencia de complicaciones médicas o ginecológicas, es aceptable practicar hasta 30 min de ejercicio moderado al día la mayoría de los días de la semana, por no decir todos (cuadro 6-3). Hay que revisar los posibles riesgos de cada deporte y evitar las actividades con un alto riesgo de caídas o traumatismo abdominal.

Hay que evitar el ejercicio demasiado agotador, especialmente durante períodos prolongados. Las pacientes acostumbradas a hacer ejercicio con regularidad no deben iniciar programas nuevos de ejercicio intenso durante el embarazo. Hay que suspender los **ejercicios en decúbito supino** después del primer trimestre para reducir al mínimo las alteraciones circulatorias que provoca la presión del útero sobre la vena cava. Hay que suspender cualquier actividad si aparecen molestias, disnea significativa o dolor torácico o abdominal (cuadro 6-4). Las alteraciones de la silueta y el equilibrio corporal alterarán el tipo de actividad recomendada; hay que evitar el traumatismo abdominal.

Meterse en un *jacuzzi* o una sauna después de hacer ejercicio preocupa a las mujeres embarazadas. La posible hipertermia puede ser teratógena. Se les podría recomendar

---

CUADRO 6-2
Pruebas para valorar la madurez fetal

Cociente tensioactivo/albúmina (índice de madurez pulmonar fetal)
Cociente lecitina/esfingomielina
Fosfatidilglicerol
Índice de estabilidad de la espuma
Polarización de la fluorescencia
Densidad óptica a 650 nm
Recuentos de cuerpos laminares
Fosfatidilcolina saturada

CUADRO 6-3
Contraindicaciones del ejercicio aeróbico durante el embarazo

Absolutas
- Cardiopatía hemodinámicamente significativa
- Enfermedad pulmonar restrictiva
- Cuello de útero/cerclaje incompetente
- Gestación múltiple con riesgo de parto prematuro
- Hemorragia persistente en el segundo o tercer trimestre
- Placenta previa tras las 26 semanas de gestación
- Parto prematuro durante el embarazo actual
- Rotura de la bolsa amniótica
- Preeclampsia/hipertensión arterial inducida por el embarazo

Relativas
- Anemia grave
- Arritmia cardíaca materna sin evaluar
- Bronquitis crónica
- Diabetes de tipo 1 mal controlada
- Obesidad extremadamente patológica
- Peso extremadamente insuficiente (IMC < 12)
- Antecedentes de estilo de vida extremadamente sedentario
- Crecimiento intrauterino retardado en el embarazo actual
- Hipertensión arterial mal controlada
- Limitaciones ortopédicas
- Trastorno convulsivo mal controlado
- Hipertiroidismo mal controlado
- Fumadora empedernida

Del American College of Obstetrics and Gynecologists. Exercise during pregnancy and the postpartum period. ACOG Committee Opinion Núm. 267. *Obstet Gynecol.* 2002; 99(1): 171–173.

CUADRO 6-4
Señales de alerta para la interrupción del ejercicio durante el embarazo

Hemorragia vaginal
Disnea antes del ejercicio
Mareo
Cefalea
Dolor torácico
Debilidad muscular
Dolor o hinchazón de las pantorrillas (hay que descartar trombofIebitis)
Parto prematuro
Reducción de los movimientos fetales
Filtración de líquido amniótico

Del American College of Obstetrics and Gynecologists. American College of Obstetricians and Gynecologists. Exercise during pregnancy and the postpartum period. ACOG Committee Opinion Núm. 267. *Obstet Gynecol.* 2002; 99(1): 171–173.

---

razonablemente no permanecer más de 15 min en una sauna ni más de 10 min en un *jacuzzi*. En este último, si no se sumergen la cabeza, los brazos, los hombros ni la parte superior del tórax, la superficie para absorber calor es menor.

Nutrición y aumento de peso

La preocupación por la nutrición y el aumento de peso adecuados durante el embarazo es frecuente. La mala nutrición, la obesidad y las modas alimentarias están asociadas a un mal desenlace perinatal. Con frecuencia, la **pica,** o inclinación por sustancias no nutricionales como el hielo, el almidón alimentario, la arcilla o la suciedad, está asociada a anemia.

Un estudio nutricional completo es un componente importante de la evaluación prenatal inicial y comprende los antecedentes de los hábitos alimentarios, cuestiones o preocupaciones alimentarias especiales, y las tendencias del peso. La anorexia y la bulimia aumentan el riesgo de padecer pro-

blemas asociados, como por ejemplo arritmias cardíacas, patología digestiva y trastornos electrolíticos. El cálculo del IMC es útil porque relaciona el peso con la estatura y proporciona una mejor medida indirecta de la distribución de la grasa corporal de la que se obtiene sólo con el peso. Además, debido a la «naturaleza personalizada» del IMC de una persona, con frecuencia el IMC es más útil para instruir a la paciente en temas de alimentación y peso que una tabla abstracta.

Las recomendaciones sobre el aumento de peso total durante el embarazo y el ritmo de aumento de peso al mes que es apropiado para conseguir ese aumento total pueden realizarse basándose en el IMC calculado para el peso anterior al embarazo (v. tabla 6-3). La tabla 6-4 presenta una lista de los componentes que integran el aumento de peso medio en un embarazo único normal. El componente materno de este incremento de peso empieza en el primer trimestre y aumenta de forma lineal después del segundo trimestre. El crecimiento fetal es más rápido en la segunda mitad del embarazo, y el feto normal triplica su peso en las últimas 12 semanas.

Las **cantidades diarias recomendadas (CDR)** de proteínas, minerales y vitaminas que están publicadas son aproximaciones útiles. No obstante, hay que tener presente que las CDR son una combinación de cálculos y son cifras ajustadas cerca del intervalo superior de la normalidad para abarcar las necesidades aproximadas de la mayoría de las mujeres. Por lo tanto, muchas mujeres tienen una alimentación adecuada para sus necesidades individuales, aunque no proporcione todas las CDR. El aporte complementario de vitaminas es apropiado para indicaciones terapéuticas específicas, como por ejemplo cuando una paciente es incapaz de ingerir o no está dispuesta a ingerir una dieta equilibrada y adecuada, o cuando se demuestra clínicamente un riesgo nutricional específico. Así mismo, a excepción del hierro, el aporte complementario de minerales tampoco es necesario en mujeres que por lo demás están sanas; la National Academy of Science recomienda 27 mg de aporte complementario de hierro.

TABLA 6-4	Componentes del aumento de peso medio en un embarazo único normal		
Órgano, tejido, líquido	**(kg)**		**(lb)**
Materno			
Útero	1,0		2,2
Mamas	0,4		0,9
Sangre	1,2		2,6
Agua	1,7		3,7
Grasa	3,3		7,3
Subtotal	7,6		16,7
Fetal			
Feto	3,4		7,5
Placenta	0,6		1,3
Líquido amniótico	0,8		1,8
Subtotal	4,8		10,6
Total	12,4		27,3

Los problemas económicos, la incapacidad para ir a la tienda de ultramarinos, y los productos alimenticios que son exclusivos del grupo social de una paciente y difieren en aspectos cuantitativos sustanciales de los nutrientes importantes, pueden impedir que algunas mujeres lleven una nutrición adecuada, aunque el volumen de productos alimenticios parezca suficiente. El Women, Infants and Children (WIC) Federal Supplemental Food Program, los cupones alimentarios y Aid for Families with Dependent Children son recursos que pueden ayudar en estas situaciones.

Lactancia materna

Los efectos beneficiosos de la **lactancia materna** comprenden, para el recién nacido, una excelente nutrición y la provisión de protección inmunológica y, para la madre, una involución uterina más rápida, un ahorro, un vínculo maternofilial, en cierta medida un método anticonceptivo natural y, con frecuencia, una pérdida de peso más rápida que está asociada a un gasto calórico adicional. Las contraindicaciones de la lactancia materna comprenden ciertas infecciones maternas y el uso de fármacos. Es importante dar apoyo a la mujer que decide no amamantar a su hijo. El uso de sacaleches y el almacenamiento de la leche pueden permitir a la madre mantener la lactancia materna sin dejar de trabajar.

Actividad sexual

Las relaciones sexuales no están restringidas durante un embarazo normal, aunque puede que se agradezcan los consejos sobre posiciones más cómodas en las etapas posteriores del embarazo, por ejemplo lado a lado o la mujer encima. La actividad sexual puede estar restringida o prohibida en ciertas circunstancias de alto riesgo, como por ejemplo placenta previa confirmada, rotura prematura de la bolsa o contracciones (o parto) prematuros en el momento actual o en el pasado. Concienciar a la paciente (y a su pareja) sobre las prácticas sexuales seguras es tan importante antes del parto como en la atención ginecológica habitual.

Viajes

Hasta las 36 semanas de gestación, las mujeres pueden volar sin riesgo. No se recomienda viajar en avión a las mujeres que padecen complicaciones médicas o ginecológicas, como por ejemplo hipertensión arterial, diabetes mal controlada o drepanocitosis. Esta recomendación no se debe a la existencia de un riesgo importante para la madre o el feto, sino a la probabilidad de que el parto tenga lugar lejos de casa y de los profesionales sanitarios habituales. Si se tiene previsto realizar un viaje largo cerca del término del embarazo, es útil que la paciente lleve consigo una copia de la historia ginecológica por si necesita atención ginecológica. Durante los viajes, se aconseja a las pacientes que eviten períodos prolongados de inactividad, como por ejemplo estar sentadas. Caminar cada 1 a 2 h, incluso durante períodos cortos, estimula la circulación, especialmente en las piernas, y reduce el riesgo de estasis venosa y posible tromboembolia. Además, hay que pensar en la posibilidad de utilizar antieméticos preventivos en las embarazadas con aumento de las náuseas. Es especialmente importante proporcionar información sobre el uso sistemático del cinturón de seguridad, que debe colocarse en la parte inferior de los huesos coxales, entre el abdomen protuberante y la pelvis.

Teratógenos

Muchas preguntas de las pacientes hacen referencia a la capacidad teratógena de las exposiciones ambientales. Las **anomalías congénitas** graves son evidentes en el momento del nacimiento en el 2 % al 3 % de la población general, y la posible aparición de malformaciones o retraso mental fetales es una causa de ansiedad frecuente entre las embarazadas. El 5 % de estas malformaciones y retraso mental puede ser el resultado de la exposición materna a drogas o sustancias químicas ambientales, y sólo aproximadamente el 1 % puede atribuirse a productos farmacéuticos. Los determinantes más importantes de la toxicidad de un fármaco para el desarrollo son el momento de la exposición, la dosis y la sensibilidad fetal. Muchos fármacos poseen efectos teratógenos sólo si se toman mientras se está formando el sistema orgánico sensible del feto.

El profesional sanitario quizá quiera consultar o derivar a este tipo de pacientes a otros profesionales sanitarios con conocimientos o experiencia especiales en teratología y anomalías congénitas. La Organization of Teratology Information Services facilita información sobre cuestiones relacionadas con la teratología y las exposiciones durante el embarazo (www.otispregnancy.org).

> ### CUADRO 6-5
>
> **Fármacos o sustancias que se piensa que pueden ser o se ha demostrado que son teratógenos humanos**
>
> | | |
> |---|---|
> | Ácido valproico | Fenitoína |
> | Aminopterina | IECA |
> | Andrógenos | Isotretinoína |
> | ARA-II | Kanamicina |
> | Busulfán | Litio |
> | Carbamazepina | Metimazol |
> | Ciclofosfamida | Metotrexato |
> | Clorobifenilos | Misoprostol |
> | Cocaína | Penicilamina |
> | Cumarinas | Talidomida |
> | Danazol | Tamoxifeno |
> | Dietilestilbestrol (DES) | Tetraciclina |
> | Estreptomicina | Tretinoína |
> | Etanol | Trimetadiona |
> | Etretinato | Yodo radiactivo |
>
> ARA-II, antagonistas del receptor de angiotensina II; IECA, inhibidores de la enzima conversora de angiotensina. Adaptado de Briggs GG, Freeman RK, Yaffe SJ. *Drugs in Pregnancy and Lactation: A Reference Guide to Fetal and Neonatal Risk.* 8.ª ed. Philadelphia, PA: Lippincott Williams & Wilkins 2008. De Cunningham GF, Leveno KJ, Bloom SL, Hauth JC, Gilstrap LC, Wenstom KD, eds. *Williams Obstetrics.* 22.ª ed. New York: McGraw Hill Professional; 2005: T14–1.

MEDICACIÓN

Se ha demostrado que muy pocos medicamentos son verdaderos teratógenos humanos (cuadro 6-5). Los medicamentos que se recetan con mayor frecuencia son relativamente seguros en el embarazo. La Food and Drug Administration (FDA) asigna a los medicamentos un factor de riesgo para el embarazo basándose en la información sobre el medicamento y su relación riesgo-beneficio. Estos factores de riesgo para el embarazo ayudan a guiar el uso apropiado de los medicamentos en el embarazo (tabla 6-5). La tabla 6-6 proporciona un resumen de la teratogenicidad de muchos medicamentos comunes.

RADIACIÓN IONIZANTE

La exposición a la radiación ionizante es universal; la mayor parte de la radiación proviene del otro lado de la atmósfera terrestre, de la tierra y de los radionúclidos endógenos. La exposición total a la radiación procedente de estas fuentes es de aproximadamente 125 mrads/año. Aunque la exposición a la radiación tiene la capacidad de provocar mutaciones génicas, retraso del crecimiento, lesiones cromosómicas y cáncer, o muerte fetal, se necesitan grandes dosis para provocar efectos fetales perceptibles. Se necesitan grandes dosis (10 rads) durante las 2 semanas siguientes a la fecundación para provocar un efecto perjudicial. En el primer trimestre, se necesitan 25 rads para causar una lesión detectable y más adelante se necesitan 100 rads. Normalmente, la radiación diagnóstica expone al feto a una dosis muy inferior a 5 rads, según el número de radiografías realizadas y la región materna que se examina (tabla 6-7).

METILMERCURIO

La contaminación industrial es la principal fuente de acceso del mercurio en nuestro ecosistema. Los peces grandes, como por ejemplo el atún, el tiburón y la caballa gigante, retienen unas concentraciones más altas de mercurio de los peces y los organismos más pequeños que consumen. Por lo tanto, las mujeres que comen estos pescados almacenan unas concentraciones altas de mercurio.

La FDA recomienda que las mujeres embarazadas reduzcan el consumo de albacora a 170 g/semana o de las variedades de pescado y marisco que se considera que tienen un bajo contenido de mercurio a 340 g/semana.

HIERBAS MEDICINALES

Los productos de herbolario no están regulados como medicamentos de venta con o sin receta, la identidad y la cantidad de sus ingredientes se desconocen, y prácticamente no se ha realizado ningún estudio sobre su capacidad teratógena. Puesto que no es posible determinar su seguridad, hay que aconsejar a las mujeres embarazadas que eviten estas sustancias. Los remedios que contienen sustancias con propiedades farmacéuticas que teóricamente podrían tener efectos fetales indeseables comprenden:

- Equinácea: provoca la fragmentación del esperma de hámster en altas concentraciones.
- Cimifuga racemosa: contiene una sustancia química que actúa como un estrógeno.
- Ajo y corteza de sauce: poseen propiedades anticoagulantes.
- Ginkgo: puede afectar a los efectos de los inhibidores de la monoaminooxidasa; posee efectos anticoagulantes.
- Regaliz auténtica: posee efectos hipertensores y eliminadores de potasio.
- Valeriana: intensifica los efectos de los productos de venta con receta que ayudan a dormir.
- Ginseng: afecta a los efectos de los inhibidores de la monoaminooxidasa.
- Lobelia azul y poleo: estimulan la musculatura uterina; el poleo también puede provocar alteraciones hepáticas, insuficiencia renal, coagulación intravascular diseminada y muerte materna.

ALCOHOL

El alcohol es el teratógeno más común al que está expuesto el feto, y el consumo de alcohol durante el embarazo es una de las principales causas evitables de retraso mental, retraso del desarrollo y anomalías congénitas en el feto. Existen pruebas sustanciales de que la toxicidad fetal está relacionada con la dosis y que el período de exposición que comporta el mayor riesgo es el primer trimestre. No existe un nivel seguro demostrado de consumo de alcohol durante el embarazo. Las mujeres que están embarazadas o que corren el riesgo de quedarse embarazadas no deben beber alcohol.

TABLA 6-5	Fármacos en el embarazo y la lactancia: clasificación de la FDA

Categoría de los factores de riesgo	Descripción
A	Los estudios controlados realizados en seres humanos no ponen de manifiesto indicios de riesgo en el embarazo en ningún trimestre, y la posibilidad de daño fetal parece remota
B	Los estudios realizados en animales no han revelado indicios de daño fetal; no obstante, no existen estudios suficientes ni bien controlados en mujeres embarazadas O Los estudios realizados en animales han demostrado un efecto indeseable, pero los estudios adecuados y bien controlados realizados en mujeres embarazadas no han puesto de manifiesto un riesgo para el feto en ningún trimestre
C	Los estudios realizados en animales han demostrado un efecto indeseable y no existen estudios adecuados y bien controlados en mujeres embarazadas O No se han realizado estudios en animales y no existen estudios adecuados y bien controlados en mujeres embarazadas
D	Estudios adecuados bien controlados o de observación en mujeres embarazadas han puesto de manifiesto un riesgo para el feto No obstante, los efectos beneficiosos del tratamiento pueden ser mayores que el posible riesgo. Por ejemplo, el fármaco puede ser aceptable si es necesario en una situación potencialmente mortal o en una enfermedad grave para la cual no pueden utilizarse o son ineficaces fármacos más seguros
X	Estudios adecuados bien controlados o de observación realizados en animales o mujeres embarazadas han revelado indicios positivos de anomalías o riesgos fetales *El uso del producto está contraindicado en las mujeres que están embarazadas o pueden quedarse embarazadas*

TABLA 6-6	Resumen de la teratogenicidad de distintos fármacos

Fármaco	Efecto
Tetraciclinas	La aparición de manchas de color amarillo-marrón en los dientes de leche se ha asociado al uso de fármacos como la doxiciclina y la minociclina
Sulfonamidas	Evitarlas cerca del parto debido al riesgo de hiperbilirrubinemia provocado por el desplazamiento de la bilirrubina de los lugares de fijación a las proteínas plasmáticas
Nitrofurantoína	Riesgo teórico poco común de anemia hemolítica en mujeres con carencia de glucosa-6-fosfato deshidrogenasa (G6FD). Para los niños menores de 1 mes de edad y los que tienen carencia de G6FD confirmada, la nitrofurantoína está contraindicada por posible hemólisis
Quinolonas	Se han asociado a artropatías irreversibles y erosión cartilaginosa en estudios realizados en animales. No se han puesto de manifiesto efectos teratógenos en estudios realizados en animales
Metronidazol	No tiene efectos teratógenos en los fetos expuestos en el primer trimestre
Warfarina	Es sumamente teratógena debido a su capacidad para atravesar fácilmente la placenta. Si tiene lugar una exposición entre las semanas 6 y 9, el feto corre el riesgo de desarrollar una embriopatía por warfarina –hipoplasia nasal y mediofacial con epífisis vertebrales y femorales punteadas. Las exposiciones posteriores están asociadas a anomalías fetales relacionadas con hemorragia, como la hidrocefalia
Heparina y heparinas de bajo peso molecular	Es el anticoagulante de elección para uso en el embarazo. Las moléculas polares grandes no atraviesan la placenta y, por lo tanto, no son teratógenas. Las nuevas heparinas de bajo peso molecular no están asociadas a malformaciones fetales
Fenitoína	Puede provocar facies anómala, labio leporino o paladar hendido, microcefalia, retraso del crecimiento y uñas y falanges distales hipoplásicas en hasta el 10% de los hijos expuestos

(continúa)

TABLA 6-6	Resumen de la teratogenicidad de distintas mutaciones *(continuación)*
Fármaco	**Efecto**
Ácido valproico y carbamazepina	La exposición durante la embriogénesis está asociada a un 1%–2% de riesgo de espina bífida y anomalías congénitas del tubo neural
ISRS	Paroxetina: mayor riesgo de comunicación interauricular e interventricular
	Todos los ISRS: la exposición al final del embarazo está asociada a un síndrome conductual neonatal (aumento del tono muscular, irritabilidad, nerviosismo y dificultad respiratoria)
IECA	Están asociados a numerosas anomalías fetales, entre ellas retraso del crecimiento, contracturas de las extremidades y anomalías del desarrollo de la vena cava
Diuréticos	Diuréticos tiazídicos: cuando se administran cerca del parto, el feto puede experimentar trombocitopenia con hemorragia y alteraciones hidroelectrolíticas asociadas
	Todos: pueden afectar a la producción de leche materna
β–bloqueantes	Se han descrito asociaciones con el retraso del crecimiento fetal y la hipoglucemia neonatal; los recién nacidos pueden experimentar hipotensión arterial leve transitoria con el bloqueo β sintomático
Antagonistas del calcio	Generalmente se consideran seguros durante el embarazo
Metildopa e hidralazina	Generalmente se consideran seguros durante el embarazo
Alquilantes	Ciclofosfamida: está asociada a ausencia o hipoplasia de los dedos de las manos y los pies cuando el feto está expuesto en el primer trimestre; la exposición en el segundo semestre no está asociada a defectos
Metotrexato	Altera el metabolismo normal del ácido fólico; las dosis altas pueden llevar a retraso del crecimiento, anomalías graves de las extremidades, orejas rotadas hacia atrás, micrognatia e hipoplasia de los arcos superciliares
Andrógenos	La exposición a andrógenos exógenos entre las semanas 7 y 12 puede provocar masculinización completa y las exposiciones posteriores provocan masculinización parcial
Testosterona y esteroides anabolizantes	Pueden llevar a un mayor o menor grado de virilización, incluida la fusión labioescrotal y el aumento fálico, según el momento y el alcance de la exposición
Danazol	Patrones de clitorimegalia, malformación del seno urogenital y fusión labioescrotal relacionados con la dosis
Ácido acetilsalicílico y paracetamol	Ácido acetilsalicílico: riesgo teórico de cierre prematuro del conducto arterial
	Parecetamol: no está asociado a un mayor riesgo de defectos
AINE	En general, no son teratógenos y pueden utilizarse brevemente en el tercer trimestre, con efectos fetales reversibles
	Indometacina: se utiliza como relajante uterino; la constricción del conducto arterial fetal y la hipertensión arterial pulmonar fetal se han asociado al uso de indometacina cerca del parto
Seudoefedrina	Un estudio retrospectivo observó un mayor riesgo de gastrosquisis (una anomalía congénita de la pared abdominal anterior caracterizada por una abertura junto al cordón umbilical que permite que el intestino sobresalga); debe evitarse en el primer trimestre
Benzodiazepinas	La teratogenicidad no está claramente definida; los recién nacidos expuestos deben someterse a observación por si aparecen síntomas de abstinencia transitorios
Litio	Está asociado a un aumento de malformaciones cardiovasculares, aunque los indicios que apuntan a un aumento significativo se han puesto en entredicho; es razonable limitar la exposición hasta después de las 8 semanas de gestación para permitir que las estructuras cardíacas terminen la organogénesis
Vitamina A	Las dosis extremadamente altas de vitamina A están asociadas a anomalías congénitas, pero la clasificación está limitada por el pequeño número de casos confirmados
Isotretinoína	Es un potente teratógeno; su uso en el primer trimestre está asociado a malformaciones y pérdida fetales significativas
Tretinoína	Gel retinoico tópico; falta información sobre su teratogenicidad; las mujeres deben evitar su uso durante el embarazo

AINE, antiinflamatorios no esteroideos; IECA, inhibidores de la enzima conversora de angiotensina; ISRS, inhibidores selectivos de la recaptación de serotonina.

TABLA 6-7	Exposición fetal aproximada de ciertas técnicas radiológicas comunes	
Técnica		**Exposición fetal**
Tomografía computarizada (TC) de abdomen y columna lumbar		3,5 rad
Enema opaco o tránsito del intestino delgado		2–4 rad
Pielografía intravenosa		≥1 rad
TC craneal o torácica		<1 rad
Pelvimetría mediante TC		250 rad
Radiografía de cadera (proyección única)		200 rad
Radiografía abdominal (proyección única)		100 cGy
Mamografía		7–20 rad
Radiografía de tórax (dos proyecciones)		0,02–0,07 rad
Radiografía dental		<0,01 rad
Resonancia magnética		0

Modificada del American College of Obstetricians and Gynecologists. *Precis: Obstetrics.* 3.ª ed. Washington, DC: American College of Obstetricians and Gynecologists; 2005: 14.

Aunque es improbable que el consumo de pequeñas cantidades de alcohol al comienzo del embarazo cause problemas fetales graves, lo mejor es aconsejar a las pacientes que se abstengan totalmente de beber alcohol.

La **fetopatía alcohólica (FA)** es un síndrome congénito que se caracteriza por el consumo de alcohol durante el embarazo y por tres observaciones:

1. Retraso del crecimiento (que puede darse en el período prenatal, el puerperio o ambos).
2. Anomalías faciales, entre ellas acortamiento de las fisuras palpebrales, orejas de implantación baja, hipoplasia mediofacial, filtro liso y labio superior fino.
3. Disfunción del sistema nervioso central, incluida la microcefalia; retraso mental, y trastornos de la conducta, como el trastorno por déficit de atención.

El riesgo exacto que acarrea el consumo de alcohol materno es difícil de demostrar, porque el complejo patrón de síntomas asociados a la FA puede dificultar el diagnóstico. El consumo de 8 o más copas al día durante el embarazo acarrea un riesgo del 30 % al 50 % de tener un hijo con FA. No obstante, incluso los niveles bajos de consumo de alcohol (2 copas o menos por semana) se han asociado a una mayor conducta agresiva en los niños.

Consumo de tabaco

Los riesgos del **tabaquismo** durante el embarazo están bien demostrados y comprenden riesgos para el feto, como por ejemplo retraso del crecimiento uterino, bajo peso al nacer y muerte. Es importante que el ginecólogo aproveche las consultas prenatales para concienciar a las pacientes sobre los riesgos del tabaquismo tanto para ellas como para el re-

cién nacido, y que coordine los recursos apropiados para ayudarlas a dejar de fumar. Existen programas de orientación para ayudar a las pacientes a dejar de fumar. Puede pensarse en la posibilidad de utilizar sustitutos de la nicotina, aunque su seguridad en el embarazo no está demostrada.

Drogadicción

El consumo de drogas en mujeres en edad fértil ha llevado a un aumento del número de recién nacidos con exposición intrauterina a distintas drogas y riesgo consiguiente de efectos indeseables de estas drogas. Con frecuencia, la exposición del feto a drogas pasa inadvertida debido a la ausencia de síntomas o anomalías estructurales evidentes tras el nacimiento.

Las drogas pueden llegar al feto a través de la transferencia placentaria o pueden llegar al recién nacido a través de la leche materna. El efecto específico en el feto y el recién nacido varía según las sustancias respectivas. Un feto expuesto a opiáceos puede experimentar síntomas de abstinencia en el útero si la mujer deja de consumirlos o cuando la mujer experimenta la abstinencia, ya sea voluntariamente o bajo supervisión, o después del nacimiento cuando cesa la distribución a través de la placenta.

No se recomienda el cribado universal del uso de drogas, mediante muestras biológicas, en las mujeres ni los recién nacidos. No obstante, hay que preguntar a todas las mujeres embarazadas en la primera consulta prenatal acerca del consumo anterior y actual de alcohol, nicotina y otras drogas, incluido el consumo social de medicamentos de venta con receta y sin receta. El empleo de cuestionarios de detección específicos puede mejorar los índices de detección. Una mujer que admite que consume estas sustancias debe recibir orientación sobre las repercusiones perinatales del consumo durante el parto, y hay que ofrecerle una derivación a un programa de tratamiento de drogadicciones apropiado si se piensa que es adicta a sustancias químicas. También se recomienda un seguimiento cuidadoso durante el puerperio.

SÍNTOMAS FRECUENTES
Cefaleas

Las cefaleas son frecuentes al comienzo del embarazo y pueden ser intensas. La etiología de este tipo de cefaleas se desconoce. Se recomienda el tratamiento con paracetamol en las dosis habituales, que por lo general es suficiente. Una cefalea persistente que no se alivia con paracetamol debe evaluarse más detenidamente.

Edema

La presencia de **edema** significativo en las extremidades inferiores (edema postural) y/o en las manos es muy frecuente en el embarazo y, por sí mismo, no es anómalo. No obstante, la retención hídrica puede estar asociada a hipertensión arterial, de modo que hay que comprobar la tensión arterial, además del aumento de peso y el edema, en el contexto clínico antes de suponer que las observaciones son inocuas.

Náuseas y vómitos

La mayoría de las mujeres embarazadas experimenta cierto grado de síntomas digestivos altos en el primer trimestre de embarazo. Lo típico es que estos síntomas sean peores por la mañana (las denominadas **náuseas del embarazo**). No obstante, las pacientes pueden experimentar síntomas en otros momentos del día o incluso durante todo el día. La mayoría de los casos leves de náuseas y vómitos pueden solucionarse mediante modificaciones del estilo de vida o la alimentación, entre ellas el aumento del consumo de proteínas, vitamina B$_6$ o vitamina B$_6$ con doxilamina. Normalmente, las náuseas y vómitos mejoran significativamente al final del primer trimestre. Los tratamientos eficaces y seguros para casos más graves comprenden *los antihistamínicos H1 y las fenotiazinas*. El tipo más grave de náuseas y vómitos asociados al embarazo es la **hiperemesis gravídica,** que se da en menos del 2% de los embarazos. Esta afección puede necesitar hospitalización, con reposición del balance hidro-electrolítico y medicación.

Acidez gástrica

La **acidez gástrica** (reflujo gástrico) es común, especialmente después de las comidas, y con frecuencia está asociada a la ingestión de comidas abundantes o alimentos picantes o grasos. Es útil concienciar a la paciente sobre la conveniencia de ingerir comidas menos abundantes y más frecuentes y alimentos más suaves, además de no comer justo antes de acostarse. Los antiácidos pueden ser útiles si se utilizan con criterio en el embarazo.

Estreñimiento

El **estreñimiento** en el embarazo es fisiológico y está asociado a un aumento del tiempo de tránsito, un aumento de la absorción de agua y con frecuencia una disminución del volumen fecal. Las modificaciones alimentarias, entre ellas el aumento de la ingestión de líquidos y el aumento del volumen de las heces con alimentos como la fruta y la verdura, suelen ser útiles. Otras intervenciones útiles pueden comprender los reblandecedores de heces tensioactivos como el **docusato,** el aporte complementario de fibra alimenticia como el **muciloide hidrófilo de psilio** y los lubricantes.

Cansancio

Al comienzo del embarazo, con frecuencia las pacientes refieren un **cansancio** extremo que no se alivia con el reposo. No existe un tratamiento específico, aparte de adaptar la agenda de la mujer en la medida de lo posible para tener en cuenta esta carencia temporal de energía. Hay que tranquilizar a las pacientes asegurándoles que los síntomas desaparecen en el segundo trimestre.

Calambres en las piernas

Los **calambres en las piernas** son frecuentes durante el embarazo. Con los años, se han propuesto varios trata-mientos, entre ellos el aporte complementario de calcio oral, el aporte complementario de potasio o el agua tónica, ninguno de los cuales es satisfactorio en todos los casos. Con frecuencia se recomiendan masaje y reposo.

Lumbalgia

La lumbalgia es frecuente, especialmente al final del embarazo. La alteración del centro de gravedad provocada por el feto en crecimiento ejerce una tensión poco habitual sobre la columna lumbar y los músculos y ligamentos asociados. El tratamiento se centra en el calor, el masaje y el uso reducido de analgésicos. Un cinturón materno ajustable también puede ser de ayuda, al igual que no llevar zapatos de tacón alto.

Dolor del ligamento redondo del útero

El dolor inguinal agudo, especialmente a medida que evoluciona el embarazo, es común y con frecuencia bastante desagradable y molesto para las pacientes. Con frecuencia, este dolor es más pronunciado en el lado derecho debido a la rotación del útero grávido hacia la derecha. Hay que tranquilizar a la mujer asegurándole que el dolor representa un estiramiento y un espasmo de los ligamentos redondos del útero. La modificación de la actividad, especialmente realizar un movimiento más gradual, con frecuencia resulta útil; rara vez están indicados analgésicos.

Varices y hemorroides

Las varices no están causadas por el embarazo, pero con frecuencia aparecen por primera vez durante la gestación. Aparte del aspecto preocupante para muchas pacientes, las varices pueden provocar una sensación de dolor, especialmente cuando las pacientes permanecen de pie durante largos períodos de tiempo. Las medias elásticas pueden ayudar a reducir las molestias, aunque no tienen ningún efecto sobre el aspecto de las varices. Las medias elásticas baratas no proporcionan el alivio que pueden ofrecer unas medias elásticas de venta con receta. Las **hemorroides** son varices de las venas hemorroidales. Su tratamiento consiste en baños de asiento y preparaciones locales. Las varices y las hemorroides desaparecen después del parto, aunque puede que ninguna de las dos afecciones desaparezca por completo. Durante aproximadamente los 6 meses siguientes al parto no debe realizarse la reparación quirúrgica de las varices o hemorroides a fin de permitir su involución natural.

Flujo vaginal

Con frecuencia, el medio hormonal del embarazo provoca un incremento de las secreciones vaginales normales. Estas secreciones normales deben diferenciarse de infecciones como la vaginitis, que presenta síntomas de prurito y olor desagradable, y la vaginosis bacteriana, que se ha asociado a parto prematuro. La rotura espontánea de la bolsa, que se caracteriza por la filtración de un líquido transparente, es otra causa posible que hay que tener en cuenta.

LECTURAS RECOMENDADAS

American College of Obstetricians and Gynecologists. Exercise during pregnancy and the postpartum period. ACOG Committee Opinion No. 267. *Obstet Gynecol.* 2002;99(1):171–173.

American College of Obstetricians and Gynecologists. Guidelines for diagnostic imaging during pregnancy. ACOG Committee Opinion No. 299. *Obstet Gynecol.* 2004;104(3):647–651.

American College of Obstetricians and Gynecologists. Immunization during pregnancy. ACOG Committee Opinion No. 282. *Obstet Gynecol.* 2003;101(1):207–212.

American College of Obstetricians and Gynecologists. Management of postterm pregnancy. ACOG Practice Bulletin No. 55. *Obstet Gynecol.* 2004;104(3):639–646.

American College of Obstetricians and Gynecologists. Nausea and vomiting of pregnancy. ACOG Practice Bulletin No. 52. *Obstet Gynecol.* 2004;103(4):803–815.

American College of Obstetricians and Gynecologists. Obesity in pregnancy. ACOG Committee Opinion No. 315. *Obstet Gynecol.* 2005;106(3):671–675.

American College of Obstetricians and Gynecologists. Prenatal and perinatal human immunodeficiency virus testing: expanded recommendations. ACOG Committee Opinion No. 304. *Obstet Gynecol.* 2004;104(5):1119–1124.

American College of Obstetricians and Gynecologists. Psychosocial risk factors: perinatal screening and intervention. ACOG Committee Opinion No. 343. *Obstet Gynecol.* 2006;108(2):469–477.

American College of Obstetricians and Gynecologists. Rubella vaccination. ACOG Committee Opinion No. 281. *Obstet Gynecol.* 2002;100(6):1417.

American College of Obstetricians and Gynecologists Screening for fetal chromosomal abnormalities. ACOG Practice Bulletin No. 77. *Obstet Gynecol.* 2007;109(1):217–227.

American College of Obstetricians and Gynecologists. Smoking cessation during pregnancy. ACOG Committee Opinion No. 316. *Obstet Gynecol.* 2005;106(4):883–888.

American College of Obstetricians and Gynecologists. The importance of preconception care in the continuum of women's health care. ACOG Committee Opinion No. 313. *Obstet Gynecol.* 2005;106(3):665–666.

Antepartum Fetal Surveillance. ACOG Practice Bulletin No. 9. Washington, DC: American College of Obstetricians and Gynecologists; 1999.

Assessment of Fetal Lung Maturity. ACOG Educational Bulletin No. 230. Washington, DC: American College of Obstetricians and Gynecologists; 1996.

Fetal Macrosomia. ACOG Practice Bulletin No. 22. American College of Obstetricians and Gynecologists; 2000.

Evaluación de los trastornos genéticos en obstetricia y ginecología

Con los conocimientos elementales de la genética de la reproducción, el estudiante podrá comprender mejor los patrones de herencia y aprender los principios de las pruebas prenatales y su aplicación en el diagnóstico de las anomalías fetales.

L os descubrimientos recientes en el campo de la genética han llevado a una mayor aplicación de los principios y las técnicas genéticos en todos los campos de la medicina, entre ellos la obstetricia y ginecología. En obstetricia, se realiza sistemáticamente el cribado prenatal para detectar trastornos genéticos como el síndrome de Down y la fibrosis quística. En ginecología, los clínicos pueden ofrecer pruebas genéticas apropiadas a mujeres que se considera que tienen alto riesgo de ser portadoras de genes que aumentan el riesgo de cáncer de mama, de colon o de ovario. En el futuro, los estudios genéticos pueden llevar a un diagnóstico más precoz y más preciso de afecciones como la diabetes. La genoterapia también puede utilizarse para tratar enfermedades con una mayor especificidad y menos efectos secundarios que los tratamientos tradicionales.

CONCEPTOS BÁSICOS EN GENÉTICA

El conocimiento de los principios elementales de la genética y la comprensión de su aplicación son imprescindibles en el ejercicio de la medicina actual. Estos principios constituyen la base del cribado, el diagnóstico y el tratamiento de los trastornos genéticos.

Genes: definición y función

Los **genes,** las unidades básicas de la herencia, son segmentos de ácido desoxirribonucleico **(ADN)** que residen en **cromosomas** situados en los núcleos de las células. El ADN es una molécula helicoidal de doble filamento. Cada filamento es un polímero de nucleótidos formado por tres componentes: *1)* una «base», que es una purina (adenina [A] o guanina [G]) o una pirimidina (citosina [C] o timina [T]); *2)* un azúcar de 5 carbonos, y *3)* un enlace fosfodiéster. Los filamentos de la hélice de ADN discurren de forma antiparalela, la adenina se une a la timina y la citosina se une a la guanina. Estos pares de bases, en su número casi ilimitado de combinaciones, constituyen el **código genético.**

La información que contiene el ADN debe procesarse antes de que las células puedan utilizarla. La **transcripción** es el proceso por el cual el ADN se convierte en una molécula mensajera denominada ácido ribonucleico **(ARN).** Durante la transcripción, la molécula de ADN se «lee» de un extremo (denominado extremo 5 prima [5']) al otro extremo (denominado extremo 3 prima [3']). Se forma una molécula de **ARN mensajero (ARNm)** que se exporta desde el núcleo celular hasta el citoplasma. Este ARNm contiene una traducción del código genético en «codones». La trascripción está regulada por secuencias promotoras y potenciadoras. Las secuencias **promotoras** guían la dirección de la traducción, desde 5' a 3', y están situadas en el extremo 5'. Las secuencias **potenciadoras** desempeñan la misma función, pero se encuentran más abajo del extremo 5' de la molécula de ADN.

Una vez que la transcripción ha terminado, el ARNm se utiliza como plantilla para construir los aminoácidos que son los componentes básicos de las proteínas. En este proceso, denominado **traducción,** cada codón se empareja con su correspondiente aminoácido. El filamento de aminoácido crece hasta que encuentra un codón de «terminación». En ese momento, la proteína ya terminada experimenta un procesamiento adicional y entonces bien se utiliza dentro de la célula o bien se exporta fuera de la célula para utilizarse en otras células, tejidos u órganos. Los errores en el proceso de replicación del ADN pueden darse de diversas maneras y llevan a una **mutación,** una alteración de la secuencia génica normal. La mayoría de los errores de replicación del ADN son reparados rápidamente por enzimas que corrigen y reparan los errores.

Los errores de replicación son de cuatro tipos básicos: *1)* mutaciones de **aminoácido o de sentido alterado,** en que un aminoácido es sustituido por otro; *2)* mutaciones **de finalización** en que codones de terminación prematuros se introducen en una secuencia; *3)* **eliminaciones,** y *4)* **inserciones.** Un ejemplo de una enfermedad reconocida causada por un error de replicación es la corea de Huntington, en que se produce un número anómalo de repeticiones CAG en el gen de Huntington. Los factores ambientales, como la luz ultravioleta, la radiación ionizante o las sustancias químicas, también pueden dañar el ADN.

Cromosomas

La información genética que contiene el genoma humano está empaquetada en forma de **cromatina,** dentro de la cual el ADN se une a varias proteínas cromosómicas para formar los **cromosomas.** Un **cariotipo** revela la morfología y el número de cromosomas. Las **células somáticas** son las células del cuerpo humano que no son gametos (óvulos o espermatozoides). Las **células germinales,** o gametos, contienen una *única dotación cromosómica* (*n* = 23) y se describen como **haploides.** Las células somáticas contienen *dos dotaciones cromosómicas,* lo que suma un total de 46 cromosomas. Estas células son **diploides,** que significa que tienen una dotación cromosómica 2n (2n = 46). Estos pares de cromosomas están formados por 22 pares de **autosomas,** que son parecidos en el varón y la mujer. Cada célula somática también contiene un par de cromosomas sexuales. Las mujeres tienen dos cromosomas sexuales X; los varones tienen un cromosoma X y un cromosoma Y.

REPLICACIÓN CROMOSÓMICA Y DIVISIÓN CELULAR

Los cromosomas experimentan dos tipos de **replicación,** la meiosis y la mitosis, que son significativamente diferentes y generan tipos de células con capacidades totalmente diferentes. La **mitosis** es la replicación de los cromosomas en las células somáticas. Va seguida de la **citocinesis,** o división celular, que se traduce en dos células hijas que contienen la misma información genética que la célula madre. La **meiosis** sólo se da en las células germinales. También va seguida de la citocinesis; pero, en este caso, la citocinesis se traduce en cuatro células hijas con un número haploide.

Las células somáticas experimentan la división celular basándose en el ciclo celular, que tiene cuatro fases: G1, S, G2 y M. G1, o intervalo (*gap*) 1, tiene lugar inmediatamente después de la mitosis y es un período de inactividad en que no hay replicación del ADN. Durante **G1,** todo el ADN de cada cromosoma está presente en la forma 2n. La siguiente fase es **S,** o síntesis, en que los cromosomas se duplican para convertirse en dos cromátidas gemelas idénticas con una dotación cromosómica 4n. Durante **G2,** o intervalo 2, las células se preparan para la mitosis. G1, S y G2 también se denominan **interfase,** que es el período entre mitosis.

Mitosis
El objetivo de la mitosis es formar dos células hijas que tengan una dotación completa de información genética. La mitosis se divide en cinco fases: profase, prometafase, metafase, anafase y telofase. Durante la **profase** la cromatina se hincha, o se condensa, y las dos cromátidas hermanas están muy juntas. El nucléolo desaparece y se desarrolla el huso mitótico. Las fibras del huso empiezan a formar centrosomas, unos centros organizadores de microtúbulos que migran hacia los polos de la célula. En la **prometafase,** la membrana nuclear desaparece y los cromosomas empiezan a dispersarse. Al final, se unirán a los microtúbulos que forman el huso mitótico. La **metafase** es la fase de máxima condensación. Los cromosomas están en formación lineal en el centro de la célula, entre los dos polos del huso. Durante la metafase es cuando las células pueden analizarse con mayor facilidad para obtener un cariotipo a partir de la amniocentesis o la biopsia de corion. La **anafase** empieza cuando las dos cromátidas se separan. Forman cromosomas hijos que son atraídos a los polos opuestos de la célula por las fibras del huso. Finalmente, en la **telofase** la membrana nuclear

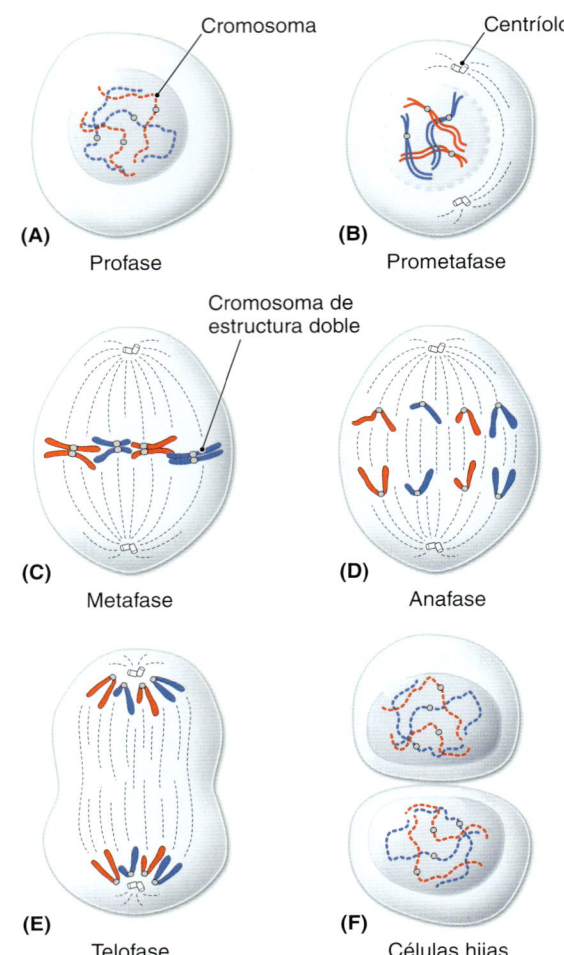

FIGURA 7-1. Fases de la mitosis. (Modificada de Sadler TW. *Langman's Medical Embryology.* 10.ª ed. Baltimore, MD: Lippincott Williams & Wilkins; 2006: 12.)

empieza a formarse de nuevo alrededor de las células hijas independientes, que luego entran en la interfase (fig. 7-1).

Meiosis
La *meiosis* difiere de la mitosis por el hecho de que inicialmente se genera un número haploide de células en dos divisiones sucesivas. *La **primera división (meiosis I)** se denomina división por reducción, debido a la disminución resultante del número de cromosomas al pasar de diploide a haploide.* La meiosis I también se divide en cuatro fases: profase I, metafase I, anafase I y telofase I. La **profase I** se divide a su vez en cinco fases: leptoteno, cigoteno, paquiteno, diploteno y diacinesis. En la profase I, los cromosomas se condensan y se acortan y engrosan. Durante el paquiteno tiene lugar el **entrecruzamiento,** que da lugar a cuatro gametos distintos. No obstante, la mayor variación genética se produce durante la anafase. En la **anafase I,** los cromosomas se desplazan a los polos opuestos de la célula mediante **distribución independiente,** lo que significa que existen 2^{23}, o más de 8 millones, de variaciones posibles. *La anafase I es también el paso de la meiosis más propenso a los errores.* El proceso de **disyunción,** en que los cromosomas se desplazan a los polos opuestos de la célula, puede tener como resul-

tado la no disyunción cuando ambos cromosomas se desplazan al mismo polo. *La no disyunción es una causa frecuente de fetos con anomalías cromosómicas.*

*La **segunda división meiótica (meiosis II)** es parecida a la mitosis, pero el proceso tiene lugar dentro de una célula con un número haploide de cromosomas.* La meiosis II también se divide en cuatro fases: profase II, metafase II, anafase II y telofase II. El resultado de la meiosis II son cuatro células hijas haploides. Después de la anafase II, las posibilidades de variación genética aumentan un $2^{23} \times 2^{23}$ adicional, lo que garantiza la variación genética (fig. 7-2).

ANOMALÍAS DEL NÚMERO DE CROMOSOMAS

*Cualquier alteración del número de cromosomas se denomina **heteroploidía**.* La heteroploidía puede darse en dos formas distintas: euploidía y aneuploidía. En la **euploidía,** el número haploide de 23 cromosomas está alterado. Un ejemplo de euploidía es la triploidía, en que el número haploide se ha multiplicado por tres. El cariotipo es 69,XXX o 69,XXY. La triploidía es el resultado de la doble fecundación de un óvulo haploide normal o la fecundación por un espermatozoide di-

ploide. Este tipo de anomalías suele traducirse en la concepción de una mola hidatiforme parcial y termina espontáneamente en el primer trimestre.

En la **aneuploidía,** el número diploide de 46 cromosomas está alterado. Las **trisomías** son aneuploidías con tres copias de un autosoma en lugar de dos. Los ejemplos comprenden la **trisomía 21 (síndrome de Down),** la **trisomía 18 (síndrome de Edwards),** la **trisomía 13 (síndrome de Patau)** y la **trisomía 16.** La mayoría de las trisomías son el resultado de la no disyunción meiótica materna, un fenómeno cuya frecuencia aumenta a medida que la mujer envejece (tabla 7-1 y fig. 7-3).

Las anomalías de los cromosomas sexuales se dan en 1 de cada 1 000 nacimientos. Las más frecuentes son 45,X; 47,XXY; 47,XXX; 47,XYY, y el mosaicismo (presencia de dos o más poblaciones celulares con diferentes cariotipos). Las anomalías numéricas de los cromosomas sexuales pueden ser el resultado de la no disyunción materna o paterna.

ANOMALÍAS DE LA ESTRUCTURA CROMOSÓMICA

Las alteraciones estructurales de los cromosomas son menos frecuentes que las alteraciones numéricas. Las anomalías es-

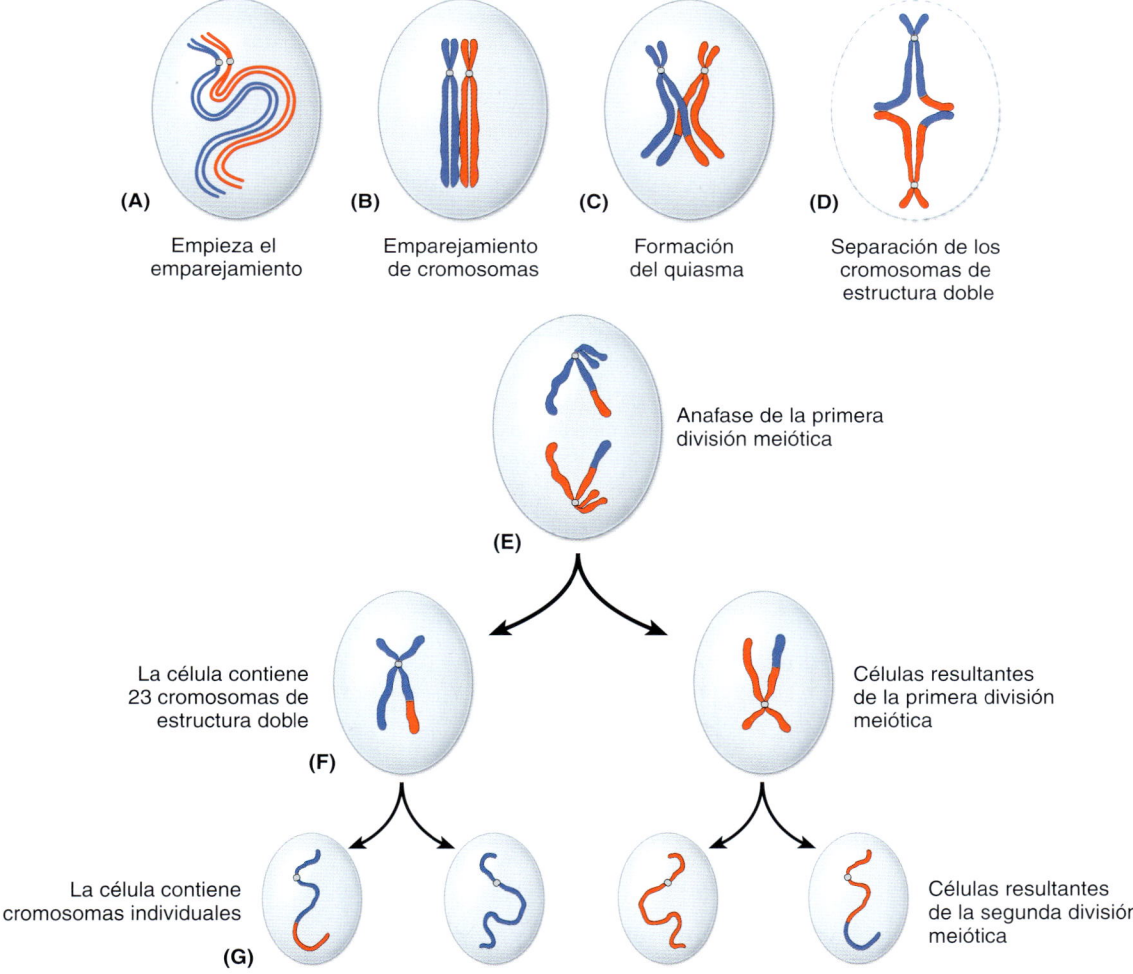

(A) Empieza el emparejamiento

(B) Emparejamiento de cromosomas

(C) Formación del quiasma

(D) Separación de los cromosomas de estructura doble

(E) Anafase de la primera división meiótica

(F) La célula contiene 23 cromosomas de estructura doble

Células resultantes de la primera división meiótica

(G) La célula contiene 23 cromosomas individuales

Células resultantes de la segunda división meiótica

FIGURA 7-2. Fases de la meiosis. (Modificada de Sadler TW. *Langman's Medical Embryology.* 10.ª ed. Baltimore, MD: Lippincott Williams & Wilkins; 2006: 13.)

TABLA 7-1	Anomalías cromosómicas de diagnóstico frecuente	

Anomalía cromosómica	Incidencia en recién nacidos vivos	Características
Trisomía 21 (síndrome de Down)	1 de cada 800	Retraso mental de moderado a grave; facies característica; anomalías cardíacas; mayor incidencia de infecciones respiratorias y leucemia; sólo el 2% vive más de 50 años
Trisomía 18 (síndrome de Edwards)	1 de cada 8000	Retraso mental grave; múltiples anomalías orgánicas; menos del 10% sobrevive 1 año
Trisomía 13 (síndrome de Patau)	1 de cada 20000	Retraso mental grave; anomalías neurológicas, oftalmológicas y orgánicas; el 5% sobrevive 3 años
Trisomía 16	0	Anomalía mortal; se da con frecuencia en los abortos espontáneos del primer trimestre; ningún recién nacido tiene trisomía 16
45,X	1 de cada 10000	Se da con frecuencia en los abortos espontáneos del primer trimestre (síndrome de Turner); está asociado principalmente a rasgos somáticos especiales; los pacientes no tienen retraso mental, aunque el coeficiente intelectual de los afectados es inferior al de sus hermanos
47,XXX; 47,XYY; 47,XXY (síndrome de Klinefelter)	Cada uno aproximadamente 1 de cada 900	Anomalías somáticas mínimas; las personas con síndrome de Klinefelter se caracterizan por una complexión alta y eunucoide y unos testículos pequeños; las personas con 47,XXX y 47,XYY no suelen presentar anomalías somáticas, pero las personas con 47,XYY pueden ser altas
del(5p)	1 de cada 20000	Retraso mental grave; microcefalia; rasgos faciales distintivos; sonido característico del «maullido de gato» (síndrome del maullido de gato)

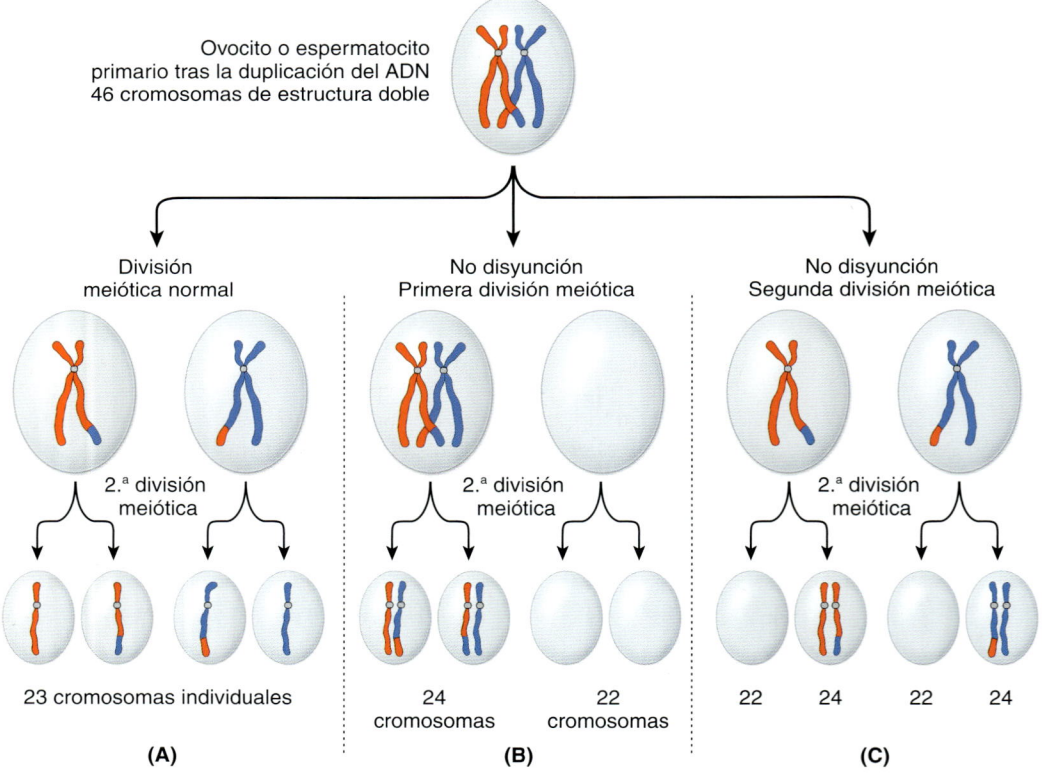

FIGURA 7-3. Comparación de la división meiótica normal y anómala. **(A)** División meiótica normal. **(B)** No disyunción en la primera división meiótica. **(C)** No disyunción en la segunda división meiótica. (Modificada de Sadler TW. *Langman's Medical Embryology.* 10.ª ed. Baltimore, MD: Lippincott Williams & Wilkins; 2006: 15.)

TABLA 7-2	Anomalías de la estructura cromosómica	
Anomalía de la estructura cromosómica	**Definición**	**Ejemplo clínico**
Eliminación	Pérdida de un segmento de cromosoma que se traduce en un desequilibrio	Distrofia muscular de Duchenne
Inserción	Un segmento eliminado de un cromosoma se inserta en otro cromosoma	Hemofilia A
Inversión	Un cromosoma individual experimenta dos roturas y se reinserta de forma invertida	Inv(9); muy frecuente; no tiene secuelas clínicas
Translocación robertsoniana	Pérdida del brazo corto de dos cromosomas acrocéntricos; los cromosomas acrocéntricos son 13, 14, 15, 21 y 22	t(14q21q); una de las posibles causas de síndrome de Down
Translocación recíproca	Rotura de cromosomas no homólogos con intercambio recíproco	Frecuente (1 de cada 600 recién nacidos); normalmente inocua

tructurales que afectan a la reproducción se dan en el 0,2% de la población. La **eliminación** se da cuando se pierde un segmento de un cromosoma (tabla 7-2). En una **eliminación terminal,** el segmento ausente del cromosoma está unido al extremo del brazo largo o corto del cromosoma. Si el segmento ausente del cromosoma está unido a los brazos largo y corto del mismo cromosoma, puede formarse un **cromosoma anular.** La **eliminación intersticial** se produce cuando el segmento eliminado carece de centrómero, o en los casos que implican una rotura cromosómica. Las **inserciones** se dan cuando la porción de un segmento eliminado de manera intersticial se introduce en un cromosoma no homólogo.

Una **inversión** es el resultado de la reparación defectuosa de una rotura cromosómica. El segmento roto se introduce en el cromosoma de manera invertida. La **inversión paracéntrica** se da cuando ambas roturas tienen lugar en el mismo brazo de un cromosoma. Estos tipos de inversiones no incluyen el **centrómero,** la región donde los pares de cromosomas se unen. Las inversiones paracéntricas no pueden identificarse mediante el cariotipo tradicional, porque parece que los brazos tienen una longitud normal. Para detectar este tipo de anomalía se utiliza la **hibridación *in situ* con inmunofluorescencia** (FISH, *fluorescence* in situ *hybridization*) con sondas específicas de locus. La **inversión pericéntrica** implica una rotura en cada brazo. El centrómero está incluido y puede identificarse un aumento o una pérdida notables de material genético en un cariotipo. Para un progenitor con una inversión, el riesgo de tener un hijo anómalo depende del método de detección, el cromosoma implicado y la magnitud de la inversión. El riesgo observado oscila aproximadamente entre el 5% y el 10% si la inversión se identifica después del nacimiento de un hijo anómalo, y entre el 1% y el 3% si se identifica en otro momento. Una excepción es la inversión pericéntrica del cromosoma 9, que no está asociada a defectos genéticos en la descendencia.

Una **translocación** implica la transferencia de dos segmentos cromosómicos, normalmente entre cromosomas no homólogos (no emparejados). Es el tipo de reordenamiento estructural más frecuente en el ser humano. Una translocación se define como **equilibrada** cuando se intercambia una cantidad equivalente de material genético entre cromosomas y como **desequilibrada** cuando los cromosomas reciben una cantidad desigual de material genético. Son posibles dos tipos de translocaciones. La **translocación robertsoniana** sólo se da en los cromosomas acrocéntricos –aquéllos en que el centrómero está muy cerca de un extremo (cromosomas 13, 14, 15, 21 y 22). Una persona con una translocación robertsoniana tiene un fenotipo normal, pero los gametos que genera pueden estar desequilibrados. Los gametos se traducirán o no en una descendencia anómala en función del tipo de translocación, los cromosomas implicados y el sexo del progenitor portador. Las translocaciones robertsonianas clínicamente más importantes son las que afectan al cromosoma 21 y otro cromosoma acrocéntrico, la mayoría de las veces el cromosoma 14. Los portadores de estas translocaciones corren un mayor riesgo de tener un hijo con trisomía 21. El riesgo de trisomía 21 es del 15 % si la translocación es materna y del 2 % o menos si es paterna.

Las **translocaciones recíprocas equilibradas** pueden afectar a cualquier cromosoma y son el resultado de un intercambio recíproco de material cromosómico entre dos o más cromosomas. Como sucede con las translocaciones robertsonianas, las personas que tienen una translocación recíproca equilibrada también presentan un fenotipo normal, pero pueden producir gametos con cromosomas desequilibrados. El riesgo observado de anomalía cromosómica en un hijo es menor que el riesgo teórico, porque algunos de estos gametos tienen como resultado concepciones inviables. En general, los portadores de translocaciones cromosómicas identificadas después del nacimiento de un hijo anómalo tienen un riesgo del 5% al 30% de tener descendencia con cromosomas desequilibrados. Los niños con una translocación cromosómica desequilibrada tienen un mayor riesgo de padecer retraso mental, retraso del desarrollo neurológico y otras anomalías congénitas.

Patrones de herencia

Los **trastornos monogénicos (mendelianos)** presentan unos patrones de herencia previsibles que están relacionados con la ubicación del gen (herencia autosómica o ligada a X) y la expresión del fenotipo (herencia dominante o recesiva). Aunque los trastornos mendelianos fueron el primer tipo de trastornos genéticos que se describió, ahora es sabido que existen muchos factores genéticos y ambientales que modifican estos genes, lo que hace que los trastornos monogénicos verdaderos sean relativamente raros. Los profesionales sanitarios deben saber que cada año se descubren muchos trastornos monogénicos y que se les puede seguir la pista utilizando bases de datos de Internet, como por ejemplo *Online Mendelian Inheritance in Man* (http://www.nslij-genetics.org/search_omim.html).

HERENCIA AUTOSÓMICA DOMINANTE

Cada gen ocupa una posición específica, o **locus,** en un cromosoma. En cada locus, existen dos posibles variantes de los genes, o dos **alelos.** Si el fenotipo de una enfermedad se basa en un alelo de una pareja de genes, el gen es **dominante.** Si el gen está situado en una célula autosómica, su patrón de herencia se describe como **autosómico dominante.** Las personas que tienen un alelo dominante para un trastorno (que se describen como **heterocigóticas** para el gen) expresarán la enfermedad y transmitirán el gen al 50 % de sus descendientes (cuadro 7-1). Los ejemplos de trastornos genéticos con herencia autosómica dominante comprenden el síndrome de Marfan, la acondroplasia y la corea de Huntington.

La expresión fenotípica de los genes autosómicos dominantes no siempre es sencilla y puede variar según las características específicas del gen. La **expresividad variable** es la variación de la expresión de una enfermedad en una persona afectada. Por ejemplo, algunas personas con **neurofibromatosis** sólo tienen manchas de color café con leche, mientras que otras tienen grandes tumores. No obstante, la neurofibromatosis presenta una penetrancia del 100 %. La **penetrancia** describe la probabilidad de que una persona portadora del gen se vea afectada. El retinoblastoma es un ejemplo de penetrancia parcial; no todas las personas afectadas expresarán algún tipo evidente de la enfermedad. La **anticipación** hace referencia a un aumento de la gravedad y a la expresión cada vez más temprana de la enfermedad con cada generación subsiguiente. Un ejemplo de mutación genética que presenta anticipación es la corea de Huntington, en que una expansión de la repetición de tres nucleótidos, CAG, lleva a una expresión más temprana de la enfermedad en los hijos afectados.

HERENCIA AUTOSÓMICA RECESIVA

Una enfermedad **autosómica recesiva** *sólo se expresa cuando la persona afectada es portadora de dos copias del gen (se describe como* **homocigótica** *para el gen) (v. cuadro 7-1). Las personas que son* **heterocigóticas** *para el gen expresan un fenotipo normal.* Durante el embarazo, a menos que una mujer portadora de un gen recesivo se haya sometido al cribado de una enfermedad concreta basándose en sus factores de riesgo (p. ej., drepanocitosis o fibrosis quística), no sabrá que es portadora hasta que tenga un hijo afectado. Otros ejemplos de trastornos autosómicos recesivos comprenden la enfermedad de Tay-Sachs y la fenilcetonuria.

HERENCIA LIGADA AL CROMOSOMA X

En las **enfermedades ligadas al cromosoma X,** el gen afectado está situado en el cromosoma X. Puesto que los varones sólo tienen un cromosoma X, expresarán la enfermedad si su cromosoma X es portador del gen afectado. El estado de portador en el varón se considera **hemicigótico,** mientras que la mujer casi siempre es heterocigótica.

Las enfermedades recesivas ligadas al cromosoma X son mucho más frecuentes que las enfermedades dominantes ligadas al cromosoma X (cuadro 7-2). Algunos ejemplos de enfermedades recesivas ligadas al cromosoma X son la hemofilia y el daltonismo. La hipofosfatemia es un ejemplo de enfermedad dominante ligada al cromosoma X.

El **síndrome del cromosoma X frágil** es un trastorno ligado al cromosoma X que provoca retraso mental. Está causado por una repetición en la secuencia de citosina-guanina-guanina en un gen específico que está situado en el cromosoma X. La transmisión al feto de la mutación genética que provoca la enfermedad depende del sexo del progenitor y del número de repeticiones presentes en el gen del progenitor. Si el número de repeticiones oscila entre 61 y 200, se dice que la persona tiene una «premutación». Estas perso-

---

CUADRO 7-1

Patrones de herencia

Características de los trastornos autosómicos dominantes

- La expresión génica casi nunca se salta una generación
- Una persona afectada transmitirá el gen a su descendencia el 50 % de las veces
- Tiene que haber una distribución igual por sexos entre los parientes afectados; los varones tienen que poder transmitir a los varones y las mujeres a las mujeres
- Un pariente de primer grado no afectado no transmitirá el gen a su descendencia

Características de los trastornos autosómicos recesivos

- Puede parecer que la expresión génica se salta generaciones
- Afectan tanto a los varones como a las mujeres
- Normalmente ninguno de los padres está afectado; las personas afectadas no suelen tener hijos afectados
- Si el padre o la madre son portadores, el 50% de sus descendientes será portador del gen. Si tanto el padre como la madre son portadores, el riesgo de transmisión del trastorno es del 25 %
- Si se observa que el presunto trastorno es poco común, hay que pensar en la posibilidad de que haya consanguinidad

---

nas tienen un fenotipo normal, aunque las mujeres portadoras de la premutación tienen un mayor riesgo de padecer fallo ovárico prematuro. La mutación completa se caracteriza por la presencia de más de 200 repeticiones. Estas personas muestran los signos y síntomas del trastorno.

Un varón puede transmitir a su descendencia el gen con la premutación no expandido, pero la expansión a la mutación completa es poco común en un varón que tiene el gen con la premutación. Una mujer que tiene un gen con la premutación también puede transmitir el gen a su descendencia; no obstante, durante la meiosis el gen con la premutación puede expandirse y llevar a una mutación completa. Hay que ofrecer a las mujeres con antecedentes familiares de hijos varones con retraso del desarrollo, hiperactividad extrema y problemas del habla y el lenguaje, pruebas para determinar si son portadoras del cromosoma X frágil. Las mujeres con fallo ovárico o una FSH elevada antes de los 40 años de edad sin una causa conocida deben someterse a cribado para determinar si tienen la premutación del cromosoma X frágil.

HERENCIA MITOCONDRIAL

La **herencia mitocondrial** es diferente de otros patrones de herencia. Las mitocondrias contienen un ADN único (denominado ADN mitocondrial) que difiere del ADN presente en el núcleo celular. Las mutaciones que se dan en el ADN mitocondrial sólo se transmiten de la madre a toda su descendencia y, si un feto masculino se ve afectado, no transmitirá la mutación a ninguno de sus hijos.

HERENCIA MULTIFACTORIAL

Los **trastornos multifactoriales** están causados por una combinación de factores, algunos genéticos y otros ambientales.

Los trastornos multifactoriales son recurrentes en las familias, pero no se transmiten con ningún patrón característico. Muchas anomalías estructurales congénitas que afectan a un único sistema son multifactoriales y tienen una incidencia en la población general de aproximadamente 1 por cada 1 000. Los ejemplos de rasgos multifactoriales son el labio leporino, con o sin paladar hendido; las cardiopatías congénitas; las anomalías del tubo neural, y la hidrocefalia.

FACTORES DE RIESGO DE TRASTORNOS GENÉTICOS

Se han identificado varios factores que aumentan el riesgo de tener un hijo con una anomalía cromosómica, entre ellos la edad materna o paterna y la exposición a ciertos fármacos. Otros factores, como por ejemplo la raza o los antecedentes familiares de una enfermedad, pueden indicar que una persona es portadora de un gen para un trastorno mendeliano. El primer paso para determinar el riesgo consiste en documentar los antecedentes familiares y personales de la paciente (v. apéndice C, Formulario prenatal). Este expediente es un método eficaz para obtener información sobre los antecedentes personales y familiares, la exposición de los padres a sustancias potencialmente perjudiciales, u otras cuestiones que pueden influir en la determinación del riesgo y el tratamiento. Esta información puede obtenerse durante una consulta preconcepcional o durante la primera consulta prenatal en el primer trimestre.

Algunas enfermedades infecciosas, entre ellas el citomegalovirus, la rubéola y las enfermedades de transmisión sexual (v. cap. 15, Enfermedades infecciosas en el embarazo), además de ciertos fármacos, se han relacionado con un mayor riesgo de anomalías congénitas. La diabetes pregestacional también puede predisponer al feto a una anomalía congénita. Puesto que estos defectos no tienen su origen en los genes, no pueden utilizarse los antecedentes familiares ni las pruebas genéticas, como la amniocentesis o la biopsia de corion, para detectarlos. La ecografía es el pilar de la vigilancia para detectar enfermedades infecciosas y anomalías congénitas inducidas por teratógenos.

Edad avanzada de la madre

La incidencia de la trisomía 21 (síndrome de Down) entre los recién nacidos de madres de 35 años es de 1 de cada 385. Aunque el riesgo aumenta con la edad, la mayoría de los casos de síndrome de Down se dan en mujeres menores de 35 años (fig. 7-4). Además del síndrome de Down, hay otras anomalías cromosómicas cuya frecuencia aumenta con la edad avanzada de la madre (v. tabla 7-1).

Embarazo anterior afectado por una anomalía cromosómica

Las mujeres que han tenido un embarazo anterior complicado por una trisomía 21, 18 o 13, o cualquier otra trisomía en que el feto sobrevivió como mínimo hasta el segundo trimestre, corren el riesgo de tener otro embarazo complicado por la misma u otra trisomía. El riesgo de recidiva de una trisomía es

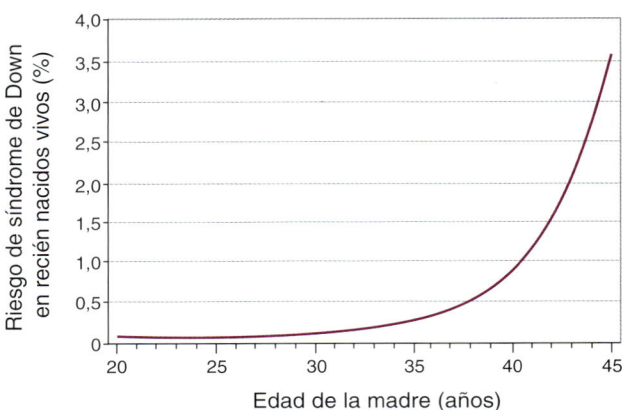

FIGURA 7-4. Riesgo aproximado de síndrome de Down según la edad de la madre. (De Newberger DS. Down syndrome: prenatal risk assessment and diagnosis. *Am Fam Physician.* 2000; 62(4): 825. http://www.aafp.org/afp/20000815/825.html. Consultado el 20 de octubre de 2008. Datos de Cuckle HS, Wald NJ, Thompson SG. Estimating a woman's risk of having a pregnancy associated with Down's syndrome using her age and serum alpha-fetoprotein level. *Br J Obstet Gynaecol.* 1987; 94(5): 387–402.)

de 1,6 a 8,2 veces mayor que el riesgo de la edad de la madre, en función de varios factores: el tipo de trisomía, si el embarazo inicial fue un aborto espontáneo o no, la edad de la madre cuando tuvo lugar el suceso inicial y la edad de la madre en el momento del diagnóstico prenatal subsiguiente.

Algunas anomalías de los cromosomas sexuales, pero no todas, acarrean un mayor riesgo de recidiva. Un embarazo complicado por un cariotipo XXX o XXY fetal aumenta el riesgo de recidiva un 1,6 %-2,5 % respecto al riesgo de la edad de la madre. El síndrome de Turner (monosomía X; XO) y los cariotipos XYY confieren un riesgo teórico de recidiva.

Antecedentes de pérdida temprana del embarazo

Como mínimo la mitad de todas las pérdidas de embarazos que tienen lugar durante el primer trimestre son consecuencia de anomalías cromosómicas. Las más frecuentes son la monosomía X; la poliploidía (triploidía o tetraploidía), y las trisomías 13, 16, 18, 21 y 22.

Edad avanzada del padre

La edad creciente del padre, especialmente a partir de los 50 años, predispone al feto a un aumento de las mutaciones génicas que pueden afectar a los trastornos recesivos y autosómicos dominantes ligados al cromosoma X, como la neurofibromatosis, la acondroplasia, el síndrome de Apert y el síndrome de Marfan.

Origen étnico

Muchos trastornos mendelianos se dan con mayor frecuencia en ciertos grupos. Los estadounidenses de raza negra tie-nen un mayor riesgo de drepanocitosis, la hemoglobinopatía más frecuente en Estados Unidos. Aproximadamente el 8 % de los estadounidenses de raza negra son portadores del gen de la hemoglobina S *(sickle)*, que también se encuentra con mayor frecuencia en las personas de ascendencia mediterránea, caribeña, latinoamericana o de Oriente Próximo. Los caucásicos de ascendencia del norte de Europa tienen un mayor riesgo de padecer fibrosis quística, con un porcentaje aproximado de portadores de 1 de cada 22. Las enfermedades de Tay-Sachs, Gaucher y Niemann-Pick se dan con mayor frecuencia en las personas de ascendencia judía asquenazí. Otras enfermedades asociadas a ciertos grupos étnicos son la talasemia β, que se observa con una mayor frecuencia en las personas de origen mediterráneo, y la talasemia α en las personas de origen asiático.

CRIBADO PRENATAL

Los ginecólogos tienen la responsabilidad de determinar si una mujer presenta un mayor riesgo de anomalías fetales y de describir y ofrecer un cribado o pruebas diagnósticas prenatales apropiados. *El objetivo del cribado genético prenatal consiste en definir el riesgo de una enfermedad genética en una población de bajo riesgo.* Una **prueba de detección** difiere de una **prueba diagnóstica** por el hecho de que las *pruebas de detección sólo determinan el riesgo de que un hijo padezca una enfermedad genética; no pueden confirmar ni descartar la presencia de la enfermedad. Si una prueba de detección es positiva, se realiza una prueba diagnóstica para determinar si la enfermedad está presente o ausente en el feto en desarrollo.* Las pruebas de detección genética se ofrecen sistemáticamente a todas las mujeres para determinar anomalías congénitas del tubo neural (ACTN), el síndrome de Down y la trisomía 18. Además, las personas de determinados grupos étnicos pueden hacerse las pruebas para detectar si son portadoras del gen de un trastorno en concreto.

Cribado en el primer trimestre

Las pruebas de detección del primer trimestre se utilizan para determinar el riesgo de síndrome de Down, trisomía 18 y trisomía 13 en un feto en desarrollo. El cribado sérico en el primer trimestre para detectar el síndrome de Down consiste en la realización de pruebas para determinar las concentraciones de dos marcadores bioquímicos: la **gonadotropina coriónica humana (GCh)** libre o total y la **proteína plasmática A asociada al embarazo (PAPP-A,** *pregnancy-associated plasma protein A*). Una concentración elevada de GCh (1,98 de la mediana observada en los embarazos euploides [múltiples de la mediana, MoM]) y una disminución de la concentración de PAPP-A (0,43 MoM) están asociadas a síndrome de Down. Un marcador ecográfico para el síndrome de Down es el tamaño de la **translucidez de la nuca (TN),** una acumulación de líquido detrás del cuello del feto que puede visualizarse entre las semanas 10 y 14 de gestación (fig. 7-5). Se reconoce que un aumento del tamaño de la TN entre las semanas 10 4/7 y 13 6/7 de gestación constituye un signo inicial de distintas anomalías cromosómicas, genéticas y estructurales. Cuando se utiliza por separado, la determinación de la TN tiene un índice de detección del 64 % al 70 % para el síndrome

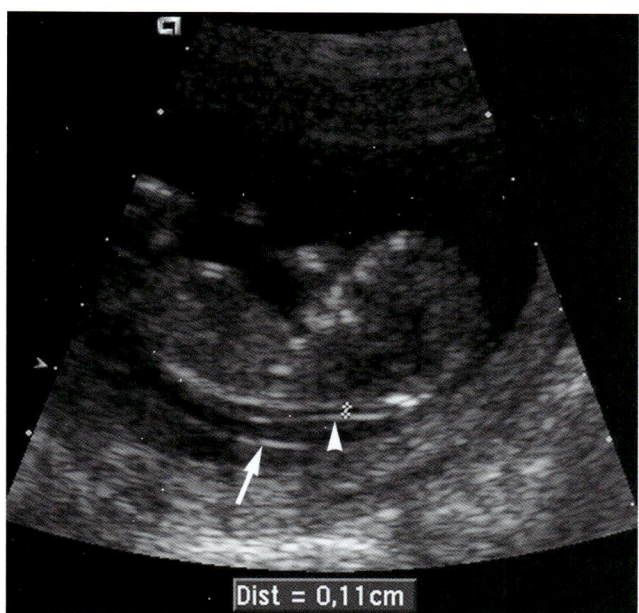

FIGURA 7-5. Zona de la nuca. La zona translúcida de la parte posterior del cuello *(cruz del calibrador)* se mide con la punta posterior del calibrador colocada justo dentro de la piel ecógena *(punta de flecha)*. No hay que confundir el amnios *(flecha)* con la piel. (De Doubilet PM, Benson CB. *Atlas of Ultrasound in Obstetrics and Gynecology.* Philadelphia, PA: Lippincott Williams & Wilkins; 2003: 10f.)

de Down. La combinación de la determinación de la TN con otros marcadores bioquímicos del primer trimestre lleva a un índice de detección del 82 % al 87 %, con un índice de falsos positivos del 5 %, que es igual o mayor que el de las pruebas de detección del segundo trimestre. A las mujeres en las que se descubre un mayor riesgo con las pruebas de detección del primer trimestre hay que ofrecerles consejo genético y la posibilidad de realizar una biopsia de corion en el primer trimestre o una amniocentesis en el segundo trimestre.

Una ventaja del cribado en el primer trimestre es que las pruebas se realizan lo suficientemente temprano como para poder tomar decisiones respecto a la continuación del embarazo, si es necesario (tabla 7-3). Los inconvenientes comprenden la necesidad de una formación especializada y de equipos ecográficos apropiados para obtener una determinación óptima de la TN y la disponibilidad de la biopsia de corion. La detección de los embarazos con alto riesgo de síndrome de Down en el primer trimestre tiene poca utilidad si no puede realizarse una prueba diagnóstica invasiva, esto es, una biopsia de corion o una amniocentesis, para verificar los resultados obtenidos.

Se han estudiado otros datos ecográficos del primer trimestre como posibles marcadores de aneuploidía en el primer trimestre. El descubrimiento de una malformación estructural de uno de los principales órganos o estructuras fetales (tabla 7-4) o la observación de dos o más malformaciones leves (p. ej., un quiste del plexo coroideo, polidactilia y una arteria umbilical única) aumentan el riesgo de aneuploidía lo suficientemente como para justificar la realización de pruebas genéticas del feto, sea cual sea la edad de la madre o el cariotipo de los padres.

TABLA 7-3	Pruebas de detección e índices de detección del síndrome de Down (índice de detección positivo del 5 %)	
Prueba de detección		**Índice de detección (%)**
Primer trimestre		
Determinación de la TN		64–70*
Determinación de la TN, PAPP-A, GCh-β libre o total[†]		82–87*
Segundo trimestre		
Triple (AFPSM, GCh, estriol no conjugado)		69*
Cuádruple (AFPSM, GCh, estriol no conjugado, inhibina A)		81*
Primer y segundo trimestres		
Integrada (TN, PAPP-A, prueba de detección cuádruple)		94–96*
Integrada sérica (PAPP-A, prueba de detección cuádruple)		85–88*
Secuencia escalonada		95*
Secuencia contingente		88–94[‡]

AFPSM, α-fetoproteína en suero materno; GCh, gonadotropina coriónica humana; PAPP-A, proteína plasmática A asociada al embarazo; TN, translucidez de la nuca.

* Del ensayo FASTER (Malone F, Canick JA, Ball RH, Nyberg DA, Comstock CH, Buckowski R, y cols.; First- and Second-Trimester Evaluation of Risk (FASTER) Research Consortium. First-trimester or second-trimester screening, or both, for Down's syndrome. *N Engl J Med.* 2005; 353(1): 2001–2011. http://content.nejm.org/cgi/content/full/353/19/2001. Consultado el 20 de octubre de 2008.)

† También se denomina prueba de detección combinada del primer trimestre.

‡ Índices de detección previstos a partir de modelos (Cuckle H, Benn P, Wright D. Down syndrome screening in the first and/or second trimester: model predicted performance using meta-analysis parameters. *Semin Perinatol* 2005; 29: 252–257.)

Del American College of Obstetricians and Gynecologists. Screening for fetal chromosomal abnormalities. ACOG Practice Bulletin 77. *Obstet Gynecol.* 2007; 109(2): 217–228.

TABLA 7-4	Riesgo de aneuploidía de las principales anomalías		
Defecto estructural	**Incidencia en la población**	**Riesgo**	**Aneuploidía más frecuente**
Higroma quístico	1/20 EI–1/6 000 N	60–75 %	45X (80 %)
Hidropesía	1/1 500–1 400 N	30–80 %*	21, 18, 13, XXY
Hidrocefalia	3-8/10 000 RNV	3–8 %	13, 21, 18, 45X
Hidranencefalia	2/1 000 ARN	Mínimo	13, 18, triploidía
Holoprosencefalia	1/16 000 RNV	40–60 %	13, 18, 18p-
Defectos cardíacos	7–9/1 000 RNV	5–30 %	21, 18, 13, 22, 8, 9
Conducto auriculo-ventricular completo		40–70 %	21
Hernia diafragmática	1/3 500–4 000 RNV	20–25 %	13, 18, 21, 45X
Onfalocele	1/5 000 RNV	30–40 %	13, 18
Gastrosquisis	1/10 000–15 000 RNV	Mínimo	
Atresia duodenal	1/10 000 RNV	20–30 %	21
Obstrucción del cuello de la vejiga	1–2/1 000 RNV	20–25 %	13, 18
Hendidura facial	1/700	1 %	13, 18, eliminaciones
Reducción de las extremidades	4–6/10 000 RNV	8 %	18
Pie equino	1,2/1 000 RNV	6 %	18, 13, 4p-, 18p-
Arteria umbilical única	1 %	Mínimo	

ARN, autopsia en recién nacidos; EI, ecografía inicial; N, nacimientos; RNV, recién nacidos vivos.

*30 % si se diagnostica a las 24 semanas de gestación o más tarde; 80 % si se diagnostica a las 17 semanas de gestación o antes.

Datos de Shipp TD, Benacerraf BR. The significance of prenatally identified isolated clubfoot: is amniocentesis indicated? *Am J Obstet Gynecol.* 1998; 178(3): 600–602; y Nyberg DA, Crane JP. Chromosome abnormalities. En: Nyberg DA, Mahony BS, Pretorius DH. *Diagnostic Ultrasound of Fetal Anomalies: Text and Atlas.* Chicago, IL: Year Book Medical; 1990: 676–724.

Del American College of Obstetricians and Gynecologists. Invasive prenatal testing for aneuploidy. ACOG Practice Bulletin 88. *Obstet Gynecol.* 2007; 110(6): 1459–1467.

Cribado en el segundo trimestre

El cribado en el segundo trimestre puede ser la única opción si la mujer es atendida por primera vez durante el segundo trimestre de su embarazo. Las mujeres que se someten al cribado de aneuploidías en el primer trimestre no deben someterse a un cribado sérico independiente en el segundo trimestre durante el mismo embarazo. Cuando los resultados de estas pruebas se interpretan de manera independiente, los índices de falsos positivos son aditivos y llevan a muchas más técnicas cruentas innecesarias (del 11 % al 17 %). Después del cribado en el primer trimestre, no está indicado el cribado subsiguiente del síndrome de Down en el segundo trimestre, a menos que se realice como parte de una prueba integrada (se explica a continuación), una prueba secuencial escalonada o una prueba secuencial contingente.

PRUEBAS DE DETECCIÓN TRIPLE Y CUÁDRUPLE

En 1984, se describió una asociación entre las concentraciones séricas maternas bajas de **α-fetoproteína (AFP)** y el síndrome de Down. En la década de 1990, se utilizaron la GCh y el estriol no conjugado en combinación con la AFP sérica materna para mejorar los índices de detección del síndrome de Down y la trisomía 18. La concentración sérica materna media de AFP en los embarazos con síndrome de Down se reduce a 0,74 MoM. La GCh intacta está elevada en los embarazos afectados, con una concentración media de 2,06 MoM, mientras que el estriol no conjugado se reduce a una concentración media de 0,75 MoM. *Cuando se utilizan las concentraciones de los tres marcadores (**triple** screening o **prueba de detección triple**) para modificar el riesgo de síndrome de Down relacionado con la edad de la madre, el índice de detección del síndrome de Down es de aproximadamente el 70 %; un 5 % de todos los embarazos dará positivo en la prueba de detección.* Normalmente, las concentraciones de los tres marcadores están reducidas cuando el feto presenta la trisomía 18. *La adición de la inhibina A a la prueba de detección triple (**cuádruple** screening o **prueba de detección cuádruple**) mejora el índice de detección del síndrome de Down hasta aproximadamente el 80 %.* La mediana de la concentración de inhibina A materna aumenta a 1,77 MoM en los embarazos con síndrome de Down, pero la inhibina A no se utiliza para calcular el riesgo de trisomía 18. Estas pruebas de detección bioquímicas se llevan a cabo entre las semanas 15 y 20 de gestación.

CRIBADO ECOGRÁFICO

En el segundo trimestre, las anomalías macroscópicas, como los defectos cardíacos, además de un grupo de marcadores ecográficos (marcadores subjetivos), pueden estar asociados a un mayor riesgo de síndrome de Down en ciertas mujeres (cuadro 7-3). Aunque el descubrimiento de marcadores subjetivos no aumenta considerablemente el riesgo de síndrome de Down, debe tenerse en cuenta en el contexto de los resultados del cribado del primer trimestre, la edad de la paciente y la anamnesis. Se desconoce cuál es la trascendencia de los marcadores ecográficos identificados mediante una ecografía en el segundo trimestre en una paciente con un resultado negativo en la prueba de detección del primer trimestre. Se consigue un mayor índice de detección con la combinación sistemática de los marcadores ecográficos y las anomalías macroscópicas, como por ejemplo un pliegue de la nuca grueso o la presencia de defectos cardíacos. No obstante, el descubrimiento de una anomalía congénita importante en la ecografía del segundo trimestre aumenta considerablemente el riesgo de aneuploidía y justifica el consejo adicional y ofrecer una técnica diagnóstica.

CRIBADO DE LAS ANOMALÍAS CONGÉNITAS DEL TUBO NEURAL

La AFP sérica materna también se utiliza para el cribado de las ACTN, las anomalías estructurales congénitas del cerebro y la columna vertebral. Las ACTN se dan en aproximadamente 1,4-2 de cada 1 000 nacimientos en Estados Unidos y son la segunda anomalía congénita grave más frecuente en todo el mundo (las malformaciones cardíacas son las más frecuentes). La determinación de la AFP sérica materna es una prueba de detección eficaz para las ACTN y debe ofrecerse a todas las mujeres embarazadas, a menos que tengan previsto someterse a la determinación de la AFP amniótica como parte del diagnóstico prenatal para detectar posibles anomalías cromosómicas u otras enfermedades genéticas. *La mayoría de los embarazos afectados pueden identificarse por la presencia de una concentración elevada de AFP sérica materna, que se define como 2,5 MoM para un embarazo único.* Las mujeres con una prueba de detección positiva deben hacerse una ecografía para detectar las causas

identificables de falsos positivos (p. ej., muerte fetal, gestación múltiple, subestimación de la edad gestacional) y para realizar un estudio dirigido de la anatomía fetal en busca de posibles ACTN y otros defectos asociados a la elevación de la AFP sérica materna.

Aproximadamente el 90% de los recién nacidos con ACTN son hijos de madres a las que no se les ofreció la posibilidad de hacerse una amniocentesis porque no presentaban antecedentes familiares ni farmacológicos que indicaran que tenían un mayor riesgo. Se ha demostrado que el **ácido fólico** evita la recidiva y la aparición de ACTN. *Puesto que la mayoría de las personas que tienen un mayor riesgo no lo saben hasta que tienen un hijo afectado, hay que recomendar a todas las mujeres que tomen como mínimo 0,4 mg de ácido fólico antes de la concepción.* Para las mujeres que han tenido anteriormente un hijo con una anomalía congénita del tubo neural, la dosis recomendada es de 4 mg/día.

Cribado integrado

Los resultados del cribado y la ecografía del primer y el segundo trimestre pueden combinarse a fin de aumentar su capacidad para detectar el síndrome de Down. *Esta **estrategia «integrada»** de cribado utiliza los marcadores del primer y el segundo trimestre para adaptar el riesgo relacionado con la edad de una mujer de tener un hijo con síndrome de Down.* Los resultados se comunican cuando terminan las pruebas de detección del primer y el segundo trimestre. El cribado integrado proporciona la mayor sensibilidad con el menor índice de falsos positivos. Este índice más bajo de falsos positivos se traduce en un menor número de pruebas invasivas y, por lo tanto, en un menor número de pérdidas de embarazos normales relacionadas con los métodos utilizados. Aunque algunas pacientes valoran el cribado precoz, otras están dispuestas a esperar varias semanas si ello se traduce en una mejora del índice de detección y menos probabilidades de tener que someterse a una prueba diagnóstica invasiva. Las preocupaciones sobre el cribado integrado comprenden la posible ansiedad que genera en la paciente el hecho de tener que esperar de 3 a 4 semanas entre el inicio y la conclusión del cribado, y la pérdida de la oportunidad de plantearse la posibilidad de realizar una biopsia de corion si el cribado en el primer trimestre indica un riesgo alto de aneuploidía.

DIAGNÓSTICO PRENATAL DE LOS TRASTORNOS GENÉTICOS

En los casos en que existe un mayor riesgo de padecer una anomalía genética fetal que puede diagnosticarse mediante uno o más métodos, hay que ofrecer el diagnóstico genético prenatal. El cribado o diagnóstico prenatal debe ser voluntario e informado. En la mayoría de los casos, los resultados de las pruebas son normales y proporcionan a las pacientes la certeza de que un trastorno concreto no afectará al feto, aunque no hay ninguna garantía de que el feto esté sano y no tenga ninguna anomalía. El diagnóstico genético prenatal precoz también ofrece a las pacientes la posibilidad de interrumpir un embarazo afectado. Otra posibilidad es que el diagnóstico de un trastorno genético puede permitir a la paciente prepararse para el nacimiento de un hijo afectado y,

---

CUADRO 7-3

Algunos marcadores ecográficos «subjetivos» de síndrome de Down

Pliegue de la nuca
Foco ecógeno intracardíaco
Ventriculomegalia leve
Intestino ecógeno
Acortamiento femoral o humeral
Ausencia del hueso propio de la nariz
Pielectasia

en algunas circunstancias, puede ser importante para establecer un plan de atención durante el embarazo, el parto y el período neonatal inmediato.

Estudios de portadores

Las personas que tienen antecedentes familiares de un trastorno genético específico pero que no muestran signos de la anomalía pueden someterse a estudios de portadores para determinar el riesgo de transmitir el trastorno a su descendencia. Además, las personas de determinados orígenes étnicos con predisposición a padecer trastornos genéticos pueden someterse a estudios de portadores. Por ejemplo, el American College of Obstetricians and Gynecologists recomienda que las personas de ascendencia judía asquenazí se sometan a un estudio antes del embarazo o al comienzo del embarazo para detectar la enfermedad de Tay-Sachs, la enfermedad de Canavan, la fibrosis quística y la disautonomía familiar. También existen recomendaciones para otros grupos étnicos.

Los estudios de portadores implican el análisis de células obtenidas de una muestra de saliva o sangre. Ya se han ubicado los genes causantes de muchas enfermedades, y pueden realizarse **pruebas directas** para determinar la presencia de una mutación específica. Algunos ejemplos de enfermedades para las que existen pruebas directas son la enfermedad de Tay-Sachs, la hemofilia A, la fibrosis quística, la drepanocitosis, la enfermedad de Canavan, la disautonomía familiar y la talasemia. Para los trastornos en que no se han descrito mutaciones causantes de enfermedad, son necesarias pruebas indirectas. Las **pruebas indirectas** hacen referencia al proceso por el cual se determinan las secuencias de ADN de una longitud específica que están vinculadas a una mutación. Estas secuencias, denominadas **polimorfismos en la longitud de los fragmentos de restricción,** pueden analizarse mediante la técnica de Southern. Las pruebas indirectas no son tan exactas como las pruebas directas. Normalmente, primero se hace la prueba a un miembro de la pareja. Si se observa que es portador de un trastorno concreto, entonces se hace la prueba al otro miembro de la pareja. Si ambos son portadores, un genetista puede facilitar mayor información respecto al riesgo de transmisión del trastorno.

Técnicas diagnósticas fetales

El análisis prenatal de ADN exige células nucleadas fetales, que actualmente se obtienen mediante amniocentesis, biopsia de corion o cordocentesis.

AMNIOCENTESIS

La **amniocentesis** es la extracción guiada por ecografía de 20 a 40 ml de líquido amniótico a través del abdomen, con una aguja del calibre 20 a 22. La amniocentesis genética tradicional suele llevarse a cabo entre las semanas 15 y 20 de gestación. Es posible realizar un análisis directo del sobrenadante del líquido amniótico para determinar la AFP y la acetilcolinesterasa; este tipo de análisis permiten la detección de ACTN fetales y otros defectos estructurales fetales (p. ej., onfalocele, gastrosquisis).

Los estudios han confirmado la seguridad de la amniocentesis además de su exactitud diagnóstica (> 99 %). El riesgo de pérdida del embarazo es inferior al 1 %. Las complicaciones, que son infrecuentes, comprenden oligometrorragia transitoria o filtración del líquido amniótico en aproximadamente el 1 % al 2 % de todos los casos y corioamniotitis en menos de 1 de cada 1 000 casos. El índice de supervivencia perinatal en los casos de filtración de líquido amniótico tras la amniocentesis del segundo trimestre es superior al 90 %.

La amniocentesis precoz que se realiza entre las semanas 11 y 13 de gestación tiene unos índices significativamente más altos de pérdida del embarazo y complicaciones que la amniocentesis tradicional. Por este motivo, la amniocentesis no debe llevarse a cabo antes de las 14 semanas de gestación.

BIOPSIA DE CORION

La **biopsia de corion** se diseñó para proporcionar un diagnóstico prenatal en el primer trimestre. La biopsia de corion se realiza al cabo de 10 semanas de gestación mediante la aspiración guiada por ecografía de las vellosidades coriónicas (placenta inmadura) a través del cuello del útero o del abdomen. Ensayos clínicos multicéntricos recientes han puesto de manifiesto que la biopsia de corion transabdominal tiene unos índices de seguridad y exactitud parecidos a los de la amniocentesis tradicional (esto es, realizada a las 15 semanas de gestación o después); la biopsia de corion transcervical acarrea un riesgo más alto de pérdida del embarazo. Los trastornos que exigen el análisis del líquido amniótico, como las ACTN, no pueden diagnosticarse mediante la biopsia de corion. La realización de la biopsia de corion también está asociada a una curva de aprendizaje considerable.

El índice de pérdida del embarazo asociado a la biopsia de corion parece que es similar, y puede ser equivalente, al índice asociado a la amniocentesis del segundo trimestre. La complicación más frecuente de la biopsia de corion es la oligometrorragia o hemorragia vaginal, que se da en hasta el 32,2 % de las pacientes tras la realización de una biopsia de corion transcervical. La incidencia después de una biopsia de corion transabdominal es menor. Se ha publicado que la biopsia de corion realizada antes de las 10 semanas de gestación está asociada a una reducción de las extremidades y a defectos bucomandibulares. Aunque estas asociaciones son polémicas, deben comentarse con la paciente al proporcionarle consejo. Hasta que no se disponga de mayor información, la biopsia de corion no deberá realizarse antes de las 10 semanas de gestación.

CORDOCENTESIS

La **cordocentesis,** u obtención de una muestra de sangre umbilical por vía percutánea, suele realizarse después de las 20 semanas de gestación y se ha utilizado tradicionalmente para obtener sangre fetal con el fin de realizar análisis de los componentes sanguíneos (p. ej., hematócrito, determinación del Rh, plaquetas), además de análisis citogenéticos y de ADN. Las indicaciones de la cordocentesis se están reduciendo. Una de las principales ventajas de la cordocentesis es la capacidad para obtener cariotipos fetales con rapidez (de 18 a 24 h). No obstante, con el advenimiento de la FISH, la cordocentesis ha hecho innecesaria una técnica con mayores posibilidades de complicaciones. Se ha comunicado que el índice de pérdida del embarazo relacionado con la técnica es menor del 2 %. La cordocentesis casi nunca es necesaria, pero puede resultar útil para realizar un estudio adicional de un mosaicismo cromosómico descubierto tras la realización de una biopsia de corion o una amniocentesis.

Otras técnicas diagnósticas prenatales comprenden la **biopsia de piel fetal**, la **biopsia de tejidos fetales** (muscular, hepático) y la **fetoscopia**. Estas técnicas se utilizan únicamente para el diagnóstico de trastornos poco comunes que no pueden diagnosticarse con métodos menos invasivas.

Pruebas

Una vez que se han obtenido células fetales, pueden realizarse distintas pruebas y análisis. Un **cariotipo** es una microfotografía de los cromosomas tomada durante la metafase, cuando los cromosomas se han condensado. A partir de esta micrografía se crea una imagen por separado de cada cromosoma. Luego, los cromosomas se emparejan con su homólogo, de modo que el cariotipo muestra los pares de cromosomas. Puesto que la mayoría de las células fetales presentes en las muestras de líquido amniótico obtenidas mediante amniocentesis no se encuentran en la metafase, estas células primero deben cultivarse para poder realizar un análisis del cariotipo. Una ventaja de la biopsia de corion frente a la amniocentesis es que la biopsia de corion permite la realización rápida de análisis citogenéticos y de ADN, porque el citotrofoblasto obtenido de la placenta en el primer trimestre tiene más probabilidades de encontrarse en metafase que las células del líquido amniótico.

La **hibridación *in situ* con inmunofluorescencia (FISH)** es una técnica que implica el marcado fluorescente de sondas genéticas para cromosomas específicos, la mayoría de las veces los cromosomas 13, 18, 21, X e Y. La FISH puede identificar anomalías en el número de cromosomas, y los resultados suelen estar disponibles en 48 h. Aunque se ha demostrado que la FISH es precisa, se han comunicado falsos positivos y falsos negativos. Por lo tanto, la toma de decisiones clínicas debe basarse en la información obtenida en la FISH y en un cariotipo tradicional, los datos obtenidos en la ecografía o un resultado positivo en una prueba de detección. El **cariotipado espectral** es parecido a la FISH, pero puede realizarse para todos los cromosomas. Esta prueba es útil para detectar las translocaciones.

La **hibridación genómica comparativa (HGC)** es un método en evolución que identifica las eliminaciones y duplicaciones cromosómicas submicroscópicas. Este método ha resultado útil para identificar a personas con retraso del desarrollo y anomalías físicas, cuando los resultados de un análisis cromosómico tradicional han sido normales. En la actualidad, el uso de la HGC en el diagnóstico prenatal es limitado debido a la dificultad a la hora de interpretar qué alteraciones del ADN descubiertas mediante HGC pueden ser variantes de la población normal. Hasta que no se disponga de más datos, no se recomienda el uso de la HGC para el diagnóstico prenatal sistemático.

Consejo genético

Muchas parejas que corren un mayor riesgo de tener hijos con trastornos genéticos pueden beneficiarse del consejo genético, en que el médico de familia, un genetista u otro profesional cualificado facilita información y opciones a las personas o las familias respecto a los trastornos y los riesgos genéticos. Lo ideal es que este consejo se proporcione antes de la concepción. *Los elementos clave del consejo genético son un diagnóstico exacto, la comunicación y la presentación de opciones sin imponer ninguna en concreto.* La función del consejero no es establecer unas medidas determinadas, sino facilitar una información que permita a las parejas tomar decisiones informadas. El consejo tiene por objetivo ayudar a la paciente o a la familia en los siguientes ámbitos:

- Comprender la información médica, incluido el diagnóstico, la probable evolución del trastorno y el tratamiento disponible.
- Darse cuenta de cómo contribuye la herencia al trastorno y el riesgo de aparición o reaparición en paciente específicos.
- Comprender las opciones para hacer frente al riesgo de reaparición, incluido el diagnóstico genético prenatal.
- Elegir las medidas que parecen apropiadas en vista del riesgo y de los objetivos de la familia, y actuar de acuerdo con esa decisión.
- Adaptarse lo mejor posible al trastorno en un miembro de la familia afectado y al riesgo de reaparición del trastorno en otro miembro de la familia.

El consejo genético también puede implicar otras opciones reproductivas (p. ej., interrupción del embarazo, esterilización permanente, reducción selectiva del embarazo o inseminación de donante). Las pacientes también deben comprender que terceras partes, como las aseguradoras, quizá puedan obtener los resultados de las pruebas genéticas.

LA GENÉTICA EN GINECOLOGÍA: CRIBADO DEL CÁNCER

Ciertos cánceres de mama y ovario tienen una predisposición genética. Se han diseñado pruebas genéticas para detectar algunos de estos genes. Los ginecólogos desempeñan una función clave a la hora de identificar a las mujeres con predisposición genética al cáncer y de garantizar que se les practiquen las pruebas de detección apropiadas. El primer paso más importante para identificar a las mujeres con alto riesgo de cáncer hereditario es la obtención de unos antecedentes familiares minuciosos. Las pistas que apuntan a un posible cáncer hereditario comprenden los antecedentes de cáncer en parientes de primer grado, los cánceres que aparecen a una edad temprana, la presencia de cáncer en múltiples generaciones, o la presencia de muchos cánceres distintos en una misma persona. Basándose en estas observaciones, pueden estar indicados más pruebas y consejo genético. Se han identificado los genes ***BRCA1*** y ***BRCA2*** como responsables de las formas hereditarias del cáncer de mama y ovario. Se han descubierto mutaciones clínicamente importantes de *BRCA* en aproximadamente el 2 % de las mujeres judías asquenazíes, y se calcula que estas mutaciones se dan en aproximadamente 1 de cada 300 a 500 mujeres en la población estadounidense no judía general. Los criterios elaborados por el U.S. Preventive Services Task Force para derivar a las pacientes a pruebas del gen *BRCA* son:

- Dos parientes de primer grado con cáncer de mama, como mínimo una de ellas diagnosticada antes de los 50 años.
- Tres o más parientes de primer o segundo grado con cáncer de mama a cualquier edad.
- Una pariente de primer o segundo grado con cáncer de mama y ovario.
- Dos o más parientes de primer o segundo grado con cáncer de ovario.
- Un pariente varón con cáncer de mama.

Puesto que la incidencia del cáncer de mama vinculado a *BRCA* es más alta en las mujeres judías asquenazíes, en su caso los criterios para someterse a la prueba son ligeramente diferentes. Las pruebas del gen *BRCA* en esta población están indicadas en presencia de:

- Cualquier pariente de primer grado con cáncer de mama u ovario.
- Dos parientes de segundo grado en el mismo lado de la familia con cáncer de mama u ovario.

Además del cáncer de mama, se ha observado que otros tipos de cáncer poseen un componente hereditario. Un síndrome hereditario denominado cáncer colorrectal hereditario no asociado a poliposis de tipo A **(CCHNAP de tipo A), o síndrome de Lynch I,** aumenta el riesgo de padecer cáncer de colon. Los antecedentes familiares de cáncer de colon, endometrial, ureteral o renal deben alertar al clínico de que hay que realizar el cribado de los genes asociados al CCHNAP. El **CCHNAP de tipo B, o síndrome de Lynch II,** es un síndrome autosómico dominante hereditario que aumenta el riesgo de padecer cualquiera de los cánceres del síndrome de Lynch I, además del cáncer de ovario, gástrico y de páncreas. Las personas o familias que cumplen ciertos criterios, entre ellos la presencia de CCHNAP en dos generaciones sucesivas y el diagnóstico de CCHNAP como mínimo en tres parientes, pueden someterse a pruebas genéticas para determinar si tienen o no el gen defectuoso.

LECTURAS RECOMENDADAS

American College of Obstetricians and Gynecologists. Breast cancer screening. ACOG Practice Bulletin No. 42. *Obstet Gynecol.* 2003; 101(4):821–832.

American College of Obstetricians and Gynecologists. Invasive prenatal testing for aneuploidy. ACOG Practice Bulletin No. 88. *Obstet Gynecol.* 2007;110(6):1459–1467.

American College of Obstetricians and Gynecologists. Neural tube defects. ACOG Practice Bulletin No. 44. *Obstet Gynecol.* 2003;102(1):203–213.

American College of Obstetricians and Gynecologists. Prenatal and preconceptional carrier screening for genetic diseases in individuals of Eastern European Jewish descent. ACOG Committee Opinion No. 298. *Obstet Gynecol.* 2004;104(2):425–428.

American College of Obstetricians and Gynecologists. *Screening for Birth Defects.* ACOG Patient Education Pamphlet No. 165. Washington, DC: American College of Obstetricians and Gynecologists; 2007.

American College of Obstetricians and Gynecologists. Screening for fetal chromosomal abnormalities. ACOG Practice Bulletin No. 77. *Obstet Gynecol.* 2007;109(1):217–227.

American College of Obstetricians and Gynecologists. Screening for fragile X syndrome. ACOG Committee Opinion No. 338. *Obstet Gynecol.* 2006;107(6):1483–1485.

American College of Obstetricians and Gynecologists. Update on carrier screening for cystic fibrosis. ACOG Committee Opinion No. 325. *Obstet Gynecol.* 2005;106(6):1465–1468.

Guidelines for Perinatal Care. 6th ed. Elk Grove Village, IL: American Academy of Pediatrics; Washington, DC: American College of Obstetricians and Gynecologists; 2007:105–111.

8 Atención durante el parto

Este capítulo trata principalmente el siguiente tema educativo de la Association of Professors of Gynecology and Obstetrics (APGO):

Tema 11 Atención durante el parto

Los estudiantes deben comprender y ser capaces describir el tratamiento de los acontecimientos normales del parto y, por lo tanto, reconocer cualquier acontecimiento anómalo.

E l período de dilatación es el cambio progresivo que experimenta el cuello del útero de una mujer cuando tiene unas contracciones uterinas regulares y rítmicas. Esta definición permite diagnosticar las contracciones anómalas y, por lo tanto, tratarlas de manera apropiada, tal como se expone en el siguiente capítulo.

ALTERACIONES MATERNAS ANTES DE LA APARICIÓN DE LAS CONTRACCIONES

A medida que las pacientes se acercan al término del embarazo, experimentan **contracciones uterinas** de una intensidad y una frecuencia crecientes. Durante todo el embarazo se producen contracciones uterinas espontáneas que la paciente no nota. Al final del embarazo, estas contracciones se vuelven más intensas y más frecuentes, lo que se traduce en la percepción de molestias por parte de la paciente. *No obstante, estas **contracciones de Braxton Hicks** (falsas contracciones) no están asociadas a dilatación del cuello del útero y no se ajustan a la definición de período de dilatación.* Con frecuencia, a la paciente le cuesta diferenciar estas contracciones a menudo molestas de las contracciones verdaderas. Como consecuencia de esto, al médico le resulta difícil determinar cuándo empieza realmente el período de dilatación basándose únicamente en la anamnesis. Las contracciones de Braxton Hicks suelen ser más breves y menos intensas que las contracciones verdaderas, y las molestias se describen como molestias en la región inferior del abdomen y la ingle. No es infrecuente que estas contracciones desaparezcan con la deambulación, la hidratación o la analgesia.

> *Las contracciones verdaderas son aquellas que la paciente nota sobre el fondo del útero, con irradiación de las molestias a la columna lumbar y la región inferior del abdomen.*

Estas contracciones son cada vez más intensas y frecuentes.

Otro acontecimiento que tiene lugar al final del embarazo se denomina «aligeramiento», en que la paciente comunica un cambio en la forma de su abdomen y la sensación de que el bebé pesa menos, que es el resultado del descenso de la cabeza del feto a la pelvis. La paciente también puede referir que el bebé se está «cayendo». Con frecuencia, ésta nota que la región inferior de su abdomen es más prominente y puede que sienta la necesidad de miccionar con mayor frecuencia, ya que la vejiga está comprimida por la cabeza del feto. La paciente también puede notar que respira con mayor facilidad, porque hay menos presión sobre el diafragma a medida que el útero disminuye de tamaño.

Con frecuencia, las pacientes refieren la expulsión de moco sanguinolento por la vagina al final del embarazo. Esta «expulsión del tapón mucoso» se produce cuando el cuello del útero empieza a acortarse (borramiento) con la expulsión concomitante de moco de las glándulas endocervicales y una pequeña hemorragia de los vasos pequeños de la zona. A menudo, el borramiento del cuello del útero se produce antes de la aparición de las contracciones verdaderas, cuando el orificio interno del útero es arrastrado lentamente hasta el segmento inferior del útero. Con frecuencia, el cuello del útero está significativamente borrado antes de la aparición de las contracciones, especialmente en la paciente nulípara. El mecanismo de borramiento y dilatación y los vectores de las fuerzas expulsivas se muestran en la figura 8-1.

EVALUACIÓN DEL PARTO

Hay que dar instrucciones a las pacientes de que se pongan en contacto con el profesional sanitario que tienen asignado en cualquiera de los siguientes casos: *1)* si se producen contracciones aproximadamente cada 5 min durante como mínimo 1 h, *2)* si se les escapa un chorro de líquido repentino o tienen una filtración constante de líquido vaginal (que hace sospechar rotura de la bolsa amniótica), *3)* si se produce cualquier hemorragia vaginal significativa o *4)* si se produce una disminución significativa de los movimientos fetales.

Evaluación inicial

En la evaluación inicial se revisa la historia prenatal para: *1)* identificar las complicaciones del embarazo hasta ese momento, *2)* confirmar la edad gestacional para diferenciar un

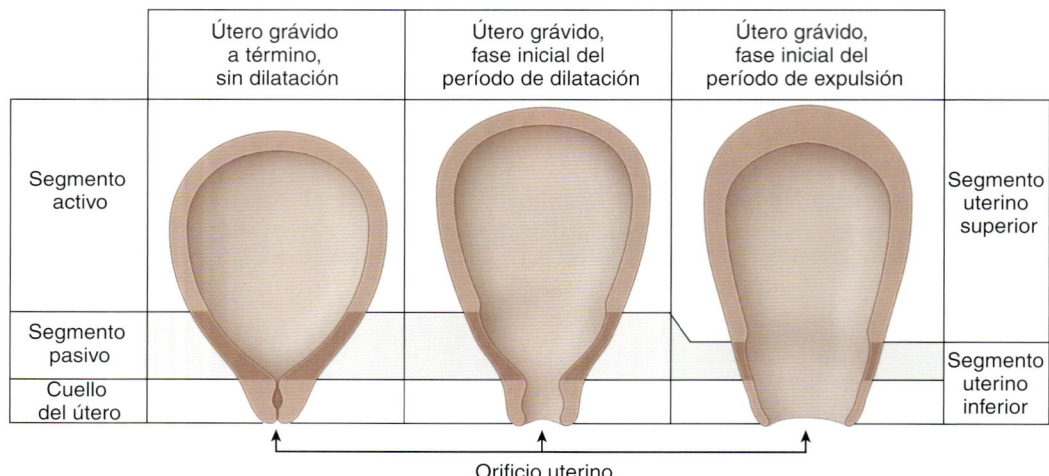

Útero grávido a término, sin dilatación	Útero grávido, fase inicial del período de dilatación	Útero grávido, fase inicial del período de expulsión

Segmento activo — Segmento uterino superior

Segmento pasivo — Segmento uterino inferior

Cuello del útero

Orificio uterino

FIGURA 8-1. Mecanismo de borramiento, dilatación y contracciones. Con las contracciones uterinas continuadas, el segmento uterino superior (activo) se engrosa, el segmento uterino inferior (pasivo) se adelgaza y el cuello se dilata. De este modo, el feto se desplaza hacia abajo, llega a la cavidad vaginal y la atraviesa.

parto prematuro de un parto a término y *3)* revisar los datos analíticos pertinentes. Una anamnesis dirigida ayuda a determinar la naturaleza y la frecuencia de las contracciones de la paciente, la posibilidad de una rotura espontánea de la bolsa amniótica o una hemorragia significativa, o la presencia de alteraciones en el estado de la madre o el feto. Una anamnesis sistemática dirigida debe buscar las complicaciones frecuentes del embarazo que se traducen en el tratamiento de un parto alterado. Se lleva a cabo una exploración física general limitada (prestando especial atención a las constantes vitales), junto con las exploraciones abdominal y ginecológica. Si durante esta exploración física se producen contracciones, el médico puede palparlas para determinar su intensidad y duración. La auscultación de los tonos cardíacos fetales también es de vital importancia, en particular inmediatamente después de una contracción, para determinar la posibilidad de desaceleración de la frecuencia cardíaca fetal. Una ecografía transabdominal también puede ser útil si hay un problema de situación fetal o ubicación de la placenta, o una disminución del volumen de líquido amniótico u otras anomalías.

La exploración inicial del abdomen de la paciente puede realizarse utilizando las **maniobras de Leopold,** *una serie de cuatro palpaciones del feto a través de la pared abdominal que ayudan a determinar con exactitud la situación, la presentación y la posición del feto (v. fig. 9-7).*

La **situación** es la relación entre el eje longitudinal del feto y el eje longitudinal de la madre. Es longitudinal en el 99% de los casos, de vez en cuando transversa y casi nunca oblicua (cuando los ejes se cruzan en un ángulo de 45°; normalmente se transforma en transversa o longitudinal durante el parto). La **presentación** viene determinada por la «parte presentada por el feto», esto es, la porción del feto que está en el punto más caudal de la vía del parto y que se palpa durante la exploración. Por ejemplo, en una situación longitudinal, la presentación es de nalgas o cefálica. La presentación cefálica más

frecuente es aquélla en que la cabeza está claramente flexionada contra el tórax del feto de tal forma que la parte presentada es el occipucio o vértice. La **posición** es la relación entre la parte presentada por el feto y el lado derecho o izquierdo de la pelvis materna (fig. 8-2).

Las cuatro maniobras de Leopold (v. fig. 9-7) facilitan varias determinaciones obstétricas y consisten en:

1. Determinar qué ocupa el fondo del útero. En una situación longitudinal, la cabeza del feto se diferencia de las nalgas del feto, que son más grandes y están menos definidas.
2. Determinar la ubicación de las partes pequeñas. Con una mano se sujeta el feto para que no se mueva, y con los dedos de la otra se palpa la columna vertebral del feto, que es firme y larga, o las distintas formas y movimientos que dejan entrever las manos y los pies del feto.
3. Identificar el descenso de la parte presentada por el feto. La palpación suprapúbica identifica la cabeza del feto, que es relativamente móvil, como la parte presentada, o las nalgas, que mueven todo el cuerpo. El grado en que se percibe que la parte presentada por el feto se extiende por debajo de la sínfisis del pubis indica la posición.
4. Identificar la prominencia cefálica. Siempre que la prominencia cefálica pueda palparse con facilidad, es improbable que el vértice haya descendido a la posición cero.

La palpación del útero durante una contracción también puede ser útil para determinar la intensidad de esa contracción en concreto. La pared uterina no se deforma fácilmente con la palpación firme durante una contracción verdadera, pero puede deformarse durante una «contracción» de Braxton Hicks.

El tacto vaginal permite al examinador determinar la consistencia y el grado de borramiento y dilatación del cuello del útero. Esta exploración debe evitarse en las mujeres con rotura prematura de la bolsa amniótica o hemorragia vaginal. *El* **borramiento** *es el acortamiento del cuello del útero, que pasa de tener una longitud de aproximadamente 2 cm a convertirse en un mero agujero circular con unos bordes delgadísimos. El borramiento se ex-*

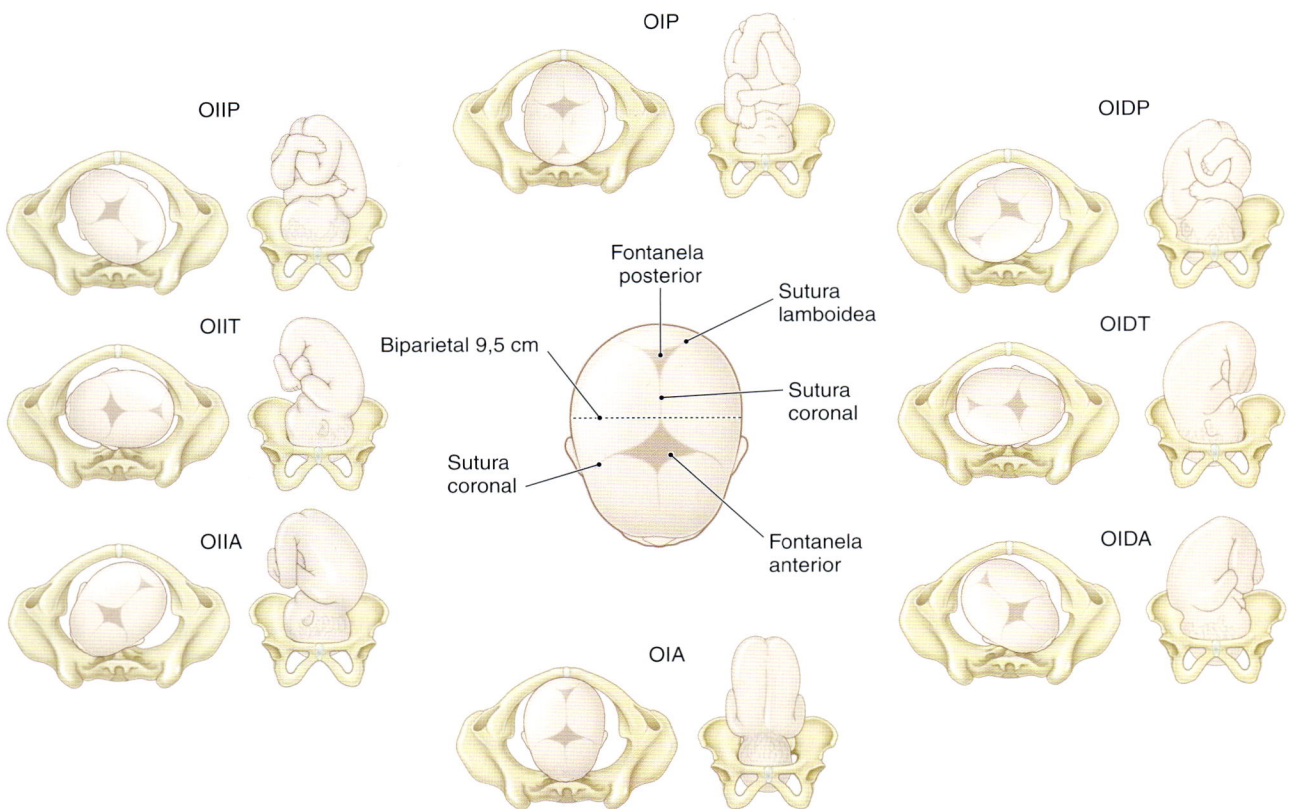

FIGURA 8-2. Distintas posiciones en la presentación de vértice. OIA, occipitoilíaca anterior; OIDA, occipitoilíaca derecha anterior; OIDP, occipitoilíaca derecha posterior; OIDT, occipitoilíaca derecha transversa; OIIA, occipitoilíaca izquierda anterior; OIIP, occipitoilíaca izquierda posterior; OIIT, occipitoilíaca izquierda transversa; OIP, occipitoilíaca posterior.

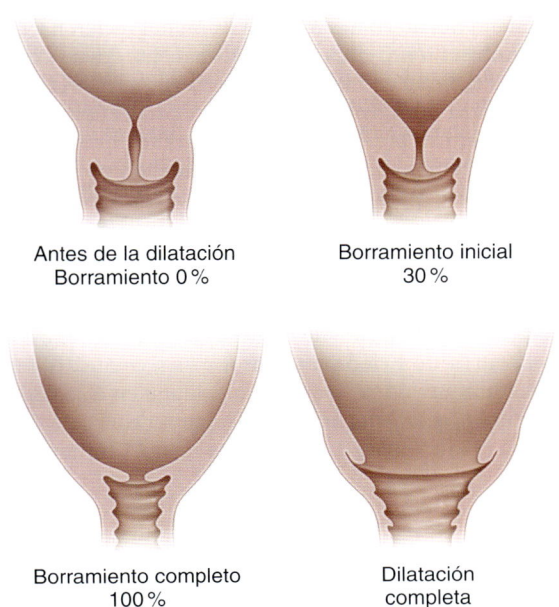

FIGURA 8-3. Borramiento y dilatación del cuello del útero.

presa como el porcentaje de adelgazamiento respecto a un estado de no borramiento percibido (fig. 8-3). Un cuello de útero que no está borrado, pero que está blando, es más probable que experimente una alteración con las contracciones que uno duro, al igual que en una etapa más temprana del embarazo. Si el cuello del útero no está significativamente borrado, también puede determinarse su posición relativa, esto es, si está en la porción anterior, media o posterior de la vagina. Un cuello de útero que es palpable en la porción anterior de la vagina es más probable que se modifique durante el período de dilatación que uno que se encuentra en la porción posterior de la vagina. Esto indica que la parte presentada por el feto ha descendido a la pelvis, lo que ejerce una mayor presión sobre el cuello del útero y lo hace rotar hacia delante. Con una fuerza más eficaz sobre el segmento uterino inferior, las contracciones serían más eficaces en la dilatación y el borramiento del cuello del útero.

Posición fetal

La posición fetal se determina mediante la identificación de la presentación fetal en el canal del parto en relación con las espinas ciáticas, que están ubicadas aproximadamente a medio camino entre la **abertura superior de la pelvis y la abertura inferior de la pelvis** (fig. 8-4). *Si la parte presentada*

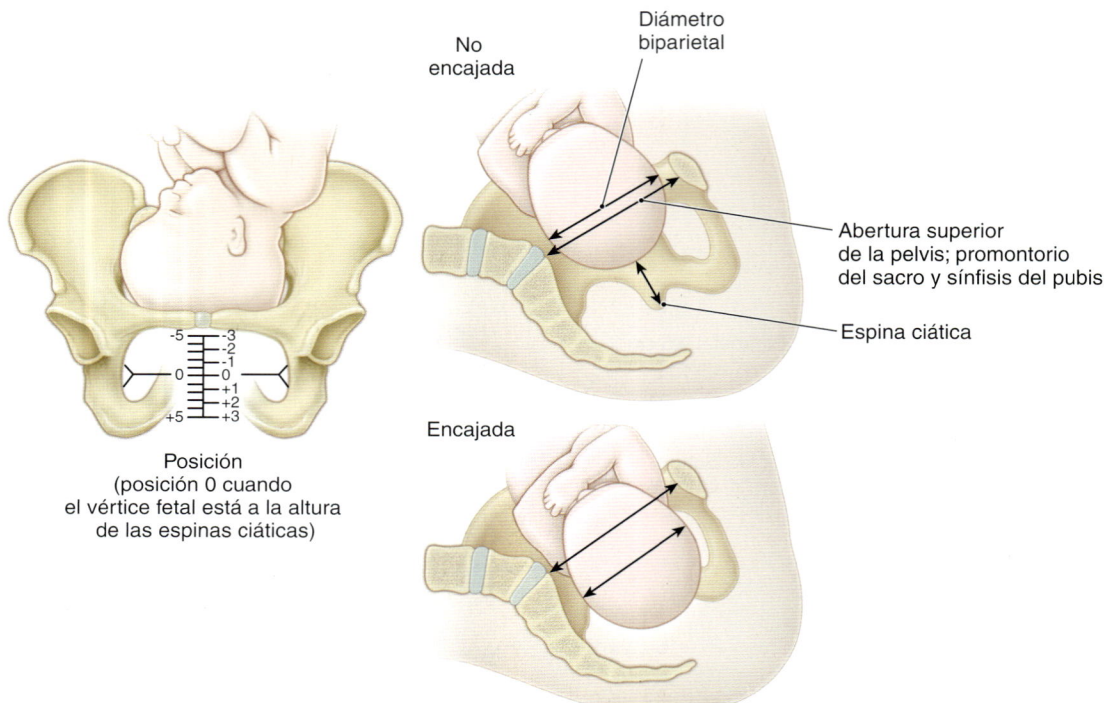

FIGURA 8-4. Posición y encajamiento de la cabeza fetal.

por el feto ha alcanzado el nivel de las espinas ciáticas, se denomina posición cero. La distancia entre las espinas ciáticas y la abertura superior de la pelvis por arriba y la distancia entre las espinas ciáticas y la abertura inferior de la pelvis por abajo se dividen en cinco partes, y estas medidas se utilizan para definir la posición más detalladamente. Estas divisiones representan los centímetros por encima y por debajo de las espinas ciáticas. Por lo tanto, a medida que la parte presentada por el feto desciende desde la abertura superior de la pelvis hacia las espinas ciáticas, las posiciones se designan como -5, -4, -3, -2, -1 y luego 0. Por debajo de las espinas ciáticas, la parte presentada por el feto pasa de $+1$, $+2$, $+3$, $+4$ a $+5$, que corresponde a la posición en que la cabeza del feto es visible en el orificio vaginal o introito. La trascendencia clínica de la presentación de la cabeza del feto en la posición cero es que se supone que el diámetro biparietal de la cabeza del feto, el mayor diámetro transverso del cráneo del feto, ha pasado por la abertura superior de la pelvis.

> *Se dice que en la posición cero la cabeza del feto está encajada, lo que constituye una «referencia anatómica» funcional crucial en el canal del parto.*

No obstante, el tumor del parto, el cefalohematoma y el moldeado de la cabeza del feto pueden hacer creer al examinador que la posición es más alta de la obtenida.

PERÍODOS DEL PARTO

Aunque el parto es un proceso continuado, se divide en cuatro períodos funcionales porque cada uno de ellos implica distintas actividades fisiológicas y exige un tratamiento distinto.

- El **período de dilatación** es el intervalo entre la aparición de las contracciones y la dilatación completa del cuello del útero (10 cm). El período de dilatación se divide a su vez en dos fases: *1)* la **fase latente,** que comprende el borramiento y la dilatación inicial del cuello del útero, y *2)* la **fase activa,** durante la cual se produce una dilatación más rápida del cuello del útero, que suele iniciarse aproximadamente a partir de los 4 cm de dilatación.
- El **período expulsivo** abarca desde la dilatación completa del cuello del útero hasta la expulsión del recién nacido.
- El **alumbramiento** empieza inmediatamente después de la expulsión del recién nacido y acaba con la expulsión de la placenta.
- El **período de hemostasia** abarca aproximadamente las 2 h siguientes a la expulsión de la placenta, durante las cuales la paciente experimenta unas adaptaciones fisiológicas significativas.

La tabla 8-1 da una idea general de la duración de distintos períodos del parto, tal como los describió por primera vez Emmanuel Friedman en sus investigaciones, y la figura 8-5 representa esta información de manera gráfica, lo que se conoce como la **curva de Friedman.** Datos más recientes, obtenidos desde la introducción de la analgesia epidural en el parto, dejan entrever que la pendiente máxima de la curva de un parto normal durante la fase activa puede ser un poco menos pronunciada.

MECANISMO DEL PARTO

Los **mecanismos del parto** (conocidos también como **movimientos cardinales del parto** [fig. 8-6]) hacen referencia a los cambios de posición del feto a medida que pasa por el canal del parto. Normalmente, el feto desciende hasta que la

TABLA 8-1	Duración media de las distintas fases y períodos del parto con sus características de distribución			
N.° de partos	**Fase latente (h)**	**Fase activa (h)**	**Dilatación máxima (cm/h)**	**Período expulsivo (h)**
Nulípara				
Media	6,5	4,5	3,0	1,0
Límite superior*	20,0	12,0	1,0	3,0
Multípara				
Media	5,0	2,5	6,0	0,5
Límite superior*	13,5	5,0	1,5	1,0

*Percentil 5 o 95.

región occipital de su cabeza queda en el fondo de la pelvis y rota hacia el segmento pélvico mayor. *Puesto que la presentación de vértice se da en el 95% de los partos a término, los movimientos cardinales del parto se definen en relación con esta presentación.* Para adaptarse a la pelvis ósea de la madre, la cabeza del feto debe hacer varios movimientos al pasar por la vía del parto. Estos movimientos se consiguen mediante las fuertes contracciones del útero. No se producen como una serie diferenciada de movimientos, sino más bien como un grupo de movimientos que se solapan mientras el feto se adapta y avanza progresivamente por el canal del parto. Estos movimientos son:

1. Encajamiento.
2. Flexión.
3. Descenso.
4. Rotación interna.
5. Extensión.
6. Rotación externa o restitución.
7. Expulsión.

El **encajamiento** se define como el descenso del diámetro biparietal de la cabeza por debajo del plano de la abertura superior de la pelvis, y se percibe clínicamente mediante la palpación de la parte presentada por el feto por debajo del nivel de las espinas ciáticas (posición cero). El encajamiento suele tener lugar unos días o unas semanas antes del parto en las mujeres que no han tenido hijos, mientras que en las mujeres que han tenido hijos es más frecuente al principio de las contracciones. En cualquier caso, la importancia de este acontecimiento es que indica que la pelvis ósea es adecuada para permitir un descenso significativo de la cabeza del feto, aunque a partir de esto no puede deducirse que el feto vaya a expulsarse por vía vaginal. La **flexión** de la cabeza del feto permite que los diámetros más pequeños de la cabeza fetal se presenten en la pelvis de la madre. Es necesario el **descenso** de la parte presentada por el feto para conseguir pasar por la vía del parto. *El mayor descenso tiene lugar al final del período de dilatación y durante el período expulsivo.* La **rotación interna,** al igual que la flexión, facilita la presentación de los diámetros óptimos de la cabeza del feto en la pelvis ósea, la mayoría de las veces desde una situación transversa a anterior o posterior. La **extensión** de la cabeza del feto se da cuando llega al orificio vaginal. Para adaptarse a la curva ascendente de la vía del parto, la cabeza flexionada ahora se extiende. La **rotación externa** se produce tras la expulsión de la cabeza cuando ésta gira para «mirar hacia delante» en relación con los hombros. Esto es lo que se conoce como restitución, que va seguida rápidamente de la **expulsión** del cuerpo.

PARTO NORMAL

Lo ideal es que la mujer embarazada tenga un profesional sanitario designado. Desde el ingreso en la sala de partos, el equipo ginecológico vigila la evolución de la paciente. En cuanto la paciente nota las primeras contracciones, su médico debe estar fácilmente localizable.

Tratamiento general

AMBULACIÓN Y POSICIÓN DURANTE EL PARTO

Durante el período de dilatación puede resultar más cómodo caminar que estar en decúbito supino. Durante este período, las mujeres permanecen en cama si están demasiado incómodas para moverse de manera segura o si las ma-

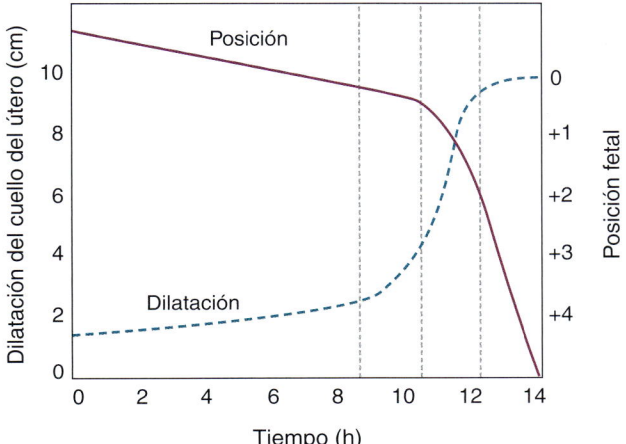

FIGURA 8-5. Representación gráfica de la dilatación del cuello del útero y la posición fetal durante los períodos de dilatación y expulsivo.

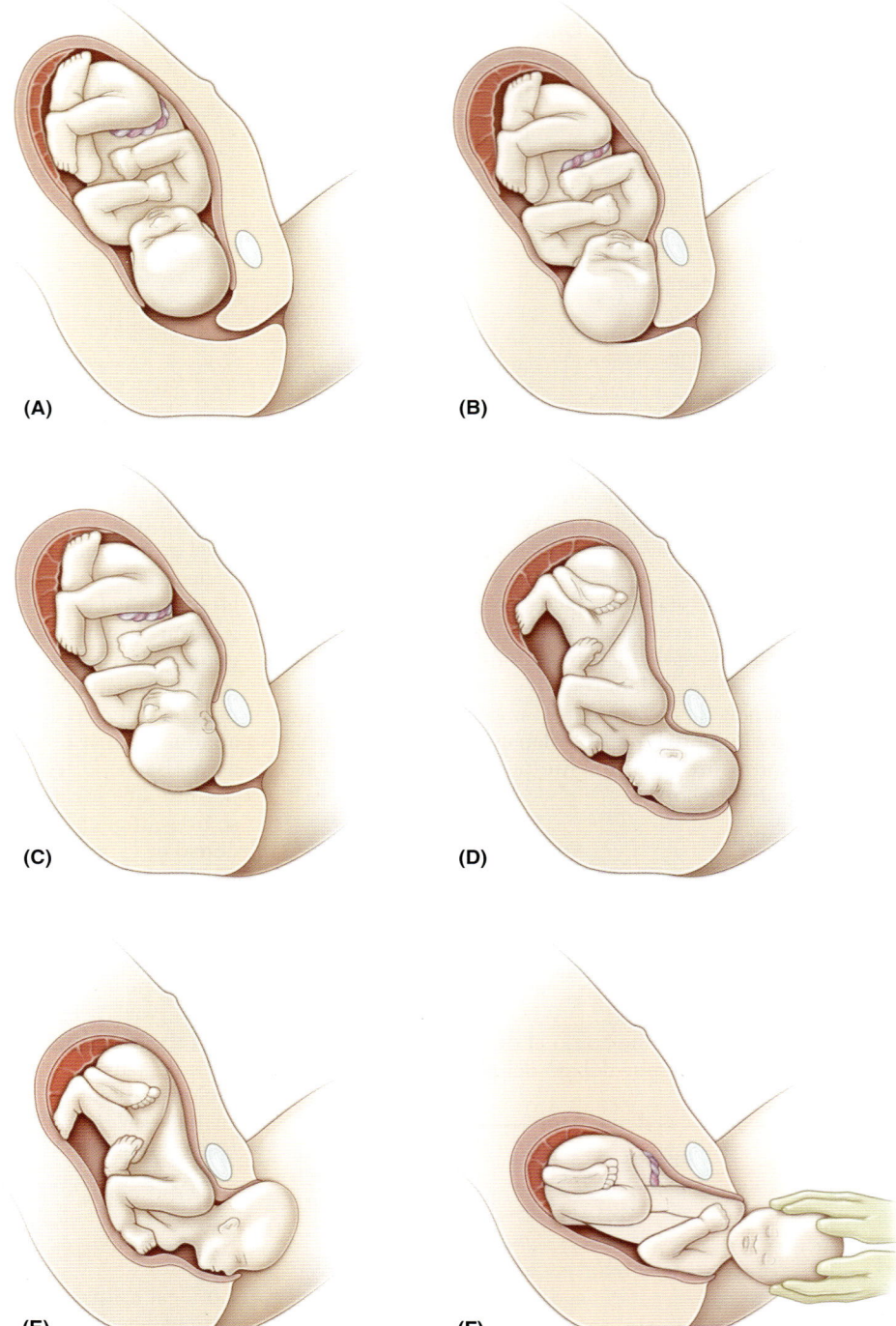

FIGURA 8-6. Movimientos cardinales del parto: encajamiento **(A)**, flexión **(B)**, descenso **(C)**, rotación interna **(D)**, extensión **(E)** y rotación externa **(F)**.

niobras asistenciales así lo exigen. En Estados Unidos el parto en decúbito supino es frecuente. El decúbito lateral izquierdo mantiene el útero apartado de la vena cava inferior; el supino obstruye el retorno venoso, de ahí el gasto cardíaco, lo que lleva a hipotensión arterial (síndrome hipotensivo supino). *En Estados Unidos, la **posición ginecológica dorsal** es la que se utiliza con mayor frecuencia en el parto espontáneo y vaginal quirúrgico.* En otros lugares del mundo son frecuentes muchas otras posiciones de parto, como la sedestación o la posición en cuclillas, en «sillas de parto» especiales, sobre pelotas de parto o en bañeras de agua caliente de diversas configuraciones.

MANTENIMIENTO HÍDRICO E INGESTIÓN ORAL

Puesto que el parto está asociado a una menor peristalsis intestinal, existe preocupación acerca de la posibilidad de aspiración durante la administración de anestesia. Las pacientes con contracciones deben evitar la ingestión oral de cualquier alimento excepto líquidos (sólo sorbos), trocitos de hielo ocasionalmente y/o humedecer la boca y los labios.

Cuando la ingestión oral no es posible o es insuficiente, está indicado el tratamiento por vía intravenosa con solución salina al 0,45 %, o solución salina al 0,45 % que contenga solución glucosada al 5 %. Si se desea una mayor presión oncótica, puede utilizarse solución salina isotónica, pero generalmente las soluciones con lactato sódico están contraindicadas debido a la alteración metabólica –deficiencia de ácidos– que conlleva la administración de lactato.

VALORACIÓN DEL BIENESTAR FETAL

La medición de la **frecuencia cardíaca fetal** y sus variaciones durante el parto es el principal método para determinar el bienestar del feto. La medición puede realizarse mediante auscultación intermitente con un estetoscopio o un ecógrafo Doppler manual o mediante cardiotocografía. El método escogido puede depender de la evaluación del riesgo en el momento del ingreso, las preferencias de la paciente y el personal ginecológico, y la política del servicio. Los factores de riesgo comprenden hemorragia vaginal, dolor abdominal agudo, temperatura > 38 °C, parto o rotura prematura de membranas, hipertensión arterial y patrón de frecuencia cardíaca fetal intranquilizador.

En ausencia de factores de riesgo en el momento del ingreso, la estrategia habitual de vigilancia fetal consiste en determinar, valorar y anotar la frecuencia cardíaca fetal cada 30 min en la fase activa del período de dilatación, y como mínimo cada 15 min en el período expulsivo. En presencia de factores de riesgo, la vigilancia fetal debe llevarse a cabo mediante auscultación intermitente o mediante cardiotocografía continua. Durante la fase activa del período de dilatación, la auscultación debe realizarse cada 15 min, preferentemente antes, durante y después de una contracción, y hay que evaluar la cardiotocografía continua como mínimo cada 15 min. Durante el período expulsivo, hay que controlar la frecuencia cardíaca fetal cada 5 min ya sea mediante la técnica intermitente o continua. Si se emplea la cardiotocografía, inicialmente se utiliza un tocodinamómetro externo para determinar la actividad uterina, que proporciona información sobre la frecuencia y la duración de las contracciones, pero no sobre su intensidad. La cardiotocografía no es necesaria en los embarazos a término de bajo riesgo.

Control del dolor

El control de las molestias y el dolor durante el parto es un elemento indispensable del buen ejercicio de la obstetricia. Algunas pacientes toleran el dolor con técnicas que han aprendido en los cursos de preparación para el parto. Es importante que el personal clínico esté bien informado sobre estas técnicas de control del dolor y apoye las decisiones de la paciente. A menos que estén contraindicados, hay que administrar analgésicos a las parturientas que lo soliciten para reducir el dolor de las contracciones.

Durante el período de dilatación, el dolor es consecuencia de la contracción del útero y la dilatación del cuello del útero. Este dolor se propaga por las vías aferentes viscerales, que acompañan a los nervios simpáticos que penetran en la

médula espinal en T10, T11, T12 y L1. Cuando la cabeza del feto desciende, también se produce una distensión de la vía del parto inferior y el periné. El dolor se transmite a lo largo de las vías aferentes somáticas que comprenden los segmentos de los nervios pudendos que penetran en la médula espinal en S2, S3 y S4. Para aliviar el dolor del parto, se emplean los siguientes métodos de anestesia y analgesia:

- **Bloqueo epidural:** infusión de anestésicos u opiáceos locales mediante la colocación de un catéter en el espacio epidural. Es el método más eficaz para aliviar el dolor durante el parto en Estados Unidos y puede utilizarse tanto en los partos vaginales como por cesárea y en intervenciones puerperales como la ligadura de trompas.
- **Anestesia intradural:** inyección única de un anestésico.
- **Intradural-epidural combinada:** combinación de las dos técnicas mencionadas anteriormente.
- **Bloqueo local:** inyección local de un anestésico en el periné o la vagina. El **bloqueo del nervio pudendo** es un bloqueo local (fig. 8-7).
- **Anestesia general:** administración por vía inhalada o intravenosa de anestésicos que se traduce en la pérdida del conocimiento por parte de la madre. Esta técnica está reservada únicamente para casos seleccionados de cesárea.

Para determinar qué método debe utilizarse para controlar el dolor del parto, hay que sopesar los aspectos positivos y negativos de cada uno de ellos. De las modalidades regionales de analgesia, la anestesia epidural es mejor que la anestesia intradural por el hecho de que puede mantenerse como una fuente ininterrumpida de analgesia y anestesia durante todo el proceso del parto. La ventaja de esta técnica es su capacidad para proporcionar analgesia durante el período de dilatación además de una excelente anestesia para el período de expulsión, pero manteniendo el tacto de la paciente, lo que facilita su participación en el proceso de nacimiento. La anestesia intradural proporciona un buen alivio del dolor en las intervenciones más cortas, como un parto por cesárea o un parto vaginal avanza rápidamente. La anestesia intradural-epidural combinada tiene ventajas: el catéter epidural para ajustar la dosis de los fármacos durante el parto y el rápido inicio de acción asociado a las técnicas intradurales. Todos estos tipos de anestesia regional pueden estar asociados a cefalea tras la punción de la duramadre. No obstante, la anestesia intradural-epidural combinada evita el riesgo de cefalea intradural en la madre y reduce el riesgo de bloqueo simpático, que podría llevar a hipotensión arterial. El bloqueo motor también es menor que con la anestesia intradural. El bloqueo local puede proporcionar anestesia para la episiotomía y la reparación de los desgarros perineales; no obstante, el bloqueo paracervical puede traducirse en bradicardia fetal. La anestesia general está asociada a complicaciones como aspiración materna y depresión neonatal. Si se administra correctamente, es eficaz en la mayoría de los partos por cesárea, pero es preferible la anestesia regional.

Tratamiento del parto

PERÍODO DE DILATACIÓN

La evaluación de la evolución del parto se lleva a cabo mediante una serie de exploraciones ginecológicas. En cada explo-

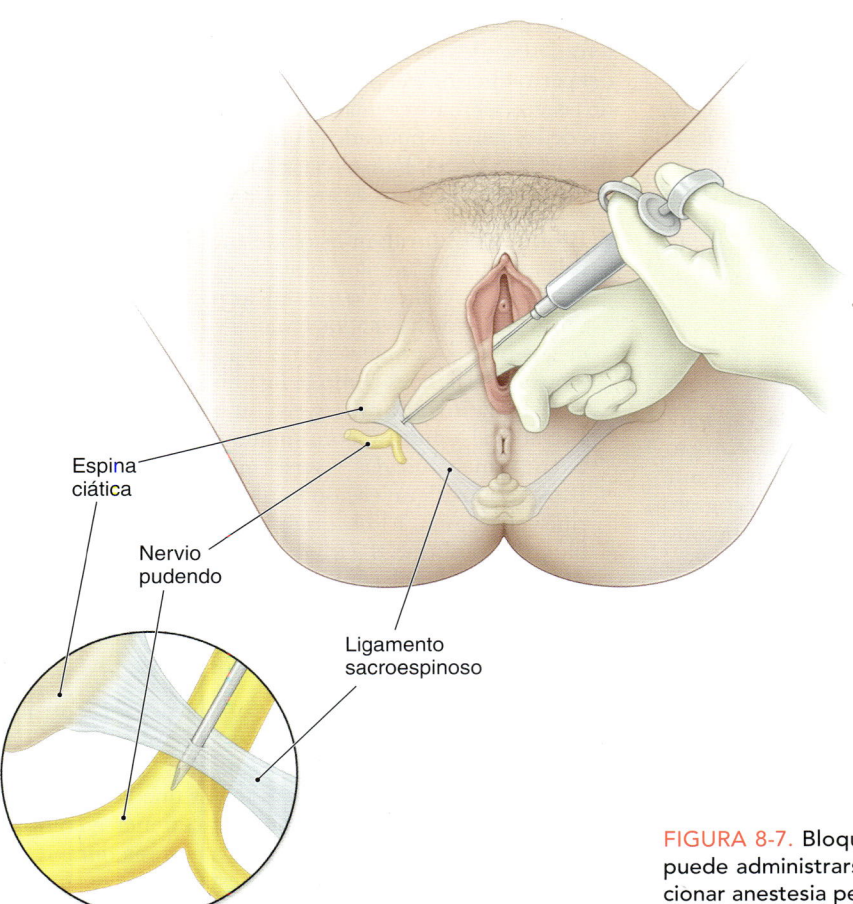

Espina
ciática

Nervio
pudendo

Ligamento
sacroespinoso

FIGURA 8-7. Bloqueo del nervio pudendo. La anestesia local puede administrarse fácilmente durante el parto para proporcionar anestesia perineal en un parto vaginal.

ración vaginal se suele utilizar un lubricante estéril. En cada exploración hay que identificar la dilatación del cuello del útero, el borramiento del cuello del útero, la situación fetal y la posición de la parte presentada por el feto, además del estado de las membranas. Hay que anotar gráficamente estas observaciones en la historia clínica para poder identificar las anomalías del parto. *Al final del período de dilatación, las pacientes pueden referir la necesidad de empujar.* Esto puede indicar que la cabeza del feto ha descendido considerablemente y ejerce presión sobre el periné. Durante este período pueden ser necesarias exploraciones vaginales más frecuentes. De modo parecido, si se producen desaceleraciones significativas de la frecuencia cardíaca fetal, pueden ser necesarias exploraciones más frecuentes para determinar si hay procidencia o no del cordón umbilical o si la expulsión es inminente.

Además de romper las membranas para introducir un catéter de presión intrauterina o un electrodo de cardiotocografía sobre el cuero cabelludo del feto, si fuera necesario, la **rotura** artificial **de la bolsa amniótica** puede ser beneficiosa en otros aspectos. Puede detectarse la **presencia o ausencia de meconio** (heces fetales). No obstante, la rotura de las membranas acarrea cierto riesgo, porque la incidencia de infección puede ser mayor si el parto se prolonga o puede producirse una procidencia del cordón umbilical si la rotura tiene lugar antes del encajamiento de la parte presentada por el feto. La rotura espontánea de la bolsa amniótica conlleva unos

riesgos parecidos. Hay que observar el líquido en busca de meconio y sangre. Tras esta rotura hay que evaluar los tonos cardíacos fetales.

PERÍODO EXPULSIVO

Una vez que ha empezado el **período expulsivo** (esto es, dilatación completa del cuello del útero hasta 10 cm), el esfuerzo voluntario de la madre **(pujos)** puede añadirse a las fuerzas contráctiles involuntarias del útero para facilitar la expulsión del feto. Con la aparición de cada contracción, se anima a la madre a que inhale, aguante la respiración y realice una maniobra de Valsalva prolongada. El aumento de la presión intraabdominal ayuda al feto a descender por el canal del parto.

Durante el período expulsivo la cabeza del feto puede experimentar más alteraciones. El **moldeado** es una alteración de la relación de los huesos craneales del feto, que incluso puede llevar a un solapamiento parcial de los huesos (fig. 8-8). Cuando la cabeza del feto se adapta a la pelvis ósea es frecuente que se produzca un leve grado de moldeado. Cuanto mayor es la disparidad entre la cabeza del feto y la pelvis ósea, mayor es el grado de moldeado. El **tumor del parto** es el edema del cuero cabelludo que aparece como consecuencia de la presión que ejerce el cuello del útero contra la cabeza del feto. *El moldeado y el tumor del parto son las dos causas más frecuentes de sobrestimación del grado de descenso, esto es, de la posición.* La existencia de un gran espacio

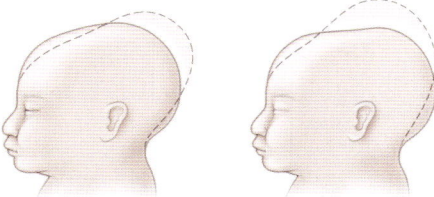

FIGURA 8-8. Moldeado de la cabeza.

«entre la parte posterior de la cabeza del feto y la curva del sacro» alerta al médico de la posibilidad de que el diámetro biparietal de la cabeza del feto esté a una altura mayor de la que cabría pensar basándose en el nivel físico al que ha llegado la zona más alejada de la parte presentada por el feto. Un período expulsivo prolongado puede durar de 2 a 3 h, y la resistencia prolongada con que se encuentra el vértice fetal puede impedir la identificación apropiada de las fontanelas y suturas. Tanto el tumor del parto como el moldeado desaparecen en los primeros días de vida. Si se identifican antes del período expulsivo, hay que tomar nota de estas alteraciones en la exploración ginecológica y pueden indicar un posible problema para avanzar por el canal del parto.

La **episiotomía** facilita la expulsión al agrandar el orificio vaginal y puede estar indicada en casos de parto instrumental y/o descenso prolongado o dificultoso. Con una dilatación progresiva y el control de la cabeza y el cuerpo del feto en el momento de la expulsión, el riesgo de desgarro obstétrico con un feto de tamaño normal es bajo, de modo que la necesidad de episiotomía en ese caso es mínima. Si es necesaria una episiotomía, debe realizarse tan sólo después de que el descenso de la cabeza del feto haya adelgazado considerablemente el periné, y la incisión debe ser un poco más larga sobre la mucosa que sobre el periné (fig. 8-9).

Cuando **empieza a asomar la coronilla de la cabeza del feto** (esto es, distiende el orificio vaginal), la cabeza se ex-

pulsa por extensión para permitir que el menor diámetro de la cabeza del feto pase por el periné. Este mecanismo natural reduce las probabilidades de desgarro o ampliación de la episiotomía. Para sostener los tejidos perineales y facilitar la extensión de la cabeza, se realiza una **maniobra modificada de Ritgen** (fig. 8-10). Esta maniobra implica la colocación de una mano sobre el vértice mientras que con la otra se ejerce presión a través del periné sobre el mentón del feto. Se utiliza una compresa estéril para evitar la contaminación de esta mano al entrar en contacto con el ano. Luego, el mentón puede expulsarse lentamente, aplicando control con ambas manos. Tras la expulsión de la cabeza, los hombros descienden y giran hasta una posición en el diámetro anteroposterior de la pelvis. La comadrona coloca las manos sobre el mentón y el vértice, aplicando una suave presión hacia abajo, con lo que se expulsa la región anterior del hombro. Para evitar lesionar el plexo braquial, se procura no ejercer una fuerza excesiva sobre el cuello. Luego, la región posterior del hombro se expulsa mediante una tracción ascendente sobre la cabeza del feto (fig. 8-11). En ese momento, el cuerpo se expulsa con facilidad en la mayoría de los casos. Inmediatamente después de la expulsión, el útero disminuye considerablemente de tamaño.

Alumbramiento

La expulsión de la placenta es inminente cuando el útero sube en el abdomen y adquiere una configuración glomerular que indica que la placenta se ha separado y ha entrado en el seg-

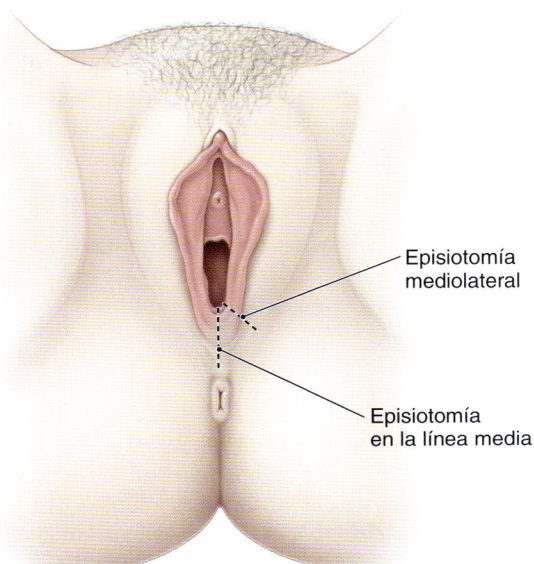

FIGURA 8-9. Episiotomía.

Episiotomía mediolateral

Episiotomía en la línea media

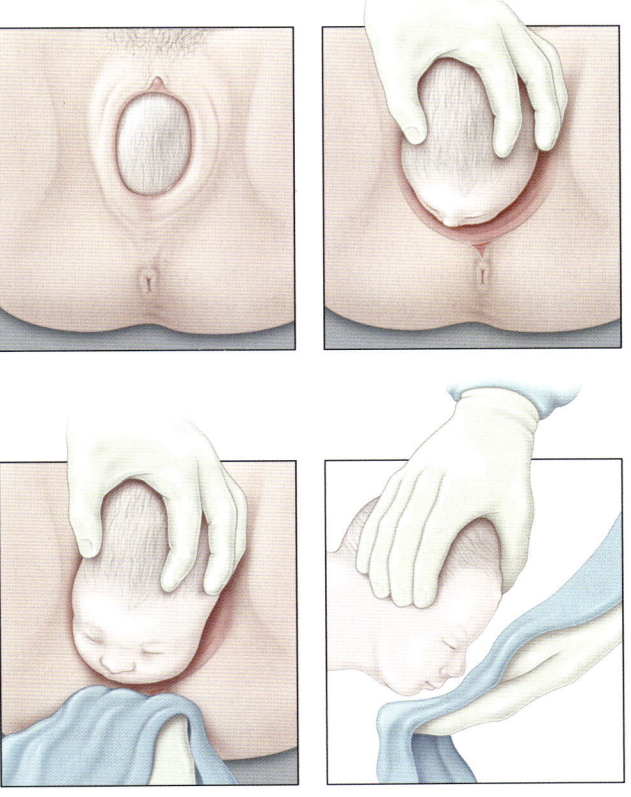

FIGURA 8-10. Parto vaginal con episiotomía en la línea media asistido por maniobra modificada de Ritgen.

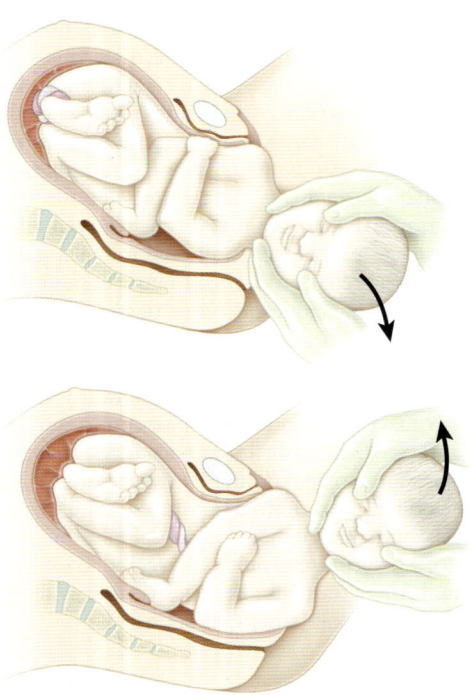

FIGURA 8-11. Expulsión de la parte anterior y posterior de los hombros.

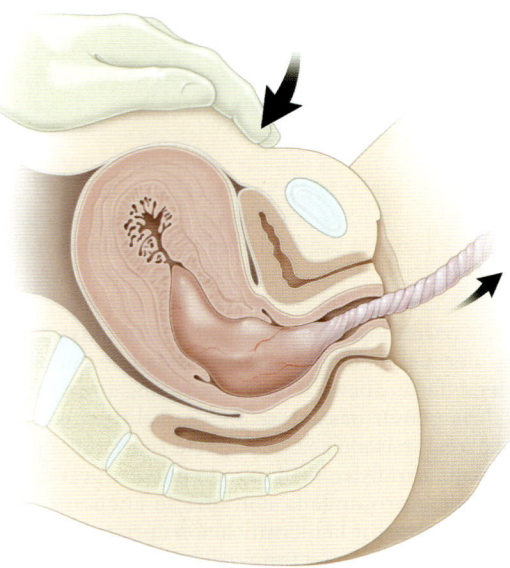

FIGURA 8-12. Expulsión de la placenta.

mento uterino inferior; también se produce un chorro de sangre y/o el «alargamiento» del cordón umbilical. Estos son los tres signos clásicos de la separación de la placenta. Hay que evitar tirar de la placenta desde el útero ejerciendo una tracción excesiva sobre el cordón. La aplicación inapropiada de fuerza puede traducirse en la inversión del útero, una urgencia obstétrica asociada a hemorragia intensa y choque. En vez de esto, lo apropiado es esperar a que tenga lugar la expulsión espontánea de la placenta, que a veces tarda hasta 30 min. Cuando la placenta avanza hacia el segmento uterino inferior, se aplica una suave presión hacia abajo sobre el fondo del útero y la placenta se guía mediante una tracción muy suave sobre el cordón umbilical (fig. 8-12). Si es necesario, la placenta puede extraerse manualmente. Para hacerlo, se coloca una mano dentro de la cavidad uterina y con la parte lateral de la mano se crea un plano de disección natural entre la placenta y la pared del útero. Puede que sea necesaria anestesia. Hay que analizar el cordón umbilical para comprobar la presencia de las dos arterias umbilicales y la vena umbilical que cabe esperar encontrar.

Después de extraer la placenta, hay que palpar el útero para asegurarse de que ha disminuido de tamaño y se ha contraído firmemente. Una hemorragia excesiva en ese momento o posteriormente debería indicar la posibilidad de atonía uterina. El masaje uterino, además de fármacos oxitócicos como la oxitocina, el maleato de metilergonovina o las prostaglandinas (carboprost o misoprostol), pueden utilizarse sistemáticamente en caso de hemorragia puerperal excesiva.

La inspección de la vía del parto debe realizarse de manera sistemática. El orificio vaginal, el periné y la zona vulvar, incluida la región periuretral, deben examinarse en busca de posibles desgarros. Normalmente, se utilizan pinzas de anillo para sujetar y examinar el cuello del útero. Si hay desgarros, lo más frecuente es que se encuentren en las posiciones de las tres y las nueve en punto del cuello del útero. La reparación se lleva a cabo con suturas absorbibles. La tabla 8-2 muestra la clasificación de los desgarros obstétricos.

Período de hemostasia

Durante la hora siguiente al parto es cuando hay mayores probabilidades de que surjan complicaciones puerperales. Aproximadamente el 1 % de las pacientes experimenta una hemorragia uterina puerperal. Es más probable que se dé en casos de parto rápido, parto prolongado, engrosamiento uterino (feto grande, polihidramnios, gestación múltiple) o corioamniotitis durante el parto. Inmediatamente después de la expulsión de la placenta, se palpa el útero para determinar que es firme. La palpación del útero se realiza durante este período para comprobar el tono uterino. Se aplican compresas perineales y se

TABLA 8-2	Clasificación de los desgarros obstétricos
Grado del desgarro	**Descripción**
Primer grado	Afecta a la mucosa vaginal o a la piel del periné, pero no al tejido subyacente
Segundo grado	Afecta al tejido subcutáneo subyacente, pero no al esfínter rectal ni a la mucosa rectal
Tercer grado	Se extiende a través del esfínter rectal, pero no hasta la mucosa rectal
Cuarto grado	Se extiende hasta la mucosa rectal

vigila estrechamente la cantidad de sangre que éstas absorben, además del pulso y la tensión arterial durante las primeras horas siguientes al parto para identificar una hemorragia excesiva.

INDUCCIÓN DEL PARTO

El parto puede inducirse cuando los beneficios para la mujer o el feto son mayores que los beneficios que supone continuar con el embarazo. La inducción del parto puede conseguirse mediante la administración de oxitocina por vía intravenosa. El aparato que se utilice para administrar la oxitocina debe permitir un control preciso del flujo a fin de garantizar un control exacto minuto a minuto. Existen distintas pautas posológicas para estimular las contracciones uterinas. Estas pautas varían en cuanto a la dosis inicial, el incremento gradual de la dosis y el intervalo entre incrementos de dosis. Los incrementos de dosis menores y menos frecuentes están asociados a una menor incidencia de hiperestimulación uterina. Los incrementos de dosis mayores y más frecuentes pueden traducirse en un parto más corto y reducir la incidencia de corioamniotitis y el número de partos por cesárea practicados debido a distocia (parto anómalo), pero también pueden traducirse en unos índices más altos de hiperestimulación uterina.

La **maduración del cuello del útero** puede ser beneficiosa si éste es poco favorable para la inducción. Existen varias técnicas disponibles. El misoprostol, un análogo de la prostaglandina E, es un fármaco eficaz para la maduración del cuello del útero y la inducción del parto. Se administra por vía vaginal. La prostaglandina E_2 (PGE_2) también puede administrarse por vía vaginal o intracervical. Debido al mayor riesgo de hiperestimulación uterina, ambos fármacos están contraindicados en las pacientes que han tenido un parto por cesárea o se han sometido a cirugía uterina anteriormente.

La maduración uterina también puede conseguirse mediante dilatación mecánica con tallos de laminaria. Las laminarias son unos bastoncillos higroscópicos fabricados a partir de los tallos de la alga marina *Laminaria japonica*, que se introducen en el orificio interno del útero. A medida que los bastoncillos absorben humedad y se expanden, el cuello del útero se dilata lentamente (fig. 8-13). Los riesgos asociados al uso de las laminarias comprenden la ausencia de dilatación del cuello del útero, el desgarro del cuello del útero, la rotura inadvertida de la bolsa e infecciones. También existe un tipo de laminarias sintéticas. Para la maduración del cuello del útero también se utiliza la colocación de una sonda de Foley de 30 ml en el conducto del cuello del útero.

La inducción del parto mediante el despegamiento digital de las membranas es una práctica relativamente común. Los riesgos asociados a esta técnica comprenden infección, hemorragia por placenta previa o placenta baja no diagnosticadas, y rotura accidental de la bolsa. La amniorrexis o rotura artificial de la bolsa es otro método que puede emplearse para inducir el parto, especialmente cuando el cuello del útero es propicio. La amniorrexis temprana sistemática se traduce en una reducción moderada de la duración del parto, pero puede tener como resultado un aumento del índice de infecciones intraamnióticas y parto por cesárea debido a anomalías de la frecuencia cardíaca fetal. Por estos motivos, la amniorrexis sistemática no se recomienda.

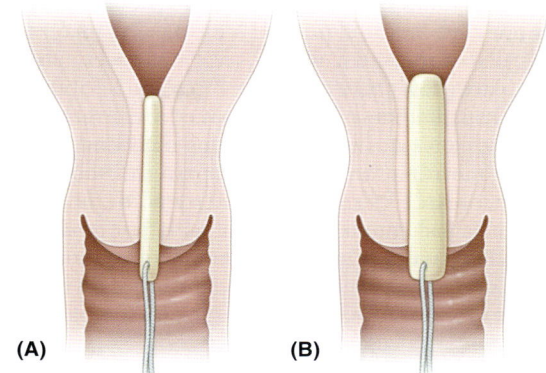

(A)   **(B)**

FIGURA 8-13. Uso de las laminarias. **(A)** Laminarias introducidas correctamente justo pasado el orificio uterino. **(B)** Laminarias situadas correctamente que se han expandido, provocando con ello la dilatación del cuello del útero.

PARTO POR CESÁREA

El **parto por cesárea** es la cirugía mayor más frecuente en Estados Unidos. Hasta 1965, el índice de partos por cesárea se mantuvo estable por debajo del 5 % y a partir de entonces empezó a aumentar; en 2005 superó el 30 %. Los motivos de este incremento comprenden la disponibilidad inmediata de unidades de cuidados intensivos neonatales mejoradas donde los recién nacidos con complicaciones presentan una supervivencia considerablemente mayor, su utilización en los partos de nalgas y en situaciones en que una vigilancia fetal más compleja no es tranquilizadora. No obstante, esto no ha dado lugar a grandes mejoras en los resultados de los recién nacidos.

La decisión sobre el tipo de parto debe tomarla el profesional sanitario conjuntamente con la paciente. Las ventajas de un parto vaginal satisfactorio comprenden un menor riesgo de hemorragia e infección; una estancia hospitalaria más corta después del parto, y un restablecimiento menos doloroso y más rápido. No obstante, el parto por cesárea puede ser necesario. Los ejemplos de indicaciones de parto por cesárea comprenden hemorragia por placenta previa, desprendimiento placentario, procidencia del cordón umbilical y rotura uterina, ya que estas afecciones exigen una expulsión inmediata del bebé. El parto vaginal programado puede ser una estrategia razonable para un feto en presentación de nalgas, pero depende de la experiencia del profesional sanitario. En tales circunstancias, hay que informar a la mujer de que el riesgo de mortalidad perinatal o neonatal o morbilidad neonatal grave a corto plazo puede ser más alto con un parto vaginal que con una cesárea, y debe obtenerse el consentimiento informado de la paciente por escrito.

Se calcula que un 2,5 % de todos los nacimientos en Estados Unidos son partos por cesárea a petición de la madre. Esta intervención no debe practicarse antes de las 39 semanas de gestación, a menos que pueda demostrarse la madurez pulmonar. No se recomienda en las mujeres que quieren tener más hijos, porque los riesgos de placenta previa, placenta adherente e histerectomía en el parto aumentan con cada parto por cesárea.

Las decisiones respecto a realizar una cesárea tienen repercusiones importantes, porque la mortalidad materna asociada al parto por cesárea es de dos a cuatro veces mayor que la de un parto vaginal (esto es, de 1 por cada 2 500 a 1 por cada 5 000 operaciones). La cesárea puede realizarse a través de distintas incisiones en el útero. Una incisión a través del segmento uterino inferior (delgado) permite realizar intentos posteriores de parto vaginal después de una cesárea (PVDC) si la paciente ha tenido un parto por cesárea anterior. Una incisión a través del segmento uterino superior (grueso y muscular), la cesárea clásica, acarrea un riesgo tan grande de rotura uterina posterior que en estas pacientes se aconseja repetir la cesárea.

PARTO VAGINAL DESPUÉS DE CESÁREA

La cesárea puede realizarse como una intervención de repetición. Antes de mediados de la década de 1980, se pensaba que un parto por cesárea anterior exigía que todos los partos posteriores fueran por cesárea. La publicación de datos que dejaban entrever la seguridad del PVDC llevó a una tendencia clínica, que duró una década, contraria al dicho de casi 70 años de antigüedad de que «después de cesárea, siempre cesárea». Se observó que los índices de éxito del PVDC eran del 60 % al 80 %. Más recientemente, el péndulo ha vuelto a oscilar, lo que se ha traducido en la tendencia creciente de pacientes y médicos a la cesárea de repetición programada.

Hay que comentar con la paciente que ha tenido un parto por cesárea anterior los riesgos y los beneficios que supone intentar un parto vaginal frente a la cesárea de repetición. Aunque la rotura uterina es más frecuente con el PVDC, generalmente su frecuencia es inferior al 1 %.

Las directrices del American College of Obstetricians and Gynecologists para el intento de un PVDC comprenden la disponibilidad de un banco de sangre abierto las 24 h, cardiotocografía continua de la frecuencia cardíaca fetal, un médico capaz de practicar una cesárea, servicios de anestesia internos y la capacidad de pasar de la decisión a la incisión en 30 min si es necesario un parto por cesárea. En el cuadro 8-1 se resumen las consideraciones clínicas para un PVDC.

LECTURAS RECOMENDADAS

American College of Obstetricians and Gynecologists. Cesarean delivery on maternal request. ACOG Committee Opinion no. 394. *Obstet Gynecol.* 2007;110(6):1501–1504.
American College of Obstetricians and Gynecologists. *Induction of Labor with Misoprostol.* ACOG Committee Opinion No. 228.

CUADRO 8-1
Consideraciones clínicas en un parto vaginal después de cesárea (PVDC)

Criterios de selección útiles para identificar a las mujeres aptas para un PVDC:
- Un parto anterior por cesárea transversal baja
- Pelvis clínicamente adecuada
- Ausencia de otras cicatrices o rotura anterior uterinas
- Un médico inmediatamente localizable en cuanto empiezan las contracciones, que sea capaz de llevar a cabo un parto por cesárea de urgencia
- Disponibilidad de anestesia, instalaciones y personal para un parto por cesárea de urgencia

Circunstancias en que no debe realizarse un intento de parto vaginal*:
- Incisión clásica o en T u operación uterina extensa a través del fondo del útero anteriores
- Rotura uterina anterior
- Complicación médica u obstétrica que impide un parto vaginal
- Dos cicatrices uterinas anteriores y ningún parto vaginal
- Falta de anestesia, instalaciones o personal para un parto por cesárea de urgencia

*Contraindicaciones relativas: dos operaciones uterinas anteriores sin ningún parto vaginal anterior.

Washington, DC: American College of Obstetricians and Gynecologists; 1999; reaffirmed 2008.
American College of Obstetricians and Gynecologists. Obstetric analgesia and anesthesia. ACOG Practice Bulletin No. 36. *Obstet Gynecol.* 2002;100(1):177–191.
American College of Obstetricians and Gynecologists. *Optimal Goals for Anesthesia Care in Obstetrics.* ACOG Committee Opinion No. 256. Washington, DC: American College of Obstetricians and Gynecologists; 2001; reaffirmed 2004.
American College of Obstetricians and Gynecologists. Vaginal birth after previous cesarean delivery. ACOG Practice Bulletin No. 54. *Obstet Gynecol.* 2004;104(1):203–212.

BIBLIOGRAFÍA

1. *Guidelines for Perinatal Care.* 6th ed. Elk Grove Village, IL: American Academy of Pediatrics; Washington, DC: American College of Obstetricians and Gynecologists; 2007:139–162.

Parto patológico y vigilancia fetal durante el parto

Este capítulo trata principalmente los siguientes temas educativos de la Association of Professors of Gynecology and Obstetrics (APGO):

Tema 22 Parto patológico

Tema 26 Vigilancia fetal durante el parto

Los estudiantes deben saber diferenciar un parto normal de uno patológico y cómo tratar un parto patológico. Deben conocer la fisiología y la fisiopatología básicas de la unidad uteroplacentaria-fetal que llevan a un estado intranquilizador del feto, cómo puede vigilarse el estado del feto durante el parto y cómo puede tratarse un parto cuando el estado del feto es preocupante.

PARTO PATOLÓGICO

El **parto patológico o anómalo,** o **distocia** del parto (literalmente, «parto o nacimiento difícil»), se caracteriza por la evolución anómala del parto. La distocia es la principal indicación de cesárea en Estados Unidos. *Pese a la elevada prevalencia de los trastornos del parto, existe una variabilidad considerable en el diagnóstico, el tratamiento y los criterios de la distocia.* Puesto que la distocia casi nunca puede diagnosticarse con certeza, se ha utilizado el término relativamente impreciso de «no progresión del parto», que comprende la ausencia de dilatación progresiva del cuello del útero o la ausencia del descenso de la cabeza fetal, o ambas cosas.

Factores que contribuyen a que un parto sea normal: las tres P

El **parto** es la aparición de contracciones uterinas de intensidad, frecuencia y duración suficiente como para provocar el borramiento y la dilatación demostrables del cuello del útero. La distocia es el resultado de lo que se ha clasificado clásicamente como anomalías de la «potencia» (contracciones uterinas o fuerzas expulsivas maternas), el «pasajero» (posición, tamaño o presentación del feto) o la «vía» (pelvis o partes blandas).

CONTRACCIONES UTERINAS («POTENCIA»)

La actividad uterina puede vigilarse mediante palpación, **tocodinamometría** *externa o el uso de* **catéteres de presión intrauterina (CPIU)** (fig. 9-1). Un tocodinamómetro es un indicador externo de la presión, que se coloca sobre el abdomen de la madre. Registra la frecuencia de las contracciones y las relajaciones uterinas, y la duración de cada contracción. Además de registrar la frecuencia y la duración de las contracciones, también mide directamente la presión que generan las contracciones uterinas a través de un catéter que se introduce en la cavidad uterina. El catéter se conecta a un instrumento que mide la presión intrauterina en milímetros de mercurio (mm Hg).

> *Los estudios recientes sugieren que el uso de un CPIU en lugar de la tocodinamometría externa no influyen en el resultado de los partos distócicos.*

No obstante, un CPIU puede resultar útil en situaciones específicas, como en presencia de obesidad materna u otros factores que pueden impedir realizar una evaluación clínica adecuada de las contracciones uterinas.

Para que tengan lugar la dilatación del cuello del útero y el descenso del feto, cada contracción uterina tiene que generar como mínimo 25 mm Hg de presión máxima. La presión intrauterina óptima es de 50 a 60 mm Hg. La frecuencia de las contracciones uterinas también es importante para generar un patrón de parto normal: la frecuencia óptima de las contracciones uterinas es un mínimo de tres contracciones en un intervalo de 10 min, que con frecuencia se describe como «adecuada». Las contracciones uterinas demasiado frecuentes no son óptimas, porque impiden que haya intervalos de relajación del útero. Durante estos «intervalos de reposo», el feto recibe un flujo sanguíneo uteroplacentario libre de obstáculos para el transporte de oxígeno y productos de desecho. Sin estos intervalos de reposo, la oxigenación fetal puede verse afectada.

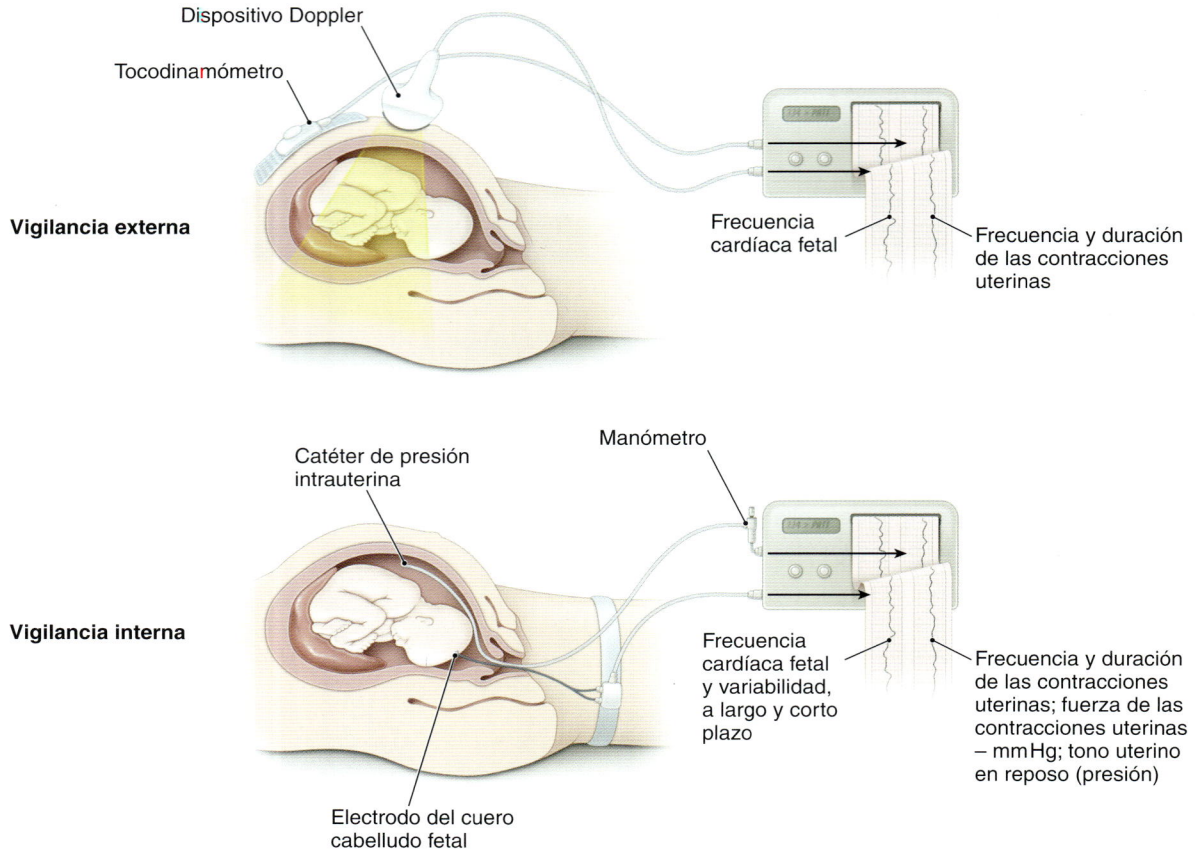

FIGURA 9-1. Tocodinamómetro y catéter de presión intrauterina.

Otra unidad de medida que se utiliza comúnmente para determinar la fuerza contráctil es la **unidad de Montevideo (UMV).** Esta unidad es el número de contracciones uterinas que tienen lugar en 10 min multiplicado por la intensidad media (por encima de la presión intrauterina basal en reposo). *La evolución normal del parto suele estar asociada a 200 UMV o más.*

FACTORES FETALES («PASAJERO»)

La evaluación del «pasajero» comprende la estimación del peso fetal, así como la situación, la presentación, la posición y la postura fetales. *Si un feto tiene un peso aproximado de más de 4 000 a 4 500 g, el riesgo de distocia, incluidas la distocia de hombros y la desproporción fetopélvica, es mayor.* Puesto que con frecuencia el cálculo del peso del feto mediante ecografía puede dar un error de hasta 500 a 1 000 g cuando se acerca el término del embarazo (40 semanas de edad de gestación), esta información debe utilizarse conjuntamente con otros criterios al tomar las decisiones de tratamiento.

La postura, la presentación y la situación fetales también tienen importancia en la evolución del parto (fig. 9-2). Si la cabeza del feto está asinclítica (desviada hacia un lado; **asinclitismo**) o está extendida **(extensión),** se presenta un diámetro cefálico mayor en la pelvis materna, con lo cual aumenta la posibili-

dad de distocia. Normalmente, la **presentación de cejas** (aproximadamente 1 de cada 3 000 partos) se convierte en una presentación de vértice o de cara, pero, si es persistente, puede provocar una distocia que exija una cesárea. Así mismo, la **presentación de cara** (aproximadamente 1 de cada 600 a 1 000 partos) exige una cesárea en la mayoría de los casos. No obstante, un feto con **presentación anterior de mentón** (mentón hacia el abdomen de la madre) puede expulsarse por vía vaginal si la cabeza del feto experimenta flexión, en lugar de la extensión normal. *Una posición occipitoilíaca posterior también está asociada a partos más prolongados (aproximadamente 1 h más en mujeres multíparas y 2 h más en mujeres nulíparas).* En las **presentaciones compuestas,** cuando una o más extremidades se deslizan al lado de la parte presentada por el feto (aproximadamente 1 de cada 700 partos), la extremidad suele replegarse (ya sea espontáneamente o con ayuda manual) mientras el parto avanza. Cuando esto no sucede, o en el 15 % al 20 % de las presentaciones compuestas asociadas a procidencia del cordón umbilical, es necesaria una cesárea.

Las anomalías fetales, como la hidrocefalia y los tumores de partes blandas, también pueden provocar distocia. El uso sistemático de la ecografía prenatal por otras causas ha permitido identificar estas situaciones, lo que ha reducido considerablemente la incidencia de distocia imprevista de este tipo.

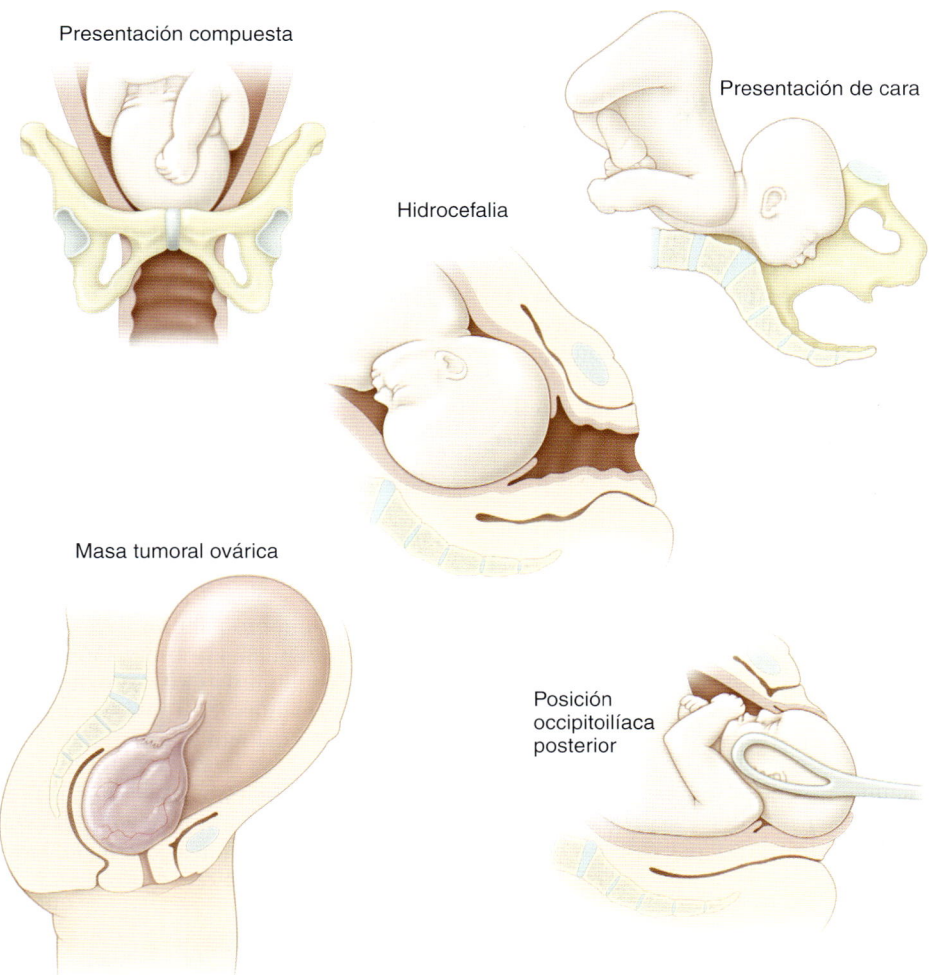

Presentación compuesta

Presentación de cara

Hidrocefalia

Masa tumoral ovárica

Posición
occipitoilíaca
posterior

FIGURA 9-2. Algunos de los factores fetales asociados a distocia.

FACTORES MATERNOS («CANAL»)

Hay una serie de factores maternos asociados a la distocia. La distocia puede ser consecuencia de anomalías óseas o de las partes blandas maternas que obstruyen la vía del parto. La **desproporción cefalopélvica,** en que el tamaño de la pelvis materna es insuficiente para el tamaño de la parte presentada por el feto, puede impedir el descenso del feto al canal del parto.

Las determinaciones clínicas, radiológicas y tomográficas de la pelvis ósea son malos factores pronósticos de parto vaginal satisfactorio, debido a su inexactitud y a las diferencias según cada caso de la adaptación fetal y los mecanismos del parto.

La **pelvimetría clínica,** la determinación manual de los diámetros de la pelvis, también es un mal factor pronóstico de parto vaginal satisfactorio, salvo en las raras circunstancias en que los diámetros pélvicos son tan pequeños que hacen que se considere una «pelvis completamente contraída». Aunque la pelvimetría radiológica y tomográfica puede ser útil en algu-

nos casos, el avance del descenso de la parte presentada por el feto en el parto es la mejor prueba de idoneidad pélvica.

Las causas de distocia relacionadas con las partes blandas comprenden las anomalías del cuello del útero, tumores u otras lesiones de colon o de los anejos uterinos, distensión de la vejiga, miomas uterinos, cuerno uterino accesorio y obesidad patológica. La anestesia epidural puede contribuir a la aparición de una distocia al disminuir el tono de la musculatura del suelo pélvico.

Riesgos

La distocia puede estar asociada a complicaciones graves tanto para la mujer como para el feto. La infección (corioamniotitis) es una consecuencia del parto prolongado, especialmente cuando la paciente ha roto aguas. La infección y la bacteriemia fetales, entre ellas la neumonía por aspiración de líquido amniótico infectado, están relacionadas con el parto prolongado. Además, existen los riesgos que conlleva un parto por cesárea o quirúrgico, como la lesión de las partes blandas del aparato genital inferior de la madre y el traumatismo fetal.

Diagnóstico y tratamiento de los patrones de parto anómalo

La documentación gráfica de la dilatación y el borramiento progresivos del cuello del útero facilita la evaluación de la evolución de la paciente que está de parto y la identificación de los patrones de parto anómalo. La curva de Friedman (v. cap. 8) se utiliza con frecuencia a este efecto. Las anomalías del parto pueden clasificarse en dos tipos generales: **trastornos por prolongación,** en que el parto avanza lentamente, y **trastornos por inercia uterina,** en que cesan las contracciones (tabla 9-1). La prolongación puede darse tanto durante la fase latente como durante la fase activa, mientras que la inercia uterina tan sólo se reconoce en la fase activa. Aunque la definición de **fase latente** es polémica, en general puede definirse como la fase en que el cuello del útero se borra pero experimenta una dilatación mínima (v. cap. 8).

El tratamiento del parto anómalo abarca una amplia variedad de opciones, que van desde la observación hasta el parto quirúrgico o por cesárea. La opción de tratamiento escogida depende de varios factores:

- Idoneidad de las contracciones uterinas.
- Posición fetal anómala o desproporción cefalopélvica.
- Otras afecciones clínicas, como un estado intranquilizador del feto o corioamniotitis.

Las decisiones de tratamiento deben sopesar la garantía de un desenlace positivo para la madre y el feto y evitar los riesgos que conlleva un parto quirúrgico y por cesárea.

TRASTORNOS DEL PERÍODO DE DILATACIÓN

*Una **fase latente prolongada** es aquella que supera las 20 h en una mujer nulípara o las 14 h en una mujer multípara. Una fase latente prolongada no necesariamente pronostica una fase activa anómala.* En algunas pacientes en que inicialmente se diagnostica una fase latente prolongada, se observa posteriormente que tienen contracciones falsas. Una fase latente prolongada no supone por sí misma un peligro para la madre o el feto. Las opciones de tratamiento para las mujeres que presentan una fase latente prolongada comprenden la observación y la sedación. Con cualquiera de estas dos opciones, la paciente puede dejar de tener contracciones, lo que significa que no está de parto; puede experimentar las primeras contracciones verdaderas, o puede seguir evolucionando lentamente hacia la fase activa. En este último caso pueden administrarse otras intervenciones tal como se describen a continuación a fin de aumentar las contracciones uterinas.

En cuanto la paciente tiene contracciones verdaderas, se considera que el período de dilatación es prolongado cuando el cuello del útero se dilata menos de 1 cm/h en las mujeres nulíparas y menos de 1,2 a 1,5 cm/h en las mujeres multíparas. Las opciones de tratamiento para un período de dilatación prolongado comprenden la observación, el aumento mediante amniorrexis administrándose oxitocina, y el apoyo continuado. Normalmente, la cesárea está justificada si el estado de la madre o del feto es intranquilizador.

Aumento. El **aumento** hace referencia a la estimulación de las contracciones uterinas cuando las contracciones espontáneas no se han traducido en una dilatación progresiva del

TABLA 9-1	Patrones de parto anómalo	
	Trastorno por prolongación	**Trastorno por inercia uterina**
Fase latente Nulípara Multípara	Duración >20 h Duración >14 h	—
Período de dilatación Nulípara	Ritmo de dilatación del cuello del útero <1 cm/h	Ausencia de dilatación del cuello del útero durante más de 2 h tanto en multíparas como en nulíparas
Multípara	Ritmo de dilatación del cuello del útero <1,2 a 1,5 cm/h	
Período expulsivo Nulípara y multípara	Con anestesia regional: duración >3 h	Ausencia de descenso tras empujar durante 1 h
	Sin anestesia regional: duración >2 h o si el feto desciende a un ritmo inferior a 1 cm/h	

De Shields SG, Ratcliffe SD, Fontain P, Leeman L. Dystocia in nulliparous women. Am Fam Physician. 2007; 75: 1671–1678.

cuello del útero o el descenso del feto. El aumento puede conseguirse mediante la **amniorrexis** (rotura artificial de la bolsa amniótica) o la administración de oxitocina. *Habría que considerar este aumento si la frecuencia de las contracciones es inferior a 3 contracciones cada 10 min o si la intensidad de las contracciones está menos de 25 mm Hg por encima de la intensidad basal, o ambas cosas.* Previamente, deben evaluarse la pelvis y el cuello del útero de la madre además de la posición, la situación y el bienestar fetales. Si no hay indicios de desproporción, puede administrarse oxitocina si se considera que las contracciones son inadecuadas. Las contraindicaciones del aumento son parecidas a las de la inducción del parto (v. cap. 8).

Si la paciente no ha roto aguas, la amniorrexis puede acelerar la evolución a la fase activa y hacer innecesaria la oxitocina. La amniorrexis permite que la cabeza del feto, en lugar del saco amniótico que por lo demás está intacto, sea la fuerza dilatadora. También puede estimular la liberación de prostaglandinas, que podría contribuir a aumentar la fuerza de las contracciones.

Normalmente, la amniorrexis se realiza con una lanceta de plástico con un pequeño gancho en su extremo. Con los dedos, el examinador guía la punta del instrumento hasta el orificio uterino abierto, y con el extremo rasga el saco amniótico. Los riesgos de la amniorrexis comprenden las desaceleraciones de la frecuencia cardíaca fetal (FCF) debidas a la compresión del cordón y un aumento de la incidencia de corioamniotitis. Por estos motivos, la amniorrexis no debe ser una práctica habitual y debe utilizarse para las mujeres con parto prolongado. Hay que determinar la FCF antes e inmediatamente después de la rotura de la bolsa.

Se ha demostrado que la amniorrexis combinada con la administración de oxitocina al comienzo de la fase activa reduce la duración del parto en hasta 2 h, aunque con este protocolo de tratamiento el índice de partos por cesárea no varía.

El objetivo de la administración de oxitocina es lograr una actividad uterina suficiente para provocar una modificación del cuello del útero y el descenso del feto, pero evitando la hiperestimulación uterina y el sufrimiento fetal. Normalmente, se considera suficiente un objetivo de un máximo de cinco contracciones en un período de 10 min con la dilatación consiguiente del cuello del útero. La oxitocina puede administrarse en una pauta de dosis bajas o dosis altas. Las pautas de dosis bajas están asociadas a una menor incidencia y gravedad de la hiperestimulación uterina. Las pautas de dosis altas están asociadas a una menor duración del parto, incidencia de corioamniotitis y parto por cesárea debido a distocia.

Apoyo continuado durante el parto. El apoyo continuado que prestan los cuidadores (enfermeras, matronas o acompañantes) durante el parto puede tener una serie de ventajas para las mujeres y los recién nacidos. La atención continuada se ha asociado a una menor necesidad de analgésicos y oxitocina, unos bajos índices de partos por cesárea y quirúrgicos, una menor incidencia de índices de Apgar inferiores a 7 a los 5 min y una mayor satisfacción de la paciente con la experiencia del parto. No obstante, no

hay datos suficientes que comparen las diferencias en cuanto a las ventajas basándose en el nivel de formación del personal de apoyo –esto es, si los cuidadores eran enfermeras, matronas o personal sin formación–. No existen indicios de que el apoyo continuado durante el parto tenga efectos perjudiciales.

TRASTORNOS DEL PERÍODO EXPULSIVO

Hay que pensar en un posible trastorno por prolongación del período expulsivo cuando dicho período supera las 3 h si se ha administrado anestesia regional o las 2 h si no se utiliza anestesia regional, o si el feto desciende a un ritmo inferior a 1 cm/h si no se utiliza anestesia regional. Se diagnostica parto detenido en el período expulsivo cuando el feto no desciende después de empujar durante 1 h. Antes se pensaba que el feto tenía un mayor riesgo de morbimortalidad cuando el período expulsivo superaba las 2 h. Actualmente la vigilancia más intensiva durante el parto permite identificar al feto que puede no tolerar bien las contracciones.

Así pues, la duración del período expulsivo por sí misma no es una indicación absoluta o ni siquiera contundente de parto quirúrgico o por cesárea.

Siempre que los tonos cardíacos sigan siendo tranquilizadores y se haya descartado la desproporción cefalopélvica, se considera seguro permitir que continúe el período expulsivo. Si las contracciones uterinas son inadecuadas, puede iniciarse la administración de oxitocina o aumentarse la dosis si ya se está administrando.

Los esfuerzos de la paciente para empujar conjuntamente con las contracciones uterinas ayudan a que se produzca la expulsión. Las posiciones de parto que no son la posición ginecológica (p. ej., rodillas contra el pecho, sedestación, en cuclillas o en silla de partos) pueden provocar alteraciones sutiles en la presentación fetal y facilitar el parto vaginal. La adaptación del feto también puede facilitarse dejando que los efectos de la analgesia epidural se disipen. La ausencia de analgesia epidural puede aumentar el tono de los músculos del suelo pélvico, lo que facilita los movimientos cardinales del parto y restablece la sensación de «pujo». En algunos casos de presentación fetal anómala, las técnicas manuales pueden facilitar la expulsión. Si el feto se encuentra en la posición occipitoilíaca posterior y no pasa espontáneamente a la posición normal, puede realizarse una rotación para colocar al feto en la posición anterior (fig. 9-3).

La decisión de realizar un parto instrumental en el período expulsivo frente a la observación constante debe tomarse basándose en la evaluación clínica de la mujer y el feto, y en la habilidad y la capacitación del ginecólogo. El estado intranquilizador del feto o la madre es una indicación de parto quirúrgico o por cesárea.

PARTO INSTRUMENTAL

Los partos instrumentales vaginales se llevan a cabo mediante la aplicación de tracción directa sobre el cráneo del feto con fórceps o mediante la aplicación de tracción en el cuero cabelludo fetal por medio de una ventosa. Se calcula

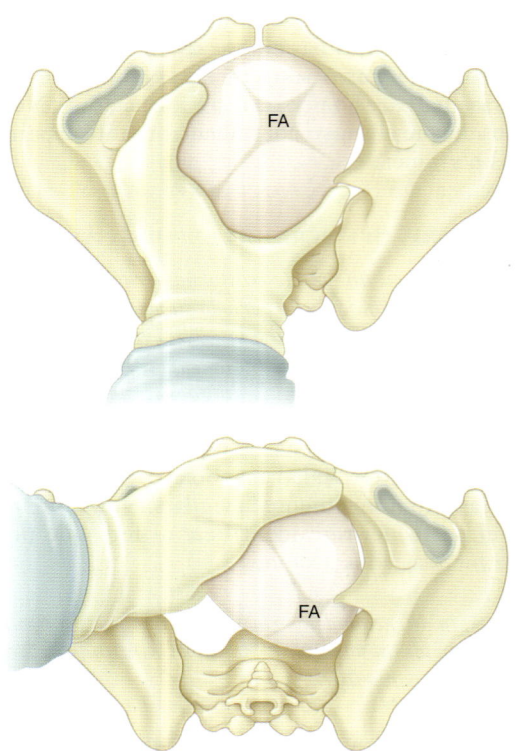

FIGURA 9-3. Rotación manual de un feto en posición occipito-ilíaca posterior a posición occipitoilíaca anterior. **(A)** El médico introduce la mano con la palma hacia arriba en la vagina. **(B)** La mano sirve de cuña para flexionar la cabeza del feto mientras con los dedos se aplica una fuerza de rotación para colocar el occipucio en posición anterior. FA, fontanela anterior. (Adaptada de Shields SG, Ratcliffe SD, Fontain P, Leeman L. Dystocia in nulliparous women. *Am Fam Physician.* 2007; 75[11]: 1675.)

que la incidencia de partos instrumentales vaginales en Estados Unidos oscila entre el 10 % y el 15 %. *Aunque se considera seguro en las circunstancias apropiadas, el parto quirúrgico vaginal puede provocar complicaciones para la madre y el recién nacido.* Los partos quirúrgicos vaginales sólo deben realizarse por personas con autorización para practicar este tipo de intervenciones y en situaciones en que haya personal fácilmente localizable para practicar una cesárea en el caso de que el parto quirúrgico vaginal no tenga éxito. No obstante, la incidencia de hemorragia intracraneal más alta se da entre los bebés que nacen por cesárea tras un parto fallido con ventosa o fórceps. La combinación de ventosas y fórceps tiene un riesgo parecido de hemorragia intracraneal. Por lo tanto, no hay que intentar realizar un parto quirúrgico vaginal cuando la probabilidad de éxito es muy baja.

Clasificación

Tanto en el caso de los fórceps como la ventosa, el tipo de parto depende de la posición fetal –la relación entre la parte presentada de la cabeza del feto y el nivel de las espinas ciáticas de la madre–. El **parto instrumental vagi-** **nal** es la aplicación de fórceps o ventosa en las siguientes situaciones:

1. El cuero cabelludo se visualiza por el orificio vaginal sin separar los labios.
2. El cráneo del feto ha llegado al suelo pélvico.
3. La sutura sagital está en el diámetro anteroposterior o en posición occipitoilíaca derecha o izquierda anterior o posterior.
4. La cabeza del feto está a nivel del periné o en el periné.
5. La rotación no supera los 45°.

El **parto instrumental vaginal bajo** es la aplicación de fórceps o ventosa cuando la parte presentada del cráneo del feto está en la posición +2 o superior y no se halla en el suelo pélvico. Este tipo de parto quirúrgico vaginal incluye dos subtipos:

1. Rotación de 45° o menos (de posición occipitoilíaca izquierda o derecha anterior a occipitoilíaca anterior o de posición occipitoilíaca izquierda o derecha posterior a occipitoilíaca posterior).
2. Rotación de más de 45°.

El **parto instrumental vaginal medio** es la aplicación de fórceps o ventosa cuando la cabeza fetal está encajada pero la parte presentada del cráneo del feto está por encima de la posición +2. En circunstancias muy raras, como cuando se produce un deterioro repentino del estado del feto o la madre, puede intentarse la aplicación de fórceps o ventosa por encima de la posición +2 al mismo tiempo que se inician los preparativos para una cesárea por si el parto instrumental vaginal no tuviera éxito.

Indicaciones y contraindicaciones

Ninguna indicación de parto instrumental vaginal es absoluta. Se aplican las siguientes indicaciones cuando la cabeza del feto está encajada y el cuello del útero está completamente dilatado:

- Período expulsivo prolongado o estacionario.
- Sospecha de deterioro fetal inmediato o posible.
- Abreviación del período expulsivo en beneficio de la madre.

En ciertas situaciones, el parto quirúrgico vaginal debe evitarse o, como mínimo, estudiarse detenidamente desde el punto de vista de los riesgos relativos para la madre y el feto. Se considera inapropiado el parto con ventosa antes de las 34 semanas de gestación debido al riesgo de hemorragia intraventricular fetal. *El parto quirúrgico también está contraindicado si un feto vivo padece una afección por desmineralización ósea (p. ej., osteogénesis imperfecta) o un trastorno hemorrágico (p. ej., trombocitopenia aloinmune, hemofilia o enfermedad de von Willebrand), y si la cabeza del feto no está encajada o se desconoce su posición.*

Fórceps

Los **fórceps** se utilizan principalmente para aplicar tracción en la cabeza del feto con el fin de aumentar las fuerzas expulsivas, cuando los esfuerzos voluntarios de la madre conjuntamente con las contracciones uterinas no son suficientes para expulsar al feto (fig. 9-4). De vez en cuando, los fórceps se utilizan para girar la cabeza del feto antes de aplicar tracción para acabar de expulsar el feto por vía vaginal. Los fórceps también pueden utilizarse para controlar la expulsión de la cabeza del feto, evitando de este modo una expulsión precipitada. Existen diferentes tipos de fórceps para los diferentes grados de moldeado de la cabeza del feto.

Las complicaciones maternas del parto con fórceps comprenden traumatismo perineal, hematoma y lesión del suelo pélvico. Los riesgos para el recién nacido comprenden lesiones cerebrales y vertebrales, lesiones osteomusculares y abrasión de la córnea si los fórceps se aplican por error sobre los ojos del recién nacido. El riesgo de **distocia de hombros,** en que la parte anterior del hombro del feto queda bloqueada por la sínfisis del pubis, es mayor en los partos con fórceps de recién nacidos de más de 4.000 g de peso.

Parto con ventosa

En el **parto con ventosa,** se aplica una cazoleta de silicona en la cabeza del feto y se genera vacío por medio de una bomba de aspiración mecánica (fig. 9-5). El parto con ventosa está asociado a un menor traumatismo materno que el parto con fórceps, pero acarrea unos riesgos significativos para el recién nacido. Aunque el grado de tracción aplicado en el cráneo fetal es menor que el aplicado con los fórceps, aun así es considerable y puede provocar una lesión fetal grave. Los riesgos para el recién nacido comprenden hemorragia intracraneal, hematomas subgaleales, desgarros del cuero cabelludo (si la torsión es excesiva), hiperbilirrubinemia y hemorragia retiniana. Además, la separación del cuero cabelludo de las estructuras subyacentes puede llevar a cefalohematoma. *En conjunto, la incidencia de complicaciones graves en el parto con ventosa es de aproximadamente el 5 %.* Se recomienda no hacer movimientos de sacudida ni torsión sobre el instrumento y utilizar sólo una tracción constante en la línea del canal del parto. También hay que avisar a los clínicos que atienden al recién nacido de que se ha realizado un parto instrumental a fin de que puedan vigilar al recién nacido para detectar posibles signos y síntomas de lesión.

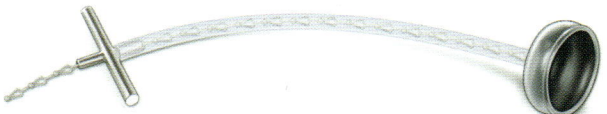

FIGURA 9-5. Ventosa. Puesto que el tubo de vacío puede flexionarse para formar un ángulo de 90° respecto a la ventosa, es útil en las posiciones anómalas de la cabeza del feto. (Adaptada de Bofill JA. *Safe Vacuum Delivery* [Presentación de diapositivas]. Washington, DC: American College of Obstetricians and Gynecologists; 2001.)

PRESENTACIÓN DE NALGAS

La **presentación de nalgas** se da aproximadamente en el 2 % de los partos a término y con mayor frecuencia al comienzo del tercer y segundo trimestres. Además de la prematuridad, otros procesos asociados a la presentación de nalgas comprenden el embarazo múltiple, el polihidramnios, la hidrocefalia, la anencefalia, la aneuploidía, las anomalías uterinas y los tumores uterinos. Los tres tipos de presentación de nalgas –puras, completas e incompletas (fig. 9-6)– se diagnostican mediante una combinación de las maniobras de Leopold, una exploración ginecológica, una ecografía y otras técnicas de imagen (fig. 9-7). *La morbimortalidad para la madre y el feto, independientemente de la edad de gestación o el tipo de parto, es más alta en la presentación de nalgas que en la presentación cefálica.* Este mayor riesgo para el feto proviene de factores asociados como las anomalías fetales, la prematuridad y la procidencia del cordón umbilical, además del traumatismo obstétrico.

La *versión externa (VE)* consiste en aplicar presión sobre el abdomen de la madre para dar la vuelta al feto hacia delante o hacia detrás con el fin de conseguir una presentación de vértice antes del parto (fig. 9-8). El objetivo de la VE es aumentar el porcentaje de presentaciones de vértice entre los fetos que se encuentran en la posición de nalgas cuando se acerca el término del embarazo. *Esta maniobra tiene éxito aproximadamente en la mitad de los casos seleccionados*

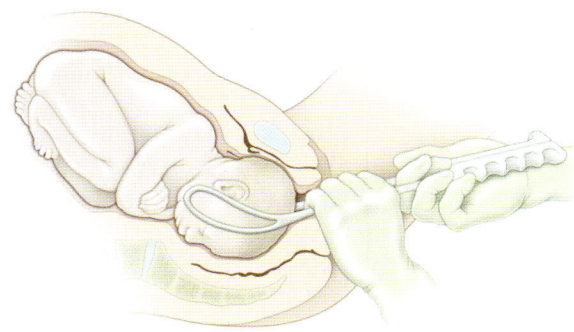

FIGURA 9-4. Parto con fórceps. (Adaptada de Bofill JA. *Forceps in Obstetrics* [Presentación de diapositivas]. Washington, DC: American College of Obstetricians and Gynecologists; 2001.)

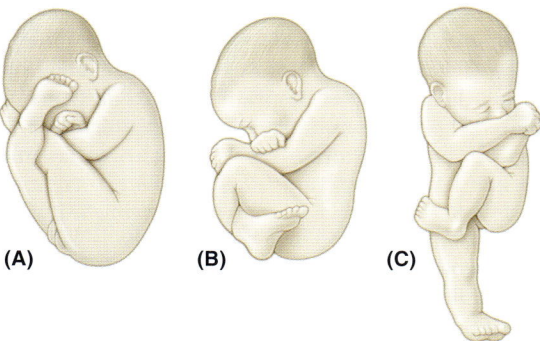

(A) **(B)** **(C)**

FIGURA 9-6. Tipos de presentaciones de nalgas. **(A)** Franca, en que los pies están cerca de la cabeza; **(B)** completa, en que las piernas están cruzadas, y **(C)** incompleta, en que uno o ambos pies están extendidos.

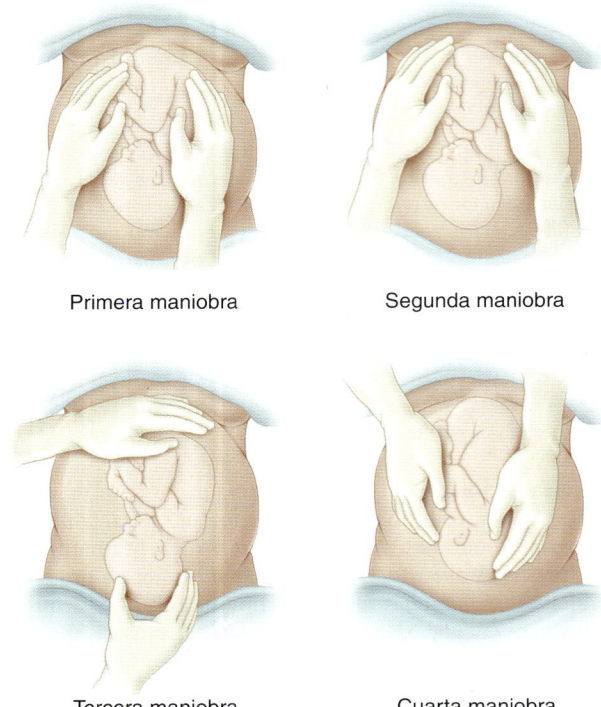

Primera maniobra   Segunda maniobra

Tercera maniobra   Cuarta maniobra

FIGURA 9-7. Maniobras de Leopold. Estas maniobras se utilizan para determinar la posición fetal: *1)* determinación de lo que se encuentra en el fondo del útero; *2)* evaluación de la espalda y las extremidades del feto; *3)* palpación de la parte presentada por el feto por encima de la sínfisis; *4)* determinación de la dirección y el grado de flexión de la cabeza.

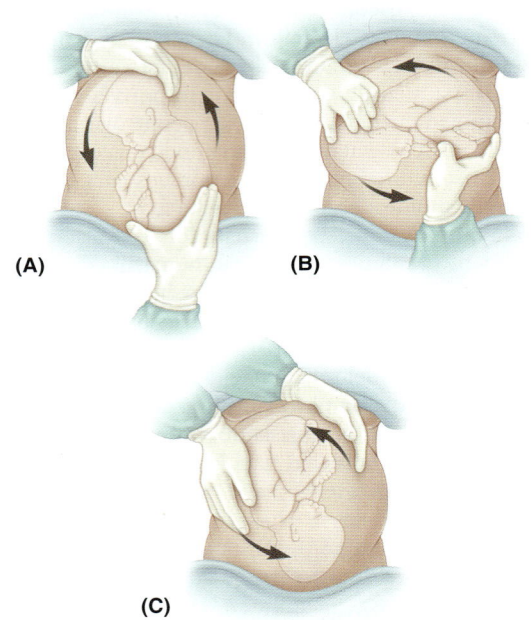

(A)   **(B)**

(C)

FIGURA 9-8. Versión cefálica externa. En esta maniobra, la presentación fetal de nalgas se convierte en una presentación de vértice.

correctamente. Las pacientes que han completado las 36 semanas de gestación son las candidatas preferidas para la VE por varias razones. En primer lugar, si va a producirse una versión espontánea, lo más probable es que ocurra antes de terminar la semana 36 de gestación. En segundo lugar, el riesgo de reversión espontánea es menor después de una versión externa al término del embarazo que en una fase anterior de la gestación. *Los criterios de selección comprenden un feto normal con un registro cardíaco fetal tranquilizador, líquido amniótico suficiente, la parte presentada fuera de la pelvis y ausencia de cirugía uterina previa.* Los riesgos comprenden la rotura prematura de la bolsa, el desprendimiento de placenta, un accidente del cordón umbilical y la rotura uterina. Con frecuencia, la versión externa tiene más éxito en las mujeres que ya han tenido algún hijo. *Los indicios existentes pueden avalar el uso de un relajante uterino (un fármaco que interrumpe las contracciones uterinas) durante los intentos de VE, especialmente en las mujeres nulíparas.* Se recomienda administrar inmunoglobulina anti-D a las mujeres Rh negativas.

La decisión sobre la modalidad de parto dependerá de la experiencia del profesional sanitario, especialmente después de los estudios recientes que aclaran los riesgos a largo plazo del parto vaginal de nalgas. *La cesárea será la modalidad preferida para la mayoría de los médicos debido a la experiencia cada vez menor en el parto en podálica.* El parto vaginal pro-

gramado de un embarazo único a término en que el feto viene de nalgas puede ser razonable si se siguen las directrices del protocolo específico del hospital tanto en relación con las condiciones exigidas como con el tratamiento del parto. Se han propuesto los siguientes criterios para el parto vaginal de nalgas:

- Partograma normal.
- Edad de gestación superior a 37 semanas.
- Presentación de nalgas pura o completa. Debido al riesgo de procidencia del cordón umbilical, no se recomienda el parto vaginal de un feto en posición de nalgas incompleta.
- Ausencia de anomalías fetales en la ecografía.
- Pelvis materna adecuada.
- Peso fetal aproximado entre 2 500 g y 4 000 g.
- Demostración de la flexión de la cabeza del feto. Aproximadamente el 5 % de los fetos que vienen de nalgas a término tienen hiperextensión de la cabeza, que exige una cesárea para evitar el atrapamiento de la cabeza.
- Volumen suficiente de líquido amniótico (definido como una bolsa vertical de 3 cm).
- Disponiblidad de anestesia y apoyo neonatal.

Si se prevé un parto en podálica, hay que informar a la mujer de que el riesgo de mortalidad perinatal o neonatal o de morbilidad neonatal grave a corto plazo puede ser más elevado que en un parto por cesárea, y debe obtenerse el consentimiento informado de la paciente por escrito.

DISTOCIA DE HOMBROS

A veces, el parto puede detenerse debido a la distocia de hombros. La distocia de hombros no puede preverse ni evitarse porque no existen métodos exactos para identificar qué fetos experimentarán esta complicación. Nos puede hacer sospechar una distocia de hombros la multiparidad, gestación prolongada, antecedentes de recién nacido macrosómico y antecedentes de distocia de hombros. Aunque la macrosomía fetal aumenta el riesgo de distocia de hombros, la inducción del parto o una cesárea programada no son siempre apropiados para todas las mujeres que se piensa que pueden ser portadoras de un feto con macrosomía.

El diagnóstico de la distocia de hombros presenta un componente subjetivo, especialmente en sus formas menos graves. La cabeza fetal expulsada puede retraerse contra el periné de la madre (signo de la tortuga) y, si es así, puede ayudar en el diagnóstico. Las intervenciones que pueden emplearse para facilitar la expulsión comprenden la maniobra de McRoberts y la aplicación de presión suprapúbica para ayudar a desbloquear el hombro impactado (fig. 9-9). En contraposición a esto, la presión del fondo del útero puede empeorar todavía más la impactación del hombro y también puede traducirse en una rotura uterina. Existe polémica en torno a si es necesaria o no una episiotomía, porque la distocia de hombros normalmente no es consecuencia de una obstrucción provocada por las partes blandas. También puede utilizarse la manipulación fetal directa con maniobras de rotación o con la expulsión de la parte posterior del brazo. En los casos graves, pueden llevarse a cabo intervenciones más agresivas, como la maniobra de Zavanelli (en que la cabeza del feto se flexiona y se reintroduce en la vagina para restablecer el flujo sanguíneo del cordón umbilical y el parto se realiza por cesárea) o la fractura deliberada de la clavícula del feto. Sea cual sea la intervención utilizada, la lesión del plexo braquial está asociada a la distocia de hombros; su incidencia oscila entre el 4 % y el 40 %. No obstante, la mayoría de los casos remiten sin discapacidad permanente; menos del 10 % de todos los casos de dis-

tocia de hombros se traducen en una lesión persistente del plexo braquial.

VIGILANCIA FETAL DURANTE EL PARTO

En el 5 %-10 % de los embarazos hay indicios que dejan entrever un **estado preocupante del feto** durante el parto. La **vigilancia fetal durante el parto** es la determinación indirecta de los indicadores del estado del feto, como la frecuencia cardíaca fetal, la gasometría arterial, la frecuencia del pulso, el volumen de líquido amniótico y las respuestas a la estimulación del feto, durante el parto. *El objetivo de la vigilancia fetal durante el parto es detectar las alteraciones de la oxigenación fetal que podrían traducirse en complicaciones graves.* No obstante, ahora se reconoce que muchas afecciones neurológicas que anteriormente se atribuían a la **asfixia perinatal** (definida como una situación de acidemia, hipoxia y acidosis metabólica perjudiciales) en realidad son atribuibles a otras causas que no están asociadas al parto, como infecciones, trastornos de coagulación y trastornos autoinmunitarios de la madre; causas genéticas, o bajo peso al nacer. Los médicos deben comprender que la vigilancia fetal durante el parto es una herramienta para detectar acontecimientos que se dan durante el parto y que podrían afectar a la oxigenación del feto y, en casos raros, llevar a discapacidad neurológica permanente.

Fisiopatología

La **unidad uteroplacentaria** suministra oxígeno y nutrientes al feto mientras recibe dióxido de carbono y desechos, los productos del metabolismo fetal aeróbico normal. Aparece **insuficiencia uteroplacentaria** cuando la unidad uteroplacentaria se ve afectada. Las respuestas fetales iniciales

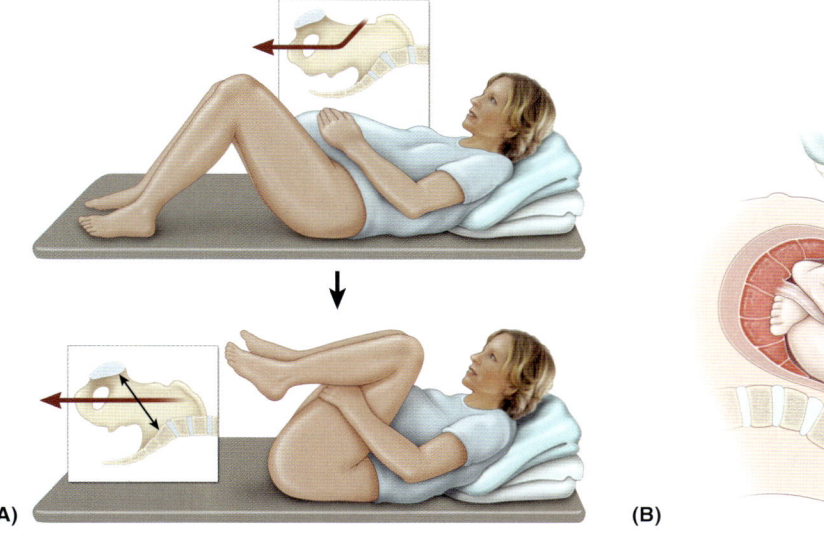

(A)   (B)

FIGURA 9-9. Técnicas empleadas para tratar la distocia de hombros. **(A)** Maniobra de McRoberts. La hiperflexión y abducción de las caderas provoca una rotación cefálica de la sínfisis del pubis y un aplanamiento de la lordosis lumbar que liberan el hombro impactado. **(B)** Presión suprapúbica combinada con rotación cefálica.

comprenden hipoxia fetal (disminución de las concentraciones sanguíneas de oxígeno); desviación del flujo sanguíneo al cerebro, el corazón y las glándulas suprarrenales del feto, y desaceleraciones transitorias, repetitivas y tardías de la FCF. Si la hipoxia persiste, al final el feto cambiará a glucólisis anaeróbica y desarrollará acidosis metabólica. Se acumula ácido láctico y se producen lesiones progresivas en los órganos vitales, especialmente el cerebro y el miocardio fetales. Si no se interviene en el momento oportuno, el resultado puede ser una lesión grave y posiblemente permanente y, a veces, la muerte.

La **encefalopatía neonatal** es un síndrome clínicamente definido de función neurológica alterada en los primeros días de vida en el recién nacido a término, que se manifiesta por la dificultad para iniciar y mantener la respiración, la disminución del tono y los reflejos, un nivel de conocimiento por debajo de lo normal y a veces convulsiones. La encefalopatía neonatal no siempre está asociada a deterioro neurológico neonatal permanente. La **encefalopatía hipóxico-isquémica (EHI)** es un tipo de encefalopatía neonatal cuya causa se considera que es la limitación del oxígeno y el flujo sanguíneo cuando se acerca el momento del nacimiento. Históricamente, se ha supuesto que la mayoría de los casos de encefalopatía neonatal eran una EHI, pero los estudios epidemiológicos han demostrado que esta suposición es incorrecta.

> *Aproximadamente el 70 % de los casos de encefalopatía neonatal están causados por factores que estaban presentes antes de la aparición de las contracciones.*

Se calcula que la incidencia de la encefalopatía neonatal provocada por hipoxia durante el parto es de aproximadamente 1,6 por cada 10 000 casos, sin otras anomalías concomitantes previas a la concepción o prenatales. Por lo tanto, la EHI pertenece a la categoría más amplia de encefalopatías que pueden ser el resultado de afecciones como el ictus prenatal, la infección prenatal, las anomalías genéticas y la malformación cerebral neonatal. Los criterios suficientes para indicar que una encefalopatía está asociada a un acontecimiento que tiene lugar durante el parto se presentan en el cuadro 9-1.

La **parálisis cerebral** es una discapacidad crónica del sistema nervioso central (SNC) que se caracteriza por la aparición de un control aberrante del movimiento y la postura en los primeros años de vida, que no es consecuencia de una enfermedad neurológica progresiva. Sólo un tipo de parálisis cerebral, la **tetraplejía espástica,** está asociada a la interrupción del riego sanguíneo fetal antes o durante el parto. Los trastornos que no están asociados a asfixia durante el parto o perinatal comprenden la parálisis cerebral discinética o atáxica (que comúnmente tiene un origen genético) y la epilepsia, el retraso mental o el trastorno por déficit de atención e hiperactividad.

Vigilancia de la frecuencia cardíaca fetal durante el parto

La intención de la **vigilancia de la frecuencia cardíaca fetal (FCF)** es determinar si un feto está bien oxigenado. En Estados Unidos, la mayoría de los recién nacidos (aproximadamente el 85 %) se evalúa mediante **cardiotocografía,** lo que la convierte en la técnica obstétrica más común. Para determinar el bienestar del feto durante el parto también se utiliza la **auscultación intermitente** de la FCF después de una contracción. A partir de la década de 1980, la cardiotocografía se generalizó; sus índices de uso se han duplicado en los últimos 35 años.

CUADRO 9-1

Criterios para determinar que un episodio hipóxico agudo durante el parto es suficiente para provocar parálisis cerebral

I. Criterios fundamentales (tienen que cumplirse los cuatro)
   a. Acidosis metabólica fetal puesta de manifiesto en la gasometría del cordón umbilical (pH < 7 y déficit de base ≥ 12 mmol/l)
   b. Encefalopatía neonatal moderada o grave de aparición precoz en un recién nacido de ≥ 34 semanas de edad de gestación
   c. Parálisis cerebral espástica o, con menor frecuencia, discinética
   d. Exclusión de otras causas identificables (traumatismo, coagulopatía, infección o anomalía genética)
II. Criterios inespecíficos de lesión por asfixia, pero indicativos de aparición durante el parto (cerca del parto, dentro de las 48 h)

a. Episodio hipóxico centinela inmediatamente antes del parto o durante el parto
b. Patrón de frecuencia cardíaca fetal intranquilizador repentino (p. ej., bradicardia fetal sostenida súbita o variabilidad ausente en presencia de desaceleraciones variables o tardías persistentes)
c. Índice de Apgar de 0-3 después de los 5 min
d. Aparición de enfermedad multiorgánica (lesión intestinal aguda, insuficiencia renal, insuficiencia hepática, lesión cardíaca, anomalías hematológicas) dentro de las 72 h posteriores al parto
e. Estudio de imagen cerebral inicial con indicios de anomalía cerebral no focal aguda

Del ACOG Task Force on Neonatal Encephalopathy and Cerebral Palsy. *Neonatal Encephalopathy and Cerebral Palsy: Defining the Pathogenesis and Pathophysiology.* Washington, DC: American College of Obstetricians and Gynecologists; 2003: 74.

La cardiotocografía puede ser externa o interna. La mayoría de los monitores externos utilizan un dispositivo Doppler que permite interpretar y contar las señales Doppler. El registro de la FCF se lleva a cabo mediante un electrodo fetal, que consiste en una espiral de alambre que se coloca directamente en el cuero cabelludo fetal u otra presentación fetal.

Las frecuencias cardíacas fetales obtenidas mediante cardiotocografía se describen teniendo en cuenta la frecuencia basal, la variabilidad, la presencia o no de aceleraciones, las desaceleraciones periódicas o episódicas, y las alteraciones de estas características con el tiempo (tabla 9-2), y se clasifican mediante un sistema de interpretación de la fre-

TABLA 9-2	Definiciones de los patrones de frecuencia cardíaca fetal
Patrón	**Definición**

Frecuencia basal	• FCF media redondeada en incrementos de 5 lpm durante un intervalo de 10 min, sin incluir:
	  • Alteraciones periódicas o episódicas
	  • Períodos de variabilidad pronunciada de la FCF
	  • Intervalos de frecuencia basal que difieren en más de 25 lpm
	• La frecuencia basal tiene que mantenerse un mínimo de 2 min en cualquier intervalo de 10 min

Variabilidad basal	• Determinada en un intervalo de 10 min, sin incluir aceleraciones ni desaceleraciones
	• La variabilidad se cuantifica visualmente como la amplitud entre el punto más alto y el punto más bajo en latidos por minuto:
	  • Ausente: intervalo de amplitud indetectable
	  • Mínima: intervalo de amplitud detectable, pero 5 lpm o menos
	  • Moderada (normal): intervalo de amplitud de 6–25 lpm
	  • Pronunciada: intervalo de amplitud mayor de 25 lpm

Aceleración	• Aumento visualmente evidente (menos de 30 s entre la aparición y el punto más alto) de la FCF respecto al último cálculo de la frecuencia basal • La duración de una aceleración se define como el tiempo transcurrido desde la variación inicial de la FCF respecto a la frecuencia basal hasta el regreso de la FCF a la frecuencia basal • A las 32 semanas de gestación y después, las aceleraciones tienen una intensidad máxima de 15 lpm o más por encima de la frecuencia basal, con una duración de 15 s o más pero inferior a 2 min • Antes de las 32 semanas de gestación, las aceleraciones tienen una intensidad máxima de 10 lpm o más por encima de la frecuencia basal, con una duración de 10 s o más pero inferior a 2 min • Las aceleraciones prolongadas duran 2 min o más, pero menos de 10 min • Si una aceleración dura 10 min o más, es una variación de la frecuencia basal
Bradicardia	FCF basal inferior a 110 lpm
Desaceleraciones	• Recurrentes: se dan con más del 50% de las contracciones durante cualquier período de 20 min • Intermitentes: se dan con menos del 50% de las contracciones durante cualquier período de 20 min
Desaceleración precoz	• En asociación con una contracción uterina, una disminución visualmente evidente y gradual (30 s o más entre la aparición y el punto más bajo) de la FCF con regreso de la frecuencia basal • El punto más bajo de la desaceleración coincide con el punto más alto de la contracción
Desaceleración tardía	• En asociación con una contracción uterina, una disminución visualmente evidente y gradual (30 s o más entre la aparición y el punto más bajo) de la FCF con regreso de la frecuencia basal • La aparición, el punto más bajo y la recuperación de la desaceleración tienen lugar después del inicio, el punto más alto y el final de la contracción, respectivamente
Taquicardia	FCF basal superior a 160 lpm
Desaceleración variable	• Disminución visualmente evidente y brusca (menos de 30 s entre la aparición y el punto más bajo) de la FCF por debajo de la frecuencia basal • La disminución de la FCF es de 15 lpm o más, con una duración de 15 s o más pero inferior a 2 min • Cuando las desaceleraciones variables están asociadas a las contracciones uterinas, su aparición, profundidad y duración suelen variar con las contracciones uterinas sucesivas
Desaceleración prolongada	• Disminución visualmente evidente de la FCF por debajo de la frecuencia basal • La desaceleración es de 15 lpm o más, con una duración de 2 min o más pero inferior a 10 min desde su aparición hasta el regreso de la frecuencia basal

FCF, frecuencia cardíaca fetal.
Reimpresa del National Institute of Child Health and Human Development Research Planning Workshop. Electronic fetal heart rate monitoring: research guidelines for interpretation. *Am J Obstet Gynecol.* 1997; 177(6): 1385–1390; con el permiso de Elsevier.

cuencia cardíaca fetal que consta de tres niveles (cuadro 9-2). *El objetivo de la vigilancia de la FCF es detectar las señales de peligro fetal a tiempo para intervenir antes de que aparezca una lesión irreversible.* Pese al uso generalizado de la cardiotocografía continua tanto en las pacientes de alto riesgo como de bajo riesgo, no se ha registrado un descenso consecuente de la frecuencia de parálisis cerebral en las dos últimas décadas. Los fetos que sufren asfixia grave durante el parto tendrán un patrón de frecuencia cardíaca anómalo.

No obstante, la mayoría de las pacientes con patrones de FCF intranquilizadores tienen hijos sanos. Además, el índice de falsos positivos de la cardiotocografía para pronosticar desenlaces adversos es alto.

En la tabla 9-3 se presentan las directrices para la vigilancia de la FCF durante el parto.

CUADRO 9-2
Sistema de interpretación de la frecuencia cardíaca fetal de tres niveles

Categoría I
Los trazados de la frecuencia cardíaca fetal (FCF) de categoría I comprenden <u>todos</u> los siguientes:
- Frecuencia basal: 110-160 lpm
- Variabilidad de la FCF basal: moderada
- Desaceleraciones tardías o variables: ausentes
- Desaceleraciones precoces: presentes o ausentes
- Aceleraciones: presentes o ausentes

Categoría II
Los trazados de la FCF de categoría II comprenden todos los trazados de la FCF no incluidos en la categoría I o la categoría III. Los trazados de categoría II pueden representar un porcentaje considerable de los trazados que se observan en la atención clínica. Los ejemplos de trazados de la FCF de categoría II comprenden cualquiera de los siguientes:

Frecuencia basal
- Bradicardia no acompañada de variabilidad ausente de la frecuencia basal
- Taquicardia

Variabilidad de la FCF basal
- Variabilidad basal mínima
- Variabilidad basal ausente no acompañada de desaceleraciones recurrentes
- Variabilidad basal pronunciada

Aceleraciones
- Ausencia de aceleraciones inducidas tras la estimulación fetal

Desaceleraciones periódicas o episódicas
- Desaceleraciones variables recurrentes acompañadas de variabilidad basal mínima o moderada
- Desaceleración prolongada ≥2 min pero <10 min
- Desaceleraciones tardías recurrentes con variabilidad basal moderada
- Desaceleraciones variables con otras características, como el regreso de la frecuencia basal, «aceleraciones secundarias» u «hombros»

Categoría III
Los trazados de la FCF de categoría III comprenden uno u otro de los siguientes:
- Variabilidad ausente de la FCF basal y cualquiera de los siguientes:
  - Desaceleraciones tardías recurrentes
  - Desaceleraciones variables recurrentes
  - Bradicardia
- Patrón sinusoide

De Macones GA, Hankins GDV, Spong CY, Hauth J, Moore T. The 2008 National Institute of Child Health and Human Development Workshop Report on Electronic Fetal Monitoring: Update on Definitions, Interpretation and Research Guidelines. *Obstetrics & Gynecology.* 112(3): 661–666, septiembre de 2008.

TABLA 9-3	Directrices para la vigilancia fetal durante el parto			
	Auscultación		Cardiotocografía continua	
	Bajo riesgo	Alto riesgo	Bajo riesgo	Alto riesgo
Fase activa del período de dilatación	Determinar y registrar la FCF cada 30 min después de una contracción	Determinar y registrar la FCF cada 15 min, preferentemente después de una contracción	Evaluar el trazado como mínimo cada 30 min	Evaluar el trazado como mínimo cada 15 min
Período expulsivo	Determinar y registrar la FCF cada 15 min	Determinar y registrar la FCF como mínimo cada 5 min	Evaluar el trazado como mínimo cada 15 min	Evaluar el trazado como mínimo cada 5 min

FCF, frecuencia cardíaca fetal.
American College of Obstetricians and Gynecologists. Fetal heart rate patterns: monitoring, interpretation, and management. ACOG Technical Bulletin 207. Washington, DC: American College of Obstetricians and Gynecologists; 1995.

PATRONES DE FRECUENCIA CARDÍACA FETAL

La FCF basal normal es de 120-160 lpm. Una FCF inferior a 120 lpm se considera **bradicardia.** Normalmente, una bradicardia fetal de entre 100 y 120 lpm puede tolerarse durante largos períodos de tiempo cuando va acompañada de una variabilidad normal de la FCF. Una FCF de entre 80 y 100 lpm es preocupante. Una FCF que persiste por debajo de 80 lpm es una señal que no presagia nada bueno y puede predecir muerte fetal. Una FCF superior a 160 lpm se considera taquicardia. La causa más frecuente de taquicardia fetal es la corioamniotitis, pero también puede ser consecuencia de fiebre materna, tirotoxicosis, medicación y arritmias cardíacas fetales. Una **taquicardia** fetal de entre 160 y 200 lpm sin ninguna otra anomalía de la FCF suele tolerarse bien.

VARIABILIDAD DE LA FRECUENCIA CARDÍACA FETAL

La *variabilidad de la FCF* hace referencia a las fluctuaciones de la FCF de dos o más ciclos, que visualmente se cuantifican como la amplitud desde el punto más alto hasta el punto más bajo en latidos por minuto. *La FCF se clasifica según el intervalo de amplitud* (v. tabla 9-3; fig. 9-10).

La variabilidad moderada es una señal tranquilizadora que refleja una oxigenación fetal adecuada y una función cerebral normal. En presencia de una variabilidad normal de la FCF, independientemente de los demás patrones de FCF presentes, el feto no experimenta hipoxia cerebral.

Una menor variabilidad está asociada a hipoxia fetal, acidemia, fármacos que pueden deprimir el SNC del feto (p. ej., analgésicos opiáceos administrados a la madre), taquicardia fetal, anomalías cardíacas y del SNC del feto, contracciones uterinas prolongadas (hipertonía uterina), prematuridad y sueño fetal.

ALTERACIONES PERIÓDICAS DE LA FRECUENCIA CARDÍACA FETAL

La FCF puede variar con las contracciones uterinas, enlenteciéndose o acelerándose en patrones periódicos. Estas **alteraciones periódicas de la FCF** se clasifican como aceleraciones o desaceleraciones, en función de si representan un aumento o una disminución de la FCF y de su magnitud (en latidos por minuto).

*Aceleraciones. Las **aceleraciones** de la FCF son aumentos visualmente evidentes (menos de 30 s entre la aparición y el punto más alto) de la FCF respecto al último cálculo de la frecuencia basal.* Por lo general, las aceleraciones están asociadas a un estado tranquilizador del feto y a la ausencia de hipoxia y acidemia. La estimulación del cuero cabelludo fetal mediante tacto vaginal suele provocar una aceleración de la frecuencia cardíaca en el feto sano con un pH arterial fetal superior a 7,20 si el parto fuera a tener lugar en el momento de la determinación. Por este motivo, a veces se utiliza la estimulación del cuero cabelludo fetal para evaluar el bienestar fetal. La estimulación mediante vibración externa, que también se denomina **estimulación vibroacústica,** provoca la misma

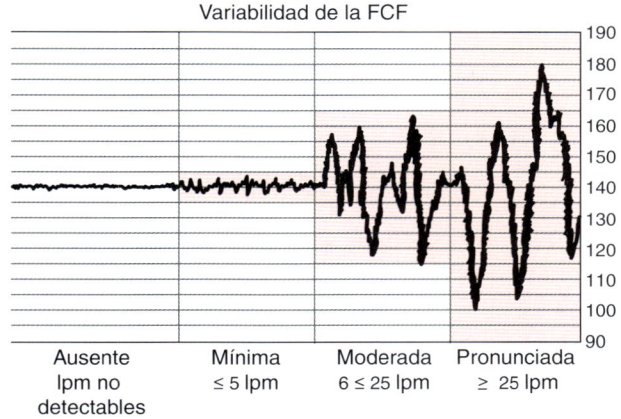

FIGURA 9-10. Variabilidad de la frecuencia cardíaca fetal.

Desaceleraciones. Las **desaceleraciones** *de la FCF son disminuciones visualmente evidentes de la FCF respecto a la frecuencia basal.* Pueden ser graduales (30 s o más entre la aparición y el punto más bajo) o bruscas (menos de 30 s entre la aparición y el punto más bajo). Las **desaceleraciones precoces (DIP I)** están asociadas a las contracciones uterinas: el punto más bajo de la desaceleración se da simultáneamente al punto más alto de la contracción uterina y, por lo tanto, es un «reflejo» de la contracción (fig. 9-11). Las desaceleraciones precoces son el resultado de la presión de la vía del parto, el tacto vaginal o la aplicación de fórceps sobre la cabeza del feto, que provoca una respuesta refleja a través del nervio vago con la liberación de acetilcolina en el nódulo sinoauricular fetal. Esta respuesta puede bloquearse con vagolíticos, como la atropina. Las desaceleraciones precoces de la FCF se consideran fisiológicas y no son motivo de preocupación.

Las **desaceleraciones tardías de la FCF (DIP II)** son disminuciones visualmente evidentes de la frecuencia cardíaca fetal respecto a la frecuencia basal, que están asociadas a las contracciones uterinas. La aparición, su punto más bajo y la recuperación de la desaceleración tienen lugar, respectivamente, después del inicio, el punto más alto y el final de la contracción. *Las desaceleraciones tardías se consideran preocupantes, especialmente cuando son repetitivas y están asociadas a una menor variabilidad.* Las desaceleraciones tardías están asociadas a insuficiencia uteroplacentaria, como consecuencia bien de una disminución del aporte sanguíneo uterino, bien de un deterioro de la función placentaria, y, por lo tanto, están aso-

ciadas a una reducción del intercambio de oxígeno y dióxido de carbono a través de las vellosidades placentarias y a hipoxia y acidemia fetales progresivas.

Las **desaceleraciones variables de la FCF** *son disminuciones bruscas visualmente evidentes de la FCF por debajo de la frecuencia basal.* Estas desaceleraciones variables pueden empezar antes, durante o después del inicio de una contracción uterina, de ahí el término «variables». Las desaceleraciones variables también están mediadas por el nervio vago, con la liberación repentina y frecuentemente irregular de acetilcolina en el nódulo sinoauricular del feto, lo que tiene como resultado la característica pendiente brusca de desaceleración. Normalmente, están asociadas a compresión del cordón umbilical, que puede ser el resultado del enroscamiento del cordón alrededor de partes del feto, anomalías fetales o incluso nudos en el cordón umbilical. Con frecuencia, también están asociadas a oligohidramnios, en que el espacio protegido que crea el líquido amniótico para el cordón umbilical desaparece. *Las desaceleraciones variables constituyen el patrón periódico de FCF más común.* Con frecuencia, pueden rectificarse variando la posición de la madre para aliviar la presión sobre el cordón umbilical. Se ha demostrado que la infusión de líquido en la cavidad amniótica **(amnioinfusión)** para aliviar la compresión del cordón umbilical en los casos de oligohidramnios o cuando la paciente ha roto aguas es eficaz para reducir el índice de desaceleraciones y partos por cesárea.

Pruebas complementarias

Puesto que el índice de falsos positivos de la cardiotocografía es elevado, se ha intentado encontrar pruebas comple-

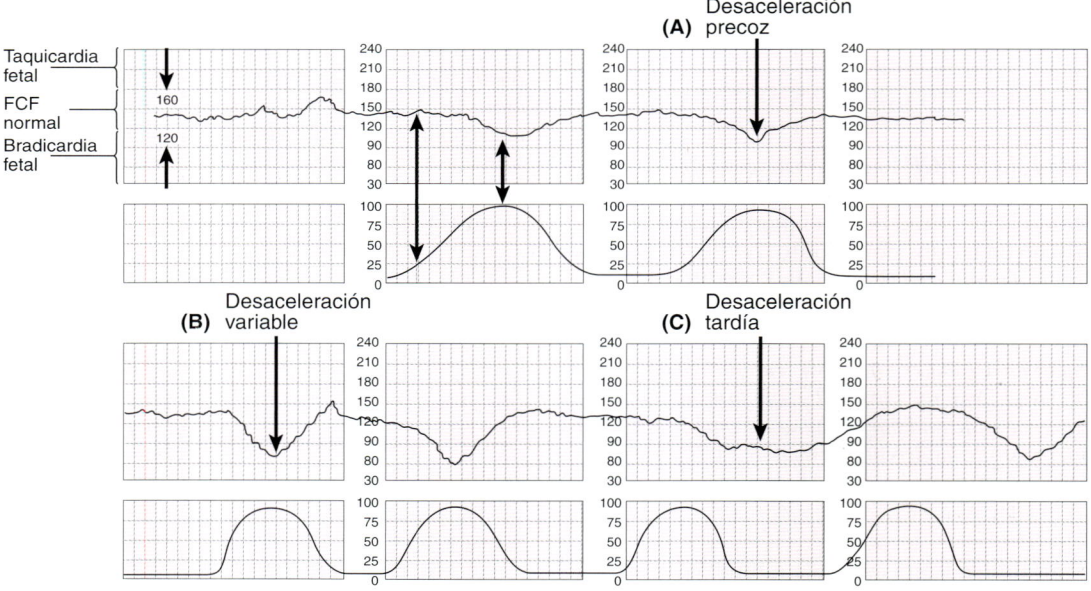

FIGURA 9-11. Patrones de frecuencia cardíaca fetal (FCF). **(A)** Desaceleración precoz. Obsérvese que el punto más bajo de la desaceleración coincide con el punto más alto de la contracción uterina; son un reflejo el uno del otro. **(B)** Desaceleración variable. Estas desaceleraciones pueden aparecer antes, durante o después del inicio de una contracción uterina. **(C)** Desaceleración tardía. La aparición, el punto más bajo y la recuperación de la desaceleración tienen lugar, respectivamente, después del inicio, el punto más alto y el final de la contracción.

mentarias que ayuden a confirmar un trazado preocupante de la FCF.

ESTIMULACIÓN FETAL

En el caso de un trazado cardiotocográfico con una variabilidad menor o ausente sin aceleraciones espontáneas, hay que hacer un esfuerzo para provocar una aceleración. Existen cuatro técnicas para estimular el feto: *1)* toma de muestra sanguínea del cuero cabelludo, *2)* estimulación del cuero cabelludo fetal mediante pinzas de Allis, *3)* estimulación vibroacústica y *4)* estimulación del cuero cabelludo con el dedo. *Cada una de estas técnicas implica acceder al cuero cabelludo a través del cuello del útero dilatado.* En la estimulación vibroacústica, el cuero cabelludo se estimula con un instrumento vibrador y en la estimulación con el dedo, el médico utiliza el dedo para acariciar suavemente el cuero cabelludo.

Cada una de estas pruebas es un método fiable para excluir la acidosis si se observan aceleraciones tras la estimulación. Puesto que la estimulación vibroacústica y la estimulación con el dedo son menos traumáticas que los otros dos métodos, son las técnicas preferidas. Cuando se produce una aceleración tras la estimulación, es improbable que aparezca acidosis y el parto puede continuar.

DETERMINACIÓN DEL pH O EL LACTATO DE LA SANGRE FETAL

Cuando persiste un trazado preocupante de la FCF sin aceleraciones espontáneas o estimuladas, puede plantearse la posibilidad de tomar una muestra de sangre del cuero cabelludo para determinar el pH o el lactato (fig. 9-12). No obstante, la medición del pH del cuero cabelludo ha disminuido y puede que la prueba no esté disponible en algunos hospitales especializados. Además, el valor diagnóstico de un pH bajo del cuero cabelludo para identificar a un recién nacido con EHI es de tan sólo el 3%.

PULSIOXIMETRÍA

Se ha propuesto el uso de la pulsioximetría como técnica para reducir el índice de resultados positivos falsos de la FCF preocupante. No obstante, las investigaciones han puesto de manifiesto que ni el índice global de cesáreas ni el índice de pH de la arteria umbilical inferior a 7 disminuyeron cuando se utilizó la pulsioximetría combinada con la cardiotocografía en casos de estado preocupante del feto. Debido al beneficio dudoso de la pulsioximetría y a la preocupación por una oxigenación fetal falsamente tranquilizadora, en este momento no puede respaldarse el uso de la pulsioximetría fetal en la práctica clínica. Se están llevando a cabo estudios adicionales para comprobar la eficacia y la seguridad de la pulsioximetría fetal.

Diagnóstico y tratamiento de un patrón de FCF preocupante persistente

Un patrón de FCF tranquilizador (categoría I) puede comprender una frecuencia basal normal, una variabilidad moderada de la FCF, la presencia de aceleraciones y la ausencia de desaceleraciones. Los patrones que se cree que pronostican asfixia fetal actual o inminente (categoría III) comprenden las desaceleraciones tardías recurrentes, las desaceleraciones variables graves recurrentes o la bradicardia sostenida con variabilidad ausente de la FCF. El patrón preocupante (categoría II) es el que queda entre estos dos extremos. En presencia de un patrón de FCF preocupante, hay que determinar la etiología, si es posible, y hay que intentar rectificar el patrón abordando el problema principal. Si el patrón persiste, las medidas iniciales comprenden modificar la posición lateral a posición lateral izquierda, administrar oxígeno, reparar la hipotensión arterial de la madre y suspender la administración de oxitocina, si es pertinente. En los casos en que el patrón no responda a la modificación de la posición o la oxigenación, se pueden emplear relajantes uterinos para anular las contracciones y evitar la compresión del cordón umbilical. La hiperestimulación uterina puede identificarse mediante la determinación de la frecuencia y la duración de las contracciones uterinas y puede tratarse con β-bloqueantes. También puede utilizarse la amnioinfusión para evitar la compresión del cordón umbilical. *Lo apropiado es esperar un parto vaginal si se ha determinado que el parto es inminente. Si no es así, y existen indicios de hipoxia y acidosis fetales progresivas, está justificada una cesárea.*

MECONIO

El **meconio** es una sustancia alquitranosa y espesa que está presente en el aparato digestivo del feto. Está compuesto de líquido amniótico, **lanugo** (el fino vello que cubre el feto), bilis, piel y células intestinales fetales. Las primeras heces del recién nacido están compuestas de meconio. No obstante, el feto puede expulsar el meconio en el útero, lo que es una señal de estrés fetal. La expulsión del meconio se detecta durante el parto cuando el líquido amniótico está manchado de color verde oscuro o negro.

Aproximadamente en el 10 % al 20 % de los partos hay líquido amniótico manchado de meconio y la mayoría de los recién nacidos manchados de meconio no desarrollan problemas.

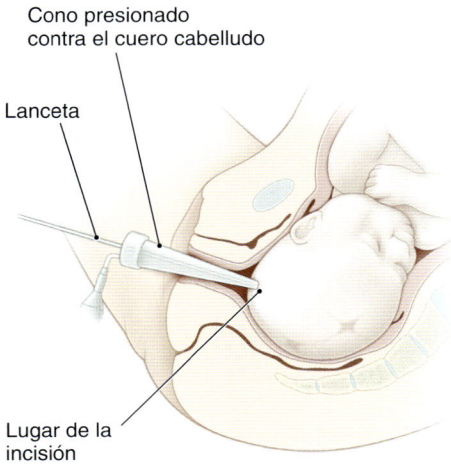

Cono presionado contra el cuero cabelludo

Lanceta

Lugar de la incisión

FIGURA 9-12. Toma de muestra del cuero cabelludo.

El **síndrome de aspiración de meconio,** una afección provocada por la inhalación por el feto de líquido amniótico manchado de meconio, se da aproximadamente en el 6 % de los partos con presencia de meconio. Los casos graves de este síndrome pueden provocar neumonitis, neumotórax e hipertensión arterial pulmonar.

En presencia de meconio espeso en el parto, hay que pensar en posibles intervenciones para evitar o reducir el síndrome de aspiración de meconio. *Puesto que la expulsión de meconio puede preceder al parto, la amnioinfusión no debe utilizarse como medida preventiva para el síndrome de aspiración de meconio.* Tras la expulsión de la cabeza debe realizarse una aspiración de las vías respiratorias altas. Si el feto no es activo y el meconio es espeso, el bebé debe intubarse y realizarse una aspiración para extraer el material que hay por debajo de la glotis antes de iniciar la ventilación con presión positiva. Si el bebé es activo, la aspiración y la intubación son opciones terapéuticas que forman parte de la estabilización y la atención continuadas.

LECTURAS RECOMENDADAS

ACOG Task Force on Neonatal Encephalopathy and Cerebral Palsy. *Neonatal Encephalopathy and Cerebral Palsy: Defining the Pathogenesis and Pathophysiology.* Washington, DC: American College of Obstetricians and Gynecologists; 2003.

American College of Obstetricians and Gynecologists. Amnio-infusion does not prevent meconium aspiration syndrome. ACOG Committee Opinion No. 346. *Obstet Gynecol.* 2006;108(4):1053–1055.

American College of Obstetricians and Gynecologists. Analgesia and cesarean delivery rates. ACOG Committee Opinion No. 339. *Obstet Gynecol.* 2006;107(6):1487–1488.

American College of Obstetricians and Gynecologists. Dystocia and augmentation of labor. ACOG Practice Bulletin No. 49. *Obstet Gynecol.* 2003;102(6):1445–1454.

American College of Obstetricians and Gynecologists. External cephalic version. ACOG Practice Bulletin No. 13. Washington, DC: American College of Obstetricians and Gynecologists; 2000.

American College of Obstetricians and Gynecologists. Inappropriate use of the terms fetal distress and birth asphyxia. ACOG Committee Opinion No. 326. *Obstet Gynecol.* 2005;106(6):1469–1470.

American College of Obstetricians and Gynecologists. Intrapartum fetal heart rate monitoring. ACOG Practice Bulletin No. 70. *Obstet Gynecol.* 2005;106(6):1453–1461.

American College of Obstetricians and Gynecologists. Mode of term singleton breech delivery. ACOG Committee Opinion No. 340. *Obstet Gynecol.* 2006;108(1):235–237.

American College of Obstetricians and Gynecologists. Operative vaginal delivery. ACOG Practice Bulletin No. 17. Washington, DC: American College of Obstetricians and Gynecologists; 2000.

American College of Obstetricians and Gynecologists. Shoulder dystocia. ACOG Practice Bulletin No. 40. *Obstet Gynecol.* 2002; 100(5pt1):1045–1450.

American College of Obstetricians and Gynecologists. Vaginal birth after previous cesarean delivery. ACOG Practice Bulletin No. 54. *Obstet Gynecol.* 2004;104(1):203–212.

10 Atención inmediata del recién nacido

Este capítulo trata principalmente el siguiente tema educativo de la Association of Professors of Gynecology and Obstetrics (APGO):

Tema 12 Atención inmediata del recién nacido

Los estudiantes deben ser capaces de exponer la evaluación inicial en la sala de partos, el índice de Apgar, la atención habitual y la atención transitoria del recién nacido y el cribado neonatal. Además, los estudiantes deben ser capaces de describir la reanimación neonatal básica para el recién nacido e interpretar la gasometría del cordón umbilical.

ATENCIÓN INICIAL DEL RECIÉN NACIDO SANO

Evaluación en la sala de partos

De acuerdo con la American Heart Association y la American Academy of Pediatrics, como mínimo una persona cualificada en evaluación y reanimación neonatal debe estar disponible en todos los partos para atender al recién nacido.

> *Todos los médicos que asisten al parto deben estar familiarizados con la evaluación inicial, la reanimación y la atención del recién nacido.*

El recién nacido prematuro tiene unas necesidades especiales; estas complicaciones se exponen en el capítulo sobre parto prematuro (cap. 20).

Inmediatamente después del parto, lo primero que hay que hacer es evaluar al recién nacido para decidir si es necesaria o no la reanimación. Cuatro características definen a un recién nacido que no necesita reanimación adicional:

1. Recién nacido a término.
2. Líquido amniótico transparente sin indicios de meconio ni infección.
3. Respiración y llanto espontáneos.
4. Buen tono muscular.

Para intentar pronosticar qué recién nacidos necesitarán una reanimación más intensa, hay que calcular la edad de gestación con la mayor exactitud posible antes del parto. Esto permite que un equipo neonatal apropiado esté presente y preparado para la reanimación. También es posible evaluar al recién nacido después del parto utilizando la **escala de Ballard,** que determina la madurez neuromuscular y física (fig. 10-1).

El **índice de Apgar** se utiliza de manera generalizada como método objetivo para determinar el estado del recién nacido (tabla 10-1). Se valoran cinco variables con una puntuación de 0, 1 o 2, y la puntuación total máxima es de 10 puntos. Las puntuaciones se asignan al primer minuto y a los 5 min, y a partir de entonces cada 5 min hasta los 20 min

si el índice de Apgar a los 5 min es inferior a 7. Aunque estas evaluaciones posteriores no forman parte del índice de Apgar original, muchos clínicos las encuentran útiles para determinar cómo responde el recién nacido a la reanimación. Un índice de Apgar de 7 a 10 es indicativo de un recién nacido que no necesita reanimación activa; un índice de 4 a 7 se considera indicativo de un recién nacido de leve a moderadamente deprimido, y un índice inferior a 4 es indicativo de un recién nacido gravemente deprimido que necesita reanimación inmediata.

> *El índice de Apgar no debe utilizarse para definir la asfixia perinatal, porque no está diseñado para hacerlo y, de hecho, no proporciona este tipo de información.*

Del mismo modo, el índice de Apgar no puede utilizarse para identificar las causas de la enfermedad del recién nacido. En general, un índice de Apgar bajo al primer minuto identifica a un recién nacido que necesita atención especial y a los 5 min puede utilizarse para determinar la eficacia de cualquier intento de reanimación que se haya realizado o para identificar a un recién nacido que necesita más evaluación y tratamiento. No debe utilizarse para pronosticar el resultado neurológico en recién nacidos a término.

Atención habitual

Todos los recién nacidos necesitan una atención habitual básica, independientemente de la necesidad o no de reanimación. Para los bebés que no necesitan reanimación al nacer, la atención habitual se proporciona inmediatamente después del parto.

En primer lugar, se seca a conciencia al recién nacido para mantener una temperatura corporal apropiada. Pueden utilizarse mantas calientes, el contacto piel con piel entre la madre y el hijo, o un calentador.

> *En los recién nacidos a término sanos y activos, el contacto piel con piel potencia el vínculo maternofilial y estimula el inicio de la lactancia materna en la primera hora de vida.*

Madurez neuromuscular

	−1	0	1	2	3	4	5
Postura							
Ventana cuadrada (muñeca)	>90°	90°	60°	45°	30°	0°	
Retracción del brazo		180°	140°–180°	110°–140°	90°–110°	<90°	
Ángulo poplíteo	180°	160°	140°	120°	100°	90°	<90°
Signo de la bufanda							
Talón a oreja							

Madurez física

Piel	Friable pegajosa, transparente	Roja gelatinosa, translúcida	Rosa lisa, venas visibles	Descamación o exantema superficial o ambos, pocas venas	Zonas pálidas agrietadas, venas raras	Profundamente agrietada y reseca, no hay vasos	Áspera, agrietada, arrugada
Lanugo	No hay	Ralo	Abundante	Poco espeso	Zonas calvas	Mayoritaria-mente calvo	
Superficie plantar	Talón-dedo 40-50 mm: −1 <40 mm: −2	<50 mm, no hay pliegues	Marcas rojas apenas visibles	Sólo pliegue transverso anterior	Pliegues en los 2/3 anteriores	Pliegues en toda la superficie de la planta del pie	
Mama	Imperceptible	Apenas perceptible	Areola plana, sin relieve	Areola punteada, relieve 1–2 mm	Areola elevada, relieve 3–4 mm	Areola completa, relieve 5–10 mm	
Ojo/oreja	Párpados fusionados sin apretar (−1) apretados (−2)	Párpados abiertos, pabellón auditivo plano, se mantiene doblado	Pabellón auditivo ligeramente curvado, blando, retracción lenta	Pabellón auditivo bien curvado, blando, pero retracción fácil	Formado y firme, retracción instantánea	Cartílago grueso, oreja rígida	
Genitales masculinos	Escroto plano, liso	Escroto vacío, pliegues apenas visibles	Testículos en el conducto superior, pliegues raros	Testículos en descenso, pocos pliegues	Testículos abajo, buenos pliegues	Testículos colgantes, pliegues profundos	
Genitales femeninos	Clítoris prominente, labios planos	Clítoris prominente, labios menores pequeños	Clítoris prominente, labios menores agrandados	Labios menores y mayores igual de prominentes	Labios mayores grandes, menores pequeños	Labios mayores cubren el clítoris y labios menores	

(A)

Valoración de la madurez

Puntuación	Semanas
−10	20
−5	22
0	24
5	26
10	28
15	30
20	32
25	34
30	36
35	38
40	40
45	42
50	44

(B)

FIGURA 10-1. Escala de Ballard. (A) La escala de Ballard se basa en puntos que se han asignado a observaciones sobre la madurez neuromuscular y la madurez física. (B) Los puntos se suman y generan una puntuación que se emplea para calcular la edad aproximada en semanas. (*Guidelines for Perinatal Care.* 6.ª ed. Washington, DC: American College of Obstetricians and Gynecologists; 2007: 216–217. Original source: Ballard JL, Khoury JC, Wedig K, Wang L, Eilers-Walsman BL, Lipp R. New Ballard Score expanded to include extremely premature infants. *J Pediatr.* 1991; 119[3]: 417–423.)

TABLA 10-1	Índice de Apgar		
Variable	0	1	2
Color	Azul o pálido	Morado	Completamente rosa
Frecuencia cardíaca	Ausente	< 100 lpm	> 100 lpm
Respuesta refleja a la estimulación	No hay respuesta	Mueca	Llanto o retirada activa
Tono muscular	Flojo	Cierta flexión	Movimiento activo
Respiraciones	Ausentes	Llanto débil; hiperventilación	Buenas, llanto

Los recién nacidos prematuros tienen más dificultades para mantener la temperatura corporal y son más propensos al estrés por frío. Estos recién nacidos necesitan mantas y toallas calientes y un calentador para mantenerse calientes.

En segundo lugar, después de pinzar y cortar el **cordón umbilical,** éste se deja expuesto al aire para facilitar su secado y separación. Es frecuente la aplicación local de antimicrobianos (p. ej., triple tinción, yodóforo en pomada, hexaclorofeno en polvo). El cordón umbilical pierde el tono blanco azulado en las 24 h siguientes al parto. Al cabo de unos días, el muñón ennegrecido y seco se esfacela y deja una herida con tejido de granulación. Si se ha realizado una solicitud para la conservación de sangre del cordón umbilical en un banco de sangre de cordón umbilical, hay que tomar una muestra y almacenarla en ese momento.

Otro componente fundamental de la atención habitual es la evaluación de las constantes vitales. La temperatura, la frecuencia cardíaca y respiratoria, el color central y periférico, el nivel de vigilia, el tono y la actividad del recién nacido deben controlarse en el momento del nacimiento y cada 30 min a partir de entonces hasta que estas determinaciones permanezcan estables durante como mínimo 2 h.

Si la madre tiene previsto dar de mamar, hay que colocar al recién nacido en el pecho de la madre en la sala de partos dentro de la hora siguiente al nacimiento. En general, los recién nacidos sanos deben permanecer con sus madres.

ATENCIÓN TRANSITORIA

Tras la evaluación inicial y la atención habitual del recién nacido sano, es necesaria una observación estrecha continua durante el período posterior de estabilización-transición (las 6 a 12 h siguientes al nacimiento) para detectar cualquier problema que pueda surgir. *Los siguientes hallazgos deben ser motivo de preocupación y tener como resultado una observación más cercana: inestabilidad de la temperatura; alteración de la actividad, incluido el rechazo de la alimentación; coloración cutánea poco común; actividad cardíaca o respiratoria anómala; distensión abdominal; vómito bilioso; letargo o somnolencia excesivos; heces tardías o anómalas, y micción tardía.*

Después del parto, todos los recién nacidos deben recibir la aplicación profiláctica de pomada antibiótica (que contenga eritromicina [0,5 %] o tetraciclina [1 %]) en ambos ojos para evitar la aparición de **conjuntivitis gonocócica del recién nacido.** Esto se recomienda independientemente del tipo de parto. Esta medida profiláctica puede retrasarse hasta 1 h para permitir la lactancia materna.

Todos los recién nacidos también deben recibir una dosis de **vitamina K1** natural por vía parenteral (fitonadiona, 0,5-1 mg) después del parto para evitar la enfermedad hemorrágica del recién nacido por carencia de vitamina K. Este método de administración es eficaz, y en Estados Unidos no existe ninguna preparación comercial de vitamina K oral aprobada para su uso es este momento. Esta medida también puede retrasarse hasta 1 h para permitir la lactancia materna durante la primera hora de vida.

Hay que observar estrechamente el patrón de micción y defecación del recién nacido en las 24 h siguientes al nacimiento. Si no ha miccionado durante el primer día de vida, conviene preocuparse por una posible obstrucción o defecto congénito de las vías urinarias. El 90 % de los recién nacidos defecan dentro de las primeras 24 h. Si esto no sucede, hay que pensar en la posibilidad de una anomalía congénita como el **ano imperforado.** Durante los primeros 2 o 3 días de vida, las heces son de color marrón verdoso y tienen una consistencia alquitranosa. Con la ingestión de leche, las heces adquieren un color amarillo y una consistencia semisólida.

Circuncisión

La **circuncisión** es la extirpación quirúrgica de la porción distal del prepucio. Normalmente, se practica dentro de los 2 primeros días de vida en los recién nacidos a término sanos. *La circuncisión es una intervención programada; por lo tanto, los padres deben recibir información exacta e imparcial para poder tomar una decisión informada.* La circuncisión siempre debe implicar la administración de un anestésico; tanto el bloqueo anular del pene como el bloqueo del nervio dorsal del pene tienen eficacia probada. Las complicaciones de la circuncisión son poco comunes y comprenden infección y hemorragia locales.

Ictericia

La ictericia, que se da en la mayoría de los recién nacidos, suele ser benigna, pero debido a la posible toxicidad de la bilirrubina hay que evaluar a todos los recién nacidos antes de darles el alta hospitalaria para identificar a aquellos que tienen un alto riesgo de **hiperbilirrubinemia.** Pueden emplearse dos métodos de evaluación: *1)* la determinación antes del alta de la bilirrubina sérica total o la bilirrubina transcutánea en los recién nacidos con icteria en las primeras 24 h, y *2)* la valoración de los factores de riesgo clínico para pronosticar la hiperbilirrubinemia grave. Los recién nacidos prematuros tardíos (de 35 a 37 semanas de gestación) tienen un mayor riesgo de padecer hiperbilirrubinemia que los recién nacidos a término. La encefalopatía bilirrubínica aguda o ictericia nuclear está asociada a una bilirrubina sérica total superior a 30 mg/dl.

Si es posible, debe determinarse la causa de la hiperbilirrubinemia. La lactancia materna tiene un efecto considerable sobre la hiperbilirrubinemia no conjugada (ictericia por lactancia materna e «ictericia por lactancia materna insuficiente»). La ictericia que persiste durante 2 semanas exige un estudio posterior, incluida la cuantificación de la bilirrubina sérica directa y total. La elevación de la bilirrubina sérica directa siempre exige un estudio posterior y una posible intervención, que comprende fototerapia o exanguinotransfusión.

ATENCIÓN INICIAL DEL RECIÉN NACIDO ENFERMO

Aunque la mayoría de los partos no presentan complicaciones y sólo requieren atención neonatal básica, la **reanimación** puede ser necesaria en hasta el 10 % de todos los partos; de éstos, el 1 % exige intentos de reanimación importantes. La necesidad de estos intentos aumenta en caso de parto prematuro, recién nacidos con bajo peso, parto prolongado y medidas intranquilizadoras del bienestar fetal. No todos los partos tienen lugar en un entorno en el que se dispone de cuidados intensivos pediátricos inmediatos. En ausencia de este tipo de personal e instalaciones, hay que intentar trasladar a la madre antes del parto a un centro con mayor capacidad para proporcionar atención apropiada. Otra opción sería transportar a un equipo neonatal desde un centro de atención especializada al centro de atención primaria.

Reanimación neonatal

El recién nacido sano respira a los pocos segundos de nacer y normalmente tiene unas respiraciones uniformes consolidadas al cabo de 1 min. Si el recién nacido tiene disnea, hay que iniciar ventilación, compresión torácica y la administración de epinefrina, tal como se muestra en el protocolo de la figura 10-2. Si un recién nacido no responde a la epinefrina, hay que pensar en la posibilidad de un choque hipovolémico, especialmente si existen indicios de hemorragia. En ese caso, debe administrarse **solución salina isotónica** por vía intravenosa a una velocidad de 10 mg/kg. *Los mismos principios de la reanimación adulta (vías respiratorias, respiración y circulación) se aplican a la reanimación neonatal* (fig. 10-3). En primer lugar, se traslada al recién nacido a un calentador para secarlo a conciencia. Al secar al recién nacido, es importante retirar las toallas mojadas para reducir al mínimo el efecto de la evaporación que de lo contrario llevaría a un descenso rápido

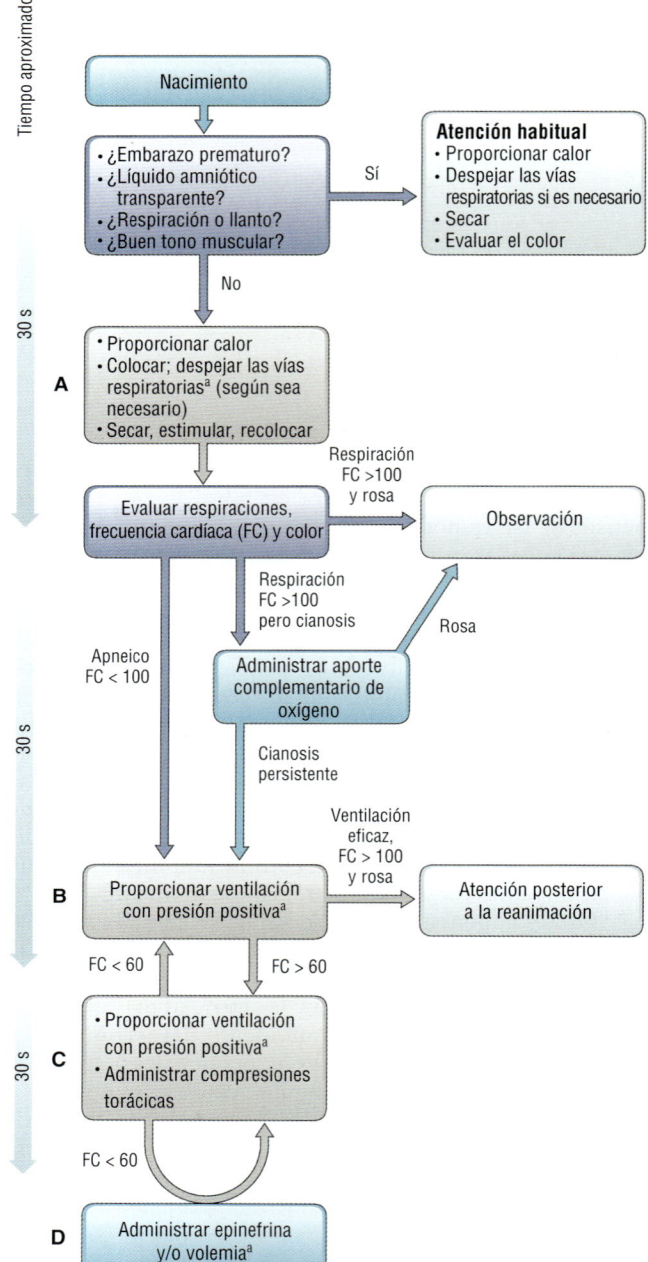

FIGURA 10-2. Algoritmo para la reanimación neonatal. (Fuente: 2005 American Heart Association Guidelines for Cardiopulmonary Resuscitation and Emergency Cardiovascular Care, © 2005, American Heart Association.)

de la temperatura central. Se aspiran la nariz y la bucofaringe para garantizar la abertura de las vías respiratorias al tiempo que se coloca al recién nacido en decúbito supino. La cabeza debe colocarse con el cuello ligeramente extendido, «posición de olfateo» para permitir la máxima entrada de aire. El secado y la aspiración, junto con una estimulación leve frotando el dorso o la planta de los pies —o golpeando suavemente la planta

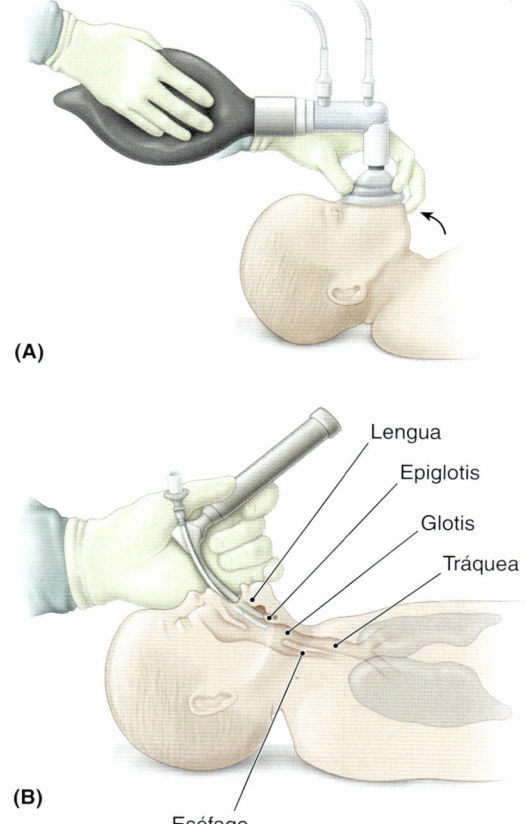

(A)

Lengua
Epiglotis
Glotis
Tráquea

(B)
Esófago

FIGURA 10-3. Tratamiento de las vías respiratorias en la reanimación neonatal. **(A)** Tratamiento con máscara facial y bolsa de ambú. La mayoría de los recién nacidos pueden tratarse de manera segura y eficaz con una máscara facial, elevando el mentón [1] para que las vías respiratorias suban y se abran [2] en «posición de olfateo». **(B)** Tratamiento mediante intubación endotraqueal. La intubación sólo debe llevarla a cabo personal cualificado para evitar una lesión yatrógena.

de los pies–, ayudan a estimular al recién nacido para que respire y llore.

La disnea puede aparecer como consecuencia de la administración de opiáceos a la madre durante el parto. Puede considerarse la administración de un **antagonista opiáceo** sólo si la ventilación con presión positiva intensa ha mejorado la frecuencia cardíaca y el color del recién nacido, y la madre recibió opiáceos dentro de las 4 h siguientes al parto.

*En los recién nacidos de madres adictas a los opiáceos, la **naloxona está contraindicada** porque el síntoma de abstinencia que aparece de inmediato puede ser potencialmente mortal.*

Gasometría del cordón umbilical

Durante el proceso de reanimación, el método más exacto para valorar el bienestar metabólico del recién nacido es la **gasometría del cordón umbilical.** Hay que obtener la gasometría del cordón en los casos de cesárea debido a dete-

rioro del feto, índice de Apgar bajo a los 5 min, retraso grave del crecimiento, trazado anómalo de la frecuencia cardíaca fetal, enfermedad tiroidea materna, fiebre durante el parto y gestación múltiple. Se pinza un segmento de cordón umbilical por dos sitios y se corta y se coloca en la mesa de partos en espera de la determinación del índice de Apgar a los 5 min, de manera que puede utilizarse para determinar el pH, PO_2, PCO_2, HCO_3 y el déficit de base. No hay que olvidar que, en el feto, la sangre recién oxigenada de la placenta se desplaza hacia el feto por la vena umbilical y la sangre metabolizada por el feto regresa a la placenta por las dos arterias umbilicales. *La evaluación más útil del estado metabólico del recién nacido en el momento del parto es la realizada mediante la gasometría de la arteria umbilical.* El análisis de muestras arteriales y venosas apareadas evitará el debate en torno a si se tomó o no una muestra arterial de verdad. Por lo tanto, cuando sea posible, se recomienda obtener muestras venosas y arteriales (muestra apareada). La tabla 10-2 indica los valores normales correspondientes a las muestras arteriales y venosas del cordón umbilical.

En general se acepta que la **acidemia** es un incremento de la concentración de iones de hidrógeno en una muestra de la arteria umbilical, que se traduce en un pH inferior a 7,20. La **asfixia fetal** se define como un trastorno del intercambio gaseoso que lleva a hipoxemia e hipercapnia progresivas con una acidosis metabólica considerable (déficit de base ≥ 12 mmol/l).

El déficit de base puede utilizarse para pronosticar una acidosis metabólica lo suficientemente importante como para provocar complicaciones en el recién nacido.

El 10 % de los recién nacidos con un déficit de base de 12 a 16 mmol/l y el 40 % de los recién nacidos con un déficit de base superior a 16 mmol/l experimentarán complicaciones de moderadas a graves, como encefalopatía neonatal y complicaciones cardiovasculares y respiratorias. *Los términos acidemia, acidosis y asfixia deben utilizarse con cuidado al aplicarlos al estado del recién nacido, porque cada término define una serie de alteraciones que pueden representar o no un verdadero deterioro metabólico.*

Bancos de sangre del cordón umbilical

Ahora es sabido que la sangre del cordón umbilical contiene células madre hematopoyéticas con capacidad para salvar vidas que podrían trasplantarse en el adulto para reparar enzimopatías congénitas, tumores hematopoyéticos y trastor-

TABLA 10-2	Valores normales de la gasometría del cordón umbilical	
	Arteriales	Venosos
pH	7,25–7,30	7,30–7,40
PCO_2 (mm Hg)	50	40
PO_2 (mm Hg)	20	30
HCO_3 (mEq/h)	25	20

nos genéticos de la sangre y el sistema inmunitario. Si una paciente solicita información sobre los bancos de cordón umbilical, debe facilitársele información equilibrada y exacta sobre las ventajas y los inconvenientes de los bancos públicos o privados. *También hay que informar de que existe una remota posibilidad de que una unidad autóloga de sangre del cordón umbilical se utilice para un hijo o un miembro de la familia (aproximadamente 1 de cada 2 700 personas).*

CRIBADO NEONATAL

Los programas de cribado neonatal, a los que deben tener acceso todos los recién nacidos, comprenden pruebas diseñadas para identificar a los recién nacidos con afecciones específicas que pueden beneficiarse de un diagnóstico y un tratamiento precoz. Estas afecciones comprenden trastornos del metabolismo, endocrinopatías, hemoglobinopatías, hipoacusia y fibrosis quística. Las pruebas también pueden identificar a los progenitores portadores de afecciones hereditarias.

Para obtener una muestra para las pruebas, se toma sangre mediante punción del talón y se coloca sobre un papel de filtro. Si la muestra inicial se recoge antes de las 12 a 24 h después del parto, deberá obtenerse una segunda muestra entre la primera y la segunda semanas de vida para reducir la probabilidad de pasar por alto la fenilcetonuria y otros trastornos por acumulación de metabolitos como resultado de la realización temprana de las pruebas. Los recién nacidos prematuros, los que reciben alimentación parenteral y los que reciben tratamiento para una enfermedad deben someterse a una prueba de detección neonatal a los 7 días o cerca de los 7 días de edad, sea cual sea su estado nutritivo.

En Estados Unidos, todos los estados deben tener un sistema instaurado para la notificación, el seguimiento oportuno y la evaluación de cualquier recién nacido con un resultado positivo en las pruebas de detección. Normalmente, los resultados positivos se comunican al médico de familia del recién nacido y a los padres.

LECTURAS RECOMENDADAS

American College of Obstetricians and Gynecologists. The Apgar score. ACOG Committee Opinion No. 333. *Obstet Gynecol.* 2005; 106(5):1141–1142.

American College of Obstetricians and Gynecologists. Circumcision. ACOG Committee Opinion No. 260. Obstet Gynecol 2001;98(4): 707–708.

American College of Obstetricians and Gynecologists. Newborn screening. ACOG Committee Opinion no. 393. *Obstet Gynecol.* 2007;110(6):1497–500.

American College of Obstetricians and Gynecologists. Umbilical cord blood banking. ACOG Committee Opinion No. 399. *Obstet Gynecol.* 2008;111(2):475–477.

Guidelines for Perinatal Care. 6th ed. Elk Grove Village, IL: American Academy of Pediatrics; Washington, DC: American College of Obstetricians and Gynecologists; 2007:205–302.

11

Atención puerperal

El estudiante debe estar familiarizado con los acontecimientos puerperales normales para proporcionar atención clínica óptima además de poder identificar los acontecimientos anómalos.

*El **puerperio** es el período de 6 a 8 semanas posterior al parto durante el cual el aparato reproductor, además del resto del organismo, regresa el estado no grávido.* Algunas de las alteraciones fisiológicas del embarazo se normalizan al cabo de 1 a 2 semanas del parto. La exploración puerperal inicial debe programarse para 4 a 6 semanas después del parto.

FISIOLOGÍA DEL PUERPERIO

Involución del útero

El útero pesa aproximadamente 1 000 g y tiene un volumen de 5 000 ml inmediatamente después del parto, en comparación con un peso de unos 70 g y una capacidad de 5 ml en estado no grávido. Inmediatamente después del parto, el fondo del útero puede palparse fácilmente a medio camino entre la sínfisis del pubis y el ombligo. La disminución inmediata del tamaño del útero es el resultado de la expulsión del feto, la placenta y el líquido amniótico, además de la desaparición de la estimulación hormonal. La autólisis de las proteínas intracelulares del miometrio provoca una involución uterina adicional, que se traduce en una disminución del tamaño de las células, pero no del número de células. *A raíz de estas alteraciones, el útero vuelve a estar en la pelvis a las 2 semanas del parto y vuelve a tener su tamaño normal a las 6 semanas del parto.* Inmediatamente después del nacimiento, la contracción del músculo liso de las paredes arteriales y la compresión de la vasculatura por la musculatura uterina mantienen la hemostasia uterina.

Loquios

Cuando las fibras miometriales se contraen, los coágulos de sangre del útero son expulsados y los trombos de los vasos grandes del lecho placentario se organizan. A los 3 días, los restos de la membrana caduca o decidua se diferencian en una capa superficial, que se vuelve necrótica y se esfacela, y en una capa basal adyacente al miometrio, que había contenido los fondos de las glándulas endometriales. Esta capa basal es el origen del nuevo endometrio.

*El flujo vaginal consiguiente, denominado **loquios**, es bastante abundante al principio y disminuye rápidamente durante los 2 a 3 días siguientes al parto, aunque puede durar varias semanas.* Tradicionalmente, los loquios se describen como: *1)* **loquios rojos,** una hemorragia parecida a la menstruación que se da durante los primeros días y que está compuesta principalmente de sangre y tejido caduco necrótico; *2)* **loquios rojizos,** un flujo más ligero con una cantidad considerablemente menor de sangre en los días siguientes, y *3)* **loquios blancos,** un flujo blanco que puede persistir durante varias semanas y que algunas mujeres pueden malinterpretar como una enfermedad, lo que exige una explicación y unas palabras tranquilizadoras. En las madres lactantes, parece que los loquios desaparecen más rápido, quizá debido a una involución más rápida del útero como consecuencia de las contracciones uterinas asociadas a la lactancia materna. En algunas pacientes, se da un aumento de los loquios al cabo de 1 a 2 semanas del parto, porque la escara que apareció en la zona de la inserción placentaria se ha esfacelado. Al final de la tercera semana posterior al parto, el endometrio se ha reestablecido en la mayoría de las pacientes.

Cuello del útero y vagina

Unas horas después del parto, el cuello del útero se ha vuelto a formar y, a la semana, suele admitir sólo un dedo (esto es, mide aproximadamente 1 cm de diámetro). La forma redonda del cuello del útero nulíparo suele sustituirse permanentemente por un orificio en forma de boca de pez, que es el resultado del desgarro durante el parto. *Los tejidos vulvares y vaginales se normalizan durante los primeros días, aunque la mucosa de la vagina refleja un estado hipoestrogénico si la mujer da de mamar, porque la función ovárica queda inhibida durante la lactancia materna.* Los músculos del suelo pélvico recuperan el tono gradualmente.

> *El tono muscular de la vagina puede fortalecerse con los ejercicios de Kegel, que consisten en contracciones repetitivas de estos músculos.*

Reaparición de la función ovárica

El tiempo medio hasta el regreso de la ovulación es de 45 días en las madres que no dan de mamar y de 189 días en las madres lactantes. *En las madres lactantes, la ovulación está inhibida en asociación con unas concentraciones elevadas de prolactina. En estas mujeres, la prolactina permanece elevada durante 6 semanas, mientras que en las mujeres que no dan de mamar, las concentraciones de prolactina están normalizadas a las 3 semanas del parto.* Las concentraciones de estrógenos descienden inmediatamente después del parto en todas las pacientes, pero empiezan a aumentar aproximadamente 2 semanas después del parto si no se inicia la lactancia materna. *La probabilidad de ovulación aumenta a medida que disminuyen la frecuencia y la duración de la lactancia materna.*

Pared abdominal

La normalización de la configuración de las fibras elásticas de la piel y los músculos rectos del abdomen que se han estirado tiene lugar lentamente y está facilitada por el ejercicio. Las **estrías gravídicas** plateadas que se observan en la piel suelen aclararse con el tiempo. La **diástasis del recto,** la separación de la fascia y los músculos rectos del abdomen, también suele desaparecer con el tiempo.

Aparato cardiovascular

Las alteraciones cardiovasculares relacionadas con el embarazo se normalizan de 2 a 3 semanas después del parto. Inmediatamente después del parto, el volumen de plasma disminuye cerca de 1 000 ml, principalmente a causa de la hemorragia en el momento del parto. Durante el puerperio inmediato, también se produce un desplazamiento considerable de líquido extracelular hacia el espacio intravascular. El aumento del gasto cardíaco que se observa durante el embarazo también persiste durante las primeras horas del puerperio. La frecuencia de pulso elevada que aparece durante el embarazo persiste aproximadamente durante 1 h después del parto, pero luego disminuye.

> *Estos episodios cardiovasculares pueden contribuir a la aparición de la descompensación que a veces se produce en el puerperio inmediato en las mujeres cardiópatas.*

Inmediatamente después del parto se pierden alrededor de 5 kg de peso como resultado de la diuresis y la pérdida de líquido extracelular. El ritmo y la cantidad de la pérdida de peso adicional varían de una paciente a otra.

Sistema hematopoyético

> *La **leucocitosis** que se observa durante el parto continúa en el puerperio inmediato durante varios días, con lo cual la utilidad de la identificación de una infección en el puerperio inmediato mediante el dato analítico de una elevación de leve a moderada de la fórmula leucocítica queda reducida al mínimo.*

Existe cierto grado de autotransfusión de eritrocitos al espacio intravascular después del parto cuando el útero se contrae.

Aparato renal

La **filtración glomerular** representa la función renal y se mantiene elevada en las primeras semanas posteriores al parto para luego normalizarse. Por lo tanto, los fármacos que se excretan por vía renal deben administrarse en dosis más altas durante este período. La dilatación ureteral y de la pelvis renal remiten a las 6 a 8 semanas. *Puede haber un edema considerable alrededor de la uretra tras un parto vaginal, lo que se traduce en retención transitoria de orina.* Aproximadamente el 7 % de las mujeres experimenta incontinencia urinaria de esfuerzo, que suele remitir a los 3 meses.

TRATAMIENTO DEL PUERPERIO INMEDIATO

Estancia hospitalaria

En ausencia de complicaciones, la estancia hospitalaria tras el parto oscila entre las 48 h después de un parto vaginal y las 96 h después de un parto por cesárea, sin incluir el día del parto. Las estancias hospitalarias más cortas son apropiadas cuando se cumplen ciertos criterios para garantizar la salud de la madre y el bebé, como la ausencia de fiebre en la madre; una frecuencia de pulso y respiratoria y una tensión arterial normales; una cantidad y un color apropiados de los loquios durante el restablecimiento; la ausencia de datos anómalos en la exploración física, datos analíticos anómalos o signos emocionales anómalos, y la capacidad de la madre para realizar actividades como caminar, comer, beber, cuidar de sí misma y cuidar del recién nacido. Además, la madre debe contar con apoyo suficiente durante los días siguientes al alta y debe recibir instrucciones sobre la actividad y el ejercicio después del parto, y sobre las molestias y las medidas de alivio frecuentes.

Durante la estancia hospitalaria, la atención debe centrarse en la preparación de la madre para el cuidado del recién nacido, la lactancia, incluidas las cuestiones especiales relacionadas con la lactancia materna, y los análisis neonatales necesarios. En los casos de alta precoz, se promueve la realización de una visita a domicilio o una llamada telefónica complementaria por parte de un profesional sanitario dentro de las 48 h siguientes al alta.

Vínculo maternofilial

Poco después del parto, los padres quedan totalmente absortos por los acontecimientos que rodean al recién nacido. La madre debe mantener un contacto estrecho con su hijo. Las unidades de obstetricia deben estar organizadas de tal manera que faciliten estas interacciones, reduciendo al mínimo las intervenciones médicas pero aumentando la participación del padre y otros miembros de la familia. El personal de enfermería puede observar las interacciones entre el recién nacido y los nuevos padres e intervenir cuando sea necesario.

Complicaciones puerperales

Aproximadamente en el 5 % de las pacientes aparece una infección en alrededor del 1 % aparece **hemorragia puerperal** (v. cap. 12, Hemorragia puerperal). Inmediatamente después de la expulsión de la placenta, se palpa el útero con ambas manos para comprobar que está firme. La palpación uterina a través de la pared abdominal se repite a intervalos frecuentes durante el puerperio inmediato para evitar y/o identificar la atonía uterina. Se aplican compresas perineales y la cantidad de sangre absorbida por estas compresas, además del pulso y la presión de la paciente, se vigilan estrechamente durante las primeras horas posteriores al parto para detectar una hemorragia excesiva.

Algunas pacientes experimentarán un episodio de hemorragia vaginal más intensa entre los 8 y 14 días posteriores al parto, que es muy probable que esté asociado a la separación y el desprendimiento de la escara placentaria. Este episodio remite espontáneamente y no exige más tratamiento que unas palabras tranquilizadoras. La hemorragia que persiste o es excesiva se denomina **hemorragia puerperal tardía** y se da aproximadamente en el 1 % de los casos. El tratamiento comprende la administración de oxitócicos o la evacuación del útero por aspiración. La aspiración tiene éxito en la mayoría de los casos, aunque haya tejido placentario retenido, como se observa en un tercio de los casos.

Analgesia

Tras un parto vaginal puede ser necesaria la administración de analgésicos (incluida la crema tópica de lidocaína) para aliviar el dolor perineal y de la episiotomía y para facilitar la movilidad de la madre. Lo mejor es administrar el fármaco según sea necesario de acuerdo con las órdenes posteriores al parto. La mayoría de las madres experimenta un dolor considerable durante las 24 h siguientes a un parto por cesárea. *Las técnicas analgésicas comprenden opiáceos espinales o epidurales, analgesia intravenosa o epidural controlada por la paciente, y analgésicos orales potentes.*

> *Sea cual sea la vía de administración, los opioides pueden provocar depresión respiratoria y reducir la movilidad intestinal.*

Hay que garantizar una supervisión y una vigilancia adecuadas para todas las puérperas que reciben estos fármacos.

Deambulación

Hay que animar a las puérperas a que empiecen a deambular lo antes posible tras el parto. Hay que ofrecerles ayuda al principio, especialmente a las pacientes que han tenido un parto por cesárea. La deambulación temprana ayuda a evitar la retención de orina y evita la trombosis venosa y la embolia pulmonar puerperales.

El cuidado de las mamas

En las mujeres que no dan de mamar aparece **congestión mamaria** los primeros días del puerperio y disminuye gradualmente durante este período. Si las mamas duelen, deben sostenerse con un sujetador que ajuste bien. Las compresas de hielo y los analgésicos también pueden ayudar a aliviar las molestias. Hay que animar a las mujeres que no desean dar de mamar a que eviten la estimulación de los pezones y hay que advertirles que no se saquen leche manualmente de manera constante.

La presencia de un conducto taponado (**galactocele**) y mastitis también puede traducirse en hipertrofia mamaria y mastalgia después del parto (tabla 11-1). La **mastitis,** o infección del tejido mamario, se da con mucha frecuencia en las madres lactantes y se caracteriza por fiebre súbita y dolor y tumefacción localizados. La mastitis está asociada a infección por *Staphylococcus aureus*, estreptococos de los grupos A o B, especies de *Haemophilus β* y *Escherichia coli*. El tratamiento comprende el mantenimiento de la lactancia materna o el vaciado de la mama con un sacaleches y el uso de antibióticos apropiados. La leche materna es segura para el recién nacido sano a término.

Los síntomas de un **absceso mamario** son parecidos a los de la mastitis, pero hay también un bulto fluctuante. La fiebre persistente tras el inicio del tratamiento antibiótico para la mastitis también puede dejar entrever un absceso. El tratamiento exige drenaje quirúrgico del absceso además de tratamiento antibiótico.

TABLA 11-1 Diagnóstico diferencial de la hipertrofia mamaria y mastalgia después del parto

Observación	Congestión	Mastitis	Conducto taponado
Aparición	Gradual	Súbita	Gradual
Ubicación	Bilateral	Unilateral	Unilateral
Tumefacción	Generalizada	Localizada	Localizada
Dolor	Generalizado	Intenso, localizado	Localizado
Síntomas generales	Se encuentra bien	Se encuentra mal	Se encuentra bien
Fiebre	No	Sí	No

Vacunaciones

Las mujeres que no tienen anticuerpos contra la **rubéola** deben vacunarse contra ésta durante el puerperio inmediato. La lactancia materna no es una contraindicación para esta vacuna. Si una paciente no ha recibido la **vacuna DTPa** y si han transcurrido como mínimo 2 años desde la última vacuna antidiftérica-antitetánica de refuerzo, debe recibir una dosis antes del alta hospitalaria. Si la mujer es RhD negativa, no ha recibido isoinmunización y ha dado a luz un hijo RhD positivo o RhD positivo débil, hay que administrar 300 µg de **concentrado de inmunoglobulinas anti-D** después del parto y lo ideal sería en las 72 h siguientes al parto.

> *Esta dosis puede ser insuficiente en los casos en que existe la posibilidad de que se produzca una hemorragia fetomaterna mayor de lo normal, como el desprendimiento placentario, la placenta previa, la manipulación intrauterina y la extracción manual de la placenta (v. cap. 19, Isoinmunización).*

Se recomienda la vacunación universal con el antígeno de superficie de la hepatitis B (HbsAg1) para todos los recién nacidos de 2 000 kg de peso. Además, todos los recién nacidos reciben una serie completa de pruebas de detección.

Función intestinal y vesical

Es habitual que una paciente no defeque durante 1 a 2 días después del parto, porque con frecuencia las pacientes no han comido durante un largo período de tiempo. Pueden recetarse reblandecedores de heces, especialmente si la paciente se ha sometido a la reparación de una episiotomía de cuarto grado o ha experimentado un desgarro con afectación de la mucosa rectal.

Las **hemorroides** son varices de las venas hemorroidales. No debe plantearse el tratamiento quirúrgico durante como mínimo 6 meses después del parto para permitir la involución natural de las hemorroides. Los baños de asiento, los reblandecedores de heces y las preparaciones locales son útiles, combinados con unas palabras tranquilizadoras que aseguren a la paciente que el resultado más frecuente es su desaparición.

El edema periuretral tras un parto vaginal puede provocar retención transitoria de orina. *La diuresis de las pacientes debe vigilarse durante las 24 h siguientes al parto.* Si es necesario sondar más de dos veces en las primeras 24 h, se aconseja colocar una sonda permanente durante 1 a 2 días.

Cuidados del periné

Durante las primeras 24 h, el dolor perineal puede reducirse al mínimo con analgésicos orales y la aplicación de una bolsa de hielo para rebajar la tumefacción. Los anestésicos locales, como las compresas impregnadas de solución de hamamélide de Virginia o el aerosol de benzocaína, pueden ser beneficiosos. A partir de las 24 h del parto, el calor húmedo en forma de baño de asiento puede reducir las molestias locales y estimular la cicatrización.

> *El dolor perineal intenso que no responde a los analgésicos habituales puede significar la aparición de un **hematoma**, que exige una exploración minuciosa de la vulva, la vagina y el recto.*

La infección de la episiotomía es poco común (<0,1%) y normalmente está limitada a la piel y responde a antibióticos de amplio espectro. La **dehiscencia** (rotura de la incisión) es poco frecuente y su reparación se individualiza según la naturaleza y el alcance de la herida.

Anticoncepción

La atención puerperal en el hospital debe comprender una exposición de la **anticoncepción**. *Aproximadamente el 15 % de las mujeres que no dan de mamar son fértiles 6 semanas después del parto.* Las preparaciones anticonceptivas orales de estrógenos y progestágenos combinados no están contraindicadas por la lactancia materna, aunque pueden inhibir ligeramente la lactancia. Las preparaciones de progestágenos (noretisterona oral o acetato de medroxiprogesterona de liberación lenta) no tienen efecto o pueden facilitar ligeramente la lactación. Las mujeres pueden plantearse empezar a tomar anticonceptivos sólo de progesterona a las 6 semanas si dan de mamar de forma exclusiva o a las 3 semanas si no dan de mamar de forma exclusiva. En cuanto la lactancia está arraigada, ni el volumen ni la composición de la leche materna se ven afectados negativamente por la administración de anticonceptivos hormonales, ya que no tienen ningún efecto sobre el crecimiento de los niños amamantados. La introducción de un dispositivo intrauterino de 4 a 6 semanas después del parto es aceptable en pacientes seleccionadas de manera apropiada.

La esterilización puerperal se lleva a cabo en el momento del parto por cesárea o después del parto vaginal y no debe alargar la estancia hospitalaria de la paciente. Lo ideal es practicar una minilaparotomía tras el parto antes de que se produzca una involución uterina significativa pero después de una valoración completa del bienestar de la madre y el recién nacido (v. cap. 25, Esterilización). La minilaparotomía tras el parto puede realizarse utilizando anestesia local con sedación, anestesia regional o anestesia general. La esterilización puerperal exige una explicación adecuada y el consentimiento informado antes del parto. *Hay que obtener el consentimiento durante la atención prenatal, cuando la paciente puede tomar una decisión razonada, repasar los riesgos y los beneficios de la intervención y sopesar otros métodos anticonceptivos.* En todos los casos de complicaciones médicas u obstétricas durante o después del parto, el médico debe plantearse posponer la esterilización a una fecha posterior. También es importante tener en cuenta las regulaciones locales o nacionales que exponen cuál es el momento oportuno para obtener el consentimiento.

Actividad sexual

El coito puede reanudarse cuando la paciente se siente cómoda; no obstante, *el riesgo de hemorragia e infección es mínimo aproximadamente 2 semanas después del parto.* Hay que informar a las mujeres, especialmente si dan de mamar, de que el coito inicialmente puede ser molesto a causa de la ausencia de lubricación debida a las bajas concentraciones de estrógenos y que el uso de lubricación exógena hidrosoluble es útil. También puede aconsejarse a la madre lactante la aplicación de estrógenos tópicos o un lubricante en la mucosa vaginal para reducir al mínimo la dispareunia causada por el traumatismo coital en el tejido hipoestrogénico. Puede recomendarse la posición superior de la mujer, ya que así ésta puede controlar la profundidad de penetración del pene.

Educación de la paciente

La educación de la paciente en el momento del alta no debe centrarse únicamente en las cuestiones puerperales y relacionadas con los anticonceptivos. También es una buena oportunidad para reafirmar la utilidad y la necesidad de la atención sanitaria para la madre y el recién nacido. Hay que repasar la atención posterior que se ha organizado para el recién nacido y la frecuencia de la atención sanitaria para la nueva madre. Hay que hablar de los comportamientos de alto riesgo, como el alcoholismo, el tabaquismo y la drogadicción, juntamente con las intervenciones apropiadas. Los médicos también deben evaluar el estado mental de la paciente y su facilidad para cuidar del recién nacido. Las preocupaciones respecto a la seguridad del recién nacido (p. ej., los sistemas de sujeción para niños en los vehículos) también son temas de discusión apropiados. Así mismo, hay que repasar el seguimiento después del parto de cualquier afección médica preexistente y, cuando sea necesario, habrá que derivar a la paciente para que reciba atención.

Pérdida de peso

La pérdida de peso de la madre después del parto puede producirse a un ritmo de 1 kg/mes sin afectar a la lactancia. Como término medio, una mujer pesará 1 kg más que antes del embarazo al cabo de 1 año del parto. No existe ninguna relación entre el índice de masa corporal o el aumento de peso total y la retención de peso. El envejecimiento, antes que el número de partos, es el principal determinante del aumento de peso de la mujer con el tiempo.

La retención residual después del parto del peso ganado durante el embarazo que se traduce en obesidad es preocupante. La atención especial al estilo de vida, incluido el ejercicio y los hábitos alimentarios, ayudará a estas mujeres a recuperar un índice de masa corporal normal.

Lactación y lactancia materna

Puesto que la leche materna es la fuente ideal de nutrición para el recién nacido, se recomienda que las mujeres den de mamar de forma exclusiva durante los primeros 6 meses y que sigan dando de mamar durante tanto tiempo como madre y bebé deseen. Las ventajas de la lactancia materna comprenden una reducción del riesgo de otitis e infecciones respiratorias, enfermedad diarreica, muerte súbita infantil, enfermedad alérgica y atópica, diabetes de tipo 1 y cánceres infantiles; menos ingresos hospitalarios durante el primer año de vida, y una mejora de la función cognitiva. En los recién nacidos prematuros, la leche materna reduce el riesgo de enterocolitis necrosante. Las ventajas para la madre comprenden una mejora del vínculo maternofilial, una menor fecundidad debida a la amenorrea de la lactancia y una menor incidencia de algunos cánceres hormonodependientes, entre ellos el cáncer de mama.

Existen pocas contraindicaciones para la lactancia materna. Las mujeres con VIH no deben dar de mamar debido al riesgo de transmisión maternofilial. Las mujeres con tuberculosis activa no tratada no deben tener un contacto estrecho con sus hijos hasta que hayan recibido tratamiento y la enfermedad ya no sea contagiosa; pueden sacarse leche y dársela al recién nacido, salvo en el caso infrecuente de mastitis tuberculosa. Las madres sometidas a quimioterapia, que reciben antimetabolitos o que han recibido materiales radioactivos no deben dar de mamar hasta que la leche materna ya no contenga esas sustancias. Los recién nacidos con galactosemia no deben ser amamantados debido a su sensibilidad a la lactosa. Las madres que consumen drogas no deben dar de mamar a sus hijos.

La presencia de fármacos en la leche materna es una preocupación frecuente para la madre lactante. Menos del 1 % de la dosis total de cualquier fármaco aparece en la leche materna. Hay que tener esto en cuenta cuando un médico receta cualquier fármaco o cuando la paciente sopesa la posibilidad de tomar cualquier fármaco de venta sin receta. Los fármacos específicos que estarían contraindicados para la lactancia materna comprenden el carbonato de litio, la tetraciclina, la bromocriptina, el metotrexato y cualquier sustancia radioactiva. También se incluyen todas las drogas, como las anfetaminas, la cocaína, la heroína, la marihuana y la fenciclidina (PCP).

En el momento del parto, el descenso de las concentraciones de estrógenos y otras hormonas placentarias es un factor muy importante en la eliminación de la inhibición de la acción de la prolactina. Así mismo, la succión del recién nacido estimula la liberación de oxitocina de la neurohipófisis. El aumento de las concentraciones de oxitocina en la sangre se traduce en la contracción de las células mioepiteliales y el vaciado de la luz alveolar de la mama. La oxitocina también aumenta las contracciones uterinas, acelerando de este modo la involución del útero después del parto. La succión del recién nacido también estimula la liberación de prolactina, con la consiguiente secreción de ácidos grasos, lactosa y caseína. El **calostro** se produce en los 5 días siguientes al parto y es sustituido lentamente por la leche materna. Contiene más minerales y proteínas pero menos grasas y azúcares que la leche materna, aunque contiene grandes glóbulos de grasa, los denominados corpúsculos del calostro, que probablemente son células epiteliales que han experimentado esteatosis. El calostro también contiene inmunoglobulina A, que puede ofrecer al recién nacido cierto grado de protección ante los patógenos entéricos. Posteriormente, de 3 a 6 días después del parto se produce la leche.

Para que la leche se produzca de manera continua, tiene que haber unas concentraciones suficientes de insulina, cortisol y hormona tiroidea, y un aporte suficiente de nutrientes y líquidos en la alimentación de la madre. Las necesidades calóricas mínimas para una producción suficiente de leche en una mujer de tamaño medio son 1 800 kcal/día. En general, se recomiendan 500 kcal adicionales de energía durante toda la lactación. Todas las vitaminas excepto la vitamina K están presentes en la leche humana, pero dado que lo están en cantidades variables, se recomienda el aporte complementario de vitaminas para la madre. La vitamina K puede administrarse al recién nacido para evitar la enfermedad hemorrágica del recién nacido. Para mantener la lactancia materna hay que vaciar la luz alveolar con regularidad.

El **cuidado de los pezones** también es importante durante la lactancia materna. Deben lavarse con agua y dejarse expuestos al aire durante 15 a 20 min después de cada toma. Puede aplicarse una crema a base de agua como la lanolina o pomada de vitamina A + D si la paciente experimenta dolor con la palpación de los pezones. Las grietas en los pezones pueden dificultar extremadamente la lactancia materna. La interrupción temporal de la lactancia materna, la obtención manual de leche y el uso de un protector de pezones contribuirán al restablecimiento.

ANSIEDAD, DEPRESIÓN Y PUERPERIO

Aunque el embarazo y el parto suelen ser momentos felices, de hecho es frecuente cierto grado de depresión durante el puerperio. Existe un amplio espectro de respuestas al embarazo y el parto, que va desde la depresión puerperal leve hasta la depresión puerperal mayor (tabla 11-2). Aproximadamente el 70 %-80 % de las mujeres refiere sentimientos de tristeza, ansiedad o ira que empiezan de 2 a 4 días después del parto. Esta **depresión puerperal leve** puede aparecer y desaparecer a lo largo del día y remite al cabo de 1 a 2 semanas. La atención complementaria y las palabras tranquilizadoras son útiles para garantizar la remisión espontánea de los síntomas. Aproximadamente el 10 %-15 % de las nuevas madres experimenta **depresión puerperal mayor (DPM),** que es un trastorno más grave y suele exigir medicación y asistencia psicológica. *La DPM difiere de la depresión puerperal leve en cuanto a la gravedad y la duración de los síntomas.* Las mujeres que padecen DPM experimentan unos sentimientos pronunciados de tristeza, ansiedad y desesperación que interfieren en las actividades cotidianas. Estos síntomas no remiten, sino que empeoran durante varias semanas. La **psicosis puerperal** es el tipo más grave de trastorno mental y es más frecuente en las mujeres con trastornos preexistentes, como la enfermedad maniacodepresiva o la esquizofrenia. Esta afección debe considerarse una urgencia médica y hay que derivar a la paciente a tratamiento inmediato, con frecuencia hospitalario.

Aunque se desconoce la causa exacta de la DPM, se han identificado varios factores asociados. Las fluctuaciones hormonales normales que se dan tras el parto pueden desencadenar una depresión en algunas mujeres. Las que tienen antecedentes personales o familiares de depresión o ansiedad pueden tener más probabilidades de padecer DPM. Los factores estresantes agudos, entre ellos los específicos de la maternidad (el cuidado del hijo), u otros factores estresantes (p. ej., la muerte de un familiar) pueden contribuir a la aparición de DPM. Tener un hijo con un temperamento difícil o problemas de salud puede llevar a la madre a dudar de su capacidad para cuidar del recién nacido, lo que puede conducir a depresión. La edad de la madre puede influir en la predisposición a la DPM, y las mujeres jóvenes tienen más probabilidades de padecer depresión que las mayores. Las toxinas, la alimentación deficiente, vivir en condiciones de apiñamiento, un bajo nivel socioeconómico y un escaso apoyo social también son factores importantes. *Un factor pronóstico contundente de DPM es la depresión durante el embarazo.* Se calcula que la mitad de todos los casos de DPM puede empezar durante el embarazo. La DPM también puede ser la continuación de un trastorno depresivo que ya existía con anterioridad al embarazo, en lugar de un nuevo trastorno.

El tratamiento debe adaptarse a la situación de cada paciente. La depresión puerperal leve tan sólo exige apoyo y palabras tranquilizadoras. Las mujeres con DPM deben recibir asistencia y medicación psiquiátrica, si está justificado. Los tratamientos eficaces para la DPM comprenden la psicoterapia cognitiva-conductual e interpersonal.

CONSULTA PUERPERAL

Durante la primera consulta puerperal, hay que solicitar información sobre el estado de la lactancia materna, la reaparición de la menstruación, la reanudación de la actividad coital, el uso de anticonceptivos, la interacción del recién nacido con la familia y la reanudación de otras actividades físicas como la vuelta al trabajo. La observación y las preguntas apropiadas sobre la tristeza y la depresión, la ansiedad, las preocupaciones

TABLA 11-2	Tres categorías de trastornos puerperales del estado de ánimo		
	Depresión puerperal leve	**Depresión puerperal mayor**	**Psicosis puerperal**
Incidencia (%)	70–80	≥10	0,1–0,2
Tiempo medio hasta su aparición	2–4 días después del parto	2 semanas a 12 meses después del parto	2–3 días después del parto
Duración media	2–3 días, remisión a los 10 días	3–14 meses	Variable
Síntomas	Insomnio leve, tristeza, cansancio, irritabilidad, poca concentración, afecto depresivo	Irritabilidad, estado de ánimo inestable, dificultad para conciliar el sueño, fobias, ansiedad; los síntomas empeoran por la noche	Parecidos al síndrome cerebral orgánico, déficit de atención, distraibilidad, obnubilación
Tratamiento	Ninguno; remite espontáneamente	Farmacoterapia antidepresiva; psicoterapia	Farmacoterapia antipsicótica; farmacoterapia antidepresiva (el 50 % de las pacientes también cumple los criterios de depresión)

de los padres acerca del cuidado del recién nacido y la relación de la madre y su pareja también forman parte de la primera consulta puerperal. En la mayoría de los casos se habrán producido alteraciones involutivas. Las alteraciones inflamatorias debidas a la cicatrización del cuello del útero pueden traducirse en atipia menor en una citología vaginal realizada en ese momento. A menos que existan antecedentes de displasia importante del cuello del útero, lo apropiado es repetir la citología vaginal al cabo de 3 meses.

LECTURAS RECOMENDADAS

American College of Obstetricians and Gynecologists. *Use of Psychiatric Medications During Pregnancy and Lactation.* ACOG Practice Bulletin No. 92. Washington, DC: American College of Obstetricians and Gynecologists (ACOG); 2008.

American College of Obstetricians and Gynecologists. Depression during pregnancy and the postpartum period. In: American College of Obstetricians and Gynecologists. *Precis, Obstetrics: An Update in Obstetrics and Gynecology.* 3rd ed. Washington, DC: American College of Obstetricians and Gynecologists; 2006:180–187.

American College of Obstetricians and Gynecologists. The puerperium. In: American College of Obstetricians and Gynecologists. *Precis, Obstetrics: An Update in Obstetrics and Gynecology.* 3rd ed. Washington, DC: American College of Obstetricians and Gynecologists; 2006:188–195.

American College of Obstetricians and Gynecologists. *Guidelines for Perinatal Care.* 6th ed. Washington, DC: American College of Obstetricians and Gynecologists; 2007.

Hemorragia puerperal

Este capítulo trata principalmente el siguiente tema educativo de la Association of Professors of Gynecology and Obstetrics (APGO):

Tema 27   Hemorragia puerperal

La prevención o tratamiento de la hemorragia puerperal es importante, ya que es una de las principales causas de morbimortalidad materna. Los estudiantes deben ser capaces de explicar los factores de riesgo, el diagnóstico diferencial y el tratamiento de la hemorragia puerperal.

Se calcula que 140 000 mujeres mueren de **hemorragia puerperal (HP)** en todo el mundo cada año –una mujer cada 4 min–. Más de la mitad de todas las muertes maternas se dan en las 24 h siguientes al parto, la mayoría de las veces por hemorragia excesiva. *Además de la muerte, tras la HP puede aparecer morbilidad grave. Las secuelas comprenden el síndrome de dificultad respiratoria aguda (distrés), coagulopatía, choque, esterilidad y necrosis hipofisaria (síndrome de Sheehan).*

La hemorragia puede ser súbita e intensa o puede darse de forma más gradual. Tradicionalmente, la HP se ha definido como una hemorragia asociada al parto de más de 500 ml en un parto vaginal y más de 1 000 ml en un parto por cesárea; no obstante, estos cálculos en realidad representan la hemorragia media para cada tipo de parto, respectivamente. El cálculo de la hemorragia es subjetivo y es muy impreciso. Además, la misma pérdida de volumen absoluta en una paciente que pesa 50 kg puede tener unos efectos muy distintos de los que tendría en una persona de 75 kg o en una paciente que ha tenido trillizos en lugar de sólo un hijo. Por lo tanto, probablemente es más conveniente y más útil utilizar criterios fisiológicos y objetivos para definir la hemorragia clínica. Los criterios utilizados comprenden un descenso del 10% del hematócrito, la necesidad de transfusión, y signos y síntomas de todo el espectro de efectos fisiológicos de la hemorragia, que se describen a continuación.

IDENTIFICACIÓN Y DETECCIÓN PRECOZ

La HP no es un diagnóstico, sino un signo de importancia fundamental que con frecuencia aparece sin avisar y en ausencia de factores de riesgo.

No obstante, cuando están presentes, estos factores justifican una mayor consciencia sobre el riesgo de HP (cuadro 12-1). Las respuestas hemodinámicas de la madre a la hemorragia también deben vigilarse, ya que dichas respuestas son indicadores del bienestar, el déficit de volumen y el pronóstico. La pérdida de un 10 % a un 15 % de volemia (500 ml en una paciente media con un embarazo único) puede tolerarse sin signos ni síntomas. Conforme la pérdida de volumen se acerca al 20 %, se ponen de manifiesto los primeros signos de hipovolemia intravascular, entre ellos **taquicardia, taquipnea** y **relleno capilar tardío,** seguidos de alteraciones **ortostáticas** y **limitación de la tensión arterial diferencial** (debido a la elevación de la tensión arterial diastólica secundaria a la vasoconstricción con mantenimiento de la tensión arterial sistólica). Con una pérdida de volumen superior aproximadamente al 30 %, la respiración y la frecuencia cardíaca aumentan todavía más y aparece hipotensión arterial manifiesta. Finalmente, con una hemorragia intensa de más del 40 % al 50 %, pueden darse oliguria, choque, coma y muerte.

Hay que identificar la fuente y la etiología de la hemorragia lo antes posible y aplicar intervenciones dirigidas para reducir la morbilidad y evitar la mortalidad. La causa más frecuente de HP es la atonía uterina, que representa aproximadamente el 80% de los casos. Otras causas son la retención de placenta, el traumatismo en el aparato genital (desgarros, rotura) y los trastornos de la coagulación. Pueden aparecer hematomas en cualquier lugar del aparato genital inferior. La rotura y la inversión del útero son causas poco comunes pero graves de HP.

TRATAMIENTO GENERAL DE LAS MUJERES CON HEMORRAGIA PUERPERAL

La HP es una urgencia inequívoca; en cuanto se ha identificado deben movilizarse todos los recursos disponibles de inmediato.

El cuadro 12-2 esboza una estrategia general para el tratamiento de la HP. Puesto que la mayoría de los casos de HP están causados por **atonía uterina,** hay que palpar el útero a través del abdomen para tratar de encontrar la consistencia blanda y «cenagosa» del útero relajado. Si se confirma esta observación, hay que aumentar la infusión de oxitocina y administrar maleato de metilergonovina o prostaglandinas si la hemorragia excesiva persiste.

Otras cuestiones que pueden ayudar a dirigir la evaluación comprenden:

- ¿La expulsión de la placenta fue espontánea y al parecer completa?
- ¿Se utilizaron fórceps u otros instrumentos en el parto?
- ¿El bebé era grande o el parto fue difícil o precipitado?
- ¿Se examinaron el cuello del útero y la vagina por si había desgarros?
- ¿La sangre se coagula bien?

Mientras se intenta identificar la causa de la hemorragia, deben adoptarse medidas complementarias generales (v. cuadro 12-2). Tales medidas comprenden una vía intravenosa de gran calibre; infusiones rápidas de cristaloides; grupo sanguíneo, pruebas de compatibilidad cruzada y administración de sangre o hemoderivados según sea necesario; evaluación periódica del hematócrito y el perfil de coagulación, y vigilancia de la diuresis. El uso sensato del tratamiento con hemoderivados es clave. El pilar de la transfusión es el concentrado de eritrocitos, y los demás hemoderivados se utilizan según esté indicado para distintos trastornos de la cascada de coagulación. Véase la tabla 12-1 para obtener una explicación resumida de los hemoderivados y sus efectos.

El tratamiento de la HP es mucho más fácil si se identifica a las pacientes de alto riesgo y se realizan las preparaciones preliminares antes de que tenga lugar el episodio hemorrágico. El cuadro 12-3 repasa este tipo de medidas preliminares preventivas.

PRINCIPALES CAUSAS DE HEMORRAGIA PUERPERAL Y SU TRATAMIENTO

Atonía uterina

Generalmente, el cuerpo del útero se contrae inmediatamente después de la expulsión de la placenta, lo que constriñe las arterias espirales del lecho placentario recién creado y evita una hemorragia excesiva. Esta contracción muscular, antes que coagulación, evita que tenga lugar una hemorragia excesiva en la zona de implantación placentaria. Cuando la contracción no se produce como es de esperar, la resultante **atonía uterina** lleva a HP.

Las afecciones que predisponen a atonía uterina comprenden aquéllas en que se produce un engrosamiento extraordinario del útero (p. ej., el polihidramnios o el embarazo gemelar); el parto anómalo (tanto precipitado como prolongado, o aumentado por oxitocina), y afecciones que interfieren en la contracción del útero (como los liomiomas uterinos o el sulfato de magnesio). El diagnóstico clínico de atonía se basa en gran parte en el tono del músculo uterino con la palpación. En vez de observar un cuerpo de útero normal contraído y firme, se observa un cuerpo de útero más blando y maleable –con frecuencia se define como «baboso»–. El cuello del útero suele estar abierto. Con frecuencia, el útero se contrae brevemente cuando se masajea y sólo vuelve a relajarse cuando cesa la manipulación.

> *Puesto que la hemorragia puede aparecer en ausencia de atonía, deben buscarse otras etiologías cuando el fondo del útero está firme.*

El tratamiento de la atonía uterina es preventivo y terapéutico. *Se ha demostrado que el tratamiento activo del alumbramiento (el intervalo entre la expulsión del feto y la expulsión de la placenta) reduce la incidencia de HP en hasta un 70 %.* El protocolo para el tratamiento del alumbramiento comprende la infusión de oxitocina (normalmente 20 unidades en 1 l de solución salina isotónica infundidos a 200-500 ml/h) inmediatamente después de la expulsión del recién nacido o la parte anterior del hombro, la tracción suave del cordón umbilical y un masaje uterino. Algunos médicos no inician la infusión de oxitocina hasta después de la expulsión de la placenta para evitar la retención placentaria. No obstante, no existen indicios de peso que demuestren que los índices de retención sean más altos con el tratamiento activo que con otras estrategias. La lactancia materna inmediata también puede aumentar la contractilidad uterina y, por lo tanto, reducir la hemorragia.

Una vez que se ha diagnosticado atonía uterina, el tratamiento puede ser farmacológico, manipulador o quirúrgico. El tratamiento debe individualizarse en los casos de atonía uterina grave, teniendo en cuenta el alcance de la hemorragia, el estado global de la paciente y sus futuros deseos de procrear (v. cuadro 12-2).

Con frecuencia, el masaje uterino bimanual sólo logra provocar la contracción uterina y debe realizarse mientras se van preparando otros tratamientos (fig. 12-1). Los **fármacos uterotónicos** comprenden la oxitocina, el maleato de metilergonovina, el misoprostol (un análogo de la prostaglandina E_1), la dinoprostona (un análogo de la prostaglandina E_2) y la 15-metil-prostaglandina $F_{2\alpha}$, administrados por separado o combinados. El **maleato de metilergonovina** es un potente fármaco uterotónico que puede provocar contracciones uterinas a los minutos de su administración. Siempre se administra por vía intramuscular, porque la administración intravenosa rápida puede llevar a hipertensión arterial peligrosa, y con frecuencia se evita en las personas con trastor-

CUADRO 12-2
Tratamiento de la mujer con hemorragia puerperal

Medidas generales
Evaluar la hemorragia excesiva inmediatamente
Valorar el estado global de la paciente
Notificar a otros miembros del equipo de obstetricia (esto es, ¡conseguir ayuda!)
Revisar la evolución clínica para determinar la causa probable
- ¿Hubo dificultades para extraer la placenta?
- ¿Se emplearon fórceps?
- ¿Hay otros factores predisponentes?
Tener el quirófano y el personal en estado de alerta
Vigilar y mantener la circulación
- Establecer acceso i.v.: 2 de calibre grande
- Grupo sanguíneo y pruebas de compatibilidad cruzada
- Iniciar/aumentar la infusión de cristaloides
- Determinar si hay coagulación o comprobar el perfil de coagulación

Evaluación: realizar uno tras otro
Determinar el estado hemodinámico
Exploración bimanual: determinar si hay atonía
- Se puede palpar para determinar si hay fragmentos de placenta retenidos
- Se puede palpar la pared uterina para determinar si hay rotura
Explorar el periné, la vulva, la vagina y el cuello del útero
- Identificar desgarros, hematomas e inversiones
- Obtener ayuda para la exposición
- Usted o su ayudante pueden volver a examinar la placenta
Evaluar la coagulación

Intervenciones dirigidas

Atonía
Masaje bimanual inmediato
Administrar uterotónicos (con las precauciones necesarias)

- Oxitocina (i.v.): 10–40 unidades/1 l de solución salina isotónica o solución de lactato sódico compuesta, continua
- Metilergonovina (i.m.): 0,2 mg i.m.; puede repetirse al cabo de 2 a 4 h
- 15-metil-prostaglandina $F_{2\alpha}$ (i.m.): 0,25 mg cada 15 a 90 min hasta un máximo de 8 dosis
- Dinoprostona (supositorio): vaginal o rectal; 20 mg cada 2 h
- Misoprostol: 800–1 000 µg por vía rectal; 1 dosis
- Taponamiento intrauterino: balón de Bakri, compresas
Medidas quirúrgicas
Suturas de compresión uterina
Ligadura arterial secuencial o embolización arterial selectiva
Histerectomía

Retención de placenta
Extracción manual; tratar la atonía como se ha descrito antes
Ecografía/guía ecográfica para garantizar la extracción completa
Legrado mediante aspiración: lo ideal es realizarlo mediante guía ecográfica en el quirófano
Mantener la sospecha de placenta adherente: es necesaria una intervención adicional

Desgarros y hematomas del aparato genital
Reparar los desgarros inmediatamente
La exposición es de vital importancia: conseguir ayuda, trasladar a quirófano
No colocar suturas a ciegas
Puede ser necesario taponamiento
Observar los hematomas asintomáticos estables

Coagulopatía
Reposición de los factores apropiados
Identificar la causa subyacente
Hemorragia, infección, embolia de líquido amniótico, otras

TABLA 12-1
Tratamiento con hemoderivados

Producto	Contenido	Volumen (ml)	Efecto
Concentrado de eritrocitos	Eritrocitos, leucocitos, plasma	240	Aumenta Hto 3%/unidad, hemoglobina 1 g/dl
Plaquetas	Plaquetas, eritrocitos, leucocitos, plasma	50	Aumenta cifra de trombocitos 5000–10000/mm^3 por unidad
PFC	Factores V y VIII, fibrinógeno, antitrombina III	250	Aumenta fibrinógeno 10 mg/dl
Crioprecipitado	Factores VIII y XIII, fibrinógeno, FVW	40	Aumenta fibrinógeno 10 mg/dl

FVW, factor de von Willebrand; Hto, hematócrito; PFC, plasma fresco congelado.

CUADRO 12-3

Medidas preventivas para evitar o reducir al mínimo la hemorragia puerperal

Antes del parto

Hematócrito inicial

Grupo y cribado sanguíneo (pruebas de compatibilidad cruzada en casos de muy alto riesgo)

Vía intravenosa

Realizar estudios de coagulación y obtener la cifra de trombocitos en la situación inicial, si está indicado

Identificar los factores de riesgo

En la sala de partos

Evitar el exceso de tracción sobre el cordón umbilical

Utilizar los fórceps y las ventosas con criterio

Examinar la placenta para comprobar que se ha extraído completamente

Explorar el útero con los dedos (si está indicado)

Tratamiento activo del alumbramiento

Visualizar el cuello del útero y la vagina

Extraer todos los coágulos del útero y la vagina antes del traslado a la sala de reanimación

En la sala de reanimación

Observar estrechamente a la paciente por si presenta hemorragia excesiva

Mantener la administración de fármacos uterotónicos

Palpar el útero frecuentemente con masaje

Determinar las constantes vitales frecuentemente

nos hipertensivos. Aunque debe evitarse o utilizarse con suma precaución en las personas con cardiopatía, enfermedad pulmonar, enfermedad hepática o nefropatía, la **15-metil-prostaglandina F$_{2\alpha}$** puede administrarse por vía intramuscular o directamente en el miometrio. La **dinoprostona** puede administrarse mediante supositorio vaginal o rectal. El **misoprostol** se ha utilizado recientemente para el tratamiento y la prevención de la HP. Estas prostaglandinas se traducen en contracciones uterinas fuertes. Normalmente, la oxitocina se administra de modo profiláctico, como se ha comentado antes; si aparece atonía uterina, la velocidad de infusión se aumenta y se administran fármacos adicionales de manera secuenciada.

> *Los fármacos uterotónicos sólo son eficaces para la atonía uterina. Si el útero está bien contraído, no es necesario utilizar estos fármacos y hay que investigar otras causas de hemorragia.*

De vez en cuando, el masaje uterino y los fármacos uterotónicos no logran provocar una contracción uterina suficiente y hay que adoptar otras medidas. Algunos médicos utilizan la compresión intrauterina con taponamiento intrauterino o colocación de un balón de compresión para interrumpir la hemorragia pero conservando el útero.

El **tratamiento quirúrgico** de la atonía uterina puede comprender suturas de compresión uterina (suturas B-Lynch o cuadradas múltiples), la ligadura arterial secuencial (ramas ascendentes o descendentes de las arterias uterina, uteroovárica y luego ilíaca interna), la embolización arterial selectiva y la histerectomía (fig. 12-2). *Se han observado unos índices de éxito muy altos con las técnicas de compresión quirúrgica, con un descenso consiguiente de la histerectomía y la ligadura de la arteria ilíaca, dos técnicas que están asociadas a altos índices de morbilidad. Las ventajas adicionales de las técnicas de compresión comprenden su rápida ejecución y la conservación de la fertilidad.*

Desgarros del aparato genital inferior

Los **desgarros** del aparato genital inferior son una causa mucho menos frecuente de HP que la atonía uterina, pero pueden ser graves y exigir una reparación quirúrgica inmediata. *Los factores predisponentes comprenden el parto instrumental, la manipulación obstétrica como por ejemplo una extracción de nalgas, el parto precipitado, las presentaciones distintas de la occipitoilíaca anterior y la macrosomía.*

Aunque los desgarros leves del cuello del útero son frecuentes en el parto, los desgarros extensos y los que sangran activamente suelen necesitar reparación. Para reducir al mínimo la hemorragia causada por los desgarros cervicouterinos y vaginales significativos, todas las pacientes que presenten algún factor predisponente, o cualquier paciente cuya hemorragia poco después del parto parezca excesiva pese a tener un útero firme y contraído, deben volver a someterse a una exploración meticulosa del aparato genital inferior. Esta exploración vaginal puede necesitar ayuda para permitir una visualización adecuada. Por lo general, la reparación de estos desgarros no suele ser difícil si se proporciona una exposición suficiente.

Los desgarros vaginales y perineales (desgarros periuretrales y vaginales de primer a cuarto grado) no son causas

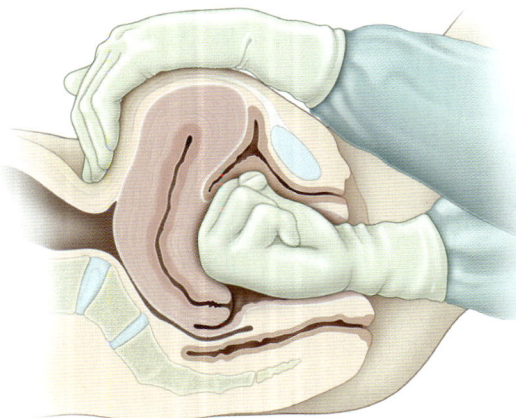

FIGURA 12-1. Tratamiento de la atonía uterina mediante masaje manual. Una mano comprime suavemente el útero a través de la pared abdominal. La otra mano se introduce de tal manera que pueda ejercerse presión contra el segmento uterino anteroinferior.

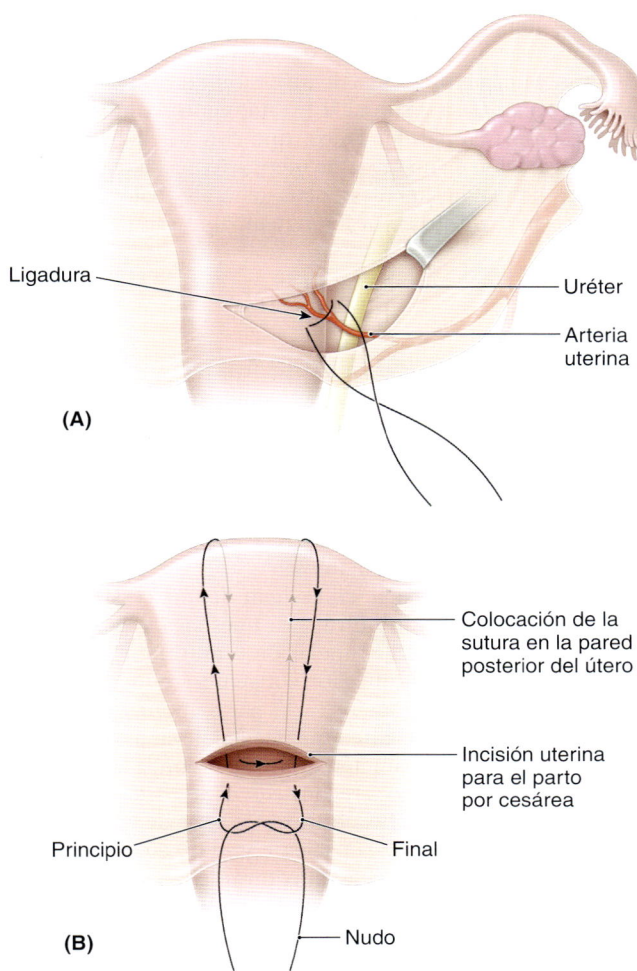

Ligadura

Uréter

Arteria uterina

(A)

Colocación de la sutura en la pared posterior del útero

Incisión uterina para el parto por cesárea

Principio   Final

(B)   Nudo

FIGURA 12-2. Tratamiento quirúrgico de la hemorragia uterina atónica. **(A)** Ligadura de la arteria uterina. Se pasa la arteria por encima del uréter y se liga más allá de ese punto en el cuerpo del útero. **(B)** Sutura de «B-Lynch».

frecuentes de hemorragia considerable, aunque la hemorragia continua, que puede tener su origen en desgarros más profundos, puede ser tan significativa que haga necesaria la reparación de estos desgarros. Los desgarros periuretrales pueden estar asociados a un edema suficiente como para ocluir la uretra, lo que provoca retención de orina; normalmente, la colocación de una sonda de Foley durante 12 a 24 h alivia este problema.

Retención de placenta

Normalmente, la placenta se separa del útero debido a la escisión entre la **zona basal** y la **zona esponjosa,** que está facilitada por la contracción uterina. Una vez que se ha producido la separación, las contracciones uterinas fuertes provocan la expulsión de la placenta. La **retención de placenta** puede darse cuando el proceso de separación o el proceso de expulsión son incompletos. Los factores que predisponen a la re-

tención de placenta comprenden un parto por cesárea anterior, los miomas uterinos, un legrado uterino anterior y un lóbulo placentario succenturiado o accesorio.

El tejido placentario que permanece en el útero puede impedir las contracciones adecuadas, lo que lleva a atonía y hemorragia excesiva.

Tras la expulsión de la placenta, hay que examinar todas y cada una de las placentas para detectar la ausencia de cotiledones placentarios, que pueden permanecer en el útero.

Los vasos superficiales cortados o que terminan de forma brusca pueden indicar un lóbulo placentario accesorio, o **succenturiado.** Si se piensa que puede haber retención de placenta –bien debido a la ausencia evidente de cotiledones, bien debido a una hemorragia excesiva– con frecuencia la placenta puede extraerse introduciendo dos dedos por el cuello del útero hasta la cavidad uterina y manipulando el tejido retenido en sentido descendente hacia la vagina. Si esta maniobra no tiene éxito, o si existen dudas en cuanto a la causa de la hemorragia, una ecografía del útero puede resultar útil. Puede practicarse un legrado con un aspirador y/o una cucharilla grande afilada para extraer el tejido retenido. Hay que procurar evitar la perforación del fondo del útero.

El tejido placentario también puede permanecer en el útero porque la placenta no se ha separado del útero con normalidad. A veces, las vellosidades placentarias atraviesan la pared uterina en mayor o menor grado. En concreto, la adhesión anómala de la placenta al revestimiento superficial del útero se denomina **placenta adherente *(accreta);*** la penetración del músculo uterino propiamente dicho se denomina **placenta penetrante *(increta),*** y la invasión completa a través del grosor del músculo uterino se denomina **placenta perforante *(percreta).*** Si esta adhesión anómala afecta a toda la placenta, no se separa ninguna parte de la placenta. No obstante, es mucho más frecuente que la adhesión no sea completa y que una porción de la placenta se separe y el resto quede adherido. A continuación, puede producirse una hemorragia grave potencialmente mortal.

Si una porción de la placenta se separa y el resto queda adherido, con frecuencia es necesaria una histerectomía. No obstante, normalmente conviene intentar separar la placenta mediante legrado u otro método para controlar la hemorragia (como la compresión quirúrgica o la ligadura arterial secuencial) para tratar de evitar una histerectomía en una mujer que quiere tener más hijos.

Otras causas de hemorragia puerperal

HEMATOMAS

Los **hematomas** pueden aparecer en cualquier lugar desde la vulva hasta la parte superior de la vagina como consecuencia de un traumatismo obstétrico. Los hematomas también pueden aparecer en el lugar de la episiotomía o de un desgarro perineal. Pueden aparecer sin alteración de la mucosa vaginal, cuando el feto o los fórceps provocan el cizallamiento de los tejidos submucosos sin desgarrar la mucosa. Los hematomas vulvares o vaginales se caracterizan por un dolor intolerable con o sin signos de choque. *Normalmente, los hematomas ≤ 5 cm* *de diámetro que no aumentan de tamaño pueden tratarse con conducta expectante mediante la determinación frecuente del tamaño del hematoma y la vigilancia estrecha de las constantes vitales y la diuresis.* La aplicación de compresas de hielo también puede ser útil. Los hematomas más grandes y que aumentan de tamaño deben tratarse mediante cirugía. Si el hematoma se encuentra en el lugar de la episiotomía, hay que retirar las suturas y buscar el origen de la hemorragia, que luego se liga. Si no se encuentra en el lugar de la episiotomía, hay que abrir el hematoma en su porción más dependiente y drenarlo, identificar el lugar de la hemorragia, si es posible, y cerrar la zona con suturas hemostáticas entrelazadas. Con frecuencia, se utilizan tubos de drenaje y compresas vaginales para evitar que vuelva a acumularse sangre. Cabe destacar que las cantidades grandes de sangre pueden disecar planos de tejido y acumularse a lo largo de éstos, especialmente en la fosa isquioanal, lo que dificulta la identificación. Esto puede observarse en las mujeres con traumatismo de los surcos y las paredes laterales de la vagina. Por lo tanto, es importante vigilar cuidadosamente el estado hemodinámico para identificar a las mujeres con hemorragia oculta.

DEFECTOS DE COAGULACIÓN

Prácticamente cualquier anomalía congénita o adquirida de la coagulación sanguínea puede llevar a HP. El desprendimiento placentario, la embolia de líquido amniótico, la septicemia y la preeclampsia grave son afecciones obstétricas asociadas a la coagulopatía intravascular diseminada. El tratamiento de los **trastornos de la coagulación** implica la reparación del defecto de coagulación con la reposición de los factores adecuados.

> *Al tratar a una paciente con HP, hay que obtener una muestra de la sangre que circula por el aparato genital en un tubo de ensayo normal para comprobar si la sangre se coagula.*

También hay que recordar que la hemorragia intensa en sí puede llevar a coagulopatía, creando de ese modo un círculo vicioso hemorrágico.

EMBOLIA DE LÍQUIDO AMNIÓTICO

La **embolia de líquido amniótico** es una complicación obstétrica poco común, súbita y con frecuencia mortal que se cree que está causada principalmente por la penetración de líquido amniótico en la circulación materna. Se piensa que importantes mediadores bioquímicos, además de físicos, intervienen en la aparición del cuadro clínico, que se revela como cinco signos que aparecen de manera secuencial: *1)* disnea, *2)* cianosis, *3)* insuficiencia circulatoria aguda, *4)* hemorragia y *5)* coma. *Con frecuencia, el síndrome también se traduce en coagulopatía grave.* El tratamiento va destinado a reforzar el aparato cardiovascular y el sistema de coagulación, aunque la mortalidad materna todavía se acerca al 30 %-50 % en la mayoría de las series.

INVERSIÓN UTERINA

La **inversión uterina** es una afección poco común en que el útero se vuelve literalmente del revés y la parte superior del fondo del útero se extiende a través del cuello del útero hasta la vagina y a veces incluso más allá del orificio vaginal (fig. 12-3). La hemorragia en presencia de inversión uterina se caracteriza por ser intensa y súbita. El tratamiento comprende la recolocación manual del útero, que con frecuencia exige la administración de un relajante uterino (como la terbutalina, el sulfato de magnesio, anestésicos generales halogenados y nitroglicerina). Si la recolocación manual fracasa, es necesaria cirugía.

ROTURA UTERINA

La rotura uterina debe diferenciarse de la dehiscencia de una incisión transversal baja, ya que las connotaciones clínicas son bastante distintas. Una **rotura uterina** es una abertura manifiesta entre la cavidad uterina y la cavidad abdominal. Una **dehiscencia uterina** es una «ventana» cubierta por el peritoneo visceral. Los casos de rotura manifiesta acarrean unos índices significativamente más altos de morbilidad materna y fetal, e incluso mortalidad materna.

La rotura puede darse en el lugar de una cesárea anterior u otra intervención quirúrgica que haya afectado a la pared uterina –por una manipulación o un traumatismo intrauterino, por una malformación congénita (pequeño cuerno uterino) o de forma espontánea–. El parto anómalo, el parto quirúrgico y la placenta adherente pueden llevar a rotura uterina. Es necesaria la reparación quirúrgica, con la adaptación de la técnica específica para reconstruir el útero, si es posible. Los cuidados dependen del alcance y la zona de la rotura, la situación clínica actual de la paciente y su deseo de procrear en el futuro. Con frecuencia, la rotura de la cicatriz de un parto por cesárea anterior puede tratarse mediante la revisión de los bordes de la incisión anterior, seguida del cierre por primera intención. Además de la alteración del miometrio, hay que prestar atención a las estructuras vecinas, como el ligamento ancho del útero, los vasos del parametrio, los uréte-

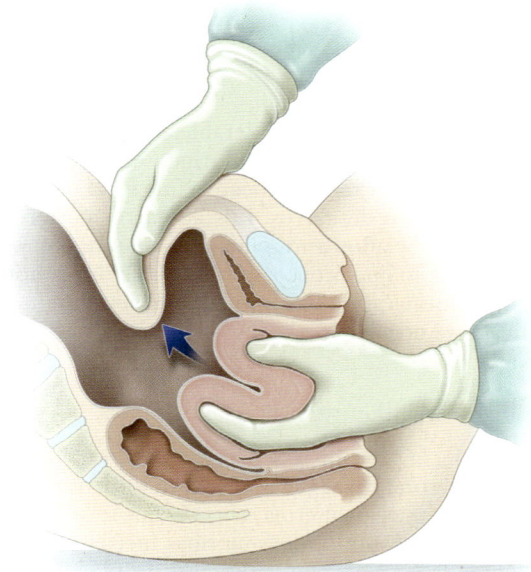

FIGURA 12-3. Recolocación manual de un útero invertido.

res y la vejiga. Aunque la paciente no quiera someterse a una histerectomía, esta intervención puede ser necesaria en una situación potencialmente mortal. *La evaluación meticulosa en presencia de alteraciones hemodinámicas maternas y la vigilancia de otros signos, como el dolor abdominal agudo, la alteración del contorno abdominal, un patrón cardíaco fetal preocupante y la pérdida de la posición fetal, tienen una importancia fundamental en la detección y la intervención precoces en este tipo de casos.*

PREVENCIÓN

Varias estrategias preventivas pueden ayudar a reducir la incidencia de hemorragia asociada al parto y pueden ser bastante eficaces. Se ha demostrado que el tratamiento activo en el alumbramiento, que implica la extracción manual de la placenta y la administración de un fármaco uterotónico, reduce la incidencia de hemorragia. Además de prevenir muchos casos de atonía uterina, esta estrategia también reducirá la incidencia de inversión uterina. La incidencia de retención de placenta no aumenta con estas técnicas.

Finalmente, todas las unidades de obstetricia y los ginecólogos deben disponer de instalaciones, personal y equipos para tratar la HP correctamente. También se recomiendan sesiones clínicas para mejorar el tratamiento de la hemorragia materna.

LECTURAS RECOMENDADAS

American College of Obstetricians and Gynecologists. Postpartum hemorrhage. ACOG Practice Bulletin No. 76. *Obstet Gynecol.* 2006;108(4):1039–1047.

13

Embarazo ectópico y aborto

Este capítulo trata principalmente los siguientes temas educativos de la Association of Professors of Gynecology and Obstetrics (APGO):

Tema 15   Embarazo ectópico

Tema 16   Aborto espontáneo

Tema 21   Muerte fetal

Tema 34   Aborto

El estudiante debe comprender que el embarazo ectópico es una de las principales causas de morbimortalidad materna y que el diagnóstico y la intervención precoces pueden conservar la fertilidad y salvar vidas. Los estudiantes deben ser capaces de definir los tipos de aborto espontáneo (espontáneo propiamente dicho, recurrente, incompleto y séptico) y explicar su diagnóstico y tratamiento, incluido el diagnóstico diferencial de la hemorragia en el primer trimestre. También deben ser capaces de explicar las indicaciones, los riesgos y beneficios, y los métodos para practicar una interrupción voluntaria del embarazo (IVE) y un aborto terapéutico. Los estudiantes deben ser capaces de determinar y tratar la muerte fetal en cada trimestre, sin olvidar la orientación apropiada para los padres.

EMBARAZO ECTÓPICO

Un **embarazo ectópico** o **extrauterino** es aquél en que el blastocisto se implanta en cualquier lugar menos en el revestimiento endometrial de la cavidad uterina. Como se muestra en la figura 13-1, el 98 % de los embarazos ectópicos se implanta en la trompa uterina, de los cuales el 80 % se da en el segmento ampollar. Otras ubicaciones comprenden el ovario, el cuello del útero y el abdomen, entre otras. En conjunto, representan del 1,3 % al 2 % de los embarazos notificados en Estados Unidos.

Antiguamente, el embarazo ectópico era potencialmente mortal. El diagnóstico precoz, que es posible gracias a la posibilidad para detectar la subunidad β de la gonadotropina coriónica humana (GCh), combinada con la ecografía transvaginal (ETV) de alta resolución, ha reducido esta amenaza. No obstante, los embarazos ectópicos siguen siendo una causa importante de morbimortalidad en Estados Unidos. La incidencia del embarazo ectópico ha aumentado en concordancia con el aumento de las infecciones por clamidias.

Embarazo ectópico tubárico

Sin intervención, la evolución natural de un embarazo tubárico puede llevar a aborto tubárico, rotura tubárica o remisión espontánea. El **aborto tubárico** es la expulsión de los productos de la concepción a través de las fimbrias de la trompa uterina. Este tejido puede retroceder o puede reimplantarse en la cavidad abdominal. La **rotura tubárica** está asociada a hemorragia intraabdominal significativa, que con frecuencia exige una intervención quirúrgica.

FISIOPATOLOGÍA Y FACTORES DE RIESGO

La identificación de los factores de riesgo de embarazo ectópico conduce a un diagnóstico oportuno, con la mejora de la supervivencia materna y la futura fertilidad.

Se ha implicado a la inflamación como causante de lesión tubárica que predispone al embarazo ectópico. También pueden estar implicados procesos inflamatorios como la **salpingitis** y la **salpingitis ístmica nodosa.** La patología aguda, como la **infección por clamidias,** provoca inflamación intraluminal y la consiguiente sedimentación de fibrina con cicatrización tubárica. Pese a la obtención de cultivos negativos, la persistencia de los antígenos de las clamidias puede desencadenar una reacción de hipersensibilidad retardada con cicatrización constante. Mientras que la *Neisseria gonorrhoeae* productora de endotoxinas provoca una inflamación genital virulenta con un cuadro clínico de inicio rápido, la respuesta inflamatoria a las clamidias es poco activa y alcanza su punto máximo a los 7 a 14 días.

Aunque es poco frecuente que una mujer se quede embarazada después de la ligadura de trompas, cuando esto ocurre existe un riesgo considerable de que el embarazo sea ectópico. La mayoría de los métodos **anticonceptivos** reduce

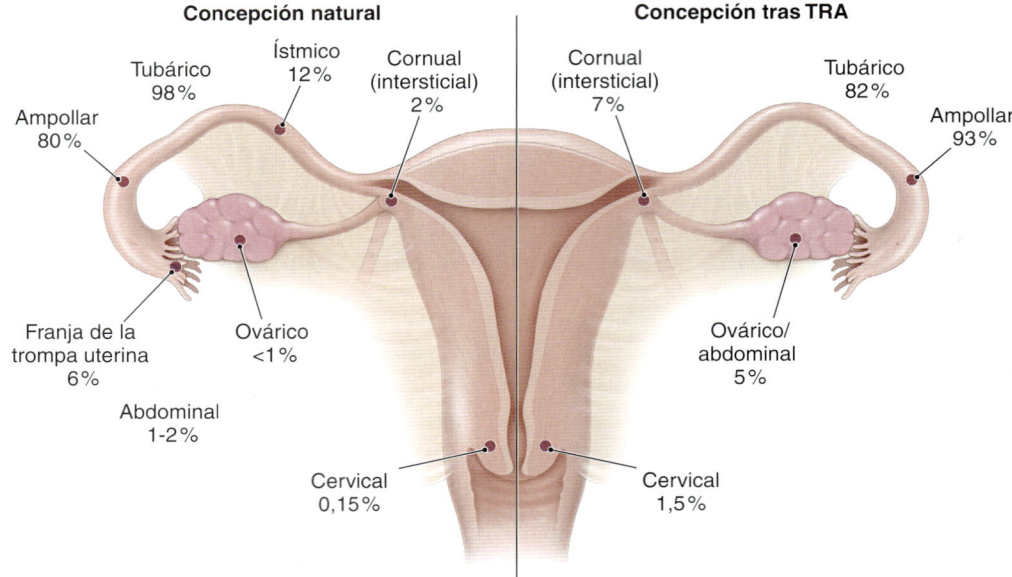

Concepción natural

Tubárico 98%
Ístmico 12%
Cornual (intersticial) 2%
Ampollar 80%
Franja de la trompa uterina 6%
Ovárico <1%
Abdominal 1-2%
Cervical 0,15%

Concepción tras TRA

Cornual (intersticial) 7%
Tubárico 82%
Ampollar 93%
Ovárico/ abdominal 5%
Cervical 1,5%

FIGURA 13-1. Incidencia de los tipos de embarazo ectópico según la ubicación. TRA, tecnologías de reproducción asistida.

el número de embarazos intrauterinos, aumentando de este modo la incidencia relativa (pero no absoluta) de embarazo ectópico. Los anticonceptivos orales impiden la ovulación, lo que reduce significativamente los embarazos en todas las ubicaciones. Los dispositivos intrauterinos no aumentan el riesgo total de embarazo ectópico. El aborto no predispone a embarazo ectópico, aunque la infección asociada puede que sí.

Los antecedentes de esterilidad, independientes de la enfermedad tubárica, y la inducción de la ovulación también parecen ser factores de riesgo del embarazo ectópico. Los factores de riesgo adicionales comprenden el tabaquismo, la cirugía tubárica anterior, la exposición al dietilestilbestrol y la edad avanzada.

SÍNTOMAS

Con la disponibilidad de pruebas de embarazo precoces, no es raro poder diagnosticar el embarazo ectópico antes de la rotura –antes incluso de la aparición de los síntomas–. Los síntomas clásicos asociados al embarazo ectópico son la amenorrea seguida de hemorragia vaginal y dolor abdominal en el lado afectado. No obstante, no existe ningún conjunto de síntomas que sea diagnóstico. Otras molestias del embarazo, como la mastalgia, las náuseas y la polaquiuria, pueden acompañar a signos que presagian algo peor. Estos comprenden el dolor de hombro agravado por la inspiración, que está causado por la irritación del nervio frénico debida a la presencia de sangre debajo del diafragma, o alteraciones vasomotoras como el vértigo y el síncope por hipovolemia hemorrágica.

Mientas se produzcan hormonas placentarias, normalmente no habrá hemorragia vaginal. La hemorragia vaginal irregular es el resultado del esfacelado de la decidua o membrana caduca del revestimiento endometrial. La hemorragia vaginal en las pacientes con gestación ectópica puede ir desde un flujo escaso o ausente hasta un flujo intenso parecido a la menstruación. En algunas pacientes, todo el «molde decidual» se expulsa intacto, lo que simula un aborto espontáneo.

El estudio histológico de este tejido confirma si hay vellosidades placentarias presentes o no. En cualquier paciente con una prueba de embarazo positiva, siempre que el estudio del tejido expulsado espontáneamente u obtenido mediante legrado no ponga de manifiesto la presencia de vellosidades, hay que presuponer la presencia de una implantación ectópica hasta que se demuestre lo contrario.

Muchas mujeres con embarazo ectópico sin rotura tubárica pueden presentar unos síntomas que no llaman la atención. No obstante, hay que considerar seriamente el diagnóstico cuando las mujeres en edad fértil refieren cualquiera de los síntomas antes mencionados, especialmente las mujeres que presentan factores de riesgo de embarazo extrauterino.

SIGNOS

Antes de la rotura tubárica, los signos abdominales y pélvicos son sumamente escasos en muchas mujeres. Antes de la rotura, el diagnóstico de un embarazo ectópico se basa principalmente en los datos analíticos y ecográficos. No obstante, con la rotura, casi tres cuartas partes de las mujeres experimentarán un dolor pronunciado con la exploración abdominal y ginecológica, que se agrava con la manipulación del cuello del útero. En aproximadamente el 20% de las mujeres puede palparse un bulto en la pelvis, incluida una masa anexial posterolateral al útero. Inicialmente, el embarazo ectópico puede tener una consistencia blanda y elástica, mientras que la hemorragia extensa da lugar a una consistencia más firme. Muchas veces, las molestias impiden palpar la tumoración. Evitar las exploraciones ginecológicas de hecho puede ayudar a impedir la rotura yatrógena.

No cabe esperar fiebre, aunque puede darse una leve elevación de la temperatura en respuesta a la sangre intraperitoneal. Una temperatura de 38 °C puede dejar entrever que los síntomas de la paciente tienen una causa infecciosa. En los casos de hemorragia intraabdominal, puede observarse distensión abdominal y dolor con la palpación abdominal, con o sin descompresión, rigidez o reducción de los borborigmos. El dolor con la palpación abdominal es variable; está presente en el 50 %-90 % de las mujeres con embarazos ectópicos. Con frecuencia, se observa dolor con el movimiento del cuello del útero provocado por la irritación intraperitoneal y dolor con la palpación de los anejos uterinos. Aproximadamente en un tercio de los casos hay un anejo aumentado, pero su ausencia no descarta la posibilidad de implantación ectópica. El útero puede agrandarse y reblandecerse durante el primer trimestre, simulando de este modo un embarazo intrauterino. Puede que se observe un cuello de útero ligeramente abierto con sangre o tejido decidual, que puede confundirse con una amenaza de aborto y/o un aborto espontáneo.

DIAGNÓSTICO DIFERENCIAL

Los síntomas del embarazo ectópico pueden imitar múltiples entidades. Las complicaciones iniciales del embarazo (amenaza de aborto, aborto incompleto o aborto retenido), un pólipo placentario o un quiste hemorrágico del cuerpo lúteo son difíciles de diagnosticar. Además, en aproximadamente el 20 % de las mujeres con embarazos normales se produce una hemorragia inicial. Una serie de trastornos que no están relacionados con el embarazo, como la apendicitis y los cálculos renales, pueden imitar el embarazo ectópico.

El diagnóstico rápido y exacto del embarazo ectópico es esencial para reducir el riesgo de complicaciones graves o muerte. Casi la mitad de las mujeres que han muerto como resultado de un embarazo ectópico experimentaron una demora en el tratamiento debido a un diagnóstico tardío o inexacto. En cualquier mujer sexualmente activa en edad fértil que acude con dolor, hemorragia irregular y/o amenorrea, hay que incluir el embarazo ectópico en el diagnóstico diferencial inicial.

TÉCNICAS DIAGNÓSTICAS

La ETV y las determinaciones seriadas de la β-GCh son las herramientas diagnósticas más útiles para confirmar la sospecha clínica de embarazo ectópico.

La evaluación inicial en la paciente que por lo demás está hemodinámicamente estable debe comprender una prueba de embarazo. Un resultado negativo excluye la posibilidad de embarazo ectópico. Las pruebas de embarazo en orina, que son capaces de detectar unas concentraciones de β-GCh 20 UI/l, ahora están disponibles en cualquier farmacia. Estas pruebas detectan la β-GCh a los 14 días de la concepción y son positivas en más del 90% de los casos de embarazo ectópico. Las determinaciones en suero pueden detectar la presencia de β-GCh a los 5 días de la concepción, esto es, antes de la ausencia del ciclo menstrual; no obstante, puesto que su realización exige más tiempo y experiencia, con frecuencia no se utilizan en una situación clínica que puede constituir una urgencia.

Si el resultado de la prueba de embarazo es positivo cuando se piensa que puede haber un embarazo ectópico, el resto del estudio diagnóstico deberá centrarse en la determinación de la viabilidad y la ubicación del embarazo. En los embarazos normales, las concentraciones séricas de β-GCh aumentan de manera logarítmica lineal hasta los 60 u 80 días después de la última menstruación, momento en que las cifras se estabilizan aproximadamente en 100 000 UI/l. Durante este período, un aumento del 66% o más de las concentraciones séricas de β-GCh debe someterse a observación cada 48 h. Aproximadamente el 15 % de los embarazos intrauterinos normales está asociado a un aumento de la β-GCh inferior al 66 % y el 17 % de los embarazos ectópicos tiene unos tiempos de duplicación normales. La desviación de este patrón debe hacer pensar en un embarazo que no procede normalmente, incluido un embarazo ectópico. *Aunque las concentraciones séricas de β-GCh que aumentan de forma inapropiada hacen sospechar (pero no diagnostican) un embarazo anómalo, no identifican su ubicación.*

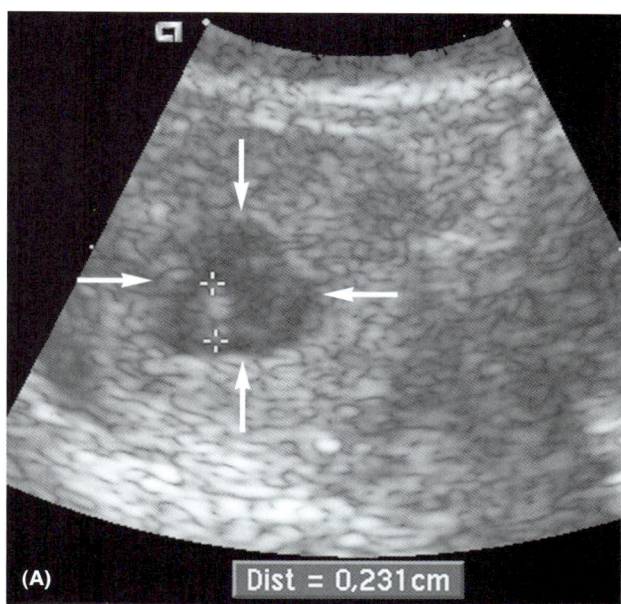

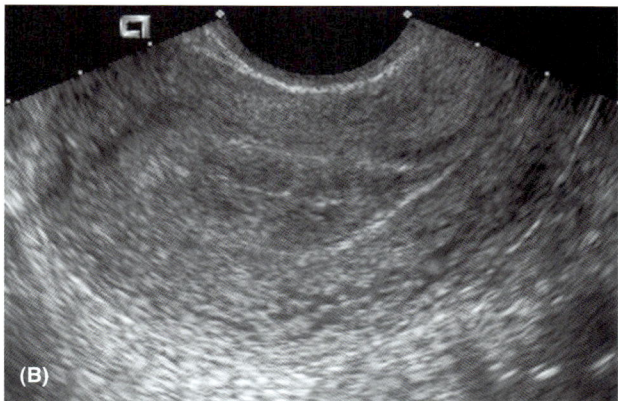

FIGURA 13-2. Embarazo ectópico con un saco gestacional extrauterino que contiene un embrión vivo. **(A)** La proyección transvaginal coronal de los anejos derechos pone de manifiesto un saco extrauterino *(flechas)* que contiene un embrión *(cruces del calibrador).* **(B)** La proyección transvaginal sagital del útero no revela ningún indicio de saco gestacional. (De Doubilet PM, Benson CB. *Atlas of Ultrasound in Obstetrics and Gynecology.* Philadelphia, PA: Lippincott Williams & Wilkins; 2003: 319.)

Un complemento clave de las concentraciones cuantitativas seriadas de β-GCh es la ecografía pélvica (fig. 13-2). La ecografía de alta resolución ha revolucionado el tratamiento clínico de las mujeres con sospecha de embarazo ectópico. Con la ETV, normalmente es visible un saco gestacional al cabo de 4,5 a 5 semanas de la última menstruación, el saco vitelino aparece al cabo de 5 a 6 semanas y el botón embrionario con actividad cardíaca se detecta por primera vez al cabo de 5,5 a 6 semanas. Con la ecografía transabdominal estas estructuras se visualizan un poco más tarde. Cada centro tiene que definir un **umbral** de β-GCh, esto es, el límite inferior de β-GCh en que un examinador puede visualizar de manera fiable un embarazo en la ecografía. La ETV, que es más sensible, puede visualizar el embarazo cuando la concentración de GCh es de 1 000 a 2 000 UI/l. La ecografía transabdominal debe poder identificar un embarazo intrauterino cuando la concentración de GCh alcanza las 5 000-6 000 UI/l. Si la concentración inicial de β-GCh está por encima de esta cifra, existe el triple de probabilidades de obtener un diagnóstico exacto mediante ecografía. La ausencia de embarazo uterino con unas concentraciones de β-GCh por encima del umbral significa un embarazo anómalo –embarazo ectópico, aborto incompleto o aborto consumado en fase de resolución–. Hay que procurar diferenciar entre una gestación uterina y un **saco seudogestacional.** Este saco de capa única es el resultado de la acumulación de líquido intracavitario provocada por el esfacelado de la decidua y suele estar situado en la línea media de la cavidad uterina, mientras que el saco gestacional normal tiene una ubicación excéntrica (fig. 13-3).

También se ha utilizado la concentración sérica de progesterona como prueba de detección del embarazo ectópico.

Entre la quinta y la décima semana de gestación, la variación de la concentración de progesterona es mínima, con lo cual una única determinación es suficiente. Se ha utilizado una concentración sérica < 5 ng/ml para identificar un embarazo inviable con una especificidad de casi el 100 % y una sensibilidad del 60 %. A la inversa, una progesterona sérica > 20 ng/ml posee una sensibilidad del 95 % y una especificidad de aproximadamente el 40 % para identificar un embarazo sano.

> *Las cifras de progesterona sérica no pueden diferenciar entre un embarazo ectópico e intrauterino.*

El **legrado** de la cavidad uterina también puede ayudar a descartar un embarazo ectópico, pero sólo debe realizarse después de descartar la posibilidad de interrumpir un embarazo evolutivo. Aunque el embarazo intrauterino y ectópico pueden coexistir en casos raros (embarazo heterotópico), la identificación de vellosidades coriónicas en muestras de tejido revela un embarazo intrauterino y básicamente descarta el embarazo ectópico. Se ha comunicado que el diagnóstico provisional de embarazo ectópico es inexacto en cerca del 40 % de los casos sin exclusión histológica de un aborto espontáneo. La **reacción de Arias-Stella,** una hipersecreción de las glándulas endometriales del embarazo que se observa en el examen histológico, se da tanto en el embarazo ectópico como intrauterino y, por lo tanto, no es útil para detectar un embarazo ectópico.

La **culdocentesis** puede identificar un **hemoperitoneo** (sangre en la cavidad peritoneal), que puede hacer sospechar un embarazo ectópico roto, aunque también es indicativo de otras causas, como la rotura de un quiste del cuerpo lúteo. Esta técnica implica la introducción de una aguja del calibre 18 por detrás del cuello del útero, entre los ligamentos uterosacros, y hasta el fondo de saco de la cavidad peritoneal (fig. 13-4). La aspiración de líquido perito-

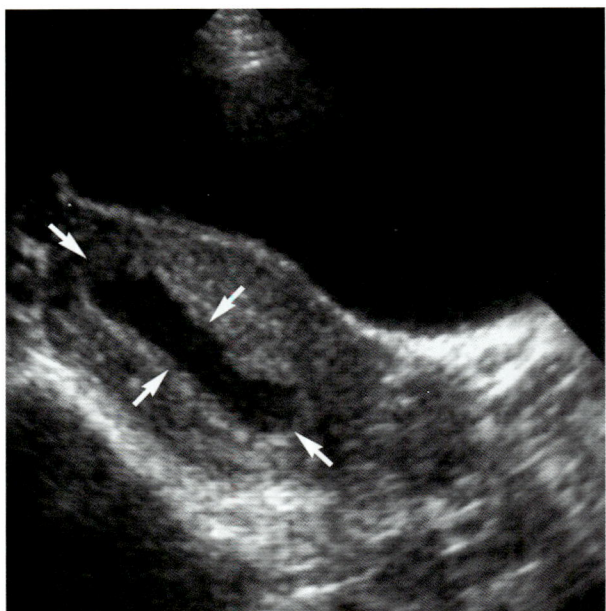

FIGURA 13-3. Saco seudogestacional. La proyección transabdominal sagital del útero pone de manifiesto un saco seudogestacional, una acumulación de líquido en el útero. (De Doubilet PM, Benson CB. *Atlas of Ultrasound in Obstetrics and Gynecology.* Philadelphia, PA: Lippincott Williams & Wilkins; 2003: 320.)

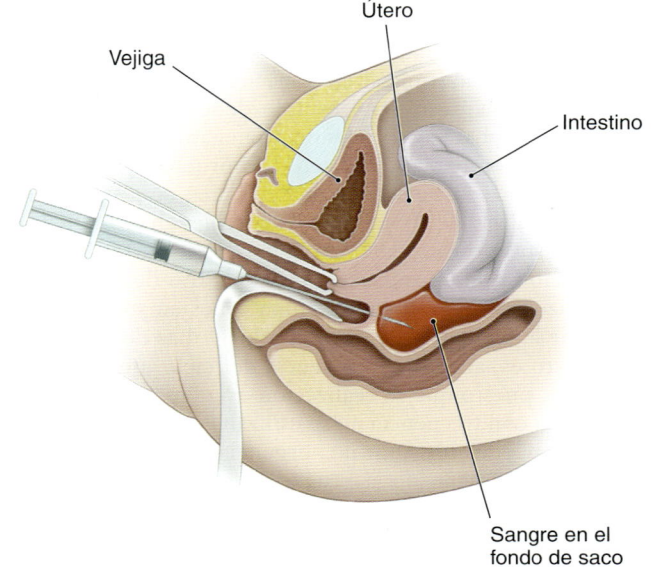

Vejiga

Útero

Intestino

Sangre en el fondo de saco

FIGURA 13-4. Culdocentesis.

neal transparente (culdocentesis negativa) indica la ausencia de hemorragia en la cavidad abdominal, pero no descarta un embarazo ectópico sin rotura. La aspiración de sangre que se coagula puede indicar la penetración de un vaso o una hemorragia tan rápida en la cavidad peritoneal que el coágulo sanguíneo no ha tenido tiempo de experimentar fibrinólisis. La sangre que no se coagula es un indicio de hemoperitoneo (culdocentesis positiva), en que el coágulo de sangre ha experimentado fibrinólisis. Si no se aspira nada (culdocentesis ambigua o no diagnóstica), no se obtiene ninguna información. El líquido purulento deja entrever una serie de causas relacionadas con la infección, como una salpingitis o una apendicitis. Puesto que ningún dato obtenido en la culdocentesis puede confirmar de manera categórica la presencia o ausencia de un embarazo ectópico, su uso en la práctica clínica ha disminuido. La principal utilidad de la culdocentesis, cuando se utiliza, es que un resultado positivo identifica la presencia de sangre en la cavidad peritoneal y confirma la necesidad de una evaluación adicional para determinar el origen de la hemorragia.

La técnica más exacta para identificar un embarazo ectópico es la **visualización directa,** que la mayoría de las veces se realiza mediante **laparoscopia.** No obstante, incluso la laparoscopia tiene un índice de errores diagnósticos del 2 % al 5 %. Por ejemplo, un embarazo tubárico sumamente precoz puede pasarse por alto porque puede no distender la trompa uterina lo suficiente como para identificarlo como una anomalía (diagnóstico falso negativo). A la inversa, puede obtenerse un diagnóstico falso positivo como resultado de una **hemosálpinx** (presencia de sangre en la trompa uterina) que se malinterpreta como un embarazo ectópico roto o un aborto tubárico.

Tratamiento

El tratamiento puede ser quirúrgico o farmacológico, según una serie de factores. La cirugía puede ser mínima o extensa, en función de la edad de gestación y otros factores. Debido a los riesgos inherentes de cada una de estas dos opciones, se prefiere el tratamiento médico a la cirugía en las pacientes apropiadas.

Tratamiento farmacológico. El **metotrexato** es el fármaco que suele emplearse como alternativa al tratamiento quirúrgico. El metotrexato es un antagonista del ácido fólico que inhibe competitivamente la fijación del ácido dihidrofólico a la dihidrofolato reductasa, que a su vez reduce la cantidad de metabolito intracelular activo, el ácido folínico.

La mejor candidata al tratamiento médico es la mujer que está asintomática, motivada y que tiene recursos para cumplir el seguimiento. La lista de contraindicaciones relativas y absolutas del tratamiento farmacológico figuran en el cuadro 13-1.

Los factores que pueden evaluarse para pronosticar el éxito del tratamiento médico comprenden la concentración inicial de β-GCh, el tamaño del embarazo ectópico determinado mediante ETV y la presencia o ausencia de actividad cardíaca fetal. La concentración sérica inicial de β-GCh es el mejor indicador pronóstico del éxito del tratamiento en las mujeres que reciben una dosis única de metotrexato. Una cifra sérica inicial < 5 000 UI/l está asociada a un índice de éxito del

---

CUADRO 13-1

Contraindicaciones del tratamiento médico en el embarazo ectópico

Absolutas

Lactancia materna

Indicios manifiestos o analíticos de inmunodeficiencia

Alcoholismo, hepatopatía alcohólica u otra hepatopatía crónica

Discrasias sanguíneas preexistentes, como hipoplasia de la médula ósea, leucocitopenia o trombocitopenia, o anemia significativa

Sensibilidad confirmada al metotrexato

Enfermedad pulmonar activa

Úlcera péptica

Disfunción hepática, renal o hematológica

Relativas

Saco gestacional > 3,5 cm

Movimientos cardíacos embrionarios

---

92 %, mientras que una concentración inicial > 15 000 UI/l tiene un índice de éxito del 68 %. Aunque existen pocos datos respecto al efecto del tamaño del embarazo ectópico sobre el índice de éxito con metotrexato, muchos ensayos clínicos iniciales utilizaron el «tamaño grande» como un criterio de exclusión. El índice de éxito con el metotrexato en dosis única fue del 93 % en los casos ectópicos menores de 3,5 cm. La actividad cardíaca y un tamaño mayor de 3,5 cm se consideran contraindicaciones relativas del tratamiento médico porque están asociados a un índice de éxito más bajo.

Los efectos secundarios más frecuentes del metotrexato comprenden las náuseas, los vómitos, la diarrea, la gastralgia, el mareo y la estomatitis. El metotrexato intramuscular administrado en una dosis única es el tratamiento médico más utilizado para el embarazo ectópico. Es imprescindible una vigilancia estrecha. Se determina la concentración sérica de β-GCh antes de administrar el metotrexato y de nuevo al cabo de 4 y 7 días de la inyección. Las concentraciones pueden seguir aumentando hasta el cuarto día. Luego, se comparan las cifras del cuarto y el séptimo día. Si se observa una disminución del 15 % o mayor, las concentraciones séricas de β-GCh se determinarán una vez por semana hasta que sean indetectables. Si la concentración de β-GCh no disminuye, la paciente puede necesitar cirugía o bien una segunda dosis de metotrexato si no existen contraindicaciones. Si la respuesta al tratamiento es adecuada, las determinaciones de la β-GCh se reducen a una vez por semana. Puede administrarse una dosis adicional de metotrexato si las concentraciones de β-GCh se estabilizan o aumentan a los 7 días. Puede que sea necesaria una intervención quirúrgica en las mujeres que no responden al metotrexato.

Durante los primeros días posteriores a la administración de metotrexato, hasta la mitad de las mujeres experimenta un dolor abdominal que puede controlarse con antiinflamatorios no esteroideos. Se supone que este dolor es consecuencia de la distensión tubárica provocada por un aborto tubárico o la formación de un hematoma, o ambas cosas.

Tratamiento quirúrgico. Las mujeres que están hemodinámicamente estables y presentan un diámetro tubárico pequeño, ausencia de actividad cardíaca fetal y unas concentraciones de β-GCh <5 000 UI/l obtienen unos resultados parecidos con tratamiento médico o quirúrgico. Se han diseñado técnicas quirúrgicas conservadoras que aumentan al máximo la conservación de la trompa uterina. Si la extirpación se realiza mediante laparoscopia, en la misma operación puede establecerse un diagnóstico definitivo y realizarse el tratamiento con una morbilidad, un coste y una hospitalización mínimos. En una **salpingostomía lineal**, el cirujano practica una incisión en la trompa uterina sobre el lugar de la implantación, extrae el embarazo y permite que la incisión cicatrice por segunda intención. La **resección segmentaria** es la extirpación de una porción de la trompa afectada (fig. 13-5). La **salpingectomía** es la extirpación de la trompa completa, una intervención que está reservada para los casos en que la porción de trompa sana que queda es pequeña o inexistente.

Cuando se emplea cirugía conservadora o tratamiento no quirúrgico, hay que realizar el seguimiento de la paciente tras el tratamiento mediante la determinación seriada de las concentraciones de β-GCh a fin de vigilar la regresión del embarazo. Se necesitará cirugía o tratamiento con metotrexato posteriormente si la función trofoblástica continúa, tal y como demuestra una persistencia o una elevación de las concentraciones de GCh. Las madres Rh negativas con embarazo ectópico deben recibir **concentrado de inmunoglobulinas contra el Rh** para evitar la sensibilización al Rh (v. cap. 19, Isoinmunización).

Embarazo ectópico no tubárico

EMBARAZO OVÁRICO

La implantación ectópica del óvulo fecundado en el ovario es poco común. El reciente aumento de la incidencia probablemente se debe a la mejora de las técnicas de imagen. Los factores de riesgo son parecidos a los del embarazo tubárico. El diagnóstico se basa en la descripción ecográfica clásica de un quiste con un ancho anillo externo ecógeno sobre el ovario o en su interior.

EMBARAZO INTERSTICIAL

El embarazo intersticial, que también se denomina **embarazo cornual,** se implanta en el segmento tubárico proximal que se halla en la pared uterina muscular. La observación anatómica característica es una hinchazón lateral a la inserción del ligamento redondo del útero. Un embarazo que se implanta en la zona del cuerno uterino suele manifestarse varias semanas después, porque el cuerno muscular uterino puede expandirse y alojar mejor un embarazo en crecimiento. A raíz de esto, normalmente la rotura del embarazo cornual **(ístmico)** se produce entre la octava y la decimosexta semana de gestación, y con frecuencia está asociada a hemorragia masiva, que a menudo requiere una histerectomía. Se ha afirmado que la mortalidad alcanza el 2,5 %.

EMBARAZO CERVICAL

El **embarazo cervical** se da en 1 de cada 9 000 a 12 000 embarazos, cuando el óvulo se implanta en la mucosa del cuello del útero por debajo del nivel del orificio interno del útero histológico. Un factor de riesgo que es exclusivo del embarazo cervical es el antecedente de legrado, que se observa en casi el 70 % de los casos. Son necesarios dos criterios diagnósticos para confirmar el embarazo cervical: *1)* la presencia de glándulas cervicouterinas en el lado opuesto a la zona de inserción placentaria y *2)* un trozo o toda la placenta tiene que estar situada por debajo de la entrada de los vasos uterinos o por debajo del pliegue peritoneal en la superficie uterina anterior y posterior. Si se cumplen estos criterios, puede administrarse tratamiento médico.

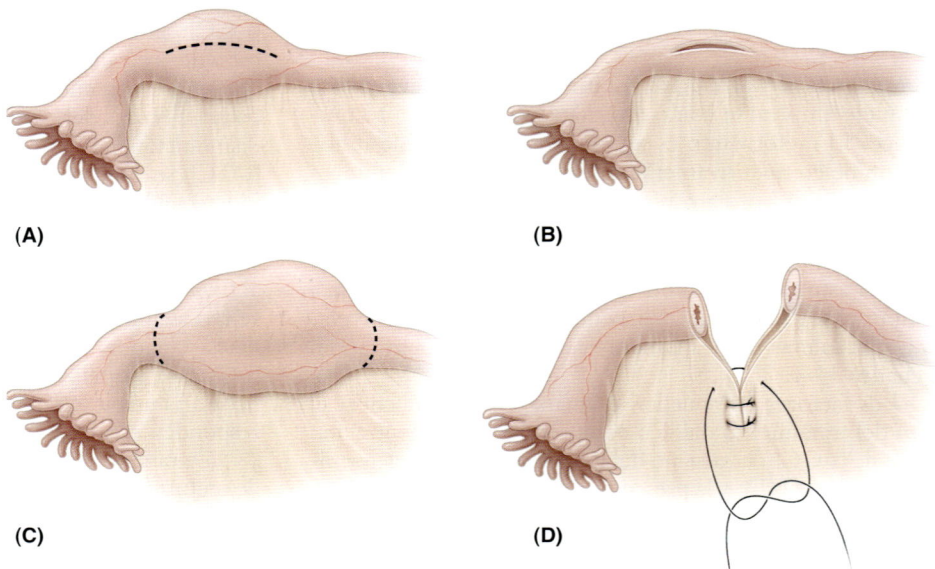

(A) **(B)** **(C)** **(D)**

FIGURA 13-5. Tratamiento quirúrgico del embarazo ectópico. **(A)** Zona de la incisión lineal para la salpingostomía lineal. **(B)** Incisión lineal. **(C)** Resección segmentaria. **(D)** Reanastomosis tubárica.

EMBARAZO HETEROTÓPICO

El **embarazo heterotópico** es la coexistencia de un embarazo ectópico y un embarazo intrauterino. Antes se calculaba que la incidencia era de 1 de cada 30 000 embarazos, con una incidencia de embarazo gemelar dicigótico y embarazo ectópico del 1 % en cada caso. No obstante, debido a la reproducción asistida, el índice de embarazos heterotópicos ha aumentado a 1 de cada 100 embarazos. Los mecanismos que se han propuesto para explicar este hecho comprenden: *1)* fuerzas hidrostáticas que empujan el embrión al cuerno o la trompa uterinos; *2)* la punta del catéter que dirige la transferencia hacia los orificios tubáricos, o *3)* el reflujo de las secreciones uterinas que lleva a una implantación tubárica retrógrada. Además de la posibilidad de tratar el embarazo ectópico mediante cirugía, pero intentando no alterar el embarazo intrauterino, otra posibilidad que puede considerarse es el tratamiento médico mediante la inyección de cloruro potásico en el saco gestacional.

> *El metotrexato está contraindicado debido a los posibles efectos perjudiciales sobre el embarazo normal.*

EMBARAZO ABDOMINAL

La incidencia aproximada del **embarazo abdominal** oscila entre 1 de cada 10 000 y 1 de cada 25 000 partos de recién nacidos vivos. Los embarazos abdominales pueden ser consecuencia de la implantación primaria en la superficie peritoneal o la implantación secundaria por medio de una rotura tubárica o un aborto tubárico. Los datos obtenidos en la exploración física y los síntomas varían considerablemente, según la edad de gestación y el lugar de implantación. El diagnóstico se confirma principalmente mediante ecografía.

El embarazo abdominal suele descubrirse mucho antes de la viabilidad fetal, y la extracción del embarazo es el pilar del tratamiento. La supervivencia del feto se da tan sólo en el 10 % al 20 % de los casos; casi la mitad de los fetos que sobreviven tienen una deformidad importante. A la paciente se le ofrece la posibilidad de seguir con el embarazo hasta la viabilidad fetal para someterse entonces a un parto quirúrgico, o de someterse a un aborto quirúrgico en el momento del diagnóstico. Normalmente, en ninguno de ambos casos se intenta extraer la placenta debido al riesgo de hemorragia incontrolable.

ABORTO ESPONTÁNEO

El **aborto** es la expulsión del feto antes de las 20 semanas de gestación. El **aborto espontáneo** se da en ausencia de una intervención. Habitualmente, se cita una incidencia de abortos espontáneos reconocidos del 15 % al 25 %, de los cuales el 80 % aproximadamente ocurre durante las primeras 12 semanas de gestación. Cerca del 50 % de los abortos espontáneos tempranos se atribuye a anomalías cromosómicas, la mayoría de las cuales son una trisomía.

En comparación con los abortos del primer trimestre, los del segundo trimestre tienen menos probabilidades de estar causados por anomalías cromosómicas y es más probable que lo estén por una enfermedad generalizada de la madre, una placentación anómala u otras consideraciones anatómicas. Esta diferencia es clínicamente significativa, porque con frecuencia estas afecciones pueden tratarse y, de este modo, los abortos recurrentes tienen la posibilidad de evitarse.

Etiología

FACTORES INFECCIOSOS

Las infecciones son una causa poco frecuente de aborto espontáneo temprano. La *Chlamydia trachomatis* y la *Listeria monocytogenes* se han asociado a aborto espontáneo. Los indicios serológicos avalan que el *Mycoplasma hominis* y el *Ureaplasma urealyticum* desempeñan un papel en los abortos. Finalmente, el aborto está asociado de manera independiente a los indicios serológicos de sífilis e infección por virus de la inmunodeficiencia humana 1 (VIH-1) y a la colonización vaginal con estreptococos del grupo B.

FACTORES ENDOCRINOS

Los autoanticuerpos tiroideos están asociados a una mayor incidencia de aborto espontáneo, incluso en ausencia de hipotiroidismo clínico. En las mujeres con diabetes de tipo 1, el grado de control metabólico al comienzo del embarazo está asociado a un mayor riesgo de aborto espontáneo y una malformación congénita grave.

FACTORES AMBIENTALES

El riesgo de aborto aumenta de forma lineal con el número de cigarrillos fumados al día. Tanto el aborto espontáneo como las anomalías fetales pueden ser consecuencia del consumo frecuente y elevado de alcohol durante las primeras 8 semanas de embarazo. La radiación administrada en dosis terapéuticas para tratar el cáncer puede ser un abortivo. Es importante observar que la exposición a menos de 5 rads no aumenta el riesgo de aborto espontáneo.

FACTORES INMUNOLÓGICOS

Existe una serie de trastornos genéticos de la coagulación de la sangre que pueden aumentar el riesgo de trombosis arterial y venosa. Algunas de las trombofilias mejor estudiadas están causadas por mutaciones del gen del factor V de Leiden, la protrombina G20210A, la antitrombina III, las proteínas C y S y la metilentetrahidrofolato reductasa (hiperhomocisteinemia). La mayoría de las veces están asociadas a aborto espontáneo recurrente.

FACTORES UTERINOS

Los **miomas uterinos** grandes y múltiples son frecuentes y pueden provocar un aborto espontáneo. En la mayoría de los casos, su ubicación es más importante que su tamaño, y los miomas submucosos tienen mayor importancia que los demás, es de suponer que por su efecto sobre la implantación. La exposición intrauterina al dietilestilbestrol (DES) se ha asociado a úteros de forma anómala además de incompetencia cervicouterina y aborto espontáneo. Las **sinequias intrauterinas** (síndrome de Asherman), una afección provocada por el legrado uterino con la consiguiente destrucción y cicatrización del endometrio, también pueden ser una causa de aborto espontáneo.

Clasificación y diagnóstico diferencial del aborto espontáneo

Puesto que el diagnóstico diferencial de la hemorragia en el primer trimestre de embarazo comprende un amplio abanico de posibilidades, como el embarazo ectópico, la mola hidatiforme, los pólipos del cuello del útero, la cervicitis y las neoplasias, debe explorarse a la paciente siempre que haya una hemorragia al comienzo del embarazo.

TIPOS DE ABORTO ESPONTÁNEO

La **amenaza de aborto** se caracteriza por una hemorragia en el primer trimestre sin pérdida de líquido ni tejido. Aproximadamente la mitad de las mujeres con amenaza de aborto pasa a tener un aborto espontáneo. Las que continúan con el embarazo complicado por una amenaza de aborto hasta la viabilidad fetal tienen un mayor riesgo de parto prematuro y recién nacido con bajo peso. No obstante, no parece que haya una mayor incidencia de malformaciones congénitas en estos recién nacidos. Algunas mujeres describen una hemorragia que tiene lugar en el momento de la menstruación prevista, a veces denominada **hemorragia de implantación,** que puede estar relacionada con la implantación del embrión en el endometrio.

En los casos de aborto espontáneo, primero suele producirse una hemorragia y luego, unas horas o varios días después, aparece un dolor abdominal de tipo cólico. El dolor puede manifestarse como unos cólicos anteriores y claramente rítmicos; como una lumbalgia persistente, asociada a una sensación de presión pélvica, o como un dolor sordo en la línea media por encima del pubis. La combinación de hemorragia y dolor suele indicar un mal pronóstico para la continuación del embarazo.

Siempre hay que incluir el embarazo ectópico en el diagnóstico diferencial de la amenaza de aborto.

Un **aborto inevitable** es la rotura macroscópica de la bolsa amniótica en presencia de dilatación del cuello del útero. Normalmente, empiezan de inmediato las contracciones uterinas, lo que se traduce en la expulsión de los productos de la concepción. Es poco frecuente que un embarazo llegue a ser viable en estas circunstancias. El tratamiento conservador de estas pacientes aumenta considerablemente el riesgo de infección materna.

Durante un **aborto incompleto,** el orificio interno del útero se abre y permite el paso de sangre. Los productos de la concepción pueden permanecer completamente en el útero o pueden sobresalir parcialmente por el orificio dilatado. Antes de las 10 semanas, lo habitual es que el feto y la placenta se expulsen juntos, pero a partir de entonces se expulsan por separado. En muchos casos, el tejido placentario retenido permanece en el conducto del cuello del útero, lo que permite su fácil extracción con pinzas de anillas desde el orificio del útero expuesto. Si esta maniobra no tiene éxito, el legrado por aspiración vacía eficazmente el útero.

El **aborto completo** hace referencia a un embarazo demostrado que expulsa espontáneamente todas las membranas. Antes de las 10 semanas, con frecuencia el feto y la placenta se expulsan en su totalidad.

Un **aborto diferido** es la retención de un embarazo intrauterino fallido durante un período prolongado de tiempo, que normalmente se define como más de dos ciclos menstruales. Estas pacientes no experimentan crecimiento uterino y pueden haber perdido algunos de los síntomas iniciales del embarazo. Muchas mujeres no tienen síntomas durante este período a excepción de una amenorrea persistente. Si el aborto diferido acaba en aborto espontáneo, y la mayoría lo hace, el proceso de expulsión es el mismo que en cualquier aborto.

ABORTO RECURRENTE

Aborto recurrente es un término que se emplea cuando una mujer ha experimentado más de dos pérdidas de embarazo consecutivas. El momento en que tienen lugar las pérdidas del embarazo puede dar una pista sobre su causa. La mayoría de las veces los factores genéticos causan pérdidas embrionarias tempranas, mientras que es más probable que las anomalías autoinmunitarias o anatómicas produzcan pérdidas en el segundo trimestre. Se recomienda el cariotipado de ambos progenitores en el caso de un aborto temprano recurrente, porque existe una posibilidad del 3 % de que uno de los dos sea portador asintomático de una translocación cromosómica genéticamente equilibrada.

Cuando los abortos recurrentes se dan después del primer trimestre de embarazo, pueden estar causados por enfermedades maternas o anomalías anatómicas, que pueden ser tratables. Las anomalías uterinas, como el útero septo, pueden estar relacionadas con las pérdidas fetales. En estos casos puede ser necesario tratamiento, que comprende histerografía, histeroscopia quirúrgica o laparoscopia, para reparar el problema. Pueden aparecer sinequias intrauterinas asociadas a síndrome de Asherman si en un legrado se elimina el endometrio más allá de la capa basal, de manera que aparecen membranas de tejido cicatricial a través de la cavidad uterina (sinequias). El síndrome de Asherman está asociado a amenorrea o menstruaciones irregulares, esterilidad y aborto recurrente. El diagnóstico se confirma mediante una histerografía que revela el patrón palmeado característico o mediante histeroscopia. El tratamiento implica la lisis de las sinequias y la administración postoperatoria de altas dosis de estrógenos para facilitar la proliferación endometrial, que lleva al restablecimiento de una capa endometrial normal.

Se ha prestado mucha atención al sistema inmunitario y su función en el aborto recurrente. Los **anticuerpos antifosfolipídicos** son una familia de autoanticuerpos que se fijan a los fosfolípidos con carga negativa. El anticoagulante lúpico y el anticuerpo anticardiolipina se han relacionado con un exceso de pérdidas del embarazo. El tratamiento puede comprender ácido acetilsalicílico a bajas dosis junto con heparina no fraccionada. Este tratamiento, que se inicia cuando se diagnostica el embarazo, puede mantenerse hasta el parto. Otros defectos inmunológicos asociados al aborto espontáneo recurrente son el defecto del factor V de Leiden y la mutación del gen de la protrombina.

Tratamiento

No es necesaria ninguna intervención en las mujeres con amenaza de aborto aunque la hemorragia vaya acompañada de dolor abdominal inferior y cólicos. Si no hay indicios de anomalía significativa en la ecografía, y si se observa que el embarazo está intacto, puede tranquilizarse a la paciente y permitirle continuar con las actividades normales.

En el caso de un aborto incompleto, la conducta expectante, el tratamiento médico y el tratamiento quirúrgico son opciones razonables, a menos que haya una hemorragia o una infección graves. El tratamiento quirúrgico es definitivo y previsible, pero es traumático y no es necesario en todas las mujeres. La conducta expectante y el tratamiento médico pueden hacer innecesario el legrado, pero están asociados a hemorragia imprevisible y algunas mujeres necesitarán una intervención quirúrgica no programada. En los casos de dolor, hemorragia o infección significativos, está justificada la práctica de un aborto, ya sea por medios médicos o quirúrgicos.

Las consideraciones inmediatas comprenden el control de la hemorragia, la prevención de la infección, el alivio del dolor y el apoyo emocional. La hemorragia se controla asegurándose de que las membranas gestacionales se han expulsado o extraído del útero. En los casos de aborto completo, el útero es pequeño y firme, el cuello del útero está cerrado y la ecografía revela un útero vacío. El legrado es una solución rápida que tiene un éxito de casi el 100% en los abortos precoces completos. Se aumenta la hemostasia a través de la contracción uterina, que se estimula con metilergonovina oral. La extracción de las membranas y el reposo vaginal (no utilizar tampones, irrigaciones vaginales ni tener relaciones sexuales) reducen el riesgo de infección. Puede que sea necesario un analgésico leve y hay que ofrecérselo a la paciente. Las madres Rh negativas deben recibir concentrado de inmunoglobulinas contra el Rh (anti-D). No se recomienda realizar un estudio cromosómico de los abortos espontáneos, a menos que existan antecedentes de aborto recurrente.

El apoyo emocional es importante para el bienestar a corto y largo plazo de la paciente y su pareja. Por muy bien preparada que esté una pareja para la posibilidad de perder el embarazo, el acontecimiento supone una importante decepción y causa de estrés. Cuando sea apropiado, habrá que tranquilizar a la pareja asegurándole que la pérdida no fue provocada por algo que ellos hicieron o dejaron de hacer, y que no podían haber hecho nada para evitar la pérdida.

Generalmente, se programa una consulta de revisión para 2 a 6 semanas después de la pérdida del embarazo. Éste es un momento apropiado para determinar la involución uterina, evaluar la reaparición de la menstruación y hablar de los planes de reproducción. Las causas (o ausencia de causas) de la pérdida del embarazo también deben reiterarse. Debe comentarse el impacto de esta pérdida sobre la fertilidad futura. Una única pérdida del embarazo no aumenta significativamente el riesgo de pérdidas futuras. Las pérdidas múltiples sí tienen un mayor riesgo para los embarazos futuros y justifican una evaluación más a fondo por si las causas son tratables.

ABORTO PROVOCADO

Un embarazo intacto puede interrumpirse antes de alcanzar la viabilidad para salvaguardar la salud de la madre, debido a una anomalía fetal grave o de manera programada, esto es, voluntariamente. En Estados Unidos, el aborto provocado es legal desde el dictamen del Tribunal Supremo de 1973 en el caso Roe contra Wade. Desde entonces, se han propuesto distintas leyes estatales para reducir considerablemente el acceso al aborto provocado. El profesional sanitario debe mantener una postura imparcial al tratar a mujeres que pueden estar sopesando la posibilidad de interrumpir voluntariamente el embarazo.

El **aborto provocado** es la interrupción del embarazo antes de alcanzar la viabilidad fetal. En 2004, se notificaron 839 229 abortos provocados legales a los Centers for Disease Control. Hay complicaciones médicas y/o quirúrgicas asociadas a todas las opciones, y el aborto provocado en el primer trimestre es el que está asociado a menos complicaciones.

El tipo más frecuente para los abortos en el primer trimestre, el legrado uterino por aspiración, requiere la conexión de una cánula rígida a una fuente de vacío eléctrica. Otra opción es el legrado uterino por aspiración manual, en que se utiliza una cánula parecida que se conecta a una jeringa manual que actúa como fuente de vacío. La mayoría de las veces, los abortos en el segundo trimestre se practican a través del cuello del útero, utilizando fórceps de aspiración o extracción, o mediante el uso de prostaglandinas en forma de inyecciones intraamnióticas o supositorios vaginales.

El aborto farmacológico ambulatorio es una alternativa aceptable al aborto quirúrgico en mujeres seleccionadas adecuadamente con embarazos de menos de 49 días de gestación (calculado a partir del primer día de la última regla). A partir de ese momento, la cirugía es el método preferido para un aborto precoz. Se han estudiado y utilizado mucho tres fármacos para el **aborto farmacológico** precoz: el antiprogestágeno **mifepristona (RU-486);** el antimetabolito **metotrexato,** y la prostaglandina **misoprostol.** Estos fármacos provocan el aborto mediante el aumento de la contractilidad uterina, bien invirtiendo la inhibición de las contracciones inducida por la progesterona (mifepristona y metotrexato) o bien estimulando el miometrio directamente (misoprostol). El aborto realizado por este método farmacológico no siempre es completo. A raíz de esto, hay que informar a la paciente de que quizá sea necesario un legrado por aspiración.

Complicaciones

Las complicaciones más frecuentes después de un aborto provocado comprenden la perforación uterina, el desgarro del cuello del útero, la hemorragia, la extracción incompleta del feto y la placenta, y la infección. En los casos de infección tras un aborto, normalmente la paciente acude con fiebre, dolor, útero hipersensible y hemorragia leve. La administración de antibióticos y antipiréticos orales suele ser suficiente para controlar estas infecciones leves. Si queda tejido en el útero (aborto incompleto), es necesario repetir el legrado por aspiración. La segunda complicación más frecuente tras un aborto provocado es la hemorragia. El riesgo de muerte por aborto durante los 2 primeros meses de embarazo es inferior a 1 de cada 100 000 intervenciones, con un aumento de los índices a medida que avanza el embarazo (frente a 7,7 muertes maternas por cada 100 000 recién nacidos vivos).

ABORTO SÉPTICO

Un aborto con infección, ya sea completo o incompleto, se denomina **aborto séptico.** Las pacientes pueden acudir con septicemia, choque, hemorragia y posiblemente insuficiencia renal. Casi nunca se da como complicación de un aborto legal, pero está más frecuentemente asociado a abortos delictivos, es decir, los practicados ilegalmente, en condiciones no estériles, por personas que pueden tener pocos o ningún conocimiento de medicina o anatomía. *En el aborto séptico están indicados antibióticos parenterales de amplio espectro, tratamiento con líquidos intravenosos y el vaciado inmediato del útero.* También hay que llevar a cabo un examen cuidadoso para detectar un posible traumatismo, incluida la perforación del útero, la vagina o las estructuras intraabdominales.

SÍNDROME POSTABORTO

El **síndrome postaborto** aparece cuando el útero no se mantiene contraído después de un aborto espontáneo (con o sin legrado por aspiración) o un aborto provocado/terapéutico. La paciente acude con dolor de tipo cólico y/o hemorragia, y se observa que tiene el cuello del útero abierto y un útero grande y «más blando de lo previsto», como resultado de la acumulación de sangre en el útero (hematómetra). Con frecuencia, es imposible distinguir el cuadro clínico de este síndrome del de un aborto incompleto. El legrado por aspiración es el tratamiento para ambas afecciones. El tratamiento después del vaciado con un derivado del cornezuelo de centeno y un antibiótico reduce el riesgo de síndrome postaborto, hemorragia adicional e infección.

LECTURAS RECOMENDADAS

American College of Obstetricians and Gynecologists. Management of recurrent early pregnancy loss. ACOG Practice Bulletin No. 24. *Obstet Gynecol.* 2001;97(2).

American College of Obstetricians and Gynecologists. Medical management of abortion. ACOG Practice Bulletin No. 67. *Obstet Gynecol.* 2005;106(4):871–882.

American College of Obstetricians and Gynecologists. Medical management of tubal pregnancy. ACOG Practice Bulletin No. 3. *Obstet Gynecol.* 1998;92(6):1–7.

CAPÍTULO 14

Problemas médicos frecuentes en el embarazo

Este capítulo trata principalmente el siguiente tema educativo de la Association of Professors of Gynecology and Obstetrics (APGO):

Tema 17 Afecciones médicas y quirúrgicas en el embarazo

Para cada uno de los problemas siguientes, los estudiantes deben ser capaces de exponer el diagnóstico durante el embarazo, el impacto del embarazo sobre la afección y de la afección sobre el embarazo (madre y feto), y el tratamiento inicial durante el embarazo. Los problemas comprenden enfermedades hematológicas, diabetes, enfermedad tiroidea, trastornos urinarios, cardiopatías, asma, problemas quirúrgicos y traumatismos.

L as afecciones médicas o quirúrgicas maternas pueden complicar la evolución de un embarazo y/o pueden verse afectadas por el embarazo. Los médicos que proporcionan atención ginecológica tienen que comprender perfectamente el efecto del embarazo sobre la evolución natural de una enfermedad, el efecto de la enfermedad sobre el embarazo y cómo la coincidencia del embarazo y la enfermedad obligan a modificar su tratamiento.

ATENCIÓN PREVIA A LA CONCEPCIÓN

La atención previa a la concepción comprende la identificación de las afecciones que podrían perjudicar a un futuro embarazo o feto y que pueden ser objeto de una intervención. Los efectos indeseables sobre el feto, entre ellos el aborto espontáneo o las anomalías congénitas provocadas por fármacos o un mal control de la diabetes, pueden reducirse con unos cuidados apropiados antes del embarazo. La atención previa a la concepción puede proporcionarse en cualquier consulta sanitaria durante los años fértiles de una mujer. En el capítulo 6, Atención previa a la concepción y prenatal, se encontrará información completa sobre la atención previa a la concepción.

ENFERMEDADES HEMATOLÓGICAS

Anemia

La composición plasmática y celular de la sangre varía considerablemente durante el embarazo, con una expansión del volumen plasmático proporcionalmente mayor que la de la masa de eritrocitos. Como término medio, se produce un aumento de 1 000 ml del volumen plasmático y un aumento de 300 ml del volumen de eritrocitos (relación 3 a 1). Puesto que el hematócrito (Hto) refleja la proporción de sangre compuesta principalmente de eritrocitos, el Hto muestra una disminución «fisiológica» durante el embarazo; por lo tanto, esta disminución en realidad no es una anemia.

La anemia en el embarazo generalmente se define como un Hto inferior al 30 % o una hemoglobina inferior a 10 g/dl.

Las consecuencias directas de la anemia en el feto son mínimas, aunque los recién nacidos de madres con ferropenia pueden tener unas menores reservas de hierro. Las consecuencias de la anemia en la madre son las que están asociadas a cualquier anemia del adulto. Si la anemia se repara, la mujer con una cantidad suficiente de eritrocitos se enfrenta al parto con una mejor capacidad para responder a la hemorragia aguda perinatal y para evitar los riesgos de una transfusión de sangre o hemoderivados.

ANEMIA FERROPÉNICA

La **anemia ferropénica** es de lejos el tipo más frecuente de anemia que se observa en el embarazo y representa más del 90 % de los casos de anemia. Puesto que el contenido de hierro en la alimentación estadounidense habitual y las reservas endógenas de hierro de muchas mujeres estadounidenses no son suficientes para satisfacer las mayores necesidades de hierro durante el embarazo, la National Academy of Sciences recomienda 27 mg de aporte complementario de hierro (presente en la mayoría de las vitaminas prenatales) al día para las mu-

151

jeres embarazadas. La mayoría de las preparaciones vitamínicas/minerales prenatales de venta con receta contienen de 60 a 65 mg de hierro elemental.

Todas las mujeres embarazadas deben someterse al cribado de la anemia ferropénica. La anemia ferropénica grave se caracteriza por unos eritrocitos pálidos pequeños (fig. 14-1) y unos índices de eritrocitos que indican un bajo volumen corpuscular medio (VCM) y una concentración baja de hemoglobina corpuscular media (HCM). Normalmente, los análisis adicionales revelan una disminución de las concentraciones séricas de hierro, un aumento de la capacidad total de fijación de hierro y una disminución de las concentraciones séricas de ferritina. Evidentemente, es importante una anamnesis reciente de los hábitos alimentarios, especialmente si existe pica (el consumo de sustancias no nutritivas como el almidón, el hielo o la suciedad). Este tipo de compulsiones alimentarias puede contribuir a aumentar la ferropenia al disminuir la cantidad de alimentos nutritivos y hierro consumidos.

Generalmente, el tratamiento de la anemia ferropénica exige de 60 a 120 mg adicionales de hierro elemental al día, además del hierro de la preparación vitamínica/mineral prenatal. El aporte complementario de vitamina C o la ingestión de vitamina C entre comidas o al acostarse con el estómago vacío facilitan la absorción del hierro. La respuesta al tratamiento se manifiesta en primer lugar como un incremento del recuento de reticulocitos aproximadamente al cabo de 1 semana de iniciar el tratamiento con hierro. Debido a la expansión plasmática asociada al embarazo, puede que el Hto no aumente considerablemente, sino que se estabilice o aumente tan sólo levemente.

CARENCIA DE FOLATO

Se ha observado que la ingestión suficiente de ácido fólico (folato) reduce el riesgo de anomalías congénitas del tubo neural (ACTN) en el feto.

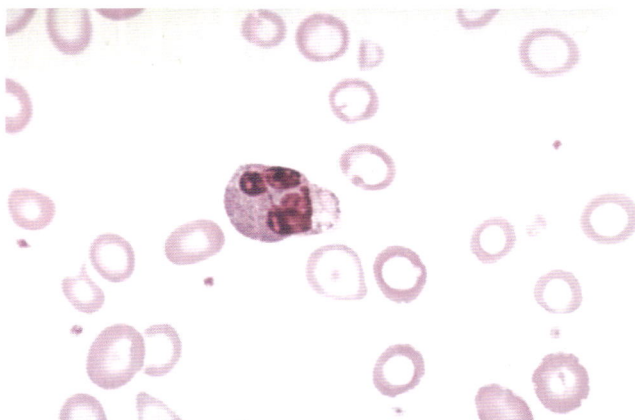

FIGURA 14-1. Frotis de sangre periférica de una anemia ferropénica con eritrocitos microcíticos hipocrómicos. (De Rubin R, Strayer DS. *Rubin's Pathology: Clinicopathologic Foundations of Medicine.* 5.ª ed. Baltimore, MD: Lippincott Williams & Wilkins; 2007: 20–22.)

La primera aparición de una ACTN puede reducirse hasta en un 36 % si las mujeres en edad fértil consumen 0,4 mg de folato al día tanto antes de la concepción como durante el primer trimestre del embarazo. La cantidad dietética diaria recomendada de folato para las mujeres embarazadas es de 0,6 mg. La carencia de folato es más probable en los embarazos múltiples o cuando las pacientes toman fármacos anticonvulsivos. Las mujeres con antecedentes de gestación previa con ACTN o que reciben tratamiento con anticonvulsivos pueden reducir el riesgo de ACTN en más de un 80 % con la ingestión de 4 mg de folato al día durante los meses en que intentan quedarse embarazadas y el primer trimestre de embarazo.

El folato se encuentra en las hortalizas verdes foliáceas y ahora es un complemento añadido en los cereales, el pan y los productos de grano. Estos complementos están concebidos para permitir a las mujeres consumir fácilmente de 0,4 a 1 mg de folato al día. Las preparaciones de vitaminas/minerales prenatales de venta con receta contienen 1 mg de ácido fólico.

OTRAS ANEMIAS

Las **hemoglobinopatías** son un grupo heterogéneo de trastornos monogénicos que comprende las variantes estructurales de la hemoglobina y las talasemias. Las **anemias hemolíticas hereditarias** también son causas poco comunes de anemia en el embarazo. Algunos ejemplos son la esferocitosis hereditaria, un defecto autosómico dominante de la membrana eritrocítica; la carencia de glucosa 6-fosfato deshidrogenasa, y la carencia de piruvato cinasa.

Hemoglobinopatías

Más de 270 millones de personas en todo el mundo son portadoras heterocigóticas de trastornos hereditarios de la hemoglobina, y como mínimo cada año nacen 300 000 niños homocigotos u homocigotos compuestos afectados. Las hemoglobinopatías comprenden las talasemias (talasemia α, talasemia β) y las enfermedades del espectro de los drepanocitos: rasgo drepanocítico (Hb AS), drepanocitosis (Hb SS), y trastornos drepanocíticos (Hb SC) y drepanocitosis/talasemia β (tabla 14-1).

La hemoglobina (Hb) está formada por cuatro cadenas polipeptídicas entrelazadas, cada una de las cuales tiene una molécula hemo adherida. Las cadenas polipeptídicas se denominan α, β, γ, δ, ε y ζ. Las hemoglobinas adultas están formadas por dos cadenas α o bien dos cadenas β (Hb A), dos cadenas γ (Hb F) o dos cadenas δ (Hb A2). Las cadenas β son las subunidades transportadoras de oxígeno de la molécula de hemoglobina. La Hb F es la principal hemoglobina del feto entre las semanas 12 y 14 de gestación. En el tercer trimestre, la producción de Hb F disminuye cuando empiezan a producirse cadenas β y Hb A.

Generalmente, la **talasemia α** está causada por la ausencia de copias del gen de la α-globulina; no obstante, de vez en cuando las mutaciones puntuales pueden provocar anomalías funcionales en la proteína. Normalmente, el ser humano tiene cuatro copias del gen de la α-globulina. Las personas con tres copias son asintomáticas, las que tienen

TABLA 14-1	Hemoglobinopatías*		
	Anomalía de la globulina	Genética	Grupos de riesgo
Drepanocitosis	Hb S (la valina sustituye al ácido glutámico en la posición 6); drepanocitosis clásica)	Autosómica recesiva **Rasgo drepanocítico:** heterocigoto Hb AS –una cadena afectada–, <40% Hb S 1/12 estadounidenses de raza negra **Drepanocitosis:** homocigoto Hb SS o Hb SC –ambas cadenas afectadas– 1/600 estadounidenses de raza negra	Herencia africana, mediterránea, turca, árabe, del sureste asiático
Talasemia α	Hemoglobina normal; disminución de la producción de cadenas de α-globulina	Autosómica recesiva. La gravedad de la enfermedad depende de la cantidad de hemoglobina producida **Homocigoto:** ninguno = hemoglobinopatía de Bart **Heterocigoto:** 25%–75% de la cantidad normal	Herencia asiática, africana, del sureste asiático, mediterránea
Talasemia β	Hemoglobina normal; las mutaciones puntuales provocan la disminución de la producción de cadenas de β-globulina	Autosómica recesiva **Homocigoto:** talasemia mayor (anemia de Cooley); no hay producción de Hb A = enfermedad grave **Heterocigoto:** talasemia menor; un alelo de β-globulina normal y uno anómalo = enfermedad de leve a moderada	Herencia mediterránea, de Oriente Próximo, africana, del sureste asiático y asiática
Drepanocitosis/ talasemia β	Una globulina es Hb S y una globulina codifica la talasemia β	Autosómica recesiva en 1/1 700 embarazos; la gravedad de la enfermedad depende del alelo β (no hay producción de Hb A = enfermedad grave; producción moderada = enfermedad más leve)	Igual que para la drepanocitosis y la talasemia β

*Hb A es hemoglobina adulta normal.

dos copias padecen anemia leve y las que tienen una copia padecen anemia hemolítica. Las personas que carecen de este gen padecen la hemoglobinopatía de Bart, que se traduce en **hidropesía fetal** y muerte intrauterina.

Las expresiones fenotípicas de la **talasemia β** varían debido a las numerosas mutaciones posibles en el gen de la β-globulina. Algunas mutaciones provocan una ausencia de la proteína, mientras que otras se traducen en una globulina defectuosa. La talasemia mayor se da en homocigotos y es una enfermedad grave, mientras que el diagnóstico de talasemia menor (heterocigotos) puede comprender desde pacientes asintomáticos hasta pacientes clínicamente anémicos.

Los **trastornos drepanocíticos** (anemia falciforme) son trastornos autosómicos recesivos provocados por mutaciones puntuales que causan anomalías funcionales en las cadenas de β-globulina. En lugar de una Hb A normal, las personas que padecen este trastorno tienen una Hb S anómala. La Hb S es inestable, especialmente en condiciones de baja presión de oxígeno. La Hb S inestable provoca una alteración estructural que hace que el eritrocito pierda su forma esferoide normal y adquiera forma de «hoz». Estas células de forma anómala llevan a un aumento de la viscosidad, hemólisis y una menor oxigenación. La formación de drepanocitos en los vasos sanguíneos pequeños puede provocar una **crisis vasooclusiva,** en que el aporte sanguíneo a los órganos vitales se ve alterado.

Las personas heterocigóticas (Hb AS) tienen el **rasgo drepanocítico** y son asintomáticas. La forma más grave de la enfermedad, que se da en personas homocigóticas (Hb SS), se denomina **drepanocitosis o anemia falciforme.** Los trastornos drepanocíticos no sólo se dan en personas con Hb SS, sino también en aquellas que tienen Hb S y otra anomalía de la estructura de la β-globulina. Los más frecuentes son la Hb SC y la Hb S/talasemia β.

Las mujeres de ascendencia mediterránea, del sureste asiático o africana tienen un riesgo más alto de ser portadoras de hemoglobinopatías y hay que ofrecerles estudios de detección de portadores.

Si se considera que ambos progenitores son portadores de una hemoglobinopatía, se recomienda ofrecer consejo genético. *Para las personas que no son de ascendencia africana, la prueba inicial debe ser un hemograma completo. Dado que las mujeres de ascendencia africana tienen un alto riesgo de ser portadoras de un gen de la drepanocitosis, hay que ofrecerles la electroforesis de la hemoglobina además de un hemograma completo. Los estudios de solubilidad, como las pruebas para detectar la presencia de*

Hb S (Sickledex), el isoelectroenfoque y la cromatografía líquida de alta resolución (HPLC), son insuficientes para realizar el cribado y no detectan anomalías transmisibles importantes del gen de la hemoglobina que afectan al resultado fetal.

Aunque la evolución del embarazo puede variar según el tipo de hemoglobinopatía, también existe variación individual entre las mujeres que padecen el mismo tipo de trastorno. Aparte de las repercusiones genéticas, las pacientes con rasgo drepanocítico (Hb AS) tienen un mayor riesgo de infecciones urinarias, pero no experimentan otras complicaciones del embarazo. Generalmente, los embarazos en mujeres con Hb S/talasemia β no están afectados. En comparación, las pacientes que son Hb SS o Hb SC pueden sufrir complicaciones vasooclusivas. Las infecciones también son más frecuentes debido a la asplenia funcional provocada por las lesiones repetitivas en el bazo. Hay que descartar una infección antes de atribuir algún dolor a una crisis vasooclusiva.

Aunque antes se utilizaban transfusiones profilácticas de eritrocitos para las mujeres que padecían hemoglobinopatías, *las transfusiones se reservan, principalmente, para complicaciones de las hemoglobinopatías como la insuficiencia cardíaca congestiva, las crisis de drepanocitosis que no responden a la hidratación y los analgésicos, y las concentraciones extremadamente bajas de hemoglobina.* Puesto que los resultados fetales, como el parto prematuro, el crecimiento intrauterino retardado y el bajo peso al nacer, son frecuentes en las mujeres con hemoglobinopatías, excepto en las que presentan rasgo drepanocítico, la valoración prenatal del bienestar y el crecimiento fetales es un componente importante del tratamiento de las pacientes con hemoglobinopatías.

DIABETES

Aproximadamente el 2 % de los embarazos está complicado por una diabetes que bien aparece durante el embarazo (diabetes gestacional) o bien precede al embarazo (diabetes pregestacional). *En ambos casos, la diabetes tiene unas repercusiones importantes para la madre y el feto durante el embarazo y, a la inversa, el embarazo afecta significativamente a la diabetes.* Independientemente de si la diabetes es de reciente diagnóstico o antigua, el tratamiento intenso puede ser estresante y todas las personas implicadas en los cuidados ginecológicos deben ser conscientes de la atención emocional especial que necesitan muchas de estas pacientes.

Clasificación de la diabetes en el embarazo

La American Diabetes Association identifica tres tipos de intolerancia a la glucosa:

- La **diabetes de tipo 1** hace referencia a la diabetes que se diagnostica en la infancia. Se cree que está causada por la destrucción inmunológica de las células del páncreas, lo que se traduce en la necesidad de reponer la **insulina.** La **cetoacidosis diabética (CAD)** es más frecuente en las pacientes que padecen este tipo de diabetes.
- La **diabetes de tipo 2** es la intolerancia a la glucosa que aparece en la edad adulta. Con frecuencia las pacientes con este tipo de diabetes tienen sobrepeso, y con frecuencia la enfermedad puede controlarse mediante control del peso y una dieta que debe seguirse rigurosamente. Se cree que este tipo de diabetes es el resultado de la resistencia insulínica y el agotamiento de las células, antes que su destrucción.
- La **diabetes gestacional (DG)** hace referencia a la intolerancia a la glucosa que se identifica durante el embarazo. En la mayoría de las mujeres, remite tras el parto, aunque la intolerancia a la glucosa en los años posteriores es más frecuente en este grupo de mujeres.

Fisiología del metabolismo de la glucosa en el embarazo

Con frecuencia, los hábitos alimentarios cambian durante el embarazo. La ingestión alimentaria puede disminuir al comienzo del embarazo debido a las náuseas y vómitos, y las preferencias alimentarias pueden cambiar en una etapa posterior del embarazo. Varias hormonas asociadas al embarazo también tienen un efecto muy importante sobre el metabolismo de la glucosa. La más importante de éstas es la **coriomamotropina o lactógeno placentario humano** que la placenta en fase de engrosamiento produce en abundancia. El lactógeno placentario humano afecta al metabolismo de los ácidos grasos y de la glucosa. Estimula la lipólisis con un aumento de las concentraciones de ácidos grasos libres circulantes y provoca una disminución de la captación de glucosa. De esta forma, el lactógeno placentario humano puede considerarse como una antiinsulina. Generalmente, la producción creciente de esta hormona a medida que avanza el embarazo exige la modificación constante del tratamiento con insulina para corregir este efecto.

Otras hormonas que se ha demostrado que poseen un menor efecto comprenden los **estrógenos** y la **progesterona,** que afectan a la relación entre la insulina y la glucosa, y la **insulinasa,** que es un producto de la placenta y degrada la insulina en un grado reducido. Estos efectos del embarazo sobre el metabolismo de la glucosa dificultan el tratamiento de la diabetes asociada al embarazo. La CAD, por ejemplo es más frecuente en las mujeres embarazadas.

Con el aumento del flujo sanguíneo renal, la simple difusión de la glucosa en los glomérulos aumenta por encima de la capacidad de reabsorción tubular, lo que se traduce en la **glucosuria normal del embarazo,** que suele ser de aproximadamente 300 mg/día. En las pacientes diabéticas, esta glucosuria puede ser mucho mayor, pero debido a la mala correlación entre las cifras de glucosuria durante el embarazo y las cifras de glucemia simultáneas, el uso de las concentraciones de glucosa en la orina es de poca utilidad en el tratamiento de la glucemia durante el embarazo.

Morbimortalidad fetal en la diabetes pregestacional y gestacional

Los recién nacidos de madres diabéticas tienen un riesgo seis veces mayor de padecer anomalías congénitas respecto al riesgo basal del 1 % al 2 % de todos los pacientes. Las anomalías que se observan con mayor frecuencia son las deformidades cardíacas y de las extremidades. La **agenesia sacra** es una anomalía exclusiva, pero poco común, de este grupo (fig. 14-2).

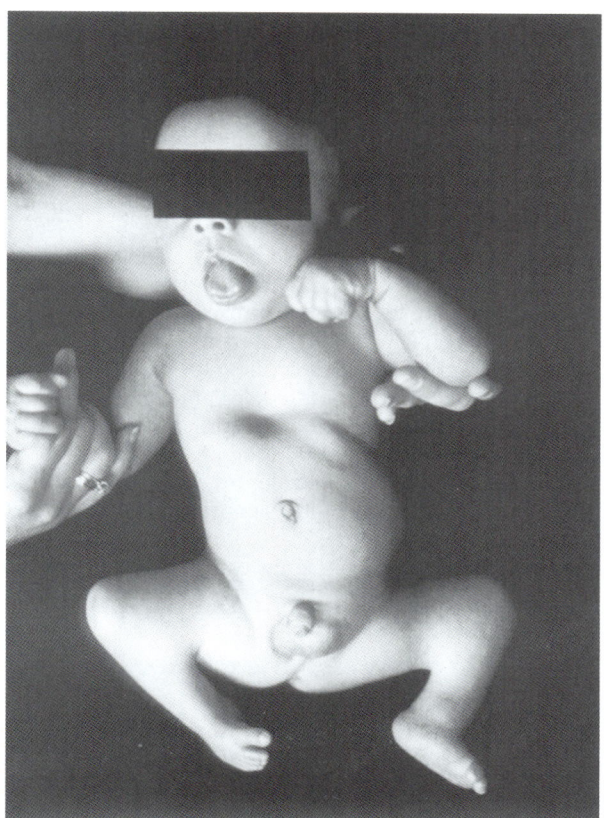

FIGURA 14-2. Recién nacido de madre diabética con mal control glucémico. Son evidentes unas extremidades inferiores hipoplásicas y la ausencia de columna lumbosacra. (De Gabbe SG, Graves CR. Management of diabetes mellitus complicating pregnancy. *Obstet Gynecol.* 2003; 102[4]: 857–868.)

El riesgo de **aborto espontáneo** es parecido en las pacientes con diabetes bien controlada y en las no diabéticas, pero el riesgo es significativamente mayor en las diabéticas si el control glucémico es deficiente. *También existe un mayor riesgo de muerte fetal intrauterina y mortinato, especialmente cuando el control diabético es insuficiente.* Debido a este desenlace potencialmente devastador, aproximadamente a partir de las 30 a 32 semanas de gestación, pueden iniciarse distintas pruebas fetales prenatales para vigilar la salud del feto (v. «Vigilancia fetal prenatal» a continuación).

Las infecciones se dan con mayor frecuencia en las madres diabéticas. La orina con alto contenido de glucosa es un medio excelente para el crecimiento bacteriano; el riesgo de infección urinaria y pielonefritis es aproximadamente el doble que en las mujeres embarazadas no diabéticas. Hay que decir a las pacientes que comuniquen inmediatamente cualquier síntoma que deje entrever una infección para poder identificarla y tratarla.

El crecimiento fetal excesivo, o **macrosomía** *(que normalmente se define como un peso fetal > 4 000 o 4 500 g), es más frecuente en las mujeres embarazadas diabéticas debido a los efectos metabólicos que tiene sobre el feto el aumento de la transferencia de glucosa a través de la placenta.* No obstante, también puede darse creci-

miento intrauterino retardado como consecuencia de la insuficiencia uteroplacentaria. Por estos motivos, con frecuencia se realiza una ecografía seriada para seguir el crecimiento del feto. Cuando el peso fetal aproximado según la ecografía al final del embarazo es superior a 4 500 g, con frecuencia se recomienda un parto por cesárea para evitar el riesgo de desproporción fetopélvica, distocia de hombros y otros traumatismos obstétricos asociados a bebés grandes.

Otra complicación del embarazo en las mujeres diabéticas es un aumento del volumen de líquido amniótico mayor de 2 000 ml, una afección que se conoce como hidramnios o **polihidramnios.** El aumento del volumen de líquido amniótico y del tamaño del útero, que se detectan en aproximadamente el 10 % de las madres diabéticas, están asociados a un mayor riesgo de desprendimiento placentario y parto prematuro, además de atonía uterina puerperal. Esta afección se vigila mientras se realiza la ecografía seriada para valorar el crecimiento fetal, momento en que puede determinarse la cantidad de líquido amniótico.

Con frecuencia, en los recién nacidos de madres diabéticas se detecta **hipoglucemia neonatal.** Es el resultado de la alteración súbita que se produce en el equilibrio de la glucosa maternofetal, en que la mayor cantidad de glucosa materna que atraviesa la placenta está contrarrestada por un aumento de la producción fetal de insulina. No obstante, cuando el aporte materno de glucosa desaparece, esta concentración más alta de insulina puede provocar una hipoglucemia neonatal significativa. Además, estos recién nacidos están expuestos a una mayor incidencia de hiperbilirrubinemia, hipocalcemia y policitemia.

Los recién nacidos de madres diabéticas también suelen tener una mayor frecuencia de síndrome de dificultad respiratoria neonatal. Las pruebas habituales de madurez pulmonar pueden ser menos pronósticas para estos niños (v. el apartado sobre respiración a continuación).

Diabetes pregestacional

Aproximadamente el 1 % de todas las mujeres embarazadas son diabéticas antes del embarazo. La diabetes de tipo 2 pregestacional es la más frecuente. *Aunque el 90 % de los casos de diabetes detectados durante el embarazo es DG, más de la mitad de estas mujeres con el tiempo desarrolla diabetes pregestacional de tipo 2.*

VIGILANCIA FETAL PRENATAL

Las mujeres con diabetes pregestacional deben someterse a una ecografía al comienzo del embarazo para comprobar la viabilidad fetal y determinar con exactitud la edad de gestación. Entre las 18 a 20 semanas de gestación está indicada una ecografía centrada en la identificación de las anomalías congénitas, especialmente las cardíacas y de los vasos grandes. También puede realizarse un ecocardiografía si se piensa que puede haber anomalías cardíacas o cuando el corazón y los vasos grandes fetales no pudieron visualizarse con la ecografía.

La vigilancia fetal prenatal, que comprende el recuento de los movimientos fetales, la cardiotocografía en reposo, el perfil biofísico y la cardiotocografía con contracciones, a intervalos apropiados, es una estrategia útil y puede emplearse para vigilar a las mujeres con diabetes pregestacional. Estas pruebas suelen iniciarse entre las 32 a 34 semanas de gestación, pero pueden llevarse a cabo antes si existen otras afecciones de alto riesgo.

COMPLICACIONES

Las mujeres embarazadas con diabetes pregestacional, especialmente diabetes de tipo 1, tienen un mayor riesgo de CAD, cuyo tratamiento no varía durante el embarazo. La CAD puede ir acompañada de muerte fetal, de modo que la cardiotocografía es imprescindible hasta que se haya estabilizado el estado metabólico de la madre.

También puede aparecer **hipoglucemia** de manera periódica, especialmente al comienzo del embarazo, cuando las náuseas y los vómitos interfieren en el aporte calórico. Aunque la hipoglucemia no tiene efectos indeseables sobre el feto, hay que enseñar a las pacientes y a la familia a responder rápida y apropiadamente a la hipoglucemia.

Además de las dificultades añadidas del tratamiento de la glucemia y el mayor riesgo de CAD durante el embarazo, *las madres con diabetes pregestacional tienen el doble de incidencia de hipertensión arterial inducida por el embarazo, o* **preeclampsia,** *que las pacientes no diabéticas.* Debido a este mayor riesgo de preeclampsia, con frecuencia en las diabéticas pregestacionales se toman muestras de orina de 24 h para determinar el grado de proteinuria y aclaramiento de la creatinina. Además, si las pacientes padecen **nefropatía diabética** preexistente, que se manifiesta como una creatinina superior a 1,5 o proteinuria grave antes del embarazo, tienen un mayor riesgo de evolución a nefropatía terminal y está justificada la vigilancia seriada de la función renal.

La **retinopatía diabética** empeora aproximadamente en el 15 % de las mujeres embarazadas con diabetes preexistente y algunas acaban desarrollando retinopatía proliferativa y pérdida de la vista si el proceso no se trata mediante coagulación con láser. Por lo tanto, las mujeres con diabetes pregestacional de tipo 1 o tipo 2 deben someterse a un examen oftalmológico una vez en el primer trimestre si están asintomáticas, y según sea necesario si aparecen síntomas.

TRATAMIENTO

La paciente con diabetes previa al embarazo debe comprender que es aconsejable llevar un control estricto de su glucemia durante el embarazo, lo que implica una mayor atención a las cifras de glucemia y unas mediciones más frecuentes. *En estas pacientes, lo ideal es iniciar el tratamiento antes de la concepción con el objetivo de conseguir un control glucémico óptimo antes y durante el embarazo.* Pueden determinarse las concentraciones de hemoglobina glucosilada para reflejar las cifras medias de glucemia durante las 12 semanas precedentes. Luego, estas cifras pueden utilizarse para vigilar el control glucémico tanto antes del embarazo como durante el embarazo y para pronosticar la probabilidad de que aparezcan anomalías congénitas en el feto.

El control glucémico excelente se consigue mediante una combinación cuidadosa de alimentación, ejercicio y tratamiento con insulina. *Las necesidades de insulina aumentarán durante el embarazo, de forma más sensible entre las 28 y las 32 semanas de gestación.*

También hay que recalcar a la mujer embarazada con diabetes pregravídica el impacto que tiene el embarazo sobre la diabetes, y viceversa. Hay que ver a las pacientes cada 1 a 2 semanas durante los 2 primeros trimestres y una vez por semana después de las 28 a 30 semanas de gestación.

Diabetes gestacional

Se calcula que la prevalencia de la DG es de aproximadamente el 2 %. Normalmente, la DG se detecta mediante el cribado prenatal de las mujeres embarazadas. No obstante, puede pensarse en la posibilidad de que esté presente en las mujeres con factores de riesgo conocidos de DG, que comprenden la edad, el origen étnico, los antecedentes ginecológicos (DG en un embarazo anterior, antecedentes de un recién nacido de más de 4.000 g de peso al nacer, abortos espontáneos repetidos o antecedentes de mortinato idiopático), los antecedentes familiares contundentes de diabetes y la obesidad. No obstante, el 50 % de las pacientes diagnosticadas con DG no presenta este tipo de factores de riesgo.

PRUEBAS ANALÍTICAS DE DETECCIÓN

> *La prueba de detección más utilizada para la intolerancia a la glucosa durante el embarazo se administra a las 24-28 semanas de gestación y consiste en una prueba de sobrecarga oral de glucosa de 1 h de duración con 50 g de glucosa (test de O'Sullivan).*

Las pacientes cuya cifra de glucemia supera los 140 mg/dl (algunos utilizan 130 o 135 mg/dl) tienen que someterse a una prueba ordinaria de tolerancia a la glucosa de 3 h de duración con 100 g de glucosa. Dos o más resultados anómalos en la prueba de 3 h confirman el diagnóstico de DG. En las pacientes que no tienen ningún factor de riesgo, normalmente la prueba de detección de glucosa de 1 h de duración se realiza entre la semana 24 y 28 de gestación, porque generalmente la intolerancia a la glucosa es evidente en ese momento. Utilizando este método de cribado, se obtiene un resultado anómalo aproximadamente en el 15 % de las pacientes. De las pacientes que luego pasan a someterse a la prueba ordinaria de tolerancia oral de la glucosa de 3 h de duración, aproximadamente el 15 % tiene el diagnóstico de DG. Aunque muchos médicos optan por realizar el cribado de las pacientes de alto riesgo al comienzo del embarazo, la ventaja del tratamiento precoz de las mujeres con DG detectada al comienzo del embarazo no está probada, sino que más bien se ha aceptado teóricamente.

VIGILANCIA FETAL PRENATAL

Actualmente, no existen indicios suficientes para determinar el programa óptimo de pruebas prenatales en las mujeres que tienen una glucemia relativamente normal con tratamiento dietético y sin otros factores de riesgo. Pese a la ausencia de indicios, es razonable concluir que las mujeres que tienen una DG mal controlada, necesitan insulina o tienen otros factores de riesgo como la hipertensión arterial deben recibir el mismo programa de pruebas prenatales que las mujeres con diabetes pregestacional. Aunque la ecografía puede utilizarse para evaluar las anomalías congénitas, su fiabilidad para calcular el peso fetal y pronosticar la macrosomía antes del parto no se ha demostrado.

TRATAMIENTO

Con frecuencia, en el tratamiento global de una paciente cuyo embarazo está complicado por la diabetes se pasa por alto o no se recalca suficientemente la importancia de la educación de la paciente. La paciente con diabetes de reciente diagnóstico debe recibir orientación diabetológica general, junto con información sobre las características únicas de la combinación de la diabetes y el embarazo. Lo normal es el análisis domiciliario de la glucemia, y debe proporcionarse instrucción sobre la técnica.

El objetivo global del tratamiento de la DG consiste en mantener las cifras de glucemia dentro de un intervalo limitado: glucemia en ayunas por debajo de 95 mg/dl o glucemia 1 h después de las comidas entre 130 y 140 mg/dl o 2 h después de las comidas por debajo de 120 mg/dl. El pilar del tratamiento de la DG es la alimentación. Se recomienda una dieta de aproximadamente 30 kcal/kg de peso corporal ideal al día, compuesta más o menos de un 45 % de hidratos de carbono complejos, un 35 % de grasas y un 20 % de proteínas. *Con una atención cuidadosa a la alimentación, muchas madres con DG no necesitan insulina.* Los indicios disponibles actualmente no avalan una recomendación a favor o en contra de la restricción calórica moderada en las mujeres obesas con DG. No obstante, si se utiliza restricción calórica, ésta no debe superar el 33 % de las calorías.

A las pacientes se les enseña a que determinen su glucemia matinal en ayunas, así como las cifras de glucemia preprandial y posprandial a lo largo del día y la noche. Los objetivos concretos del control glucémico varían, pero en general la glucosa plasmática en ayunas debe mantenerse dentro del intervalo de 90 a 100 mg/100 ml, y las cifras posprandiales obtenidas a lo largo del día deben mantenerse por debajo de 120 a 140 mg/100 ml. En las pacientes que pueden controlar la DG con la alimentación solamente, el desenlace perinatal es bueno. Se permite la continuación del embarazo hasta su término y se programa el parto en ese momento.

En las pacientes con DG cuya glucemia no puede controlarse con la alimentación, se necesita insulina exógena. Con frecuencia, se utiliza una combinación de insulina de acción intermedia (NPH, *neutral protamine Hagedorn*) e insulina rápida (p. ej., insulina regular o lispro) poco antes del desayuno y la cena para inhibir la gluconeogénesis hepática además de contrarrestar la elevación de la glucosa durante las comidas. Esto tan sólo exige inyecciones dos veces al día. No obstante, algunos recomiendan dividir la dosis vespertina de insulina y administrar la insulina de acción corta con la cena y la NPH al acostarse, para reducir el riesgo de hipoglucemia nocturna. *La insulina no atraviesa la placenta y, por lo tanto, no afecta directamente al feto.* No obstante, la glucosa sí que atraviesa la placenta (mediante difusión facilitada); cuanto más alta es la glucemia materna, más alta es la glucemia fetal. En respuesta a esto, el feto produce más insulina. Esta mayor producción de insulina convierte la glucosa en grasa, lo que se traduce en los recién nacidos de más peso

(macrosomía) que se observan con frecuencia en las pacientes diabéticas. Tras el parto, la transferencia elevada de glucosa materna se interrumpe, pero la alta concentración de insulina fetal persistente puede llevar a hipoglucemia neonatal importante temporalmente.

El tratamiento con **hipoglucemiantes orales** es un aspecto más reciente del tratamiento de la diabetes y estos fármacos se utilizan cada vez más en el embarazo. Se ha demostrado que la glibenclamida, que no cruza la placenta, es comparable a la insulina tanto en el control glucémico como en los resultados maternos y neonatales adversos. La metformina se ha utilizado en muchas pacientes con poliquistosis ovárica para conseguir el embarazo, pero no se utiliza habitualmente después del primer trimestre para el control glucémico. Como sucede con la diabetes pregestacional, el uso de estos fármacos debe estudiarse e individualizarse cuidadosamente.

Las mujeres diabéticas se someten a una vigilancia estrecha durante todo el embarazo, normalmente a intervalos de 1 a 2 semanas. Las modificaciones de la insulina se realizan basándose en los diarios de glucemia que lleva la paciente. Así mismo, como se ha descrito antes, se prevé que las necesidades insulínicas de una mujer embarazada aumenten conforme avanza el embarazo debido a la creciente producción de lactógeno placentario humano por la placenta, con su efecto resistente a la insulina.

Parto de la mujer diabética

El objetivo es que la mujer diabética tenga un hijo sano por vía vaginal. La idoneidad del control glucémico, el bienestar del recién nacido, el peso fetal aproximado según la ecografía, la presencia de hipertensión arterial u otras complicaciones del embarazo, la edad de gestación, la presentación del feto y el estado del cuello del útero son factores que intervienen en las decisiones sobre el parto. *En la mujer diabética bien controlada que no presenta complicaciones, con frecuencia se induce el parto a término (38 a 39 semanas).* En las mujeres con DG o diabetes pregestacional y un peso fetal aproximado de 4 500 g o más, puede sopesarse la posibilidad de un parto por cesárea. Si se considera necesario un parto más temprano por indicaciones fetales o maternas, pueden llevarse a cabo estudios de madurez fetal en líquido amniótico obtenido mediante amniocentesis. Si es preciso administrar corticoesteroides antes del parto para estimular la madurez pulmonar fetal (p. ej., en mujeres con parto prematuro), es necesario un análisis frecuente de la glucemia y, a veces, un aumento de las dosis de insulina para contrarrestar los efectos hiperglucémicos de los corticoesteroides.

Independientemente de si las contracciones de la paciente empiezan espontáneamente o se inducen, el objetivo del tratamiento con insulina durante el parto es el control glucémico estricto. En cuanto empiezan las contracciones verdaderas o la glucemia disminuye a 70 mg/dl, se administra una infusión constante de glucosa con solución de dextrosa al 5 % a una velocidad de 100 a 150 ml/h para mantener una glucemia de 100 mg/dl. La concentración de glucosa plasmática debe analizarse cada 1 a 2 h. Puede administrarse insulina de acción corta, normalmente mediante infusión intravenosa constante, si la glucemia supera los 100 mg/dl.

Con la expulsión de la placenta, la fuente de los factores «antiinsulínicos», en particular el lactógeno placentario humano, se elimina. Con su breve semivida, el efecto sobre la glucosa plasmática es evidente en cuestión de horas. Muchas pacientes no necesitan insulina durante algunos días después del parto. Generalmente, el tratamiento habitual consiste en la determinación frecuente de la glucemia y una estrategia de escala móvil con inyecciones mínimas de insulina. Los objetivos de glucemia óptimos son menos estrictos en el puerperio que durante el embarazo. En las pacientes con DG, no es necesaria más insulina después del parto. En las pacientes con diabetes pregravídica, generalmente la administración de insulina se reanuda al 50 % de la dosis anterior al embarazo en cuanto la paciente ingiere una dieta normal. A partir de entonces, la insulina puede modificarse durante las semanas siguientes, y normalmente las necesidades insulínicas alcanzan el nivel anterior al embarazo.

En más del 95 % de las madres con DG, el estado de la glucosa se normaliza por completo inmediatamente después del parto; no obstante, aproximadamente el 50 % de estas mujeres desarrollará diabetes de tipo 2 más adelante y habrá que concienciarlas de la importancia de mantener una alimentación saludable y un programa de ejercicio constante. *Se recomienda realizar una prueba de detección de la tolerancia a la glucosa de 2 a 4 meses después del parto para detectar ese 3 % a 5 % de mujeres que seguirá siendo diabética y necesitará tratamiento.* Normalmente, este tipo de prueba implica una sobrecarga de 75 g de glucosa, seguida de la determinación de la glucosa plasmática al cabo de 2 h. Una cifra por encima de 140 mg/dl exige seguimiento.

Para la anticoncepción, con frecuencia se elijen métodos de barrera o dispositivos intrauterinos; las mujeres que elijen anticonceptivos orales deben vigilar sus cifras de glucemia para identificar un aumento que a veces se observa con este método (v. cap. 24, Anticoncepción).

ENFERMEDAD TIROIDEA

Como sucede con la diabetes, la enfermedad tiroidea puede preceder al embarazo o puede manifestarse por primera vez durante el embarazo. Las afecciones ginecológicas, como la enfermedad trofoblástica o la hiperemesis gravídica, pueden afectar a la función tiroidea. Todos los recién nacidos de mujeres con enfermedad tiroidea tienen riesgo de padecer disfunción tiroidea neonatal. Por este motivo, el pediatra del recién nacido debe ser informado del diagnóstico materno.

Fisiopatología

La **tirotoxicosis** es la afección que aparece como consecuencia de una producción excesiva de hormona tiroidea y una exposición excesiva a ésta por cualquier causa. El **hipertiroidismo** es la tirotoxicosis provocada por el funcionamiento excesivo de la glándula tiroidea. La enfermedad de Graves es una enfermedad autoinmune que se caracteriza por la producción anómala de inmunoglobulinas específicas de la glándula tiroidea que estimulan o inhiben la función tiroidea. La reagudización de los signos y síntomas del hipertiroidismo se denomina **crisis hipertiroidea**. El **hipotiroidismo** está causado por una producción insuficiente de hormona tiroidea. La **tiroiditis**

puerperal es una inflamación autoinmune de la glándula tiroidea que se manifiesta como hipotiroidismo indoloro de reciente aparición, tirotoxicosis transitoria o tirotoxicosis seguida de hipotiroidismo 1 año después del parto.

Las concentraciones de la proteína transportadora de tiroxina (TBG) suelen aumentar en el embarazo. Los resultados de las pruebas que varían considerablemente en el embarazo son aquéllos en que influye la concentración de TBG, como los de la tiroxina total (TT_4), la triyodotironina total (TTd) y la captación de triyodotironina por resinas (TR3U). También puede darse un aumento transitorio de la concentración de tiroxina libre (FT_4) y el índice de tiroxina libre (ITL) en el primer trimestre (fig. 14-3). Las concentraciones plasmáticas de yodo disminuyen durante el embarazo y esta alteración puede provocar un aumento perceptible del tamaño de la glándula tiroidea (aproximadamente una variación del 18 %) en el 15 % de las mujeres. No obstante, en la mayoría de las mujeres, el tamaño de la glándula tiroidea se normaliza tras el parto.

Pruebas analíticas de detección

No existen indicios suficientes para justificar el cribado sistemático de las mujeres embarazadas asintomáticas para detectar el hipotiroidismo.

Las pruebas deben realizarse en las mujeres con antecedentes o síntomas de enfermedad tiroidea. La función tiroidea se evalúa mediante la determinación de las concentraciones de tirotropina (TSH). La tirotropina no atraviesa la placenta, de modo que esta prueba es un indicador exacto de la función hormonal durante el embarazo. En las mujeres embarazadas que se piensa que pueden tener hipertiroidismo o hipotiroi-

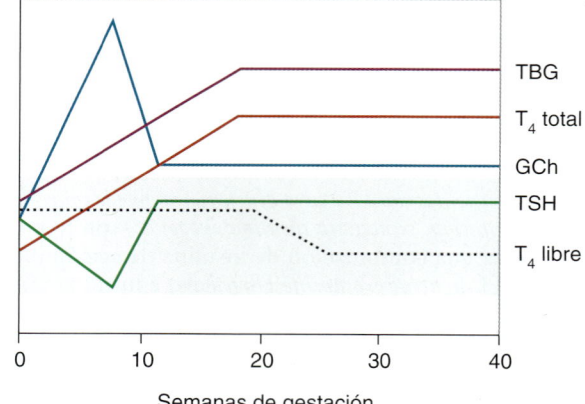

FIGURA 14-3. Patrón de alteraciones de la función tiroidea y la concentración de GCh según la edad de gestación. La zona sombreada representa el intervalo normal de la globulina fijadora de tiroxina, la tiroxina total, la tirotropina y la T_4 libre en la mujer no embarazada. GCh, gonadotropina coriónica humana; T_4, tiroxina; TBG, proteína transportadora de tiroxina; TSH, tirotropina. (Modificada de Brent GA. Maternal thyroid function: interpretation of thyroid function tests in pregnancy. *Clin Obstet Gynecol.* 1997; 40[1]: 3–15.)

dismo hay que determinar la concentración de FT_4 y el ITL además de la TSH.

Tratamiento de la enfermedad tiroidea preexistente en el embarazo

El hipertiroidismo en el embarazo se trata con tioamidas, específicamente con propiltiouracilo (PTU) y metimazol. *El objetivo del tratamiento durante el embarazo es mantener la FT_4 y o el ITL en el intervalo alto de la normalidad utilizando la menor dosis posible de tioamidas para reducir al mínimo la exposición fetal.* El tratamiento con tioamidas de la enfermedad de Graves en el embarazo puede inhibir la función tiroidea fetal y neonatal y se ha asociado a bocio fetal. Normalmente, el hipotiroidismo neonatal es transitorio y no exige tratamiento.

La crisis hipertiroidea es una urgencia médica que se caracteriza por un estado hipermetabólico extremo. Aunque es poco común (se da en el 1% de las mujeres embarazadas con hipertiroidismo), acarrea un alto riesgo de insuficiencia cardíaca materna. Con frecuencia, se desencadena por una infección, una intervención quirúrgica, las contracciones o el parto. La crisis hipertiroidea tiene que diagnosticarse y tratarse rápidamente a fin de evitar un choque, estupor y coma (cuadro 14-1). El tratamiento de la crisis hipertiroidea consiste en una serie habitual de fármacos, cada uno de los cuales desempeña una función en la inhibición de la función tiroidea. También debe tratarse el desencadenante subyacente. Hay que evaluar el feto con una ecografía, un perfil biofísico o una cardiotocografía en reposo, según la edad de gestación.

El tratamiento del hipotiroidismo en las mujeres embarazadas es igual que en las mujeres no embarazadas e implica la administración de levotiroxina en dosis suficientes para normalizar las concentraciones de TSH. Las necesidades maternas de tiroxina aumentan en las mujeres con diagnóstico de hipotiroidismo antes del embarazo. Las concentraciones de levotiroxina deben ajustarse cada 4 semanas hasta que se estabilicen las concentraciones de tirotropina. A partir de entonces, hay que comprobar las concentraciones una vez por trimestre.

Tratamiento de la enfermedad tiroidea diagnosticada durante y después del embarazo

Las náuseas y los vómitos graves del embarazo (**hiperemesis gravídica**) pueden provocar un hipertiroidismo bioquí-

---

CUADRO 14-1
Síntomas de la crisis hipertiroidea

Fiebre
Taquicardia desproporcionada para la fiebre
Estado mental alterado, incluida agitación, nerviosismo, confusión y convulsiones
Vómitos
Diarrea
Arritmia cardíaca

---

mico, en que las concentraciones de TSH son indetectables o el ITL está elevado, o ambas cosas. Esta afección remite espontáneamente a las 18 semanas de gestación. No se recomienda realizar determinaciones sistemáticas de la función tiroidea en las pacientes con hiperemesis gravídica a menos que sean evidentes otros signos manifiestos de hipertiroidismo.

La tiroiditis puerperal se da en el 5 % de las mujeres que no tienen antecedentes de enfermedad tiroidea. La tiroiditis puerperal también puede darse tras la pérdida de un embarazo y tiene un riesgo de recidiva del 70 %. Casi la mitad de las mujeres con tiroiditis puerperal padece hipotiroidismo, mientras que las mujeres restantes se dividen a partes iguales entre las que padecen tirotoxicosis y las que padecen tirotoxicosis seguida de hipotiroidismo. La tirotoxicosis puerperal suele remitir espontáneamente sin tratamiento. De las mujeres que tienen hipotiroidismo, aproximadamente el 40 % necesita tratamiento debido a unas concentraciones extremadamente elevadas de tirotropina o un agrandamiento del bocio. Sólo el 11 % de las mujeres con diagnóstico de hipotiroidismo puerperal desarrolla hipotiroidismo permanente.

TRASTORNOS URINARIOS

Las **infecciones urinarias (IU)** son frecuentes en el embarazo. Aproximadamente el 8 % de todas las mujeres (mujeres embarazadas y no embarazadas) tiene más de 10^5 colonias de una única especie bacteriana en el cultivo de una muestra tomada de la mitad del chorro miccional. Aproximadamente el 25 % de las mujeres embarazadas de este grupo desarrolla una IU aguda sintomática. Otros trastornos urinarios que pueden complicar el embarazo comprenden los cálculos urinarios, la nefrolitiasis y la nefropatía preexistente.

Bacteriuria asintomática e infección urinaria no complicada

En comparación con las mujeres no embarazadas con un número de colonias parecido en el urocultivo, es más probable que la bacteriuria asintomática en el embarazo lleve a **cistitis** *y* **pielonefritis.** Se cree que el aumento de la incidencia de infección sintomática durante el embarazo está causado por la estasis de orina y la glucosuria asociadas al embarazo. Esta estasis de orina relativa en el embarazo es consecuencia de la disminución del tono y la movilidad ureterales inducida por la progesterona, la compresión mecánica de los uréteres en el borde de la pelvis, y la compresión de los orificios de la vejiga y los uréteres. Además, el pH de la orina es más alto debido a la eliminación de bicarbonato, que también aumenta la proliferación bacteriana.

Se realiza un urocultivo al comienzo de la atención prenatal y las pacientes con bacteriuria asintomática reciben tratamiento con ampicilina, cefalexina o nitrofurantoína.

El microorganismo que se detecta con mayor frecuencia es *Escherichia coli.* Aproximadamente del 25 % al 30 % de las pacientes no tratadas por bacteriuria asintomática desarrolla una IU sintomática; por lo tanto, este tratamiento deberá evitar un número considerable de IU sintomáticas en el embarazo. No obstante, el 1,5 % de las pacientes con cultivos iniciales negativos también desarrolla IU sintomáticas durante el embarazo. El tratamiento antimicrobiano supresor está indicado si se producen IU reiteradas durante el embarazo o después de una pielonefritis durante el embarazo. Hay que plantearse la posibilidad de realizar un estudio radiológico tras el parto en estas pacientes para identificar anomalías del parénquima renal y de los túbulos colectores urinarios.

La **cistitis aguda** se da aproximadamente en el 1 % de los embarazos y puede manifestarse con disuria, polaquiuria y/o tenesmo vesical. El tratamiento es el mismo que para la bacteriuria asintomática.

Pielonefritis

Las pacientes con **pielonefritis** (inflamación del parénquima, los cálices y la pelvis renales) están gravemente enfermas, con fiebre, dolor en fosa lumbar, malestar general y frecuentemente deshidratación. Aproximadamente el 20 % de estas mujeres enfermas presenta un aumento de la actividad uterina y parto prematuro, y alrededor del 10 % tiene hemocultivos positivos si la muestra se toma en la fase febril aguda de la enfermedad. *La pielonefritis se da en el 2 % de todas las mujeres embarazadas y es una de las complicaciones médicas más frecuentes del embarazo que exige hospitalización, especialmente como causa principal de mortalidad materna (choque séptico).*

Tras la realización de un análisis de orina y un urocultivo, las pacientes reciben tratamiento con hidratación y antibióticos intravenosos, con frecuencia una cefalosporina o ampicilina y gentamicina. Los síntomas pueden ir acompañados de contracciones uterinas, y puede que se necesite tratamiento tocolítico específico si se produce un parto prematuro. *E. coli* puede producir fosfolipasa A, que a su vez puede estimular la síntesis de prostaglandinas, lo que se traduce en un aumento de la actividad uterina. La fiebre también puede inducir contracciones, de manera que se necesitan antipiréticos para una temperatura superior a 38 ºC. *Hay que prestar atención a la respuesta de la paciente al tratamiento y su estado general; en el 2 % al 3 % de las pacientes con pielonefritis se produce septicemia, y puede producirse síndrome de dificultad respiratoria aguda.* Si no se produce una mejoría al cabo de 48 a 72 h, hay que pensar en la posibilidad de una obstrucción de las vías urinarias o un cálculo urinario y plantearse una reevaluación de la cobertura antibiótica. La ecografía u otro estudio de imagen, como una tomografía computarizada, a veces detectarán un cálculo o un absceso. Los microorganismos identificados con mayor frecuencia en el urocultivo de las mujeres embarazadas son *E. coli* y otros aerobios gramnegativos. El seguimiento puede realizarse con urocultivos frecuentes y/o supresión antibiótica empírica con un fármaco como la nitrofurantoína.

Los síntomas recurrentes o la ausencia de respuesta al tratamiento habitual dejan entrever otra causa para los signos y síntomas. En estas pacientes, puede estar justificado un estudio urológico completo 6 semanas después del embarazo.

Nefrolitiasis y cálculos urinarios

Se detectan **cálculos urinarios** aproximadamente en 1 de cada 1.500 mujeres durante el embarazo, aunque el embarazo en sí no estimula la aparición de cálculos. Unos síntomas parecidos a los de la pielonefritis pero sin fiebre dejan entrever la presencia de cálculos urinarios. La **microhematuria** es más frecuente con esta afección que en la IU no complicada. *El (dolor) cólico renal es un síntoma típico en las mujeres no embarazadas, pero se observa con menor frecuencia en las mujeres embarazadas debido a la relajación del tono ureteral inducida por hormonas.* Normalmente, la hidratación y la conducta expectante, junto con la filtración de orina en busca de cálculos, es suficiente como tratamiento. No obstante, de vez en cuando la presencia de un cálculo puede causar una infección o una obstrucción completa, que puede exigir una interconsulta urológica y drenaje mediante endoprótesis ureteral (*stent*) o nefrostomía percutánea.

Nefropatía preexistente

Durante la consulta preconcepcional, hay que informar a las pacientes con nefropatía preexistente (insuficiencia renal crónica o trasplante renal) de los riesgos considerables que implica un embarazo. *La evolución del embarazo está relacionado con el grado de elevación de la creatinina sérica y la presencia de hipertensión arterial.*

En términos generales, el embarazo no parece tener un impacto negativo sobre las nefropatías crónicas leves. En general, las pacientes con deterioro renal leve (creatinina sérica <1,5 mg/dl) tienen unos embarazos relativamente exentos de incidentes, siempre que no haya otras complicaciones. Las pacientes con deterioro renal moderado (creatinina sérica de 1,5 a 3 mg/dl) tienen un pronóstico más reservado con una mayor incidencia de disfunción renal. Las pacientes con deterioro renal grave son las que presentan el peor pronóstico. En aproximadamente el 50 % de las pacientes con nefropatía se observa proteinuria. Un aumento de la proteinuria durante el embarazo no es, por sí mismo, una consecuencia grave. Muchas pacientes con nefropatía también tienen hipertensión preexistente o concomitante. Estas mujeres tienen un mayor riesgo de padecer las complicaciones hipertensivas del embarazo.

Además de la hipertensión arterial, existe una mayor incidencia de retraso del crecimiento uterino en las pacientes con nefropatía renal. Se realizan determinaciones seriadas frecuentes del bienestar y el crecimiento fetales. Generalmente, el embarazo después de un trasplante renal está asociado a un buen pronóstico si como mínimo han transcurrido 2 años desde que se realizó el trasplante y un estudio renal riguroso no revela indicios de enfermedad activa o rechazo. El tratamiento farmacológico debe ser mínimo.

CARDIOPATÍA

Con unos diagnósticos más precoces y unos tratamientos más eficaces, un mayor número de mujeres con cardiopatías adquiridas llegan a la edad adulta y pueden quedarse embarazadas. Las pacientes con cardiopatía reumática (causada por la ausencia o la demora del tratamiento de la faringoamigdalitis por estreptococo hemolítico del grupo A) y cardiopatía valvular infecciosa adquirida (con frecuencia asociada al consumo de fármacos) constituyen tan sólo el 50 % de las cardiópatas embarazadas. El resto lo componen otras afecciones cardíacas que tradicionalmente se observan con menor frecuencia en el embarazo. *Dado que el embarazo en sí está asociado a un aumento del gasto cardíaco del 40 %, con frecuencia en las mujeres con cardiopatía preexistente los riesgos para la madre y el feto son grandes.* Lo ideal sería que las cardiópatas recibieran una atención previa a la concepción destinada a aumentar al máximo la función cardíaca. También hay que orientarlas acerca de los riesgos que su cardiopatía en concreto representa en el embarazo.

Clasificación de las cardiopatías en el embarazo

La clasificación de la cardiopatía según la New York Heart Association es útil para evaluar todos los tipos de cardiópatas en relación con el embarazo (tabla 14-2). Se trata de una clasificación funcional y es independiente del tipo de cardiopatía. Las pacientes con comunicaciones interventriculares o interauriculares, conducto arterial persistente y trastornos leves de las válvulas mitral y aórtica con frecuencia están en las clases I o II y suelen evolucionar bien durante todo el embarazo. *La hipertensión arterial pulmonar primaria, la tetralogía de Fallot no corregida, el síndrome de Eisenmenger, el síndrome de Marfan con dilatación significativa de la raíz aórtica y otras afecciones están asociadas a un pronóstico mucho peor (frecuentemente la muerte) durante el embarazo. Por este motivo, se aconseja encarecidamente a las pacientes que padecen este tipo de trastornos que no se queden embarazadas.*

Tratamiento

El tratamiento general de la cardiópata embarazada consiste en evitar las afecciones que añaden un esfuerzo adicional a la carga de trabajo del corazón por encima de la que ya impone el embarazo y comprende la prevención y/o reparación de la anemia, la detección y el tratamiento inmediatos de cualquier infección, una reducción de la actividad física y el trabajo agotador y un aumento de peso correcto. Es imprescindible un reposo suficiente. Para las pacientes con cardiopatía en clase I o II se aconseja un mayor reposo domiciliario, y en las pacientes en clase superior puede ser necesaria la hospitalización y el tratamiento de la insuficiencia cardíaca. El tratamiento coordinado entre el ginecólogo, el cardiólogo y el anestesiólogo es especialmente importante para las pacientes con disfunción cardíaca importante.

Los fetos de las pacientes con cardiopatía funcionalmente significativa tienen un mayor riesgo de bajo peso al nacer y prematuridad. *Una mujer con cardiopatía congénita tiene una probabilidad de un 1 % a un 5 % más alta de tener un feto con cardiopatía congénita que una persona sin esta afección; se recomienda una evaluación cardíaca fetal prenatal mediante ecografía.*

El tratamiento prenatal de las cardiópatas embarazadas consiste en la evaluación seriada del estado cardíaco de la madre además del bienestar y el crecimiento del feto. Si es preciso, durante el embarazo puede llevarse a cabo anticoagulación, profilaxis antibiótica para la endocarditis bacteriana subaguda, vigilancia fetal invasiva e incluso la reparación quirúrgica de ciertas lesiones cardíacas. El tratamiento de las cardiópatas embarazadas durante y después del parto incluye tener en cuenta el mayor estrés del parto y la adaptación fisiológica después del parto. Con frecuencia, es aconsejable el parto en decúbito lateral para facilitar la función cardíaca. Se hace todo lo posible para facilitar el parto vaginal debido a la mayor carga cardíaca de la cesárea. Puesto que el gasto cardíaco aumenta entre un 40 % y un 50 % durante el período expulsivo, con frecuencia es aconsejable acortar este período mediante el uso de fórceps o ventosas. También se recomienda la administración de anestesia epidural para reducir el estrés del parto. Incluso en las pacientes que están estables durante el parto, el gasto cardíaco aumenta en el puerperio debido a los 500 ml adicionales que se añaden a la volemia materna cuando el útero se contrae. De hecho, la mayoría de las embarazadas que mueren con cardiopatía lo hacen tras el parto.

La **cardiopatía reumática** sigue siendo una cardiopatía frecuente en el embarazo. *A medida que aumenta la gravedad de la lesión valvular asociada, el riesgo de enfermedad tromboembólica, endocarditis bacteriana subaguda, insuficiencia cardíaca y edema pulmonar aumenta. En las mujeres con cardiopatía reumática también se da un alto índice de pérdida fetal.* Aproximadamente el 90 % de estas pacientes tiene estenosis mitral, cuya obstrucción mecánica asociada empeora a medida que aumenta el gasto cardíaco durante el embarazo. Las mujeres con estenosis mitral asociada a fibrilación auricular tienen un riesgo especialmente alto de padecer insuficiencia cardíaca congestiva.

De vez en cuando se observan **arritmias cardíacas maternas** durante el embarazo. *La taquicardia auricular pa-*

TABLA 14-2	Clasificación funcional de la cardiopatía según la New York Heart Association
Clase	**Descripción**
I	Ausencia de descompensación cardíaca
II	Ausencia de síntomas de descompensación cardíaca en reposo; limitaciones leves de la actividad física
III	Ausencia de síntomas de descompensación cardíaca en reposo; limitaciones notables de la actividad física
IV	Síntomas de descompensación cardíaca en reposo; aumento de las molestias con cualquier actividad física

roxística es la arritmia materna más frecuente y suele estar asociada a un ejercicio demasiado agotador. Hay que pensar en una posible cardiopatía subyacente, como por ejemplo la estenosis mitral, cuando se observan fibrilación y aleteo auricular (*flutter*).

La **miocardiopatía perinatal** es una afección cardíaca poco común pero especialmente grave que se detecta en el último mes de embarazo o en los 6 meses siguientes al parto. Es difícil distinguirla de otras miocardiopatías (p. ej., miocarditis) si no fuera por su asociación con el embarazo. En muchos casos, no puede determinarse ninguna causa evidente. *Generalmente, el tratamiento es el mismo que para la insuficiencia cardíaca no asociada al embarazo, pero se evita el uso de inhibidores de la enzima conversora de angiotensina si la mujer está embarazada.* El tratamiento consiste en reposo en cama, glucósidos digitálicos y, en algunos casos, anticoagulación. La mortalidad es alta y está relacionada con el tamaño del corazón al cabo de 6 a 12 meses. Si el tamaño del corazón se normaliza, el pronóstico mejora, aunque sigue siendo reservado. La orientación sobre la esterilización está justificada en las pacientes con miocardiopatía.

ASMA

El **asma** es una enfermedad restrictiva de las vías respiratorias que se observa en aproximadamente el 4 % al 8 % de las mujeres embarazadas. *Los efectos del embarazo sobre el asma son variables –en general, aproximadamente un tercio de las pacientes empeora, un tercio mejora y el tercio restante se mantiene igual–.* Las mujeres con asma leve o moderada suelen tener unos resultados maternos y fetales excelentes (tabla 14-3). No obstante, un control no óptimo del asma durante el embarazo puede estar asociado a un mayor riesgo para la madre o el feto. La disminución del volumen espiratorio máximo en el primer segundo (VEMS) está asociada a un mayor riesgo de bajo peso al nacer y prematuridad.

> *Hay que vigilar a las mujeres embarazadas asmáticas, incluso a las que tienen enfermedad leve o bien controlada, con determinaciones del flujo espiratorio máximo (FEM) o el VEMS, además de mediante una estrecha observación de los síntomas.*

Se recomienda la determinación sistemática de la función pulmonar en las mujeres embarazadas con asma persistente. Hay que plantearse la realización de pruebas fetales prenatales y ecografías seriadas en las mujeres con asma moderada o grave durante el embarazo a partir de las 32 semanas de gestación o en las mujeres que se están reponiendo de una reagudización asmática grave.

El objetivo final del tratamiento del asma en el embarazo es el mantenimiento de una oxigenación adecuada del feto mediante la prevención de episodios hipóxicos en la madre. El tratamiento con corticoesteroides inhalados, especialmente budesonida, es el tratamiento de control de elección en el asma persistente durante el embarazo. El albuterol inhalado es el tratamiento de rescate recomendado. *En el **tratamiento escalonado**, el número y la dosificación de fármacos aumentan conforme aumenta la gravedad del asma.* Una vez que se ha logrado el control de los síntomas, normalmente se aplica una pauta «descendente» en la paciente no embarazada. En las pacientes embarazadas quizá sea prudente posponer la reducción de un tratamiento que controla eficazmente el asma hasta después del parto. Hay que dar instrucciones a las pacientes de que identifiquen y controlen o eviten factores como los alérgenos y los irritantes, en particular el humo del tabaco.

El tratamiento de una mujer embarazada con asma grave es parecido al de una mujer no embarazada. La evaluación consiste en la determinación de la función pulmonar y la gasometría arterial. El tratamiento puede comprender la administración de oxígeno complementario, el tratamiento con β-agonistas inhalados, corticoesteroides (orales o intravenosos) o intubación. *Las mujeres que están tomando o han tomado recientemente corticoesteroides deben recibir corticoeste-*

TABLA 14-3	Clasificación de la gravedad y el control del asma en las mujeres embarazadas			
Gravedad del asma* (control†)	Frecuencia de los síntomas	Despertares nocturnos	Interferencia en la actividad normal	VEMS o FEM (porcentaje de la mejor cifra personal teórica)
Intermitente (bien controlada)	2 días por semana o menos	Dos veces al mes o menos	Ninguna	Más del 80 %
Persistente leve (mal controlada)	Más de 2 días por semana pero no cada día	Más de dos veces al mes	Limitación leve	Más del 80 %
Persistente moderada (mal controlada)	Síntomas diariamente	Más de una vez por semana	Cierta limitación	60–80 %
Persistente grave (muy mal controlada)	A lo largo de todo el día	Cuatro veces por semana o más	Limitación extrema	Menos del 60 %

*Determinar la gravedad en las pacientes que no toman fármacos de control a largo plazo.

†Determinar el control en las pacientes que toman fármacos de control a largo plazo para decidir si está justificado el tratamiento escalonado, la reducción del tratamiento o el mantenimiento del tratamiento tal cual.

American College of Obstetricians and Gynecologists. Asthma in pregnancy. ACOG Practice Bulletin Núm. 90. *Obstet Gynecol.* 2008; 111(2): 457–464.

roides por vía intravenosa durante el parto y las 24 h siguientes a éste para evitar una crisis suprarrenal.

AFECCIONES QUIRÚRGICAS EN EL EMBARAZO

Las mujeres embarazadas pueden padecer las mismas afecciones quirúrgicas que las mujeres no embarazadas, como apendicitis, colelitiasis y lesiones intestinales. Al comienzo de la gestación hay que considerar la posibilidad de un embarazo ectópico y una torsión de los anejos uterinos. En etapas posteriores del embarazo, el desprendimiento placentario y la rotura uterina pueden provocar signos y síntomas abdominales agudos.

Consideraciones en las mujeres embarazadas

El tratamiento quirúrgico de una mujer embarazada debe tener en cuenta las necesidades sanitarias de la madre y el feto. Los estudios radiológicos o de otro tipo no deben evitarse simplemente porque la mujer está embarazada, aunque deben tomarse precauciones. Para intervenciones como una radiografía de tórax puede utilizarse un protector abdominal para evitar la exposición innecesaria del feto. La exposición a bajas dosis de radiación es segura para el feto cuando se compara con la ausencia de tratamiento o diagnóstico de una afección que exige cirugía.

> *En el perioperatorio hay que vigilar los tonos cardíacos fetales en la medida de lo posible, en concordancia con el período de gestación y la necesidad de intervención, normalmente mediante cardiotocografía.*

Hay que evitar el decúbito completamente supino, si es posible. En su lugar, hay que colocar a la paciente inclinada en decúbito lateral para evitar el síndrome de hipotensión supina, en que la presión sobre la vena cava reduce el retorno venoso al corazón, lo que provoca un descenso de la tensión arterial y el flujo sanguíneo uterino. La administración de oxígeno puede ser útil. En general, los clínicos que atienden a estas pacientes deben tener constantemente presente las consideraciones maternas y fetales. Por ejemplo, el volumen pulmonar residual disminuye en el embarazo, lo que proporciona una menor reserva para la función respiratoria. El vaciado gástrico tardío aumenta la probabilidad de aspiración del contenido del estómago durante una intervención quirúrgica.

Apendicitis en el embarazo

La **apendicitis** es un problema quirúrgico frecuente en las mujeres en edad fértil. Los síntomas de la enfermedad durante el embarazo son parecidos; cabe destacar que la leucocitosis normal del embarazo puede ocultar la leucocitosis asociada a la apendicitis. El apéndice puede desplazarse hacia arriba conforme avanza el embarazo y provocar el desplazamiento de la ubicación del dolor abdominal asociado a la apendicitis, aunque la mayoría de las veces el dolor sigue ubicado en el cuadrante inferior derecho. *Cuando la apendi-*

citis se diagnostica y se trata de manera precoz (antes de la rotura apendicular y la peritonitis generalizada), los resultados fetales y maternos son buenos. Tradicionalmente, el tratamiento quirúrgico ha sido la apendicectomía abierta; no obstante, la laparoscopia se utiliza cada vez más para el tratamiento de la apendicitis en el embarazo.

Colelitiasis en el embarazo

Con frecuencia, las mujeres en edad fértil tienen **cálculos biliares.** *La colelitiasis puede reagudizarse durante el embarazo debido a los efectos hormonales que enlentecen el vaciado de la vesícula biliar y provocan un aumento del volumen residual de ésta.* La colelitiasis asintomática debe tratarse mediante conducta expectante. Si la paciente desarrolla un cólico biliar, hay que intentar tratarla de manera conservadora con hidratación, control del dolor, restricción dietética y posiblemente una sonda nasogástrica. *No obstante, si se da una **colecistitis** con obstrucción del conducto colédoco, colangitis ascendente, pancreatitis o síndrome abdominal agudo, es necesario tratamiento quirúrgico inmediato.* Los resultados maternos y fetales suelen ser excelentes si se lleva a cabo la extirpación quirúrgica antes de que estas consecuencias graves empeoren. Como sucede con la apendicitis, el tratamiento quirúrgico tradicional ha sido la colecistectomía abierta; no obstante, en los últimos años, más indicios avalan el uso seguro de la colecistectomía laparoscópica en el embarazo.

Tumores de los anejos uterinos en el embarazo

En el embarazo aparecen **tumoraciones** anómalas en el **ovario** o los **anejos uterinos.** Con frecuencia, se descubren durante una ecografía ordinaria del feto. La mayoría de estos tumores son benignos y remiten espontáneamente durante el embarazo. *Por estos motivos, con frecuencia se recomienda la conducta expectante para los tumores de los anejos en el embarazo.* Aproximadamente del 4 % al 7 % de los tumores complejos persistentes son malignos. Con los tumores grandes, existe un mayor riesgo de torsión ovárica o rotura de quiste. En general, es mejor realizar el tratamiento quirúrgico en el segundo trimestre.

TRAUMATISMO EN EL EMBARAZO

El traumatismo materno es una de las principales causas de morbimortalidad en el embarazo. *La causa más frecuente de traumatismo en el embarazo son los accidentes de automóvil. La segunda causa más frecuente es la violencia física contra las mujeres, la mayoría de las veces por parte de la pareja.* Un traumatismo puede traducirse en una lesión y la muerte de la madre, además de desprendimiento placentario, rotura uterina, hemorragia fetomaterna, rotura prematura de membranas o parto prematuro. Además de estas afecciones, que pueden afectar al bienestar del feto, también puede darse una lesión fetal directa.

El objetivo principal de la evaluación de un trautamtismo en una mujer gestante es su estabilización. El tratamiento es básicamente el mismo que en la mujer no embarazada. Hay que tomar las constantes vitales y estabilizar a la paciente, y a continuación realizar una valoración ginecológica. Si la edad de gestación es de 20 semanas o más, hay que colocar a la paciente inclinada en decúbito lateral. Si esto no es posible (p. ej., debido a la estabilización de la columna cervical), el desplazamiento manual del útero respecto a la línea media estimulará un retorno venoso suficiente en la madre. La evaluación materna comprende la verificación de los tonos cardíacos fetales con ecografía Doppler, seguida de una cardiotocografía en cuanto haya finalizado el estudio secundario. La ecografía fetal también resulta útil para determinar la ubicación de la placenta, el bienestar fetal, el volumen de líquido amniótico y la edad de gestación aproximada.

Después de un traumatismo leve, se recomienda una cardiotocografía (incluida una tocometría) de 2 a 6 h (no existen estudios amplios disponibles para guiar un consenso sobre la duración apropiada de la vigilancia). Si durante ese intervalo de tiempo hay indicios de hipersensibilidad, irritabilidad o contracciones uterinas, hemorragia vaginal, rotura de membranas o estado fetal preocupante, se recomienda mantener la vigilancia durante como mínimo 24 h. Cualquier traumatismo moderado o grave exige una vigilancia fetal ininterrumpida durante como mínimo 24 h.

La **hemorragia fetomaterna** es otra complicación del traumatismo materno y la determinación del estado del antígeno Rh es un componente importante del tratamiento. El alcance de la hemorragia fetomaterna puede determinarse mediante una de varias pruebas (p. ej., la prueba de Kleihauer-Betke). La mayoría de las veces, una dosis habitual de concentrado de inmunoglobulinas contra el Rh sirve de protección en todas las madres Rh negativas.

Si una mujer embarazada experimenta una parada cardiopulmonar, hay que intentar la reanimación inmediata-mente. *Hay que pensar en la posibilidad de practicar un parto por cesárea urgente tras intentar la reanimación durante 4 min sin éxito si la paciente se halla en el tercer trimestre de embarazo.* La reanimación materna es más fácil una vez que se ha expulsado el feto. No es probable que el feto sobreviva si las constantes vitales maternas están ausentes durante más de 15 a 20 min.

LECTURAS RECOMENDADAS

American College of Obstetricians and Gynecologists. Anemia in pregnancy. ACOG Practice Bulletin No. 95. *Obstet Gynecol.* 2008;112(1):201–207.

American College of Obstetricians and Gynecologists. Asthma in pregnancy. ACOG Practice Bulletin No. 90. *Obstet Gynecol.* 2008;111(2):457–464.

American College of Obstetricians and Gynecologists. Gestational diabetes. ACOG Practice Bulletin No. 30. *Obstet Gynecol.* 2001;98(2):525–538.

American College of Obstetricians and Gynecologists. Hemoglobinopathies in pregnancy. ACOG Practice Bulletin No. 78. *Obstet Gynecol.* 2007;109(1):229–237.

American College of Obstetricians and Gynecologists. Management of adnexal masses. ACOG Practice Bulletin No. 83. *Obstet Gynecol.* 2007;110(1):201–214.

American College of Obstetricians and Gynecologists. *Obstetric Aspects of Trauma Management.* Washington, DC: American College of Obstetricians and Gynecologists; 1998. ACOG Educational Bulletin No. 251.

American College of Obstetricians and Gynecologists. Pregestational diabetes mellitus. ACOG Practice Bulletin No. 60. *Obstet Gynecol.* 2005;105(3):675–685.

Enfermedades infecciosas en el embarazo

Este capítulo trata principalmente el siguiente tema educativo de la Association of Professors of Gynecology and Obstetrics (APGO):

Tema 17 · Afecciones médicas y quirúrgicas en el embarazo

Los estudiantes deben ser capaces de identificar cada una de las siguientes enfermedades infecciosas durante el embarazo, exponer el impacto del embarazo sobre la infección y de la infección sobre el embarazo (madre y feto), y describir el tratamiento inicial durante el embarazo: estreptococo del grupo B; herpes; rubéola; hepatitis; virus de la inmunodeficiencia humana, virus del papiloma humano y otras infecciones de transmisión sexual; citomegalovirus; toxoplasmosis, y varicela y parvovirus.

El cribado y la prevención de las enfermedades infecciosas es un componente esencial de la atención prenatal habitual. Muchos de estos microbios pueden tener consecuencias devastadoras para la madre, el recién nacido, o ambos. La comprensión de la evolución de la enfermedad en el embarazo, las secuelas para la madre y el feto, y, todavía más importante, la prevención y el tratamiento son clave para el tratamiento de la mujer embarazada y el feto. La tabla 15-1 presenta una lista de las recomendaciones para el cribado de las enfermedades de transmisión sexual (ETS) comunes en el embarazo. Las infecciones que afectan a sistemas orgánicos específicos y que no están asociadas a un riesgo significativo de infección fetal (esto es, infecciones urinarias) se tratan en otro lugar (v. cap. 14, Problemas médicos frecuentes en el embarazo).

ESTREPTOCOCO DEL GRUPO B

El **estreptococo del grupo B (EGB)** (o *Streptococcus agalactiae*) es una causa importante de infecciones perinatales. En hasta el 30 % de las mujeres embarazadas tiene lugar una colonización asintomática del aparato genital inferior, pero los cultivos pueden ser positivos sólo de forma intermitente, incluso en la misma paciente. Aproximadamente el 50 % de los recién nacidos expuestos al microorganismo en el aparato genital inferior quedarán colonizados. En la mayoría de estos recién nacidos, este tipo de colonización no tiene importancia, pero sin tratamiento, aproximadamente 0,2 recién nacidos por cada 1 000 recién nacidos vivos al año desarrollan septicemia por EGB.

Existen dos manifestaciones de la infección clínica del recién nacido, que se denominan temprana y tardía, y que se

dan con más o menos con la misma frecuencia. La infección temprana se manifiesta como septicemia y choque septicémico, neumonía o meningitis y se da durante la primera semana de vida. La infección **temprana** es mucho más frecuente en los recién nacidos prematuros que en los recién nacidos a término. La infección **tardía** se da más tarde, después del parto, y se han descrito casos después de los 3 meses **(infección muy tardía)** en recién nacidos prematuros con muy bajo peso. La enfermedad por EGB en el recién nacido puede darse como consecuencia de una infección por transmisión maternofilial o de una infección intrahospitalaria o extrahospitalaria.

Con las estrategias de prevención, los índices actuales de enfermedad por EGB del recién nacido han disminuido hasta aproximadamente 0,3 casos por cada 1 000 recién nacidos vivos. Actualmente, los Centers for Disease Control and Prevention (CDC) y el American College of Obstetricians and Gynecologists (ACOG) recomiendan el cribado universal del EGB entre las semanas 35 y 37 de gestación.

Todas las mujeres con un cultivo rectovaginal positivo de EGB deben recibir profilaxis antibiótica cuando se pongan de parto o cuando rompan aguas.

Si se desconocen los resultados del cultivo de una paciente, hay que administrar profilaxis en presencia de alguna de las siguientes afecciones:

- Parto prematuro (menos de 37 semanas de gestación).
- Rotura prematura de membranas antes del término del embarazo (menos de 37 semanas de gestación).

TABLA 15-1	Recomendaciones para el cribado de las enfermedades de transmisión sexual en el embarazo
Primera consulta prenatal	
VIH	Todas las mujeres (CDC/ACOG)
Sífilis	Todas las mujeres (CDC/ACOG)
Hepatitis B	Todas las mujeres (CDC/ACOG)
Hepatitis C	Alto riesgo (CDC/ACOG)
VHS	Preguntar acerca de los antecedentes, cribado no sistemático (CDC/ACOG)
Clamidia	Todas las mujeres (CDC/ACOG)
Gonorrea	Alto riesgo (CDC/ACOG)
Tercer trimestre	
VIH	Alto riesgo o si no se ha documentado anteriormente (CDC/ACOG)
Sífilis	Alto riesgo (CDC/ACOG)
Clamidia	Alto riesgo (CDC/ACOG)
Gonorrea	Alto riesgo (CDC/ACOG)
Estreptococo del grupo B	Todas las mujeres a las 35–37 semanas de gestación (CDC/ACOG)
Parto/estancia después del parto	
VIH	Alto riesgo o si no se ha documentado anteriormente (CDC/ACOG)
Sífilis	Alto riesgo o si no se ha documentado anteriormente (CDC) Todas las mujeres (ACOG)
Hepatitis B	Alto riesgo o si no se ha documentado anteriormente (CDC/ACOG)
VHS	Con antecedentes de VHS genital o diagnóstico reciente en el embarazo, preguntar sobre los síntomas y realizar una exploración minuciosa del aparato genital inferior y el periné antes del parto (ACOG)

ACOG, American College of Obstetricians and Gynecologists; CDC, Centers for Disease Control and Prevention; VIH, virus de la inmunodeficiencia humana; VHS, virus del herpes simple.
Nota: las leyes estatales o locales pueden reemplazar estas recomendaciones.

- Rotura prolongada de membranas (≥ 18 h).
- Fiebre materna durante el parto (≥ 38 °C).

Las mujeres con bacteriuria por EGB durante su embarazo actual, o las mujeres que han dado a luz anteriormente un hijo con enfermedad por EGB temprana, también son aptas para recibir profilaxis antibiótica durante el parto. Cuando no se dispone de los resultados del cultivo, hay que ofrecer profilaxis durante el parto basándose únicamente en la presencia de factores de riesgo de enfermedad por EGB temprana durante el parto. Las directrices de los CDC comprenden las pautas terapéuticas recomendadas.

En la madre, una fiebre alta después del parto puede indicar endometritis, septicemia y, rara vez, meningitis puerperal, que pueden estar causadas por la infección por EGB. En el caso de la endometritis, la aparición con frecuencia es súbita y tiene lugar dentro de las 24 h siguientes al parto. Suele haber fiebre y taquicardia significativas; a continuación puede aparecer septicemia.

HERPES

El **virus del herpes simple (VHS)** es un virus de ADN bicatenario que se divide en VHS de tipo 1 (VHS-1) y VHS de tipo 2 (VHS-2). El VHS-1 es el principal agente causal del herpes labial, la gingivoestomatitis y la queratoconjuntivitis. La mayoría de las infecciones genitales por VHS son consecuencia del VHS-2, pero las infecciones por VHS-1 son cada vez más frecuentes, especialmente entre las adolescentes y las jóvenes. Hasta el 80 % de las infecciones genitales nuevas entre las mujeres pueden deberse al VHS-1, y los índices más altos se dan en las adolescentes y las adultas jóvenes. Las infecciones herpéticas se clasifican de la siguiente manera:

- La **primoinfección** se da en la mujer que no tiene indicios de infección anterior por VHS (seronegativa tanto para el VHS-1 como para el VHS-2).
- Un **primer episodio no primario** se da en la mujer con antecedentes de infección heteróloga (primera infección por VHS-2 con una infección anterior por VHS-1).
- La enfermedad **recurrente** se da en la mujer que tiene indicios clínicos o serológicos de herpes genital anterior (del mismo serotipo).

La primoinfección es la que ocasiona mayor riesgo para el feto. El feto/neonato se infecta de forma ascendente tras la rotura espontánea de las membranas o al pasar a través de un aparato genital inferior infectado en el parto. *En presencia de una pri-*

moinfección en el momento del parto, el riesgo de infección neonatal se acerca al 50 %; el riesgo es mucho menor (aproximadamente del 3 %) con la infección recurrente, ya que el tamaño del inóculo es mucho menor. Puede producirse una infección fetal en el útero, aunque es mucho menos frecuente. La mayoría de los recién nacidos con infección por herpes contenida evoluciona bien a largo plazo; por regla general, los recién nacidos con infección diseminada evolucionan muy mal.

Hay que pensar en un posible diagnóstico de infección por VHS cuando la exploración clínica revela las características vesículas hipersensibles con ulceración seguidas de la formación de costras (fig. 15-1). El diagnóstico se confirma mediante la identificación del virus en el cultivo celular y la mayoría de los resultados positivos se comunica en 72 h. La reacción en cadena de la polimerasa (PCR) está disponible en el mercado y es más sensible que el cultivo. Las pruebas serológicas para la inmunoglobulina contra el VHS-1 y VHS-2 también están disponibles y son un complemento útil, porque los cultivos de las lesiones con costras o en fase de cicatrización con frecuencia pueden ser negativos. Se recomienda el uso de pruebas serológicas de tipo específico que distingan con exactitud entre la inmunoglobulina contra el VHS-1 y contra el VHS-2.

Hay que preguntar a todas las mujeres embarazadas acerca de los antecedentes de infección por VHS en la primera consulta prenatal. *Si se piensa en una posible infección por virus del herpes durante el embarazo en una mujer sin antecedentes documentados de VHS, hay que realizar el cultivo de una lesión para confirmar el diagnóstico.* En este tipo de pacientes, o en cualquier paciente con antecedentes de infección por virus del herpes, es importante realizar un examen cuidadoso del aparato genital inferior cuando empiezan las con-

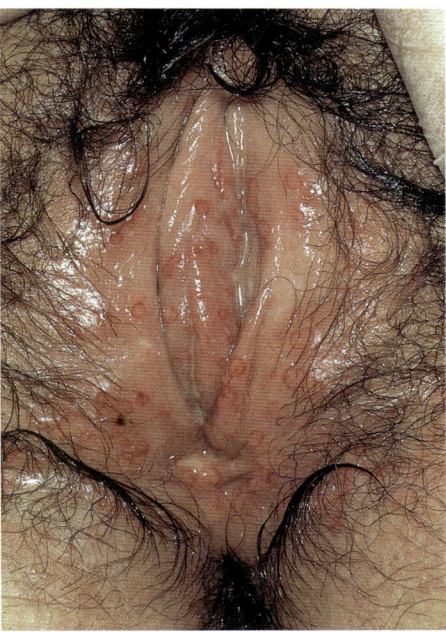

FIGURA 15-1. Infección por virus del herpes. Aunque esta infección es una enfermedad que principalmente genera vesículas, en la piel fina y húmeda las vesículas enseguida se rompen y dan lugar a unas erosiones redondas que se fusionan. (Edwards L. *Genital Dermatology Atlas*. Philadelphia, PA: Lippincott Williams & Wilkins; 2004: 90.)

tracciones o cuando se produce la rotura de la bolsa. Si no se identifican lesiones, se considera que el parto vaginal es seguro.

> *Se recomienda un parto por cesárea si se identifican lesiones herpéticas en el cuello del útero, en la vagina o en la vulva en el momento del parto o si se produce una rotura espontánea de la bolsa. Esto es cierto independientemente de si las lesiones están asociadas o no a una primoinfección o a una infección recurrente debido a la gravedad de la enfermedad neonatal.*

El aciclovir y los compuestos afines son seguros en el embarazo y pueden emplearse si los síntomas son graves. Además, en las pacientes con VHS recurrente, hay que ofrecer estos fármacos para eliminar los brotes a partir de las 36 semanas de gestación a fin de reducir el riesgo de propagación vírica y parto por cesárea debido a las lesiones activas. No se recomiendan cultivos del VHS genital sistemáticos antes del parto en las mujeres asintomáticas, ya que no pronostican la propagación del virus en el parto. *Actualmente, no se recomienda el cribado serológico sistemático de tipo específico para el VHS.* No obstante, el cribado serológico puede sopesarse en ciertas poblaciones para identificar a las mujeres que pueden beneficiarse del tratamiento supresor o de las medidas preventivas.

RUBÉOLA

La **rubéola** (sarampión alemán o de los 3 días) es un virus de ARN que tiene importantes repercusiones perinatales si la infección se da durante el embarazo. Los programas de vacunación generalizados en los últimos 30 años han evitado las epidemias periódicas de rubéola, pero algunas mujeres en edad fértil no están vacunadas contra este virus y por lo tanto son sensibles a la infección. En cuanto se produce la infección, la inmunidad es de por vida. Los antecedentes de infección son un indicador poco fiable de inmunidad.

Si una mujer desarrolla una infección por rubéola en el primer trimestre de embarazo, existe un mayor riesgo de aborto espontáneo y síndrome de rubéola congénita. Aunque la mayoría de los recién nacidos con rubéola congénita parecen normales al nacer, muchos desarrollan posteriormente signos de infección. Los defectos frecuentes que están asociados al síndrome comprenden cardiopatía congénita (p. ej., conducto arterial persistente), retraso mental, sordera y cataratas. El riesgo de rubéola congénita está relacionado con la edad gestacional al contraer la infección; el riesgo es mayor en el primer mes de embarazo y disminuye a medida que aumenta la edad gestacional. La primoinfección puede diagnosticarse mediante las pruebas serológicas de los anticuerpos de tipo IgM e IgG durante los estadios agudo y convaleciente de la infección.

Debido a las graves repercusiones fetales, el cribado prenatal de los anticuerpos IgG frente a la rubéola se realiza sistemáticamente. Todas las mujeres embarazadas deben someterse al cribado, a menos que se tenga la certeza de que son inmunes basándose en pruebas serológicas anteriores. Las mujeres jóvenes deben vacunarse cuando no están embarazadas, si son sensibles a la infección. La vacuna utiliza un virus atenuado de la rubéola que induce la formación de anticuerpos en prácticamente todas las mujeres que han sido vacunadas. Por este motivo, las mujeres embarazadas no deben vacunarse. Se recomienda que el embarazo se posponga 1 mes después de la vacunación, aunque no se ha descrito ningún caso de síndrome de rubéola congénita tras la vacunación durante un embarazo no diagnosticado. En las mujeres en que se detecta una ausencia de anticuerpos frente a la rubéola en el cribado prenatal, se recomienda la vacunación después del parto al dar el alta hospitalaria. Esta actitud no supone ningún riesgo para el recién nacido u otros hijos; la lactancia materna no está contraindicada.

Si a una mujer embarazada se le diagnostica la rubéola, hay que informarla del riesgo de infección fetal y orientarla acerca de las opciones para la continuación del embarazo.

> *Puesto que no existe ningún tratamiento eficaz para la mujer embarazada infectada por el virus de la rubéola, se aconseja a las pacientes sin inmunidad frente al virus que eviten la posible exposición.*

Aunque puede administrarse concentrado de inmunoglobulinas a una mujer infectada, no previene la infección fetal. La ausencia de signos clínicos en una mujer que ha recibido concentrado de inmunoglobulinas no garantiza que la infección del feto se haya evitado.

HEPATITIS

La hepatitis vírica es una de las infecciones más frecuentes y potencialmente más graves que puede darse en la mujer embarazada. Hasta ahora se han identificado seis tipos de hepatitis vírica, dos de los cuales, la hepatitis A y la hepatitis B, pueden prevenirse eficazmente mediante la vacunación.

Hepatitis A

El **virus de la hepatitis A (VHA)** se transmite de persona a persona principalmente mediante la contaminación orofecal. Una buena higiene y unas buenas condiciones sanitarias son importantes para evitar la infección. No obstante, la vacunación es el medio más eficaz para prevenir la transmisión. La vacuna contra la hepatitis A se encuentra disponible en forma de vacuna única y de vacuna mixta (que contiene los antígenos contra el VHA y el virus de la hepatitis B [VHB]). Antes de que existiera la vacuna, el VHA representaba una tercera parte de los casos de hepatitis aguda en Estados Unidos. La infección por el VHA no evoluciona a infección crónica. El diagnóstico se confirma mediante la demostración de anticuerpos IgM contra el VHA. La infección por el VHA no tiene unos efectos específicos sobre el embarazo ni el feto. *No se ha demostrado que la vacunación sea segura durante el embarazo, pero el riesgo para el feto en desarrollo es mínimo porque la vacuna contiene proteínas víricas purificadas inactivadas.* Se recomienda la vacunación en mujeres drogadictas por vía intravenosa, mujeres que padecen ciertas afecciones (enfermedad hepática crónica o receptoras de concentrados de factores de coagulación), que tienen empleos específicos (p. ej., trabajan en laboratorios con monos o laboratorios de investigación) y que viajan a países en que la infección por VHA es endémica. *El concentrado de inmunoglobulinas contra el VHA es eficaz para la profilaxis previa y posterior a la exposición y puede utilizarse durante el embarazo.*

Hepatitis B

La infección por el **virus de la hepatitis B (VHB)** es más grave que la infección por el VHA, independientemente de si la mujer está embarazada o no. El VHB se transmite por vía parenteral y mediante el contacto sexual. Del 10 % al 15 % de los adultos infectados desarrollan infección crónica y, de éstos, algunos acabarán siendo portadores. *Las pruebas para detectar el antígeno de superficie de la hepatitis B (HBsAg) se realizan de manera sistemática durante el embarazo, ya que aproximadamente la mitad de las mujeres embarazadas infectadas no presentan los factores de alto riesgo tradicionales.* La transmisión maternofilial de la hepatitis se da en un grado considerable pero variable y está relacionada con la presencia o ausencia del antígeno e de superficie de la hepatitis B (HBeAg) materno: si la mujer es positiva para el antígeno «e», lo que indica una alta viremia y una replicación vírica activa, el feto tiene un riesgo del 70 % al 90 % de contraer la infección; y la mayoría de estos niños acabarán siendo portadores crónicos. *El riesgo de infección fetal es más alto si la infección materna ocurre en el tercer trimestre.* La infección neonatal también puede darse a través de la leche materna.

> *Hay que ofrecer la vacunación durante el embarazo a las mujeres que son negativas para el HBsAg y tienen factores de riesgo de infección por el VHB.*

Las mujeres que han estado expuestas al VHB deben recibir tratamiento lo antes posible con concentrado de sammaglobulinas contra la hepatitis B (HBIG) y ser vacunadas. Ahora, se vacuna a todos los recién nacidos contra la hepatitis B, y la inyección inicial se administra al cabo de 2 días a 2 meses del parto. *Los recién nacidos de madres que son positivas para el HBsAg deben recibir la vacuna y HBIG en las 12 h siguientes al nacimiento.* La lactancia materna no está contraindicada en las madres que son portadoras crónicas si sus hijos han recibido tanto la vacunación como HBIG en las 12 h siguientes al parto.

Hepatitis C

La infección por el **virus de la hepatitis C (VHC)** es un problema creciente en Estados Unidos y tiene repercusiones obstétricas. La infección por el VHC, cuya transmisión es parecida a la del VHB (sexual, parenteral, maternofilial), con frecuencia es asintomática. El diagnóstico se realiza mediante la presencia de indicios serológicos de IgG contra el VHC. No obstante, los anticuerpos pueden no ser detectables hasta al cabo de 10 semanas de la aparición de la enfermedad clínica. La identificación mediante PCR de ARN del VHC puede ser un complemento útil para el diagnóstico en el estadio inicial de la infección y en la infección crónica. La presencia de anticuerpos contra el VHC no confiere inmunidad ni evita la transmisión de la infección. El 50 % de las personas infectadas acaba desarrollando infección crónica.

El cribado para detectar infección por VHC no se realiza de manera sistemática. *No obstante, los CDC recomiendan el cribado sistemático para ciertos grupos* (cuadro 15-1). La transmisión maternofilial se da en el 2 % al 12 % de los casos, y el riesgo de infección fetal está directamente relacionado con la cantidad de ARN del VHC presente en la sangre materna. La transmisión maternofilial es poco común con una viremia de ARN de la hepatitis C indetectable. La coinfección materna

CUADRO 15-1

Factores de riesgo para el cribado del virus de la hepatitis C

Los siguientes factores de riesgo justifican el cribado sistemático:

- Antecedentes de drogadicción por vía inyectada o intravenosa
- Infección por VIH
- Antecedentes de transfusión de sangre o trasplante de órgano sólido antes de julio de 1992
- Antecedentes de recepción de concentrados de factores de coagulación elaborados antes de 1987
- Diálisis a largo plazo
- Signos y síntomas de enfermedad hepática

Adaptada de Centers for Disease Control and Prevention, Workowski KA, Berman SM. Sexually transmitted diseases treatment guidelines, 2006. *MMWR Recomm Rep.* 2006; 55 (RR-11): 1–94.

por **el virus de la inmunodeficiencia humana (VIH)** también está asociada a un mayor riesgo de transmisión maternofilial del VHC. Otros factores de riesgo de infección fetal comprenden la rotura prolongada de la bolsa ammiótica en el parto y el uso de técnicas cruentas de vigilancia fetal. *Actualmente, no existen medidas de prevención que reduzcan el riesgo de transmisión maternofilial; el parto por cesárea no se ha asociado sistemáticamente a un descenso del índice de transmisión maternofilial y debe practicarse para las indicaciones obstétricas habituales en las mujeres infectadas por el VHC.* La lactancia materna no está contraindicada en las mujeres con el VHC. Los tratamientos más recientes para la infección por el VHC que eliminan el virus detectable en la sangre y normalizan las concentraciones de transaminasas son prometedores en la mujer adulta no embarazada. El concentrado de inmunoglobulinas no contiene anticuerpos contra el VHC y no desempeña ninguna función en la profilaxis posterior a la exposición.

Hepatitis D y E

El **virus de la hepatitis D (VHD)** es una partícula vírica incompleta que sólo puede causar una infección en presencia del VHB. La transmisión del VHD es por vía parenteral; puede producirse una infección crónica, que se traduce en una enfermedad grave en el 70 % al 80 % de los infectados crónicos y en una mortalidad de hasta el 25 %. *La transmisión maternofilial se ha documentado pero es poco común.* El diagnóstico se realiza mediante la identificación de antígeno del VHD y de IgM contra el VHD en la enfermedad aguda; se forman anticuerpos de tipo IgG, pero no confieren protección. Actualmente no hay ninguna vacuna disponible. Las medidas para prevenir la infección por el VHB son eficaces para la prevención de la transmisión del VHD.

La infección por el **virus de la hepatitis E (VHE)** es una enfermedad que se transmite a través del agua y es poco común en Estados Unidos. *La enfermedad suele remitir espontáneamente, pero se ha asociado a unos índices más altos de hepatitis E fulminante y una mortalidad más alta en las mujeres embarazadas, que puede al-* *canzar hasta el 20 % después de la infección en el tercer trimestre. La coinfección con el VIH se traduce en una enfermedad grave y una mortalidad elevada en el embarazo.* El diagnóstico se realiza mediante pruebas serológicas para detectar anticuerpos específicos contra el VHE en mujeres con exposición durante un viaje. El riesgo de transmisión maternofilial es muy bajo, pero se han descrito casos. Actualmente no hay ninguna vacuna disponible.

VIH/SIDA

En todo el mundo, las mujeres representan casi el 50 % de las personas infectadas por el VIH. Los CDC calculan que el 27 % de las personas que viven con el síndrome de inmunodeficiencia adquirida (sida) en Estados Unidos son mujeres. De estas mujeres, el 71 % estuvo expuesto a través del contacto heterosexual y el 27 % a través del consumo de drogas por vía parenteral. El 1 % de las personas que viven con el sida es menor de 13 años, la mayoría de las cuales se infectó por vía perinatal.

El período de latencia aproximado habitual entre el VIH no tratado y el sida es de unos 11 años. La infección por el VIH se convierte en sida cuando la cifra de linfocitos cooperadores (CD4$^+$) –*helper*– disminuye y el anfitrión se vuelve más sensible a otros tipos de infecciones. Con la disponibilidad de antirretrovíricos cada vez más eficaces, la esperanza de vida y la calidad de vida han mejorado espectacularmente.

Fisiopatología

El VIH es un retrovirus humano con envoltura constituido por ARN monocatenario, que posee la capacidad de incorporarse en el ADN celular de células CD4$^+$ como los linfocitos, los monocitos y algunas células del sistema nervioso. Una vez que se ha producido la infección, la seroconversión suele darse al cabo de 2 a 8 semanas, pero puede tardar hasta 3 meses y, en casos raros, hasta 6 meses. Parece que la infección por el VIH no tiene un efecto directo sobre la evolución ni el desenlace del embarazo. Así mismo, no parece que el embarazo afecte a la evolución del VIH. *Tanto el VIH como el embarazo pueden afectar a la evolución natural, la presentación, el tratamiento o la importancia de ciertas infecciones y éstas, a su vez, pueden estar asociadas a complicaciones del embarazo o infección perinatal.* Estas infecciones comprenden la candidiasis vulvovaginal, la vaginosis bacteriana, el herpes simple genital, el virus del papiloma humano (VPH), la sífilis, el citomegalovirus (CMV), la toxoplasmosis, y la hepatitis B y C. Todas las mujeres presentan un descenso de las cifras absolutas de células CD4$^+$ en el embarazo, que se piensa que es consecuencia de la hemodilución. Por otro lado, el porcentaje de células CD4$^+$ se mantiene relativamente estable. *Por lo tanto, el porcentaje de células CD4$^+$, antes que la cifra absoluta, puede ser una medida más exacta de la función inmunitaria en las mujeres infectadas por el VIH.*

El índice inicial de transmisión perinatal del VIH sin tratamiento profiláctico es de aproximadamente el 25 % y generalmente está relacionado con unas viremias altas y unas cifras de CD4$^+$ bajas. *Con la monoterapia con zidovudina (ZDV), la transmisión perinatal se reduce al 8 %. Actualmente, con la politerapia antirretrovírica y una viremia indetectable, la transmisión perinatal se reduce al 1 %-2 %.* Existen indicios de que la transmisión puede producirse antes, durante o después del parto mediante la lactancia materna; no obstante, parece que del 66 % al 75 %

de las transmisiones se producen durante el parto o cerca del parto, especialmente en las poblaciones que no dan lactancia materna.

Cribado y pruebas

El cribado inicial consiste en un **enzimoinmunoanálisis de adsorción** (**ELISA,** *enzyme-linked immunosorbent assay*), que se basa en la reacción antígeno-anticuerpo. En el 99 % de los casos los anticuerpos contra el VIH son detectables a los 3 meses de la infección. Si los resultados del ELISA son positivos, se realiza un análisis de inmunotransferencia (Western blot), que identifica anticuerpos contra porciones específicas del virus, para confirmar el diagnóstico. Una prueba serológica se considera positiva sólo si tanto el análisis de ELISA como el de inmunotransferencia son positivos; esta prueba tiene una sensibilidad y una especificidad superiores al 99 %.

El cribado universal y voluntario del VIH en las mujeres embarazadas es habitual y debe formar parte de los análisis prenatales habituales, a menos que una paciente manifieste que no quiere hacerse la prueba del VIH. Tanto el ACOG como los CDC recomiendan esta «opción de exclusión»; no obstante, las leyes estatales y locales que estipulan lo contrario pueden reemplazar estas recomendaciones.

> *La negativa a someterse a la prueba debe documentarse.*

Así mismo, se recomienda repetir el cribado en el tercer trimestre en las poblaciones de riesgo (incluidas las mujeres con ETS o las que consumen drogas, intercambian sexo por dinero o drogas, tienen múltiples parejas sexuales estando embarazadas o tienen signos y síntomas indicativos de infección aguda por VIH durante el embarazo), y en las mujeres que se negaron a someterse a la prueba en el primer trimestre o que en el momento del parto se desconoce si están infectadas por el VIH.

La **prueba rápida del VIH** es una alternativa útil a la prueba tradicional que se ha expuesto antes. Los resultados pueden estar disponibles al cabo de unas horas de la obtención de la muestra de sangre y, por lo tanto, es especialmente útil cuando acude una paciente con contracciones que no se sabe si está infectada o no por el VIH.

> *Una prueba rápida del VIH que da positivo debe confirmarse mediante inmunotransferencia o inmunofluorescencia antes de considerar que la mujer está infectada por el VIH; no obstante, hay que iniciar tratamiento con antirretrovíricos de inmediato en cuanto se observa un resultado positivo en la prueba rápida del VIH en una parturienta.*

Tratamiento

El tratamiento implica la administración de antirretrovíricos y la toma de precauciones durante el parto para evitar la transmisión.

> *El tratamiento con antirretrovíricos en el embarazo es un componente clave para reducir la transmisión perinatal hasta un 1 %-2 %.*

A todas las mujeres embarazadas infectadas por el VIH hay que ofrecerles politerapia antirretrovírica eficaz, que se administra antes y durante el parto además de al recién nacido. Aparte del estado de la enfermedad y la viremia de la madre, los factores de riesgo de mayor transmisión maternofilial del VIH comprenden la corioamniotitis, la rotura prolongada de la bolsa, las técnicas invasivas de vigilancia fetal y el tipo de parto. Saber si la madre está infectada o no por el VIH puede ayudar en el tratamiento del parto para reducir al mínimo el riesgo de transmisión al feto. La probabilidad de transmisión aumenta de forma lineal con la prolongación de la rotura de la bolsa. La colocación de electrodos en el cuero cabelludo fetal o la toma de una muestra de sangre fetal de éste aumentan la exposición del feto a la sangre y las secreciones genitales maternas y pueden aumentar el riesgo de transmisión maternofilial, según la viremia del VIH en el suero y los genitales. Hay que evitar estas técnicas. La realización de una episiotomía o el uso de ventosas o fórceps podrían aumentar el riesgo de transmisión al aumentar la exposición a la sangre y las secreciones genitales maternas. No obstante, estas técnicas pueden ayudar a acortar la duración de las contracciones o la rotura de la bolsa en el caso de un parto vaginal y, por lo tanto, pueden reducir la probabilidad de transmisión. Finalmente, el parto por cesárea practicado antes de la aparición de contracciones y de la rotura de la bolsa reduce considerablemente el riesgo de transmisión perinatal del VIH. Se recomienda el parto por cesárea programado a las 38 semanas de gestación para evitar la transmisión perinatal del VIH en las mujeres que tienen una viremia >1 000 copias/ml.

> *La lactancia materna desempeña un papel importante en la transmisión perinatal del VIH;* se calcula que ha representado hasta el 50 % de los casos de niños con infección reciente en todo el mundo. La lactancia materna en presencia de una infección materna arraigada ocasiona un considerable riesgo adicional de transmisión.

> *Cuando existen otras opciones seguras, hay que evitar la lactancia materna en la infección por el VIH.*

El campo de la atención y tratamiento del VIH está avanzando rápidamente y la atención de las mujeres embarazadas infectadas por el VIH debe coordinarse con un profesional sanitario que atiende habitualmente a mujeres infectadas por el VIH. La página de Internet del U.S. Department of Health and Human Resources AIDS*info*, www.aidsinfo.nih.gov, también facilita y actualiza con regularidad información exhaustiva bajo «*perinatal treatment guidelines*».

VIRUS DEL PAPILOMA HUMANO

Más de un tercio de las mujeres sexualmente activas han estado expuestas como mínimo a un tipo de **virus del papiloma humano (VPH).** Con frecuencia, las verrugas genitales (**condilomas acuminados**) aumentan de tamaño y superficie durante el embarazo debido a la relativa inmunodepresión. Si son extensas, puede ser preciso un parto por cesárea para evitar el traumatismo excesivo en el aparato genital inferior. En el embarazo, puede emplearse crioterapia, tratamiento con láser y ácido tricloroacético para tratar las lesiones genitales provocadas por el VPH. *No se recomienda el uso de podofilina, 5-fluorouracilo ni interferón, ya que pueden ser tóxicos para el feto.* Puesto que existen datos escasos sobre el uso del imiquimod en el embarazo, generalmente este fármaco se evita. Con frecuencia, el tratamiento de las lesiones genitales provocadas por el VPH se pospone hasta después del embarazo, ya que puede darse una remisión espontánea. La transmisión maternofilial del VPH es muy rara pero se manifiesta como una papilomatosis laríngea. El parto por cesárea no evita la transmisión perinatal del VPH.

Algunos tipos de VPH pueden generar resultados anómalos en la citología vaginal y displasia cervical. *El tratamiento de unos resultados anómalos en la citología vaginal en la mujer embarazada es parecido al de la mujer no embarazada; no obstante, con frecuencia las biopsias y otras técnicas por escisión se posponen hasta el puerperio.* En su lugar, con frecuencia se aplica un seguimiento estrecho que puede consistir en una citología vaginal y/o una colposcopia. La infección por VPH y la citología vaginal anómala, además de las recomendaciones sobre la **vacuna contra el VPH,** se exponen en otros capítulos de este libro (v. caps. 27, Enfermedades de transmisión sexual, y 43, Neoplasia y carcinoma de cuello de útero).

SÍFILIS

La **sífilis** es una enfermedad generalizada que está causada por la espiroqueta móvil *Treponema pallidum.* Se transmite por contacto directo e invade la mucosa intacta o las zonas de piel erosionada. A continuación, se forma una úlcera indolora en la zona de la inoculación, normalmente a las 6 semanas de la exposición. La úlcera tiene una consistencia firme con unos bordes elevados; dura varias semanas. De 1 a 3 meses después aparece un exantema o, en algunas pacientes, lesiones elevadas **(condilomas planos)** en los genitales.

Generalmente, se considera que *T. pallidum* atraviesa la placenta hasta el feto después de las 16 semanas de gestación. La transmisión puede producirse en cualquier estadio de la infección materna y se ha documentado incluso ya a las 6 semanas de gestación.

El aborto espontáneo, la muerte fetal y la muerte neonatal son más frecuentes en cualquier paciente no tratada, mientras que la infección neonatal es más probable en la sífilis primaria o secundaria que en la sífilis latente. Los recién nacidos con sífilis congénita pueden estar asintomáticos o tener los signos clásicos del síndrome, aunque la mayoría de los recién nacidos no desarrolla indicios de enfermedad durante los 10 a 14 días posteriores al parto. Los indicios tempranos de la enfermedad comprenden exantema maculopapular, «moqueo», zonas irregulares de mucosa en la bucofaringe, hepatoesplenomegalia, ictericia, linfadenopatía y coriorretinitis (fig. 15-2). Los signos que aparecen posteriormente comprenden dientes de Hutchinson, molares en forma de mora, nariz en silla de montar y espinillas en forma de sable.

La **sífilis congénita** se puede prevenir fácilmente con el tratamiento inmediato y apropiado de la madre. Por lo tanto, todas las mujeres embarazadas deben someterse a un cribado serológico lo antes posible y de nuevo en el momento del parto (y si están expuestas a una pareja infectada). Las pruebas serológicas son el pilar del diagnóstico. Las **pruebas de detección no treponémicas** (prueba de laboratorio de investigación de enfermedades venéreas [VDRL, *venereal disease research laboratory*], reagina rápida en plasma [RPR]) a veces dan falsos positivos; las **pruebas treponémicas específicas** (absorción de anticuerpos antitreponémicos fluorescentes [FTA-ABS, *fluo-*

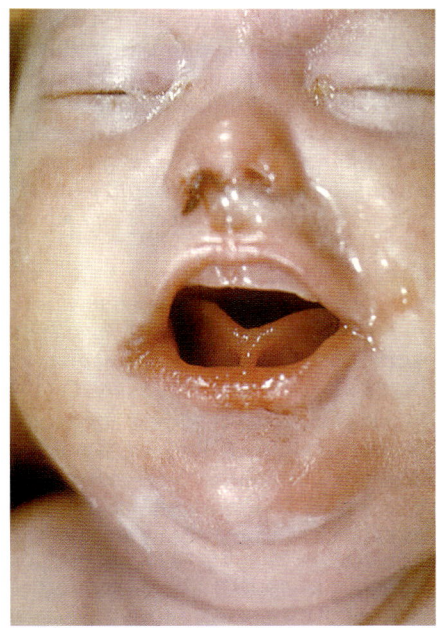

FIGURA 15-2. Sífilis congénita. Obsérvense las zonas irregulares de mucosa en la bucofaringe y el «moqueo» característico. (CDC/Dr. Norman Cole.)

rescent treponemal antibody absorbed], aglutinación de partículas de *T. pallidum* [APTP]) se utilizan para confirmar la infección e identificar anticuerpos específicos contra *T. pallidum.* Un resultado positivo en una prueba treponémica específica indica la presencia de enfermedad o una exposición anterior; independientemente del tratamiento, la prueba se mantiene positiva de por vida en la mayoría de las personas.

El tratamiento difiere según el estadio de la enfermedad y en general es igual que el recomendado en la mujer adulta no embarazada. La penicilina es el único tratamiento probado para la sífilis en el embarazo. Por lo tanto, las mujeres con sensibilidad a la penicilina necesitan pruebas cutáneas, seguidas de desensibilización en las mujeres que padecen una alergia real a la penicilina. La reacción de Jarisch-Herxheimer es muy frecuente entre las pacientes con sífilis precoz y es una reacción febril aguda que suele darse en las 24 h siguientes al tratamiento. *En el embarazo, esta reacción puede desencadenar un parto prematuro o provocar sufrimiento fetal, y puede justificar la observación estrecha de la madre después del tratamiento.* Los títulos posteriores al tratamiento (RPR o VDRL) deben someterse a un seguimiento seriado durante como mínimo 1 año. La cuadruplicación del título serológico, o unos signos y síntomas persistentes o recurrentes, puede indicar un tratamiento inadecuado o una reinfección. El retratamiento está indicado en cualquiera de estos casos. La respuesta al tratamiento se vuelve a determinar mediante el seguimiento de los títulos serológicos.

GONORREA

El cribado prenatal de Neisseria gonorrhoeae *debe realizarse al comienzo del embarazo en las mujeres con factores de riesgo o síntomas y repetirse en el tercer trimestre en las mujeres con alto riesgo* (v. tabla 15-1). Los índices en el embarazo oscilan entre el 1 % y el 7 %, según la población. El diagnóstico se realiza mediante RCP.

> *Todos los casos de gonorrea deben notificarse a los funcionarios de Sanidad.*

El tratamiento consiste en la administración de una cefalosporina de amplio espectro o de tercera generación.

> *Las tetraciclinas y las fluoroquinolonas están contraindicadas en el embarazo.*

La infección por encima del cuello del útero (esto es, la infección del útero, incluido el feto y las trompas uterinas) es poco común después de las primeras semanas de embarazo. No obstante, durante el parto, las madres infectadas pueden transmitir el microorganismo y provocar una conjuntivitis gonocócica en el recién nacido. Todos los recién nacidos reciben tratamiento profiláctico sistemático con pomada oftálmica estéril de eritromicina o tetraciclina, que por lo general es eficaz para prevenir la gonorrea neonatal.

CLAMIDIA

El cribado prenatal de **Chlamydia trachomatis** debe realizarse al comienzo del embarazo y repetirse en el tercer trimestre basándose en los factores de riesgo (v. tabla 15-1). Este microorganismo se ha detectado en el 2 % al 13 % de las mujeres embarazadas, según la población, y generalmente se observa en el 5 % de todas las poblaciones. En la mujer embarazada, con frecuencia la infección es asintomática, pero puede causar uretritis o cervicitis mucopurulenta. Al igual que la gonorrea, la infección del aparato genital superior es poco común durante el embarazo, aunque la infección por clamidias se ha asociado a endometritis y esterilidad después del parto. El diagnóstico se realiza mediante cultivo, tinción directa con anticuerpos fluorescentes, enzimoinmunoanálisis, sonda de ADN o PCR.

La infección por clamidias materna en el momento del parto se traduce en la colonización del recién nacido en el 50 % de los casos. Los recién nacidos colonizados al nacer pueden desarrollar una conjuntivitis purulenta poco después del nacimiento o una neumonía con 1 a 3 meses de vida. La profilaxis habitual contra la conjuntivitis gonocócica generalmente no es eficaz contra la conjuntivitis por clamidias; es necesario el tratamiento general del recién nacido. Afortunadamente, la conjuntivitis y la neumonía neonatales por clamidias cada vez son menos frecuentes con la implantación del cribado y el tratamiento prenatales universales. El tratamiento recomendado de la infección genital por *C. trachomatis* en el embarazo consiste en azitromicina o amoxicilina.

> *La doxiciclina y el ofloxacino están contraindicados durante el embarazo.*

En el embarazo se recomienda repetir la prueba para confirmar el éxito del tratamiento, si es posible mediante un cultivo realizado de 3 a 4 semanas después de la finalización del tratamiento.

CITOMEGALOVIRUS

Aproximadamente el 1 % de todos los recién nacidos contraen la infección por CMV en el útero y excretan el CMV al nacer. Aunque la mayoría de las infecciones por CMV son asintomáticas, el 5 % de los recién nacidos infectados presenta síntomas al nacer. El CMV, un herpesvirus de ADN, puede transmitirse por la saliva, el semen, las secreciones cervicales, la leche materna, la sangre o la orina. Con frecuencia, la infección por CMV es asintomática, aunque puede causar una breve enfermedad febril. De modo parecido al VHS, el CMV puede presentar períodos latentes y sólo reactivarse más adelante. Existen múltiples serotipos y la presencia de IgG frente al CMV no confiere inmunidad; puede darse una infección recurrente con una cepa nueva del virus. La prevalencia de los anticuerpos contra el CMV es inversamente proporcional a la edad y al nivel socioeconómico.

El riesgo de infección neonatal es considerablemente más alto con la primoinfección materna que con la infección recurrente; con la infección recurrente, el riesgo de infección neonatal es mucho más bajo, del 2 % o menos. A veces, se observa un crecimiento intrauterino retardado. La mayoría de los bebés están asintomáticos al nacer; cuando aparecen signos, consisten en petequias, hepatoesplenomegalia, ictericia, trombocitopenia, microcefalia, coriorretinitis o hidropesía fetal no inmunitaria. Las secuelas a largo plazo comprenden deterioro neurológico grave e hipoacusia. No existe ninguna vacuna ni tratamiento eficaz para la infección materna o fetal. Por lo tanto, no se recomienda el cribado serológico sistemático del CMV en el embarazo. Generalmente, las pruebas se limitan a las mujeres en quienes se piensa que puede haber una infección por CMV y se realizan mediante cultivo o PCR. Se han empleado antivíricos para tratar la infección en el recién nacido, pero todavía están en fase experimental.

TOXOPLASMOSIS

La infección por el parásito intracelular **Toxoplasma gondii** se da principalmente por medio de la ingestión de quistes de tejido infeccioso en la carne cruda o poco cocida o por medio del contacto con las heces de gatos infectados, que contienen ovocitos esporulados infecciosos. Estos últimos pueden permanecer infecciosos en la tierra húmeda durante más de 1 año. *Sólo los gatos que cazan y matan a sus presas son portadores pasivos de la infección; los que comen comida preparada para gatos no lo son.* En los seres humanos adultos inmunocompetentes, lo más frecuente es que la infección sea asintomática, y la enfermedad remite espontáneamente. Una infección anterior confiere inmunidad, a menos que la persona esté inmunodeprimida. Aproximadamente el 15 % de las mujeres en edad fértil tienen anticuerpos antitoxoplásmicos.

Aunque la infección congénita es más frecuente tras la infección materna en el tercer trimestre, las secuelas tras la infección fetal en el primer trimestre son más graves. Más de la mitad de los recién nacidos cuyas madres contraen la infección durante el último trimestre del embarazo tienen indicios serológicos de infección, pero tres cuartas partes de éstos no presentan indicios macroscópicos de infección al nacer. Los signos de infección congénita comprenden retraso mental, coriorretinitis, ceguera, epilepsia, calcificaciones intracraneales e hidrocefalia.

En algunas regiones con alta prevalencia de la enfermedad (Francia y Centroamérica), el cribado se realiza de forma sistemática en el embarazo. En Estados Unidos no se recomienda el cribado sistemático en el embarazo salvo en presencia de infección materna por VIH. Puesto que la identificación del microorganismo en el tejido o la sangre es compleja y la infección normalmente es asintomática, el diagnóstico depende de la demostración de seroconversión. Un título positivo de IgG indica la presencia de infección en algún momento. Una IgM negativa descarta eficazmente una infección reciente; no obstante, la IgM puede persistir durante períodos largos y una prueba positiva no es fiable para determinar la duración de la enfermedad. Además, los falsos positivos son frecuentes con los análisis disponibles en el mercado. Las pruebas de confirmación en el embarazo deben realizarse en un laboratorio de referencia para *Toxoplasma* antes de iniciar el tratamiento.

El tratamiento con espiramicina de las mujeres embarazadas con infección aguda puede reducir el riesgo de transmisión fetal, pero no evita las secuelas en el feto si ya ha tenido lugar la infección. Este fármaco sólo está disponible por medio de la Food and Drug Administration. Si ya se ha observado una infección fetal (mediante los datos obtenidos en la ecografía o la infección se ha confirmado mediante análisis de sangre fetal o líquido amniótico), el tratamiento con pirimetamina y sulfadiazina puede reducir el riesgo de infección congénita y la gravedad de las manifestaciones.

La prevención de la infección debe ser un elemento importante de la atención prenatal, que comprende orientación sobre la preparación de todos los tipos de carne, el lavado minucioso de las manos después de manipular carne cruda, el lavado de la fruta y la verdura cruda antes de su ingestión, el uso de guantes cuando se trabaja con tierra, y el mantenimiento de los gatos en el interior de la vivienda y su alimentación sólo con alimentos elaborados. Si el gato se tiene fuera, alguien que no sea la mujer embarazada debe alimentarlo y cuidarlo, así como eliminar sus residuos.

VARICELA

La infección por **varicela congénita** puede ser grave, pero es muy poco común debido a los altos índices de inmunidad en las mujeres en edad fértil. El riesgo de síndrome de varicela congénita (cicatrización cutánea, hipoplasia de las extremidades, coriorretinitis, microcefalia) se limita a la infección materna que se da durante la primera mitad del embarazo. La mayoría de las pacientes son inmunes, aunque ellas o sus familias no recuerden que la paciente haya estado infectada. Una mujer embarazada expuesta a la varicela puede someterse a pruebas serológicas (IgM e IgG), y puede recibir concentrado de inmunoglobulinas contra la varicela zóster dentro de las 72 h siguientes a la exposición para reducir la gravedad de la infección materna. *Una mujer embarazada que desarrolle el exantema característico de la varicela puede recibir aciclovir oral dentro de las 24 h siguientes a la aparición del exantema para reducir los síntomas y la duración de la enfermedad* (fig. 15-3). No obstante, no se ha demostrado que la admi-

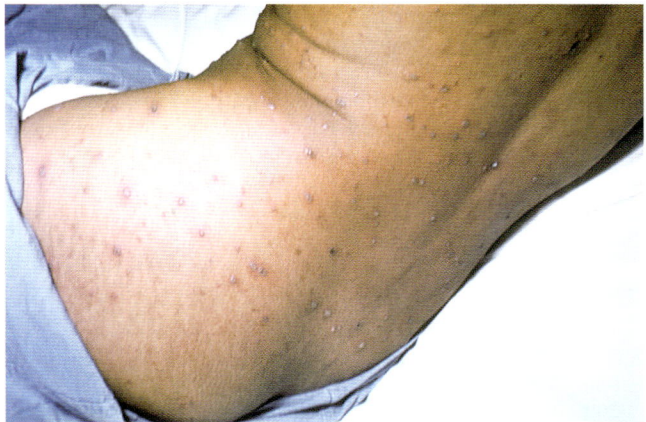

FIGURA 15-3. Varicela. Lesiones de la varicela en el sexto día de la enfermedad. (CDC/J. D. Millar.)

nistración de aciclovir a la madre reduzca el índice o la gravedad de la infección en el feto.

Si aparece una infección clínica en una mujer entre 5 días antes del parto y 2 días después del parto, la infección neonatal puede ser grave, incluso mortal. En tales situaciones, se administra concentrado de inmunoglobulinas contra la varicela zóster a los recién nacidos, aunque la protección no es total.

Las complicaciones graves de la varicela, entre ellas la neumonía y la encefalitis, son mucho más frecuentes en el adulto que en el niño. La neumonía por varicela parece que es más frecuente cuando la infección se da durante el embarazo y está asociada a mortalidad materna. Se trata con aciclovir intravenoso. Existe una vacuna eficaz contra la varicela desde 1995 y debe ofrecerse a las mujeres no embarazadas que son sensibles a la infección.

> *La vacuna es un virus atenuado y hay que evitar administrarla en el embarazo y en el mes anterior a la concepción; no obstante, no se han descrito resultados adversos cuando se ha administrado en el embarazo.*

La vacunación de los contactos domiciliarios sensibles de las mujeres embarazadas es segura.

PARVOVIRUS

La infección materna por el **parvovirus B19** puede provocar resultados fetales devastadores, como aborto espontáneo, hidropesía fetal no inmunitaria e incluso muerte. La seroprevalencia aumenta con la edad y es superior al 60 % en el adolescente y el adulto. Para las mujeres embarazadas sensibles a la infección, el riesgo de seroconversión oscila entre el 20 % y el 50 %, según la intimidad con el contacto contagioso (el riesgo es más alto para los contactos más íntimos, como los miembros de la familia); no obstante, el riesgo de infección a través de la placenta es bajo. *El estado inmunitario de la madre puede determinarse mediante pruebas serológicas; la IgM refleja una infección reciente y la IgG indica una infección antigua e inmunidad.* No se recomienda el cribado serológico sistemático en el embarazo. Hay que ofrecer a las mujeres embarazadas expuestas pruebas serológicas para la detección de la IgM y la IgG específicas contra al virus B19. Si la prueba es positiva para la IgM o se confirma la seroconversión, se realizan ecografías durante 10 semanas en busca de indicios de hidropesía fetal (ascitis, edema), placentomegalia y alteraciones del crecimiento. Puede que sean necesarias transfusiones intrauterinas si aparece hidropesía. No existe ningún tratamiento específico para la infección por parvovirus. Si no aparece hidropesía en el feto, los resultados a largo plazo son buenos con un desarrollo aparentemente normal.

LECTURAS RECOMENDADAS

American College of Obstetricians and Gynecologists. Human papillomavirus. ACOG Practice Bulletin No. 61. *Obstet Gynecol.* 2005;105(4):905–918.

American College of Obstetricians and Gynecologists. Immunization during pregnancy. ACOG Committee Opinion No. 282. *Obstet Gynecol.* 2003;101(1):207–212.

American College of Obstetricians and Gynecologists. Management of herpes in pregnancy. ACOG Practice Bulletin No. 82. *Obstet Gynecol.* 2007;109(6):1489–1498.

American College of Obstetricians and Gynecologists. Perinatal viral and parasitic infections. ACOG Practice Bulletin No. 20. *Obstet Gynecol.* 2000;96(3):1–13.

American College of Obstetricians and Gynecologists. Prenatal and perinatal human immunodeficiency virus testing: expanded recommendations. ACOG Committee Opinion No. 304. *Obstet Gynecol.* 2004;104(5):1119–1124.

American College of Obstetricians and Gynecologists. Prevention of early-onset group B streptococcal disease in newborns. ACOG Committee Opinion No. 279. *Obstet Gynecol.* 2002;100(6):1405–1412.

American College of Obstetricians and Gynecologists. Rubella vaccination. ACOG Committee Opinion No. 281. *Obstet Gynecol.* 2002;100(6):1417.

American College of Obstetricians and Gynecologists. Viral hepatitis in pregnancy. ACOG Practice Bulletin No. 86. *Obstet Gynecol.* 2007;110(4):941–956.

American College of Obstetricians and Gynecologists. Scheduled cesarean delivery and the prevention of vertical transmission of HIV infection. ACOG Committee Opinion No. 234. *Obstet Gynecol.* 2000;95(5) (Reaffirmed 2003).

American College of Obstetricians and Gynecologists. *Guidelines for Perinatal Care.* 6th ed. Elk Grove Village, IL: American Academy of Pediatrics; 2007.

Infection. In: American College of Obstetricians and Gynecologists. *Precis, Obstetrics: An Update in Obstetrics and Gynecology.* 3rd ed. Washington, D.C.: American College of Obstetricians and Gynecologists; 2006:121–136.

 16 Hipertensión arterial en el embarazo

Este capítulo trata principalmente el siguiente tema educativo de la Association of Professors of Gynecology and Obstetrics (APGO):

Tema 18 Síndrome de preeclampsia-eclampsia

Los estudiantes deben ser capaces de definir y clasificar la enfermedad hipertensiva en el embarazo, incluida la preeclampsia, la eclampsia y el síndrome de HELLP (hemólisis, enzimas hepáticas elevadas y trombocitopenia); exponer la fisiopatología de la preeclampsia y su diagnóstico, evaluación y tratamiento inicial, incluido el tratamiento del parto y el uso adecuado del sulfato de magnesio, y comprender y exponer los efectos de la preeclampsia sobre el embarazo (la madre y el feto) y viceversa.

A proximadamente en el 12 % al 22 % de los embarazos se dan trastornos hipertensivos, los cuales ocasionan una morbimortalidad perinatal considerable tanto para la madre como para el feto. La enfermedad hipertensiva es la causa directa del 20 % de las muertes maternas en Estados Unidos. La causa exacta de la hipertensión arterial en el embarazo se desconoce.

CLASIFICACIÓN

Se han propuestos distintas clasificaciones de los trastornos hipertensivos en el embarazo. El cuadro 16-1 presenta una clasificación que se utiliza con frecuencia. Puesto que los trastornos hipertensivos en el embarazo representan el espectro de una enfermedad, los sistemas de clasificación deben utilizarse únicamente a modo de guía.

Hipertensión arterial crónica

La **hipertensión arterial crónica** *se define como la hipertensión arterial presente antes de la semana 20 de embarazo o la hipertensión arterial presente antes del embarazo.* Las categorías de hipertensión arterial en el embarazo y los criterios de tensión arterial (TA) utilizados para definir cada una de estas categorías son:

- Hipertensión arterial leve: se considera aquella tensión arterial sistólica ≥140-180 mm Hg o bien la tensión arterial diastólica ≥90-100 mm Hg o ambas.
- Hipertensión arterial grave: tensión arterial sistólica ≥180 mm Hg o tensión arterial diastólica ≥100 mm Hg.

Un riesgo grave en presencia de hipertensión arterial crónica es la aparición de preeclampsia o eclampsia hacia el final del embarazo, que es relativamente frecuente y difícil de diagnosticar. La aparición aguda de proteinuria y agravamiento de la hipertensión arterial en las mujeres con hipertensión arterial crónica es indicativa de preeclampsia superpuesta.

Hipertensión arterial gestacional

La hipertensión arterial que aparece tras las 20 semanas de gestación en ausencia de proteinuria y se normaliza después del parto se denomina **hipertensión arterial gravídica.** La hipertensión arterial gravídica se da en el 5 % al 10 % de los embarazos que superan el primer trimestre, con una incidencia del 30 % en las gestaciones múltiples, con independencia del número de partos. La morbilidad materna está directamente relacionada con la gravedad y la duración de la hipertensión arterial.

Aproximadamente el 25 % de las mujeres con hipertensión arterial gravídica desarrolla preeclampsia o eclampsia superpuesta. Con frecuencia, es difícil distinguir entre la preeclampsia y la hipertensión arterial gravídica cuando se ve a una paciente con hipertensión arterial al final del embarazo. En tales casos, siempre es aconsejable presuponer que las observaciones representan una preeclampsia y tratar en consecuencia.

Preeclampsia

La **preeclampsia** *es la aparición de hipertensión arterial con proteinuria y edema después de las 20 semanas de gestación.* Esta afección puede aparecer antes en presencia de enfermedad trofoblástica gestacional (v. cap. 41, Neoplasia trofoblástica gestacional). Los factores de riesgo de preeclampsia figuran en el cuadro 16-2. Los criterios para el diagnóstico de la preeclampsia son:

- Tensión arterial sistólica ≥140 mm Hg o diastólica ≥90 mm Hg después de las 20 semanas de gestación en una mujer con una tensión arterial hasta entonces normal.
- Proteinuria, definida como la excreción urinaria de 0,3 g de proteínas o más en una muestra de orina de 24 h.

La **preeclampsia grave** se caracteriza por una o más de las siguientes observaciones:

- Tensión arterial sistólica ≥160 mm Hg o diastólica ≥110 mm Hg en dos ocasiones como mínimo con 6 h de diferencia mientras la paciente hace reposo en cama.

CUADRO 16-1

Trastornos hipertensivos en el embarazo

Hipertensión arterial gravídica
Preeclampsia
    Leve
    Grave
Eclampsia
Hipertensión arterial crónica que precede al embarazo
    (cualquier causa)
Hipertensión arterial crónica (cualquier causa) con
    hipertensión arterial gravídica superpuesta
        Preeclampsia superpuesta
        Eclampsia superpuesta

- Proteinuria notable (generalmente ≥ 5 g por cada muestra de orina de 24 h, o 3+ o más en dos análisis mediante tira reactiva de muestras de orina aleatorias tomadas como mínimo con 4 h de diferencia).
- Oliguria < 500 ml en 24 h.
- Alteraciones cerebrales o visuales como cefalea y escotomas («manchas» delante de los ojos).
- Edema pulmonar o cianosis.
- Dolor epigástrico o en el cuadrante superior derecho (probablemente causado por una hemorragia hepática subcapsular o el estiramiento de la cápsula de Glisson).
- Indicios de disfunción hepática.
- Trombocitopenia.
- Crecimiento intrauterino retardado (CIR).

Estas alteraciones ponen de manifiesto la afectación polisistémica asociada a la preeclampsia. La preeclampsia grave es una indicación para proceder al parto, sea cual sea la madurez o la edad gestacional.

Eclampsia

*La **eclampsia** es la presencia adicional de convulsiones (**convulsiones tonicoclónicas generalizadas**) en una mujer con preeclamp-*

CUADRO 16-2

Factores de riesgo de preeclampsia

Nuliparidad
Gestación múltiple
Edad materna superior a 35 años
Preeclampsia en un embarazo anterior
Hipertensión arterial crónica
Diabetes pregestacional
Trastornos vasculares y del tejido conjuntivo
Nefropatía
Síndrome antifosfolipídico
Obesidad
Raza negra estadounidense

sia que no se explica por un trastorno neurológico. La eclampsia se da en el 0,5 % al 4 % de las pacientes con preeclampsia.

> *La mayoría de los casos de eclampsia se dan dentro de las 24 h siguientes al parto, pero aproximadamente el 3 % de los casos se diagnostica de 2 a 10 días después del parto.*

Síndrome de HELLP

*El **síndrome de HELLP** es la presencia de **h**emólisis, enzimas hepáticas elevadas (**e**levated **l**iver **e**nzymes) y trombocitopenia (**l**ow **p**latelet count).*

> *El síndrome de HELLP, al igual que la preeclampsia grave, es una indicación para proceder al parto a fin de evitar poner en peligro la salud de la mujer.*

Ahora, se considera que este síndrome es una entidad distinta, que se da en el 4 % al 12 % de las pacientes con preeclampsia grave o eclampsia. Los criterios para el diagnóstico de este síndrome son:

- Hemólisis microangiopática.
- Trombocitopenia.
- Disfunción hepatocelular.

FISIOPATOLOGÍA

La hipertensión arterial en el embarazo afecta a la madre y al recién nacido en mayor o menor grado. Dados los efectos polisistémicos característicos, está claro que están implicados varios mecanismos fisiopatológicos (fig. 16-1). *El signo fisiopatológico predominante en la preeclampsia y la hipertensión arterial gravídica es el **vasoespasmo materno**.* Se han propuesto varias causas posibles para el vasoespasmo materno:

1. **Alteraciones vasculares.** En lugar de observar las alteraciones vasculares fisiológicas mediadas por los trofoblastos en los vasos uterinos (la disminución de la musculatura en las arteriolas espirales lleva a la aparición de un sistema de baja resistencia, baja presión y alto flujo), se observa una respuesta vascular materna insuficiente en los casos de preeclampsia y/o CIR. También se observan lesiones endoteliales dentro de los vasos.
2. **Alteraciones hemostáticas.** Durante la evolución de la preeclampsia, se observa un aumento de la activación de las plaquetas con un mayor consumo en la microcirculación. Las concentraciones de fibronectina endotelial aumentan y las concentraciones de antitrombina III y α_2-antiplasmina disminuyen, lo que refleja la lesión endotelial. Las concentraciones bajas de antitrombina III permiten la formación de microtrombos. Se cree que luego la lesión endotelial estimula un mayor vasoespasmo.
3. **Alteraciones en los prostanoides.** La prostaciclina (PGI_2) y el tromboxano (TXA_2) aumentan durante el embarazo, con un balance a favor de la PGI_2. En las pacientes que padecen preeclampsia, el balance se inclina a favor del TXA_2. De nuevo, la PGI_2 actúa para estimular la vasodilatación y reducir la agregación plaquetaria y el TXA_2

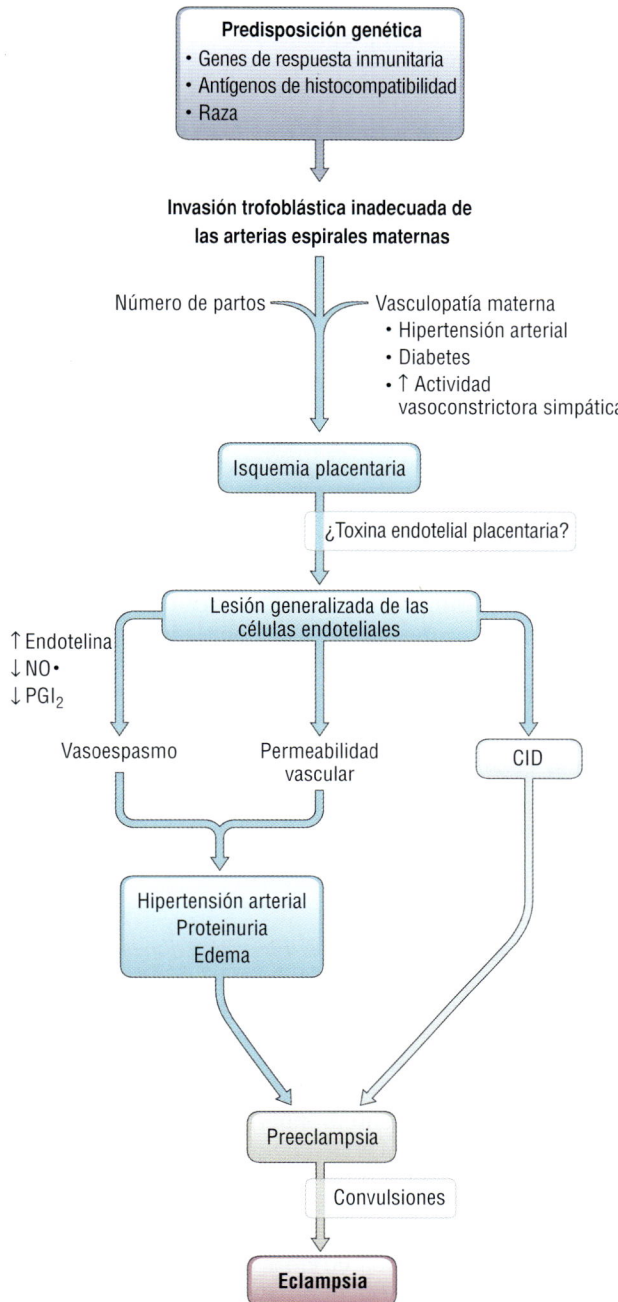

FIGURA 16-1. Vías y marcadores propuestos implicados en la aparición de la preeclampsia y la eclampsia. CID, coagulación intravascular diseminada; NO·, ácido nítrico; PGI₂, prostaciclina.

5. **Liberación de peróxido lipídico, radicales libres y antioxidantes.** Los peróxidos lipídicos y los radicales libres se han implicado en la lesión vascular y aumentan en los embarazos complicados por preeclampsia. También se observa una disminución de las concentraciones de antioxidantes.

Se cree que estos cinco mecanismos, en cualquier combinación, contribuyen a la aparición de las siguientes alteraciones fisiopatológicas comunes que se observan en las pacientes con preeclampsia:

1. **Efectos cardiovasculares.** Se observa hipertensión arterial como resultado de la posible vasoconstricción, además de un incremento del gasto cardíaco.
2. **Efectos hematológicos.** Puede darse una contracción del volumen plasmático, con riesgo de aparición rápida de choque hipovolémico, si se produce una hemorragia. La contracción del volumen plasmático queda reflejada en un aumento de las cifras de hematócrito. También puede aparecer trombocitopenia/coagulación intravascular diseminada como consecuencia de la anemia hemolítica microangiopática. La afectación del hígado puede llevar a disfunción hepatocelular y una evolución adicional de la coagulopatía. Puede observarse desplazamiento de líquido hacia el tercer espacio, debido a la hipertensión arterial y la disminución de la presión oncótica plasmática.
3. **Efectos renales.** Como consecuencia de las alteraciones de tipo aterosclerótico que tienen lugar en los vasos renales (endoteliosis glomerular), se produce una disminución de la filtración glomerular (aumento de la creatinina sérica) y proteinuria (concentraciones de proteínas en la orina > 300 mg/24 h). La filtración de ácido úrico disminuye; por lo tanto, las concentraciones séricas elevadas de ácido úrico en la madre pueden ser un indicio de evolución de la enfermedad.
4. **Efectos neurológicos.** Puede aparecer hiperreflexia/hipersensibilidad. En los casos graves pueden darse convulsiones tonicoclónicas generalizadas (eclámpticas).
5. **Efectos pulmonares.** Puede aparecer edema pulmonar, que puede estar relacionado con una disminución de la presión oncótica coloidal, filtración de los capilares pulmonares, insuficiencia cardíaca izquierda, sobrecarga de líquido yatrógena o una combinación de estos factores.
6. **Efectos fetales.** Se cree que el riego sanguíneo placentario menor e intermitente debido al vasoespasmo es la causa del aumento de la incidencia del CIR (< 10 % del peso fetal calculado para la edad gestacional), el oligohidramnios y el aumento de la mortalidad perinatal de recién nacidos de madres con preeclampsia. También se observa una mayor incidencia de desprendimiento placentario. Con la tensión de las contracciones uterinas durante el parto, la placenta puede no ser capaz de oxigenar suficientemente el feto. Esto puede traducirse en signos de insuficiencia uteroplacentaria durante el parto. En concreto, un patrón de frecuencia cardíaca fetal preocupante puede exigir un parto por cesárea.

El tamaño y la función de la placenta disminuyen, se supone que debido a las alteraciones vasoespásticas. Los resultados son una hipoxia y una desnutrición fetales progresivas, además de un incremento de la incidencia de CIR y oligohidramnios.

estimula la vasoconstricción y la agregación plaquetaria. Debido a este desequilibrio, se produce vasoconstricción.
4. **Alteraciones en los factores derivados del endotelio.** El óxido nítrico, un potente vasodilatador, disminuye en las pacientes con preeclampsia y puede explicar la evolución de la vasoconstricción en estas pacientes.

EVALUACIÓN

La anamnesis y la exploración física van dirigidas a la detección de la enfermedad hipertensiva asociada al embarazo y sus signos y síntomas. La revisión del historial ginecológico, si está disponible, resulta especialmente útil para determinar los cambios o la evolución de los signos y síntomas. *Las alteraciones visuales, especialmente los escotomas, o las cefaleas excepcionalmente graves o persistentes son indicativas de vasoespasmo.* El dolor en el cuadrante superior derecho puede indicar afectación hepática, que probablemente implica la distensión de la cápsula hepática. Cualquier antecedente de pérdida de conocimiento o convulsiones, incluso en la paciente que padece un trastorno convulsivo confirmado, puede ser importante.

La posición de la paciente influye en la tensión arterial. La tensión arterial es más baja en decúbito lateral, más alta en bipedestación e intermedia en sedestación. La elección del tamaño correcto del esfigmomanómetro también influye en las cifras tensionales, y se obtienen unas cifras altas falsas cuando se utilizan esfigmomanómetros de tamaño normal en pacientes grandes. Así mismo, durante el embarazo, normalmente la tensión arterial disminuye ligeramente en el segundo trimestre y aumenta hasta las cifras anteriores al embarazo hacia el término de éste (fig. 16-2). Si es la primera vez que se ve a una paciente, no se dispone de una cifra tensional basal para compararla con las nuevas cifras, lo que dificulta más el diagnóstico de hipertensión arterial relacionada con el embarazo.

El peso de la paciente se compara con su peso antes del embarazo y con los pesos anteriores durante ese embarazo, prestando especial atención al aumento de peso excesivo o demasiado rápido. El edema periférico es frecuente en el embarazo, especialmente en las extremidades inferiores.

> *No obstante, el edema persistente que no responde al reposo en decúbito supino no es normal, especialmente cuando también afecta a las extremidades superiores, la región sacra y la cara.*

Es más, la mujer embarazada hipertensa, edematosa y con la cara hinchada es la imagen clásica de la preeclampsia. Es necesario tomar la tensión arterial de manera cuidadosa en sedestación y decúbito supino. La oftalmoscopia puede detectar vasoconstricción de los vasos sanguíneos retinianos, que es indicativa de vasoconstricción similar de otros vasos pequeños. El dolor con la palpación del hígado, que en parte se atribuye a la distensión de la cápsula hepática, puede estar asociado a dolor en el cuadrante superior derecho. Hay que provocar cuidadosamente los reflejos profundos de los tendones rotulianos y de Aquiles y tomar nota de la hiperreflexia. La demostración de clono en el tobillo es especialmente preocupante.

La evaluación analítica materna y fetal que debe llevarse a cabo en el embarazo complicado por la hipertensión arterial se presenta en la tabla 16-1 y la amplia variedad de pruebas que implica pone de manifiesto los efectos polisistémicos de la hipertensión arterial en el embarazo. *La disfunción hepática, la insuficiencia renal y la coagulopatía maternas son preocupaciones importantes y exigen una evaluación seriada.* La valoración del bienestar fetal mediante ecografía, y una cardiotocografía en reposo y/o perfil biofísico son importantes.

TRATAMIENTO

El objetivo del tratamiento de la hipertensión arterial en el embarazo consiste en equilibrar el tratamiento del feto y la madre y optimizar el resultado para ambos. Hay que vigilar la tensión arterial materna y observar a la madre por si aparecen las secuelas de la enfermedad hipertensiva. Hay que realizar una intervención por indicaciones maternas cuando el riesgo de discapacidad permanente o muerte de la madre sin intervención es mayor que los riesgos que supone la intervención para el feto. En cuanto al feto, debe realizarse una valoración con regularidad del bienestar y el crecimiento fetales, y la intervención será necesaria si el medio intrauterino genera más riesgos para el feto que el parto, con la atención consiguiente en la sala de recién nacidos.

Hipertensión arterial crónica

El tratamiento de las pacientes con hipertensión arterial crónica en la mujer embarazada implica la vigilancia estrecha de la tensión arterial de la madre y la observación para detectar la superposición de preeclampsia o eclampsia, así como el seguimiento del feto para comprobar que su crecimiento y su bienestar son apropiados. El tratamiento farmacológico de la hipertensión arterial idiopática ha sido decepcionante, por el hecho de que no se ha demostrado ninguna mejora significativa en el resultado del embarazo con el tratamiento.

Generalmente, en las mujeres con hipertensión arterial crónica no se administran antihipertensores a menos que la tensión arterial

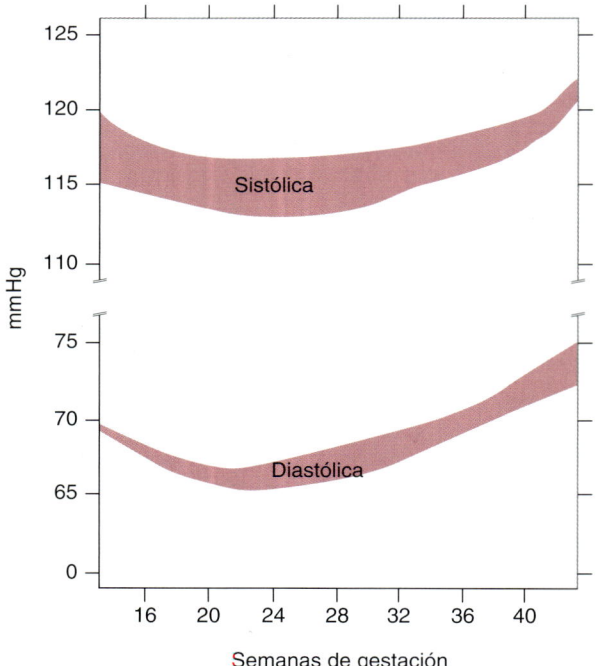

FIGURA 16-2. Intervalo de tensiones arteriales en el embarazo normotenso. Obsérvese el descenso de la tensión arterial en el segundo trimestre.

| TABLA 16-1 | Evaluación analítica de las mujeres embarazadas hipertensas |

Prueba o técnica	Fundamento
Estudios maternos	
Hemograma completo	Un hematócrito creciente puede significar un agravamiento de la vasoconstricción y una reducción del volumen intravascular
	Un hematócrito decreciente puede significar hemólisis
Cifra de trombocitos	La trombocitopenia está asociada a un agravamiento de la enfermedad
Perfil de coagulación (TP, TTP)	La coagulopatía está asociada a un agravamiento de la enfermedad
Estudios de la función hepática	La disfunción hepatocelular está asociada a un agravamiento de la enfermedad
Creatinina sérica 　Ácido úrico 　Orina de 24 h 　Aclaramiento de la creatinina 　Proteínas totales en orina	El deterioro de la función renal está asociado a un agravamiento de la enfermedad
Estudios fetales (para determinar los efectos de la hipertensión arterial relacionados con el embarazo sobre el feto)	
Ecografía 　Peso y crecimiento fetales 　Volumen de líquido amniótico	 CIR Oligohidramnios
CTGR y/o perfil biofísico	Estado de la placenta (evaluación indirecta)

CIR, crecimiento intrauterino retardado; CTGR, cardiotocografía en reposo; TP, tiempo de protrombina; TTP, tiempo de tromboplastina parcial.

sistólica sea de 150 a 160 mm Hg o la diastólica sea de 100 a 110 mm Hg. El objetivo de estos fármacos consiste en reducir la probabilidad de que la madre padezca una apoplejía. La metildopa es un antihipertensor que se utiliza con frecuencia a este efecto, aunque también se utilizan con frecuencia α y β-bloqueantes (como el labetalol) y antagonistas del calcio (como el nifedipino). Antes se enseñaba que los diuréticos estaban contraindicados durante el embarazo, pero el tratamiento con diuréticos ya no se suspende, y de hecho normalmente se mantiene, en la paciente que ya recibía ese tratamiento antes de quedarse embarazada.

Preeclampsia

La gravedad de la preeclampsia y la madurez del feto son los principales factores a tener en cuenta en el tratamiento de la preeclampsia. La atención debe individualizarse, pero existen unas directrices generales aceptadas.

El pilar del tratamiento para las pacientes con preeclampsia leve es el reposo y el control frecuente de la madre y el feto. Con frecuencia, se realizan pruebas para detectar un presunto retraso del crecimiento fetal u oligohidramnios, así como una cardiotocografía en reposo o un perfil biofísico dos veces por semana, o ambas cosas, y estas pruebas deben repetirse según esté indicado y de acuerdo con el estado de la madre. Se recomienda realizar las pruebas dos veces por semana en el caso de presunto retraso del crecimiento u oligohidramnios, y realizar la ecografía para la valoración del crecimiento fetal y el líquido amnió-

tico cada 3 semanas. También puede ser útil evaluar los movimientos fetales cada día.

Con frecuencia, inicialmente se recomienda hospitalizar a las mujeres con preeclampsia de reciente aparición. Después de evaluar de manera seriada la situación de la madre y el feto, el tratamiento posterior puede continuar en el hospital, en un centro de asistencia ambulatoria o en el domicilio basándose en la evaluación inicial.

En la paciente cuya preeclampsia se ha agravado o la que padece preeclampsia grave, con frecuencia lo mejor es realizar el tratamiento en un centro de atención especializada. Pueden estar indicadas pruebas analíticas y vigilancia fetal diarias. Son necesarios la estabilización con sulfato de magnesio, antihipertensores (según esté indicado), la vigilancia del bienestar materno y fetal, y el parto ya sea por inducción o por cesárea.

Durante casi un siglo, se ha empleado el **sulfato de magnesio** para evitar y tratar las convulsiones eclámpticas. Otros anticonvulsivos, como el diazepam y la fenitoína, casi nunca se utilizan porque no son tan eficaces como el magnesio y porque tienen posibles efectos adversos sobre el feto. *El sulfato de magnesio se administra por vía intramuscular o intravenosa, aunque esta última es mucho más común. En el 98 % de los casos se evitarán las convulsiones. Las concentraciones terapéuticas oscilan entre 4 y 6 mg/dl y las concentraciones tóxicas tienen unas consecuencias previsibles* (tabla 16-2). Es necesario comprobar con frecuencia el reflejo rotuliano y las respiraciones de la paciente para vigilar las manifestaciones de la elevación de las concentraciones séricas de magnesio. Ade-

TABLA 16-2	Toxicidad del magnesio
Concentración sérica (mg/dl)	**Manifestación**
1,5–3	Concentración normal
4–6	Concentraciones terapéuticas
5–10	Alteraciones electrocardiográficas
8–12	Pérdida del reflejo rotuliano
9–12	Sensación de calor, crisis vasomotora
10–12	Somnolencia; dificultad para articular palabras
15–17	Parálisis muscular; disnea
30	Parada cardíaca

más, puesto que el sulfato de magnesio se excreta exclusivamente por el riñón, el mantenimiento de una diuresis de como mínimo 25 ml/h ayudará a evitar la acumulación del fármaco. La inversión de los efectos de las concentraciones excesivas de magnesio se consigue mediante la administración intravenosa lenta de gluconato cálcico al 10 %, junto con la administración de oxígeno complementario y apoyo cardiorrespiratorio, si es necesario.

Se inicia tratamiento antihipertensor si, en registros repetidos, la tensión arterial sistólica es >160 mm Hg o si la diastólica supera los 105-110 mm Hg. Con frecuencia, la hidralazina es el antihipertensor inicial de elección, que se administra en incrementos de 5 a 10 mg por vía intravenosa hasta que se obtiene una respuesta tensional aceptable. El tiempo de respuesta habitual oscila entre 10 y 15 min. *El objetivo de este tipo de tratamiento consiste en reducir la tensión arterial diastólica al intervalo de 90 a 100 mm Hg.* Una reducción adicional de la tensión arterial puede disminuir los flujos uterinos a unas velocidades peligrosas para el feto. El labetalol es otro fármaco que se emplea para el tratamiento de la hipertensión arterial grave (tabla 16-3).

Una vez que se ha establecido el tratamiento antihipertensor y anticonvulsivo en las pacientes con preeclampsia grave o eclampsia, se dirige la atención al parto. Con frecuencia, se intenta inducir el parto, aunque puede ser necesaria una cesárea si la inducción no tiene éxito o no es posible, o si empeora el estado de la madre o el feto. En el parto, hay que vigilar estrechamente la hemorragia, porque las pacientes con preeclampsia o eclampsia tienen una volemia considerablemente menor. Después del parto, la paciente permanece en el paritorio durante 24 h (más tiempo si la situación clínica lo justifica) para someterse a una observación estrecha de su evolución clínica y recibir más sulfato de magnesio con el fin de evitar las convulsiones eclámpticas después del parto. Aproximadamente el 25 % de las convulsiones eclámpticas se da antes del parto, un 50 % se da durante el parto y un 25 % se da en las 24 h siguientes al parto. Normalmente, el proceso vasoespástico empieza a invertirse en las 24 a 48 h siguientes al parto, tal como pone de manifiesto una diuresis rápida y enérgica.

Eclampsia

La *convulsión eclámptica* es potencialmente mortal para la madre y el feto. *Los riesgos para la madre comprenden lesión osteomuscular (incluida la mordedura de la lengua), hipoxia y aspiración.* El tratamiento para la madre consiste en la colocación de una placa acolchada en la lengua, el uso de sujeciones ligeras según sea necesario, la administración de oxígeno, la garantía del mantenimiento de unas vías respiratorias adecuadas y la obtención de un acceso intravenoso. Las convulsiones eclámpticas suelen remitir espontáneamente, de modo que la farmacoterapia debe centrarse en la

TABLA 16-3	Antihipertensores empleados en el embarazo	
Fármaco	**Mecanismo de acción**	**Efectos**
Tiazida	Disminución del volumen plasmático y el GC	Disminución del GC; disminución del FSR; hipovolemia materna; trombocitopenia neonatal
Metildopa	Neurotransmisión falsa; efecto sobre el SNC	GC inalterado; FSR inalterado; fiebre; letargo, hepatitis y anemia hemolítica maternos
Hidralazina	Vasodilatación periférica directa	Aumento del GC; FSR inalterado o aumentado; crisis vasomotora, cefalea, taquicardia, seudolupus maternos
Propranolol	β-bloqueante	Disminución del GC; disminución del FSR; aumento del tono uterino materno con posible disminución del riesgo sanguíneo placentario; respiraciones neonatales deprimidas
Labetalol	α y β-bloqueante	GC inalterado; FSR inalterado; temblor, crisis vasomotora, cefalea maternos; respiraciones neonatales deprimidas; contraindicado en mujeres asmáticas y con insuficiencia cardíaca
Nifedipino	Antagonista del calcio	GC inalterado; FSR inalterado; hipotensión arterial ortostática y cefalea maternas (también tocolítico); ningún efecto neonatal conocido

FSR, flujo sanguíneo renal; GC, gasto cardíaco; SNC, sistema nervioso central .

administración de magnesio (de 4 a 6 g lentamente por vía intravenosa) para evitar más convulsiones. Si una paciente que recibe sulfato de magnesio experimenta una convulsión, puede administrarse sulfato de magnesio adicional (normalmente 2 g lentamente) y determinarse la concentración sanguínea. Generalmente, la administración de otro anticonvulsivo como el diazepam o fármacos parecidos no está justificada.

La hiperactividad uterina transitoria de hasta 15 min de duración está asociada a alteraciones en la frecuencia cardíaca fetal, como bradicardia o taquicardia compensadora, reducción de la variabilidad y desaceleraciones tardías. Estas alteraciones remiten espontáneamente y no son peligrosas para el feto a menos que persistan durante 20 min o más. *El parto durante este período impone un riesgo innecesario a la madre y al feto y debe evitarse.* Se realiza una gasometría arterial con frecuencia, hay que reparar cualquier desequilibrio metabólico y hay que colocar una sonda de Foley para controlar la diuresis. Si la tensión arterial materna está elevada, si la diuresis materna es baja o si hay indicios de alteraciones cardíacas, conviene plantearse la colocación de un catéter venoso central y, quizá, la vigilancia con electrocardiografía continua.

Síndrome de HELLP

Con frecuencia, las pacientes que padecen el síndrome de HELLP son multíparas y tienen unas cifras tensionales inferiores a las de muchas pacientes con preeclampsia. La disfunción hepática puede manifestarse como un dolor en el cuadrante superior derecho y con mucha frecuencia se diagnostica erróneamente como una colecistopatía o indigestión. La gran morbimortalidad que ocasiona el síndrome de HELLP no detectado hace que el diagnóstico exacto sea imprescindible. Con frecuencia, los primeros síntomas son imprecisos y comprenden náuseas y emesis y un síndrome seudovírico inespecífico. *Lo mejor es realizar el tratamiento de estas pacientes graves en un centro ginecológico para pacientes de alto riesgo y el tratamiento consiste en la estabilización cardiovascular, la reparación de las anomalías de la coagulación y el parto.* La transfusión de plaquetas antes o después del parto está indicada si la cifra de trombocitos es $< 20\,000/mm^3$, y puede ser aconsejable realizar una transfusión en las pacientes con una cifra $< 50\,000/mm^3$ antes de proceder a un parto por cesárea. El tratamiento de los casos de síndrome de HELLP debe individualizarse en función de la edad gestacional en el momento de la presentación, los síntomas maternos, la exploración física, los datos analíticos y el estado del feto.

LECTURAS RECOMENDADAS

American College of Obstetricians and Gynecologists. Chronic hypertension in pregnancy. ACOG Practice Bulletin No. 29. *Obstet Gynecol.* 2001;98(1):177–185.

American College of Obstetricians and Gynecologists. Diagnosis and management of preeclampsia and eclampsia. ACOG Practice Bulletin No. 33. *Obstet Gynecol.* 2002;99(1):159–167.

17

Gestación múltiple

Este capítulo trata principalmente el siguiente tema educativo de la Association of Professors of Gynecology and Obstetrics (APGO):

Tema 20 Gestación múltiple

Los estudiantes deben comprender que las gestaciones múltiples exigen modificaciones en la atención prenatal, durante el parto y puerperal.

L a incidencia global de las gestaciones múltiples en Estados Unidos es de casi el 3 %, pero estos embarazos representan una parte desproporcionada de la morbimortalidad perinatal. El índice natural de embarazos gemelares es de aproximadamente 1 de cada 90 y es ligeramente más alto en las mujeres negras que en las blancas. *El índice está aumentando como consecuencia del aumento de la edad materna y el uso más frecuente de las tecnologías de reproducción asistida (TRA) y los fármacos inductores de la ovulación.* Desde 1980, se ha producido un incremento del 65 % en la frecuencia de gemelos y un incremento del 500 % en los nacimientos de trillizos y numerosos. Se calcula que el 43 % de las gestaciones de trillizos y numerosas son el resultado de las TRA y el 38 %, de la inducción de la ovulación; la concepción espontánea explica el resto de gestaciones. Aunque se desconoce el mecanismo exacto, el índice de embarazos gemelares monocigóticos también es más alto en los embarazos concebidos mediante TRA.

Las gestaciones gemelares pueden definirse como dicigóticas (mellizos) o monocigóticas (gemelos idénticos). Los **gemelos dicigóticos** son el resultado de la fecundación de dos óvulos distintos por dos espermatozoides distintos. Los **gemelos monocigóticos** son el resultado de la división del óvulo fecundado tras la concepción. Existe una notable diferencia en la incidencia de embarazos gemelares en distintas poblaciones, que es casi exclusivamente consecuencia de la incidencia de embarazos gemelares dicigóticos. La incidencia de embarazos gemelares monocigóticos es bastante uniforme en todo el mundo y es de aproximadamente 1 de cada 250 embarazos. *La edad creciente de la madre y el número elevado de partos son factores de riesgo independientes de embarazo gemelar dicigótico y los índices son más altos entre las madres de familias con gemelos.*

EVOLUCIÓN NATURAL

A continuación, se describen las distintas posibles secuencias de desarrollo cuando el cigoto se separa en gemelos (lo que también se denomina **corionicidad**) (fig. 17-1):

- **Biamniótico/bivitelino:** si la división del cigoto tiene lugar en los 3 días siguientes a la fecundación, cada feto estará rodeado de un amnios y un corion.

- **Biamniótico/univitelino:** si la división tiene lugar entre el cuarto y el octavo día después de la fecundación, puesto que el corion ya habrá empezado a desarrollarse y el amnios no, cada feto estará rodeado posteriormente de un amnios, pero un único corion rodeará a ambos gemelos.

- **Monoamniótico/univitelino:** en el 1 % de las gestaciones monocigóticas, la división tiene lugar entre los días 9 y 12, después del desarrollo del amnios y el corion, y los gemelos comparten un saco común. La división a partir de entonces es incompleta, lo que se traduce en el desarrollo de gemelos **siameses.** Los fetos pueden fusionarse de distintas formas, la más frecuente de las cuales implica la fusión por el tórax y/o el abdomen. Esta rara afección se observa aproximadamente en 1 de cada 70 000 partos y está asociada a una mortalidad de hasta el 50 %.

RIESGOS DE LA GESTACIÓN MÚLTIPLE

Los embarazos múltiples están asociados a una mayor morbilidad perinatal, que es de tres a cuatro veces mayor que la de un embarazo único comparable.

> *La causa más importante de morbilidad es el parto prematuro.*

En comparación con los embarazos únicos, en que el parto tiene lugar a una media de edad gestacional de 40 semanas, el parto de gemelos tiene lugar a una media de 37 semanas; de trillizos, a las 33 semanas, y de cuatrillizos, a una media de 29 semanas. Por lo tanto, con cada feto adicional, la duración de la gestación disminuye aproximadamente 4 semanas. *Otras morbilidades asociadas comprenden crecimiento intrauterino retardado, hidramnios (en aproximadamente el 10 % de las gestaciones múltiples, predominantemente gestaciones univitelinas), preeclampsia (tres veces más frecuente en las gestaciones gemelares), anomalías congénitas, hemorragia puerperal, desprendimiento placentario y accidentes del cordón umbilical.* Tanto los abortos espontáneos como las anomalías congénitas son aproximadamente el doble de frecuentes en las gestaciones múltiples (tabla 17-1).

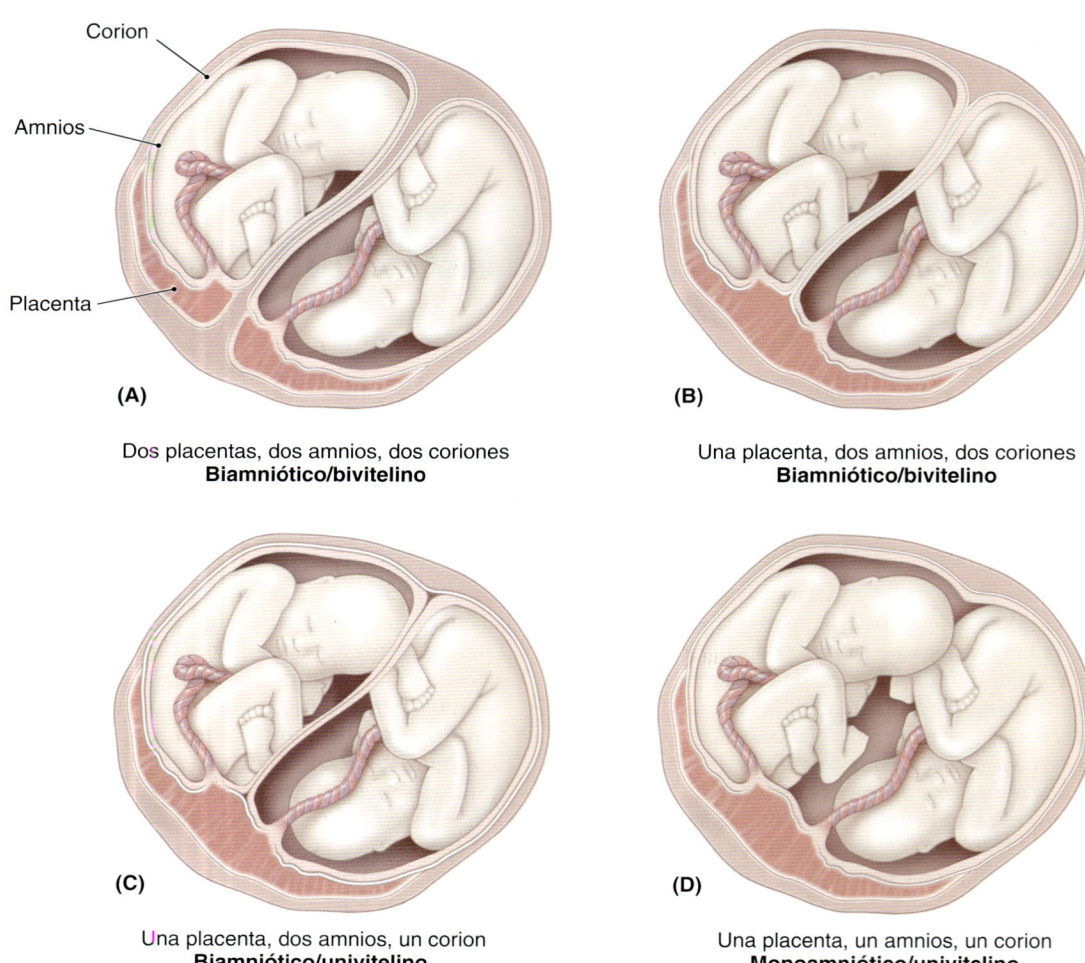

Corion

Amnios

Placenta

(A)

Dos placentas, dos amnios, dos coriones
Biamniótico/bivitelino

(B)

Una placenta, dos amnios, dos coriones
Biamniótico/bivitelino

(C)

Una placenta, dos amnios, un corion
Biamniótico/univitelino

(D)

Una placenta, un amnios, un corion
Monoamniótico/univitelino

FIGURA 17-1. Corionicidad en embarazos gemelares. **(A)** Dos placentas, dos amnios, dos coriones: biamniótico/bivitelino. **(B)** Una placenta, dos amnios, dos coriones: biamniótico/bivitelino. **(C)** Una placenta, dos amnios, un corion: monoamniótico/univitelino. **(D)** Una placenta, un amnios, un corion: monoamniótico/univitelino. (Basada en American College of Obstetricians and Gynecologists. *Having Twins.* Patient Education Pamphlet AP092. Washington, DC: ACOG; 2004.)

Síndrome de transfusión feto-fetal

A medida que avanza una gestación univitelina, pueden producirse distintas anastomosis vasculares entre los fetos que, a su vez, pueden llevar a una afección denominada **síndrome de transfusión feto-fetal.** En este caso, a través de anastomosis arteriovenosas, se crea un flujo global de un gemelo a otro que frecuentemente tiene desenlaces indeseables del embarazo. El supuesto gemelo donante puede sufrir retraso del crecimiento, anemia, hipovolemia y otros problemas. El gemelo receptor puede desarrollar hipervolemia, hipertensión arterial, polieritrocitemia e insuficiencia cardíaca congestiva como consecuencia de esta transfusión preferente. Una manifestación secundaria implica la dinámica del líquido amniótico. La hipervolemia en el gemelo receptor produce un aumento de la diuresis y, a su vez, un aumento de los volúmenes de líquido amniótico (hidramnios). En el gemelo

donante puede darse el efecto opuesto: la hipovolemia produce una reducción de la diuresis y, posiblemente, una reducción del volumen de líquido amniótico (oligohidramnios). El hidramnios en un gemelo eleva el riesgo de parto prematuro ya existente en los embarazos múltiples. Tradicionalmente, la única opción de tratamiento ha sido la extracción seriada del líquido amniótico del saco del gemelo receptor, con una mejora de la supervivencia. No obstante, la ablación intrauterina con láser de las anastomosis vasculares ha tenido cierto éxito en el tratamiento de este difícil problema, especialmente en los casos más graves. *Otras anomalías vasculares comprenden la ausencia de una arteria umbilical, que puede estar asociada en el 30 % de los casos a otros problemas congénitos, especialmente la agenesia renal. Se observa un arteria umbilical única en aproximadamente el 3 %-4 % de los gemelos en comparación con el 0,5 %-1 % de los nacimientos únicos.*

TABLA 17-1	Morbimortalidad en la gestación múltiple		
Característica	**Gemelos**	**Trillizos**	**Cuatrillizos**
Peso medio al nacer[1]	2 347 g	1 687 g	1 309 g
Media de edad gestacional en el momento del parto[1]	35,3 semanas	32,2 semanas	29,9 semanas
Porcentaje con retraso del crecimiento[2]	14–25	50–60	50–60
Porcentaje que necesita ingreso en la unidad de cuidados intensivos neonatales[3]	25	75	100
Duración media de la estancia en la unidad de cuidados intensivos neonatales[3–9]	18 días	30 días	58 días
Porcentaje con impedimento grave[9, 10]	—	20	50
Riesgo de parálisis cerebral[9, 10]	4 veces más alto que los recién nacidos únicos	17 veces más alto que los recién nacidos únicos	—
Riesgo de muerte a la edad de 1 año[11–13]	7 veces más alto que los recién nacidos únicos	20 veces más alto que los recién nacidos únicos	—

[1] Martin JA, Hamilton BE, Sutton PD, Ventura SJ, Menacker F, Munson ML. Births: datos definitivos para 2002. *Natl Vital Stat Rep.* 2003; 52(10): 1–102.

[2] Mauldin JG, Newman RB. Neurologic morbidity associated with multiple gestation. *Female Pat.* 1998; 23(4): 27–28, 30, 35–36, passim.

[3] Ettner SL, Christiansen CL, Callahan TL, Hall JE. How low birthweight and gestational age contribute to increased inpatient costs for multiple births. *Inquiry.* 1997–98; 34: 325–339.

[4] McCormick MD, Brooks-Gunn J, Workman-Daniels K, Turner J, Peckham GJ. The health and developmental status of very low-birth-weight children at school age. *JAMA.* 1992; 267: 2204–2208.

[5] Luke B, Bigger HR, Leurgans S, Sietsema D. The cost of prematurity: a case-control study of twins vs singletons. *Am J Public Health.* 1996; 86: 809–814.

[6] lbrecht JL, Tomich PG. The maternal and neonatal outcome of triplet gestations. *Am J Obstet Gynecol.* 1996; 174: 1551–1556.

[7] Newman RB, Hamer C, Miller MC. Outpatient triplet management: a contemporary review. *Am J Obstet Gynecol.* 1989; 161: 547–553; discusión 553–555.

[8] Seoud MA, Toner JP, Kruithoff C, Muasher SJ. Outcome of twin, triplet, and quadruplet in vitro fertilization pregnancies: the Norfolk experience. *Fertil Steril.* 1992; 57: 825–834.

[9] Elliott JP, Radin TG. Quadruplet pregnancy: contemporary management and outcome. *Obstet Gynecol.* 1992; 80(2): 421–424.

[10] Grether JK, Nelson KB, Cummins SK. Twinning and cerebral palsy: experience in four northern California counties, births 1983 through 1985. *Pediatrics.* 1993; 92: 854–858.

[11] Luke B, Minogue J. The contribution of gestational age and birth weight to perinatal viability in singletons versus twins. *J Mat-Fetal Med.* 1994; 3: 263–274.

[12] Kiely JL, Kleinman JC, Kiely M. Triplets and higher order multiple births: time trends and infant mortality. *Am J Dis Child.* 1992; 146: 862–868.

[13] Luke B, Keith LG. The contribution of singletons, twins, and triplets to low birth weight, infant mortality, and handicap in the United States. *J Reprod Med.* 1992; 37: 661–666.

American College of Obstetricians and Gynecologists. Multiple gestation: complicated twin, triplet, and high-order multifetal pregnancy. ACOG Practice Bulletin Núm. 56. *Obstet Gynecol.* 2004; 104(4): 869–883.

Muerte de un feto

Las gestaciones múltiples, especialmente las numerosas, acarrean un mayor riesgo de pérdida de uno o más fetos mucho antes del parto. No se ha demostrado que ningún protocolo de vigilancia fetal pueda pronosticar la mayoría de estas pérdidas. Además, las autoridades discrepan respecto al método de vigilancia y tratamiento prenatal preferido en cuanto se ha producido la muerte. Algunos investigadores recomiendan el parto inmediato para los fetos restantes. No obstante, si la muerte es consecuencia de una anomalía del feto antes que de una patología materna o uteroplacentaria, y si falta mucho para el término del embarazo, puede ser conveniente la conducta expectante. Los casos más difíciles son aquellos en que muere un feto de una pareja de gemelos monocigóticos. Puesto que prácticamente el 100 % de las placentas univitelinas contienen anastomosis vasculares que conectan las circulaciones de ambos fetos, el feto que sobrevive corre un riesgo considerable de lesión a causa de la hipotensión arterial súbita, grave y mantenida que aparece cuando muere el otro feto o a causa de los fenómenos embólicos que aparecen posteriormente. Cuando se detecta la muerte de un feto, es muy probable que la mayor parte del daño ya esté hecha y puede que el parto inmediato no aporte ningún beneficio, especialmente si los fetos que sobreviven son muy prematuros y por lo demás están sanos. En tales casos, dejar que el embarazo continúe puede ser lo más beneficioso.

DIAGNÓSTICO Y TRATAMIENTO PRENATAL

La mayoría de los embarazos múltiples se diagnostica mediante ecografía.

> *Desde el punto de vista clínico, hay que pensar en la presencia de un embarazo gemelar cuando el tamaño del útero es grande para la edad gestacional calculada.*

Una diferencia de 4 cm o más entre las semanas de gestación y la altura cuantificada del fondo del útero debe llevar a la realización de una ecografía para detectar la causa (p. ej., edad gestacional inexacta, gestación múltiple, hidramnios, enfermedad trofoblástica gestacional o tumor pélvico).

Las ecografías seriadas han puesto de manifiesto que sólo el 50 % de los embarazos gemelares detectados en el primer trimestre se traduce en el nacimiento de gemelos viables. El otro 50 % de los casos se traduce en el nacimiento de fetos únicos debido a muerte intrauterina y a la reabsorción final de un embrión/feto (síndrome del gemelo evanescente). Durante la realización de la primera ecografía que confirma la gestación gemelar, hay que determinar la corionicidad porque la posible morbimortalidad asociada a una gestación monocigótica es diferente de la asociada a una gestación dicigótica (se describe a continuación). La corionicidad puede determinarse con una certeza de casi el 100 % ya a las 9 a 10 semanas de edad gestacional.

Una vez que se ha realizado el diagnóstico de embarazo gemelar y se ha asignado la corionicidad, la atención prenatal posterior aborda cada una de las posibles preocupaciones en relación con la madre y el feto, tal como figuran en la tabla 17-2. Aunque la volemia materna es mayor en una gestación gemelar que en una gestación única, la hemorragia prevista en el momento del parto también es mayor. La anemia es más frecuente en estas pacientes y es importante una alimentación equilibrada durante el embarazo, que puede comprender el aporte de hierro, folato y otros micronutrientes. *Debido al mayor riesgo de parto prematuro en las gestaciones múltiples, es importante prestar una atención minuciosa a la detección de las contracciones uterinas, y hay que informar a la paciente de los signos y síntomas del parto prematuro, como la lumbalgia, la disminución o el aumento del flujo vaginal, y la hemorragia vaginal.* Con frecuencia, se realiza una exploración del cuello del útero para detectar el borramiento y la dilatación prematuros cada 1 a 2 semanas a partir del segundo trimestre. Cuando está disponible, la determinación mediante ecografía seriada de la longitud del cuello del útero intravaginal puede intercalarse con las exploraciones vaginales.

La determinación de la **fibronectina fetal** puede ayudar a pronosticar un parto prematuro, pero tiene un valor pronóstico reducido en las gestaciones múltiples. En cada consulta, hay que tomar la tensión arterial y, si está elevada, hay que determinar las proteínas en la orina. A partir de la semana 30 a 32, normalmente se inicia el recuento de las

TABLA 17-2	Tratamiento prenatal del embarazo gemelar
Preocupación	**Acción**
Nutrición adecuada	Dieta equilibrada; 300 kcal adicionales de ingestión diaria; aporte complementario multivitamínico y mineral (p. ej., folato)
Mayor hemorragia en el parto	Evitar anemia (hierro)
Crecimiento fetal	Aumentar el reposo a partir de las 24–26 semanas; su utilidad no está clara, pero también puede reducir el parto prematuro
Parto prematuro	Concienciar a la paciente acerca de los indicios de parto; aumentar el reposo en cama; exploraciones del cuello del útero cada 1–2 semanas alternando con ecografías de la longitud del cuello del útero; determinación de la fibronectina fetal
Hipertensión arterial inducida por el embarazo	Determinaciones frecuentes de la tensión arterial; determinación frecuente de las proteínas en la orina
Crecimiento fetal, crecimiento discordante	Ecografías periódicas

patadas fetales para ayudar a valorar el bienestar fetal. *Con los embarazos múltiples, hay que realizar una ecografía periódica aproximadamente cada 4 semanas, a partir de la semana 16 a 18 de gestación.* En cada ecografía se valora el crecimiento del feto y se realiza un cálculo del volumen de líquido amniótico. El crecimiento discordante se define como una reducción del 15 % al 25 % del peso fetal calculado del feto menor en comparación con el mayor. La ecografía debe realizarse con más frecuencia en los casos de crecimiento discordante.

TRATAMIENTO DURANTE EL PARTO

El tratamiento durante el parto viene determinado en buena medida por la presentación de los gemelos. En general, si el primer gemelo (presentado) se encuentra en presentación cefálica (de vértice), se permite que el parto prosiga por vía vaginal, mientras que si el gemelo presentado está en una posición distinta de la cefálica, con frecuencia se practica una cesárea. Durante el parto, se comprueba la frecuencia cardíaca de ambos fetos por separado. *Las estrategias ante un parto gemelar varían según la edad gestacional o el peso fetal calculado, la presentación de los gemelos y la experiencia de los médicos que asisten al parto.* Independientemente del plan de parto, es obligatorio tener acceso a los servicios completos de obstetricia, anestesia y pediatría porque puede que sea necesario practicar una cesárea y que se avise con poca antelación. Aproximadamente el 40 % de todas las parejas de gemelos están en presentación cefálica (de vértice) cuando empiezan las contraccio-

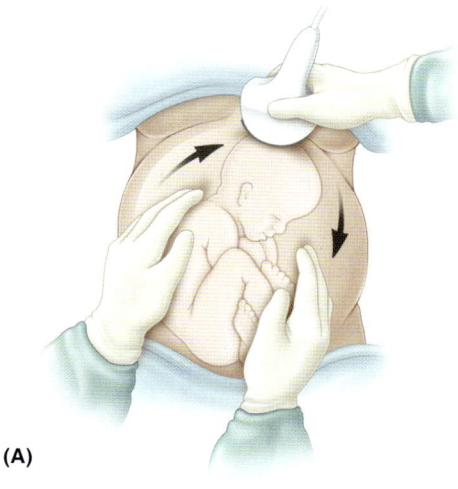

(A)

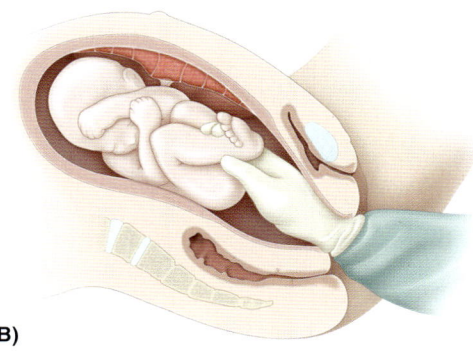

(B)

FIGURA 17-2. Parto gemelar. **(A)** Versión cefálica externa. **(B)** Extracción de nalgas (versión podálica interna).

nes. Después de la expulsión del primer gemelo, si el segundo se mantiene en presentación cefálica generalmente su expulsión por vía vaginal procede sin problemas. Con una vigilancia adecuada del segundo gemelo, la segunda expulsión no es urgente.

Si el segundo gemelo no viene en presentación cefálica (el 40 % de todos los partos gemelares), existen dos maniobras principales que pueden afectar al parto vaginal. La primera es la **versión cefálica externa.** Mediante visualización ecográfica, se guía cuidadosamente al feto para que adopte la presentación cefálica mediante masaje y presión abdominal (fig. 17-2A). La segunda maniobra es la **extracción de nalgas,** en que el médico introduce una mano en la cavidad uterina, agarra las extremidades inferiores del feto y extrae cuidadosamente el feto de nalgas (fig. 17-2B). La expulsión del segundo gemelo por cesárea es otra opción de tratamiento, pero suele reservarse para los casos en que es imposible realizar una expulsión segura por vía vaginal.

Siempre hay que tener presente la posibilidad de procidencia del cordón umbilical cuando va a llevarse a cabo un parto gemelar. La mayoría de las veces, las gestaciones gemelares en que el primer gemelo está en presentación de nalgas (20 % de todos los partos gemelares) implican una cesárea. Algunos médicos y sus pacientes planifican una cesárea a menos que ambos fetos estén en presentación cefálica.

Tras el parto, el útero hiperdistendido puede no contraerse con normalidad, lo que lleva a atonía uterina y hemorragia puerperal (v. cap. 12, Hemorragia puerperal).

LECTURAS RECOMENDADAS

American College of Obstetricians and Gynecologists. Multiple gestation: complicated twin, triplet, and high-order multifetal pregnancy. ACOG Practice Bulletin No. 56. *Obstet Gynecol.* 2004; 104(4):869–883.

Anomalías del crecimiento fetal: crecimiento intrauterino retardado y macrosomía

CRECIMIENTO INTRAUTERINO RETARDADO

El «crecimiento intrauterino retardado» describe a recién nacidos con un peso muy por debajo del previsto. Para clasificar el crecimiento anómalo se utilizan normas basadas en la población. *Un feto o un recién nacido con un peso por debajo del percentil 10 de una población específica a una edad de gestación determinada se describe como un feto o un recién nacido con* **crecimiento intrauterino retardado (CIR)** (tabla 18-1). Por lo tanto, la determinación cuidadosa de la edad gestacional es crucial para el diagnóstico y el tratamiento de los pacientes con CIR.

El término **«pequeño para la edad gestacional» (PEG)** se utiliza para describir a un recién nacido con un peso al nacer situado en el extremo inferior de la distribución normal de pesos al nacer. En Estados Unidos, la definición más utilizada de PEG es un peso al nacer por debajo del percentil 10 para la edad gestacional. El uso de los términos «pequeño para la edad gestacional» y «crecimiento intrauterino retardado» ha llevado a confusión y con frecuencia se utilizan de manera intercambiable. En este libro, PEG se utilizará sólo en referencia al recién nacido y CIR, al feto.

El uso de los percentiles para la edad gestacional sigue siendo reducido por distintas razones. En primer lugar, por definición, la prevalencia de CIR será del 10 %, pero no todos esos recién nacidos son patológicamente pequeños. En segundo lugar, ningún umbral tiene en cuenta la capacidad de crecimiento de un individuo. Además, un simple percentil no puede tener en cuenta el ritmo de crecimiento. La variación del percentil con el paso del tiempo o la variación de determinaciones específicas pueden ser más importantes. Finalmente, el momento en que se descubre el retraso del crecimiento puede ser un factor en la morbimortalidad: el retraso del crecimiento en edades de gestación más tempranas tiene unos efectos mayores sobre la morbimortalidad.

Repercusión

El objetivo de la identificación de los neonatos con anomalías del crecimiento es detectar a los que tienen riesgo de mayor morbimortalidad a corto y largo plazo.

A corto plazo, el feto con retraso del crecimiento podría carecer de reservas suficientes para seguir existiendo en el útero, para soportar el esfuerzo del parto o para adaptarse plenamente a la vida neonatal. Estas situaciones hacen que el feto sea vulnerable a la muerte fetal intrauterina, asfixia, acidemia, intolerancia al parto, complicaciones neonatales, índices de Apgar bajos, polieritrocitemia, hiperbilirrubinemia, hipoglucemia, hipotermia, apnea, disnea, convulsiones, septicemia, aspiración de meconio y muerte neonatal.

Las alteraciones del crecimiento fetal pueden tener repercusiones de por vida. La respuesta prenatal o la adaptación fetal al medio nutritivo y metabólico intrauterino pueden pronosticar o determinar la respuesta a un medio extrauterino. Un número cada vez mayor de indicios avala el concepto de que las enfermedades del adulto tienen un origen fetal y la asociación entre el tamaño al nacer y la salud a largo plazo. Se han descrito asociaciones entre el peso al nacer y la obesidad adulta, la enfermedad cardiovascular (cardiopatía coronaria, hipertensión arterial e ictus), la resistencia a la insulina y la dislipidemia. Por lo tanto, el crecimiento intrauterino puede reflejar los fundamentos de muchos aspectos de la función fisiológica durante toda la vida.

En general, cuanto más pequeño es el feto con CIR, mayor es su riesgo de morbimortalidad. La morbimortalidad perinatal es considerablemente mayor en presencia de bajo peso al nacer para la edad gestacional, especialmente cuando el peso está por debajo del percentil 3 para la edad gestacional. Un estudio observó que el 26 % de todos los mortinatos eran PEG. Por lo tanto, es importante identificar a estos recién nacidos en el útero para que el tratamiento mejore al máximo la ca-

TABLA 18-1	Definición de las variables descriptivas de crecimiento fetal que se utilizan comúnmente
Variables descriptivas de crecimiento	
Bajo peso al nacer	< 2 500 g
Crecimiento intrauterino retardado	< 10 %
Macrosomía	> 4 000 – 4 500 g
Grande para la edad gestacional	> 90 %

lidad de su medio intrauterino, permita planificar y practicar un parto con los medios más seguros posibles y proporcione la atención necesaria durante el período neonatal.

Fisiopatología

Para que un feto se desarrolle en el útero, es necesaria la presencia de un número suficiente de células fetales y células que se diferencien correctamente. Además, debe haber nutrientes y oxígeno disponibles por medio de una unidad uteroplacentaria que funcione adecuadamente para permitir la proliferación y el crecimiento de las células. Al comienzo del embarazo, el crecimiento fetal se da principalmente mediante **hiperplasia celular,** o división celular, y el CIR precoz puede llevar a una disminución irreversible del tamaño y, quizá, la función de los órganos. El CIR precoz también está asociado con mayor frecuencia a factores hereditarios, anomalías inmunológicas, enfermedad crónica de la madre, infección fetal y embarazos múltiples. Hacia el final del embarazo, el crecimiento fetal depende cada vez más de la **hipertrofia celular** en lugar de la hiperplasia únicamente, de modo que el CIR tardío también puede traducirse en una disminución del tamaño de las células, que puede ser más susceptible de llevar al restablecimiento del tamaño fetal con una nutrición adecuada. El feto sano crece durante todo el embarazo, pero el ritmo de crecimiento disminuye después de las 37 semanas de edad gestacional cuando el feto destruye las grasas para favorecer el crecimiento celular.

La **placenta** crece pronto y rápidamente en comparación con el feto y alcanza la superficie máxima de unos 11 m² y el peso máximo de 500 g aproximadamente a las 37 semanas de edad gestacional. A partir de entonces, se produce una reducción lenta pero constante de la superficie placentaria (y, por lo tanto, de su función), principalmente debido a microinfartos en su aparato vascular. Así pues, el retraso del crecimiento tardío puede estar relacionado principalmente con un deterioro de la función y el transporte de nutrientes de la unidad uteroplacentaria, una afección denominada **insuficiencia uteroplacentaria.** Además, puesto que existe una estrecha relación entre la superficie placentaria y el peso fetal, los factores que reducen el tamaño de la placenta también están asociados a una disminución (esto es, un retraso) del crecimiento.

Etiología

CIR es un término descriptivo para una afección que tiene numerosas causas posibles. Es importante determinar el diagnóstico específico para aplicar el tratamiento óptimo. Aunque se han identificado distintas causas de CIR, en aproximadamente el 50 % de todos los casos no puede identificarse una etiología definitiva. Además, puesto que la utilización únicamente de un umbral del 10 % se traducirá en un alto porcentaje de falsos positivos, dos tercios o más de estos fetos clasificados en la categoría de CIR simplemente serán fetos de constitución pequeña por lo demás sanos.

Los factores que afectan al crecimiento fetal son numerosos y comprenden causas maternas, fetales y placentarias; el cuadro 18-1 presenta una lista de estos factores.

FACTORES MATERNOS

Los factores maternos comprenden infecciones víricas, como la rubéola, la varicela y el citomegalovirus, que están asociadas a altos índices de retraso del crecimiento, especialmente si la infección se da al comienzo del embarazo. Aunque puede que estas infecciones se manifiesten sólo como enfermedades «seudogripales» leves, la lesión del feto durante la organogénesis puede traducirse en una disminución del número de células, lo que tiene como resultado una disminución del crecimiento con o sin múltiples anomalías congénitas. El 5 % de todos los casos de CIR está relacionado con infecciones precoces por estos u otros virus. La drogadicción materna afecta al crecimiento fetal y casi todos los recién nacidos con síndrome alcohólico fetal tendrán un retraso del crecimiento. Las mujeres que fuman durante el embarazo dan a luz bebés que son 200 g más pequeños como término medio que las mujeres que no fuman; además, el índice de retraso del crecimiento es de tres a cuatro veces mayor entre los recién nacidos de madres que fuman

---

CUADRO 18-1

Factores de riesgo asociados al crecimiento intrauterino retardado

- Enfermedades de la madre
  - Hipertensión arterial
  - Nefropatía
  - Enfermedad pulmonar restrictiva
  - Diabetes (con enfermedad microvascular)
  - Cardiopatía cianótica
  - Síndrome antifosfolipídico
  - Colagenosis vascular
  - Hemoglobinopatías
- Consumo y abuso de tabaco y drogas
- Desnutrición grave
- Enfermedad placentaria primaria
- Gestación múltiple
- Infecciones (víricas, protozoicas)
- Trastornos genéticos
- Exposición a teratógenos

American College of Obstetricians and Gynecologists. *Intrauterine Growth Restriction.* ACOG Practice Bulletin 12. Washington, DC: American College of Obstetricians and Gynecologists; 2000: 2.

durante el embarazo. Las mujeres que consumen opiáceos, heroína, metadona o cocaína también tienen unos índices de bebés con retraso del crecimiento que oscilan entre el 30 % y el 50 %. Los fármacos que es sabido que están asociados al CIR comprenden los anticonvulsivos, la warfarina y los antagonistas del ácido fólico. La altitud también puede afectar al crecimiento fetal.

Otros factores maternos que afectan al crecimiento fetal y a la composición corporal comprenden factores demográficos y enfermedades. Los extremos de edad materna (menos de 16 años y más de 35 años) están asociados a un mayor riesgo de retraso del crecimiento fetal. Las enfermedades que alteran o afectan a la función placentaria también pueden ser factores causales.

Aunque no se ha identificado claramente una vía común, muchos de estos trastornos se dan juntos. Las mujeres con antecedentes de complicaciones obstétricas tienen un mayor riesgo de anomalías del crecimiento fetal. El metabolismo materno y la composición corporal son dos de los reguladores más potentes del crecimiento fetal. Las carencias nutritivas y un aumento de peso insuficiente, particularmente en las adolescentes o en las mujeres con peso insuficiente, pueden tener como resultado CIR.

FACTORES FETALES

La capacidad de crecimiento inherente de la persona viene determinada genéticamente. Los fetos femeninos tienen un mayor riesgo de CIR que los masculinos. Además, hasta el 20 % de los fetos con retraso del crecimiento tiene una anomalía cromosómica. Así mismo, las mutaciones monogénicas, como la mutación del gen de la glucocinasa, o los síndromes genéticos, como el síndrome de Beckwith-Wiedemann, también pueden traducirse en anomalías del crecimiento. Finalmente, los embarazos múltiples presentan un mayor riesgo de retraso del crecimiento.

FACTORES PLACENTARIOS

La placenta tiene una importancia fundamental para la regulación y el transporte de nutrientes de la madre al feto. Las anomalías de la placentación o la invasión y el remodelado trofoblásticos defectuosos pueden contribuir a la aparición de retraso del crecimiento fetal además de otros trastornos del embarazo. Además, las anomalías uterinas (tabique o miomas uterinos) pueden limitar la implantación y el desarrollo de la placenta y, en consecuencia, el transporte de nutrientes, lo que se traduce en una nutrición insuficiente para el feto en desarrollo. Finalmente, la composición genética de la placenta es importante, y las anomalías como el mosaicismo placentario confinado están asociadas a retraso del crecimiento.

Diagnóstico

Es importante determinar la edad de gestacional al comienzo del embarazo, porque a medida que avanza, la asignación de la fecha del embarazo es cada vez más imprecisa.

La identificación del CIR antes del nacimiento depende de la detección de los factores de riesgo y de la valoración clínica del tamaño del útero, seguidas de determinaciones biométricas.

La exploración física tiene una utilidad reducida a la hora de identificar el CIR o realizar un diagnóstico específico, pero es una prueba de detección importante para el crecimiento fetal anómalo. El tamaño de la madre y el aumento de peso durante todo el embarazo también tienen una utilidad reducida, pero es muy fácil conseguir este tipo de información; un bajo peso materno o un aumento de peso pequeño o inexistente durante el embarazo pueden dejar entrever CIR. Las determinaciones seriadas de la **altura del fondo del útero** se utilizan comúnmente como prueba de detección del CIR, pero tienen unos altos índices de valores diagnósticos falsos negativos y falsos positivos. Entre las semanas 20 y 36 de gestación, la altura del fondo del útero debe aumentar alrededor de 1 cm por semana, en concordancia con la edad gestacional en semanas (fig. 18-1). Una discrepancia puede estar relacionada con factores de constitución, pero una discrepancia importante de más de 2 cm puede indicar CIR y la necesidad de una ecografía. Los cálculos clínicos del peso fetal solos no son útiles para diagnosticar el CIR, excepto cuando el tamaño fetal es extremadamente reducido.

Si se piensa que puede haber un CIR basándose en los factores de riesgo y la evaluación clínica, debe realizarse una ecografía para determinar el tamaño y el crecimiento fetales. Las **determinaciones biométricas fetales** específicas se comparan con las tablas normalizadas que reflejan el crecimiento normal a una determinada edad gestacional. Las cuatro determinaciones fetales clásicas son: *1)* el diámetro biparietal, *2)* el perímetro de la cabeza (PC), *3)* el perímetro abdominal (PA) y *4)* la longitud del fémur. La conversión de las determinaciones morfológicas individuales al peso fetal mediante ecuaciones o cocientes de determinaciones

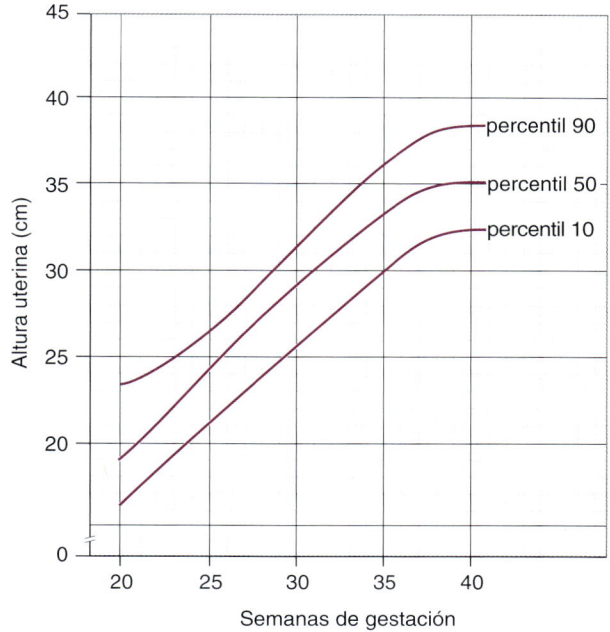

Altura uterina frente a semanas de gestación

FIGURA 18-1. Determinación de la altura del fondo del útero como prueba de detección del crecimiento intrauterino retardado. (Reimpresa con el permiso de Scott JR, Di Saia PJ, Hammond CB, et al. *Danforth's Obstetrics and Gynecology.* 8.ª ed. Philadelphia, PA: Lippincott Williams & Wilkins; 1999.)

publicados puede proporcionar cálculos útiles del tamaño fetal. Un perímetro abdominal dentro del intervalo normal excluye de manera fiable el retraso del crecimiento, con un índice de falsos negativos inferior al 10 %. Un perímetro abdominal pequeño o un cálculo del peso fetal por debajo del percentil 10 dejan entrever la posibilidad de retraso del crecimiento, y la probabilidad aumenta a medida que el percentil disminuye.

Cuando se piensa que puede haber un CIR, las determinaciones seriadas de las variables biométricas fetales proporcionan un ritmo de crecimiento aproximado. Este tipo de determinaciones seriadas tienen una utilidad clínica considerable a la hora de confirmar o descartar el diagnóstico y evaluar la evolución y la gravedad del retraso del crecimiento. Dada la alta incidencia de defectos genéticos y estructurales asociados al CIR, puede estar indicado un estudio ecográfico detallado para detectar la presencia de defectos estructurales y funcionales en el feto.

Tras la identificación de la alteración del crecimiento fetal, hay que iniciar la búsqueda de la posible etiología. La ecografía debe comprender un estudio anatómico detallado para determinar si hay anomalías estructurales, dada la elevada incidencia de defectos genéticos y estructurales en presencia de CIR. La ecografía también debe comprender una valoración del **volumen de líquido amniótico.** La combinación de oligohidramnios (disminución del volumen de líquido amniótico) y CIR está asociada a enfermedad grave y una mayor morbilidad. Se cree que el mecanismo por el cual disminuye el líquido amniótico es una reducción del aporte placentario de oxígeno y nutrientes con una redistribución compensadora del riego sanguíneo fetal que favorece al cerebro, la glándula suprarrenal y el corazón. La disminución consiguiente del riego sanguíneo fetal a los riñones lleva a una reducción de la secreción de orina, que es la principal fuente de líquido amniótico en la segunda mitad del embarazo.

Los estudios invasivos directos son útiles en fetos seleccionados con CIR. La amniocentesis para determinar la madurez de los pulmones fetales puede ayudar a planificar el parto cuando se acerca el término del embarazo o cuando existen dudas acerca de la edad gestacional y preocupación por un retraso del crecimiento. En el líquido obtenido mediante amniocentesis puede realizarse el cariotipado fetal, cultivos víricos y la reacción en cadena de la polimerasa. Rara vez es necesaria una **biopsia de corion** (biopsia de la placenta) o la toma de una muestra de sangre directa **(cordocentesis)** para la realización de estudios específicos.

La **velocimetría Doppler** de los vasos sanguíneos fetales permite comprender mejor la respuesta fetal al crecimiento alterado y ahora forma parte de la evaluación habitual del feto una vez que se ha diagnosticado CIR. Se ha demostrado que la velocimetría Doppler reduce las intervenciones y mejora el resultado fetal en los embarazos con riesgo de CIR. La circulación fetoplacentaria se evalúa en la arteria umbilical y se cuantifica mediante el cociente sistólico/diastólico (S/D). El cociente S/D determina indirectamente la impedancia o la resistencia anterógrada dentro de los vasos placentarios. A medida que aumenta la resistencia placentaria, el flujo diastólico disminuye y el cociente S/D aumenta. *El cociente S/D normal a término oscila entre 1,8 y 2.* Los fetos que presentan CIR con flujo diastólico ausente o invertido tienen unos resultados perinatales cada vez peores (fig. 18-2). La arteria cerebral media fetal también se evalúa y refleja la adaptación fetal. Generalmente, la respuesta fisiopatológica a un riego sanguíneo placentario reducido no afecta al

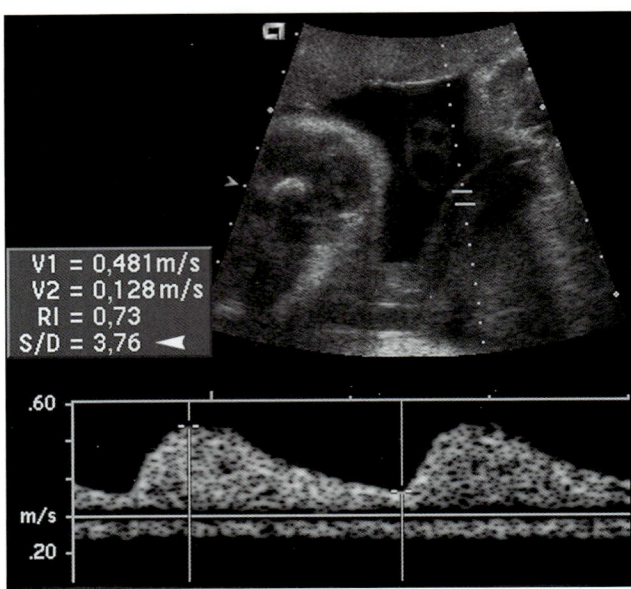

FIGURA 18-2. Velocimetría Doppler. La ecografía Doppler de la arteria umbilical de un feto de 35 semanas revela una elevación del cociente S/D de 3,76 *(punta de flecha, rayas del calibrador)* debido a una disminución del flujo diastólico. (De Doubilet PM, Benson CB. *Atlas of Ultrasound in Obstetrics and Gynecology.* Philadelphia, PA: Lippincott Williams & Wilkins; 2003: 227.)

cerebro fetal, lo que se traduce en un aumento del flujo sanguíneo diastólico y medio en la arteria cerebral media. El conducto venoso también puede evaluarse mediante ecografía Doppler, y el feto que tiene un flujo anómalo en el conducto presenta un riesgo muy alto de resultado adverso.

Tratamiento

El objetivo del tratamiento de un feto con retraso del crecimiento consiste en obtener un recién nacido lo más sano posible en el momento óptimo. El tratamiento del embarazo en presencia de CIR se basa en los resultados de las pruebas fetales.

Deben realizarse determinaciones seriadas de la biometría fetal cada 3 o 4 semanas para seguir de cerca el grado de retraso del crecimiento. La **vigilancia fetal** es importante y puede comprender el recuento de los movimientos fetales, la cardiotocografía en reposo, perfiles biofísicos y ecografías Doppler. No existen tratamientos específicos que se haya demostrado que son beneficiosos para los embarazos complicados por CIR.

Hay que sacar al feto si el riesgo de muerte fetal es mayor que el riesgo de muerte neonatal, aunque en muchos casos estos riesgos son difíciles de determinar.

Por ejemplo, un feto con CIR que presenta un estudio anatómico normal, un volumen de líquido amniótico normal, ecografías Doppler normales y pruebas fetales normales puede que no se beneficie de un parto prematuro. A la inversa, el feto con retraso del crecimiento que presenta unas determinaciones biométricas seriadas que demuestran una disminución del ritmo de crecimiento y/o unas ecografías Doppler levemente anómalas puede beneficiarse del parto, con o sin madurez fetal documentada.

El tratamiento neonatal de los recién nacidos con CIR puede depender en parte de la edad gestacional, pero comprende la preparación para el deterioro respiratorio, la hipoglucemia, la hipotermia y el síndrome de hiperviscosidad neonatales. Los fetos con retraso del crecimiento tienen menos depósitos de grasa al final del embarazo, de modo que el mecanismo normal de movilización de la glucosa por medio del metabolismo de las grasas no puede mantener la euglucemia del recién nacido. El **síndrome de hiperviscosidad** es el resultado del intento del feto de compensar la deficiente transferencia de oxígeno placentario mediante un aumento del hematócrito a más del 65 %. Tras el nacimiento, esta notable polieritrocitemia puede provocar trombosis multiorgánica, insuficiencia cardíaca e hiperbilirrubinemia. En conjunto, los recién nacidos con retraso del crecimiento que sobreviven al período neonatal tienen un pronóstico generalmente bueno.

MACROSOMÍA

Se han empleado dos términos para definir el crecimiento fetal excesivo. La **macrosomía fetal** se basa sólo en el peso y hace referencia a un feto con un peso calculado de 4000-4500 g o más. Generalmente, el concepto **grande para la edad gestacional (GEG)** implica un peso al nacer de más del 90 % para una edad gestacional determinada y depende tanto del peso como de la edad gestacional, con unos percentiles generados a partir de datos específicos para la población (v. tabla 18-1). Por definición, la prevalencia de recién nacidos GEG es fija, pero no todos los recién nacidos situados en el extremo superior del intervalo de tamaños son patológicamente grandes. La capacidad de crecimiento, el ritmo de crecimiento y la edad gestacional en el momento de la aparición de la afección pueden ser factores importantes.

Etiología

La macrosomía, al igual que el retraso del crecimiento fetal, tiene múltiples causas posibles, que se dividen en factores fetales o maternos (cuadro 18-2). De modo parecido al retraso del crecimiento, los factores fetales comprenden la carga genética o la capacidad inherente de crecimiento del individuo y síndromes genéticos como el síndrome de Beckwith-Wiedemann. Los fetos masculinos también están afectados con mayor frecuencia que los fetos femeninos.

Los factores maternos comprenden los antecedentes de macrosomía, el peso de la madre antes del embarazo, el aumento de peso durante el embarazo, la multiparidad, feto masculino, una edad gestacional superior a 40 semanas, el origen étnico, el peso al nacer de la madre, la estatura materna, una edad materna menor de 17 años y una prueba de glucosa de 50 g positiva con un resultado negativo en la prueba de tolerancia a la glucosa a las 3 h.

La magnitud de la intolerancia a la glucosa durante el embarazo y las medidas específicas de control se correlacionan con el peso fetal y la masa de grasa fetal. Los lípidos también están asociados al tamaño del feto: los triglicéridos y los ácidos grasos libres se correlacionan positivamente con el peso al nacer,

> ### CUADRO 18-2
> **Factores de riesgo de recién nacido grande para la edad gestacional**
>
> **Fetales**
> Capacidad genética
> Trastornos genéticos específicos
> Sexo masculino
>
> **Maternos**
> Antecedentes de embarazo macrosómico
> Metabolismo
> Composición corporal
> Aumento de peso durante el embarazo
> Número de partos

y los triglicéridos están independientemente asociados a los recién nacidos GEG. La composición corporal y el índice de masa corporal de la madre son determinantes muy importantes de la sensibilidad a la insulina y son independientes de la hipertensión arterial y la diabetes pregestacional o gestacional. Además, el aumento de peso y el peso pregestacional maternos contribuyen al aumento de la varianza en el peso fetal al nacer. Finalmente, la multiparidad está asociada a bebés más grandes.

Repercusión

La macrosomía está asociada a un aumento de los riesgos maternos y fetales/neonatales. Una mujer con un feto macrosómico tiene un mayor riesgo de cesárea, debido a las anomalías del parto. El riesgo de hemorragia puerperal y desgarros vaginales también es mayor en presencia de macrosomía. Las infecciones maternas asociadas a macrosomía comprenden infecciones urinarias en mujeres sometidas a cesárea programada y fiebre puerperal en mujeres sometidas a prueba de parto. Los riesgos para el feto son la distocia de hombros y la fractura de la clavícula, aunque la lesión de los nervios del plexo braquial es poco común. Los recién nacidos con macrosomía también tienen un mayor riesgo de presentar un índice de Apgar bajo.

Otros riesgos neonatales dependen en parte de la etiología subyacente de la macrosomía, como la obesidad o la diabetes materna, y pueden comprender un aumento del riesgo de hipotermia, hiperbilirrubinemia, hipoglucemia, prematuridad y muerte fetal. La relación entre la edad gestacional y el tamaño del feto es importante. Los recién nacidos prematuros con macrosomía tienen riesgo de padecer las complicaciones de la prematuridad. El tamaño y el grado de madurez son independientes. Los riesgos a largo plazo comprenden el sobrepeso o la obesidad en etapas posteriores de la vida, lo que vuelve a poner de manifiesto que el crecimiento intrauterino puede reflejar los fundamentos de muchos aspectos de la función fisiológica durante toda la vida.

Diagnóstico

Puesto que el diagnóstico de macrosomía se basa en un peso fetal calculado por encima del percentil 90 y es cada vez más impreciso a medida que avanza la edad gestacional, es importante fechar cuidadosamente el embarazo. Los dos principales métodos para realizar el cálculo clínico del peso fetal son las maniobras de Leopold (palpación abdominal, v. fig. 9-7) y la determinación de la altura del fondo del útero por encima de la sínfisis del pubis materna.

La determinación únicamente de la altura del fondo del útero-sínfisis es un mal factor pronóstico de macrosomía fetal y debe combinarse con la palpación clínica (maniobras de Leopold) para ser útil.

Los signos y síntomas clínicos pueden combinarse con la ecografía para diagnosticar la macrosomía. Los cálculos ecográficos del peso fetal se obtienen introduciendo las medidas de distintas partes del feto, que normalmente comprenden el perímetro abdominal, en una de varias ecuaciones que se utilizan con frecuencia. No obstante, la mayoría de las fórmulas de regresión que se utilizan actualmente están asociadas a errores importantes cuando el feto es macrosómico. No se ha demostrado que los cálculos ecográficos del peso fetal sean mejores que los cálculos clínicos.

La verdadera utilidad de la ecografía en el tratamiento de la macrosomía es su capacidad para excluir el diagnóstico.

El diagnóstico diferencial de un útero engrosado comprende un feto grande, más de un feto (gestación múltiple), exceso de líquido amniótico (polihidramnios), una placenta grande (embarazo molar) o un útero grande (miomas uterinos, otros tumores ginecológicos o anomalías uterinas).

Tratamiento

En las madres no diabéticas, no se han descrito intervenciones clínicas destinadas a tratar o reducir el crecimiento fetal en caso de presunta macrosomía. La evidencia actual no apoya la extracción prematura del feto únicamente por la presencia de macrosomía, porque la inducción del parto no reduce la morbilidad materna ni neonatal y aumenta el índice de partos por cesárea. Además, los datos no apoyan un peso fetal calculado específico en el que las mujeres deban someterse a una cesárea programada.

Dadas las limitaciones de los cálculos ecográficos y la asociación con un aumento de las lesiones a medida que aumenta el peso del bebé, el American College of Obstetricians and Gynecologists recomienda proponer una cesárea en caso de peso fetal calculado mayor de 5 000 g en mujeres no diabéticas y mayor de 4 500 g en mujeres diabéticas.

Se pueden utilizar distintas técnicas para facilitar el parto vaginal en el caso de distocia de hombros, como la flexión exagerada de los muslos (maniobra de McRoberts), la presión suprapúbica, distintas rotaciones, la episiotomía, la expulsión de la parte posterior de brazo y la fractura deliberada de la clavícula. La maniobra de Zavanelli, la recolocación cefálica y la cesárea posterior, ha proporcionado resultados desiguales. Un período expulsivo prolongado o la interrupción del descenso fetal en el período expulsivo es una indicación de cesárea. El tratamiento neonatal o puerperal depende de la edad gestacional y la etiología subyacente.

LECTURAS RECOMENDADAS

American College of Obstetricians and Gynecologists. *Fetal Macrosomia.* ACOG Practice Bulletin 22. Washington, DC: American College of Obstetricians and Gynecologists; 2000.

American College of Obstetricians and Gynecologists. *Intrauterine Growth Restriction.* ACOG Practice Bulletin 12. Washington, DC: American College of Obstetricians and Gynecologists; 2000.

American College of Obstetricians and Gynecologists. Shoulder dystocia. ACOG Practice Bulletin No. 40. *Obstet Gynecol.* 2002; 100(5 Pt 1): 1045–1050.

19 Isoinmunización

Este capítulo trata principalmente el siguiente tema educativo de la Association of Professors of Gynecology and Obstetrics (APGO):

Tema 19 Isoinmunización

La incompatibilidad entre los anticuerpos maternos y los antígenos eritrocitarios fetales circulantes puede traducirse en hemólisis fetal con la posibilidad de enfermedad grave en el feto o el recién nacido. Los estudiantes deben ser capaces de describir las circunstancias que llevan a la isoinmunización (específicamente al antígeno D), su fisiopatología, las técnicas empleadas para determinar su presencia y gravedad en la madre y el feto, y las indicaciones apropiadas para la administración de profilaxis con inmunoglobulina anti-RhD.

C uando cualquier factor del grupo sanguíneo fetal heredado del padre no está presente en la madre, la hemorragia fetomaterna antes o durante el parto puede estimular una reacción inmunitaria en la madre. Las reacciones inmunitarias en la madre también pueden darse por la transfusión de hemoderivados. *La formación de anticuerpos maternos se denomina* **isoinmunización.** *Ésta puede llevar a distintos grados de expulsión de estos anticuerpos a través de la placenta hasta la circulación fetal, lo que provoca una* **respuesta de anticuerpos** *suficiente para destruir los eritrocitos fetales.* Aunque las exposiciones tempranas a los antígenos maternos durante el embarazo pueden darse durante el mismo embarazo, es más frecuente que la isoinmunización tenga lugar en un embarazo posterior. La fijación de anticuerpos maternos a los eritrocitos fetales lleva a **enfermedad hemolítica** en el feto o el recién nacido, que se caracteriza por **hemólisis, liberación de bilirrubina y anemia.** La gravedad de la enfermedad en el feto o el recién nacido viene determinada por una serie de factores, entre ellos el grado de respuesta inmunitaria provocada (esto es, cuántos anticuerpos se producen), la fuerza con que los anticuerpos se fijan al antígeno, la edad gestacional en la que se realiza el diagnóstico y la capacidad del feto para reponer los eritrocitos destruidos a fin de mantener un hematócrito suficiente para su crecimiento y desarrollo (tabla 19-1).

EVOLUCIÓN NATURAL

Cualquiera de los numerosos sistemas antigénicos de los grupos sanguíneos puede llevar a isoinmunización, pero el número de antígenos implicados en la enfermedad hemolítica fetal y neonatal es reducido. El antígeno que está implicado con mayor frecuencia forma parte del **sistema Rh (CDE),** en concreto el **antígeno D.**

El sistema Rh es un complejo de cinco **antígenos –C, c, D, E y e–** cada uno de los cuales provoca una respuesta inmunitaria única. Estos antígenos se heredan juntos en patrones característicos que reflejan los caracteres genotípicos de los padres. C y c son formas alternas del mismo antígeno, al igual que E y e, pero no existe un antígeno d. El antígeno D o está presente o está ausente. *Las pacientes con el antígeno D* se denominan **RhD positivas** *y las que carecen de este gen y, por lo tanto del antígeno, se dice que son* **RhD negativas.** Aproximadamente el 15 % de los blancos, del 5 % al 8 % de los estadounidenses de raza negra y tan sólo del 1 % al 2 % de los asiáticos y los indios estadounidenses son RhD negativos.

También existe una variante del antígeno D que se denomina **antígeno D débil** *(antiguamente Du). Si no se realiza un diagnóstico apropiado, las pacientes pueden clasificarse equivocadamente como RhD negativas.* Por este motivo, no hay que considerar que una paciente es RhD negativa a menos que se haya intentado buscar el antígeno D débil. Las pacientes que son RhD débil positivas deben tratarse del mismo modo que las RhD positivas.

La isoinmunización puede darse cuando una mujer embarazada RhD negativa lleva un feto que ha heredado el antígeno RhD de su padre y, por lo tanto, es RhD positivo. Cualquier acontecimiento asociado a la hemorragia fetomaterna puede llevar potencialmente a la exposición materna a los eritrocitos fetales, lo que puede desencadenar una respuesta inmunitaria en la madre. Estos acontecimientos comprenden:

- Parto.
- Expulsión de la placenta.
- Amenaza de aborto, aborto espontáneo, programado o terapéutico.
- Embarazo ectópico.
- Hemorragia asociada a placenta previa o desprendimiento placentario.
- Amniocentesis.
- Traumatismo abdominal.
- Versión cefálica externa.

La cantidad de sangre RhD positiva que es necesaria para provocar isoinmunización es pequeña, basta con menos de 0,1 ml.

Efectos de la formación de anticuerpos sobre el feto y el recién nacido

Un estudio indica que el 17 % de las mujeres RhD negativas que no reciben profilaxis con concentrado de inmunoglobulinas anti-D durante el embarazo desarrollarán isoinmuniza-

TABLA 19-1	Anticuerpos atípicos y su relación con la enfermedad hemolítica atípica		
	Antígenos relacionados con la enfermedad hemolítica	Gravedad de la enfermedad hemolítica	Tratamiento propuesto
Lewis		No asociado	Atención habitual
I		No asociado	Atención habitual
Kell	K	De leve a grave	Evaluación fetal
	k	Leve	Atención habitual
Rh (no-D)	E	De leve a grave	Evaluación fetal
	e	De leve a grave	Evaluación fetal
	C	De leve a grave	Evaluación fetal
	c	De leve a grave	Evaluación fetal
Duffy	Fy^a	De leve a grave	Evaluación fetal
	Fy^b	No asociado	Atención habitual
Kidd	Jk^a	De leve a grave	Evaluación fetal
	Jk^b	Leve	Atención habitual
MNS	M	De leve a grave	Evaluación fetal
	N	Leve	Atención habitual
	S	De leve a grave	Evaluación fetal
Lutheran	Lu^a	Leve	Atención habitual
	Lu^b	Leve	Atención habitual
P	PP^{1pk}	De leve a grave	Evaluación fetal

Adaptada de Weinstein L. Irregular antibodies causing hemolytic disease of the newborn: a continuing problem. *Clin Obstet Gynecol.* 1982; 25(2): 321.

ción. Al igual que sucede con otras respuestas inmunitarias mediadas por anticuerpos, el primer tipo de inmunoglobulina (Ig) producida es de la isoforma **IgM,** que no atraviesa la placenta en ninguna medida. Por lo tanto, existe una baja probabilidad de que aparezca una enfermedad fetal o neonatal importante en el primer embarazo de riesgo de una mujer. No obstante, es importante considerar los abortos espontáneos o provocados anteriores como posibles exposiciones, porque podrían influir en el riesgo de enfermedad fetal o neonatal. En un embarazo posterior, el paso de cantidades mínimas de sangre fetal a través de la placenta a la circulación materna, un hecho relativamente frecuente, puede llevar a una **respuesta anamnésica** de producción de anticuerpos maternos, que es más enérgica y rápida que la respuesta inicial.

En el caso de algunos antígenos, la madre sigue produciendo predominantemente anticuerpos de tipo IgM que no atraviesan la placenta. En otros casos, la respuesta de anticuerpos secundaria se caracteriza por la producción de anticuerpos **IgG** que atraviesan libremente la placenta, entran en la circulación fetal y se fijan a los puntos de unión de antígeno en los eritrocitos fetales. Los eritrocitos fetales que tienen una gran cantidad de antígeno fijado experimentan hemólisis en el sistema reticuloendotelial fetal y son destruidos por medio de las vías mediadas por el complemento. La hemólisis libera bilirrubina, y el feto excreta la bilirrubina y sus productos de degradación en la orina. Si el feto puede aumentar la eritropoyesis en la misma proporción que la hemólisis, puede que no aparezca una anemia grave. No obstante, si una gran cantidad de anticuerpos atraviesa la placenta y ello se traduce en la destrucción de un gran número de eritrocitos fetales, puede que al feto le resulte imposible reponer suficientemente los eritrocitos y entonces puede aparecer anemia.

Normalmente, el primer embarazo afectado se caracteriza por anemia leve y elevación de la bilirrubina al nacer, lo que con frecuencia exige el tratamiento del recién nacido con luz ultravioleta y exanguinotransfusión, ya que el hígado del recién nacido puede no ser capaz de metabolizar ni excretar eficazmente la bilirrubina liberada. Una elevación considerable de las concentraciones de bilirrubina puede llevar a **ictericia nuclear** (depósitos de bilirrubina en los núcleos basales), que puede provocar síntomas neurológicos permanentes o incluso la muerte. Hoy en día, esta enfermedad se observa raramente en los países desarrollados.

En algunos embarazos en primíparas afectadas y en muchos, pero no todos, de los embarazos posteriores con fetos positivos para el antígeno, la producción de anticuerpos aumenta como resultado de la respuesta anamnésica, lo que lleva a una hemólisis y una anemia más importantes. La determinación de la cantidad de bilirrubina que excretan estos fetos en el líquido amniótico es un método que se utiliza para vigilar el estado del feto (v. a continuación).

Cuando la anemia fetal es importante, la hematopoyesis fetal aumenta e incluye el reclutamiento de otras zonas distintas para la producción de eritrocitos. El hígado fetal es una zona importante de hematopoyesis extramedular. Cuando el hígado produce eritrocitos, la producción de otras proteínas disminuye, lo que se traduce en una menor presión oncótica dentro de la vasculatura fetal. Esta consecuencia, en conjunción con el aumento de la resistencia intravascular al flujo provocado por las islas de células hematopoyéticas en el hígado, puede llevar a la aparición de ascitis, edema subcutáneo o derrame pleural.

La anemia grave afecta a la función cardíaca fetal de dos maneras distintas. En primer lugar, la anemia puede producir insuficiencia cardíaca con gasto elevado. Cuando el aparato cardíaco intenta satisfacer las necesidades de distribución de oxígeno sin éxito, el miocardio se vuelve disfuncional, lo que se traduce en derrames, edema y ascitis debido al aumento de la presión hidrostática. En segundo lugar, la anemia en sí puede provocar isquemia miocárdica, lesionando y afectando de ese modo directamente a la función miocárdica. Esta combinación de acumulación de líquido como mínimo en dos compartimentos extravasculares (derrame pericárdico, derrame pleural, ascitis o edema subcutáneo) se denomina **hidropesía fetal**.

Normalmente, la isoinmunización empeora progresivamente en cada embarazo posterior. La anemia fetal puede aparecer a la misma edad gestacional o a una edad más temprana que en los embarazos afectados anteriores.

Importancia del estado del antígeno paterno

La determinación del estado del antígeno del padre es importante para determinar si el feto corre el riesgo de padecer anemia. Cualquier persona puede ser homocigótica o heterocigótica para un gen concreto. Si el padre es heterocigótico para el gen de un antígeno concreto, existe una probabilidad del 50 % de que el feto no herede el gen de ese antígeno. Para muchos de los antígenos, esta información puede determinarse fácilmente comprobando qué antígenos se expresan en los eritrocitos del padre. Por ejemplo, C y c están codificados por el mismo gen, pero difieren por el cambio de una única base. Una persona puede expresar C, c o ambos. Si expresa ambos, es heterocigótica; si sólo se detecta un antígeno, entonces tiene que ser homocigótica. Desafortunadamente, la situación no es tan sencilla con el RhD (porque no hay antígeno **D**). No obstante, pueden realizarse **pruebas del genotipo** directas para determinar si el padre es homocigótico o heterocigótico. En un embarazo que implica a una paciente con isoinmunización, el primer paso en el tratamiento consiste en la determinación del estado del antígeno eritrocitario paterno. En los embarazos en que el genotipo paterno es heterocigótico o se desconoce, el tipo de antígeno fetal debe determinarse mediante el análisis genético de las células fetales obtenidas por **amniocentesis.**

Independientemente de la cantidad de anticuerpo materno presente, si el feto posterior no es portador del antígeno (porque el padre era heterocigótico o el padre es distinto), entonces el feto tiene una probabilidad del 98,5 % de no estar en situación de riesgo.

DIAGNÓSTICO

Durante la primera consulta prenatal, todas las mujeres embarazadas deben someterse a un análisis para determinar el grupo sanguíneo ABO y el grupo RhD y a una prueba de detección de la presencia de anticuerpos antieritrocitarios (test de Coombs). Estas pruebas analíticas deben repetirse en cada embarazo posterior. También se recomienda repetir el cribado de los anticuerpos antes de la administración de inmunoglobulina anti-D a las 28 semanas de gestación, después del parto y cuando surja alguna complicación en el embarazo. Las pacientes que son D débil positivas no tienen riesgo de isoinmunización y no deben recibir inmunoprofilaxis anti-D.

Cualquier anticuerpo que pueda estar asociado a la hemólisis fetal y que se detecte durante este cribado sistemático se analizará más detenidamente basándose en la potencia de la respuesta de los anticuerpos, que se comunica en forma de título (1/4, 1/8, 1/16, etc.) y en que los números más altos indican una respuesta de anticuerpos más pronunciada. Aunque con frecuencia se observan anticuerpos anti-Lewis y anti-I durante el proceso de cribado, no están asociados a enfermedad hemolítica fetal y, por lo tanto, no se analizan más detenidamente.

EVALUACIÓN

Aunque los títulos de los anticuerpos reflejan la potencia y la magnitud de la respuesta de los anticuerpos maternos, su utilidad en el tratamiento del embarazo es reducida. *Los títulos no proporcionan información sobre el estado del feto.* En un embarazo inicial sensibilizado, los títulos cuantitativos seriados de los anticuerpos pueden ayudar a determinar cuándo es lo suficientemente potente la respuesta de los anticuerpos maternos como para representar un riesgo de anemia fetal. Un **título crítico** es aquel que está asociado a un riesgo significativo de enfermedad hemolítica fetal e hidropesía fetal. En la mayoría de los centros, este título oscila entre 1/8 y 1/32. Si el título inicial de los anticuerpos es de 1/8 o menos, la paciente RhD negativa puede someterse a vigilancia mediante determinación de los títulos cada 4 semanas. En un primer embarazo sensibilizado, generalmente la cuantificación de los títulos se realiza cada 4 semanas. Cuando existen antecedentes de un feto o un recién nacido afectado, los títulos no son útiles para pronosticar la enfermedad hemolítica fetal y está justificada una evaluación adicional.

La evaluación para detectar una posible anemia fetal suele realizarse en el segundo trimestre, aunque el tratamiento puede individualizarse en función de la anamnesis y los conocimientos especializados disponibles. Tradicionalmente, se ha utilizado la determinación de la concentración de bilirrubina en el líquido amniótico como medida del estado del feto y como método indirecto para calcular la posibilidad de que aparezca anemia fetal grave. En la segunda mitad de un embarazo normal, la concentración de bilirrubina en el líquido amniótico disminuye progresivamente, mientras que en una paciente afectada con isoinmunización, la cantidad de bilirrubina detectada puede aumentar apreciablemente. El aumento de la bilirrubina en el líquido amniótico en los embarazos afectados es una consecuencia de la excreción en la orina fetal de la mayor cantidad de bilirrubina circulante. Hasta hace poco, se realizaban amniocentesis seriadas para determinar la concentración de bilirrubina en el líquido amniótico, que a su vez reflejaba la gravedad de la anemia fetal.

*La tendencia actual de tratamiento es la determinación de la **velocidad máxima** del flujo de la arteria cerebral media (ACM) mediante **ecografía Doppler.*** La velocidad del flujo de la ACM está relacionada con la viscosidad de la sangre. En presencia de anemia fetal, la sangre es menos viscosa debido a la presencia de un menor número de células y, por lo tanto, la velocidad del flujo aumenta. Se han obtenido las curvas normales de velocidad máxima específicas para la edad gestacional y se han relacionado con el hematócrito fetal. Puede utilizarse el grado de elevación de la velocidad máxima por encima de la mediana para la edad gestacional para calcular el hematócrito fetal y, por lo tanto, el riesgo de anemia fetal. Con el uso de la velocidad sistólica máxima de la ACM, pueden identificarse casi todos los fetos que tienen anemia de moderada a grave (figs. 19-1 y 19-2).

La ecografía fetal también es útil para detectar los signos graves de hemólisis que se han traducido en anemia fetal profunda. De vez en cuando, los signos iniciales de la hemólisis fetal pueden ser alteraciones hidrópicas en el feto, entre ellas edema subcutáneo, derrames pericárdicos y/o pleurales y ascitis. Cuando se detectan estos signos y se diagnostica hidropesía fetal, el hematócrito fetal suele estar por debajo del 15 %.

Independientemente de los métodos empleados para vigilar los embarazos con riesgo de anemia fetal, todas las técnicas están concebidas para determinar el hematócrito fetal con el uso de medidas indirectas. *Si la prueba de vigilancia indica que existe riesgo de anemia fetal, o se diagnostica hidropesía fetal, se lleva a cabo*

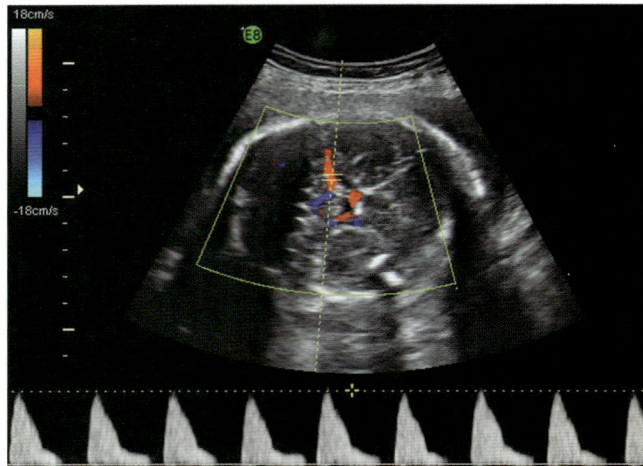

FIGURA 19-2. Imagen de la circulación cerebral fetal que muestra la arteria cerebral media y el método para cuantificar el flujo máximo.

*una **cordocentesis** para cuantificar directamente el hematócrito fetal.* Con guía ecográfica, se introduce una aguja en la vena umbilical, se extrae una muestra de sangre fetal y se cuantifica el hematócrito. En general, el hematócrito fetal medio oscila entre el 36 % y el 44 % y, en presencia de anemia grave, está por debajo del 30 % (cuadro 19-1). Además de las intervenciones para vigilar la aparición de anemia en el feto, están indicadas pruebas generales para valorar el bienestar fetal en todas las mujeres con isoinmunización que tienen unos títulos por encima del umbral crítico, porque la capacidad de un feto afectado para soportar los esfuerzos del embarazo y el parto, aunque sólo esté levemente anémico, puede estar deteriorada.

TRATAMIENTO

Antes, se realizaba una transfusión de sangre en la cavidad abdominal del feto, donde la absorción de los eritrocitos podía

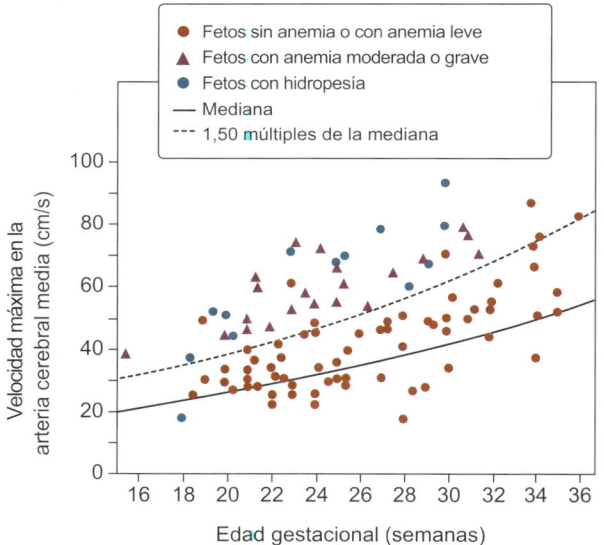

FIGURA 19-1. Velocidad máxima del flujo sanguíneo sistólico en la arteria cerebral media. Los *círculos rojos* indican los fetos sin anemia o con anemia leve; los *triángulos* indican los fetos con anemia moderada o grave, y los *círculos azules,* los fetos con hidropesía. (De Mari G, Deter RL, Carpenter RL, et al. Noninvasive diagnosis by Doppler ultrasonography of fetal anemia due to maternal red-cell alloimmunization. Collaborative Group for Doppler Assessment of the Blood Velocity in Anemic Fetuses. *N Engl J Med.* 2000; 342[1]: 9–14.)

CUADRO 19-1

Evaluación de un embarazo con una prueba de detección positiva de anticuerpos maternos

Identificación y título de anticuerpos maternos
Antecedentes ginecológicos minuciosos para averiguar si ha habido un feto afectado anteriormente
    Pruebas del antígeno paterno, posible prueba de ADN fetal
Determinación del riesgo de anemia fetal si se descubre un título crítico o si ha habido un hijo afectado anteriormente
    Determinación de la bilirrubina en el líquido amniótico
Títulos de anticuerpos seriados, si es el primer embarazo sensibilizado
Ecografía Doppler de la arteria cerebral media
Ecografía
Cordocentesis si la prueba de vigilancia es anómala

tener lugar durante varios días a través de los conductos linfáticos. Actualmente, está indicada la **transfusión** al feto de eritrocitos negativos para el antígeno (según el grupo sanguíneo afectado) cuando la cordocentesis determina que el feto tiene una anemia moderada o grave con un hematócrito inferior al 30 %. *La transfusión directa con guía ecográfica en la vena umbilical se ha convertido en la técnica de preferencia.* Esta intervención tiene un riesgo de complicaciones del 1 % al 3 %, entre ellas muerte fetal y parto prematuro, que debe sopesarse frente a la evolución pronosticada del feto si no se le administra tratamiento ni se expulsa. El volumen de eritrocitos que hay que transfundir puede calcularse basándose en la edad gestacional, el peso fetal calculado, el hematócrito de la unidad de sangre y la diferencia entre el hematócrito fetal real y el hematócrito deseado. Puesto que las células transfundidas son negativas para el antígeno, los anticuerpos maternos no las destruyen y la vida pronosticada de los eritrocitos es el único factor que determina durante cuánto tiempo persistirán en la circulación fetal. El momento oportuno y la necesidad de más transfusiones pueden basarse bien en la evolución pronosticada teniendo en cuenta la gravedad de la enfermedad o bien en las ecografías Doppler de la ACM. Después de dos a tres transfusiones, la mayoría de los eritrocitos circulantes en el feto son células transfundidas, ya que el sistema hematopoyético del feto se ha inhibido.

PREVENCIÓN

La exposición materna y la posterior sensibilización a la sangre fetal suelen tener lugar en el momento del parto, pero pueden ocurrir en cualquier momento durante el embarazo. A finales de la década de 1960, se descubrió que podía prepararse un anticuerpo contra el antígeno D del sistema Rh a partir de donantes previamente sensibilizados al antígeno. La administración de **concentrado de inmunoglobulinas anti-D** poco después del parto evita una respuesta activa materna de anticuerpos contra el antígeno D en la mayoría de los casos.

> *El concentrado de inmunoglobulinas anti-D es eficaz sólo para el antígeno D del sistema Rh. No es eficaz para prevenir la sensibilización a otros antígenos Rh o a cualquier otro antígeno eritrocitario.*

Ahora es habitual que las madres RhD negativas que dan a luz recién nacidos RhD positivos reciban una dosis de 300 µg de concentrado de inmunoglobulinas anti-D en las 72 h siguientes al parto (cuadro 19-2). Esta práctica reduce el riesgo de sensibilización al antígeno D de más o menos el 16 % a un 2 %. Se cree que este riesgo residual del 2 % es el resultado de la sensibilización que tiene lugar durante la evolución del embarazo, especialmente durante el tercer trimestre. *Por este motivo, lo habitual es administrar una dosis de 300 µg de concentrado de inmunoglobulinas anti-D a todas las mujeres RhD negativas aproximadamente a las 28 semanas de gestación, a menos que se tenga la seguridad de que el padre es RhD negativo.* Esta dosis profiláctica reduce el riesgo de sensibilización del 2 % al 0,2 %. Si existe alguna duda en cuanto a la necesidad de profilaxis, por ejemplo no se tiene certeza de la paternidad, hay que administrar concentrado de in-

---

CUADRO 19-2

Indicaciones para la administración de concentrado de inmunoglobulinas anti-D en una paciente sin sensibilización a Rh

- Aproximadamente a las 28 semanas de gestación
- Al realizar intervenciones asociadas a una posible hemorragia fetomaterna, como la amniocentesis o la biopsia de corion
- Tras un embarazo ectópico
- Tras una amenaza de aborto, un aborto espontáneo o un aborto inducido
- Dentro de las 72 h siguientes al nacimiento de un bebé RhD positivo
- Afecciones asociadas a hemorragia fetomaterna (p. ej., traumatismo abdominal, desprendimiento placentario)
- Hemorragia vaginal idiopática durante el embarazo

American College of Obstetricians and Gynecologists. *Guidelines for Perinatal Care.* 6.ª ed. Washington, DC: American College of Obstetricians and Gynecologists; 2007: 104.

---

munoglobulinas anti-D. Algunas autoridades recomiendan que si el parto no ha tenido lugar dentro las 12 semanas siguientes a la inyección a las 28 semanas de gestación, debe administrarse una segunda dosis de 300 µg de concentrado de inmunoglobulinas anti-D.

Puesto que incluso una cantidad mínima de eritrocitos fetales puede traducirse en la sensibilización al antígeno RhD, en cualquier circunstancia en que pueda producirse una hemorragia fetomaterna, debe administrarse una dosis profiláctica de 300 µg de concentrado de inmunoglobulinas anti-D. Cada dosis de concentrado de inmunoglobulinas anti-D confiere protección frente a la sensibilización para una cantidad de hasta 30 ml de sangre fetal o 15 ml de eritrocitos fetales.

En los casos de traumatismo o hemorragia durante el embarazo en que existe la posibilidad de una transfusión fetomaterna de más de 30 ml, el alcance de la hemorragia fetomaterna puede determinarse mediante la prueba de Kleihauer-Betke. Esta prueba identifica los eritrocitos fetales presentes en la circulación materna. Puede determinarse el número de células fetales como porcentaje del número de células totales y puede calcularse el volumen de hemorragia fetomaterna. Basándose en este cálculo, puede determinarse la dosis apropiada de concentrado de inmunoglobulinas anti-Rh. También puede realizarse una prueba de Coombs indirecta para determinar si la paciente ha recibido suficientes anticuerpos. Un resultado positivo indica que ha recibido una dosis suficiente.

TRATAMIENTO DE LA ISOINMUNIZACIÓN A OTROS ANTÍGENOS ERITROCITARIOS

Aunque el uso sistemático de concentrado de inmunoglobulinas anti-Rh ha reducido la isoinmunización debida al antígeno D, la *isoinmunización debida a otros antígenos de los grupos sanguíneos ha aumentado de manera proporcional.* La frecuencia de estos anticuerpos varía según la frecuencia del antígeno en la población general y en distintos grupos étnicos. Además, la probabilidad de que estos anticuerpos se traduzcan en enfermedad hemolítica fetal importante depende de varios factores, entre ellos la magnitud del estímulo antigénico sensibilizador, la potencia relativa del antígeno y la isoforma de la respuesta de los anticuerpos (IgG o IgM).

La sensibilización a cualquiera de estos antígenos puede darse en cualquier mujer expuesta que carezca del antígeno concreto, independientemente de su grupo ABO o Rh. Una prueba de anticuerpos detectará la presencia de éstos. *La causa más importante de enfermedad hemolítica fetal que no está asociada al antígeno D es la isoinmunización al* **antígeno Kell** (v. tabla 19-1). Frecuentemente, esta sensibilización es el resultado de una transfusión de sangre anterior. Si una prueba de anticuerpos materna revela la presencia de un anticuerpo anti-Kell, debe determinarse el grupo sanguíneo del padre para el antígeno Kell. Puesto que puede realizarse el fenotipado directo del eritrocito para el antígeno Kell y su complemento –el antígeno Cellano–, el genotipado no es necesario. El 90 % de las personas son Kell negativas, de modo que si se tiene certeza de la paternidad, no son necesarias más pruebas. Incluso entre las personas portadoras del antígeno Kell, el 98 % son heterocigóticas, de modo que hay que plantearse la posibilidad de realizar una determinación del genotipo fetal.

La anemia que aparece como consecuencia de la isoinmunización a Kell es única por el hecho de que el efecto predominante del anticuerpo es la destrucción y la supresión de las células precursoras hematopoyéticas; la hemólisis no es más que un componente mínimo del problema fetal. Por este motivo, la comprobación de la bilirrubina en el líquido amniótico puede no ser tan útil para la vigilancia de estos embarazos y el método de vigilancia preferido es la ecografía Doppler de la ACM. La mayoría de los profesionales sanitarios utiliza un título crítico de 1/8 para iniciar un estudio más a fondo en los embarazos con sensibilización a Kell.

Puede aparecer **enfermedad hemolítica ABO** *debida a la incompatibilidad maternofetal de los principales antígenos de los grupos sanguíneos.* Esta enfermedad suele estar asociada a hiperbilirrubinemia fetal y neonatal leve. Normalmente, no está asociada a enfermedad fetal grave, porque los eritrocitos fetales tienen menos puntos de unión para los antígenos A y B que los glóbulos sanguíneos adultos. Además, buena parte de los anticuerpos anti-A y anti-B que se producen son de la isoforma IgM que no atraviesa la placenta en ninguna medida.

LECTURAS RECOMENDADAS

American College of Obstetricians and Gynecologists. Management of alloimmunization during pregnancy. ACOG Practice Bulletin No. 75. *Obstet Gynecol.* 2006;108(2):457–464.

American College of Obstetricians and Gynecologists. Prevention of Rh D Alloimmunization. ACOG Practice Bulletin 4. Washington, DC: American College of Obstetricians and Gynecologists; 1999.

Parto prematuro

Este capítulo trata principalmente el siguiente tema educativo de la Association of Professors of Gynecology and Obstetrics (APGO):

Tema 24 Parto prematuro

Los estudiantes deben ser capaces de enumerar los factores de riesgo asociados al parto prematuro. También deben ser capaces de exponer la evaluación de la insuficiencia cervical y el parto prematuro, así como el tratamiento de ambas afecciones.

El **parto prematuro** es la expulsión del recién nacido antes de las 37 semanas completas (259 días) de gestación. Dado que es la causa más frecuente de morbimortalidad perinatal en Estado Unidos, la prevención y el tratamiento del parto prematuro es uno de los principales focos de interés de la atención ginecológica. La gravedad y la frecuencia de las consecuencias del parto prematuro aumentan cuanto menor es la edad gestacional del recién nacido. Además de la muerte perinatal en el feto muy joven, las complicaciones frecuentes del parto prematuro comprenden el síndrome de dificultad respiratoria, la hemorragia intraventricular, la enterocolitis necrosante, la septicemia, el deterioro neurológico y las convulsiones. La morbilidad a largo plazo asociada al parto prematuro comprende la displasia broncopulmonar y las anomalías del desarrollo, entre ellas la parálisis cerebral. *El 11 %-12 % de los bebés prematuros representa el 75 % de toda la mortalidad perinatal y el 50 % del deterioro neurológico de larga duración en los niños en Estados Unidos.*

Los partos prematuros pueden clasificarse en dos presentaciones generales: **espontáneos** e **indicados.** Aproximadamente del 40 % al 50 % de los partos prematuros son el resultado de unas contracciones prematuras espontáneas con una bolsa amniótica intacta; del 25 % al 40 % es el resultado de una rotura prematura de membranas (RPM) antes de término (v. cap. 22, Rotura prematura de membranas). El 20 %-30 % restante de los partos prematuros tiene lugar después de una intervención deliberada por distintas complicaciones maternas u obstétricas (p. ej., eclampsia).

El parto prematuro se define como la presencia de contracciones uterinas constantes que aparecen antes de las 37 semanas de gestación y están asociadas a modificación cervical. Con frecuencia, resulta difícil diagnosticar el parto prematuro debido a la ausencia de determinaciones concluyentes. La ausencia de criterios diagnósticos plantea un problema, porque parece que el tratamiento es más eficaz cuando se inicia al comienzo del parto prematuro.

CAUSA, PREDICCIÓN Y PREVENCIÓN DEL PARTO PREMATURO

Causas

El parto prematuro puede representar una vía común final para una serie de procesos patógenos. Los cuatro procesos principales comprenden: *1)* la activación del eje hipotálamo-hipófiso-suprarrenal de la madre o el feto debido al estrés materno o fetal, *2)* la inflamación de las membranas corioamnióticas y la decidua o la inflamación generalizada a causa de una infección, *3)* la hemorragia decidual o *4)* una distensión uterina patológica (fig. 20-1). Numerosos factores de riesgo se han asociado al parto prematuro (cuadro 20-1). *El factor más contundente es la gestación múltiple.* Cuando ha habido un parto prematuro anterior, el riesgo en un embarazo posterior aumenta y sigue aumentando con cada embarazo posterior. Las mujeres estadounidenses de raza negra tienen unos índices más altos de recién nacidos prematuros asociados a parto prematuro o RPM antes de término, en comparación con otros grupos raciales y étnicos. La infección intraamniótica subclínica también se ha asociado a parto prematuro y RPM antes de término, especialmente cuando tiene lugar en edades de gestación tempranas. *No obstante, en la mayoría de los casos no puede identificarse ninguna causa o factor de riesgo de parto prematuro.*

Pese a la ausencia de estrategias eficaces para pronosticar y evitar el parto prematuro, la morbimortalidad infantil tras un parto prematuro ha disminuido durante las últimas décadas como consecuencia de varios factores. En primer lugar, el tratamiento de los recién nacidos prematuros en unidades de cuidados intensivos neonatales ha mejorado mucho los resultados. Por lo tanto, el traslado de la madre a un centro especializado está indicado en las mujeres con parto prematuro que acuden a hospitales que no disponen de unidades de cuidados intensivos neonatales avanzados. En segundo lugar, la administración de corticoesteroides a una madre con riesgo inmediato de parto prematuro (como

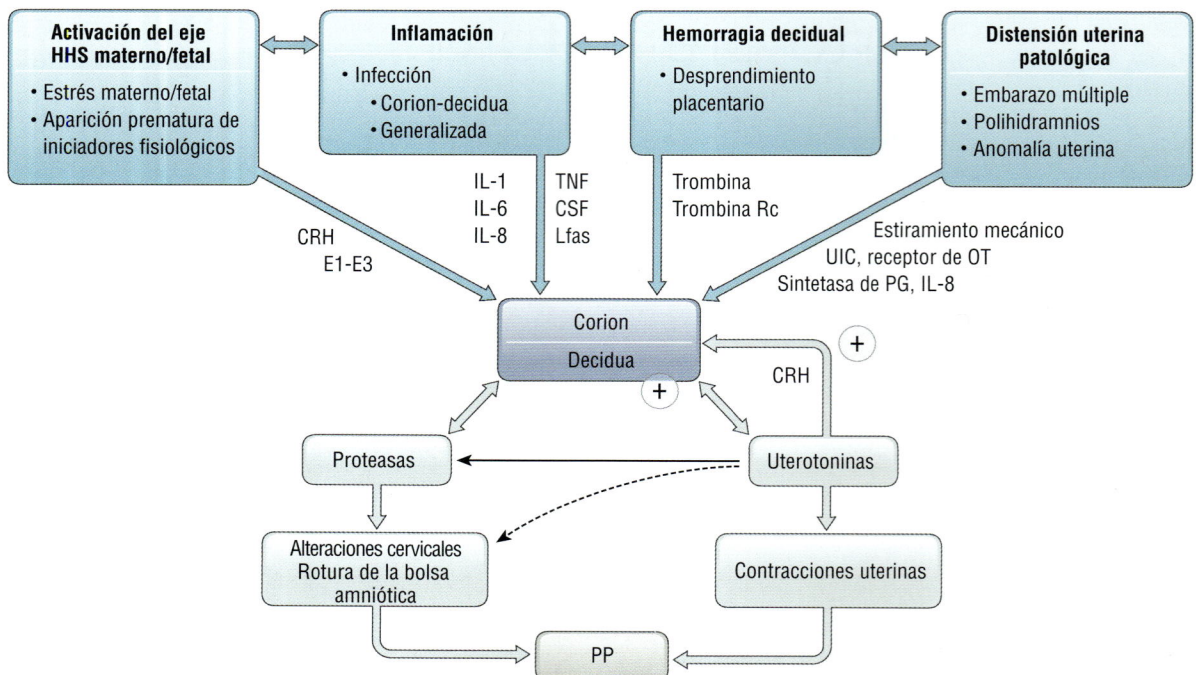

FIGURA 20-1. Parto prematuro: vía común final. Los cuatro procesos principales comprenden la activación del eje hipotálamo-hipófiso-suprarrenal (HHS) de la madre o el feto, la infección, la hemorragia decidual y la distensión uterina patológica. CRH, corticoliberina; CSF, factor estimulante de colonias; E1, estrona; E3, estriol; IL, interleucina; Lfas, ligando FAS; OT, oxitocina; PG, prostaglandina; PP, parto prematuro; TNF, factor de necrosis tumoral; UIC, unión intercelular comunicante.

CUADRO 20-1

Factores asociados al parto prematuro

Antecedentes de parto prematuro
Contracciones uterinas prematuras
Rotura prematura de membranas (RPM)
Raza negra estadounidense
Insuficiencia cervical
- Primaria
- Derivada de la cirugía (p. ej., conización del cuello del útero)

Infecciones
- Urinaria
- Vaginosis bacteriana
- Intraamniótica

Engrosamiento uterino excesivo
- Polihidramnios
- Gestación múltiple

Distorsión uterina
- Liomioma
- Útero tabicado, útero didelfo y otras anomalías

Anomalías placentarias
- Desprendimiento placentario
- Placenta previa

Tabaquismo materno (asociado a RPM)
Yatrógenos: inducción del parto

---

una mujer con contracciones prematuras) se ha traducido en una menor incidencia de síndrome de dificultad respiratoria, hemorragia intraventricular y morbimortalidad infantil asociada. Uno de los principales objetivos del tratamiento para interrumpir las contracciones en una mujer con contracciones prematuras **(tratamiento tocolítico)** consiste en prolongar el embarazo durante 48 h a fin de ganar tiempo para administrar corticoesteroides. Finalmente, la profilaxis contra la infección perinatal por el estreptococo del grupo B en las mujeres con parto prematuro o RPM antes de término también ha disminuido la morbimortalidad infantil en Estados Unidos.

Predicción del parto prematuro

La educación de la paciente y el médico se ha centrado en la detección de los signos y síntomas que indican un parto prematuro (cuadro 20-2). Se aconseja a las pacientes con síntomas que busquen atención médica inmediata.

Se utilizan varios factores para estudiar los signos y síntomas y diagnosticar un posible parto prematuro. *En el parto prematuro se observa un aumento de la concentración de **fibronectina fetal** (fFN, fetal fibronectin) en las secreciones cervicales y vaginales.* La fibronectina fetal es una glucoproteína extracelular que normalmente está presente en el moco del cuello del útero al comienzo del embarazo y de nuevo hacia el término del embarazo. Un aumento prematuro de la concentración de fFN puede estar asociado a una mayor probabilidad de parto entre las semanas 22 y 34 de gestación y parto a los 7 a 14 días

---

> **CUADRO 20-2**
>
> **Signos y síntomas de parto prematuro**
>
> Dolor parecido a la dismenorrea
> Dolor lumbar sordo
> Presión abdominal
> Presión pélvica
> Cólicos (con o sin diarrea)
> Aumento o alteración del flujo vaginal (flujo mucoso, acuoso, ligeramente hemorrágico)
> Contracciones uterinas, con frecuencia indoloras

de la realización de la prueba. No obstante, los datos combinados de varios estudios revelan que el valor diagnóstico de un resultado positivo para el parto dentro de la semana siguiente es de tan sólo el 18 %.

> *Parece que la mayor ventaja de la fFN es el valor diagnóstico de un resultado negativo: si no hay fFN (prueba negativa) en las secreciones cervicales y vaginales, la probabilidad de parto en los 7 días siguientes es muy baja.*

También puede utilizarse la longitud del cuello del útero como factor diagnóstico. *Se ha demostrado que el riesgo de parto prematuro aumenta de forma continua a medida que la longitud del cuello del útero disminuye a mitad del embarazo.* La **ecografía transvaginal** del cuello del útero es un método fiable y reproducible para determinar la longitud del cuello del útero. Esta prueba puede ser muy útil para evaluar a mujeres con alto riesgo de parto prematuro recurrente, mujeres con anomalías uterinas y mujeres sometidas anteriormente a conización del cuello del útero o múltiples abortos quirúrgicos.

La dilatación y el borramiento asintomáticos precoces del cuello del útero **(insuficiencia cervical)** *pueden estar asociados a una mayor probabilidad de parto prematuro.* Las intervenciones como el cerclaje profiláctico (v. cap. 32, Intervenciones ginecológicas) cuando se detecta un cuello de útero corto en la ecografía (que con frecuencia se define como inferior a 2,5 cm) no han mejorado los resultados.

La **vaginosis bacteriana (VB)** es una alteración frecuente de la flora vaginal que se da en hasta el 40 % de las mujeres embarazadas y está asociada a parto prematuro y RPM antes de término. *Por lo tanto, la VB diagnosticada en mujeres embarazadas sintomáticas debe tratarse.* No se ha demostrado que el cribado y el tratamiento generalizados de la vaginosis bacteriana en las mujeres asintomáticas con bajo riesgo y las mujeres con parto prematuro anterior sean beneficiosos para reducir la incidencia de parto prematuro y no se recomiendan. *Puede sopesarse la posibilidad de administrar tratamiento para la VB en las mujeres con alto riesgo de parto prematuro.*

Prevención

Actualmente, no existe ninguna intervención con una eficacia homogénea para evitar el parto prematuro, sean cuales sean los factores de riesgo. No se ha demostrado que el tratamiento profiláctico –incluidos los relajantes uterinos, el reposo en cama, la hidratación y la sedación en las mujeres asintomáticas con alto riesgo de parto prematuro– sea eficaz. No obstante, en un grupo seleccionado de mujeres con riesgo muy alto que tienen antecedentes documentados de parto prematuro, parece que la administración de inyecciones intramusculares semanales de progesterona (caproato de 17α-hidroxiprogesterona) a partir de las 16-20 semanas de gestación y hasta las 36 semanas reduce el parto prematuro espontáneo. También se ha demostrado que el aporte complementario de progesterona vaginal en las mujeres con un cuello de útero corto según la ecografía también tiene efectos beneficiosos.

EVALUACIÓN DE LA PACIENTE CON PRESUNTO PARTO PREMATURO

En la paciente que describe signos y síntomas indicativos de parto prematuro es fundamental realizar una evaluación inmediata. El uso de un monitor fetal electrónico externo **(tocodinamómetro)** puede ayudar a cuantificar la frecuencia y la duración de las contracciones. Debe determinarse el estado del cuello del útero, ya sea mediante visualización con un espéculo o mediante un tacto vaginal cuidadoso. Puesto que el tacto vaginal puede aumentar el riesgo de infección en presencia de RPM, primero hay que realizar la exploración con el espéculo para evaluar la dilatación y el borramiento del cuello del útero si se piensa que la paciente puede haber roto aguas. Las alteraciones del borramiento y la dilatación del cuello del útero en las exploraciones posteriores son importantes tanto para la valoración del diagnóstico de parto prematuro como para la eficacia del tratamiento. *Con frecuencia, las alteraciones clínicas sutiles tienen una gran importancia clínica, de manera que lo ideal es que un mismo examinador realice las exploraciones seriadas, cuando esto sea posible.*

Puesto que las infecciones urinarias pueden predisponer a la paciente a contracciones uterinas, hay que realizar un análisis de orina y un urocultivo. Se debe llevar a cabo un cultivo vaginal/rectal del estreptococo del grupo B (EGB). *Las mujeres con bacteriuria por EGB son candidatas para recibir profilaxis antibiótica durante el parto.* Cuando la anamnesis o los datos obtenidos en la exploración física lo indican, deben realizarse cultivos de *Chlamydia* y *Neisseria gonorrhoeae.*

La ecografía es útil para determinar la edad gestacional del feto, el volumen de líquido amniótico (la rotura espontánea de la bolsa amniótica con pérdida de líquido puede preceder al parto prematuro y puede pasar desapercibida para la paciente), la presentación fetal y la ubicación de la placenta, además de la existencia de anomalías congénitas fetales. *También hay que vigilar a las pacientes por si se produce una hemorragia, ya que el desprendimiento prematuro de placenta y la placenta previa pueden estar asociados a parto prematuro* (v. cap. 21, Hemorragia en el tercer trimestre).

La información respecto a la longitud del cuello del útero puede obtenerse mediante una ecografía, aunque los resultados no son especialmente útiles a menos que la edad gestacional sea inferior a 26 semanas. *Puede realizarse una **amniocentesis** para determinar si hay una infección intraamniótica.* Se cree que la infección ya sea clínica o subclínica de la cavidad amniótica (corioamniotitis) está asociada a parto prematuro. Puede analizarse el líquido amniótico para determinar si hay bacterias, leucocitos, lactato deshidrogenasa y glucosa. Los indicios de leucocitos en el líquido amniótico, disminución de la glucosa o elevación de la lactato deshidrogenasa pueden indicar una infección.

La presencia de bacterias en el líquido amniótico se correlaciona no sólo con el parto prematuro sino también con la posterior aparición de una infección. Si existe una alta sospecha de infección intrauterina, hay que proceder al parto sea cual sea la edad gestacional. La tocólisis no es apropiada en el contexto de una infección intrauterina. Al realizar la amniocentesis, puede obtenerse líquido amniótico adicional para llevar a cabo estudios de la madurez pulmonar fetal, que podrían influir en el tratamiento posterior.

TRATAMIENTO DEL PARTO PREMATURO

El objetivo del tratamiento del parto prematuro consiste en retrasar el parto, si es posible, hasta que se alcance la madurez fetal.

El tratamiento implica dos objetivos generales: *1)* la detección y el tratamiento de los trastornos asociados al parto prematuro y *2)* el tratamiento del parto prematuro en sí. *Afortunadamente, más del 50 % de las pacientes con contracciones prematuras experimenta una remisión espontánea de la actividad uterina anómala.* No obstante, esto complica la determinación de la eficacia de los tratamientos específicos, porque no queda claro si las contracciones habrían remitido espontáneamente de todos modos o si su interrupción se debió a que los tratamientos fueron eficaces.

Se han utilizado distintos relajantes uterinos para el tratamiento del parto prematuro (tabla 20-1). No se ha demostrado que estos fármacos prolonguen el embarazo más allá de unos días (sólo de 2 a 7 días). Diferentes tratamientos abordan mecanismos específicos implicados en el mantenimiento de las contracciones uterinas y, por lo tanto, cada uno de estos tratamientos puede ser más adecuado para determinadas pacientes.

Normalmente, las pacientes con diagnóstico de parto prematuro reciben un tipo de tratamiento tocolítico y, si se considera que el tratamiento inicial no funciona, se añaden otros fármacos o se cambian.

El sulfato de magnesio es el fármaco que más se ha utilizado, pero el uso del nifedipino está aumentando. Los indicios sobre la eficacia más allá de unos días son poco convincentes, pero con frecuencia el tratamiento permite la administración de corticoesteroides. Pueden aparecer efectos secundarios adversos, que a veces son graves e incluso potencialmente mortales. Siempre hay que tener en cuenta la edad gestacional del feto al decidir la intensidad con que va aplicarse el tratamiento. Por ejemplo, los riesgos para la madre pueden ser más aceptables cuando se trata a un feto de 26 semanas que a uno de 32 semanas.

Las contraindicaciones de la tocólisis comprenden afecciones en que los efectos indeseables de la tocólisis pueden ser importantes, como el parto adelantado, un feto maduro,

TABLA 20-1   Fármacos que se utilizan en el tratamiento del parto prematuro

Clase (ejemplo)	Acción	Efectos adversos	Comentarios
Sulfato de magnesio	Compite por el calcio para entrar en las células	Puede provocar rubefacción o cefaleas; en concentraciones altas puede provocar depresión respiratoria o cardíaca	Alto nivel de seguridad; con frecuencia se emplea como fármaco de elección; contraindicado en pacientes con hipocalciemia o miastenia grave
Inhibidores de la sintetasa de prostaglandina (indometacina)	Reduce la producción de PG mediante el bloqueo de la conversión del ácido araquidónico libre en PG	Posible constricción prematura del conducto arterial, especialmente tras la semana 34; deterioro reversible de la función renal fetal y oligohidramnios con la exposición prolongada (≥72 h)	Tratamiento de segunda línea
Antagonistas del calcio (nifedipino)	Evita la entrada de calcio en las células musculares	Hipotensión arterial y cefalea; posible reducción del flujo sanguíneo uteroplacentario, hipoxia fetal e hipercapnia	Pueden potenciar los efectos secundarios del sulfato de magnesio
β-adrenérgicos (ritodrina, terbutalina)	Aumenta la concentración de AMPc en las células, lo que reduce el calcio libre	Hipotensión arterial, taquicardia, ansiedad, opresión o dolor torácico, alteraciones ECG; muy pocas veces se produce un aumento del edema pulmonar, pero es posible, especialmente con sobrecarga hídrica; relativamente contraindicado en pacientes con cardiopatía coronaria y pacientes con insuficiencia renal	Se utilizan menos debido a los efectos secundarios

AMPc, adenosinmonofosfato cíclico; ECG, electrocardiografía; PG, prostaglandina.

un feto gravemente anómalo (debido a anomalías cromosómicas o congénitas mortales), una infección intrauterina, una hemorragia vaginal y preeclampsia grave. Además, varias complicaciones obstétricas, como el desprendimiento placentario y la dilatación avanzada del cuello del útero, o los indicios de afectación fetal o insuficiencia placentaria, pueden contraindicar la demora del parto.

Entre las semanas 24 y 32 a 34 de gestación, generalmente el tratamiento comprende la administración de **corticoesteroides** (betametasona o dexametasona) para potenciar la madurez pulmonar fetal. *Debe administrarse una tanda única de corticoesteroides entre las semanas 24 y 32 de gestación a las mujeres embarazadas con riesgo de parto prematuro.* Tanto la incidencia como la gravedad del síndrome de dificultad respiratoria fetal disminuyen con este tipo de tratamiento. Entre las semanas 32 y 34 de gestación, la administración de corti-

coesteroides para potenciar la madurez pulmonar fetal es más dudosa. Además, otras secuelas de la prematuridad, como la hemorragia interventricular y la enterocolitis necrosante, son menos frecuentes en los recién nacidos de madres que recibieron tratamiento con corticoesteroides. El feto obtiene el máximo beneficio si el tratamiento se administra a 7 días del parto; no obstante, no se recomiendan tandas semanales sistemáticas debido a los posibles efectos negativos sobre el feto.

LECTURAS RECOMENDADAS

American College of Obstetricians and Gynecologists. Management of preterm labor. ACOG Practice Bulletin No. 43. *Obstet Gynecol.* 2003;101(5):1039–1047.

Hemorragia en el tercer trimestre

Este capítulo trata principalmente el siguiente tema educativo de la Association of Professors of Gynecology and Obstetrics (APGO):

Tema 23 Hemorragia en el tercer trimestre

Los estudiantes deben ser capaces de enumerar las causas de hemorragia en el tercer trimestre, describir su evaluación y tratamiento, y exponer los efectos maternos y fetales de este tipo de hemorragia. También deben ser capaces de describir el tratamiento de la hemorragia aguda, incluido el uso correcto de la sangre y los hemoderivados.

Aproximadamente del 4% al 5% de los embarazos están complicados por una hemorragia vaginal en el tercer trimestre. La hemorragia abarca desde la oligometrorragia hasta la hemorragia potencialmente mortal. El coito y las exploraciones ginecológicas recientes son desencadenantes frecuentes de oligometrorragia, ya que el cuello del útero está más vascularizado y friable en el embarazo. El 20% del gasto cardíaco se desvía al útero gestacional, de manera que una hemorragia importante puede resultar rápidamente catastrófica. La hemorragia grave es mucho menos frecuente que la oligometrorragia, pero sigue siendo una de las principales causas de morbimortalidad materna y fetal. *Las dos causas más frecuentes de hemorragia importante son la placenta previa (en que la placenta está situada cerca o encima del orificio uterino) y el desprendimiento placentario (la separación prematura de la placenta).* Otras causas importantes de hemorragia son la modificación del cuello prematura, el parto pretérmino y la rotura uterina (v. caps. 20, Parto prematuro, y 22, Rotura prematura de membranas). En muchos casos, la hemorragia es idiopática o se atribuye a lesiones locales. En el cuadro 21-1 figura una lista de las posibles causas de hemorragia en el tercer trimestre.

Una anamnesis y exploración física dirigidas pero exhaustivas son cruciales para evaluar la hemorragia obstétrica una vez que la paciente está estable y que se ha confirmado la presencia de un patrón de frecuencia cardíaca fetal tranquilizador. Aunque el diagnóstico casi nunca se basa únicamente en la anamnesis, normalmente es posible realizar un diagnóstico diferencial después de haber recopilado la información pertinente. Siempre es importante cuantificar la hemorragia y los síntomas asociados, como el dolor abdominal. Unos antecedentes personales o familiares de hemorragia con las intervenciones pueden llevar al diagnóstico de trastorno hemorrágico, mientras que unos antecedentes de displasia del cuello del útero sin citología vaginal reciente serían preocupantes por un posible cáncer de cuello de útero. También es importante tener en cuenta otras causas de hemorragia, como las hemorroides o los trastornos vesicales.

La exploración física siempre debe empezar por las constantes vitales. Hay que auscultar la frecuencia cardíaca fetal ya sea mediante ecografía Doppler o cardiotocografía. En todas las pacientes está justificada una revisión general de los aparatos respiratorio y cardiovascular. Hay que coger una vía intravenosa si la hemorragia es intensa, si se calcula que la pérdida de sangre es importante o si la paciente está inestable. Puede estar indicada una breve inspección en busca de **petequias** o **contusiones** si se piensa que puede haber un trastorno hemorrágico. Debe prestarse especial atención al abdomen y la pelvis.

> *La exploración ginecológica no debe llevarse a cabo hasta que se haya confirmado la posición de la placenta, ya que podría provocar una hemorragia importante en una paciente con placenta previa.*

La inspección cuidadosa de la vulva debe ir seguida de una exploración de la vagina y el cuello del útero con el espéculo.

Un signo frecuente en el embarazo es un **ectropión** significativo del cuello del útero, particularmente entre las mujeres con antecedentes de uso de anticonceptivos orales. El ectropión es una zona del exocérvix en que el epitelio cilíndrico ha estado expuesto a la acidez vaginal debido a la eversión del conducto endocervical. El ectropión puede tener un aspecto enrojecido y «crudo». Estos signos pueden suscitar preocupación por un posible cáncer, pero en realidad son benignos.

Una hemorragia importante exige tratamiento inmediato, incluida la vigilancia continua de las constantes vitales y dos vías intravenosas de gran calibre para la administración de soluciones cristaloides. Los análisis de sangre deben comprender un hemograma completo, un perfil de coagulación y pruebas de compatibilidad de grupo y cruzadas para cuatro unidades. Independientemente de la cantidad de hemorragia, es necesario determinar el grupo sanguíneo y realizar un cribado sanguíneo. *Las pacientes RhD negativas pueden necesitar inmunoglobulina para protegerse contra el antígeno RhD y debe realizarse una* **prueba de Kleihauer-Betke** *u otra prueba de determinación de la hemorragia fetomaterna para cuantificar la cantidad de inmunoglobulina necesaria una vez que se haya controlado la hemorragia* (v. cap. 20, Parto prematuro). El personal debe estar preparado para el parto. Lo más probable es que sea necesaria una cesárea urgente y, posiblemente, anestesia general. Si la hemorragia no es suficiente como para justificar un parto urgente y/o el feto es prematuro, entonces hay que continuar con los análisis de sangre y mantener el acceso intravenoso. Debe realizarse una ecografía para determinar la ubicación de la placenta y el estado del feto. Hay que ingresar a la paciente en el hospital para poder someterla a una vigilancia estrecha.

PLACENTA PREVIA

*La **placenta previa** es la ubicación de la placenta cerca o encima del orificio interno del útero.* Puede clasificarse como **completa,** cuando la placenta cubre completamente el orificio interno del útero, o **parcial,** cuando la placenta cubre parte pero no la totalidad del orificio interno del útero. Una placenta que se extiende hasta el segmento uterino inferior pero no llega al orificio interno del útero se denomina **placenta baja** (fig. 21-1).

> *El signo inicial clásico de la placenta previa es la hemorragia indolora en el tercer trimestre.*

En muchos casos, puede haber pequeñas hemorragias antes de un episodio hemorrágico más importante. Un 75 % de las mujeres con placenta previa tendrá como mínimo un episodio hemorrágico. Como término medio, este episodio se da aproximadamente a las 29-30 semanas de gestación. En general, la placenta previa aparece en 1 de cada 200 embarazos. La incidencia de placenta previa en una etapa anterior del embarazo (alrededor de las 24 semanas) es del 4 % al 5 % y disminuye a medida que aumenta la edad gestacional.

La placenta previa completa casi nunca remite espontáneamente, pero la placenta previa parcial y baja con frecuencia remite a las 32 a 35 semanas de gestación. El mecanismo no implica una migración «ascendente» de la placenta, sino más bien un estiramiento y adelgazamiento del segmento uterino inferior, que aparta la placenta eficazmente del orificio uterino.

La **ecografía transvaginal** es más exacta para diagnosticar la placenta previa que la ecografía abdominal, que proporciona muchos falsos positivos, particularmente cuando la placenta está situada posteriormente (fig. 21-2). La etiología de la placenta previa se desconoce; no obstante, puede estar asociada a vascularización anómala. Los **factores de riesgo** de placenta previa comprenden placenta previa en un embarazo anterior (recidiva del 4 % al 8 %), cesárea anterior u otra intervención quirúrgica uterina anterior, multiparidad, edad avanzada de la madre, consumo de cocaína y tabaquismo. La placenta previa se ha asociado a un aumento de las anomalías fetales, aunque el mecanismo preciso no está claro. Estas anomalías comprenden anomalías cardiovasculares, del sistema nervioso central, digestivas y respiratorias graves.

La hemorragia suele detenerse al cabo de 1 a 2 h. Puede ser conveniente una observación estrecha, la administración de líquidos, el reposo en cama y la administración de corticoesteroides para potenciar la madurez pulmonar fetal si el feto es prematuro y la hemorragia no es lo suficientemente intensa como para justificar un parto inmediato. Normalmente, la hemorragia es indolora, excepto cuando está asociada al parto o al desprendimiento placentario (separación prematura de la placenta; v. tabla 21-1 para una comparación entre la placenta previa y el desprendimiento prematuro de placenta). *En las pacientes que están en situación estable, puede considerarse el tratamiento ambulatorio si la paciente es cumplidora, vive cerca del hospital y está acompañada en todo momento. Si la*

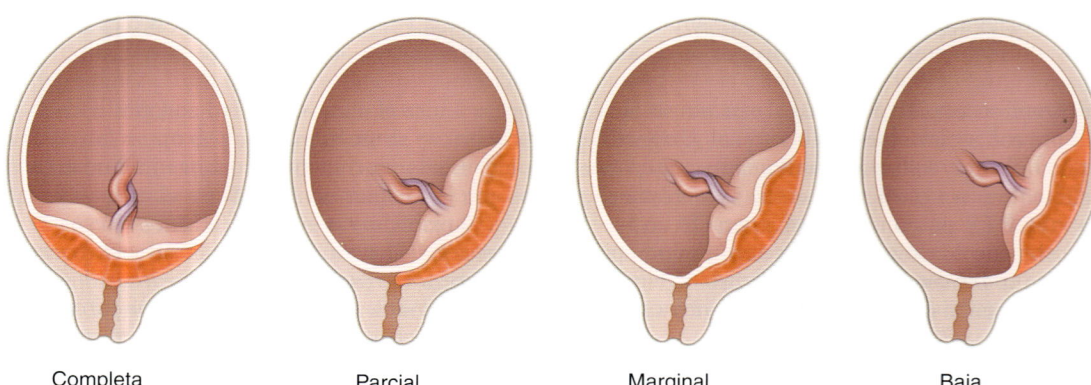

Completa   Parcial   Marginal   Baja

FIGURA 21-1. Placenta previa. (Adaptada de Oyelese Y, Smulian JC. Placenta previa, accreta, and vasa previa. *Obstet Gynecol.* 2006; 10[4]: 927.)

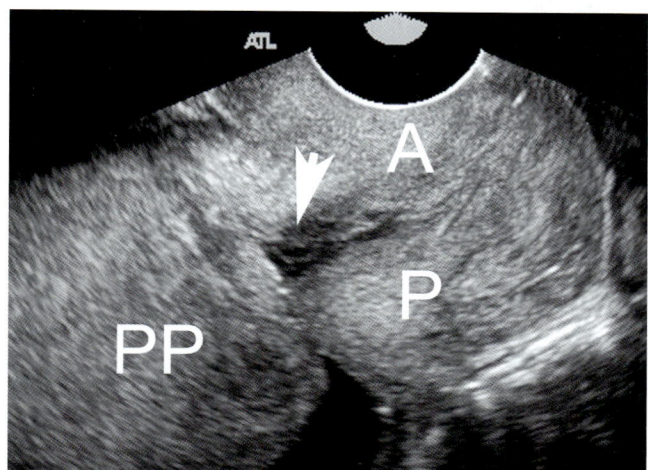

FIGURA 21-2. Ecografía transvaginal de una placenta previa (PP) completa. Obsérvese que tanto la placenta como el orificio interno del útero *(flecha)* están claramente representados. A, labio anterior del cuello del útero; P, labio posterior del cuello del útero. La placenta apenas se solapa con el orificio interno del útero. (De Oyelese Y, Smulian JC. Placenta previa, accreta, and vasa previa. *Obstet Gynecol.* 2006; 107[4]: 927.)

hemorragia es grave y el feto está a término, entonces es conveniente proceder al parto.

La placenta previa está asociada a un aumento de la incidencia de parto prematuro y la morbimortalidad perinatal. La mayoría de las veces el parto es por cesárea. En una paciente estable, la cesárea puede practicarse a las 36-37 semanas de gestación, después de una amniocentesis para confirmar la madurez pulmonar fetal. Si no se confirma la madurez de los pulmones fetales, el parto deberá tener lugar a las 37-38 semanas de gestación. Si se produce una hemorragia o si la paciente empieza a tener contracciones, puede que haya que adelantar la cesárea. El número de episodios

hemorrágicos no está relacionado con el grado de placenta previa o el resultado fetal.

Las complicaciones de la placenta previa también incluyen un aumento de la hemorragia del segmento uterino inferior en el lugar en que la placenta estaba adherida en el momento del parto por cesárea. La placenta también puede estar adherida de manera anómala a la pared uterina. Esto se denomina **placenta adherente** *(accreta)* cuando el tejido placentario se extiende hasta la capa superficial del miometrio, **placenta penetrante** *(increta)* cuando se extiende a un nivel más profundo del miometrio o **placenta perforante** *(percreta)* cuando atraviesa completamente el miometrio hasta la serosa y, a veces, hasta órganos adyacentes como la vejiga. La incidencia de placenta adherente es de aproximadamente 1 de cada 2500 partos, pero aumenta en las pacientes con antecedentes de parto por cesárea. El riesgo de necesitar una histerectomía después de un parto por cesárea en las pacientes con placenta previa es mayor, lo que a su vez incrementa el riesgo de morbimortalidad materna y perinatal.

DESPRENDIMIENTO PLACENTARIO

El término **desprendimiento placentario** (abruptio placentae) *hace referencia a una separación anómala prematura de una placenta que por lo demás tiene una implantación normal.* Existen varios tipos de desprendimiento según el grado y la zona de separación. El **desprendimiento completo** se da cuando se separa toda la placenta. El **desprendimiento parcial** tiene lugar cuando parte de la placenta se separa de la pared uterina. El **desprendimiento marginal** se da cuando la separación está limitada por el borde de la placenta (fig. 21-3). En el 1 % de los nacimientos se produce un desprendimiento significativo que exige proceder al parto.

El desprendimiento placentario se da cuando una hemorragia en la decidua basal provoca la separación de la placenta y más hemorragia. El signo inicial clásico del desprendimiento placentario es la hemorragia vaginal con dolor abdominal. El signo inicial de los desprendimientos meno-

TABLA 21-1	Características de la placenta previa y el desprendimiento placentario	
Característica	**Placenta previa**	**Desprendimiento placentario**
Magnitud de la hemorragia	Variable	Variable
Duración	Con frecuencia se detiene al cabo de 1–2 h	Suele ser continua
Dolor abdominal	Ninguno	Puede ser grave
Patrón de la frecuencia cardíaca fetal en la cardiotocografía	Normal	Taquicardia, luego bradicardia; pérdida de la variabilidad; desaceleraciones frecuentemente presentes; la muerte intrauterina no es rara
Defectos de la coagulación	Raros	Asociados, pero infrecuentes; la CID con frecuencia es grave cuando está presente
Antecedentes asociados	Ninguno	Consumo de cocaína; traumatismo abdominal; hipertensión arterial materna; gestación múltiple; polihidramnios

CID, coagulación intravascular diseminada.

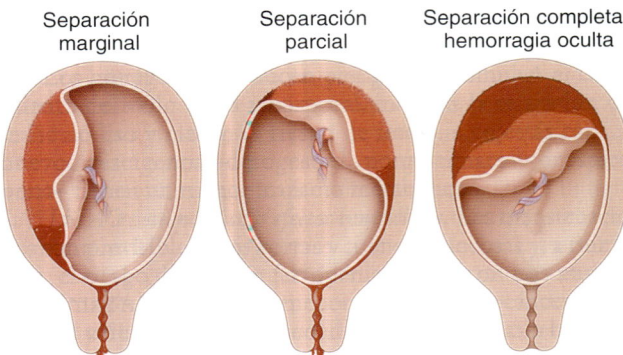

Separación marginal   Separación parcial   Separación completa, hemorragia oculta

FIGURA 21-3. Tipos de desprendimiento placentario. Obsérvese que no se produce hemorragia vaginal cuando la hemorragia es oculta.

res o marginales puede ser una hemorragia solamente. La **hemorragia oculta** se da cuando la sangre queda retenida detrás de la placenta y no puede salir. En los casos graves, pueden producirse contracciones uterinas dolorosas, anomalías importantes de la frecuencia cardíaca fetal y muerte fetal.

Los factores de riesgo de desprendimiento placentario comprenden hipertensión arterial crónica, preeclampsia, gestación múltiple, edad avanzada de la madre, multiparidad, tabaquismo, consumo de cocaína y corioamnniotitis. El traumatismo también es un factor de riesgo muy importante. El desprendimiento en un embarazo anterior aumenta de 15 a 20 veces el riesgo de desprendimiento en los embarazos posteriores.

> *Una concentración sérica elevada de α-fetoproteína (AFP) materna en el segundo trimestre puede estar asociada a un riesgo hasta 10 veces mayor de desprendimiento placentario debido a la posible entrada de AFP en la circulación materna a través de la conexión entre la placenta y el útero.*

Con frecuencia, el desprendimiento placentario se diagnostica mediante exploración clínica, aunque la ecografía puede resultar útil en casos menos graves que no exigen un parto inmediato. El desprendimiento puede darse sin que se hayan obtenido datos en la ecografía.

El **tratamiento** de las pacientes con desprendimiento placentario comprende la vigilancia de las constantes vitales, la administración de líquidos y el parto en caso de hemorragia grave. La conducta expectante puede ser apropiada en las pacientes prematuras con desprendimientos menos graves y hemorragia mínima. Con frecuencia, el parto es por cesárea. Rara vez, la sangre penetra en el útero hasta el punto de que la serosa se vuelva azul o púrpura. Esta afección se denomina **útero de Couvelaire.** Es imprescindible una prueba de Kleihauer-Betke o parecida para determinar la cantidad de hemorragia fetomaterna. Los resultados guían las decisiones acerca de la administración de concentrado de inmunoglobulinas anti-RhD en las mujeres que son RhD negativas y determinan la necesidad de una transfusión de sangre en el neonato con posible anemia. Las anomalías de la coagulación también pueden estar asociadas a desprendi-

miento placentario (v. tabla 21-1), que es la causa más frecuente de coagulopatía en el embarazo. La cifra de plaquetas puede estar baja y el tiempo de protrombina y el tiempo de tromboplastina parcial pueden estar elevados. El fibrinógeno también puede estar reducido. La coagulación intravascular diseminada es una complicación poco común pero sumamente grave.

VASOS PREVIOS

*El término **vasos previos** (vasa previa) describe la afección en que los vasos sanguíneos del feto cruzan el orificio interno del útero por debajo de la parte presentada por el feto. Esta afección puede darse con una **inserción velamentosa,** cuando los vasos sanguíneos fetales se insertan en las membranas entre el amnios y el corion en lugar de insertarse en la placenta y no están protegidos por la gelatina de Wharton (fig. 21-4) o cuando hay un lóbulo succenturiado o accesorio de la placenta que atraviesa el orificio. Los vasos previos se dan en 1 de cada 2 500 embarazos. Raramente se produce una rotura de un vaso sanguíneo fetal en el embarazo, pero el riesgo es mayor en presencia de vasos previos. La rotura de un vaso sanguíneo puede llevar rápidamente a muerte fetal, ya que la volemia fetal es muy baja. La mortalidad fetal se acerca al 60 % si la afección no se detecta antes del parto. Cuando se practica una rotura artificial de la bolsa amniótica, es importante asegurarse de que no hay vasos sanguíneos pulsátiles presentes que puedan representar vasos previos.*

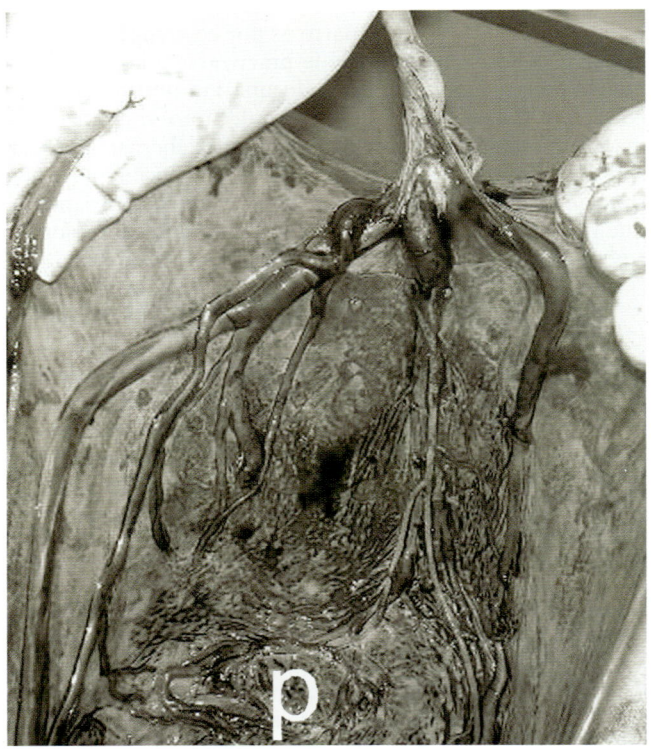

p

FIGURA 21-4. Vasos previos. Se observa que los vasos discurren desprotegidos a través de las membranas. p, placenta. (De Oyelese Y, Smulian JC. Placenta previa, accreta, and vasa previa. *Obstet Gynecol.* 2006; 107[4]: 927.)

*La **prueba de Apt** puede ayudar a distinguir la sangre fetal de la sangre materna.*

Esta prueba consiste en la mezcla de la muestra de sangre con agua para conseguir la hemólisis. El sobrenadante centrifugado se mezcla con hidróxido sódico (NaOH). La sangre fetal se mantiene de color rosa y la sangre materna adquiere un color amarillo marronoso.

ROTURA UTERINA

La mayoría de los casos de rotura uterina se dan en la zona de una cesárea anterior. El término **rotura uterina** describe una transección completa y espontánea del útero desde el endometrio hasta la serosa. Si el peritoneo permanece intacto, se denomina **rotura parcial** o **dehiscencia uterina.** Cuando la rotura es completa y el feto es expulsado al abdomen, la mortalidad oscila entre el 50 % y el 75 %. La supervivencia del feto depende en gran parte de si la placenta permanece unida a la pared uterina o no. Es imprescindible practicar una cesárea para garantizar la supervivencia del neonato y reducir la morbilidad materna.

LECTURAS RECOMENDADAS

Oyelese Y, Smulian JC. Placenta previa, accreta, and vasa previa. *Obstet Gynecol.* 2006;10(4):927.

22 Rotura prematura de membranas

Este capítulo trata principalmente el siguiente tema educativo de la Association of Professors of Gynecology and Obstetrics (APGO):

Tema 25 Rotura prematura de membranas

Los estudiantes deben ser capaces de explicar los factores de riesgo asociados a la rotura prematura de membranas, su diagnóstico mediante exploración física y pruebas analíticas, y el tratamiento con conducta expectante frente a parto inmediato. También deben ser capaces de explicar los riesgos y los beneficios de cada tipo de tratamiento para la madre y el recién nacido y cómo hay que orientar a las pacientes al respecto.

Normalmente, el líquido amniótico se produce de manera continua y al cabo de unas 16 semanas de gestación depende predominantemente de la producción de orina fetal. No obstante, la expulsión de líquido a través de las membranas fetales, la piel y el cordón umbilical, además de la producción de saliva fetal y las secreciones pulmonares fetales también contribuyen a la producción de líquido amniótico. El líquido amniótico protege contra la infección, el traumatismo fetal y la compresión del cordón umbilical. También permite los movimientos fetales y la respiración fetal, que, a su vez, permiten el desarrollo pulmonar, torácico y óseo del feto. La reducción o la ausencia del líquido amniótico pueden llevar a compresión del cordón umbilical y disminución del flujo sanguíneo placentario. La rotura de la bolsa está asociada a pérdida de los efectos protectores y las funciones del desarrollo del líquido amniótico.

*La **rotura prematura de membranas (RPM)** es la rotura de la membrana corioamniótica antes de la aparición de contracciones.* La RPM se da aproximadamente en el 12 % de todos los embarazos. Está asociada a un 8 % de embarazos a término (edad gestacional equivalente a 37 semanas o más) y generalmente va seguida de la aparición de contracciones. *La RPM antes de término, que se define como la RPM que tiene lugar antes de las 37 semanas de gestación, es una de las principales causas de morbimortalidad neonatal y está asociada a un 30 % de partos prematuros.* La RPM que lleva al parto prematuro está asociada a complicaciones neonatales de prematuridad, como el síndrome de dificultad respiratoria, hemorragia intraventricular, infección neonatal, enterocolitis necrosante, disfunción neurológica y neuromuscular, y septicemia. *La principal complicación de la RPM es la infección intrauterina.* La presencia de infecciones del aparato genital inferior por *Neisseria gonorrhoeae* y estreptococo del grupo B, además de la vaginosis bacteriana, elevan el riesgo de infección intrauterina asociada a la RPM. Otras complicaciones comprenden la procidencia del cordón umbilical y el desprendimiento placentario.

Las consecuencias de la RPM antes de término dependen de la edad gestacional en el momento en que ésta tiene lugar. La RPM en el segundo trimestre (entre las semanas 16 y 26 de edad gestacional) provoca complicaciones en aproximadamente el 1 % de todos los embarazos. Es muy probable que la RPM al comienzo del embarazo, después de la amniocentesis genética del segundo trimestre, se cierre con reacumulación de líquido amniótico. El oligohidramnios persistente antes de las 22 semanas de gestación está asociado al desarrollo alveolar incompleto y a la aparición de hipoplasia pulmonar. *La supervivencia es probable en el grupo de 24 a 26 semanas, aunque las morbilidades de la prematuridad extrema en este grupo de neonatos son más importantes.* Los recién nacidos con hipoplasia pulmonar no pueden ventilarse suficientemente, sea cual sea la edad gestacional al nacer, y enseguida sucumben a la hipoxia y al barotraumatismo por ventilación de alta presión.

ETIOLOGÍA

La causa de la RPM no se comprende claramente. Las enfermedades de transmisión sexual y otras afecciones del aparato genital inferior, como la vaginosis bacteriana, pueden estar implicadas, ya que este tipo de infecciones se observa con mayor frecuencia en las mujeres con RPM. No obstante, las membranas fetales intactas y el líquido amniótico normal no protegen completamente al feto frente a la infección, porque parece que la infección intraamniótica subclínica puede contribuir a la aparición de la RPM. Los metabolitos producidos por las bacterias y los mediadores inflamatorios pueden debilitar las membranas fetales o desencadenar contracciones uterinas mediante la estimulación de la síntesis de prostaglandina. *El riesgo de RPM como mínimo se duplica en las mujeres que fuman durante el embarazo. Otros factores de riesgo de RPM comprenden una RPM anterior (el riesgo es de aproximadamente el doble), cuello del útero corto, parto prematuro anterior, hidramnios, gestaciones múltiples y hemorragia al comienzo del embarazo (amenaza de aborto).* Existe una relación inversa entre la edad gestacional y la latencia (tiempo transcurrido entre la RPM y el parto). También parece que cuanto más grave es el oligohidramnios resistente, mayor es el riesgo de infección y, en consecuencia, menor la latencia.

La **corioamniotitis,** la infección de las membranas fetales y el líquido amniótico, supone una gran amenaza para la madre y el feto. La septicemia fetal está asociada a un mayor riesgo de morbilidad, especialmente anomalías neurológicas como la leucomalacia periventricular y la parálisis cerebral. Parece que esto está asociado a mediadores inflamatorios que están presentes en el medio fetal. Con frecuencia, las pacientes con infección intraamniótica experimentan fiebre alta (≥ 38 °C), taquicardia (materna y fetal) e hipersensibilidad uterina. El flujo cervical purulento suele ser un signo muy tardío. Generalmente, la cifra de leucocitos materna está elevada, pero este signo es inespecífico en el embarazo y puede ser el resultado de la administración prenatal de corticoesteroides e inducir a error. Frecuentemente, las pacientes con corioamniotitis tienen contracciones espontáneas y con frecuencia disfuncionales. Una vez que se ha realizado el diagnóstico de corioamniotitis, el tratamiento consiste en la administración de antibióticos por vía intravenosa y el parto inmediato, ya sea mediante inducción o aumento de las contracciones, si es necesario, o una cesárea, ya sea por una indicación principal o si se prevé que el parto vaginal se retrasará considerablemente.

DIAGNÓSTICO

Debe presuponerse que el líquido que sale por la vagina es líquido amniótico hasta que se demuestre lo contrario.

A veces, las pacientes describen un «chorro» de líquido, mientras que otras veces refieren antecedentes de pequeñas pérdidas constantes de líquido. Las pérdidas de orina intermitentes son frecuentes durante el embarazo, especialmente hacia el término del embarazo, y esto puede confundirse con una RPM. Así mismo, las secreciones vaginales, que normalmente aumentan en el embarazo, además de la humedad perineal (especialmente cuando hace calor), pueden confundirse con líquido amniótico.

La **prueba de la nitracina** utiliza el pH para distinguir el líquido amniótico de la orina y las secreciones vaginales. El líquido amniótico es alcalino y tiene un pH superior a 7,1; las secreciones vaginales tienen un pH de 4,5 a 6, y la orina tiene un pH ≤ 6. Para realizar la prueba de la nitracina, se coloca una muestra de líquido obtenida de la vagina durante una exploración con el espéculo en una tira de papel de nitracina. Si el pH está entre 7,1 y 7,3, que corresponde al pH del líquido amniótico, el papel se vuelve de color azul oscuro. El moco cervical, la sangre y el semen son posibles causas de falsos positivos (tabla 22-1).

Para distinguir el líquido amniótico de otros líquidos también se utiliza la **prueba del helecho.** Se denomina así por el patrón de arborización que aparece cuando se coloca líquido amniótico en un portaobjetos y se deja secar al aire ambiente. El patrón resultante, que se parece a las hojas de un helecho, se produce como consecuencia del cloruro sódico que hay en el líquido amniótico. El patrón en helecho del líquido amniótico es fino y presenta múltiples ramas, como se muestra en la figura 22-1; el moco cervical no produce un patrón en helecho o, si lo hace, el patrón es grueso y presenta una ramificación mucho menor. Esta prueba se considera más indicativa de rotura de la bolsa amniótica que la prueba de la nitracina, pero al igual que cualquier prueba no es fiable al 100%.

TABLA 22-1	Causas de falsos positivos y falsos negativos en la prueba de la nitracina	
Falsos positivos	**Falsos negativos**	
Orina básica	RPM remota sin líquido residual	
Semen	Pérdida mínima de líquido amniótico	
Moco cervical		
Contaminación sanguínea		
Algunas soluciones antisépticas		
Vaginitis (especialmente tricomonas)		

RPM, rotura prematura de membranas.

La ecografía puede resultar útil para estudiar la posibilidad de una rotura de la bolsa amniótica. Si en la ecografía se observa líquido amniótico abundante alrededor del feto, hay que poner en entredicho el diagnóstico de RPM. No obstante, si la pérdida de líquido amniótico es pequeña, todavía habrá suficiente líquido amniótico visible en la ecografía. Cuando en la ecografía se observa menos líquido del previsto, hay que considerar el diagnóstico diferencial de oligohidramnios, incluida la RPM. *Cuando la anamnesis o la exploración física no están claras, la rotura de la bolsa amniótica puede diagnosticarse de manera inequívoca mediante la instilación transabdominal de un colorante (azul índigo) guiada por ecografía y la posterior observación para comprobar si sale líquido azul por la vagina.* No obstante, esta intervención muy rara vez se lleva a cabo.

Los **diagnósticos diferenciales** de la RPM comprenden incontinencia urinaria, aumento de las secreciones va-

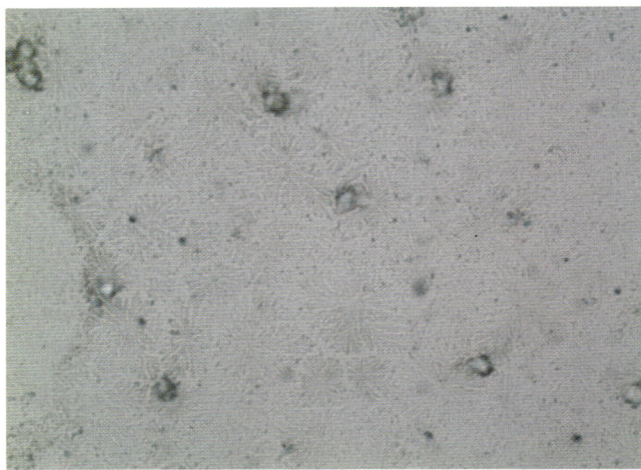

FIGURA 22-1. Patrón en helecho del líquido amniótico. (Por cortesía del Dr. Dwight Rouse. Scott JR, Gibbs RS, Karlan BY, Haney AH. *Danforth's Obstetrics and Gynecology.* 9.ª ed. Philadelphia, PA: Lippincott Williams & Wilkins; 2003: 40.)

ginales en el embarazo (fisiológico), aumento del flujo cervical (patológico, p. ej., infección), líquidos exógenos (como el semen o la irrigación vaginal) y fístula vesicovaginal.

EVALUACIÓN Y TRATAMIENTO

Los factores que hay que tener en cuenta en el tratamiento de la paciente con RPM comprenden la edad gestacional en el momento de la rotura, la valoración del bienestar fetal, la presencia de contracciones uterinas, la probabilidad de corioamniotitis, la cantidad de líquido amniótico alrededor del feto y el grado de madurez fetal. Hay que evaluar estos factores de tratamiento, junto con la anamnesis, para obtener información pertinente al diagnóstico y la estrategia terapéutica. La exploración abdominal consiste en la palpación del útero para detectar hipersensibilidad y la medición de la altura del fondo del útero para determinar la edad gestacional y la situación fetal.

Se realiza una exploración con un espéculo estéril para determinar la probabilidad de infección vaginal y tomar muestras del cuello del útero o la vagina para el cultivo de *N. gonorrhoeae*, estreptococos β-hemolíticos y *Chlamydia trachomatis*. Se observa el cuello del útero para determinar el grado de dilatación además de la presencia de líquido amniótico libre. Se obtiene líquido de la cúpula vaginal para realizar una prueba de la nitracina y/o del helecho. Debido al riesgo de infección, el **tacto vaginal** debe ser mínimo y lo mejor es evitarlo hasta que la paciente tenga contracciones verdaderas.

La ecografía puede ser útil para determinar la edad gestacional, verificar la presentación fetal y cuantificar la cantidad de líquido amniótico que queda en la cavidad uterina. Se ha demostrado que es menos probable que se produzcan contracciones e infección cuando queda un volumen suficiente de líquido amniótico en el útero.

Rotura prematura de la bolsa amniótica a término

Si la RPM se produce a término (≥ 37 semanas de gestación), el 90 % de las pacientes experimentará un parto espontáneo al cabo de unas 24 h.

> *Es razonable esperar a que aparezcan contracciones espontáneas durante 12 a 24 h, a menos que existan factores de riesgo como una infección vaginal anterior o concomitante (p. ej., infección por estreptococo del grupo B) o haya que realizar múltiples tactos vaginales.*

No obstante, con el consentimiento informado, la inducción del parto en cualquier momento tras la presentación de una RPM a término también se considera apropiada. La información que el médico debe facilitar a la paciente mientras se sopesa esta decisión comprende, además del riesgo de infección, que la administración de oxitocina está asociada a un menor riesgo de corioamniotitis y endometritis y que parece que la incidencia de parto por cesárea es menor en las pacientes sometidas a conducta expectante. En el caso de la conducta expectante, que en la mayoría de los casos no

debe superar las 24 h en el embarazo a término, es necesaria una evaluación seriada para detectar la aparición de infección intrauterina (fiebre, hipersensibilidad uterina y taquicardia materna y/o fetal) y otras complicaciones de la RPM. *Cuando se toma la decisión de proceder al parto, hay que administrar profilaxis para la infección por estreptococo del grupo B basándose en los resultados de cultivos anteriores o los factores de riesgo, si no se han realizado cultivos anteriormente.*

Rotura prematura de la bolsa amniótica antes de término

El tiempo transcurrido entre la RPM y el parto se denomina **período de latencia** y está inversamente relacionado con la edad gestacional. Entre las 28 semanas y el término del embarazo, un 50 % de las pacientes se pone de parto en las 24 h siguientes a la RPM y el 80 %, en la semana siguiente. Sólo el 50 % de las pacientes cuya edad gestacional es de 24 a 28 semanas se pone de parto en la semana siguiente a la RPM.

La amniocentesis puede ser útil para valorar la madurez pulmonar fetal (MPF), pero puede ser difícil en presencia de RPM y oligohidramnios. Además de las pruebas de la MPF, también puede llevarse a cabo una evaluación para detectar una infección intraamniótica (utilizando la presencia de bacterias en la tinción de Gram, una cifra elevada de leucocitos, una glucemia baja o un cultivo positivo). Si hay un volumen suficiente de líquido amniótico, las pruebas de la MPF también pueden realizarse en el líquido amniótico obtenido por vía vaginal.

Si existe una alta sospecha clínica de infección uterina, hay que practicar el parto lo antes posible, sea cual sea la edad gestacional.

> *Si la evaluación deja entrever una infección intrauterina, lo indicado es el tratamiento con antibióticos intravenosos y proceder al parto, sea cual sea la edad gestacional.*

El antibiótico recetado debe tener un amplio espectro de cobertura, debido a la naturaleza polimicrobiana de la infección. Todavía no se ha demostrado de manera concluyente si el efecto de la tocólisis permite la administración de corticoesteroides prenatales y antibióticos en la paciente con RPM antes de término que tiene contracciones; por lo tanto, no pueden realizarse recomendaciones específicas a favor o en contra de la administración de relajantes uterinos.

Si se cree que la edad gestacional se encuentra en el período de transición de la madurez fetal (esto es, entre las semanas 34 y 36), el tratamiento varía según las circunstancias de cada paciente (tabla 22-2).

Debido al mayor riesgo de corioamniotitis y dado que los corticoesteroides no se recomiendan después de las 34 semanas para potenciar la madurez fetal, se recomienda proceder al parto cuando la RPM tiene lugar en la semana 34 de gestación o después. Si la RPM se da a las 32 a 33 semanas completas de gestación, el riesgo de complicaciones graves de prematuridad es bajo si la MPF es evidente en las muestras de líquido amniótico obtenidas por vía vaginal o mediante amniocentesis. *La eficacia de la administración de corticoesteroides a las 32 a 33 semanas de gestación no se ha abordado de manera específica en las mujeres con RPM, pero algunos expertos la recomiendan.*

TABLA 22-2	Tratamiento de la rotura prematura de la bolsa amniótica cronológicamente
Edad gestacional	**Tratamiento**
A término (37 semanas o más)	Proceder al parto, normalmente mediante inducción, si el parto no se produce espontáneamente poco después de la RPM
	Se recomienda profilaxis para la infección por estreptococo del grupo B
Hacia el término del embarazo (a las 34 a 36 semanas completas)	Igual que cuando sucede a término
Antes de término (a las 32 a 33 semanas completas)	Conducta expectante, a menos que la madurez pulmonar fetal esté demostrada
	Se recomienda profilaxis para la infección por estreptococo del grupo B
	Corticoesteroides: no existe unanimidad, pero algunos expertos los recomiendan
	Se recomiendan antibióticos para prolongar la latencia, si no existen contraindicaciones
Antes de término (a las 24 a 31 semanas completas)	Conducta expectante
	Se recomienda profilaxis para la infección por estreptococo del grupo B
	Se recomienda una tanda única de corticoesteroides
	Relajantes musculares: no existe unanimidad
	Se recomiendan antibióticos para prolongar la latencia, si no existen contraindicaciones
Menos de 24 semanas*	Orientación de la paciente
	Conducta expectante o inducción del parto
	No se recomienda profilaxis para la infección por estreptococo del grupo B
	Antibiótico: no hay datos suficientes sobre su uso para prolongar la latencia

*La combinación del peso al nacer, la edad gestacional y el sexo proporcionan los mejores cálculos de las variaciones de la supervivencia y deben estudiarse en cada caso.
Del American College of Obstetricians and Gynecologists. Premature rupture of membranes. ACOG Practice Bulletin Núm. 80. *Obstet Gynecol.* 2007; 109(4): 1007–1019.

Si la RPM se da a las 24 a 31 semanas completas de gestación, las pacientes deben someterse a conducta expectante, si no existen contraindicaciones maternas o fetales, hasta las 33 semanas completas de gestación. La profilaxis con antibióticos para prolongar la latencia y una tanda única de corticoesteroides prenatales pueden ayudar a reducir los riesgos de infección y morbilidad neonatal dependiente de la edad gestacional. Se realiza una evaluación minuciosa de las pacientes cada día para detectar hipersensibilidad uterina además de taquicardia materna o fetal. Pueden obtenerse las cifras de leucocitos y compararse con las cifras iniciales, aunque la cifra de leucocitos materna es inespecífica y puede verse afectada por la administración de glucocorticoides. La evaluación intermitente con ecografía ayuda a determinar los vo-

lúmenes de líquido amniótico, porque la pérdida de líquido por la vagina puede detenerse y permitir que vuelva a acumularse líquido amniótico alrededor del feto. El control diario de los movimientos fetales por la madre también puede ser útil para valorar el bienestar del feto. En ausencia de líquido amniótico suficiente para proteger el cordón umbilical contra la presión externa, la compresión del cordón puede llevar a desaceleraciones de la frecuencia cardíaca fetal. Si son frecuentes y graves, debe practicarse el parto pronto y rápidamente para evitar el deterioro o la muerte fetal. Desafortunadamente, con frecuencia este tipo de accidente del cordón umbilical pasa desapercibido durante un tiempo, independientemente de la pauta de vigilancia establecida. La cardiotocografía se utiliza con frecuencia durante el período de evaluación inicial para detectar cualquier desaceleración de la frecuencia cardíaca fetal, aunque los mecanismos de control cardíaco del feto no están lo suficientemente desarrollados en los fetos prematuros como para permitir una evaluación útil de la variabilidad y la reactividad de la frecuencia cardíaca fetal.

La RPM en edades de gestación muy tempranas, como antes de las 20 a 22 semanas de gestación, plantea problemas adicionales. Junto con los riesgos de prematuridad e infección que ya se han comentado, el feto muy prematuro se enfrenta a los riesgos adicionales de hipoplasia pulmonar, malformaciones óseas y otras consecuencias del oligohidramnios prolongado. La relación de la RPM con estas dos afecciones es interesante e importante. La imposibilidad del feto de moverse libremente dentro del saco amniótico puede llevar a contracturas óseas, que pueden convertirse en deformidades permanentes. Para que tenga lugar un desarrollo pulmonar fetal normal, debe haber respiración fetal. Durante la vida en el útero, el feto normalmente inspira y espira líquido amniótico, con un movimiento neto al espacio del líquido amniótico. Esto añade sustancias generadas en el árbol respiratorio a la mezcla de líquido amniótico, incluidos los fosfolípidos que constituyen la base de muchas de las pruebas de madurez fetal. Si la rotura de la bolsa amniótica tiene lugar antes de las 22 semanas de gestación, la ausencia de líquido amniótico afecta a los esfuerzos respiratorios y, por lo tanto, al desarrollo pulmonar suficiente. El resultado es un retraso del crecimiento normal y de la diferenciación del árbol respiratorio y el tórax del feto. En los casos graves, puede darse hipoplasia pulmonar, que lleva a la imposibilidad de mantener la ventilación.

Las mujeres que acuden con RPM antes de la posible viabilidad del feto deben recibir orientación acerca del impacto del parto inmediato y los posibles riesgos y beneficios de la conducta expectante. La orientación debe comprender una valoración realista de los resultados neonatales, incluida la disponiblidad de vigilancia obstétrica e instalaciones de cuidados intensivos neonatales. Debido a los avances realizados en la atención perinatal, la morbimortalidad sigue disminuyendo. Hay que intentar proporcionar a los padres la información más actualizada posible. Normalmente, las mujeres con RPM antes de término y ausencia de viabilidad se someten a conducta expectante, ya sea en casa o en el hospital. Una vez que el embarazo ha alcanzado la viabilidad, lo apropiado es administrar corticoesteroides prenatales para potenciar la madurez fetal, dado que es probable que el parto sea prematuro.

LECTURAS RECOMENDADAS

American College of Obstetrics and Gynecology. Premature rupture of membranes. ACOG Practice Bulletin 80. *Obstet Gynecol.* 2007; 109(4):1007–1019.

23 Embarazo prolongado

Un embarazo normal a término dura de 38 a 42 semanas. Se calcula que la «fecha de salida de cuentas» o «fecha probable de parto (FPP)» es de 40 semanas después de la fecha de la última menstruación (FUM), suponiendo que la mujer tiene unos ciclos menstruales normales de 28 días y no ha tomado anticonceptivos orales recientemente. *El embarazo prolongado es un embarazo que persiste más allá de las 42 semanas completas de gestación.* Esta afección se da en aproximadamente el 10 % de los embarazos y acarrea un mayor riesgo de desenlace adverso. No obstante, el aumento de la morbimortalidad en un pequeño porcentaje de casos justifica la realización de un estudio minucioso de todos los embarazos prolongados. Además, los embarazos prolongados pueden crear un estrés considerable para la paciente, su familia y los que cuidan de ella. Por lo tanto, el médico debe comprender el problema y las opciones de tratamiento.

«Posdatismo» es un sinónimo que se emplea comúnmente pero que puede inducir a error y debe evitarse.

CAUSA

La «causa» más frecuente de embarazo prolongado es el cálculo inexacto de la edad gestacional (asignación de la fecha del embarazo). Es más probable que se asigne una fecha de embarazo inexacta en las mujeres con menstruaciones irregulares y, por lo tanto, una ovulación inconstante; las mujeres que buscan atención prenatal hacia el final del embarazo; las mujeres con ovulación tardía (p. ej., las mujeres que han dejado los anticonceptivos orales recientemente), y las mujeres que no recuerdan con exactitud la FUM. Una fecha de embarazo inexacta que lleva a la clasificación errónea de un embarazo como prolongado tiene secuelas importantes. Estos embarazos se califican «de alto riesgo». Implican un mayor número de evaluaciones costosas y la probabilidad de intervención aumenta, en concreto, el parto inducido o por cesárea, que pueden estar asociados a una mayor mor-

bilidad materna y fetal. En la tabla 23-1 se presentan otras causas menos frecuentes de embarazo prolongado.

Sea cual sea la causa, existe una tendencia a la recidiva del embarazo prolongado. *Un 50 % de las pacientes que tienen un embarazo prolongado experimentarán otro embarazo prolongado con la siguiente gestación.* Otros factores de riesgo importantes comprenden la obesidad materna, la nuliparidad y el parto prolongado de la madre. También parece que la genética influye, basándose en los estudios de gemelos.

EFECTOS

En comparación con los embarazos a término, la morbimortalidad tanto de la madre como del feto se multiplica en el embarazo prolongado. El riesgo de traumatismo vaginal materno, parto disfuncional y parto por cesárea aumenta. La cesárea acarrea un mayor riesgo de infección, hemorragia, tromboembolia y lesión visceral. Los índices de muerte fetal y mortalidad neonatal aumentan a un ritmo constante después de las 37 semanas: se acercan a 1 de cada 300 a las 42 semanas y se multiplican a medida que se acerca la semana 44. Es imposible hablar del embarazo prolongado sin hablar de la macrosomía, la distocia de hombros, el síndrome de aspiración de meconio (SAM), el síndrome de posmadurez y el oligohidramnios, ya que estas enfermedades concomitantes están estrechamente relacionadas.

La macrosomía se define como un recién nacido anormalmente grande, en concreto, un recién nacido que pesa de 4 000 a 4 500 g o más. Está afección se da en un 2,5 % a un 10 % de los embarazos prolongados. La obesidad materna, la diabetes o un recién nacido anterior con macrosomía elevan todavía más el riesgo. La macrosomía está asociada a una mayor incidencia de traumatismo obstétrico, particularmente si el bebé nace por vía vaginal. Este tipo de traumatismo comprende la distocia de hombros, la fractura de la clavícula y la lesión asociada del plexo braquial, en concreto la parálisis de Erb-Duchenne.

La distocia de hombros es una urgencia obstétrica que está provocada por el bloqueo de la parte anterior del hombro

TABLA 23-1	Factores asociados al embarazo prolongado	
Factor	**Discusión**
Fechas inexactas o desconocidas	Causa más frecuente; estrecha asociación con el factor de riesgo importante de atención prenatal tardía o inexistente
Ovulación irregular; variación de la duración de la fase folicular	Se traduce en un cálculo al alza de la edad gestacional
Anencefalia	Disminución de la producción de β-sulfato de 16α-hidroxi-deshidroepiandrosterona, un precursor del estriol
Hipoplasia suprarrenal fetal	Disminución de la producción de precursores del estriol
Deficiencia de sulfatasa placentaria	La enfermedad ligada al cromosoma X impide la conversión placentaria de los precursores de estrógenos sulfatados
Embarazo extrauterino	Embarazo fuera del útero, no hay contracciones (v. cap. 13, Embarazo ectópico y aborto)

del feto en la sínfisis del pubis durante el parto vaginal. Puede realizarse una serie de maniobras específicas para desbloquear el hombro. La lesión del plexo braquial se comunica en aproximadamente de 0,85 a 1,89 por cada 1 000 embarazos a término, pero aumenta de 18 a 21 veces en los recién nacidos macrosómicos por vía vaginal; también puede darse durante una cesárea. En la **parálisis de Erb-Duchenne**, la parálisis, el estiramiento o el desgarro de las raíces superiores del plexo braquial, en C5 y C6, se traduce en una parálisis del deltoides y el infraespinoso y los músculos flexores del antebrazo, lo que hace que el miembro cuelgue sin fuerza en el lado, con el antebrazo en extensión y rotación interna; normalmente se conserva la función de los dedos. Con menor frecuencia, el daño se limita a los nervios inferiores del plexo braquial, C8 y T1, lo que provoca una **parálisis de Klumpke,** o parálisis de la mano. Puesto que la mayoría de las lesiones braquiales son leves, se tratan mediante conducta expectante, con férulas y fisioterapia en previsión de que se produzca un restablecimiento completo o casi completo en 3 a 6 meses. *Del 80 % al 90 % de las lesiones del plexo braquial están completamente curadas al año de edad.* Los riesgos maternos en presencia de macrosomía fetal comprenden la duplicación del riesgo de cesárea –con los riesgos quirúrgicos y el traumatismo materno asociados, que implican específicamente desgarros perineales si el feto se expulsa por vía vaginal.

Otra preocupación especial en el embarazo prolongado es la **expulsión de meconio** y el **síndrome de aspiración de meconio.** El SAM puede producir dificultad respiratoria grave debida a la obstrucción mecánica de las vías respiratorias pequeñas y grandes, además de neumonitis química provocada por meconio. La expulsión de meconio no está limitada a los embarazos prolongados, aunque el embarazo prolongado, especialmente en presencia de oligohidramnios, es un factor de riesgo importante. La expulsión de meconio se da en el 12 % al 22 % de las parturientas y la aspiración en hasta el 10 % de estos recién nacidos. La incidencia de expulsión de meconio aumenta a medida que el embarazo se prolonga, al igual que la incidencia de síndrome de aspiración de meconio.

El **síndrome de posmadurez,** que hace referencia a los recién nacidos que presentan rasgos parecidos a los del retraso crónico del crecimiento, afecta hasta al 20 % de los embarazos prolongados. Estos embarazos acarrean un mayor riesgo de compresión del cordón umbilical debido a oligohidramnios, aspiración de meconio y complicaciones neonatales a corto plazo (como hipoglucemia, convulsiones e insuficiencia respiratoria) y presentan una mayor incidencia de pruebas fetales con resultados preocupantes, tanto antes como durante el parto.

El **oligohidramnios** se define como una disminución del líquido amniótico para la edad gestacional y, generalmente, se cuantifica como un índice de líquido amniótico inferior a 5 cm. Para cuantificar el líquido amniótico, se divide el abdomen grávido en cuadrantes, se miden las bolsas de líquido verticales más grandes en esos cuadrantes y se suman. El líquido amniótico refleja la deglución fetal, la respiración fetal, la transferencia de líquido a través del saco amniótico y, especialmente, la micción fetal. El líquido amniótico alcanza su volumen máximo aproximadamente a las 34 a 36 semanas y se mantiene constante o disminuye ligeramente a partir de entonces y durante el resto del embarazo. Cualquier alteración en los procesos mencionados puede provocar alteraciones en el volumen de líquido amniótico. *El oligohidramnios está asociado a malos resultados debido a compresión del cordón umbilical, insuficiencia uteroplacentaria y aspiración de meconio.* A causa de estos riesgos, después de las 40 semanas de gestación, está justificada una vigilancia antenatal estrecha si se permite la continuación del embarazo. A término, el oligohidramnios es una indicación para proceder al parto.

DIAGNÓSTICO

El diagnóstico de embarazo prolongado depende de la determinación de la edad gestacional correcta.

El primer paso en el tratamiento de una paciente con presunto embarazo prolongado es una revisión minuciosa de los criterios que se utilizaron para determinar la edad gestacional. La información que se utiliza con mayor frecuencia para determinar la edad gestacional comprende la FUM referida por la paciente y la ecografía del primer trimestre. La ecografía es muy exacta para determinar la edad gestacional cuando se realiza a las 6 a 12 semanas de gestación. Si la FUM de la paciente indica una fecha prevista de parto (FPP) con una diferencia de menos de 10 días respecto a la FPP determinada mediante la ecografía realizada entre las semanas 12 y 20 de gestación, entonces se considera que la edad gestacional es bastante exacta. Una vez que se ha determinado la FPP, no debe modificarse a menos que se notifique información más exacta.

Con un mejor acceso a la atención prenatal y la atribución de una mayor importancia a la determinación exacta de la edad gestacional, el porcentaje de pacientes con presunto embarazo prolongado ha disminuido. No obstante, un número considerable de pacientes no busca atención prenatal al comienzo del embarazo o no se somete a una determinación exacta de la edad gestacional. La prevalencia del embarazo prolongado varía por regiones, según el uso de la ecografía del primer trimestre para determinar la edad gestacional y la inducción sistemática del parto.

TRATAMIENTO

Una vez que se cree que la edad gestacional está bien establecida y la paciente se acerca a las 41 semanas de gestación, las opciones de tratamiento consisten en la inducción del parto o la **vigilancia fetal prenatal,** que se mantiene hasta que se produce el parto espontáneo o hasta aproximadamente las 42 semanas. En Estados Unidos, muy pocos embarazos se dejan continuar después de las 42 semanas y prácticamente ninguno después de las 43 semanas. *Los factores que influyen en el tratamiento comprenden las preocupaciones de la paciente, la valoración del bienestar fetal y el estado del cuello del útero de la paciente.* Es conveniente inducir el parto si el cuello del útero es favorable y si la paciente prefiere esta opción. El riesgo de inducción fallida es bajo en presencia de un cuello de útero favorable, y la mayoría de las autoridades cree que este riesgo es lo suficientemente bajo como para recomendar el parto en vista del riesgo de aumento de la morbilidad fetal después del término del embarazo.

Los datos respecto a la prevención del embarazo prolongado son polémicos. Algunos estudios ponen de manifiesto que el **despegamiento de membranas** puede disminuir la incidencia de embarazos prolongados; otros estudios difieren. El despegamiento de membranas es una intervención mediante la cual el saco amniótico se separa cuidadosamente de la pared uterina a la altura del cuello del útero. Se cree que esta intervención libera prostaglandinas y, por lo tanto, aumenta la dilatación del cuello del útero, hace que el útero sea más favorable y a veces lleva a la aparición de contracciones. El despegamiento de membranas no debe llevarse a cabo hasta que pueda verificarse la edad gestacional y garantizarse la madurez del feto.

Si la edad de gestación no está confirmada y no se dispone de los antecedentes menstruales ni los datos de la ecografía inicial, habrá poca información adicional para realizar el mejor cálculo de la edad gestacional. La amniocentesis no resulta especialmente útil, porque la madurez pulmonar fetal casi nunca es un problema en la evaluación del embarazo prolongado. Una vez que se ha seleccionado la mejor fecha, se aplica un plan de tratamiento parecido al del embarazo prolongado con edad gestacional confirmada.

Si el cuello del útero no es favorable, se vigila el bienestar fetal mientras se espera al parto espontáneo o la maduración del cuello del útero, que hace que la inducción sea apropiada.

No se ha demostrado que la evaluación fetal reduzca la mortalidad en el embarazo prolongado; no obstante, tampoco está asociada a ningún resultado negativo. Se han diseñado distintas pautas para vigilar el bienestar fetal, aunque no se ha demostrado que ninguna sea mejor que las demás. Por lo tanto, el bienestar fetal suele valorarse utilizando varios métodos. Con frecuencia, se utiliza la comprobación semanal del **volumen de líquido amniótico,** ya que el oligohidramnios a término es una indicación suficiente para proceder al parto. La **cardiotocografía en reposo** (vigilancia de la frecuencia cardíaca fetal), el **perfil biofísico** (ecografía del líquido, los movimientos, el tono y la respiración fetales) o la prueba de provocación con oxitocina pueden realizarse una o dos veces por semana. Otra opción es la combinación de la determinación del líquido amniótico y la cardiotocografía en reposo, que se conoce como **perfil biofísico modificado.** La ecografía Doppler del flujo de la arteria umbilical no se considera útil. Esta técnica se expone en mayor detalle en el capítulo 6, Atención previa a la concepción y prenatal. La mayoría de los planes de tratamiento incluyen el **recuento diario de los movimientos fetales,** y una disminución de los movimientos fetales percibidos es una indicación para realizar otra valoración oportuna del bienestar fetal. Los resultados de estas pruebas son más útiles cuando se tienen en cuenta dentro del contexto de otras afecciones que afectan a la madre y al feto. Si los resultados de las pruebas son preocupantes, lo indicado es proceder al parto.

La paciente con un cuello de útero desfavorable debe recibir orientación sobre los riesgos de la inducción del parto y los riesgos de la continuación del embarazo, con una evaluación fetal para ayudar a tomar las decisiones clínicas. Ambos planes de tratamiento –la inducción del parto y la vigilancia fetal continua– están asociados a una baja morbilidad materna y fetal en la paciente de bajo riesgo. Aunque no existe un momento exacto en el que hay que inducir el parto, la mayoría de los médicos cree que el parto debe tener lugar entre las semanas completas 41 y 42. *En comparación con la conducta expectante, varios estudios de la inducción sistemática del parto a la semana 41, utilizando fármacos para estimular la maduración del cuello del útero, han puesto de manifiesto unos índices más bajos de cesárea, una menor mortalidad perinatal, un acortamiento de la estancia hospitalaria, unos costes hospitalarios más bajos y una mayor satisfacción de la paciente.* Ahora están disponibles varios fármacos y técnicas para la maduración del cuello del útero, como las preparaciones intracervicales e intravaginales de prostaglandina; la colocación de una sonda de Foley a través del cuello del útero, y el misoprostol. Lo ideal es administrar la oxitocina después de la maduración del cuello del útero.

La inducción del parto a las 41 semanas se está convirtiendo rápidamente en el tratamiento de preferencia.

Debido al riesgo de traumatismo obstétrico asociado a la macrosomía, hay que realizar el cálculo ecográfico del peso fetal antes de la inducción del parto en un embarazo prolongado cuando se piensa que puede haber macrosomía. Si el peso fetal calculado es superior a 5 000 g en una mujer que no es diabética o 4 500 g en una mujer diabética, hay que sopesar la posibilidad de practicar una cesárea. *No existe ninguna manera exacta de calcular el peso fetal a término;* los cálculos ecográficos tienen un error de cálculo de hasta 500 g al final del embarazo. La palpación del abdomen de la paciente y las maniobras de Leopold para determinar clínicamente el peso fetal son inexactas por igual.

En las pacientes con embarazo prolongado se toman unas precauciones especiales en el momento del parto para realizar una evaluación inmediata del recién nacido en el caso de expulsión de meconio. En un recién nacido deprimido, la aspiración agresiva del feto con un laringoscopio disminuye, pero no elimina, la probabilidad de síndrome de aspiración de meconio.

En un recién nacido vigoroso con expulsión de meconio, no se ha demostrado que la laringoscopia y la aspiración agresiva reduzcan el riesgo de síndrome de aspiración de meconio y ya no se recomiendan.

De modo parecido, tampoco se recomienda la amnioinfusión sistemática durante el parto con expulsión de meconio.

LECTURAS RECOMENDADAS

American College of Obstetricians and Gynecologists. Management of postterm pregnancy. ACOG Practice Bulletin No. 55. *Obstet Gynecol.* 2004;104(3):639–646.

Guidelines for Perinatal Care. 6th ed. Elk Grove Village, IL: American Academy of Pediatrics; Washington, DC: American College of Obstetricians and Gynecologists; 2007.

CAPÍTULO

24 Anticoncepción

Este capítulo trata principalmente el siguiente tema educativo de la Association of Professors of Gynecology and Obstetrics (APGO):

Tema 33 Anticoncepción y esterilización

Los estudiantes deben ser capaces de enumerar los distintos métodos anticonceptivos por tipos y describir sus mecanismos de acción, eficacia, riesgos y beneficios, además de sus indicaciones y contraindicaciones.

E n los últimos 15 años se han introducido varias opciones anticonceptivas nuevas en Estados Unidos y otras opciones que estaban disponibles han desaparecido del mercado por distintos motivos. Muchos métodos son muy fiables, aunque ningún método es eficaz si no se utiliza correctamente. *El objetivo de la anticoncepción es, evidentemente, evitar que el espermatozoide y el óvulo se encuentren.* Este objetivo se consigue mediante diversos mecanismos de acción: *1)* inhibición del desarrollo y la liberación del óvulo (mediante anticonceptivos orales, inyección de progesterona de acción prolongada, parche transdérmico o anillo vaginal anticonceptivos) o *2)* creación de una barrera mecánica, química o temporal entre el espermatozoide y el óvulo (mediante preservativo, diafragma, espermicida, planificación familiar natural y anticoncepción intrauterina). Como mecanismo secundario, algunos métodos también alteran la capacidad del cigoto para implantarse y desarrollarse (p. ej., anticoncepción intrauterina y anticonceptivos orales poscoitales). Cada uno de estos métodos puede utilizarse, por separado o en combinación, para evitar el embarazo, y cada uno de ellos posee sus ventajas e inconvenientes y sus riesgos y beneficios.

Antes de aconsejar a una mujer o una pareja sobre las opciones anticonceptivas, el médico debe comprender el mecanismo fisiológico o farmacológico de acción, la eficacia, las indicaciones y contraindicaciones, las complicaciones, y las ventajas e inconvenientes de los métodos anticonceptivos disponibles, además del contexto cultural de la persona o las personas que desean la anticoncepción. Al realizar una comparación entre los métodos, debe tenerse en cuenta tanto el **índice de fracaso del método** (el índice de fracaso inherente al método si la paciente lo utiliza correctamente el 100 % de las veces) como el **índice de fracaso típico** (el índice de fracaso observado según la utilización real que hacen las pacientes del método, esto es, teniendo en cuenta los errores de uso que cometerá todo el mundo de vez en cuando e incluso el incumplimiento real), tal como se describe en la tabla 24-1.

OTROS FACTORES QUE AFECTAN A LA ELECCIÓN DE UN MÉTODO ANTICONCEPTIVO

Aunque la eficacia es importante en la elección de un método anticonceptivo, otros factores que hay que sopesar comprenden la seguridad, la disponibilidad, el coste y la aceptabilidad para la paciente y su pareja. Aunque tendemos a pensar en la

seguridad en términos de riesgos importantes para la salud, para muchas pacientes la seguridad también comprende la posibilidad de efectos secundarios. Para que una pareja utilice un método, éste tiene que ser accesible y asequible para la paciente. El cómo y cuándo se utiliza el método también puede determinar la aceptabilidad. Las opciones abarcan desde métodos que dependen del coito (barreras) hasta métodos que coloca el profesional sanitario y que duran hasta 10 años (anticoncepción intrauterina). Algunas mujeres prefieren métodos que ellas controlen. Pueden escoger una preparación diaria oral, mientras que otras consideran que los métodos transdérmico semanal (parche anticonceptivo) o transvaginal mensual (anillo anticonceptivo) son más fáciles de utilizar con éxito. Otras mujeres optan por un método administrado por su médico, como inyecciones, implantes o anticoncepción intrauterina. La esterilización se expone en el capítulo 25.

La capacidad de un método anticonceptivo para proporcionar algún grado de protección contra las enfermedades de transmisión sexual (ETS) también puede ser pertinente. Las decisiones profesionales u otras decisiones vitales, además de los planes de procreación futura, pueden influir en el tipo y la duración del método escogido. Finalmente, la opinión de los dos miembros de la pareja sobre cuál de ellos debe asumir la responsabilidad de la anticoncepción puede ser importante. El clínico debe ser consciente de todos los factores que podrían influir en la decisión y debe facilitar información objetiva que se adapte a las necesidades de la paciente y su pareja. En la figura 24-1 se presenta un árbol de decisiones basado en este concepto.

ANTICONCEPTIVOS HORMONALES

Para muchas mujeres la «reducción de la natalidad» es sinónimo de anticonceptivos orales (AO) o anticoncepción hormonal. Las opciones que contienen hormonas ahora también comprenden preparaciones hormonales inyectables, implantes hormonales, parches anticonceptivos, sistemas intrauterinos liberadores de hormonas y anillos anticonceptivos.

Anticonceptivos orales

Un tercio de todas las mujeres sexualmente activas en Estados Unidos utiliza anticonceptivos, y más de la mitad de las mujeres jóvenes de 20 a 24 años utiliza este tipo de anticonceptivos.

TABLA 24-1	Índice de embarazos según la técnica anticonceptiva durante el primer año de uso en Estados Unidos	

	Porcentaje de mujeres con un embarazo no deseado dentro del primer año de uso	
Método	**Uso típico***	**Uso perfecto†**
Ningún método anticonceptivo	85	85
<u>Anticonceptivos hormonales</u>		
Anticonceptivos orales combinados	8	0,3
Anticonceptivos orales que sólo contienen gestágenos	8	0,3
Parche anticonceptivo	8	0,3
Anillo anticonceptivo	8	0,3
DMPA	3	0,3
Barras anticonceptivas implantables	0,05	0,05
<u>Anticonceptivos de barrera</u>		
Espermicidas	29	18
Preservativo masculino (sin espermicida)	15	2
Preservativo femenino	21	5
Diafragma y espermicida	16	6
<u>Dispositivos intrauterinos (DIU)</u>		3
DIU que contiene progesterona	0,2	0,2
T de cobre 380A	0,8	0,6
Extracción	27	4
<u>Planificación familiar natural</u>		
Método del calendario	5	
Método de la ovulación	3	
Método térmico sintomático	2	
<u>Anticoncepción poscoital</u>	25	
<u>Esterilización permanente</u>		
Varón	0,15	0,10
Mujer	0,5	0,5

DMPA, acetato de medroxiprogesterona de liberación lenta.

*Entre las parejas típicas que empiezan a utilizar un método (no necesariamente por primera vez), porcentaje que experimenta un embarazo accidental durante el primer año si no interrumpe el uso por cualquier otra razón.

†Entre las parejas que empiezan a utilizar un método (no necesariamente por primera vez) y que lo utilizan perfectamente (tanto sistemática como correctamente), porcentaje que experimenta un embarazo accidental durante el primer año si no interrumpe el uso por cualquier otra razón.

Adaptada del American College of Obstetricians and Gynecologists. *Guidelines for Women's Health Care.* 3.ª ed. Washington, DC. American College of Obstetricians and Gynecologists; 2007: 184–185.

Los AO tienen muchos beneficios para la salud, entre ellos la reducción del riesgo de padecer cáncer de ovario y de útero. Aunque los métodos anticonceptivos hormonales están asociados a riesgos, para la mayoría de las mujeres el uso de uno de estos fármacos es más seguro que el embarazo.

Los anticonceptivos hormonales constituyen el método de prevención del embarazo reversible más eficaz que existe. Los índices de fracaso (teórico) del método de los anticonceptivos orales, transdérmicos y transvaginales son ≤1 %. Los métodos hormonales de acción más prolongada (inyecciones, implantes y anticoncepción intrauterina) tienen unos índices de eficacia equivalentes o incluso superiores a los de la esterilización. Puesto que normalmente los fracasos de los AO están relacionados con el olvido de tomarse la pastilla, los fármacos inyectables de acción prolongada, los parches transdérmicos, los implantes, la anticoncepción intrauterina y los anillos vaginales comparten la ventaja adicional de que no hay que tomar una pastilla cada día.

Los AO no protegen contra las ETS. Hay que informar a las mujeres que utilizan estos métodos de los comportamientos de alto riesgo y de la necesidad de utilizar preservativos para conseguir una protección adicional.

MECANISMOS DE ACCIÓN

La mayoría de los AO son combinaciones de un **estrógeno** y un **gestágeno,** aunque también existen productos que sólo con-

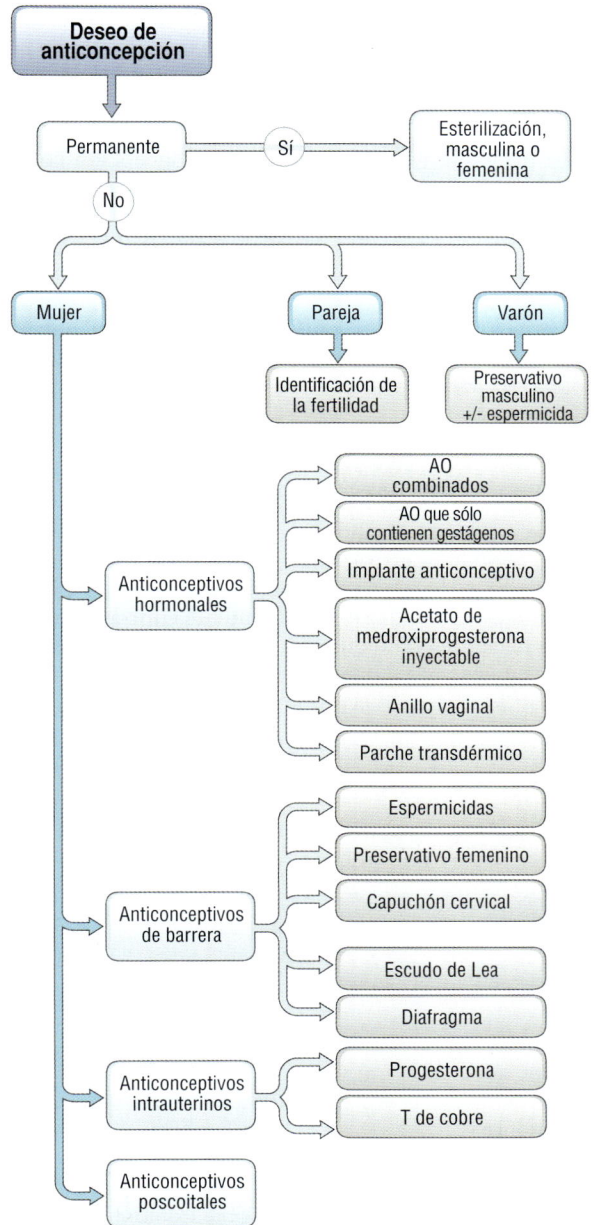

FIGURA 24-1. Árbol de decisiones para escoger un método anticonceptivo. AO, anticonceptivos orales.

gestágeno. El estrógeno proporciona un efecto anticonceptivo moderado adicional y, por lo tanto, aumenta la eficacia de este método.

Los gestágenos que se utilizan comúnmente en los anticonceptivos hormonales comprenden, en orden descendente de actividad biológica: norgestrel, diacetato de etinodiol, acetato de noretindrona, noretinodrel y noretindrona. También están disponibles AO que contienen fármacos menos androgénicos, como desogestrel, norgestimato y drospirenona, si se desea una menor actividad androgénica.

Muchos AO contienen una proporción fija de estrógeno y gestágeno, aunque se han introducido formulaciones **«fásicas»** en que esta proporción varía durante el transcurso del mes. Esto lleva a un leve descenso de la dosis total de hormonas que se toman al mes, pero también está asociado a un índice ligeramente más alto de **metrorragia intermenstrual** (hemorragia no relacionada con la menstruación en una mujer que utiliza anticonceptivos).

La pauta clásica de anticoncepción hormonal son 21 días de hormona activa (píldora, parche transdérmico y anillo vaginal) y 7 días de placebo o ausencia de hormonas. También existen pautas hormonales que producen menstruaciones más cortas o menos frecuentes. Estas nuevas pautas acortan la metrorragia de privación y reducen los síntomas relacionados con la menstruación. Otra formulación es una preparación monofásica de etinilestradiol/levonorgestrel que amplía el ciclo a 3 meses. Algunas mujeres pueden preferir este patrón de uso, aunque deben ser conscientes de que conlleva una mayor incidencia de metrorragia intermenstrual en el primer ciclo de 12 semanas, en comparación con las preparaciones de ciclos de 4 semanas. Se siguen diseñando nuevas preparaciones con el objetivo final de aumentar al máximo los beneficios y reducir al máximo los efectos secundarios.

Los **anticonceptivos que sólo contienen gestágenos** («minipíldora») actúan principalmente mediante el espesamiento y la impermeabilización relativa del moco cervical. La ovulación prosigue con normalidad en el 40 % de las pacientes que utilizan este tipo de formulación. Estos AO tienen una utilidad especial en dos situaciones clínicas: las mujeres lactantes y las mujeres mayores de 40 años. En el primer grupo, el efecto del gestágeno coincide con la inhibición de la ovulación inducida por la prolactina; en el segundo grupo, la menor fertilidad inherente aumenta el efecto del gestágeno. No poseen ningún efecto sobre la calidad o la cantidad de la leche materna ni existe ningún indicio de efectos adversos a corto o largo plazo en los recién nacidos, y las pastillas que sólo contienen gestágenos pueden empezarse a administrar inmediatamente después del parto en la madre lactante. *La pastilla que sólo contiene gestágeno también es una buena opción para las mujeres en que están contraindicadas las formulaciones que contienen estrógenos.* Debido a las bajas dosis de gestágeno, la minipíldora debe tomarse cada día a la misma hora, empezando el primer día de la menstruación. Si una mujer se retrasa más de 3 h en tomarse la minipíldora, deberá utilizar un método anticonceptivo de refuerzo durante 48 h.

EFECTOS DE LOS ANTICONCEPTIVOS HORMONALES

La anticoncepción hormonal no sólo afecta al aparato reproductor. *Los estrógenos afectan al metabolismo de los lípidos, potencian la retención hidrosalina, aumentan el sustrato de renina,*

tienen gestágenos. Las preparaciones de AO combinados contienen **etinilestradiol** como componente estrogénico y **19-nortestosterona** o un **derivado de la espironolactona (drospirenona)** como componente gestagénico. Éste componente proporciona el principal efecto anticonceptivo y actúa fundamentalmente mediante la inhibición de la secreción de LH y, a su vez, la ovulación. El gestágeno también produce el efecto secundario de espesamiento del moco cervical y además reduce el peristaltismo de la trompa uterina, con lo cual, si se produjera la ovulación, inhibiría el movimiento del espermatozoide y la fecundación. El componente estrogénico actúa mediante la inhibición de la secreción de folitropina (FSH), evitando así la maduración de un folículo, además de potenciar la acción del

estimulan el sistema del citocromo P-450, elevan la globulina transportadora de hormonas sexuales y pueden reducir la antitrombina III. Los gestágenos producen piel grasa, estimulan el crecimiento del vello facial y corporal, inducen la relajación del músculo liso y elevan el riesgo de ictericia colestásica. Los nuevos gestágenos –desogestrel, norgestimato y drospirenona– tienen un menor impacto metabólico.

Los AO poseen muchos efectos beneficiosos. Las menstruaciones son previsibles, más cortas y menos dolorosas y, a raíz de esto, el riesgo de anemia ferropénica es menor. Las mujeres que toman AO tienen una menor incidencia de cáncer endometrial y de ovario, enfermedad ovárica y mamaria benigna, e infección genital. Al disminuir la concepción, el riesgo de embarazo ectópico disminuye, junto con las complicaciones de los embarazos intrauterinos no deseados.

En el 10 %-30 % de las mujeres que toman AO en bajas dosis aparece metrorragia intermenstrual durante los 3 primeros meses de uso. Aunque es un síndrome especialmente preocupante, no está asociado a una disminución de la eficacia del anticonceptivo siempre que se cumpla la pauta de toma de las pastillas. El patrón hemorrágico anómalo es el motivo más frecuente de interrupción de la anticoncepción, y hay que informar a las mujeres de que es previsible que se produzcan irregularidades antes de introducir las hormonas. Si aparece metrorragia intermenstrual, el mejor tratamiento es animar y tranquilizar a la paciente, porque suele remitir espontáneamente. La metrorragia intermenstrual al cabo de aproximadamente 3 meses está asociada a decidualización inducida por gestágenos, con un endometrio poco profundo y frágil que está expuesto a rotura asincrónica y hemorragia. Una tanda corta de estrógenos (1,25 mg de estrógenos conjugados durante 7 días), administrada mientras la paciente sigue tomando los AO, suele estabilizar el endometrio y detiene la hemorragia. Tomar 2 o 3 pastillas cada día no es un tratamiento eficaz para la metrorragia intermenstrual, porque el componente gestagénico predominará y con frecuencia agravará el problema al provocar una mayor decidualización del endometrio.

Aproximadamente el 1 % de las mujeres que toman AO en bajas dosis experimentan **amenorrea** durante el primer año de uso, que puede llegar a afectar al 5 % de las usuarias tras varios años de uso. La eficacia anticonceptiva se mantiene si se si cumple la pauta de toma de las pastillas. Puede cambiarse a una píldora con un contenido más alto de estrógeno o puede utilizarse un estrógeno exógeno para inducir la hemorragia, si la paciente lo desea. Antes de iniciar el tratamiento hay que realizar una prueba de embarazo.

Las complicaciones graves (como trombosis venosa, embolia pulmonar, colestasis y colecistopatía, ictus e infarto de miocardio) son más probables en las mujeres que utilizan formulaciones de altas dosis. No obstante, estas complicaciones también pueden darse de vez en cuando en las pacientes que toman formulaciones en bajas dosis. Los tumores hepáticos también se han asociado al uso de AO a altas dosis. Aunque todas estas complicaciones son de 2 a 10 veces más probables en las mujeres que toman la píldora, aun así son infrecuentes.

Los efectos secundarios menos graves pero más frecuentes también dependen de la dosis y el tipo de hormonas utilizadas. Los estrógenos pueden provocar una sensación de meteorismo y aumento de peso, mastalgia, náuseas, cansancio o cefalea. Los estudios han puesto de manifiesto que no se produce un aumento de peso global en las mujeres que toman la píldora pese a la percepción de un aumento de peso. La modificación de la dosis o la composición del componente gestagénico puede aliviar algunos de estos efectos secundarios leves.

El principio terapéutico de la anticoncepción consiste en seleccionar el método que proporciona una anticoncepción eficaz con el mayor margen de seguridad y luego utilizarlo mientras la paciente desee anticoncepción o cambios beneficiosos relacionados con la menstruación. Si la paciente experimenta nuevos signos o síntomas mientras toma anticonceptivos hormonales, puede que sea necesaria una evaluación adicional o la suspensión del método hormonal escogido (cuadro 24-1).

EVALUACIÓN DE LA PACIENTE PARA EL USO DE ANTICONCEPTIVOS ORALES COMBINADOS

Antes de sopesar la posibilidad de administrar anticonceptivos que contienen estrógenos y gestágenos a una paciente, es necesario realizar una evaluación minuciosa. No sólo las hormonas están relativa o absolutamente contraindicadas en algunas pacientes, sino que también factores como los antecedentes menstruales pueden influir en la elección de estos fármacos. El uso de AO combinados está contraindicado en

---

CUADRO 24-1

Tratamiento de síntomas de nueva aparición en pacientes que utilizan anticonceptivos orales

Interrumpir el uso del AO; iniciar métodos no hormonales, evaluación inmediata

Pérdida de visión, diplopía	(Posible trombosis arterial retiniana)
Entumecimiento, debilidad unilateral	(Posible apoplejía)
Dolor torácico/cervical intenso	(Posible infarto de miocardio)
Dificultad para articular palabras	(Posible apoplejía)
Dolor, dolorimiento intenso de pierna	(Posible tromboflebitis)
Hemoptisis, disnea aguda	(Posible embolia pulmonar)
Bulto, dolorimiento hepático	(Posible neoplasia, adenoma hepático)

Mantener el uso del AO; evaluación inmediata

Amenorrea	(Posible embarazo)
Bulto en la mama	(Posible cáncer de mama)
Dolor en el cuadrante superior derecho	(Posible colecistitis, colelitiasis)
Cefalea intensa	(Posible apoplejía, migraña)
Galactorrea	(Posible adenoma hipofisario)

AO, anticonceptivo oral.

las mujeres mayores de 35 años que fuman o han padecido tromboembolia y en las mujeres con antecedentes de arteriopatía coronaria, insuficiencia cardíaca congestiva o vasculopatía cerebral (cuadro 24-2).

Aproximadamente el 3 % de las pacientes puede experimentar problemas con la reanudación de la menstruación después del uso prolongado de anticonceptivos **(amenorrea postpíldora).** Las mujeres jóvenes y las que tenían unas menstruaciones irregulares antes del uso de los AO tienen más probabilidades de experimentar este problema después

de dejar de tomarlos. Hay que informar a estas pacientes de esta posible complicación.

Los anticonceptivos hormonales pueden interactuar con otros fármacos que toma la paciente. Esta interacción puede reducir la eficacia del anticonceptivo o de los otros fármacos. Algunos ejemplos de fármacos que reducen la eficacia de los anticonceptivos son los barbitúricos, las benzodiazepinas, la fenitoína, la carbamazepina, la rifampicina y las sulfamidas. Los fármacos que pueden experimentar una biotransformación diferida cuando también se utilizan anticonceptivos comprenden los anticoagulantes, la metildopa, las fenotiazinas, la reserpina y los antidepresivos tricíclicos. Los antibióticos pueden alterar la flora intestinal y se cree que interfieren en la absorción hormonal, pero la eficacia no disminuye. *Antes de recetar fármacos a las mujeres que toman anticonceptivos, el médico debe tener en cuenta las posibles interacciones medicamentosas.*

Anillo vaginal y parche transdérmico

El **parche transdérmico anticonceptivo** contiene estrógeno y gestágeno sintéticos y conserva su eficacia durante toda 1 semana (fig. 24-2). La paciente debe colocarse el parche el primer día de la menstruación y cambiarlo cada semana durante 3 semanas. La cuarta semana no se pondrá el parche para permitir que se produzca una metrorragia de privación. Se recomienda colocar el parche sobre una zona de piel limpia y seca en las nalgas, la cara superoexterna del brazo o la parte inferior del abdomen. Debido a la facilidad de aplicación y el mejor cumplimiento, el índice de «fracaso del método» y «fracaso típico» del parche transdérmico son prácticamente

---

CUADRO 24-2

Contraindicaciones absolutas y relativas para el uso de anticonceptivos orales combinados*

Absolutas
- Tromboflebitis, enfermedad tromboembólica
- Hemorragia vaginal anómala no diagnosticada
- Vasculopatía cerebral
- Embarazo confirmado o presunto
- Oclusión coronaria
- Fumadoras > 35 años
- Disfunción hepática
- Hiperlipidemia congénita
- Cáncer de mama confirmado o presunto
- Neoplasia hepática

Relativas
- Cefalea vascular intensa (migraña clásica, en brotes)
- Hipertensión arterial grave (si < 35–40 años y con buen control médico, puede escoger un AO)
- Diabetes (los beneficios que supone evitar el embarazo son mayores que el riesgo de vasculopatía causante de complicaciones en las diabéticas menores de 35–40 años)
- Colecistopatía (puede agravar la aparición de síntomas cuando hay cálculos biliares presentes)
- Ictericia obstructiva en el embarazo (algunas pacientes padecerán ictericia)
- Epilepsia (no agravan la epilepsia, pero los antiepilépticos pueden reducir la eficacia de los AO)
- Obesidad patológica (hay que controlar la glucemia y las lipoproteínas con regularidad)

Afecciones que ya no se consideran contraindicaciones
- Liomioma uterinos (las formulaciones en bajas dosis no están asociadas a crecimiento; la reducción de la hemorragia puede ayudar al tratamiento)
- Drepanocitosis o hemoglobinopatía C
- Antes de una intervención quirúrgica programada (en la mayoría de los casos, los beneficios que supone evitar el embarazo son mayores que la asociación teórica con la trombosis)

AO, anticonceptivos orales.
*Riesgo relacionado principalmente con el componente estrogénico.

Parche anticonceptivo

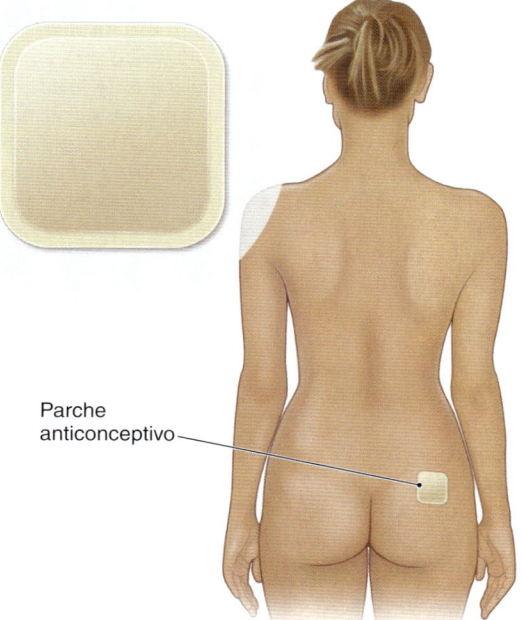

Parche anticonceptivo

FIGURA 24-2. Parche anticonceptivo.

idénticos. Hay que tener mucho cuidado al recetar el parche en mujeres que pesan más de 90 kg, debido a su menor eficacia. Los efectos secundarios y las contraindicaciones son parecidos a los de los AO. No obstante, una queja específica respecto al parche es la irritación cutánea provocada por los restos de adhesivo en la zona de aplicación.

El **anillo vaginal anticonceptivo** libera una cantidad constante de estrógeno y gestágeno sintéticos al día (fig. 24-3). Con una eficacia comparable a la de los AO, el anillo vaginal está asociado a un mejor cumplimiento debido a que se utiliza una vez al mes. La paciente lo introduce en la vagina al comienzo de la menstruación y lo deja allí durante 3 semanas. La extracción del anillo se traduce en una metrorragia de privación. El anillo puede permanecer fuera de la vagina durante hasta 3 h, si se desea, sin que su eficacia se vea alterada. Debido a que es incoloro e indoloro, y tiene un diámetro de 5 cm, la mayoría de las pacientes y sus parejas no nota su presencia. Una ventaja del anillo vaginal frente a los AO es la menor incidencia de metrorragia intermenstrual.

Puesto que las hormonas que están presentes en el anillo vaginal y el parche transdérmico no se absorben a través del aparato digestivo, algunas de las interacciones medicamentosas que se dan con los AO combinados pueden no ser aplicables en este caso. Aun así, el metabolismo sigue teniendo lugar en el hígado y, por lo tanto, hay que tener mucho cuidado.

Anticonceptivos hormonales inyectables e implantables

El **acetato de medroxiprogesterona de liberación lenta (DMPA)** es un gestágeno inyectable que se administra mediante inyección intramuscular o subcutánea cada 3 meses. Mantiene un nivel anticonceptivo de gestágeno durante como mínimo 14 semanas, lo que proporciona un margen de «seguridad» útil en el caso de que no se administre una

inyección dentro de exactamente los 3 meses. La inyección debe administrarse en los 5 días siguientes a la menstruación actual y, de no ser así, hay que utilizar un método anticonceptivo de refuerzo durante 2 semanas. El DMPA no es una preparación de liberación lenta propiamente dicha, ya que se basa en concentraciones máximas y concentraciones constantes de gestágeno. Además del espesamiento del moco cervical y la decidualización del endometrio, el DMPA también actúa mediante el mantenimiento de una concentración circulante de gestágeno lo suficientemente alta como para bloquear la elevación de LH y, por lo tanto, la ovulación. Con el DMPA no se produce la inhibición de la FSH, a diferencia de lo que sucede con los AO combinados.

Recientemente, los efectos adversos del DMPA sobre la densidad mineral ósea que aparecen como resultado de las alteraciones del metabolismo óseo asociadas a las menores concentraciones de estrógenos han suscitado preocupación. Este efecto durante la adolescencia, un período crítico de aumento de la masa ósea, ha suscitado una preocupación especial, aunque parece que la disminución de la densidad mineral ósea es reversible tras la interrupción de este anticonceptivo inyectable. No obstante, la Food and Drug Administration ha introducido una advertencia en esta formulación, que indica que el uso después de 2 años debe sopesarse detenidamente y hay que evaluar otros métodos anticonceptivos. Además, las mujeres con riesgo especial de padecer osteoporosis deben tener mucho cuidado al plantearse el uso del DMPA. Hay que sopesar la preocupación sobre el uso del DMPA en las adolescentes frente a las ventajas de cumplimiento y eficacia anticonceptiva. Además, los beneficios no anticonceptivos del DMPA comprenden la reducción del riesgo de cáncer de endometrio y de anemia ferropénica. El DMPA también puede mejorar el control del dolor asociado a endometriosis, hiperplasia endometrial y dismenorrea. Al igual que con todas las opciones anticonceptivas, hay que sopesar los riesgos y los beneficios globales en cada paciente (cuadro 24-3).

La eficacia del DMPA más o menos es equivalente a la de la esterilización (v. tabla 24-1) y no está afectada por el peso ni alterada por la toma de fármacos que alteran la función hepática. Las contraindicaciones del DMPA son parecidas a las de otros anticonceptivos hormonales. Las inyecciones de DMPA pueden provocar una hemorragia irregular, que disminuye con cada inyección de tal modo que el 80 % de las mujeres padece amenorrea al cabo de 5 años. Dado que el 25 % de las mujeres deja de tomar el DMPA durante el primer año debido a este problema, puede ser útil proporcionar orientación exhaustiva antes del inicio del tratamiento y, si fuera necesario, tratamiento con estrógenos conjugados (1,25 mg/día) durante 7 días. Cuando se interrumpe el tratamiento con DMPA, aproximadamente el 50 % de las pacientes vuelve a tener una menstruación normal dentro de los 6 meses siguientes. En el 25 % de los casos, la menstruación no reaparece durante más 1 año. Hay que examinar a estas pacientes para detectar otras posibles causas.

El **implante anticonceptivo** libera una dosis diaria de gestágeno y estrógeno cada día. Este método es más fácil de introducir y extraer que otros sistemas implantables anteriores (fig. 24-4). Funciona principalmente mediante el espesamiento del moco cervical y la inhibición de la ovulación. A diferencia del DMPA, no afecta a la densidad mineral

Anillo anticonceptivo

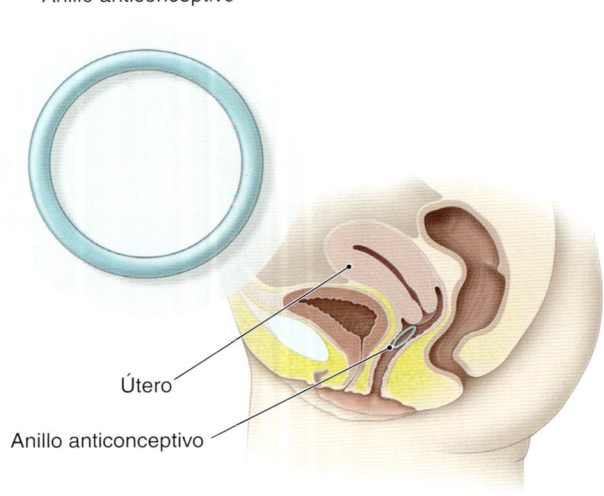

Útero

Anillo anticonceptivo

FIGURA 24-3. Anillo anticonceptivo.

CUADRO 24-3

Indicaciones y contraindicaciones de la anticoncepción con DMPA

Indicaciones

El deseo de más de 1 año de anticoncepción ha sido una de las indicaciones hasta las recientes preocupaciones por el efecto sobre la densidad ósea. Ahora, el uso después de 2 años debe individualizarse y estudiarse detenidamente

Mujeres para las cuales el cumplimiento de otros métodos ha resultado problemático

Lactancia materna

Mujeres en que están contraindicadas las preparaciones que sólo contienen estrógenos

Mujeres con trastornos convulsivos

Drepanocitosis

Anemia debida a menorragia

Discusión

El uso breve o prolongado del DMPA no debe considerarse una indicación de absorciometría dual de rayos X u otras pruebas para determinar la densidad mineral ósea

Una inyección cada 3 meses, período de «seguridad» de 2 semanas (esto es, puede retrasarse hasta 2 semanas sin que disminuya la eficacia)

No tiene efectos sobre la calidad de la leche materna o el bebé; aumenta la cantidad de leche materna; puede administrarse inmediatamente después del parto

Véanse las contraindicaciones absolutas a continuación

No afecta a los anticonvulsivos y los efectos sedantes de los gestágenos pueden ayudar a controlar las convulsiones

Probable inhibición *in vivo* de la falciformación

Reducción del flujo menstrual

Contraindicaciones

- Alto riesgo de osteoporosis
- Embarazo confirmado o presunto
- Hemorragia vaginal no diagnosticada
- Cáncer de mama confirmado o presunto
- Tromboflebitis activa, o enfermedad tromboembólica o vasculopatía cerebral actual o anterior
- Disfunción o enfermedad hepática
- Sensibilidad confirmada al DMPA o cualquiera de sus ingredientes

DMPA, acetato de medroxiprogesterona de liberación lenta.

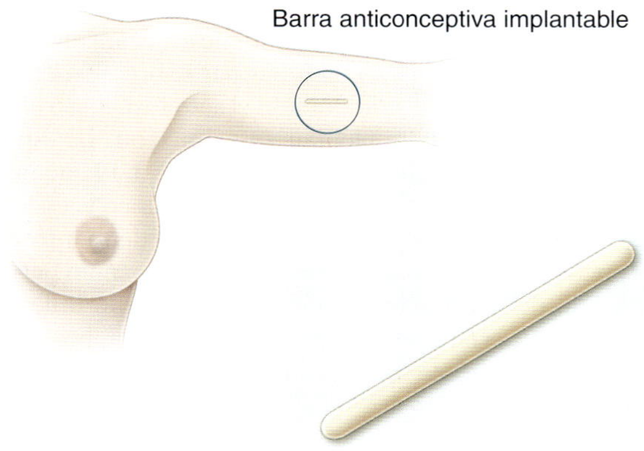

ósea. El efecto secundario más frecuente es la hemorragia vaginal irregular e imprevisible que puede persistir incluso después de varios meses de uso.

ANTICONCEPTIVOS DE BARRERA

Entre los métodos anticonceptivos más antiguos y más utilizados se encuentran los que crean una barrera entre el espermatozoide y el óvulo. Estas barreras comprenden el preservativo, el diafragma y el capuchón cervical. *Cada uno de estos métodos depende del uso correcto antes o en el transcurso del acto sexual y, como tal, está expuesto a un índice de fracaso más alto que los métodos que no dependen del acto sexual.* Esto es el resultado de un uso incoherente o incorrecto, además de la alteración del material de la barrera. Por ejemplo, el látex de los preservativos, el diafragma y el capuchón cervical puede dañarse por la aplicación de lubricantes de aceite. A pesar de esto, estos métodos proporcionan una protección relativamente buena frente al embarazo no deseado, son baratos y la mayoría exige consultar poco o nada con el médico. Además, el preservativo y el diafragma proporcionan cierta protección contra la transmisión de ETS, entre ellas las infecciones por gonorrea, herpes, clamidias, virus de la inmunodeficiencia humana (VIH) y virus del papiloma humano.

Barra anticonceptiva implantable

FIGURA 24-4. Implante anticonceptivo.

Preservativo

El **preservativo** es una funda que se coloca en el pene erecto (preservativo masculino) o dentro de la vagina (preservativo femenino) para evitar que el semen llegue al cuello del útero y al aparato genital superior. Aunque casi la mitad de todos los preservativos se venden a las mujeres, el preservativo es el único método anticonceptivo fiable no permanente disponible para el varón. Los preservativos pueden adquirirse fácilmente y no son caros, y pueden ser de látex, de un material que no contenga látex o, con menor frecuencia, de membrana animal (normalmente de intestino de oveja). Un depósito situado en la punta del preservativo reduce la probabilidad de rotura. Sólo los preservativos de látex protegen contra el VIH.

El preservativo se tolera bien, y sólo hay escasos informes de irritación cutánea o reacción alérgica. Algunos varones refieren una disminución de la sensación con el uso del preservativo, pero en realidad esto puede ser una ventaja para los eyaculadores precoces. Se calcula que el índice de deslizamiento y rotura con el uso normal del preservativo oscila entre el 5 % y el 8 %. En estos casos, hay que recomendar a las parejas que busquen atención médica dentro de las 72 h siguientes para poder aplicar métodos anticonceptivos poscoitales.

El **preservativo femenino** es una funda, o forro vaginal, que se ajusta a la vagina antes del acto sexual (fig. 24-5). Tiene un índice de deslizamiento y rotura de aproximadamente el 3 % y, al igual que sucede con el diafragma y el capuchón cervical, se recomienda no extraerlo hasta después de 6 a 8 h del coito.

Diafragma, capuchón cervical y esponja vaginal

El **diafragma** es un dispositivo pequeño, cubierto de látex y en forma de cúpula. El uso correcto del diafragma implica la aplicación de una vaselina o crema anticonceptiva con espermicida en el centro y a lo largo del borde del dispositivo, que luego se introduce en la vagina, por encima del cuello del útero y detrás de la sínfisis del pubis. En esta posición, el diafragma cubre el cuello del útero y la pared vaginal anterior.

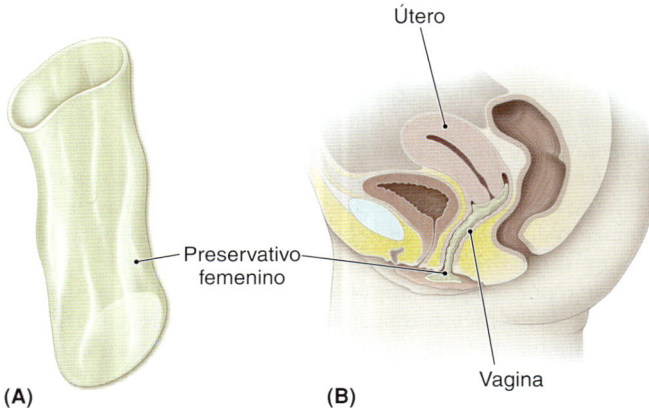

(A) **(B)**

FIGURA 24-5. Preservativo femenino. **(A)** Preparación para su introducción. **(B)** Preservativo en la posición correcta.

El diafragma puede introducirse hasta 6 h antes del acto sexual y no debe extraerse hasta después de 6 a 8 h, pero no más de 24 h después. Entonces, puede extraerse, limpiarse y guardarse. Hay que advertir a las usuarias de que no utilicen talco para secar el diafragma. Si durante el período de 6 a 8 h de espera se quieren tener más relaciones sexuales, debe aplicarse más espermicida sin extraer el diafragma y hay que volver a iniciar el período de espera.

Existen varios tamaños de diafragma y hay que ajustar el tamaño a cada paciente. El ajuste puede variar con un cambio importante de peso, un parto vaginal o la cirugía pélvica. Hay que colocar el mayor diafragma que pueda introducirse, llevarse y extraerse cómodamente. Si es demasiado pequeño, puede saltar durante el coito debido al alargamiento vaginal; si es demasiado grande, puede doblarse y provocar molestias, irritación y pérdidas. Al principio, hay que enseñar a la paciente a colocarse correctamente el diafragma, y luego ella tendrá que comprobar que está colocado correctamente cada vez que lo utilice. Si se puede notar el cuello del útero a través de la cúpula del diafragma, esto significa que el diafragma está bien colocado. Si el diafragma se introduce durante el puerperio, habrá que reevaluar su tamaño al cabo de 2 a 3 meses, porque las dimensiones y el soporte vaginal pueden haber variado durante ese período. En la figura 24-6 se muestra la colocación correcta del diafragma. La probabilidad de que las mujeres que utilizan el diafragma presenten infecciones urinarias es el doble que en las mujeres que utilizan anticonceptivos hormonales. El incremento de riesgo de IU probablemente se deba a una combinación de varios factores: presión sobre la uretra que causa estasis urinaria, y los efectos de los espermicidas en la flora vaginal normal (incrementan el riesgo de bacteriuria por *Escherichia coli* e infección).

El **capuchón cervical** es una versión más pequeña del diafragma, que se aplica en el cuello del útero. Este método está asociado a un grado relativamente alto de desplazamiento, además de cervicitis y síndrome de choque tóxico. También se necesita un esfuerzo considerable para encajarlo. El capuchón cervical también debe utilizarse con espermicida. No debe extraerse hasta 6 h después del acto sexual, pero no más de 48 h después. No es necesario aplicar más espermicida si se repite el acto sexual durante ese período. En la figura 24-7 se muestra la colocación correcta del capuchón cervical.

La **esponja vaginal anticonceptiva** es una esponja pequeña en forma de almohada que contiene espermicida. Tiene un hoyito que está diseñado para encajar sobre el cuello del útero y mantenerse en su sitio durante el acto sexual. En el otro lado tiene una lazada para facilitar su extracción. La esponja vaginal sólo está disponible en un único tamaño, lo que puede explicar por qué es más eficaz en la mujer nulípara que en la que ha tenido hijos. La esponja se humedece antes de su introducción y puede utilizarse para varios actos sexuales en un período de 24 h. No debe extraerse hasta como mínimo 6 h después del acto sexual, pero no se recomienda llevarla durante más de 24 h debido al riesgo de síndrome de choque tóxico.

Espermicidas

Los **espermicidas** son preparaciones que contienen una sustancia química activa que destruye el semen, además de algún excipiente o base (p. ej., gel, espuma, crema, película,

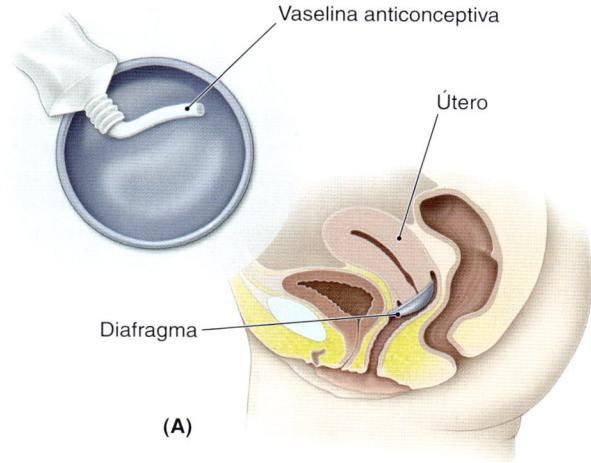

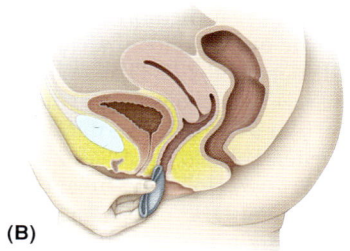

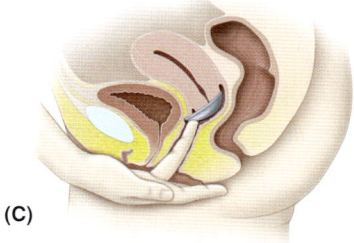

FIGURA 24-6. Diafragma. **(A)** Diafragma colocado. **(B)** Introducción del diafragma. **(C)** Comprobación para garantizar que el diafragma cubre el cuello del útero.

supositorio o comprimido). En Estados Unidos, el ingrediente activo es el nonoxinol 9 (N-9). Las espumas y los comprimidos deben introducirse hasta el fondo de la vagina contra el cuello del útero, de 10 a 30 min antes de cada acto sexual. La eficacia máxima del espermicida no suele durar más de 1 h. Hay que evitar la irrigación vaginal durante como mínimo 8 h después de su uso. No se conoce ninguna asociación entre el uso de espermicidas y las malformaciones congénitas.

Los espermicidas son baratos, se toleran bien y son eficaces para proteger contra el embarazo. *Utilizados en combinación con el preservativo tienen un índice de fracaso parecido al de los métodos hormonales.* Los espermicidas proporcionan poca protección, por no decir ninguna, contra las infecciones de transmisión sexual cuando se utilizan solos.

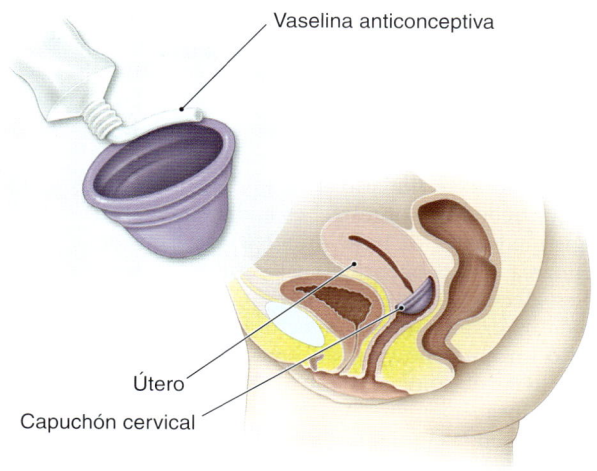

FIGURA 24-7. Capuchón cervical.

ANTICONCEPCIÓN INTRAUTERINA

Los **anticonceptivos intrauterinos,** que también se conocen como **dispositivos intrauterinos (DIU),** son uno de los métodos más utilizados y seguros de anticoncepción no permanente en todo el mundo (fig. 24-8). En Estados Unidos, existen dos tipos de DIU. Ambos tienen forma de T. Uno libera una pequeña cantidad de levonorgestrel en el útero y el otro libera una pequeña cantidad de cobre en el útero.

El asa de Lippe es un DIU que no contiene fármacos y que está disponible en todo el mundo excepto en Estados Unidos. El dispositivo que contiene levonorgestrel funciona principalmente evitando que el espermatozoide y el óvulo se encuentren. También provoca el espesamiento del moco cervical y crea un medio uterino desfavorable. El cobre del

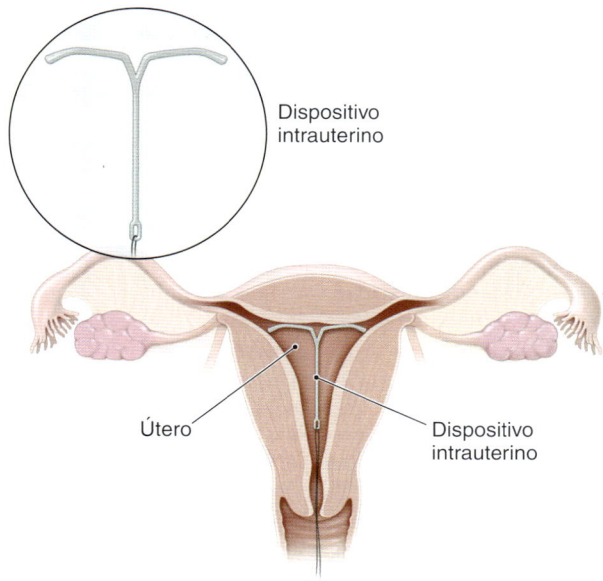

FIGURA 24-8. Dispositivo intrauterino.

otro dispositivo evita que el óvulo sea fecundado o se adhiera a la pared del útero. También impide que el semen llegue al útero y las trompas uterinas, lo que reduce la capacidad de los espermatozoides para fecundar un óvulo. El DIU que contiene cobre también se utiliza como anticonceptivo poscoital.

Un efecto secundario clínicamente importante del DIU que contiene levonorgestrel es la disminución de la hemorragia menstrual (de hasta un 50 %) y la gravedad de la dismenorrea. Las concentraciones séricas de progesterona no se ven afectadas. Tras la extracción del DIU se produce una rápida inversión de estos efectos y una normalización del medio intrauterino y la fertilidad. Este sistema se emplea para aliviar el dolor relacionado con la endometriosis y la adenomiosis, además de para proporcionar protección endometrial en las mujeres que toman hormonoterapia sustitutiva y no pueden tomar gestágenos orales (cuadro 24-4). Del 5 % al 10 % de las mujeres experimenta un aumento de la hemorragia vaginal y el dolor menstrual, que con frecuencia se traduce en la petición de la extracción del DIU. Los DIU que contienen gestágenos tienen una menor incidencia de este problema, debido al efecto de los gestágenos sobre el endometrio.

Las bacterias de la flora endógena cervical y vaginal pueden introducirse en el útero durante la inserción del DIU y pueden provocar una infección. No se ha demostrado que la profilaxis con antibióticos disminuya la incidencia de este tipo de infección. Antes de introducir un DIU, hay que utilizar una técnica estéril y limpiar la vagina con povidona yodada. La infección genital que aparece 3 meses o más después de la introducción de un DIU puede considerarse una ETS adquirida y tratarse en consecuencia. Las mujeres con alto riesgo de padecer ETS pueden beneficiarse de un cribado antes de la introducción del DIU. Las usuarias asintomáticas con cultivos cervicales positivos de gonorrea o clamidias, o con vaginosis bacteriana, deben recibir tratamiento de inmediato. El DIU puede dejarse colocado a menos que haya indicios de propagación de la infección al endometrio o las trompas uterinas y/o fracaso del tratamiento con los antibióticos apropiados.

Los DIU disponibles actualmente en Estados Unidos son sumamente eficaces. El DIU que contiene cobre tiene una vida útil recomendada de 10 años y un índice de embarazos del 0,5 % al 0,8 %. El DIU que libera levonorgestrel tiene una duración de hasta 5 años y un índice de embarazos del 0,2 %. El índice global de expulsión del DIU oscila entre el 1 % y el 5 %, y es más probable que la expulsión se dé en los primeros meses de uso. Con frecuencia, la expulsión va precedida de dolor de tipo cólico, leucorrea o hemorragia, aunque puede ser asintomática y puede que el único indicio de expulsión sea la observación de que el hilo del DIU se ha alargado o el hecho de que la pareja nota el dispositivo durante el acto sexual. Hay que aconsejar a las pacientes que acudan al médico si piensan que pueden haberlo expulsado.

Los DIU no aumentan el riesgo global de embarazo ectópico. No obstante, puesto que el DIU ofrece una mayor protección frente al embarazo intrauterino que extrauterino, la proporción relativa de embarazos extrauterinos es mayor

---

CUADRO 24-4
Indicaciones y contraindicaciones para el uso del dispositivo intrauterino

Indicaciones

- Mujeres multíparas y nulíparas con bajo riesgo de enfermedades de transmisión sexual
- Mujeres que desean anticoncepción reversible a largo plazo
- Mujeres con las siguientes afecciones médicas, para las cuales el dispositivo intrauterino puede ser un método óptimo:
  - Diabetes
  - Tromboembolia
  - Menorragia/dismenorrea
  - Lactancia materna[§]
  - Cáncer de mama[‖]
  - Enfermedad hepática[¶]

Contraindicaciones

- Embarazo
- Enfermedad inflamatoria pélvica (actual o en los últimos 3 meses)
- Enfermedades de transmisión sexual (actuales)
- Septicemia puerperal o posterior a un aborto (actual o en los últimos 3 meses)
- Cervicitis purulenta
- Hemorragia vaginal anómala no diagnosticada
- Neoplasia maligna del aparato genital
- Anomalías o fibroides uterinos confirmados que distorsionan la cavidad de un modo incompatible con la introducción de un dispositivo intrauterino (DIU)
- Alergia a cualquier componente del DIU o enfermedad de Wilson (en el caso de DIU que contienen cobre)

[§]Sólo cobre hasta 4-6 semanas después del parto. Sólo cobre para el cáncer de mama actual.
[‖]Cobre sólo para cáncer de mama actual.
[¶]El dispositivo intrauterino que contiene levonorgestrel no está recomendado en presencia de enfermedad hepática actual.
Datos de The intra-uterine device: Canadian Consensus Conference on Contraception. *J SOGC.* 1998; 20(7): 769–773; IMAP statement on intrauterine devices. International Planned Parenthood Federation (IPPF). International Medical Advisory Panel (IMAP). *IPPF Med Bull.* 1995; 29(6):1–4, y World Health Organization. Medical eligibility criteria for contraceptive use. 3.ª ed. Ginebra: OMS; 2004. Adaptado de American College of Obstetricians and Gynecologists. *Guidelines for Women's Health Care.* 3.ª ed. Washington, DC. American College of Obstetricians and Gynecologists; 2007: 192–193.

en la mujer que lleva un DIU que en la mujer que no utiliza anticoncepción. Por lo tanto, en el caso raro de que una mujer con DIU se quede embarazada, ese embarazo tendría un alto riesgo de ser extrauterino.

Aproximadamente del 40 % al 50 % de las mujeres que se quedan embarazadas llevando el DIU tendrán un aborto espontáneo en el primer trimestre. Debido a este riesgo, hay que ofrecerles la extracción del DIU si el hilo es visible; esto está asociado a un menor índice de abortos espontáneos de un 30 %. Si el hilo del DIU no es visible, puede realizare un extracción instrumentada, pero el riesgo de interrupción del embarazo aumenta. Si el DIU no se extrae, puede que el embarazo continúe sin incidentes. No existen indicios de mayor riesgo de anomalías congénitas con los dispositivos que contienen y no contienen fármacos. No obstante, con estos dispositivos la incidencia de parto prematuro es de aproximadamente dos a cuatro veces mayor.

La selección de las pacientes y la introducción habilidosa del dispositivo son cruciales para la utilización satisfactoria del DIU como método anticonceptivo. El riesgo de infecciones de transmisión sexual es el factor más importante a la hora de seleccionar a las pacientes, no la edad ni el número de partos.

Lo mejor es introducir el DIU durante la menstruación. Éste es un buen momento porque confirma que la paciente no está embarazada y el cuello del útero suele estar ligeramente abierto. Si la introducción no puede realizarse durante la menstruación, puede realizarse en otros momentos del ciclo cuando la paciente vaya a cambiar de método anticonceptivo fiable. Los dispositivos también pueden colocarse en las mujeres lactantes, que, de hecho, presentan una menor incidencia de molestias y hemorragia tras la introducción del dispositivo. Todas las técnicas de introducción de los DIU comparten las mismas reglas básicas: una exploración bimanual cuidadosa antes de la introducción para determinar la probable dirección del dispositivo en la cavidad endometrial, la carga correcta del dispositivo en el introductor, la colocación cuidadosa en el margen del fondo de la cavidad endometrial y la extracción correcta del introductor una vez colocado el DIU.

El DIU se extrae simplemente tirando del hilo. Si éste no es visible, con frecuencia podrá recuperarse haciendo girar dos aplicadores con punta de algodón en el endocérvix. Si esto no es posible, puede introducirse una sonda fina, buscar el DIU y luego extraerlo con una «pinza para extracción de DIU» o unas pinzas pequeñas. Si fuera necesario, la guía ecográfica puede ayudar en este proceso. Rara vez, el DIU se queda incrustado en la pared uterina y exige una extracción mediante histeroscopia. Todavía es más infrecuente que el DIU perfore el útero (durante la introducción, pero no siempre se detecta) y exija una extracción mediante laparoscopia.

PLANIFICACIÓN FAMILIAR NATURAL

La «planificación familiar natural» hace referencia a los métodos que intentan impedir el embarazo evitando el acto sexual en torno al momento de la ovulación o utilizando la identificación del momento de la ovulación para aplicar otros métodos, como barreras o espermicidas. Estos métodos son seguros, baratos y pueden ser más aceptables para las parejas que quieren utilizar un método natural. No obstante, el índice de fracaso con el uso típico de estos métodos es alto. En las parejas muy motivadas y las mujeres con un ciclo menstrual regular, estos métodos pueden proporcionar una anticoncepción aceptable.

Existen varios métodos en uso y todos ellos se basan en el cálculo del período de fertilidad de la mujer:

- Método del calendario.
- Método de la temperatura corporal basal.
- Método del moco cervical.
- Método sintotérmico.

El método del calendario se basa en el cálculo del período de fertilidad de una mujer. Para una mujer con un ciclo regular de 28 días, el período de fertilidad abarcaría del día 10 al 17. Se añaden más días basándose en la duración del período menstrual más corto y más largo. La temperatura corporal basal y las alteraciones del moco cervical se utilizan para detectar la ovulación. Un aumento de la temperatura corporal basal de 0,5 °C a 1 °C, o la presencia de un moco cervical transparente, fino y «filante», indica ovulación. El método sintotérmico combina el examen del moco cervical y la temperatura corporal.

Las parejas que utilizan estos métodos evitan el acto sexual hasta el período adecuado después de la ovulación, esto es, de 2 a 3 días después del aumento de la temperatura o la percepción de la primera secreción de moco cervical abundante y transparente asociados a la ovulación hasta 4 a 5 días después, tal como indica la aparición del moco lechoso u opaco que se observa durante el período posterior a la ovulación o «seguro». Estos métodos son especialmente difíciles de utilizar en el puerperio, cuando la menstruación todavía no se ha regulado y el aspecto de las secreciones cervicales variado. La ovulación ya puede darse a las 5 semanas del parto. La lactancia puede inhibir temporalmente la ovulación hasta 6 meses en las mujeres que sólo dan lactancia materna a su hijo. La lactancia como método anticonceptivo es imprevisible porque una mujer puede empezar a ovular antes de la reaparición de la menstruación.

ANTICONCEPCIÓN POSCOITAL

La **anticoncepción poscoital (APC)** puede utilizarse en las mujeres que mantienen relaciones sexuales sin protección. Facilitar el acceso de manera generalizada a la anticoncepción poscoital es una de las medidas más importantes que pueden adoptarse para reducir los elevados índices de abortos y embarazos no deseados. Se calcula que el uso habitual de anticonceptivos poscoitales evitaría más de 1,5 millones de embarazos no deseados en Estados Unidos cada año.

Las pautas de AO combinados utilizadas para la anticoncepción poscoital, que colectivamente se denominan método de Yuzpe, fueron descritas por primera vez por Albert Yuzpe en 1974. Estas pautas exigen la toma de 2 comprimidos antes de que hayan transcurrido 72 h después de haber mantenido relaciones sexuales sin protección, seguidos de otros 2 comprimidos al cabo de 12 h. Posteriormente, se aprobó el uso de una pauta que sólo contiene gestágenos, conocida como **«plan B»**, para despachar anticonceptivos poscoitales de venta sin receta a las mujeres mayores de 18 años. El plan B consiste en la toma de 2 comprimidos de levonorgestrel con 12 h de diferencia. Este método está asociado a una menor incidencia de náuseas y vómitos que el método de Yuzpe y a una mayor eficacia. Ambos métodos evitan la ovulación y la fecundación, y no interrumpirán un embarazo existente. La anticoncepción poscoital también puede llevarse a cabo con un DIU que contenga cobre.

Se calcula que el índice de fracaso de la pauta de Yuzpe es del 25 % y el del plan B, del 11 %. Múltiples actos sexuales sin protección o un período de más de 72 h pueden estar asociados a un índice creciente de fracaso, aunque se observan algunos indicios de éxito hasta 120 h después de haber mantenido relaciones sexuales sin protección. Si la mujer ya está embarazada, estos fármacos no tendrán efectos perjudiciales sobre el feto. La cantidad de hormonas que contienen estas pautas no está asociada a alteraciones de los factores de coagulación ni a riesgo teratógeno.

El DIU que contiene cobre es otra opción recomendada para la anticoncepción poscoital (excepto en las pacientes con enfermedad de Wilson) y, en un número reducido de estudios, tiene un índice de fracaso de aproximadamente el 0,1 %. Una ventaja adicional de la colocación del DIU es que el efecto anticonceptivo dura hasta 10 años. Antes de utilizar este método, es necesario realizar una prueba de embarazo debido al riesgo que acarrea para un embarazo ya implantado.

MÉTODOS INEFICACES

El médico tiene que estar preparado para aconsejar que no se utilicen de manera sistemática técnicas populares ineficaces como la irrigación vaginal después del coito, la *marcha atrás* (coito interrumpido), las barreras improvisadas (envoltorio para alimentos) y distintas posiciones anticonceptivas durante el coito. La orientación sobre la anticoncepción debe abordar los métodos eficaces compatibles con la paciente y su pareja.

LECTURAS RECOMENDADAS

American College of Obstetricians and Gynecologists. Emergency contraception. ACOG Practice Bulletin No. 69. *Obstet Gynecol.* 2005;106(6):1443–1452.

American College of Obstetricians and Gynecologists. *Guidelines for Women's Health Care.* 3rd ed. Washington, DC: American College of Obstetricians and Gynecologists; 2007.

American College of Obstetricians and Gynecologists. Intrauterine device. ACOG Practice Bulletin No. 59. *Obstet Gynecol.* 2005; 105(1):223–232.

American College of Obstetricians and Gynecologists. Noncontraceptive uses of the levonorgestrel intrauterine system. ACOG Committee Opinion No. 337. *Obstet Gynecol.* 2006; 107(6): 1479–1482.

American College of Obstetricians and Gynecologists. Use of hormonal contraception in women with coexisting medical conditions. ACOG Practice Bulletin No. 73. *Obstet Gynecol.* 2006; 107(6):1453–72.

25 Esterilización

Este capítulo trata principalmente el siguiente tema educativo de la Association of Professors of Gynecology and Obstetrics (APGO):

Tema 33 Anticoncepción y esterilización

Los estudiantes deben ser capaces de enumerar los distintos métodos de esterilización por tipos y describir sus mecanismos de acción, eficacia, riesgos y beneficios e indicaciones y contraindicaciones.

La esterilización ofrece un control de la natalidad sumamente eficaz sin necesidad de gastos, esfuerzos o motivación constantes. *Es el método más utilizado para controlar la fertilidad en Estados Unidos.* Aproximadamente 1 de cada 3 matrimonios han escogido la esterilización quirúrgica como método de anticoncepción. La esterilización es el principal método de anticoncepción para las parejas en que la mujer es mayor de 30 años y que llevan más de 10 años casados. Todos los métodos quirúrgicos de esterilización disponibles evitan la unión del espermatozoide y el óvulo, ya sea impidiendo que se liberen espermatozoides al eyaculado (vasectomía) u ocluyendo permanentemente la trompa uterina (ligadura de trompas y esterilización histeroscópica).

Aunque es posible revertir algunos tipos de esterilización, la dificultad que supone, combinada con el índice generalmente bajo de éxito y el gasto económico, exige que las pacientes consideren la intervención como permanente.

El médico debe orientar a las parejas que se plantean someterse a esterilización quirúrgica y ayudarles a escoger el mejor método.

Los cambios que han tenido lugar en las técnicas quirúrgicas; los métodos anestésicos, y las actitudes de la gente, las aseguradoras y los médicos, han contribuido a aumentar rápidamente el número de intervenciones de esterilización que se llevan a cabo cada año. Los métodos modernos de esterilización quirúrgica son menos invasivos, menos caros, más seguros e igual de eficaces –por no decir más eficaces– que los que se utilizaban antes (tabla 25-1).

ESTERILIZACIÓN DEL VARÓN

Aproximadamente un tercio de todas las intervenciones quirúrgicas de esterilización se realizan en varones. La técnica de la **vasectomía** varía y comprende la escisión y ligadura, la electrocauterización y la oclusión mecánica o química del conducto deferente. Puesto que la vasectomía se realiza fuera de la cavidad abdominal, la intervención es más segura, más fácil en la mayoría de los casos, menos cara y por lo general más eficaz que las intervenciones realizadas en la mujer. La vasectomía también es más fácil de revertir que la mayoría de las intervenciones de esterilización femeninas (fig. 25-1). La ventaja principal de la ligadura de trompas frente a la vasectomía es que se consigue la esterelidad inmediata.

En el 5 % al 10 % de los casos surgen complicaciones postoperatorias leves, que comprenden hemorragia, hematomas, dolor crónico y agudo, e infecciones cutáneas locales. Algunos autores describen una mayor incidencia de depresión y alteración de la imagen corporal tras la vasectomía que tras la esterilización femenina. Este riesgo puede reducirse al mínimo con orientación y educación preoperatorias. La formación de anticuerpos antiespermáticos en un 50 % de los pacientes ha suscitado preocupación, pero no se han identificado efectos adversos a largo plazo de la vasectomía. Así mismo, las preocupaciones por un incremento del riesgo de cáncer de próstata tras la vasectomía no están avaladas en las publicaciones; de hecho, en los países que presentan los índices más altos de vasectomía, no se ha producido ningún incremento de la incidencia de cáncer de próstata.

El índice de embarazos después de una vasectomía es del 1 %. Muchos de estos embarazos son consecuencia de unas relaciones sexuales demasiado tempranas tras la intervención, antes que de la recanalización. La vasectomía no posee una eficacia inmediata. Se necesitan múltiples eyaculaciones antes de que el aparato colector proximal se vacíe de semen. Las parejas deben emplear otro método anticonceptivo hasta que la esterilidad masculina esté razonablemente asegurada o un análisis se semen confirme la azoospermia postoperatoria (el 50 % a las 8 semanas, el 100 % a las 10 semanas de la operación).

ESTERILIZACIÓN DE LA MUJER

Las técnicas de esterilización para la mujer pueden llevarse a cabo mediante laparoscopia, histeroscopia, minilaparotomía o por vía transvaginal. *La esterilización puede realizarse como una intervención no relacionada con el embarazo, después de un aborto espontáneo o provocado, o como una intervención puerperal durante una cesárea o después de un parto vaginal.* Se están investigando algunos métodos no quirúrgicos basados en los principios de la inmunización, además de fármacos esclero-

Ligadura de trompas	Índices de fracaso a 10 años por cada 1 000 intervenciones	Complicaciones
TABLA 25-1 Índices de fracaso (a 10 años) por cada 1 000 intervenciones y complicaciones de los métodos de esterilización		
Coagulación bipolar	24,8	Lesión de los aparatos digestivo y urinario, complicaciones asociadas a la anestesia, hemorragia, infección, embarazo ectópico
Banda de silicona	17,7	
Clip con muelle	36,5	
Ligadura		
- En el puerperio	7,5	
- En un momento no relacionado con el embarazo	20,1	
Micromuelle (mediante histeroscopia)	Todavía no está disponible	Perforación, hemorragia e infección uterina
Vasectomía	10	Infección, hemorragia, formación de hematomas, formación de granulomas

santes, pero todavía están en fase experimental aunque son prometedores. Sea cual sea el método escogido, hay que orientar a las pacientes sobre los distintos componentes de la intervención, los índices de eficacia y las posibles complicaciones. Los índices de fracaso de la esterilización tubárica son más o menos comparables a los del dispositivo intrauterino (DIU). Antes de realizar cualquier intervención de esterilización también hay que descartar un embarazo.

Laparoscopia

Las técnicas laparoscópicas, que se llevan a cabo como intervenciones ambulatorias en un momento no relacionado con el embarazo, pueden realizarse con anestesia local, regional o general (v. cap. 32, Intervenciones ginecológicas). Las incisiones pequeñas, el índice relativamente bajo de complicaciones y el grado de flexibilidad de las intervenciones han llevado a una gran aceptabilidad de las mismas por parte de los médicos y las pacientes.

La **oclusión de las trompas uterinas** puede llevarse a cabo mediante el uso de electrocauterización (unipolar o bipolar) o la aplicación de un clip con resorte de plástico (clip

de Filshie) o una banda de silastic (anillo de Yoon o Falope). Con frecuencia, la elección entre los métodos laparoscópicos y la cauterización o el dispositivo oclusivo se basa más en la experiencia, la formación y las preferencias personales del cirujano que en los datos sobre los resultados.

Los **métodos basados en la electrocauterización** son rápidos, pero acarrean un riesgo de lesión eléctrica inadvertida de otras estructuras, son menos reversibles y tienen una mayor incidencia de embarazos ectópicos cuando se produce un fracaso. La mayoría de los cirujanos coagula en el istmo, procurando colocar las pinzas de coagulación por encima de toda la trompa uterina y la mesosálpinx para que toda la trompa y su luz se coagulen más de 3 cm de longitud. La cauterización bipolar es más segura que la unipolar; comporta un menor riesgo de lesión por chispas de los tejidos adyacentes, porque la corriente pasa directamente entre las hojas de las pinzas de coagulación (fig. 25-2). *No obstante, la cauterización unipolar tiene un índice de fracaso menor que la bipolar.* Por lo tanto, el cirujano tiene que sopesar detenidamente el riesgo de cada intervención y su respectiva eficacia.

El **clip de Hulka** es el método más fácil de invertir porque provoca un daño mínimo en el tejido, pero también es el que acarrea el mayor índice de fracaso (> 1 %) por el mismo motivo. Al igual que con la coagulación, hay que procurar colocar la mordaza del clip sobre toda la amplitud de la trompa uterina en un ángulo de 90°. Esto puede ser especialmente difícil cuando la intervención se realiza inmediatamente después del parto, debido a la dilatación edematosa natural de las trompas.

El **anillo de Falope** está a medio camino en cuanto a reversibilidad e índices de fracaso. No obstante, las pacientes pueden experimentar una mayor incidencia de dolor postoperatorio, que exige analgésicos fuertes. Hay que procurar agarrar suficiente «tejido» de la trompa uterina con el aplicador del anillo de Falope para que la banda quede colocada debajo de los bordes externo e interno de la trompa y, de ese modo, ocluya completamente la luz (fig. 25-3A). La hemorragia es una posible complicación si se ejerce demasiada presión sobre la mesosálpinx durante la aplicación del anillo.

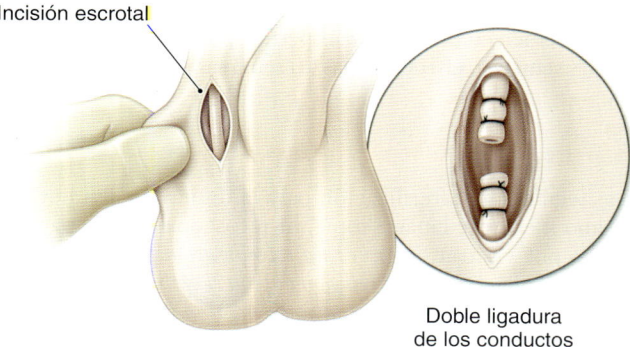

Incisión escrotal

Doble ligadura de los conductos

FIGURA 25-1. Vasectomía.

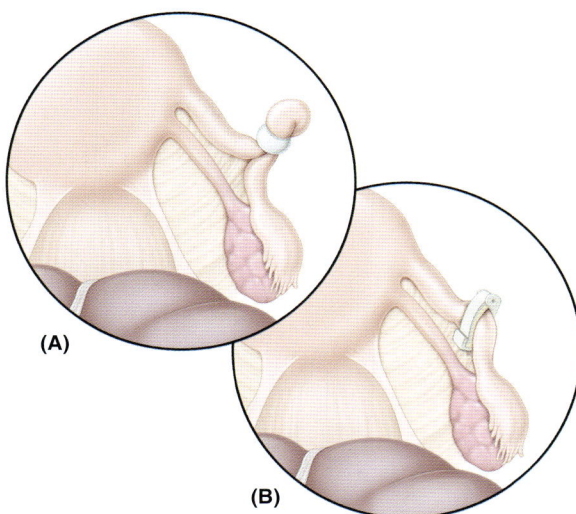

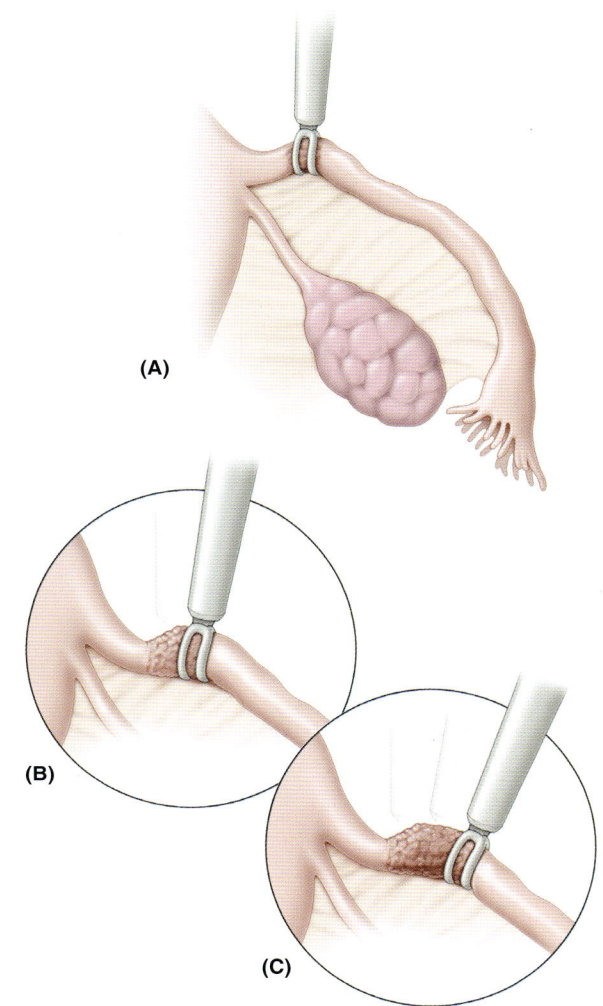

FIGURA 25-3. **(A)** Anillo de Falope. **(B)** Clip de Filshie.

FIGURA 25-2. Electrocauterización. **(A)** Colocación de las pinzas de electrocauterización. **(B)** Cauterización de la trompa uterina. **(C)** Trompa coagulada >3 cm de longitud.

El **clip de Filshie** tiene un índice de fracaso menor que el clip de Hulka, debido a su mayor diámetro, su facilidad de aplicación y su dispositivo de cierre atraumático (fig. 25-3B). Para aumentar su eficacia al máximo, este clip debe colocarse en la porción del istmo de la trompa uterina.

Minilaparotomía

La minilaparotomía es la técnica quirúrgica más frecuente para la ligadura de trompas en todo el mundo. Puede llevarse a cabo mediante una pequeña incisión infraumbilical durante el puerperio o mediante una pequeña incisión suprapúbica en la parte inferior del abdomen en un momento no relacionado con el embarazo; ambas intervenciones proporcionan un fácil acceso a las trompas uterinas. Luego, puede llevarse a cabo la oclusión de las trompas uterinas mediante la escisión de toda la trompa o parte de la trompa, o mediante el uso de clips, anillos o cauterización.

Un método frecuente de interrupción tubárica que se utiliza en la minilaparotomía es la ligadura de trompas de Pomeroy (fig. 25-4). En esta intervención, se eleva un segmento de la porción media de la trompa y se coloca una ligadura absorbible a través de la base, formando un bucle. Luego, este bucle de trompa se extirpa. Debido a la similitud de aspecto entre la trompa uterina y el ligamento redondo del útero, este tejido se envía al laboratorio para obtener confirmación histológica. Una vez que ha terminado la cicatrización, los extremos de la trompa se habrán sellado, dejando un espacio de 1 a 2 cm entre los extremos. La electrocoagulación o la aplicación de clips o bandas también pueden llevarse a cabo mediante una minilaparotomía, aunque se utilizan más con la laparoscopia.

Abordaje transvaginal

La delgada pared de tejido que hay entre la cavidad vaginal y el fondo de saco posterior también ofrece una puerta de entrada práctica a la cavidad peritoneal para la realización de intervenciones de esterilización. *Las ventajas comprenden una menor preparación de la paciente (p. ej., sondaje vesical), la ausencia de una incisión abdominal y posiblemente menos dolor para la paciente, con una reanudación más temprana de la actividad habitual.* Las contraindicaciones comprenden la posible presencia de adherencias pélvicas graves, el engrosamiento uterino y la incapacidad de colocar a la paciente en la posición ginecológica. Un gran inconveniente es que es necesario poseer una formación quirúrgica vaginal suficiente para reducir al mínimo las posibles complicaciones, como la celulitis, el absceso pélvico, la hemorragia, la rectotomía o la cistotomía.

Histeroscopia

Los abordajes transcervicales para la esterilización comprenden la **histeroscopia** *e implican acceder a las trompas uterinas a través del cuello del útero.* El único método de esterilización histeroscópico disponible actualmente implica la colocación de

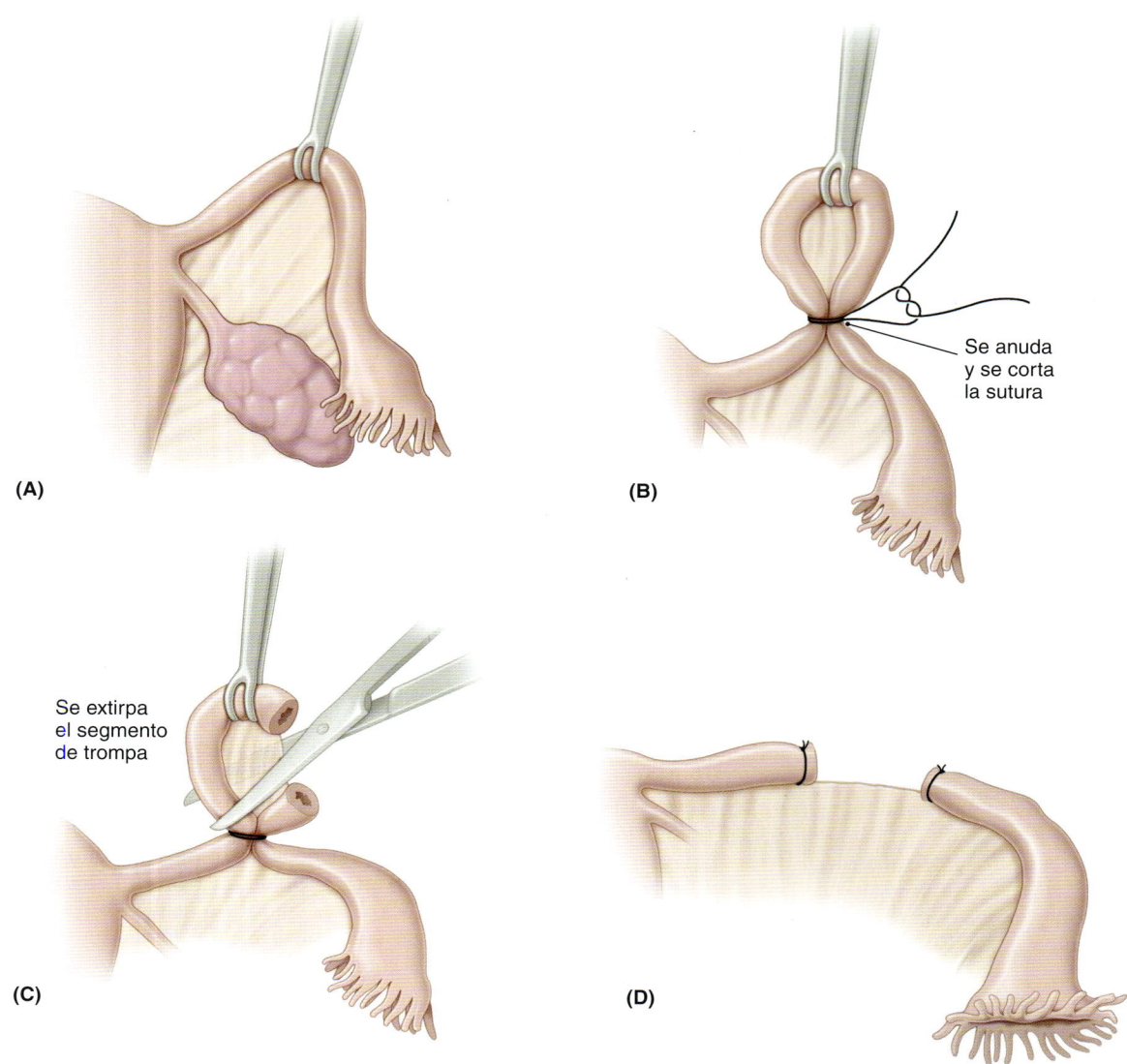

(A)

(B) Se anuda
y se corta
la sutura

(C) Se extirpa
el segmento
de trompa

(D)

FIGURA 25-4. Técnica de Pomeroy. **(A)** Se eleva un segmento de la trompa. **(B)** Se coloca y se anuda una sutura, formando un bucle en la trompa. **(C)** Se extirpa el bucle. **(D)** Se forma un espacio de 1 a 2 cm entre los extremos de la trompa cortada cuando ha concluido la cicatrización.

un **muelle de titanio y dacrón** directamente en los orificios tubáricos a ambos lados. Los muelles estimulan una reacción hística que al final lleva a la oclusión de las trompas. Se da instrucciones a las pacientes de que utilicen otro método anticonceptivo durante los 3 meses siguientes a la intervención, hasta que la eficacia del dispositivo pueda verificarse mediante **histerosalpingografía.** Las contraindicaciones comprenden las alergias al níquel o los medios de contraste, una infección genital activa y un presunto embarazo. *Hay que tratar previamente a las pacientes con acetato de medroxiprogesterona de liberación lenta (DMPA) o anticonceptivos orales combinados sin interrupción, lo que garantiza un revestimiento endometrial delgado, mejora la visualización y aumenta el índice de éxito de la intervención.* Esta intervención puede utilizarse en pacientes obesas que podrían no ser aptas para una ligadura de trompas laparoscópica debido a su constitución. Se

ha comunicado que la eficacia de esta intervención es superior al 99,8 %.

Efectos secundarios y complicaciones

Ninguna técnica quirúrgica está exenta de la posibilidad de complicaciones o efectos secundarios. Pueden producirse infección, hemorragia, lesión de las estructuras adyacentes o complicaciones anestésicas con cualquiera de las técnicas expuestas en este capítulo. El índice de mortalidad global atribuido a la esterilización es de aproximadamente 1-4 por cada 100 000 intervenciones, considerablemente menor que el de la maternidad en Estados Unidos, que se calcula que es de unos 10 por cada 100 000 nacimientos.

Aunque el embarazo después de la esterilización es infrecuente, existe un riesgo importante de que cualquier embarazo después de la esterilización sea ectópico. El riesgo varía con el tipo de intervención y la edad de la paciente. El embarazo ectópico después de una ligadura de trompas es más frecuente con la electrocauterización que con la oclusión tubárica mecánica, probablemente debido a las fístulas microscópicas en el segmento coagulado que conectan con la cavidad peritoneal. En conjunto, la probabilidad acumulada a 10 años de embarazo ectópico después de una ligadura de trompas es de 7,3 por cada 1 000 intervenciones.

Efectos beneficiosos no anticonceptivos

Las pacientes que se someten a una ligadura de trompas no sólo obtienen una anticoncepción eficaz, sino que también se benefician de un menor riesgo de por vida de cáncer de ovario. El mecanismo de reducción del riesgo se desconoce en este momento. Aunque no se ha demostrado que la esterilización tubárica proteja contra las enfermedades de transmisión sexual (ETS), puede ofrecer cierto grado de protección contra la enfermedad inflamatoria pélvica.

REVERSIÓN DE LA LIGADURA DE TROMPAS

La inversión de la ligadura de trompas mediante técnicas microquirúrgicas es más satisfactoria cuando se causa el mínimo daño al menor segmento de trompa uterina (p. ej., clip de Hulka, anillo de Filshie), y en algunas series alcanza un índice de éxito del 50 %-75 %. No obstante, en la mayoría de los casos un índice del 25 % al 50 % constituye una expectativa más razonable, de modo que muchos especialistas en esterilidad recomiendan el uso de técnicas de reproducción asistida (p. ej., fecundación *in vitro*) antes que intentar revertir la ligadura de trompas, con sus bajos índices de éxito y su mayor riesgo de embarazo ectópico.

Se presupone que una paciente que se ha sometido a una reversión de la ligadura de trompas y se queda embarazada tiene un embarazo ectópico hasta que se haya demostrado que el embarazo es intrauterino.

LA DECISIÓN DE SOMETERSE A ESTERILIZACIÓN

La decisión de someterse a esterilización es importante y la paciente debe estar plenamente informada sobre la intervención y sus riesgos, eficacia y repercusiones a largo plazo (cuadro 25-1). Los componentes de la orientación previa a la esterilización deben comprender:

- Carácter permanente de la intervención.
- Otros métodos disponibles, entre ellos la esterilización masculina.

CUADRO 25-1

Indicadores de riesgo de arrepentimiento respecto a la decisión de someterse a esterilización

Edad menor de 25 años en el momento de la esterilización

Acceso limitado a información sobre el uso de otros métodos anticonceptivos o apoyo limitado para el uso de otros métodos anticonceptivos

Información incompleta o insuficiente sobre la intervención

Tomar la decisión bajo la presión del cónyuge o debido a indicaciones médicas

---

- Las razones por las cuales se ha optado por la esterilización.
- El cribado de los indicadores de riesgo de arrepentimiento.
- Los detalles de la intervención, entre ellos los riesgos y beneficios.
- La posibilidad de fracaso, incluido el embarazo ectópico.
- La necesidad de utilizar preservativos para protegerse contra las ETS, entre ellas el VIH.
- La cumplimentación del proceso de consentimiento informado.
- Las regulaciones locales respecto al período de tiempo entre la obtención del consentimiento y la realización de la intervención.

Pese a una orientación meticulosa, aproximadamente del 10 % al 15 % de las pacientes que se someten a esterilización posteriormente refieren arrepentimiento, aunque sólo el 1% solicita la reversión de la intervención.

LECTURAS RECOMENDADAS

American College of Obstetricians and Gynecologists. Benefits and risks of sterilization. ACOG Practice Bulletin No. 46. *Obstet Gynecol.* 2003;102(3):647–658.

American College of Obstetricians and Gynecologists. *Guidelines for Women's Health Care: A Resource Manual.* 3rd ed. Washington, D.C.: ACOG; 2007.

American College of Obstetricians and Gynecologists. Multifetal pregnancy reduction. ACOG Committee Opinion No. 371. *Obstet Gynecol.* 2007;110(1):217–220.

American College of Obstetricians and Gynecologists. Patient Education pamphlet, "Sterilization by Laparoscopy." AP035, Washington, DC: ACOG: 2003.

American College of Obstetricians and Gynecologists. Patient Education pamphlet, "Sterilization for Women and Men." AP011, Washington, DC: ACOG: 2005.

26 Vulvovaginitis

Este capítulo trata principalmente el siguiente tema educativo de la Association of Professors of Gynecology and Obstetrics (APGO):

Tema 35   Enfermedad vulvar y vaginal

Los estudiantes deben ser capaces de exponer la evaluación y el tratamiento de la vulvovaginitis.

L a **vulvovaginitis** es el espectro de afecciones que provocan síntomas vaginales o vulvares como prurito, escozor, irritación y flujo anómalo. Los síntomas vaginales y vulvares son una de las consultas más frecuentes de pacientes al ginecólogo. Los síntomas pueden ser agudos o subagudos y de intensidad leve a grave. La vulvovaginitis puede tener consecuencias importantes en cuanto a molestias y dolor, días de clase o trabajo perdidos, funcionamiento sexual e imagen de una misma. Según la etiología, la vulvovaginitis también puede estar asociada a resultados reproductivos adversos en las mujeres embarazadas y no embarazadas.

La vulvovaginitis tiene un amplio diagnóstico diferencial, y con frecuencia el tratamiento satisfactorio depende de la identificación exacta de su causa. Las causas más frecuentes de vaginitis son la vaginosis bacteriana (22 %-50 % de las mujeres sintomáticas), la candidiasis (17 %-39 %) y la tricomoniasis (4 %-35 %). Con frecuencia, las infecciones vaginales comunes presentan unos patrones característicos (tabla 26-1). En la vulva y la vagina también se dan síntomas y lesiones de varias infecciones de transmisión sexual, como el herpes genital, el virus del papiloma humano, la sífilis, el chancro, el granuloma inguinal, el linfogranuloma venéreo y el molusco contagioso (v. cap. 27, Enfermedades de transmisión sexual). Se calcula que hasta el 70 % de las mujeres con vaginitis no están diagnosticadas. En este grupo no diagnosticado, los síntomas pueden estar causados por una amplia variedad de afecciones, entre ellas la vaginitis atrófica, distintas afecciones dermatológicas vulvares y la vulvodinia.

Aunque las infecciones de transmisión sexual y otras infecciones son causas frecuentes de vulvovaginitis, la anamnesis y los síntomas de la paciente pueden apuntar a causas químicas, alérgicas o no infecciosas. La evaluación de las mujeres con vulvovaginitis debe comprender una anamnesis dirigida sobre el espectro completo de síntomas vaginales, entre ellos la alteración del flujo, el mal olor vaginal, el prurito, la irritación, el escozor, la tumefacción, la dispareunia y la disuria. Las preguntas sobre la ubicación de los síntomas (vulva, vagina, ano), su duración, su relación con el ciclo menstrual, su respuesta a tratamiento anterior, incluido el autotratamiento y la irrigación vaginal, y los antecedentes sexuales pueden proporcionar información importante sobre la posible etiología. En las pacientes con síntomas vulvares, la exploración física debe empezar con un examen meticuloso de la vulva. No obstante, la evaluación puede verse comprometida por el autotratamiento de la paciente con fármacos de venta sin receta.

Existen distintas pruebas analíticas para ayudar a diagnosticar la causa de la vulvovaginitis. Las muestras obtenidas durante una exploración con espéculo pueden utilizarse para determinar el pH vaginal, para la prueba de las aminas («prueba del olor») y para la microscopía con solución salina (preparación húmeda) y con hidróxido de potasio (KOH) al 10 %. También existen pruebas para diagnosticar las infecciones vaginales, como las pruebas rápidas de la actividad enzimática de microorganismos asociados a la vaginosis bacteriana, la prueba de detección del antígeno *Trichomonas vaginalis* y los análisis de diagnóstico inmediato del ADN de *Gardnerella vaginalis*, *Trichomonas vaginalis* y las especies de *Candida*, aunque el papel de estas pruebas en el tratamiento apropiado de las pacientes con vulvovaginitis no está claro. Según los factores de riesgo, pueden realizarse técnicas de amplificación del ADN para *Neisseria gonorrhoeae* y *Chlamydia trachomatis*.

ECOSISTEMA VULVOVAGINAL NORMAL

La vulva y la vagina están cubiertas de un epitelio escamoso estratificado. La vulva contiene folículos pilosos y glándulas sebáceas, sudoríparas y apocrinas, mientras que el epitelio de la vagina no está queratinizado y carece de estos elementos especializados. Tras la pubertad, con la maduración de las células epiteliales que tiene lugar con la estimulación estrogénica, el aumento de las concentraciones de glucógeno en los tejidos vaginales favorece la proliferación de lactobacilos en el aparato genital. Estas bacterias degradan el glucógeno en ácido láctico, lo que reduce el pH del intervalo de 6 a 8, que es el habitual antes de la pubertad y después de la menopausia, al intervalo de pH vaginal normal de 3,5 a 4,7 en la mujer

| TABLA 26-1 | Diagnóstico y tratamiento de las secreciones vaginales fisiológicas y las infecciones vaginales comunes | | | |

Característica	Normal	Vaginosis bacteriana	Candidiasis	Tricomoniasis
Síntomas frecuentes	Ninguno	- Leucorrea - Olor que empeora tras el coito; puede ser asintomática	- Prurito - Escozor - Irritación - Flujo blanco y espeso	- Flujo espumoso - Mal olor - Disuria - Dispareunia - Prurito y escozor vulvar
Cantidad de flujo	Pequeña	Con frecuencia mayor	A veces mayor	Mayor
Aspecto del flujo	- Blanco - Transparente - Floculado	- Poco espeso, homogéneo - Gris verdoso - Blanco - Adherente	- Blanco - Parecido a la cuajada - Parecido al «requesón»	- Gris verdoso - Espumoso - Adherente
pH vaginal	3,8–4,2	>4,5	Normal	>4,5
«Prueba del olor» con KOH (olor a aminas)	Ausente	Presente (olor a pescado)	Ausente	Posiblemente presente (olor a pescado)
Aspecto microscópico	- Células epiteliales escamosas normales - Numerosos lactobacilos	- Aumento de leucocitos - Reducción de lactobacilos - Muchas células clave	- Hifas y brotes	- Células epiteliales normales - Aumento de leucocitos - Tricomónadas
Tratamiento	No disponible	Metronidazol (oral o tópico) Clindamicina (oral o tópica)	Imidazoles tópicos sintéticos o fluconazol oral	Metronidazol o tinidazol oral

KOH, hidróxido de potasio.

en edad reproductiva. Además de los lactobacilos, normalmente en la vagina hay una gran variedad de otras bacterias aeróbicas y anaeróbicas en concentraciones de 10^8 a 10^9 colonias/ml de líquido vaginal. Puesto que la vagina es un posible espacio, no un tubo abierto, lo normal es que haya un cociente de bacterias anaeróbicas frente a aeróbicas de 5 a 1.

La secreción vaginal es normal; por lo tanto, no todas las secreciones vaginales indican infección. Esta distinción es importante para el proceso diagnóstico. Las secreciones vaginales provienen de varias fuentes. La mayor parte del componente líquido está compuesta de moco procedente del cuello del útero. Una pequeña cantidad de humedad procede del líquido endometrial, los exudados de glándulas accesorias como las glándulas vestibular menor y vestibular mayor, y el trasudado vaginal. Las células escamosas exfoliadas de la pared vaginal confieren a las secreciones un color de blanco a hueso y aumentan su consistencia. La acción de la flora vaginal endógena también puede contribuir al aumento de la secreción. Estos componentes juntos forman las secreciones vaginales normales que proporcionan la lubricación fisiológica normal que evita la sequedad y la irritación. La cantidad y la naturaleza de esta mezcla varían por la influencia de muchos factores, entre ellos el estado hormonal, el embarazo, la inmunosupresión y

la inflamación. Las mujeres asintomáticas generan aproximadamente 1,5 g de líquido vaginal al día. Las secreciones vaginales normales son inodoras.

VAGINOSIS BACTERIANA

La vaginosis bacteriana (VB) es una infección polimicrobiana que se caracteriza por la ausencia de lactobacilos productores de peróxido de hidrógeno y la proliferación de microorganismos anaeróbicos facultativos, entre ellos *G. vaginalis*, *Mycoplasma hominis*, especies de *Bacteroides*, especies de *Peptostreptococcus*, especies de *Fusobacterium*, especies de *Prevotella* y *Atopobium vaginae*.

Generalmente, las mujeres con VB refieren un olor a «moho» o «pescado» con un flujo poco espeso más abundante de color blanco grisáceo a amarillo. El flujo puede provocar una irritación vulvar leve en un 25 % de los casos. El flujo vaginal se adhiere ligeramente a la pared vaginal y tiene un pH superior a 4,5.

El examen microscópico realizado bajo preparación húmeda con solución salina pone de manifiesto un leve aumento del número de leucocitos, grupos de bacterias, pérdida de lactobacilos normales y presencia de las características «células clave» de la vaginosis bacteriana (fig. 26-1). Se trata de célu-

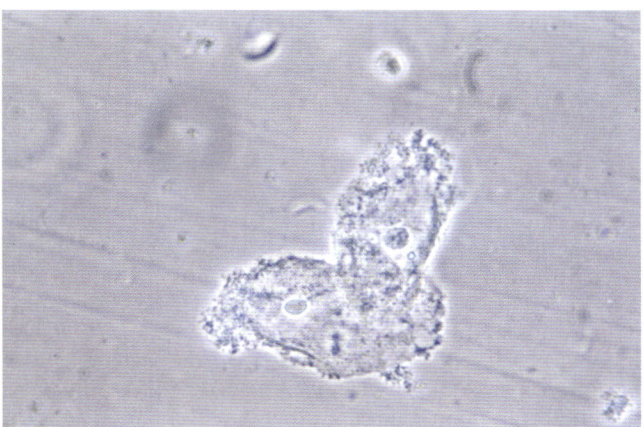

FIGURA 26-1. Células clave de la vaginosis bacteriana. Son células epiteliales con grupos de bacterias apiñados en su superficie que indican la presencia de una infección bacteriana vaginal. (CDC/M. Rein.)

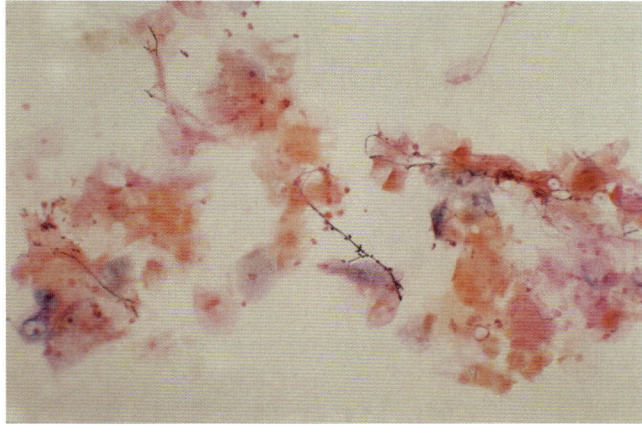

FIGURA 26-2. *Candida albicans.* Se observan hifas ramificadas entre las células epiteliales en esta tinción de Gram de un frotis vaginal. (CDC/Dr. Stuart Brown.)

las epiteliales con numerosas bacterias cocoides adheridas a su superficie, que confieren un aspecto poco definido a sus bordes y un aspecto de «vidrio deslustrado» a su citoplasma. Puesto que las bacterias causantes de la VB forman parte de la flora vaginal normal, la simple presencia de estos microorganismos no es diagnóstica. El diagnóstico de la VB se define por la presencia de tres de los siguientes cuatro criterios: *1)* secreción gris anómala; *2)* pH superior a 4,5; *3)* prueba de las aminas positiva, y *4)* células clave de la vaginosis bacteriana.

La VB puede tratarse con metronidazol oral o tópico o clindamicina oral o tópica. Las mujeres embarazadas también pueden recibir tratamiento con estos fármacos, ya que no se ha demostrado que ninguno de los dos tenga efectos teratógenos. Algunos estudios han puesto de manifiesto que el cribado y el tratamiento de la VB en mujeres con embarazos de alto riesgo pueden reducir la incidencia de rotura prematura de membranas (RPM) antes de término y la incidencia de parto prematuro. No obstante, los estudios no han confirmado que el cribado y el tratamiento universal de la VB en las mujeres embarazadas asintomáticas ayuden a evitar los resultados adversos. En las mujeres no embarazadas, la VB se ha asociado a otras infecciones, entre ellas infección inflamatoria pélvica e infecciones postoperatorias. También se ha asociado a un mayor riesgo de contagio del virus de la inmunodeficiencia humana (VIH) y el virus del herpes simple (VHS). Aunque el tratamiento preoperatorio de la VB puede ayudar a evitar las complicaciones derivadas de las infecciones postoperatorias, no se ha demostrado que el tratamiento de la VB reduzca el riesgo de infección por VIH o VHS.

Candidiasis vulvovaginal

La **candidiasis vulvovaginal** está causada por hongos aéreos ubicuos. Un 90 % de estas infecciones está causado por *Candida albicans* (fig. 26-2). Los casos restantes están causados por *Candida glabrata*, *Candida tropicalis* o *Torulopsis glabrata*. Generalmente, las infecciones por cándida no coexisten con otras infecciones y no se consideran de transmisión sexual, aunque el 10 % de las parejas masculinas tiene infecciones peneanas concomitantes. Es más probable que la candidiasis se dé en mujeres embarazadas, diabéticas, obesas, inmunodeprimidas, que toman anticonceptivos orales o corticoesteroides, o que han recibido tratamiento antibiótico de amplio espectro. Las prácticas que mantienen la zona vaginal caliente y húmeda, como llevar ropa ajustada o el uso habitual de protectores íntimos, también pueden aumentar el riesgo de infecciones por cándida.

El síntoma inicial más frecuente de una mujer con candidiasis es el prurito, aunque hasta el 20 % de las mujeres pueden estar asintomáticas. El escozor, la disuria externa y la dispareunia también son habituales. Con frecuencia, los tejidos vulvar y vaginal tienen un color rojo intenso y en los casos graves la excoriación no es infrecuente. Generalmente, se observa una secreción espesa y adherente con aspecto de «requesón» con un pH de 4 a 5. Esta secreción es inodora. Múltiples estudios han concluido que no puede establecerse un diagnóstico fiable basándose sólo en la anamnesis y la exploración física. Los tratamientos con medicamentos de venta sin receta son seguros y eficaces, pero cualquier mujer que no responda a un tratamiento con estos medicamentos o que experimente una recidiva poco después del tratamiento debe acudir al médico para obtener un diagnóstico definitivo. Hay que aconsejar a las pacientes que siguen un autotratamiento con medicamentos de venta sin receta que interrumpan el tratamiento 3 días antes de la consulta con el médico. El diagnóstico exige ya sea la visualización de blastosporas o seudohifas en la microscopía con solución salina o KOH al 10 %, o un cultivo positivo en una mujer asintomática. El diagnóstico puede clasificarse adicionalmente como candidiasis vulvovaginal complicada o no complicada (cuadro 26-1). Las pruebas de aglutinación de látex pueden resultar especialmente útiles para las cepas que no son de *Candida albicans*, porque no presentan seudohifas en las preparaciones microscópicas húmedas.

El tratamiento de las infecciones por cándida consiste principalmente en la aplicación tópica de un imidazol sintético, como el miconazol, clotrimazol, butoconazol o terconazol en pomada o supositorio intravaginal. El tratamiento oral breve con fluconazol en bajas dosis (150 mg) se ha generalizado. Las mujeres embarazadas deben recibir tratamiento con fármacos tópicos debido al mayor riesgo de anomalías congénitas asociadas a las dosis altas (400 a 800 mg) de fluconazol.

Aunque estos fármacos están asociados a unos altos índices de curación, aproximadamente del 20 % al 30 % de las pacientes experimenta una recidiva 1 mes después del tratamiento. Se ha demostrado que el tratamiento semanal con fluconazol durante 6 meses es eficaz para prevenir la candidiasis recurrente en el 50 % de las mujeres. El tratamiento intermitente con fármacos tópicos (una o dos veces por semana) también puede utilizarse para la prevención. *T. glabrata* es resistente a todos los azoles y puede responder al tratamiento con violeta de genciana o cápsulas de ácido bórico intravaginales. Las pacientes con recidivas frecuentes deben someterse a un estudio meticuloso en busca de posibles factores de riesgo como la diabetes o una enfermedad autoinmunitaria. Hay que plantearse el tratamiento profiláctico local con un antifúngico cuando se recetan antibióticos generales.

Vulvovaginitis por tricomonas

T. vaginalis es un protozoo flagelado que vive sólo en la vagina, los conductos parauretrales y la uretra masculina o femenina. La infección puede transmitirse por contacto sexual, pero también puede darse a través de vectores pasivos, y se ha demostrado que el microorganismo sobrevive en piscinas y bañeras de agua caliente. La tricomoniasis está asociada a enfermedad inflamatoria pélvica (EIP), endometritis, esterilidad, embarazo ectópico y parto prematuro, y con frecuencia coexiste con otras enfermedades de transmisión sexual y la VB. También se ha demostrado que facilita la transmisión del VIH.

Los síntomas de la infección por tricomonas van de leves a graves y pueden comprender prurito o escozor vulvar, flujo copioso con un olor a rancio, disuria y dispareunia.

Aunque no está presente en todas las mujeres, el flujo asociado a las infecciones por tricomonas suele ser «espumoso», poco espeso y de color amarillo verdoso a gris, con un pH superior a 4,5. La exploración puede revelar edema o eritema vulvar. Clásicamente, se describe la presencia de petequias, o manchas de fresa, en la parte superior de la vagina o en el cuello del útero, pero en realidad sólo se observan en un 10 % de las pacientes afectadas. Un número considerable de mujeres con tricomoniasis no presenta síntomas.

El diagnóstico se confirma mediante el examen microscópico de las secreciones vaginales suspendidas en solución salina isotónica. Esta extensión húmeda revelará un número elevado de células epiteliales maduras, leucocitos y tricomonas (fig. 26-3). Un análisis de diagnóstico inmediato para detectar el antígeno contra las tricomonas, el OSOM Trichomonas Rapid Test, posee una sensibilidad del 88,3 % y una especificidad del 98,8 % en comparación con el cultivo. Las mujeres con diagnóstico de tricomoniasis también deben someterse al cribado de otras ETS, especialmente la gonorrea y las clamidias.

El tratamiento de las infecciones por tricomonas consiste en la administración de metronidazol o tinidazol por vía oral. Se recomienda tratar a las parejas sexuales de las mujeres con tricomoniasis, y las personas que reciben tratamiento deben evitar mantener relaciones sexuales sin protección. Es necesario abstenerse de ingerir alcohol durante el tratamiento con metronidazol para evitar una posible reacción de tipo disulfiram. La tricomoniasis se ha asociado a parto prematuro, RPM y bajo peso al nacer. Las mujeres embarazadas deben recibir tratamiento, y el uso del metronidazol se considera seguro durante el embarazo. No obstante, el tratamiento puede no evitar estas complicaciones del embarazo.

Aunque con frecuencia se recomienda realizar una exploración posterior en las pacientes con tricomoniasis para comprobar si se han curado, normalmente estas exploraciones no son rentables, excepto en la paciente poco común que presenta antecedentes de recidivas frecuentes. En estas pacientes, hay que pensar en una posible reinfección o mal cumplimiento terapéutico, además de la posibilidad de in-

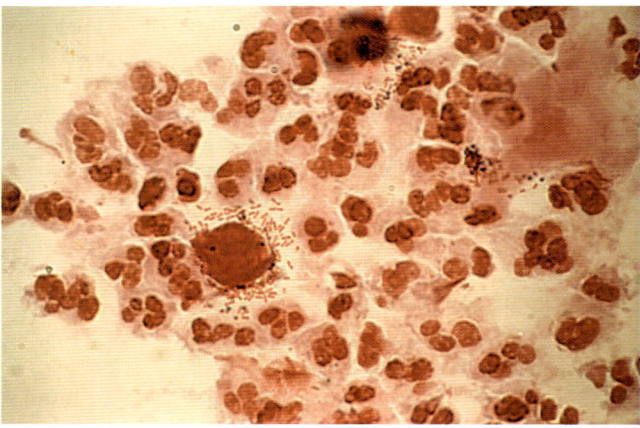

FIGURA 26-3. Tricomoniasis. En esta imagen se observan claramente los flagelos de este parásito. (CDC.)

fección por más de un microorganismo u otra enfermedad subyacente. Se han descrito infecciones por *T. vaginalis* resistente a metronidazol. Aunque la resistencia total es rara, la resistencia relativa puede alcanzar el 5 %. Estas infecciones se tratan con tinidazol en altas dosis.

OTRAS CAUSAS DE VULVOVAGINITIS

La **vaginitis atrófica** se define como la atrofia del epitelio vaginal debida a una disminución de las concentraciones de estrógenos. Aunque es más frecuente en las mujeres postmenopáusicas, la vaginitis atrófica puede observarse en mujeres premenopáusicas jóvenes. El estado estrogénico tiene un papel crucial a la hora de determinar la situación normal de la vagina. Cuando las concentraciones de estrógenos disminuyen, se produce una pérdida de glucógeno celular con la pérdida resultante de ácido láctico. En los estados prepuberal y posmenopáusico, el epitelio vaginal es más fino y el pH de la vagina suele estar elevado (4,7 o superior). También puede darse una pérdida de elasticidad del tejido conjuntivo, lo que se traduce en un acortamiento y estrechamiento de la vagina. El aparato urinario también puede verse afectado y puede presentar alteraciones atróficas. Las pacientes con vaginitis atrófica tienen una secreción vaginal anómala, sequedad, prurito, escozor o dispareunia. Los síntomas urinarios típicos comprenden tenesmo vesical, polaquiuria, infecciones urinarias recurrentes e incontinencia. La vaginitis atrófica se trata con estrógenos tópicos u orales.

Generalmente, la **vaginitis inflamatoria descamativa** se observa en mujeres perimenopáusicas y postmenopáusicas, y se caracteriza por una secreción purulenta, exfoliación de las células epiteliales con escozor y eritema vulvovaginal, una cantidad relativamente pequeña de lactobacilos y proliferación de cocos grampositivos; normalmente se observan estreptococos. El pH vaginal es superior a 4,5. El tratamiento inicial consiste en pomada de clindamicina al 2 %, aplicada cada día durante 14 días.

LECTURAS RECOMENDADAS

American College of Obstetricians and Gynecologists. Vaginitis. ACOG Practice Bulletin No. 72. *Obstet Gynecol.* 2006;107(5): 1195–1206.
Galask R, Elas DE. Vulvovaginitis. In: *Precis, Gynecology.* 3rd ed. Washington, DC: American College of Obstetricians and Gynecologists; 2006:54–64.

27 Enfermedades de transmisión sexual

Este capítulo trata principalmente el siguiente tema educativo de la Association of Professors of Gynecology and Obstetrics (APGO):

Tema 36 Enfermedades de transmisión sexual e infecciones urinarias

Los estudiantes deben ser capaces de exponer el diagnóstico, la evaluación y el tratamiento de las enfermedades de transmisión sexual comunes.

Las **enfermedades de transmisión sexual (ETS)** son uno de los problemas ginecológicos más frecuentes en las mujeres sexualmente activas. Las ETS pueden transmitirse a través del sexo oral, vaginal o anal. La transmisión de una ETS puede tener una variedad de consecuencias, entre ellas esterilidad, cáncer e incluso la muerte. Las ETS son la causa más frecuente de esterilidad evitable y están estrechamente asociadas a embarazo ectópico. Las infecciones de transmisión sexual pueden aumentar el riesgo de contagio del VIH; por lo tanto, la prevención de las ETS es una estrategia importante para prevenir las infecciones por el VIH. Las ETS también pueden afectar a la persona, lo que se traduce en dolor, molestias y tensión en las relaciones personales.

La mayoría de las ETS exigen el contacto piel-con-piel o el intercambio de líquidos corporales para su transmisión. El sexo anal acarrea un riesgo especialmente alto, porque los tejidos del recto se rompen fácilmente y los microorganismos pueden transmitirse a través de estas roturas. Varias ETS pueden transmitirse por contacto bucogenital. Algunas pacientes pueden no considerar este tipo de contacto sexual como una conducta de riesgo o pueden no considerarse sexualmente activas cuando practican esta conducta.

La evaluación para detectar la presencia de ETS debe ser un elemento habitual de la atención sanitaria de la mujer.

PRINCIPIOS DIAGNÓSTICOS GENERALES

Muchas infecciones de transmisión sexual son asintomáticas en las mujeres o durante los estadios iniciales de la infección. *Los signos y síntomas de muchas ETS pueden caracterizarse por úlceras genitales* (tabla 27-1) *o infecciones del cuello del útero (cervicitis), la uretra (uretritis) o ambas* (tabla 27-2). Puesto que del 20 % al 50 % de las pacientes con una ETS tienen una infección coexistente, cuando se confirma una infección hay que pensar en la posibilidad de que haya otras infecciones.

Debido a las variaciones de los signos y síntomas y a la presentación asintomática de las ETS, es imprescindible obtener unos antecedentes sexuales detallados y realizar una exploración física minuciosa para detectar la presencia de una ETS. Los datos obtenidos con una evaluación física sistemática, combinados con la anamnesis de la paciente, suelen ayudar a realizar el diagnóstico correcto. Hay que inspeccionar la región inguinal en busca de exantemas, lesiones y adenopatía. La vulva, el periné y las zonas perianales deben inspeccionarse en busca de lesiones o ulceraciones, y deben palparse para comprobar si hay engrosamiento o tumefacción. Las glándulas vestibulares mayores, los conductos parauretrales y la uretra deben examinarse, ya que con frecuencia son lugares de infección gonorreica. En las pacientes con síntomas urinarios, hay que estrujar suavemente la uretra para provocar una secreción. Hay que inspeccionar la vagina y el cuello del útero en busca de lesiones y flujo anómalo. Si una paciente practica el coito anal, el recto debe considerarse un posible lugar de infección. Para terminar, hay que examinar la cavidad bucal además de los ganglios linfáticos cervicales y otros ganglios, si es apropiado, basándose en los modos de expresión sexual de la paciente.

CRIBADO

El cribado de las mujeres no embarazadas depende de la edad de la paciente y la valoración de los factores de riesgo (cuadro 27-1).

El diagnóstico de ciertas ETS también debe llevar al cribado de otras infecciones de transmisión sexual. Cuando a una paciente se le diagnostica una cervicitis, también debe someterse al cribado de la EIP, la infección por clamidias, la gonorrea, la vaginosis bacteriana y la tricomoniasis, y tratarse, si es necesario. Una mujer a la que se le diagnostica EIP debe someterse a la prueba de la infección por clamidias, la gonorrea y el VIH.

PREVENCIÓN

La prevención de las ETS implica concienciar a la paciente de que tiene que posponer la actividad sexual, reducir el número de parejas sexuales y utilizar el preservativo. En el caso de algunas ETS, existen vacunas para reducir o evitar la transmisión, como la vacuna contra el virus del papiloma humano

(VPH) y contra la hepatitis B (v. cap. 2, El papel del ginecólogo en el cribado y la atención preventiva).

La notificación de la paciente es una parte importante de la prevención. Cuando se diagnostica una ETS, también hay que evaluar a la(s) pareja(s) sexual(es) de la paciente. En Estados Unidos, los casos de gonorrea, infección por clamidias y sífilis deben comunicarse al departamento de salud local. El tratamiento de las parejas sexuales masculinas es importante para evitar la reinfección con ciertas ETS. *En el tratamiento acelerado de la pareja, la pareja sexual de una paciente recibe tratamiento farmacológico para una ETS sin someterse a una exploración física ni pruebas.* Aunque en la mayoría de los casos este tipo de tratamiento no da lugar a reacciones adversas, puede acarrear un riesgo considerable. Hay que animar siempre a las parejas sexuales a que vayan solas al médico para someterse a una evaluación. En algunos estados, el tratamiento acelerado de la pareja está prohibido o restringido; por lo tanto, es importante que el personal clínico esté familiarizado con todas las leyes y regulaciones locales.

INFECCIONES ESPECÍFICAS

Las tablas 27-1 y 27-2 resumen la prevalencia, los signos y síntomas, la evaluación y las consideraciones especiales de las ETS más frecuentes según si el síntoma inicial es una úlcera genital o una cervicitis. Los protocolos de tratamiento varían con frecuencia, y las directrices más recientes pueden obtenerse en la página de Internet de los Centers for Disease Control and Prevention (www.cdc.gov).

Chlamydia trachomatis

Chlamydia trachomatis es una bacteria gramnegativa estricta intracelular que carece de la capacidad metabólica y bioquímica para producir adenosintrifosfato (ATP) e infecta preferentemente las células epiteliales cilíndricas. La infección por clamidias es la enfermedad infecciosa que se notifica con mayor frecuencia en Estados Unidos. En 2006, se comunicaron más de 1 millón de casos a los Centers for Disease Control and Prevention. Pese al elevado número de casos notificados, la mayoría de los casos de infección por clamidias no se notifican. Se calcula que más de 1,7 millones de casos de infecciones por clamidias quedan sin diagnosticar cada año. *Si la infección no se trata, hasta el 40 % de las mujeres con clamidias desarrollará* **enfermedad inflamatoria pélvica (EIP),** *que puede traducirse en complicaciones importantes, como embarazo ectópico, dolor pélvico crónico y esterilidad.* Las infecciones por clamidias también son la causa de la uretritis no gonocócica y la conjuntivitis por inclusión. Debido a las graves consecuencias de la infección no tratada, se recomienda que todas las mujeres sexualmente activas menores de 25 años se sometan al cribado anual. Las mujeres mayores que tienen factores de riesgo, como múltiples parejas sexuales o una nueva pareja sexual, también deben someterse al cribado anual.

DIAGNÓSTICO

Con frecuencia, la infección por clamidias es asintomática. Los signos y síntomas frecuentemente son sutiles e inespecíficos, y pueden comprender flujo vaginal anómalo y hemorragia vaginal. La **cervicitis,** que se caracteriza por un flujo mucopurulento procedente del cuello del útero y la eversión o ectropión del cuello del útero que se traduce en una hemorragia cervical intermitente, también puede ser indicativa del diagnóstico (fig. 27-1). La infección ascendente provoca **salpingitis** leve (infección de las trompas uterinas) con síntomas de aparición gradual. Una vez que la salpingitis ha arraigado, puede permanecer activa durante muchos meses, con un riesgo creciente de lesión tubárica. *Puesto que con frecuencia también se detectan clamidias en conjunción con* Neisseria gonorrhoeae, *cualquier paciente con gonorrea confirmada o presunta también debe someterse a una evaluación para detectar clamidias.*

Los análisis para detectar la infección por clamidias se realizan mediante cultivo, inmunofluorescencia directa, enzimoinmunoanálisis (EIA), pruebas de hibridación del ácido nucleico y pruebas de amplificación del ácido nucleico (PAAN) de muestras endocervicales. Las PAAN son las pruebas más sensibles para las muestras endocervicales y están aprobadas por la FDA para su uso con muestras vaginales. Las adolescentes que son reacias a someterse a una exploración ginecológica o que reciben atención en situaciones en que no es posible realizar una exploración gine-

TABLA 27-1	Enfermedades que se caracterizan por úlceras genitales

- Diagnóstico diferencial: herpes genital, sífilis, chancro e infecciones de transmisión no sexual.
- Diagnóstico: antecedentes y exploración física con frecuencia inexactos; todas las pacientes deben someterse a la prueba de la sífilis y el herpes; hay que considerar el chancro.

	Herpes	Sífilis	Chancro	Granuloma inguinal	Linfogranuloma venéreo
Prevalencia	• Como mínimo 50 millones de personas en Estados Unidos tienen la infección por VHS	• Va a la baja; más prevalente en zonas metropolitanas	• Normalmente brotes diferenciados – altos índices de coinfección por VIH	• Rara vez se da en Estados Unidos; endémico en la India, Papúa Nueva Guinea, Australia central, África occidental	• Desconocido en Estados Unidos
Presentación	• La presentación clásica de vesículas/úlceras está ausente en muchos casos • Muchas mujeres con infección por VHS-1 o VHS-2 están asintomáticas • Las recidivas son mucho menos frecuentes con el VHS-1; dato importante para la orientación	• Primaria: úlcera o chancro • Secundaria: exantema cutáneo, linfadenopatía, lesiones mucocutáneas • Terciaria: manifesta-ciones cardíacas u oftálmicas, anomalías auditivas, lesiones gomosas • Latente: ausencia de síntomas, diagnosticada mediante serología	• Combinación de úlcera genital dolorosa y adenopatía inguinal supurativa dolorosa a la palpación	• Lesiones rojas elevadas que sangran fácilmente	• Vesícula o úlcera que remite espontánea-mente en el lugar de la infección (a veces) • Linfadenectomía inguinal o femoral
Diagnóstico	• El diagnóstico clínico debe confirmarse mediante pruebas analíticas • El aislamiento del VHS en el cultivo celular es la prueba virológica de preferencia • Hay que tipar las cepas aisladas en cultivos víricos para determinar si la causa de la infección es el VHS-1 o VHS-2 • Hay que solicitar específicamente análisis basados en la glucopro-teína G de tipo específico cuando se realiza la serología	• La microscopía de campo oscuro y las pruebas directas de anticuerpos fluores-centes de exudado o tejido de la lesión son los métodos definitivos para el diagnóstico de la sífilis precoz • El diagnóstico de sospecha es posible con pruebas no treponémicas (VDRL y RPR) y treponémicas (p. ej., FTA-ABS y APTP) • El uso de sólo un tipo de prueba serológica es insuficiente; los falsos positivos de las pruebas no treponémicas a veces están asociados a enfermedades no relacionadas con la sífilis	• Los medios de cultivo y la PCR no están fácilmente disponibles • Diagnóstico probable: paciente con úlceras, sin indicios de sífilis, presentación típica de chancro y pruebas diagnósticas negativas para el herpes	• Sospecha clínica • Frotis teñidos con tinción de Wright o Giemsa o biopsias de tejido de granulación; la presencia de cuerpos de Donovan teñidos de color oscuro es diagnóstica	• Sospecha clínica • Exclusión de otras causas • Prueba positiva para la bacteria patógena (*C. trachomatis*)

APTP, aglutinación de partículas de *T. pallidum*; FTA-ABS, absorción de anticuerpos antitreponémicos fluorescentes; PCR, reacción en cadena de la polimerasa; RPR, reagina rápida en plasma; VDRL, laboratorio de investigación de enfermedades venéreas; VHS, virus del herpes simple; VIH, virus de la inmunodeficiencia humana.

Datos de Workowski KA, Berman SM. Sexually transmitted diseases treatment guidelines 2006. *MMWR Recomm Rep.* 2006; 55(RR-11): 1–94.

Modificada del American College of Obstetricians and Gynecologists. *Guidelines for Women's Health Care: A Resource Manual.* 3.ª ed. Washington, DC: ACOG; 2007: 205.

TABLA 27-2	Enfermedades que se caracterizan por cervicitis o uretritis

	Infección por clamidias	Gonorrea
Prevalencia	• Enfermedad infecciosa notificada con mayor frecuencia en Estados Unidos • La mayor prevalencia se da en las personas de 25 años o menos	• Se calcula que se dan 600 000 infecciones nuevas cada año en Estados Unidos • La prevalencia varía mucho entre comunidades y poblaciones • Las mujeres menores de 25 años son las que mayor riesgo presentan
Presentación	• La infección asintomática es común • Otras presentaciones: cervicitis mucopurulenta, flujo vaginal anómalo, hemorragia vaginal intermenstrual irregular	• Frecuentemente asintomática
Evaluación	• Todas las mujeres sexualmente activas de 25 años o menos deben someterse al cribado anual • La infección urogenital en la mujer puede diagnosticarse mediante análisis de orina o muestras endocervicales o vaginales • Existen cultivos, técnicas de inmunofluorescencia directa, EIA, pruebas de hibridación del ácido nucleico y PAAN para la detección de *Chlamydia trachomatis* en muestras endocervicales • Las PAAN son las pruebas más sensibles para las muestras endocervicales y están aprobadas por la FDA para su uso con orina, y algunas pruebas están aprobadas para su uso con muestras vaginales • El ACOG recomienda plantearse realizar un análisis de orina en las adolescentes que son reacias a someterse a una exploración ginecológica o que son atendidas en situaciones en que no es factible realizar una exploración ginecológica	• Las pruebas son apropiadas en pacientes con alto riesgo de contraer ETS • El ACOG recomienda el cribado anual de la gonorrea en las adolescentes sexualmente activas • Hay que tener en cuenta las infecciones faríngeas y anorrectales basándose en las prácticas sexuales identificadas durante la obtención de los antecedentes sexuales • Plantéese realizar un análisis de orina cuando las adolescentes sean reacias a someterse a una exploración ginecológica o cuando sean atendidas en situaciones en que no es factible realizar una exploración ginecológica
Consideraciones especiales	• Las personas tratadas por infección por clamidias deben recibir instrucciones de abstenerse de mantener relaciones sexuales durante los 7 días siguientes al tratamiento con dosis única o hasta la finalización de una tanda de 7 días de tratamiento, y abstenerse de mantener relaciones sexuales hasta que todas sus parejas sexuales reciban tratamiento • No se recomienda realizar una prueba de curación (repetición de la prueba 3-4 semanas después de finalizar el tratamiento) en las personas tratadas con las pautas recomendadas u otras pautas distintas, a menos que el cumplimiento terapéutico sea dudoso, los síntomas persistan o se piense en una posible reinfección • Debido a los altos índices de reinfección, plantéese aconsejar a todas las mujeres con infección por clamidias que vuelvan a hacerse la prueba aproximadamente 3 meses después del tratamiento y anime a todas las mujeres tratadas por infección por clamidias a volver a hacerse la prueba cuando busquen atención médica en los siguientes 3-12 meses	• Las pacientes con gonorrea deben recibir tratamiento sistemáticamente por infección por clamidias a menos que esta infección se haya descartado mediante PAAN • Plantéese aconsejar a las pacientes con gonorrea que vuelvan a hacerse la prueba 3 meses después del tratamiento. Si las pacientes no tratan de hacerse la prueba a los 3 meses, anímelas a hacérsela cuando busquen atención médica en los siguientes 12 meses

ACOG, American College of Obstetricians and Gynecologists; CDC, Centers for Disease Control and Prevention; EIA, enzimoinmunoanálisis; ETS, enfermedad de transmisión sexual; FDA, Food and Drug Administration; PAAN, pruebas de amplificación del ácido nucleico.
Datos de Workowski KA, Berman SM. Sexually transmitted diseases treatment guidelines 2006. *MMWR Recomm Rep.* 2006; 55(RR-11): 1–94. http://www.cdc.gov/mmwr/preview/mmwrhtml/rr5511a1.htm. Consultada el 20 de octubre de 2008.
Modificada del American College of Obstetricians and Gynecologists. *Guidelines for Women's Health Care: A Resource Manual.* 3.ª ed. Washington, DC: ACOG; 2007: 206–207.

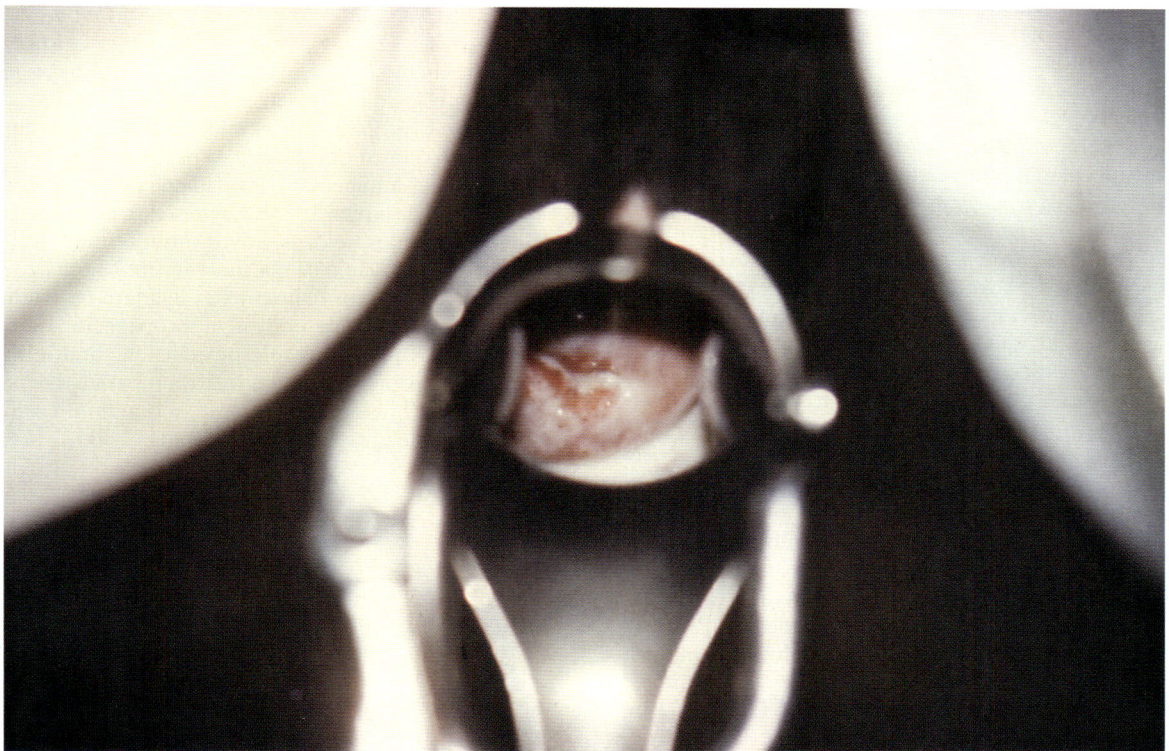

FIGURA 27-1. Cervicitis. La secreción mucopurulenta del cuello del útero y la eversión o ectropión del cuello del útero que se traducen en hemorragia cervical intermitente son indicativos de cervicitis, que puede ser consecuencia de una infección por clamidias o gonorrea. (Centers for Disease Control, Atlanta, GA; 1970.)

cológica pueden someterse a una evaluación mediante análisis de orina.

TRATAMIENTO

La clamidia se trata con antibióticos como la azitromicina o la doxiciclina. Otros tratamientos con antibióticos comprenden eritromicina base, etilsuccinato de eritromicina, ofloxacino o levofloxacino. Aunque la eritromicina es una opción de tratamiento, los efectos secundarios digestivos pueden ser considerables.

> *Las pacientes que tienen síntomas persistentes, que se piensa que incumplen el tratamiento o que pueden haberse reinfectado deben someterse a una **prueba de confirmación de curación** (una repetición de la prueba) de 3 a 4 semanas después de acabar el tratamiento inicial.*

Debido a los elevados índices de reinfección, hay que aconsejar a todas las mujeres con infección por clamidias que vuelvan a hacerse la prueba 3 meses después del tratamiento. También hay que animar a estas mujeres a volverse a hacer la prueba cuando busquen atención médica en los siguientes 3 a 12 meses. Hay que dar instrucciones a las personas que reciben tratamiento por una infección por clamidias de que se abstengan de mantener relaciones sexuales hasta la finalización del tratamiento y hasta que todas sus parejas sexuales se hayan sometido a tratamiento.

Neisseria gonorrhoeae (gonorrea)

Las infecciones por *N. gonorrhoeae*, un diplococo gramnegativo intracelular, son la segunda ETS más frecuente en Estados Unidos. Se calcula que en Estados Unidos cada año se dan 600 000 casos nuevos de gonorrea, y menos de la mitad se notifica a los Centers for Disease Control. La aparición de **cepas antimicrobianas,** el aumento de la frecuencia de infecciones asintomáticas y los patrones cambiantes de conducta sexual han contribuido al aumento de esta incidencia. *Los índices más altos de infección se observan en los adolescentes y los jóvenes adultos.* La infección por *N. gonorrhoeae* puede llevar a EIP, con el riesgo concomitante de esterilidad debida a la formación de adherencias, lesión tubárica y formación de hidrosálpinx. Los estudios también dejan entrever que la infección por *N. gonorrhoeae* puede facilitar la transmisión del VIH. Las mujeres contraen con facilidad infecciones por *N. gonorrhoeae*, que pueden afectar al aparato genital, el recto y la faringe. La gonorrea se considera una enfermedad de declaración obligatoria en todos los estados, y las parejas sexuales de las personas infectadas deben hacerse la prueba y recibir tratamiento.

DIAGNÓSTICO

Los signos y síntomas aparecen de 3 a 5 días después de contraer la infección, pero las infecciones asintomáticas son frecuentes tanto en el varón como en la mujer. En el varón, la infección se caracteriza por **uretritis,** una secreción mucopurulenta o purulenta procedente de la uretra. *En la mujer, los signos y síntomas con frecuencia son lo suficientemente leves como para pasarse por alto y pueden comprender una secreción purulenta procedente de la uretra, el conducto parauretral, el cuello del útero, la vagina o el ano.* El sexo anal no siempre es un requisito esencial para la infección anal. Una secreción verdosa o amarilla procedente del cuello del útero indicativa de cervicitis debe alertar al médico sobre la posibilidad de una infección por *N. gonorrhoeae* o *C. trachomatis.* Con frecuencia, se observa infección de las glándulas vestibulares mayores, que puede llevar a sobreinfecciones, abscesos o formación de quistes. Cuando la glándula se hincha y duele, conviene practicar una incisión y un drenaje.

El diagnóstico de laboratorio de la infección por *N. gonorrhoeae* en la mujer se realiza mediante el análisis de muestras endocervicales, vaginales o de orina. Las muestras pueden analizarse mediante cultivo, hibridación nucleica o PAAN. El cultivo es la técnica más utilizada para analizar las muestras obtenidas de la faringe o el recto, ya que no existe ninguna prueba que no sea el cultivo aprobada por la FDA para el análisis de estas muestras. Las muestras uretrales de los varones pueden analizarse mediante tinción de Gram en los varones sintomáticos, pero no se recomiendan como prueba definitiva en las mujeres o los varones asintomáticos.

> *Todas las pacientes que se someten a la prueba de la gonorrea también deben hacerse pruebas para detectar otras ETS, como la infección por clamidias, el VIH y la sífilis.*

TRATAMIENTO

Hay que administrar tratamiento agresivo a las pacientes con *N. gonorrhoeae* presunta o confirmada a fin de evitar las graves secuelas de la enfermedad no tratada. Debido a la aparición de cepas de *N. gonorrhoeae* resistentes a las quinolonas, estos antimicrobianos ya no se utilizan para el tratamiento de estas infecciones. Los antimicrobianos que se utilizan actualmente son la ceftriaxona, la cefixima o el ciprofloxacino. Dada la elevada probabilidad de infección concomitante por clamidias, también hay que tratar a las pacientes para esta infección, si una PAAN no descarta la infección por clamidias.

Enfermedad inflamatoria pélvica

La **enfermedad inflamatoria pélvica (EIP)** representa el tipo más grave de ETS. Implica la infección del aparato genital superior (endometrio, trompas uterinas, ovarios y peritoneo pélvico) como resultado de la propagación directa de patógenos a lo largo de las superficies de mucosa tras la infección inicial del cuello del útero. Los microorganismos predominantes causales de la EIP son *C. trachomatis* y *N. gonorrhoeae.* Otros microorganismos que se han aislado de las trompas uterinas de pacientes con EIP comprenden *Myco-*

plasma, Streptococcus, Staphylococcus, Haemophilus, Escherichia coli, bacteroides, Peptostreptococcus, Clostridium y *Actinomyces.*

El momento en que se produce la infección cervical en relación con el ciclo menstrual es importante; el moco endocervical resiste la propagación ascendente, especialmente durante la parte del ciclo en que domina la progesterona. Los anticonceptivos orales imitan este efecto, lo que explica en parte su acción a la hora de limitar la EIP. La presencia de espermatozoides móviles o de hilos de dispositivos intrauterinos (DIU) puede permitir la penetración de microorganismos a través de esta barrera protectora. Normalmente, la ligadura de trompas proporciona una barrera contra la propagación, aunque en algunos casos pequeños microcanales facilitan el mantenimiento de la propagación. La relativa movilidad de la trompa uterina contribuye probablemente a que la infección se extienda de manera rápida y generalizada.

FACTORES DE RIESGO

El mayor factor de riesgo de EIP es una EIP anterior. La adolescencia, tener múltiples parejas sexuales, no utilizar el preservativo y la infección por cualquiera de los microorganismos patógenos son factores de riesgo importantes. Entre el 10 % y el 40 % de las mujeres con infecciones por clamidias o gonorrea del cuello del útero no tratadas desarrollará una EIP aguda. *La importancia del diagnóstico y el tratamiento precoces de la EIP radica en la prevención de la esterilidad y el embarazo ectópico.* La esterilidad es el resultado de la cicatrización de las trompas uterinas dañadas y las adherencias intraperitoneales, y se da aproximadamente en el 15 % de las pacientes tras un episodio único de salpingitis, cifra que aumenta hasta el 75 % después de tres o más episodios. El riesgo de embarazo ectópico se multiplica por 7 a 10 en las mujeres con antecedentes de salpingitis.

DIAGNÓSTICO

Con frecuencia, los síntomas de la EIP son inespecíficos, y las pacientes que acuden con estos síntomas deben diferenciarse de las que tienen un embarazo ectópico, un aborto incompleto séptico, apendicitis aguda, abscesos diverticulares y torsión de los anejos uterinos. Las pacientes con EIP también pueden tener unos síntomas iniciales inespecíficos sólo leves, como leucorrea o hemorragia vaginal intermitente. Los signos y síntomas más pronunciados comprenden contractura abdominal, dolor a la movilización cervical o a la descompresión cervical. Con frecuencia, se observa una secreción cervical purulenta y normalmente los anejos presentan una hipersensibilidad de moderada a extrema con un bulto o una tumoración potencialmente palpables. También puede haber fiebre o escalofríos y la cifra de leucocitos suele estar elevada (cuadro 27-2). La afectación peritoneal también puede comprender **perihepatitis (síndrome de Fitz-Hugh-Curtis).** La perihepatitis es una inflamación que lleva a fibrosis y cicatrización localizada de la superficie anterior del hígado y el peritoneo adyacente. Probablemente, está causada con mayor frecuencia por una infección por clamidias que por una infección gonorreica, que fue la infección con la que se describió originariamente (fig. 27-2). En los casos graves o en las pacientes con uno o más episodios anteriores de EIP, pueden

CUADRO 27-2

Criterios clínicos para el diagnóstico de salpingitis aguda

Es necesario que se cumplan los tres criterios siguientes:

1. Dolor abdominal con la palpación con/sin dolor de descompresión
2. Dolor con la palpación de los anejos uterinos
3. Dolor con el movimiento del cuello del útero

ADEMÁS DE:

Uno o más de los siguientes criterios:

1. Tinción de Gram endocervical positiva para diplococos gramnegativos intracelulares
2. Temperatura ≥ 38 °C
3. Cifra de leucocitos > 10 000
4. Pus en la culdocentesis o la laparoscopia
5. Absceso pélvico en la exploración bimanual o la ecografía

---

formarse **abscesos tuboováricos (ATO).** Las pacientes con ATO están graves y con frecuencia presentan fiebre alta, taquicardia, dolor abdominal y pélvico intenso, y náuseas y vómitos.

Puesto que la EIP puede no estar asociada a signos y síntomas específicos, se recomienda el tratamiento empírico de la EIP en las mujeres jóvenes sexualmente activas que parece que no tienen ninguna otra causa de enfermedad y que se observa que tienen dolor a la movilización cervical, dolor con la palpación de los anejos uterinos o dolor a la movilización cervical durante la exploración ginecológica. Las mujeres con diagnóstico de EIP también deben someterse a una prueba para detectar la infección por clamidias, VIH o gonorrea.

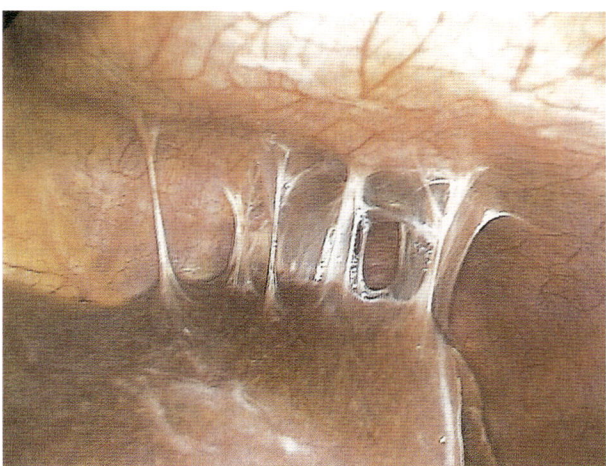

FIGURA 27-2. Perihepatitis (síndrome de Fitz-Hugh-Curtis). Las adherencias entre el hígado y el diafragma son indicios de la perihepatitis provocada por la infección por clamidias. (De Overton C, Davis C, McMillan L, Shaw RW. *An Atlas of Endometriosis.* 3ª ed. London: Informa UK; 2007: 9.4.)

TRATAMIENTO

Las pacientes con EIP leve o moderada pueden tratarse con una pauta de antibióticos orales; no obstante, muchas pacientes necesitan hospitalización para recibir la atención adecuada. La decisión de hospitalizar debe individualizarse y basarse en ciertos criterios (cuadro 27-3). La hospitalización permite la administración de tratamiento con antibióticos en dosis altas por vía intravenosa con un espectro antimicrobiano que cubre microorganismos aerobios y anaerobios. En el caso de los ATO, el drenaje quirúrgico o incluso la histerectomía, según la fertilidad y los deseos genésicos de la paciente, pueden estar justificados en las pacientes que no responden a una tanda agresiva de antibióticos parenterales. La rotura de un ATO con choque séptico es una complicación potencialmente mortal, con una mortalidad que se acerca al 10 %. Estas pacientes deben someterse a tratamiento quirúrgico.

Herpes genital

El **herpes genital** está causado por el virus del herpes simple (VHS), un virus de ADN. Esta afección afecta a más de 50 millones de personas en Estados Unidos, y hasta el 75 % de las primoinfecciones pasa desapercibido a la paciente y al profesional sanitario. Las infecciones por el VHS son sumamente contagiosas. Existen dos tipos de VHS: el VHS-1, que está asociado a la queilitis herpética, pero que también puede provocar lesiones genitales, y el VHS-2. La mayoría de las infecciones genitales por VHS están causadas por el VHS-2, pero las infecciones por el VHS-1 cada vez son más frecuentes, especialmente entre las adolescentes y las mujeres jóvenes. *Hasta el 80 % de las infecciones genitales nuevas entre las mujeres pueden deberse al VHS-1, y los índices más altos se dan en las adolescentes y las jóvenes adultas.* Las mujeres infectadas con el VHS-1 tienen riesgo de contraer la infección por el VHS-2.

CUADRO 27-3

Criterios propuestos para la hospitalización por enfermedad inflamatoria pélvica

- No pueden excluirse urgencias quirúrgicas (p. ej., apendicitis)
- La paciente está embarazada
- La paciente no responde clínicamente al tratamiento antimicrobiano oral
- La paciente no puede cumplir o tolerar un tratamiento oral ambulatorio
- La paciente padece una enfermedad grave, náuseas y vómitos, o tiene fiebre alta
- La paciente tiene un absceso tuboovárico

Workowski KA, Berman SM. Sexually transmitted diseases treatment guidelines, 2006. *MMWR Recomm Rep.* 2006; 55(RR-11): 1–94. http://www.cdc.gov/mmwr/preview/mmwrhtml/rr5511a1.htm. Consultada el 20 de octubre de 2008.

DIAGNÓSTICO

El primer episodio de infección, que representa la contracción del VHS por primera vez, suele ser muy grave, y las infecciones recurrentes pueden ser más leves. *Con frecuencia, los primeros episodios de infección van acompañados de síntomas generales, entre ellos un síndrome seudogripal prominente y afectación neurológica frecuente, que se dan al cabo de 2 a 3 días de contraer la infección.* Aparecen lesiones vesiculares y ulceradas dolorosas en la vulva, la vagina, el cuello del útero o la piel perianal y perineal, que con frecuencia se extienden a las nalgas, de 3 a 7 días después de la exposición y suelen remitir en aproximadamente 1 semana (fig. 27-3). Estas vesículas se rompen y se convierten en úlceras dolorosas superficiales con un borde rojo. Las lesiones de las infecciones por herpes simple pueden diferenciarse de las úlceras observadas en el chancro, la sífilis o el granuloma inguinal por su aspecto y su intensísimo dolor con la palpación. La disuria provocada por las lesiones vulvares o la afectación uretral y vesical puede llevar a retención de orina. Las pacientes con lesiones primarias pueden necesitar hospitalización para controlar el dolor o tratar las complicaciones urinarias. En algunas pacientes se da meningitis aséptica con fiebre, cefalea y meningismo de 5 a 7 días después de la aparición de las lesiones genitales.

Tras la primoinfección, el VHS migra a través de las fibras nerviosas para permanecer en estado latente en los ganglios de las raíces dorsales. Las recidivas están desencadenadas por estímulos desconocidos, que tienen como resultado la propagación del virus por la fibra nerviosa hasta la zona afectada. *Normalmente, las lesiones recurrentes tienen una intensidad menor que las lesiones asociadas a la primoinfección y persisten durante menos tiempo, generalmente de 2 a 5 días.* Las lesiones recurrentes pueden ser unilaterales antes que bilaterales y se presentan en forma de fisuras o irritación vulvar, en lugar de tener un aspecto vesicular. Las infecciones por VHS-1 tienen menos probabilidades de provocar recidivas que las infecciones por VHS-2, un dato que hay que tener en cuenta cuando una paciente se plantea la posibilidad de recibir tratamiento inhibidor.

La mayoría de las infecciones por VHS-1 y VHS-2 son asintomáticas en la mujer. *El cuadro inicial clásico de un grupo de vesículas y úlceras dolorosas se da en un pequeño porcentaje de mujeres, y la mayoría de las mujeres tendrá lesiones atípicas, como abrasiones, fisuras o prurito sin lesiones evidentes.* La propagación del virus puede tener lugar hasta 3 semanas después de la aparición de las lesiones. El diagnóstico definitivo debe confirmarse con análisis fiables.

El análisis que se ha utilizado con mayor frecuencia es el cultivo vírico. El cultivo es sumamente específico; sin embargo, no es muy sensible, ya que tiene un índice de falsos negativos del 25 % con la primoinfección y de hasta el 50 % con la infección recidivante. La PCR tiene una sensibilidad más alta y es muy probable que sustituya al cultivo en el futuro como prueba definitiva para la infección por VHS. Además de los métodos de detección del virus, la detección de anticuerpos de tipo específico contra el VHS-1 y el VHS-2 también puede ayudar a establecer el diagnóstico. Estas pruebas pueden generar falsos negativos cuando se administran en los estadios iniciales de la infección, ya que la mediana de tiempo entre la infección y la seroconversión es de 22 días. Un 20% de las pacientes pueden permanecer seronegativas al cabo de 3 meses, especialmente si han recibido tratamiento antivírico. Las pruebas específicas para el tipo de virus pueden resultar útiles en las siguientes situaciones: *1)* síntomas atípicos o genitales recurrentes con cultivos de VHS negativos, *2)* diagnóstico clínico de herpes genital en ausencia del diagnóstico de laboratorio y *3)* una pareja con herpes genital.

TRATAMIENTO

Los **antivíricos** son el pilar del tratamiento. Los fármacos orales pueden reducir la duración de la propagación del virus y acortar la evolución de la enfermedad sintomática inicial, pero no afectan a la evolución de la enfermedad a largo plazo. Los tratamientos para un primer episodio de infección comprenden aciclovir, famciclovir o valaciclovir. Normalmente, se receta el tratamiento durante 7 a 10 días, pero puede prolongarse si las lesiones nuevas persisten. Estos tratamientos no reducen la probabilidad de recidiva. Las lesiones deben mantenerse limpias y secas. Además, hay que administrar analgésicos según sea necesario (p. ej., paracetamol o ibuprofeno). Con frecuencia, los baños calientes son útiles durante los primeros días. De vez en cuando, la lidocaína tópica también resulta beneficiosa, pero puede tener como resultado reacciones alérgicas locales. Los episodios graves pueden necesitar hospitalización para administrar analgesia por vía parenteral y tratamiento antivírico por vía intravenosa. Generalmente, este tipo de tratamiento se recomienda para las pacientes inmunodeprimidas o con otro tipo de deterioro.

Las recidivas también pueden tratarse con tratamiento antivírico oral. *El **tratamiento episódico** acorta la duración del episodio (lesión, dolor y propagación del virus) y es más eficaz cuando*

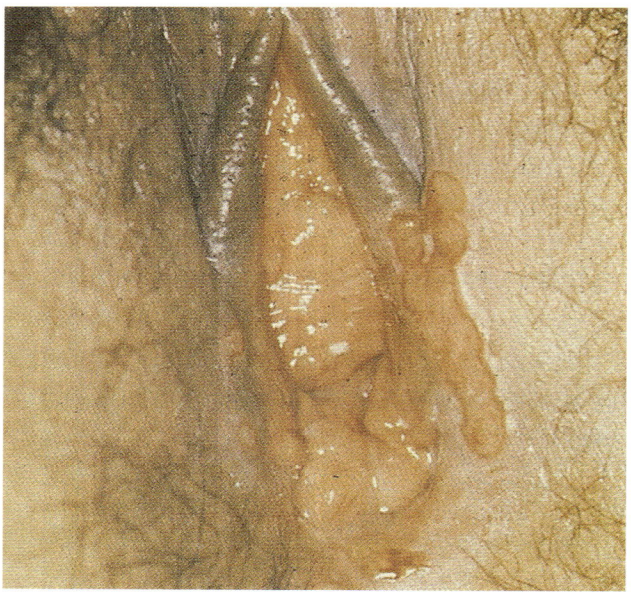

FIGURA 27-3. Herpes genital. El aspecto lineal de estas erosiones herpéticas dolorosas en los labios es el resultado de la fusión de varias vesículas que están íntimamente agrupadas. (Por cortesía de Barbara Romanowski, MD. En: Morse SA, Ballard RC, Homes KK, Moreland AA. *Atlas of Sexually Transmitted Diseases and AIDS.* Philadelphia, PA: Mosby/Elsevier; 2003: 13.12.)

la paciente inicia el tratamiento en la fase prodrómica o al comienzo del episodio. Las pautas de tratamiento para las recidivas suelen ser más breves que las administradas para un primer episodio (de 3 a 5 días). Se recomienda tratamiento episódico en las pacientes que padecen recidivas sintomáticas infrecuentes. *El* **tratamiento inhibidor** *del herpes genital (que implica tomar el fármaco cada día) evita un 80 % de las recidivas y se traduce en una reducción del 48 % de la transmisión vírica entre las parejas sexuales como resultado de la menor propagación del virus. Puede ser muy eficaz en las pacientes con infecciones frecuentes.* También debe recomendarse para las mujeres con infección por el VHS-2 cuya pareja sexual no está infectada por el VHS o está infectada por el VHS-1. También hay que informar a este tipo de parejas discordantes de que el uso sistemático del preservativo reduce, pero no elimina, el riesgo de transmisión.

Las mujeres embarazadas con antecedentes de herpes genital deben someterse a un cribado minucioso durante el período prenatal para detectar indicios de brotes. *La cesárea está indicada en las mujeres con lesiones activas o un pródromo herpético típico en el momento del parto para evitar la transmisión al recién nacido.*

Virus del papiloma humano

El **virus del papiloma humano (VPH)** es sumamente común, y aparece en hasta el 80 % de las mujeres sexualmente activas antes de los 50 años. La transmisión se produce a través del contacto con la piel genital, la mucosa o los líquidos corporales infectados de una pareja con infección por VPH manifiesta o subclínica. El VPH es específico de cada especie y sólo infecta a las personas. La mayoría de las infecciones son transitorias, pero el porcentaje de mujeres cuyas infecciones remiten disminuye con la edad. A diferencia de otras ETS, las secuelas de la infección por el VPH pueden tardar años en aparecer. Se han identificado más de 100 subtipos de VPH, como mínimo 40 en las infecciones genitales. Los tipos de virus del VPH se clasifican sistemáticamente en las categorías de bajo riesgo y alto riesgo. *Los subtipos de bajo riesgo, como el 6 y el 11, suelen estar asociados a condilomas genitales. Los subtipos de alto riesgo, como el 16, 18, 31, 33 y 45, se clasifican como tales debido a su asociación con la displasia y el cáncer de cuello de útero.* De los subtipos de alto riesgo, los VPH-16 y 18 juntos representan aproximadamente dos tercios de los casos de cáncer de cuello de útero, mientras que los subtipos de VPH de bajo riesgo rara vez llevan a cáncer.

CONDILOMA ACUMINADO

Los **condilomas acuminados** (verrugas genitales o venéreas) son protuberancias blandas y carnosas que pueden surgir en la vulva, la vagina, el cuello del útero, el meato uretral, el periné y el ano (fig. 27-4). De vez en cuando, también pueden observarse en la lengua o la cavidad bucal. Estas lesiones características pueden ser individuales o múltiples y por lo general provocan pocos síntomas. Con frecuencia van acompañadas de otras ETS. Puesto que el VPH se propaga mediante el contacto directo piel con piel, las lesiones simétricas a través de la línea media son frecuentes.

El diagnóstico del condiloma acuminado se basa en la exploración física, pero puede confirmarse mediante una biopsia

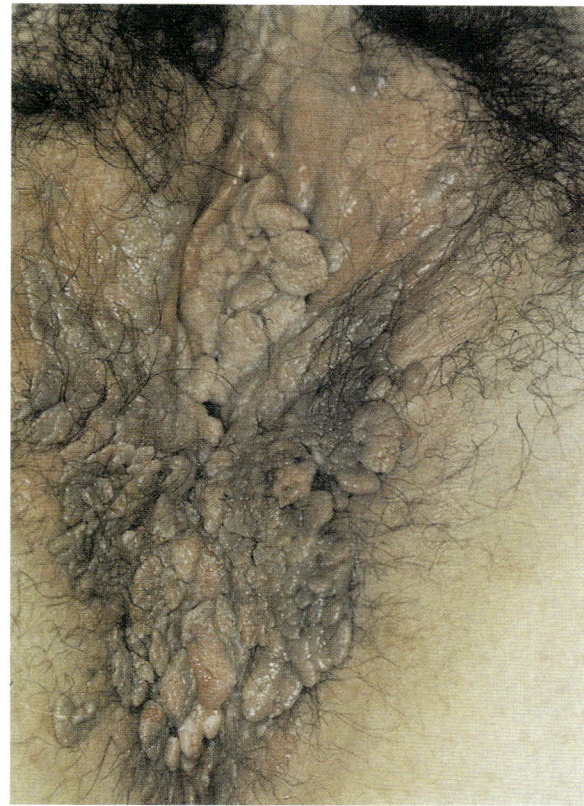

FIGURA 27-4. Condiloma acuminado. (De Wilkinson EJ, Stone IK. *Atlas of Vulvar Disease.* Baltimore, MD: Williams & Wilkins; 2003: 9.3.)

de las verrugas. Hay que llevar a cabo una inspección meticulosa de los genitales externos y la región anogenital durante la exploración ginecológica habitual, especialmente en las pacientes con lesiones cervicales y vaginales confirmadas. Puesto que el condiloma plano de la sífilis puede confundirse con una verruga genital, el clínico debe poder distinguir los dos tipos de lesiones en las pacientes con alto riesgo de padecer ambas infecciones (fig. 27-5, sífilis).

Las opciones de tratamiento comprenden tratamientos químicos, cauterización y tratamientos inmunológicos. Los productos aplicados por la paciente comprenden el podofilox y el imiquimod; estos tratamientos no deben utilizarse durante el embarazo. Los tratamientos administrados por el profesional sanitario comprenden la aplicación de ácido tricloroacético, la aplicación de podofilina en tintura de benzoína, la criocirugía, la resección quirúrgica, la cirugía con láser o las inyecciones de interferón en las lesiones. Las lesiones de más de 2 cm responden mejor a la crioterapia, la cauterización o el tratamiento con láser.

Las lesiones son más resistentes al tratamiento en las pacientes embarazadas, diabéticas, fumadoras o inmunodeprimidas. En las pacientes con lesiones vaginales o vulvares extensas puede ser necesaria una cesárea para evitar desgarros vaginales extensos y problemas a la hora de suturar los tejidos con estas lesiones. La cesárea también reduce las posibilidades de transmisión al recién nacido, que puede provocar la aparición posterior de papilomas laríngeos, aunque el riesgo es pequeño y no se considera una indicación de cesárea.

DISPLASIA CERVICAL

La relación entre la infección por subtipos de alto riesgo y la displasia y el cáncer de cuello de útero ahora está confirmada. El diagnóstico y el tratamiento de estas afecciones se tratan en el capítulo 43, Neoplasia y carcinoma de cuello de útero. *Una **vacuna** tetravalente contra el **VPH** protege frente a los subtipos 6, 11, 16 y 18 (las cepas del VPH que causan el 90 % de las verrugas y el 70 % de los cánceres de cuello de útero). Se están investigando vacunas adicionales.*

Actualmente, el ACOG recomienda que todas las niñas y mujeres de 9 a 26 años reciban la vacuna contra el VPH. La vacuna es un instrumento de protección, no un sustituto del cribado del cáncer; hay que recomendar a las mujeres que sigan las directrices actuales para el cribado mediante citología del cuello del útero estén vacunadas o no.

Sífilis

En Estados Unidos, la incidencia de sífilis disminuyó a un ritmo constante en la década de 1990 hasta alcanzar el índice más bajo en el año 2000. A partir de 2001, el índice de sífilis empezó a aumentar, especialmente entre los varones con relaciones homosexuales. Los índices en la mujer también aumentaron, aunque no de manera tan pronunciada. Entre 2005 y 2006, el número de casos de sífilis notificados aumentó un 11,8 %. Entre 2001 y 2008, el aumento global de los casos de sífilis fue del 76 %. Además, después de un descenso de 14 años, el índice de sífilis congénita aumentó un 3,7 % entre 2005 y 2006. Este aumento puede estar relacionado con el incremento del índice de sífilis que se ha dado en los últimos años. Una razón que se ha propuesto para el aumento de los índices de sífilis en términos generales es el incremento del uso de antibióticos no derivados de la penicilina para tratar la gonorrea resistente a la penicilina; antes, el tratamiento de la gonorrea con penicilina proporcionaba tratamiento para la sífilis concomitante.

Treponema pallidum, el microorganismo causal de la sífilis, pertenece a un pequeño grupo de espiroquetas que son virulentas en el ser humano. *Puesto que esta espiroqueta anaeróbica móvil puede invadir rápidamente la mucosa húmeda intacta, los puntos de entrada más frecuentes en la mujer son la vulva, la vagina y el cuello del útero.* La propagación a través de la placenta puede ocurrir en cualquier momento durante el embarazo y puede traducirse en sífilis congénita (v. cap. 15, Enfermedades infecciosas en el embarazo).

DIAGNÓSTICO CLÍNICO

La sífilis puede ser una enfermedad de larga duración con varios estadios. *La **sífilis primaria,** el primer estadio de la enfermedad, se caracteriza por la aparición de un **chancro** en el punto de entrada aproximadamente de 10 a 60 días después de la infección por* T. pallidum. El chancro tiene un aspecto firme perforado y unos bordes enrollados (fig. 27-5). Dado que es pequeño e indoloro, el chancro puede pasarse por alto durante una exploración física habitual. También puede haber adenopatía u otros síntomas generales leves. El chancro cicatriza espontá-

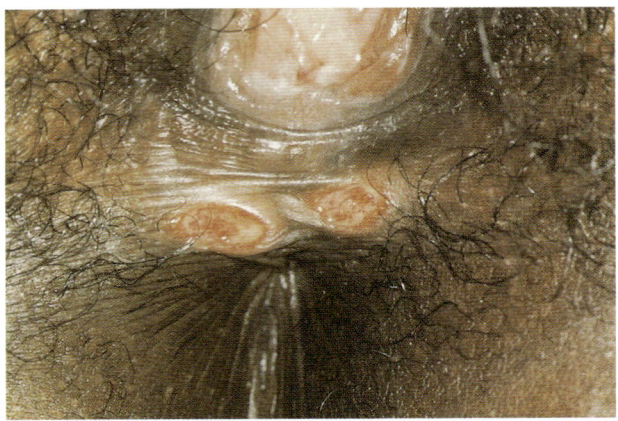

FIGURA 27-5. Chancros sifilíticos. Obsérvese el aspecto perforado y los bordes enrollados. (De Wilkinson EJ, Stone IK. *Atlas of Vulvar Disease.* Baltimore, MD: Williams & Wilkins; 2003: 8.46.)

neamente al cabo de 3 a 6 semanas. Generalmente, los resultados de las pruebas serológicas en este estadio de la sífilis son negativos.

De 4 a 8 semanas después de la aparición del chancro primario, aparecen las manifestaciones de la **sífilis secundaria.** *Este estadio se caracteriza por un exantema cutáneo que con frecuencia se manifiesta en forma de lesiones rugosas, rojas o marrones en las palmas de las manos y las plantas de los pies.* Otros síntomas consisten en linfadenopatía, fiebre, cefalea, adelgazamiento, cansancio, dolores musculares y alopecia circunscrita. Durante este estadio, aparecen erupciones secundarias extremadamente infecciosas, denominadas lesiones mucocutáneas, en el 30 % de las pacientes. En las zonas húmedas del cuerpo, las pápulas de superficie plana pueden unirse y formar condilomas planos (fig. 27-6). Éstos pueden distinguirse de las verrugas venéreas por su base ancha y su aspecto más plano.

*En las personas no tratadas, este estadio también remite espontáneamente al cabo de 2 a 6 semanas, y entonces la enfermedad entra en la **fase latente.*** Durante la fase latente, la paciente no tiene signos ni síntomas de la enfermedad, aunque las pruebas serológicas son positivas. En los estadios tardío o **terciario** de la enfermedad, la transmisión es poco probable, excepto por transfusión de sangre o transferencia placentaria. No obstante, aparecen lesiones graves en el sistema nervioso central y el aparato cardiovascular, junto con anomalías oftálmicas y auditivas. Al cabo de 1 a 10 años de la infección pueden aparecer unas lesiones granulomatosas necróticas destructivas, que se denominan **goma sifilítica.**

DIAGNÓSTICO DE LABORATORIO

La sífilis se diagnostica mediante la identificación de espiroquetas móviles en la microscopía de campo oscuro y las pruebas directas de anticuerpos fluorescentes de material procedente de lesiones primarias o secundarias o aspirados de ganglios linfáticos. Es posible realizar un diagnóstico de sospecha con pruebas no treponémicas (laboratorio de investigación de enfermedades venéreas [VDRL, *venereal disease research*

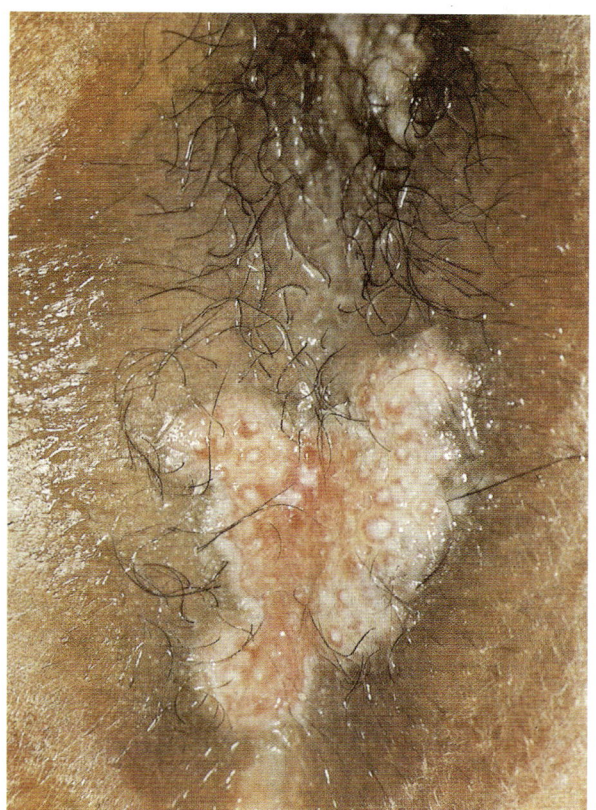

FIGURA 27-6. Condiloma plano en una paciente con sífilis. (De Wilkinson EJ, Stone IK. *Atlas of Vulvar Disease.* Baltimore, MD: Williams & Wilkins; 2003: 8.47.)

laboratory] y reagina rápida en plasma[RPR]) y pruebas treponémicas (p. ej., absorción de anticuerpos antitreponémicos fluorescentes [FTA-ABS, *fluorescent treponemal antibody absorption*] y aglutinación de partículas de *Treponema pallidum* [APTP]) (cuadro 27-4). *El uso de una prueba serológica solamente es insuficiente; a veces, los falsos positivos en las pruebas no treponémicas están asociados a enfermedades no relacionadas con la sífilis.*

CUADRO 27-4
Tipos de pruebas serológicas para la sífilis

No treponémicas

Laboratorio de investigación de enfermedades venéreas (VDRL)

Prueba de la reagina rápida en plasma (RPR) con tarjeta

Prueba de la reagina automatizada

Treponémicas

Absorción de anticuerpos antitreponémicos fluorescentes (FTA-ABS)

Aglutinación de partículas de *Treponema pallidum* (APTP)

Ensayo de microhemoaglutinación para los anticuerpos contra *Treponema pallidum* (MHATP)

Normalmente, una mujer con una prueba treponémica positiva será positiva de por vida, independientemente del tratamiento o la actividad de la enfermedad. Cuando se piensa que puede haber neurosífilis, es necesaria una punción lumbar, con la realización de una prueba de VDRL en el líquido cefalorraquídeo.

TRATAMIENTO

La sífilis se trata con benzatina bencilpenicilina. La paciente debe someterse a seguimiento mediante determinación de los títulos con la prueba de VDRL cuantitativa y exploraciones a los 3, 6 y 12 meses, y debe abstenerse de mantener relaciones sexuales hasta que las lesiones hayan cicatrizado completamente.

Virus de la inmunodeficiencia humana y sida

El **sida** es la manifestación avanzada de la infección por el virus de la inmunodeficiencia humana (VIH), un retrovirus de ARN. El virus ataca los linfocitos T «cooperadores» (los que poseen el marcador CD4) y los monocitos. La disminución del número de estas células CD4 es una manifestación importante de la infección por VIH. Se han identificado dos tipos de VIH. El VIH-1 es el tipo más común en Estados Unidos, mientras que el VIH-2 es más común en los países de África occidental. La evolución de la infección por el VIH-1 varía de una persona a otra. Además de la disminución del número de células CD4, el VIH-1 puede debilitar la función inmunitaria de estas células. Ambos sucesos llevan a una inmunodepresión que deja al organismo expuesto a infecciones graves con frecuencia potencialmente mortales por otras bacterias, virus y parásitos.

Se calcula que 1,2 millones de personas en Estados Unidos viven con el VIH o el sida. Ahora, el sida es una de las cinco principales causas de muerte en las mujeres en edad fértil. El porcentaje de todos los casos de sida notificados entre las mujeres adultas y adolescentes en Estados Unidos se ha más que triplicado y ha pasado del 7 % en 1985 al 27 % en 2004. El sida es la tercera causa de muerte en las mujeres negras de 24 a 44 años y la cuarta causa de muerte en las mujeres de origen hispano del mismo grupo de edad. *Las tres principales vías de contagio son: 1) contacto sexual íntimo, 2) uso de jeringuillas o hemoderivados contaminados y 3) transmisión perinatal de madre a hijo.* La transmisión del VIH en el embarazo se ha reducido considerablemente como resultado del cribado sistemático en el primer trimestre, además del tratamiento agresivo en el momento del parto. La viremia se calcula en el momento del parto y la mayoría de los hijos de madres infectadas con el VIH nacen por cesárea.

La prueba de detección del sida es un enzimoinmunoanálisis de adsorción (ELISA, *enzyme-linked immunosorbent assay*) que determina si hay anticuerpos presentes contra el VIH. Aunque es raro, es posible que se obtengan falsos positivos, que son más frecuentes en las mujeres multíparas y las mujeres que toman anticonceptivos orales. La confirmación se obtiene con la técnica más específica de inmunotransferencia o Western blot.

El tratamiento del VIH se centra en la prevención y la quimioterapia. La prevención hace hincapié en el uso del preservativo de látex y las prácticas sexuales seguras. La farmacoterapia para la infección por el VIH comprende distintas clases de fármacos contra el VIH, entre ellos los inhibidores de la transcriptasa inversa análogos de los nucleósidos (ITIAN), como la zidovudina; los inhibidores de la transcriptasa inversa no análogos de los nucleósidos (ITINN), y los inhibidores de la proteasa. La monoterapia no se recomienda debido a la aparición de farmacorresistencia. En su lugar, se ha recomendado el tratamiento antirretrovírico de gran actividad (TARGA), que comprende como mínimo tres fármacos.

Otras enfermedades de transmisión sexual

Otras ETS menos comunes en Estados Unidos son el **granuloma inguinal** y el **linfogranuloma venéreo (LGV),** que pueden tener como síntoma inicial las úlceras genitales. Los serotipos de *C. trachomatis* L1, L2 y L3 provocan LGV, una enfermedad cuya prevalencia ha aumentado en los Países Bajos y otros países europeos. Cuando se transmite a través del sexo vaginal, el síntoma inicial del LGV es una linfadenopatía inguinal o femoral en la mujer. Cuando se transmite por vía anal, pueden aparecer síntomas de hemorragia anal, secreción anal purulenta, estreñimiento y espasmos anales. A veces, se forma una vesícula o una pápula genital o rectal en el punto de entrada de la bacteria, que remite espontáneamente. *El LGV es una infección general que, si no se trata, puede provocar una sobreinfección de las lesiones rectales o anales, que puede llevar a abscesos o fístulas.*

El **granuloma inguinal** está causado por la transmisión sexual de la bacteria *Klebsiella granulomatis.* Es raro en Estados Unidos, pero endémico en Papúa Nueva Guinea, Australia central, India y África occidental. Las lesiones son vasculares y sangran fácilmente con el contacto. La enfermedad se diagnostica clínicamente y puede confirmarse mediante tinciones especiales de muestras obtenidas de lesiones o de una biopsia.

El chancro, otra ETS que se caracteriza por úlceras genitales, suele darse en brotes diferenciados. El 10 % de las personas con diagnóstico de chancro también están infectadas por el VHS o *T. pallidum.* El chancro también es un cofactor para la transmisión del VIH. La bacteria patógena, *Haemophilus ducreyi,* es difícil de cultivar. Con frecuencia, se utiliza la PCR para confirmar el diagnóstico, que se realiza mediante criterios clínicos y descartando la sífilis y el VHS mediante el análisis de la secreción de las úlceras.

*El **molusco contagioso** es una infección cutánea vírica extremadamente contagiosa que puede transmitirse por contacto sexual.* Se caracteriza por unas pápulas pequeñas e indoloras que aparecen en la región genital, la cara interna del muslo y las nalgas. Las pápulas suelen remitir espontáneamente en un período de 6 meses a 1 año. Para tratar la enfermedad y evitar la transmisión se utilizan antirretrovíricos o preparaciones tópicas.

Las infecciones parasitarias comprenden la **pediculosis púbica (ladillas)** y la **sarna.** Las ladillas suelen transmitirse por contacto sexual; se han descrito algunos casos en que las ladillas se han transmitido por el contacto con la ropa o la ropa de cama infestada. La sarna también puede transmitirse por estas vías. El síntoma predominante en ambas afecciones es el prurito en la zona púbica. A veces, pueden detectarse ladillas o liendres en el vello púbico. El prurito debido a la infección por sarna puede tardar varias semanas en aparecer, mientras la persona desarrolla sensibilidad a los antígenos liberados por los parásitos; no obstante, el prurito puede aparecer a las 24 h de la reinfección. Las ladillas y la sarna se tratan con fármacos tópicos. El lindano no se recomienda como tratamiento de elección debido a su toxicidad.

LECTURAS RECOMENDADAS

American College of Obstetricians and Gynecologists. Cervical cytology screening. ACOG Practice Bulletin No. 45. *Obstet Gynecol.* 2003;102(2):417–427.

American College of Obstetricians and Gynecologists. *Guidelines for Women's Health Care: A Resource Manual.* 3rd ed. Washington, DC: American College of Obstetricians and Gynecologists; 2007: 197–216.

American College of Obstetricians and Gynecologists. Gynecologic herpes simplex virus infections. ACOG Practice Bulletin No. 57. *Obstet Gynecol.* 2004;104(5):1111–1117.

American College of Obstetricians and Gynecologists. Human immunodeficiency virus. ACOG Committee Opinion No. 389. *Obstet Gynecol.* 2007;110(6):1473–1478.

American College of Obstetricians and Gynecologists. Human papillomavirus. ACOG Practice Bulletin No. 61. *Obstet Gynecol.* 2005;105(4):905–918.

American College of Obstetricians and Gynecologists. Sexually transmitted diseases in adolescents. ACOG Committee Opinion No. 301. *Obstet Gynecol.* 2004;104(4):891–898.

Centers for Disease Control and Prevention. *Trends in Reportable Sexually Transmitted Diseases in the United States, 2006: National Surveillance Data for Chlamydia, Gonorrhea, and Syphilis.* Atlanta, GA: Centers for Disease Control and Prevention; 2007.

Workowski KA, Berman SM. Sexually transmitted diseases treatment guidelines, 2006. *MMWR Recomm Rep.* 2006;55(RR-11):1–94. http://www.cdc.gov/mmwr/preview/mmwrhtml/rr5511a1.htm. Accessed October 20, 2008.

28

Defectos del suelo pélvico, incontinencia urinaria e infecciones urinarias

Este capítulo trata principalmente el siguiente tema educativo de la Association of Professors of Gynecology and Obstetrics (APGO):

Tema 37   Relajación pélvica e incontinencia urinaria

Los estudiantes deben ser capaces de exponer los tipos de relajación pélvica, incontinencia urinaria e infecciones urinarias, además de sus causas y presentación, su evaluación y su tratamiento (conductual, farmacológico o quirúrgico).

DEFECTOS DEL SUELO PÉLVICO

Los **defectos del suelo pélvico** comprenden una serie de afecciones que están relacionadas con la pérdida del sostén de tejido conjuntivo que rodea a los órganos del aparato genital, incluida la pérdida del sostén uterino, el sostén de tejido paravaginal, el sostén de la pared vesical y el ángulo uretrovesical, y el sostén que recubre la porción distal del recto. El **prolapso de los órganos genitales** es un trastorno en que los órganos han perdido su sostén y descienden a través del hiato urogenital. *Las pacientes con trastornos del suelo pélvico presentan unos signos y síntomas iniciales muy diferentes y a veces sutiles.* Para identificar a las pacientes que se beneficiarían del tratamiento, el médico debe estar familiarizado con los tipos de defectos del suelo pélvico y el tratamiento de la paciente con síntomas indicativos de estos problemas.

Aunque no es exclusivamente una afección de la edad avanzada, los defectos del suelo pélvico son más frecuentes entre las mujeres de este grupo de edad, ya que los tejidos pierden elasticidad y las tensiones acumuladas tienen un efecto aditivo. Los posibles factores de riesgo comprenden la predisposición genética, el número de partos (especialmente partos vaginales), la menopausia, la edad avanzada, la cirugía pélvica anterior, los trastornos del tejido conjuntivo y factores asociados al aumento de la presión intraabdominal (p. ej., obesidad, estreñimiento crónico con esfuerzos excesivos de defecación). La pérdida del sostén pélvico puede tener repercusiones médicas y sociales que exigen un estudio y una intervención. Los signos y síntomas de estos trastornos comprenden pérdida o retención fecal o de orina; presión o pesadez vaginal; dolor o molestias abdominales, lumbares, vaginales o perineales; sensación de bulto; dificultad para caminar, levantar objetos o sentarse; hipertrofia, excoriación, úlceras o hemorragias cervicales; dificultad con las relaciones sexuales, y estrés o miedo relacionados con la ansiedad generada por el problema. Los síntomas potencialmente mortales, como la obstrucción ureteral, la infección generalizada, la incarceración y la evisceración son poco frecuentes. *La mayoría de las mujeres en que se identifica un defecto del suelo pélvico en la exploración física no están clínicamente afectadas, y los datos obtenidos en la exploración física no se correlacionan bien con los síntomas genitales específicos.*

Causas

Los órganos del aparato genital se sostienen mediante una compleja interacción de músculos (músculos elevadores), fascias (diafragma urogenital, fascia endopelviana) y ligamentos (rectouterino y cardinal). Cada una de estas estructuras puede perder su capacidad para proporcionar sostén debido a un traumatismo obstétrico; elevaciones crónicas de la presión intraabdominal, por ejemplo, con la obesidad, la tos crónica o los levantamientos pesados y repetitivos; debilidades intrínsecas, o atrofias provocadas por el envejecimiento o el hipoestrogenismo. Durante muchos años, se pensó que los trastornos del suelo pélvico eran únicamente el resultado de la atenuación o el estiramiento del tejido conjuntivo pélvico.

Recientemente, los investigadores han demostrado que las roturas o los desgarros del tejido conjuntivo de zonas específicas se traducen en defectos anatómicos identificables en la red de tejido conjuntivo.

Tipos

La pérdida del sostén adecuado de los órganos del aparato genital puede manifestarse por el descenso o el prolapso del útero, la uretra (desprendimiento de la uretra o **uretrocele**), la vejiga **(cistocele)** o el recto **(rectocele).** También puede producirse una hernia verdadera en la parte superior de la vagina por la que sobresalga el intestino delgado **(enterocele).** Estos defectos anatómicos se ilustran en la figura 28-1.

Una estrategia útil que puede ayudar a comprender estos trastornos consiste en visualizar la pared vaginal anterior como una hamaca. Con un buen sostén, la hamaca se mantiene tensa y permite que la vejiga descanse sobre ella. Cuando se pierde el sostén, la hamaca se hunde, como si hubiera alguien sentado en ella. Ahora, la vejiga empuja la pared vaginal anterior hacia abajo y hacia fuera, con lo que crea un defecto en la pared anterior o cistocele. Se produce una fuerza parecida cuando se forma un rectocele, un defecto de la pared posterior. La pared vaginal posterior pierde

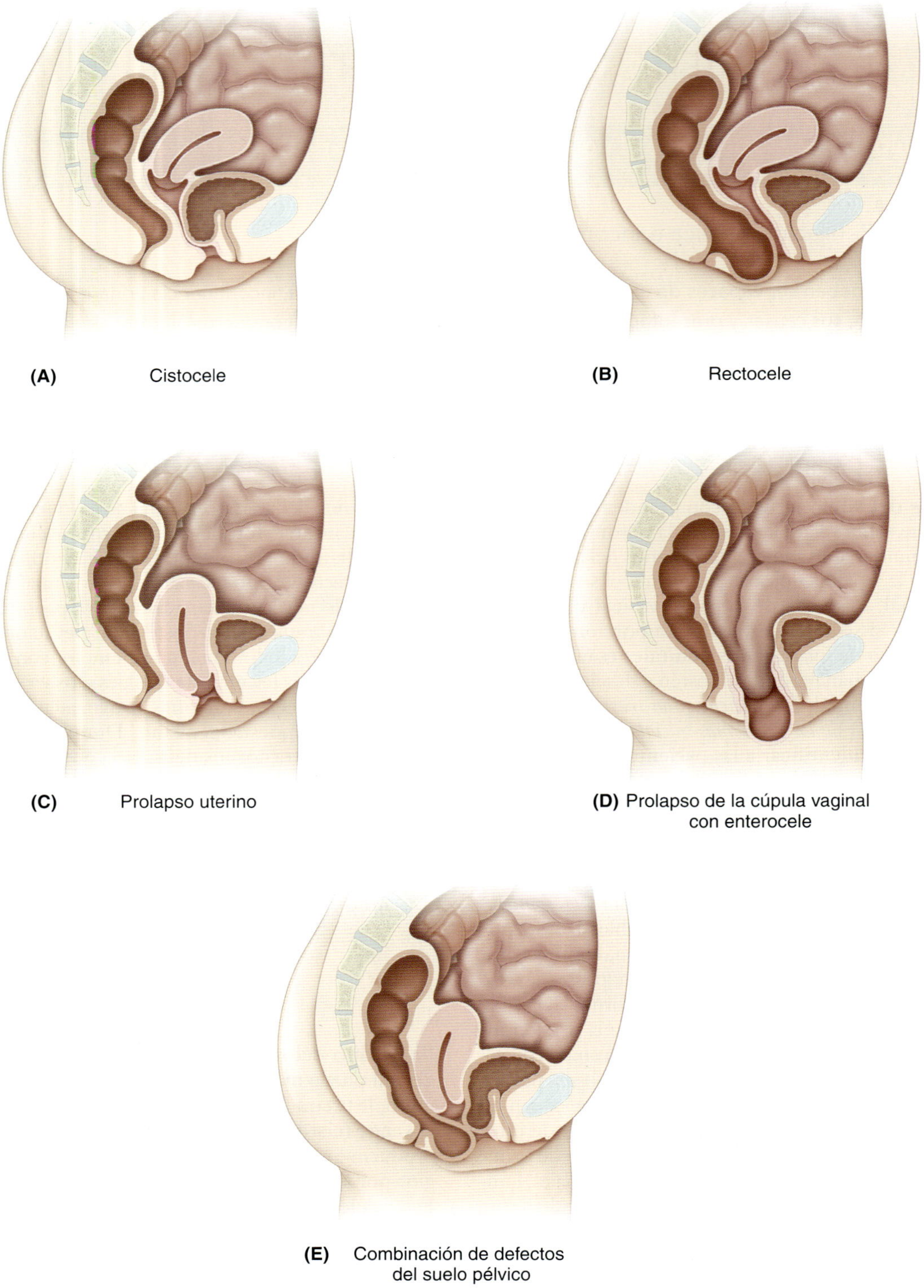

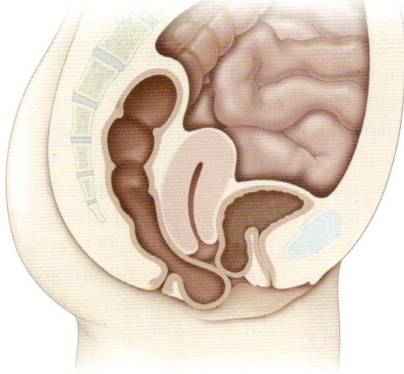

(A)   Cistocele

(B)   Rectocele

(C)   Prolapso uterino

(D) Prolapso de la cúpula vaginal
con enterocele

(E)   Combinación de defectos
del suelo pélvico

FIGURA 28-1. Defectos del suelo pélvico. **(A)** Cistocele. **(B)** Rectocele. **(C)** Prolapso uterino. **(D)** Prolapso uterino con enterocele. **(E)** Combinación de defectos. (Utilizada con permiso del American College of Obstetricians and Gynecologists.)

el sostén lateral y, por lo tanto, la presión del recto empuja la pared vaginal posterior hacia adentro y hacia arriba. La pérdida de sostén del útero puede llevar a un mayor o menor grado de prolapso uterino. Cuando el cuello del útero desciende más allá de la vulva, se denomina **procidencia**. La pérdida de tejido de sostén también puede dar lugar a un prolapso de la cúpula vaginal en las pacientes histerectomizadas. *Aunque la pérdida del sostén puede afectar a cualquiera de los órganos genitales por separado, lo más frecuente es que estén afectados múltiples órganos.*

Evaluación

La evaluación de las pacientes con relajación pélvica se basa en la anamnesis y la exploración física. *Una exploración física exhaustiva comprende la evaluación de zonas y determinaciones específicas que ayudan a clasificar la gravedad del prolapso y permiten la planificación de las opciones de tratamiento.* Las zonas específicas que deben estudiarse comprenden la uretra, la vagina (incluidas las paredes vaginales anterior y posterior, la pared paravaginal y la cúpula vaginal), el periné y el esfínter anal. Un sistema de clasificación común que se emplea para describir los defectos del suelo pélvico implica el uso de determinaciones específicas que se anotan durante la exploración física y que se han cuantificado en estadios (fig. 28-2):

- Estadio 0: ausencia de prolapso. El cuello del útero (o el manguito vaginal, si la paciente se ha sometido a una histerectomía) es como mínimo tan alto como la longitud vaginal.
- Estadio I: la parte delantera del prolapso está más de 1 cm por encima del himen.
- Estadio II: el borde delantero está menos o igual de 1 cm por encima o por debajo del himen.
- Estadio III: el borde delantero está a más de 1 cm de distancia del himen, pero tiene una longitud inferior o equivalente a la longitud vaginal total.
- Estadio IV: eversión completa.

Un síntoma que refieren con frecuencia las pacientes que tienen un cistocele o un uretrocele es la incontinencia urinaria. A medida que la vejiga va perdiendo sostén, la movilidad de la uretra aumenta y se aleja de la sínfisis del pubis cuando la paciente realiza la maniobra de Valsalva. *No todas las pacientes desarrollan incontinencia y con frecuencia el grado de incontinencia no es acorde con el grado de relajación pélvica.* El grado de hipermovilidad uretral se determina mediante la **prueba del hisopo**. Con la paciente en posición ginecológica, se coloca un hisopo de algodón lubricado con vaselina de lidocaína en la vejiga y luego se tira de él hasta encontrar resistencia. Entonces, se pide a la paciente que haga presión. Si hay hipermovilidad uretral, la unión uretrovesical (UUV) se desvía hacia abajo, lo que hace que el hisopo suba. Un ángulo mayor de 30° se considera un resultado positivo. La prueba del hisopo no pronostica la incontinencia, pero proporciona más detalles para la exploración física. También puede utilizarse para pronosticar el éxito de las opciones de tratamiento que actúan mediante la estabilización de la uretra.

Algunas pacientes con prolapso en estadio III o IV pueden no tener incontinencia como síntoma inicial, pero haberla experimentado antes. Estas pacientes pueden tener una uretra enroscada que impide la micción completa. El problema médico más preocupante en una paciente con prolapso significativo es la hidronefrosis o hidrouréter, aunque esta afección es infrecuente. La introducción del uréter en el trígono hace que este último se enrosque y la orina retroceda hacia el sistema colector. La ecografía renal es útil para analizar esta situación.

La mayoría de los trastornos por relajación pélvica es consecuencia del fallo estructural de los tejidos afectados, pero hay que tener en cuenta otros factores contribuyentes para proporcionar una atención completa a la paciente. Las preguntas que hay que plantearse comprenden:

- ¿Ha habido una alteración de la presión intraabdominal? Si la respuesta es afirmativa, ¿cuál es la causa?
- ¿La paciente tiene una tos crónica que ha desencadenado los síntomas?
- ¿Un proceso neurológico (como la neuropatía diabética) complica el síntoma inicial de la paciente?

Hay que estudiar cada una de estas cuestiones antes de seleccionar un plan diagnóstico o terapéutico.

Diagnóstico diferencial

El diagnóstico de sospecha de un defecto del suelo pélvico se basa en el estudio de la integridad estructural del suelo pélvico mediante exploración física. Otros procesos que pueden considerarse comprenden una infección urinaria, que puede llevar a tenesmo vesical, y un divertículo uretral o abscesos de la glándula vestibular menor, que pueden imitar un cistouretrocele y, en el caso de los divertículos, pueden ser una fuente de incontinencia. Estas afecciones pueden identificarse mediante los síntomas de la paciente, «estrujando» la uretra con cuidado o mediante cistoscopia. De vez en cuando, es difícil diferenciar entre un rectocele alto y un enterocele. El tacto rectal o la identificación del intestino delgado en el saco herniario pueden facilitar la diferenciación entre ambas afecciones. Es frecuente que el diagnóstico de un enterocele no se confirme hasta la realización de la reparación quirúrgica.

En las pacientes con antecedentes de cirugía pélvica o radioterapia reciente, también hay que pensar en la posibilidad de una fístula entre la vagina y la vejiga (vesicovaginal), la uretra (uretrovaginal) o el uréter (ureterovaginal). También hay que pensar en la posibilidad de fístulas en las pacientes que acuden con pérdida involuntaria de orina. En contadas ocasiones, también puede que se detecte una comunicación entre la vejiga y el útero (vesicouterina). También puede aparecer una fístula entre el recto y la vagina (fístula rectovaginal), que tiene como resultado la expulsión de flatulencias o heces por la vagina (fig. 28-3).

Tratamiento

Las mujeres con prolapso que no tienen síntomas o tienen síntomas leves pueden someterse a observación a intervalos regulares, a menos que aparezcan síntomas nuevos molestos. *Hay que comentar la opción del tratamiento no quirúrgico con todas las mujeres que presentan prolapso.* Las opciones no qui-

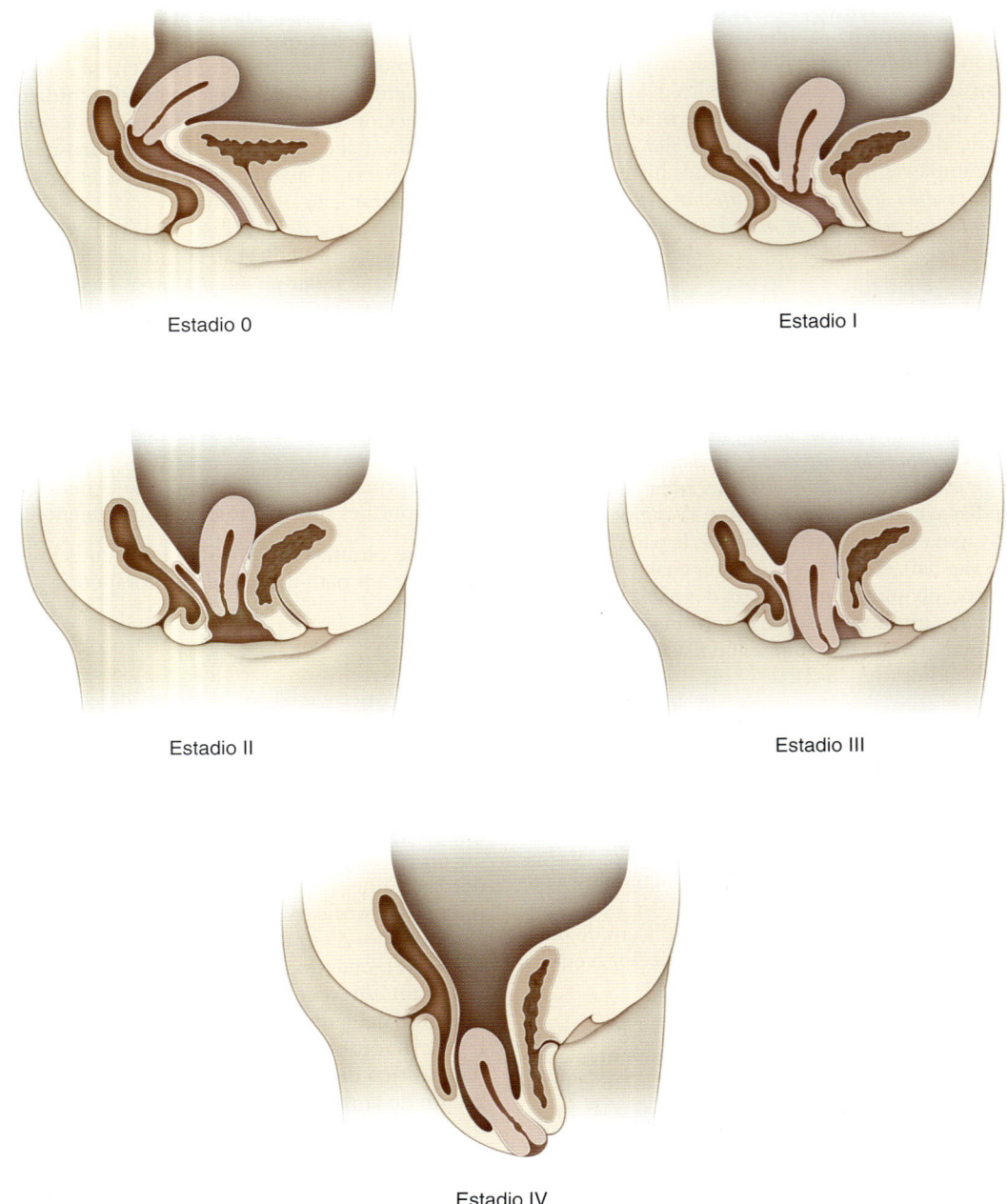

Estadio 0

Estadio I

Estadio II

Estadio III

Estadio IV

FIGURA 28-2. Relajación pélvica clasificada por estadios.

rúrgicas comprenden óvulos vaginales, ejercicios del suelo pélvico y tratamiento sintomático. También pueden sopesarse distintas intervenciones quirúrgicas.

Los **pesarios** pueden utilizarse en cualquier situación en que una mujer prefiera una opción que no implique cirugía. Pueden amoldarse a la mayoría de las mujeres que presentan prolapso, independientemente del estadio del prolapso o la ubicación del prolapso predominante, y el 75 % de los uroginecólogos los utilizan como tratamiento de elección para el prolapso. Existen pesarios de distintas formas y tamaños, y pueden clasificarse como pesarios de sostén (p. ej., pesario en forma de anillo) o pesarios ocupadores de espacio (p. ej., pe-

sario en forma de rosquilla). Los pesarios que se utilizan comúnmente para el prolapso comprenden pesarios en forma de anillo (con o sin sostén) y pesarios de Gellhorn, en forma de rosquilla y en forma de cubo.

Los tratamientos quirúrgicos para el prolapso comprenden la histerectomía, la fijación de los ligamentos rectouterino o sacroespinoso por vía vaginal, o la histeropexia sacra (inserción de la porción inferior del útero o la porción superior de la vagina al promontorio sacro con una malla sintética) por vía abdominal. La **colpocleisis** (obliteración completa de la luz vaginal) puede ofrecerse a las mujeres con alto riesgo de padecer complicaciones con las

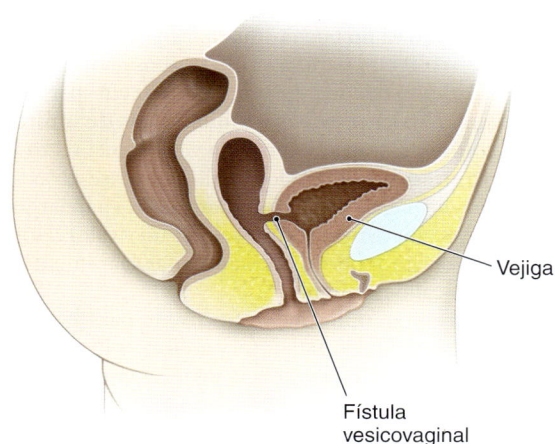

Vejiga

Fístula
vesicovaginal

FIGURA 28-3. Fístula. (Utilizada con permiso del American College of Obstetricians and Gynecologists.)

intervenciones reparadoras y que no desean mantener relaciones sexuales.

Muchas mujeres con prolapso avanzado, especialmente el que afecta a la cara anterior de la vagina, no tendrán síntomas de incontinencia urinaria. Algunas de estas mujeres desarrollarán incontinencia después de la cirugía de prolapso.

> *Los clínicos deben comentar con las mujeres los posibles riesgos y beneficios de la realización de una intervención profiláctica contra la incontinencia en el momento de la reparación del prolapso.*

INCONTINENCIA URINARIA

La prevalencia de la incontinencia urinaria parece que aumenta gradualmente durante la edad joven adulta, alcanza el nivel más alto en torno a la mediana edad y luego aumenta a un ritmo constante en la vejez. Se ha demostrado que la incontinencia urinaria afecta al bienestar social, clínico y psicológico de la mujer. Se calcula que menos de la mitad de todas las mujeres que padecen incontinencia buscan atención médica, aunque la afección con frecuencia puede tratarse.

Tipos

Se han identificado varios tipos de incontinencia urinaria y una paciente puede padecer más de un tipo (tabla 28-1).

HIPERACTIVIDAD DEL DETRUSOR (URGENCIA MICCIONAL)

El «reflejo» de micción normal se inicia cuando los receptores de estiramiento presentes en el **músculo detrusor,** la capa muscular que reviste el interior de la pared vesical, envían una señal al cerebro. Entonces, el cerebro decide si es socialmente aceptable miccionar. El detrusor se contrae, lo que eleva la presión vesical por encima de la presión uretral. El esfínter uretral externo, bajo control voluntario, se relaja y la micción tiene lugar.

Normalmente, el detrusor permite que la vejiga se llene cuando la resistencia es baja. El volumen aumenta dentro de la vejiga, pero la presión dentro de la vejiga se mantiene baja. Las pacientes con hiperactividad del detrusor experimentan contracciones desinhibidas del detrusor. Estas contracciones provocan una elevación de la presión vesical que anula la presión uretral y se produce una pérdida de orina sin indicios de aumento de la presión intraabdominal. La hiperactividad idiopática del detrusor no tiene ninguna causa orgánica, pero tiene un componente neurógeno.

El síntoma inicial de una paciente con hiperactividad del detrusor es la sensación de que tiene que ir corriendo al lavabo frecuente y urgentemente. Esto puede estar asociado o no a nicturia. Estos síntomas pueden darse después de una operación de vejiga para reparar la incontinencia de esfuerzo o después de una disección vesical extensa durante la cirugía pélvica.

TABLA 28-1	Características de la incontinencia urinaria		
Característica	**Incontinencia de esfuerzo**	**Urgencia miccional**	**Incontinencia por rebosamiento**
Síntomas asociados	Ninguno (presión pélvica ocasional)	Tenesmo vesical, nicturia	Sensación de plenitud, presión, frecuencia
Cantidad de pérdida	Pequeña, a rachas	Grande, vaciado completo	Pequeña, gota a gota
Duración de la pérdida	Breve, se coincide con el esfuerzo	Moderada, varios segundos	Con frecuencia continua
Acontecimiento asociado	Tos, risa, estornudos, actividad física	Ninguno, cambio de posición, agua que corre	Ninguno
Posición	Vertical, sedestación; rara en decúbito supino o durmiendo	Cualquiera	Cualquiera
Causa	Estructural (cistocele, uretrocele)	Desinhibición de la vejiga	Obstrucción, pérdida del control neurológico

INCONTINENCIA URINARIA DE ESFUERZO

La fisiología y la anatomía normales permiten que el aumento de la presión abdominal se transmita a lo largo de toda la uretra. Además, la fascia endopélvica que se extiende por debajo de la uretra permite que ésta quede comprimida contra la fascia endopélvica, manteniendo de ese modo un sistema cerrado y el cuello de la vejiga en una posición estable. En las pacientes con incontinencia de esfuerzo, el aumento de la presión intraabdominal se transmite a la vejiga, pero no a la uretra (concretamente, UUV), debido a la pérdida de integridad de la fascia endopélvica. El cuello de la vejiga desciende, la presión vesical aumenta por encima de la presión intrauretral y se produce un pérdida de orina. *El síntoma inicial de las pacientes con incontinencia de esfuerzo es una pérdida de orina durante las actividades que provocan un aumento de la presión intraabdominal, como toser, reír o estornudar.*

INCONTINENCIA MIXTA

Algunas pacientes pueden tener síntomas de urgencia miccional e incontinencia de esfuerzo. Estas pacientes experimentan pérdidas de orina al toser, reír o estornudar; el aumento de la presión intraabdominal que se produce durante estas actividades hace que la UUV descienda y también estimule al detrusor para contraerse. Esta situación clínica puede tratarse como esfuerzo o como inestabilidad del detrusor, aunque no está claro qué estrategia ofrece un mejor resultado.

INCONTINENCIA POR REBOSAMIENTO

En este tipo de incontinencia, la vejiga no se vacía completamente durante la micción debido a la incapacidad del músculo detrusor para contraerse. Esto puede ser consecuencia de una obstrucción de la uretra o de una deficiencia neurológica que hace que la paciente pierda la capacidad para percibir la necesidad de miccionar. Cuando la presión vesical sobrepasa la presión uretral se filtra orina por la vejiga. *Estas pacientes experimentan una pérdida continua de pequeñas cantidades de orina.*

EVALUACIÓN

Las pacientes con incontinencia urinaria deben someterse a una evaluación básica que comprende la anamnesis, la exploración física, la observación directa de la pérdida de orina, la cuantificación del volumen residual posmiccional, un urocultivo y un análisis de orina. Estas pruebas y exámenes se realizan para descartar una infección urinaria, trastornos neuromusculares y defectos del suelo pélvico, todos ellos asociados a incontinencia urinaria. También hay que preguntar a la paciente sobre la ingesta de líquidos, la relación de los síntomas con la ingesta de líquidos y la actividad, y la medicación. Un diario miccional puede resultar útil en este proceso de evaluación.

Las pruebas urodinámicas también pueden ser útiles. Estas pruebas determinan la presión y el volumen de la vejiga cuando se llena y el flujo cuando se vacía. En las **pruebas urodinámicas de un único canal,** la paciente micciona y se registra el volumen. Luego, se coloca una sonda vesical y se registra la orina residual posmiccional (RPM). La vejiga se llena de manera retrógrada. Se pide a la paciente que avise cuando note la primera sensación de que la vejiga se está llenando. Luego, se le pide que avise cuando le entren ganas de miccionar y cuando ya no pueda aguantar más. Las cifras normales son: 100-150 cm^3 para la primera sensación; 250 cm^3 para el primer deseo de miccionar, y 500-600 cm^3 para la capacidad máxima. En las **pruebas urodinámicas de múltiples canales** se coloca un transductor en la vagina o el recto para determinar la presión intraabdominal. Luego se coloca un transductor en la vejiga y unos electrodos EMG a lo largo del periné. Este tipo de prueba proporciona una valoración de todo el suelo pélvico y permite documentar claramente una contracción vesical desinhibida.

La **cistouretroscopia** puede utilizarse para evaluar la incontinencia urinaria. En esta intervención se introduce un endoscopio fino e iluminado en la vejiga. La cistouretroscopia puede ayudar a identificar lesiones vesicales y cuerpos extraños, además de divertículos uretrales, fístulas, estenosis uretrales y deficiencia intrínseca del esfínter. Con frecuencia, se utiliza como parte de las intervenciones quirúrgicas para tratar la incontinencia.

Tratamiento

Existen muchas opciones de tratamiento. Con frecuencia, los tratamientos son más eficaces cuando se utilizan en combinación.

OPCIONES DE TRATAMIENTO NO QUIRÚRGICAS

Las intervenciones del estilo de vida que pueden ayudar a modificar la incontinencia comprenden el adelgazamiento, la reducción de la ingesta de cafeína y el control de la ingesta de líquidos, la reducción de las fuerzas físicas (p. ej., trabajo, ejercicio), el abandono del tabaco y el alivio del estreñimiento. El entrenamiento de los músculos pélvicos (ejercicios de Kegel) puede ser sumamente eficaz para tratar algunos tipos de incontinencia, especialmente la incontinencia de esfuerzo. Los ejercicios refuerzan el suelo pélvico y, por lo tanto, reducen el grado de hipermovilidad uretral. Se le da instrucciones a la paciente de que tense reiteradamente los músculos del suelo pélvico como si fuera a interrumpir voluntariamente un chorro de orina. Existen técnicas de biorregulación y conos vaginales con peso para ayudar a las pacientes a aprender la técnica correcta. *Cuando se ejecutan correctamente, estos ejercicios tienen unos índices de éxito de aproximadamente el 85 %.* El éxito se define como una reducción del número de episodios de incontinencia. No obstante, en cuanto la paciente abandona la pauta de ejercicios, regresa a su estado inicial. Otros tratamientos para la incontinencia de esfuerzo comprenden distintos pesarios y tampones contra la incontinencia que pueden colocarse en la vagina para ayudar a comprimir la uretra.

El tratamiento conductual tiene el objetivo de aumentar el control y la capacidad vesical de la paciente mediante un incremento gradual del tiempo transcurrido entre micciones. Este tipo de tratamiento se utiliza con mucha frecuencia para tratar la urgencia miccional, pero también puede tener éxito en el tratamiento de la incontinencia de esfuerzo y la incontinencia mixta. Puede reforzarse mediante biorregulación.

Parece que hay una serie de fármacos eficaces para el trata-miento de la polaquiuria, el tenesmo vesical y la urgencia miccional. No obstante, la respuesta al tratamiento suele ser imprevisible y es frecuente que aparezcan efectos secundarios con las dosis eficaces. Generalmente, los fármacos mejoran la hiperactividad del detrusor mediante la inhibición de la actividad contráctil de la vejiga. Estos fármacos pueden clasificarse a grandes rasgos en anticolinérgicos, antidepresivos tricíclicos, musculotrópicos y una variedad de fármacos menos utilizados.

Tratamiento quirúrgico

Se han diseñado muchos tratamientos quirúrgicos para la incontinencia urinaria de esfuerzo, pero sólo unos pocos –la **colposuspensión retropúbica y las técnicas de cabestrillo–** han sobrevivido y evolucionado con datos científicos suficientes para realizar recomendaciones (figs. 28-4, A y B). El objetivo de la colposuspensión retropúbica consiste en suspender y estabilizar la pared vaginal anterior y, por lo tanto, el cuello de la vejiga y el segmento proximal de la uretra, en posición retropúbica. Esto impide que desciendan y permite la compresión de la uretra contra una capa suburetral estable. En el **procedimiento de Burch,** que puede realizarse por vía abdominal o laparoscópica, se colocan dos o tres puntos de sutura irreabsorbibles a cada lado del segmento medio de la uretra y el cuello de la vejiga. Otra técnica implica la colocación de una cinta sin tensión en el segmento medio de la uretra para elevar la uretra hacia atrás y colocarla en su sitio. Este procedimiento puede realizare a través de la vagina. El éxito de la cinta vaginal sin tensión ha llevado a la introducción de productos parecidos con métodos modificados de colocación de un cabestrillo en el segmento medio de la uretra (técnica retropúbica «de arriba abajo» y transobturatriz). Los **formadores de masa,** como el colágeno, las perlas cubiertas de carbono y la grasa, se utilizan para el tratamiento de la incontinencia de esfuerzo urodinámica con deficiencia intrínseca del esfínter (fig. 28-4C). Se inyectan por vía transuretral o periuretral en el tejido periuretral alrededor del cuello de la vejiga y el segmento proximal de la uretra. Ejercen un efecto «arandela» alrededor del segmento proximal de la uretra y el cuello de la vejiga. Normalmente, estos fármacos se utilizan como tratamiento de segunda línea tras el fracaso de la cirugía, cuando la incontinencia de esfuerzo persiste con un cuello de vejiga inmóvil o entre las mujeres ancianas debilitadas en que cualquier tipo de tratamiento quirúrgico sería arriesgado.

Los índices de éxito varían según la habilidad del cirujano y la técnica empleada. La cinta vaginal sin tensión y la colposuspensión de Burch tienen un índice de éxito a los 5 años del 85 %. *La orientación preoperatoria debe comprender no sólo los riesgos de las intervenciones, sino también los objetivos.* La paciente debe comprender que la intervención puede no devolverle la continencia completa, ya que una sobrecorrección (un cabestrillo demasiado tenso) puede llevar a retención de orina. Además, los estudios sólo muestran datos a 5 años; por lo tanto, la cirugía no debe presentarse como una solución permanente. *Un estudio realizado en mujeres que se sometieron a colposuspensión de Burch observó que el índice de curación de la incontinencia de esfuerzo disminuía gradualmente durante*

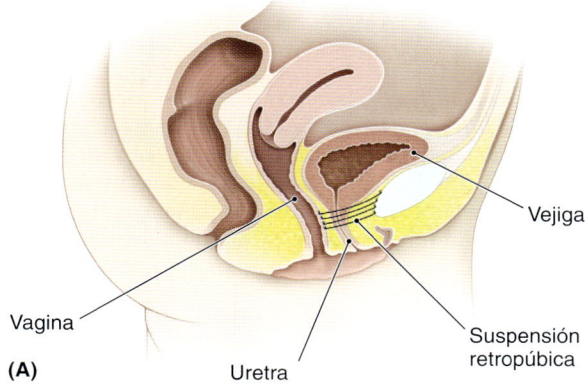

Vejiga

Vagina

(A) Uretra

Suspensión retropúbica

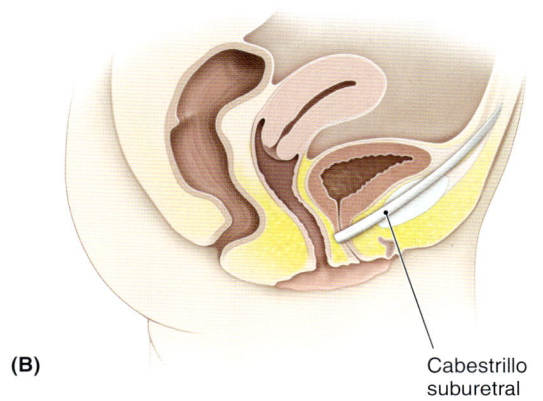

(B) Cabestrillo suburetral

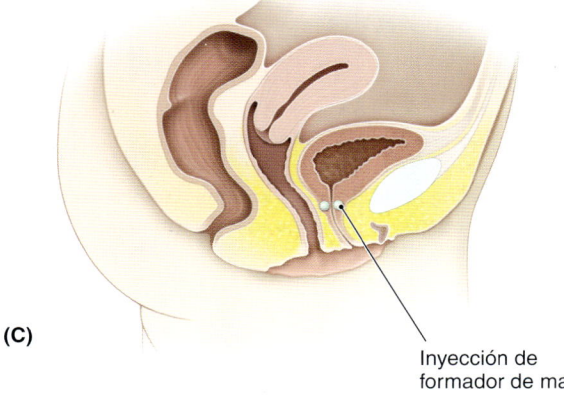

(C) Inyección de formador de masa

FIGURA 28-4. Intervenciones quirúrgicas para el tratamiento de la incontinencia. **(A)** Colposuspensión retropúbica. **(B)** Técnica de cabestrillo. **(C)** Formadores de masa. (Utilizada con permiso del American College of Obstetricians and Gynecologists.)

un período de 10-12 años y se estabilizaba en un 69 %. Aproximadamente el 10 % de las pacientes necesitó como mínimo una intervención quirúrgica adicional para curar su incontinencia de esfuerzo.

INFECCIONES URINARIAS

*Se calcula que el 11 % de las mujeres estadounidenses refiere como mínimo una **infección urinaria (IU)** diagnosticada por el médico al año, y la probabilidad de por vida de que una mujer padezca una IU es del 60 %.* La mayoría de las IU en las mujeres proviene de la contaminación bacteriana de la uretra. Salvo en las pacientes con tuberculosis o las pacientes inmunodeprimidas, las infecciones rara vez se contraen por vía hematógena o linfática. La uretra relativamente corta de la mujer, la exposición del meato a los patógenos vestibulares y rectales, y la actividad sexual que puede provocar un traumatismo o introducir otros microorganismos aumentan las posibilidades de que aparezca una infección (cuadro 28-1). *La carencia de estrógenos también provoca una reducción de la resistencia uretral a la infección, lo que contribuye a la contaminación ascendente.* Esta mayor predisposición puede explicar la prevalencia del 20 % de la bacteriuria asintomática en las mujeres mayores de 65 años.

De las primeras infecciones, el 90 % está causado por Escherichia coli. Del 10 % al 20 % restante de las IU está causado por otros microorganismos, que colonizan ocasionalmente la vagina y la zona periuretral. Con frecuencia, *Staphylococcus saprophyticus* provoca IU bajas. Se han aislado especies de *Proteus, Pseudomonas, Klebsiella* y *Enterobacter* en mujeres con cistitis o pielonefritis y con frecuencia están asociadas a anomalías estructurales de las vías urinarias, sondas permanentes y cálculos renales. También se han aislado especies de *Enterococcus* en mujeres con anomalías estructurales. Cada vez más se aíslan cepas grampositivas, entre ellas estreptococos del grupo B, junto con las infecciones fúngicas en mujeres que llevan sondas permanentes.

Historia clínica

Los síntomas iniciales de las pacientes con **IU bajas** suelen ser polaquiuria, tenesmo vesical, nicturia o disuria. Los síntomas observados varían un tanto con la localización de la infección. Los síntomas provocados por la irritación de la vejiga o el trígono comprenden tenesmo vesical, polaquiuria y nicturia. La irritación de la uretra lleva a polaquiuria y disuria. Algunas pacientes pueden referir hipersensibilidad suprapúbica o hipersensibilidad uretral o en la base de la vejiga. La fiebre es poco frecuente en las mujeres con IU baja no complicada. Con frecuencia, la **IU alta** o pielonefritis aguda se da con una combinación de fiebre y escalofríos, dolor en fosa renal y distintos grados de disuria, tenesmo vesical y polaquiuria (cuadro 28-2).

Pruebas analíticas

La evaluación de la paciente con una presunta IU debe comprender un análisis de orina.

CUADRO 28-1
Factores de riesgo de infección urinaria

Mujeres premenopáusicas
- Antecedentes de infección urinaria
- Actividad sexual frecuente o reciente
- Uso del diafragma
- Uso de espermicidas
- Número de partos creciente
- Diabetes
- Obesidad
- Rasgo drepanocítico
- Anomalías anatómicas congénitas
- Urolitiasis
- Trastornos neurológicos o afecciones médicas que exigen sondaje vesical reiterado o permanente

Mujeres posmenopáusicas
- Atrofia vaginal
- Vaciado vesical incompleto
- Mala higiene perineal
- Rectocele, cistocele, uretrocele o prolapso uterovaginal
- Antecedentes de infección urinaria durante toda la vida
- Diabetes de tipo 1

Del American College of Obstetricians and Gynecologists. Treatment of urinary tract infections in nonpregnant women. ACOG Practice Bulletin Núm. 91. *Obstet Gynecol.* 2008; 111[3]: 785–794.

CUADRO 28-2
Infecciones urinarias: definiciones clave

- *Bacteriuria asintomática:* bacteriuria considerable en una mujer sin síntomas
- *Cistitis:* infección que está circunscrita a las vías urinarias bajas y se da con síntomas de disuria y micción frecuente y urgente y, ocasionalmente, hipersensibilidad suprapúbica
- *Pielonefritis aguda:* infección del parénquima renal y el sistema pelvicalicial, acompañada de bacteriuria considerable, que normalmente se da con fiebre y dolor en fosa renal
- *Recaída:* IU recurrente con el mismo microorganismo después del tratamiento adecuado
- *Reinfección:* IU recurrente provocada por bacterias aisladas anteriormente tras el tratamiento y un urocultivo intermedio negativo, o IU recurrente provocada por una segunda cepa

Del American College of Obstetricians and Gynecologists. Treatment of urinary tract infections in nonpregnant women. ACOG Practice Bulletin Núm. 91. *Obstet Gynecol.* 2008; 111[3]: 785–794.

El tratamiento inicial de una IU baja sintomática con piuria o bacteriuria no exige un urocultivo.

No obstante, si no se produce una mejoría clínica en 48 h o, en el caso de una recidiva, el urocultivo resulta útil para ayudar a adaptar el tratamiento a las necesidades de la paciente.

Hay que realizar un urocultivo en todos los casos de IU altas.

Para realizar estas pruebas se obtiene una muestra de orina limpia de la mitad del chorro miccional, lo que implica limpiar la vulva y recoger una parte de la orina expulsada a la mitad de la micción ininterrumpida. También puede utilizarse orina obtenida con sondas o aspiración suprapúbica. Un análisis de orina típico detectará piuria, definida como la presencia de 10 leucocitos/ml, pero la piuria sola no es un factor pronóstico fiable de infección. No obstante, la detección de piuria y bacteriuria juntas en el examen microscópico aumenta considerablemente la probabilidad de padecer una IU.

Las pruebas mediante «tira reactiva» que se basan en la identificación de la esterasa leucocítica son útiles como pruebas de detección. No obstante, las mujeres con resultados negativos y síntomas deben someterse a un urocultivo o un análisis de orina, o ambos, porque los falsos negativos son frecuentes.

Generalmente, los urocultivos que revelan un número de colonias superiores a 100 000 para un único microorganismo indican infección. Un número de colonias de tan sólo 10 000 para *E. coli* está asociado a infección cuando hay síntomas presentes. Si el informe de un cultivo indica la presencia de múltiples microorganismos, hay que pensar en la posibilidad de que la muestra esté contaminada.

Tratamiento

Una vez que se ha confirmado la infección mediante análisis de orina o urocultivo, hay que iniciar tratamiento antibiótico.

Datos recientes han puesto de manifiesto que la eficacia del tratamiento de 3 días de duración es equivalente a la eficacia del tratamiento más prolongado, con unos índices de erradicación que sobrepasan el 90 %.

Los fármacos que se recomiendan para el tratamiento de 3 días de duración comprenden trimetoprima-sulfametoxazol, trimetoprima, ciprofloxacino, levofloxacino y gatifloxacino.

En los casos de pielonefritis aguda, el tratamiento debe iniciarse inmediatamente. La elección del fármaco debe basarse en los conocimientos sobre la resistencia en la población. Una vez que están disponibles los resultados del urocultivo y antibiograma, el tratamiento se modifica según sea necesario. *La mayoría de las mujeres puede tratarse en régimen ambulatorio inicialmente o puede recibir líquidos por vía intravenosa y una dosis parenteral de un antibiótico antes de ser dada de alta y recibir una pauta de tratamiento oral.* Las pacientes graves, que tienen complicaciones, que no toleran la medicación o los líquidos orales o que en opinión del médico no cumplirán el tratamiento ambulatorio deben ser hospitalizadas y recibir profilaxis con antibióticos parenterales de amplio espectro.

Las mujeres con recidivas frecuentes y confirmación previa mediante pruebas diagnósticas y que son conscientes de sus síntomas pueden recibir tratamiento empírico sin repetir las pruebas para detectar la piuria. *El tratamiento de las IU recurrentes debe empezar por una búsqueda de los factores de riesgo conocidos que están asociados a la recidiva.* Estos factores comprenden las relaciones sexuales frecuentes, el uso prolongado de espermicidas, el uso del diafragma, una pareja sexual nueva, padecer una IU a una edad temprana y tener antecedentes maternos de IU. Hay que aconsejar modificaciones de la conducta, como el uso de un método anticonceptivo distinto en lugar del espermicida. La intervención de elección para evitar la recidiva de la cistitis es el tratamiento antimicrobiano profiláctico o intermitente. En las mujeres con recidivas frecuentes, se ha demostrado que la profilaxis continua con tratamiento una vez al día con nitrofurantoína, norfloxacino, ciprofloxacino, trimetoprima, trimetoprima-sulfametoxazol u otro fármaco reduce el riesgo de recidiva en un 95 %. Se ha demostrado que beber zumo de arándanos reduce las IU sintomáticas, pero se desconocen la duración del tratamiento y la concentración necesaria para evitar la recidiva a largo plazo.

La recidiva es muy frecuente en las mujeres posmenopáusicas; es probable que el hipoestrogenismo con atrofia genitourinaria asociada contribuya al aumento de la prevalencia. Se ha estudiado la administración de estrógenos exógenos por vía oral y vaginal, con unos resultados desiguales.

No se recomienda el cribado ni el tratamiento de la bacteriuria asintomática en las mujeres premenopáusicas no embarazadas. Los grupos específicos para los que se recomienda el tratamiento de la bacteriuria asintomática comprenden todas las mujeres embarazadas, las mujeres que van a someterse a una intervención urológica en que se prevé hemorragia de la mucosa y las mujeres en que la bacteriuria asociada a sondaje persiste durante 48 h tras la extracción de la sonda. No se recomienda el tratamiento de la bacteriuria asintomática en las mujeres diabéticas, las mujeres ancianas ingresadas, las mujeres ancianas que viven en un contexto extrahospitalario, las mujeres con lesiones medulares o las mujeres con sondas permanentes.

LECTURAS RECOMENDADAS

Julian TM. Pelvic support defects: diagnosis and nonsurgical management. In: American College of Obstetricians and Gynecologists. *Precis: Gynecology.* 3rd ed. Washington, DC: American College of Obstetricians and Gynecologists; 2006: 65–74.

Rosenblatt PL. Pelvic support defects: surgical management. In: American College of Obstetricians and Gynecologists. *Precis: Gynecology.* 3rd ed. Washington, DC: American College of Obstetricians and Gynecologists; 2006:75–84.

American College of Obstetricians and Gynecologists. Treatment of urinary tract infections in nonpregnant women. ACOG Practice Bulletin No. 91. *Obstet Gynecol.* 2008;111(3):785–94.

American College of Obstetricians and Gynecologists. Urinary incontinence in women. ACOG Practice Bulletin No. 63. *Obstet Gynecol.* 2005;105(6):1533–1545.

Endometriosis

Este capítulo trata principalmente el siguiente tema educativo de la Association of Professors of Gynecology and Obstetrics (APGO):

Tema 38   Endometriosis

Los estudiantes deben ser capaces de describir las teorías de la patogenia de la endometriosis además de los signos y síntomas, la evaluación y el tratamiento farmacológico y quirúrgico de esta afección. También deben poder explicar la relación entre la esterilidad y la endometriosis, cómo hay que estudiar y tratar el problema combinado, y la relación entre la endometriosis y el dolor pélvico crónico.

La **endometriosis** es la presencia de glándulas y estroma endometriales fuera del útero, y puede pensarse en la posibilidad de endometriosis basándose en la anamnesis, los síntomas y la exploración física. Al igual que el tejido endometrial del que provienen, los implantes y los quistes endometriales responden a las fluctuaciones hormonales del ciclo menstrual. La laparotomía o la laparoscopia pueden revelar lesiones indicativas de endometriosis, pero dado que las lesiones pueden ser pequeñas o atípicas o estar causadas por otra patología distinta de la endometriosis, *sólo es válido el diagnóstico demostrado mediante biopsia de tejido.* Muchas mujeres con endometriosis no tienen síntomas, y en estos casos el diagnóstico se confirma sólo cuando se realiza una operación por otras indicaciones.

Se calcula que del 7 % al 10 % de las mujeres de la población general padece endometriosis. La endometriosis pélvica está presente en el 6 %-43 % de las mujeres que se someten a ligadura de trompas, el 12 %-32 % de las mujeres que se someten a laparoscopia por dolor pélvico y el 21 %-48 % de las mujeres que se someten a laparoscopia por esterilidad. La endometriosis suele darse en mujeres en edad fértil y es menos frecuente en las mujeres posmenopáusicas. Es más habitual en las mujeres que no han tenido hijos.

Algunos indicios dejan entrever que la endometriosis puede tener un componente genético. Las mujeres con parientes de primer grado con endometriosis tienen un riesgo casi 10 veces mayor de padecer endometriosis. El mecanismo de herencia propuesto es multigénico y multifactorial.

PATOGENIA

Los mecanismos exactos que llevan a la aparición de la endometriosis no se comprenden claramente. Con frecuencia, se citan tres teorías principales:

1. Implantación directa de células endometriales, normalmente mediante **menstruación retrógrada.** Este mecanismo es compatible con la aparición de endometriosis pélvica y su predilección por los ovarios y el peritoneo pélvico, además de las incisiones abdominales o las cicatrices de episiotomía. La teoría de la implantación directa se denomina comúnmente teoría de Sampson debido a sus trabajos experimentales que demostraron la posibilidad de este tipo de mecanismo.

2. **Diseminación vascular y linfática** de células endometriales (teoría de Halban). Este proceso puede explicar la endometriosis que aparece en localizaciones distantes (esto es, la endometriosis en localizaciones como los ganglios linfáticos, la cavidad pleural y el riñón).

3. La teoría de la **metaplasia celómica** de células pluripotenciales en la cavidad peritoneal (teoría de Meyer) afirma que, en ciertas condiciones, estas células pueden convertirse en tejido endometrial funcional. Esto incluso podría suceder en respuesta a la irritación provocada por la menstruación retrógrada. La aparición precoz de endometriosis en algunas adolescentes antes de la menstruación da crédito a esta teoría.

Es probable que sea necesaria más de una teoría para explicar la naturaleza y las localizaciones dispares de la endometriosis. La base de estas posibilidades es un factor inmunológico todavía por descubrir que explicaría por qué algunas mujeres padecen endometriosis mientras que otras con características parecidas no la padecen.

PATOLOGÍA

La endometriosis se observa en los ovarios en la mayoría de las pacientes y suele ser bilateral. Otras estructuras pélvicas que están afectadas con frecuencia son el fondo de saco de Douglas (en concreto los ligamentos uterosacros y el tabique rectovaginal), el ligamento redondo, las trompas uterinas y el colon sigmoide (fig. 29-1 y tabla 29-1). En contadas ocasiones, se observa endometriosis distante en cicatrices quirúrgicas abdominales, el ombligo y distintos órganos de fuera de la cavidad pélvica.

El aspecto macroscópico de la endometriosis varía considerablemente y comprende las siguientes formas:

- Lesiones pequeñas (1 mm) transparentes o blancas.
- Lesiones pequeñas de color rojo oscuro («mora») o marrón («quemadura de pólvora»).
- Quistes llenos de líquido cargado de hemosiderina de color rojo oscuro o marrón (quistes de «chocolate»).
- «Cúpulas» de color rojo oscuro o azul que pueden alcanzar los 15-20 cm de tamaño.

Con frecuencia, estas lesiones están rodeadas de fibrosis reactiva, lo que les confiere un aspecto fruncido. La enfermedad diseminada más avanzada provoca más fibrosis y puede traducirse en adherencias densas.

SIGNOS Y SÍNTOMAS

Las mujeres con endometriosis presentan una gran variedad de síntomas. La naturaleza y la gravedad de los síntomas pueden no corresponderse con la localización o la extensión de la enfermedad. Las mujeres con endometriosis macroscópica extensa pueden tener pocos síntomas, mientas que las mujeres con endometriosis macroscópica mínima pueden experimentar dolor intenso. *La endometriosis también puede ser asintomática.* Se cree que el dolor asociado a la endometriosis depende más de la profundidad de la invasión de los implantes que del número o la extensión de los implantes superficiales. *Los síntomas clásicos de la endometriosis comprenden **dismenorrea** progresiva y **dispareunia** profunda.* Algunas pacientes experimentan molestias pélvicas constantes y crónicas junto con la dismenorrea y la dispareunia. El dolor pélvico crónico puede estar relacionado con las adherencias y la cicatrización pélvica observadas en asociación con la endometriosis.

La dismenorrea causada por la endometriosis no está directamente relacionada con el grado de enfermedad visible. En muchas mujeres con endometriosis, la dismenorrea empeora con el tiempo. La endometriosis debe considerarse una posible etiología en las pacientes que acuden con dismenorrea que no responde a los anticonceptivos orales o los antiinflamatorios no esteroideos (AINE). Con frecuencia, la dispareunia está asociada a endometriosis rectouterina o endometriosis profunda del fondo de saco rectouterino posterior. Las pacientes suelen referir dispareunia con la penetración profunda, aunque no existe ninguna correlación entre la dispareunia y la extensión de la endometriosis.

La esterilidad es más frecuente en las mujeres con endometriosis, aunque no se ha demostrado una relación causal. Con la enfermedad extensa, la cicatrización y las adherencias pélvicas que distorsionan la anatomía de la pelvis pueden provocar esterilidad, pero la causa de la esterilidad en las mujeres con endometriosis mínima no está clara. Se han implicado las prostaglandinas y los autoanticuerpos, pero estas relaciones todavía no se han confirmado. En algunos casos, la esterilidad puede ser el único síntoma, y la endometriosis se

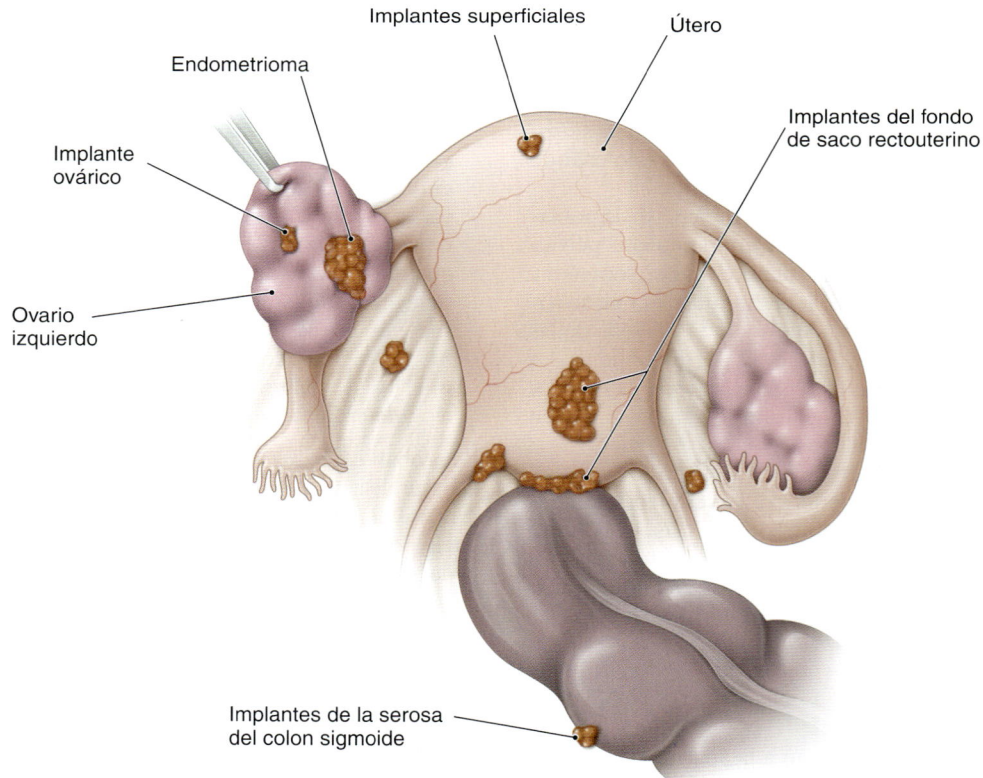

FIGURA 29-1. Localizaciones de los implantes endometriales.

TABLA 29-1	Localizaciones de endometriosis	

Localización	Frecuencia (porcentaje de pacientes)
Más frecuentes • Ovario (con frecuencia bilateral) • Peritoneo pélvico por encima del útero • Fondo de saco rectouterino anterior y posterior • Ligamentos rectouterinos • Trompas uterinas • Ganglios linfáticos pélvicos	60
Poco frecuentes • Rectosigmoide • Otras localizaciones del aparato digestivo • Vagina	10–15
Raras • Ombligo • Cicatrices de episiotomía o quirúrgicas • Riñón • Pulmones • Brazos • Piernas • Mucosa nasal	5

detecta al realizar la evaluación laparoscópica como parte del estudio diagnóstico de la esterilidad. La presencia de endometriosis en las pacientes con esterilidad asintomática oscila entre el 30 % y el 50 %.

Otros síntomas de endometriosis menos frecuentes comprenden síntomas digestivos, como la hemorragia rectal y la **disquecia** (defecaciones dolorosas) en pacientes con implantes endometriales en el intestino, y síntomas urinarios, como la hematuria en pacientes con implantes endometriales en la vejiga o los uréteres. De vez en cuando, el síntoma inicial puede ser una urgencia abdominal aguda, que puede estar asociada a la rotura o la torsión de un endometrioma.

La exploración ginecológica puede revelar el signo «clásico» de nodularidad rectouterina asociado a la endometriosis, pero con frecuencia está ausente incluso cuando se descubre una endometriosis macroscópica considerable durante una intervención quirúrgica. El útero puede estar relativamente fijo y en retroflexión en la pelvis debido a la presencia de adherencias extensas. Los endometriomas ováricos pueden ser palpables, hipersensibles y moverse libremente en la pelvis, o estar adheridos a la hoja posterior del ligamento ancho del útero, la pared lateral pélvica o el fondo de saco de Douglas (fig. 29-2).

DIAGNÓSTICO DIFERENCIAL

El diagnóstico diferencial variará en función de los síntomas. En las pacientes con dolor abdominal crónico, hay que considerar los diagnósticos de enfermedad inflamatoria pél-

vica crónica, adherencias pélvicas, disfunción intestinal y otras etiologías del dolor pélvico crónico. En las pacientes con dismenorrea, hay que considerar la dismenorrea primaria y la dismenorrea secundaria. En las pacientes con dispareunia, los diagnósticos diferenciales comprenden la enfermedad inflamatoria pélvica crónica, los quistes ováricos y la retroversión uterina sintomática. El dolor abdominal súbito puede estar causado por la rotura de un endometrioma además de por un embarazo ectópico, enfermedad inflamatoria pélvica aguda, la torsión de los anejos uterinos, y la rotura de un quiste del cuerpo lúteo o una neoplasia ovárica.

DIAGNÓSTICO

Hay que pensar en la posibilidad de endometriosis en las pacientes que presentan los síntomas que se han descrito anteriormente. Muchas mujeres sintomáticas presentan unos datos normales en la exploración ginecológica. *El diagnóstico de endometriosis puede corroborarse sólo mediante la visualización directa durante la laparoscopia o la laparotomía confirmada mediante biopsia de tejido.* La presencia de dos o más de los siguientes signos histológicos se utiliza como criterio para el diagnóstico patológico:

• Epitelio endometrial.
• Glándulas endometriales.
• Estroma endometrial.
• Macrófagos cargados de hemosiderina.

Puesto que la confirmación anatomopatológica del diagnóstico de endometriosis exige una intervención quirúrgica, los investigadores han buscado una opción incruenta. Las concentraciones séricas elevadas de CA-125 se han correlacionado con la endometriosis de moderada a grave. No obstante, puesto que las concentraciones de CA-125 pueden estar elevadas en muchas afecciones, la utilidad clínica de este criterio como marcador diagnóstico es reducida.

Los estudios de imagen, como la ecografía, la resonancia magnética y la tomografía computarizada, parecen útiles sólo en presencia de un tumor de la pelvis o los anejos. La ecografía puede utilizarse para visualizar los endometriomas ováricos, que suelen tener el aspecto de quistes que contienen ecos internos homogéneos de bajo nivel que son indicativos de sangre antigua. La resonancia magnética puede detectar endometriosis infiltrante profunda con afectación del ligamento uterosacro y el fondo de saco de Douglas, pero carece de sensibilidad para detectar la afectación rectal.

Una vez diagnosticada la endometriosis, hay que comprobar su extensión y su gravedad. El sistema de clasificación más arraigado es el de la American Society for Reproductive Medicine (fig. 29-3). Aunque este método de clasificación tiene sus limitaciones, proporciona un sistema uniforme para anotar los datos y comparar los resultados de distintos tratamientos.

TRATAMIENTO

Las opciones disponibles comprenden la conducta expectante, la hormonoterapia, el tratamiento quirúrgico y tratamiento farmacológico y quirúrgico combinado. La elección del tratamiento depende de las circunstancias de cada pa-

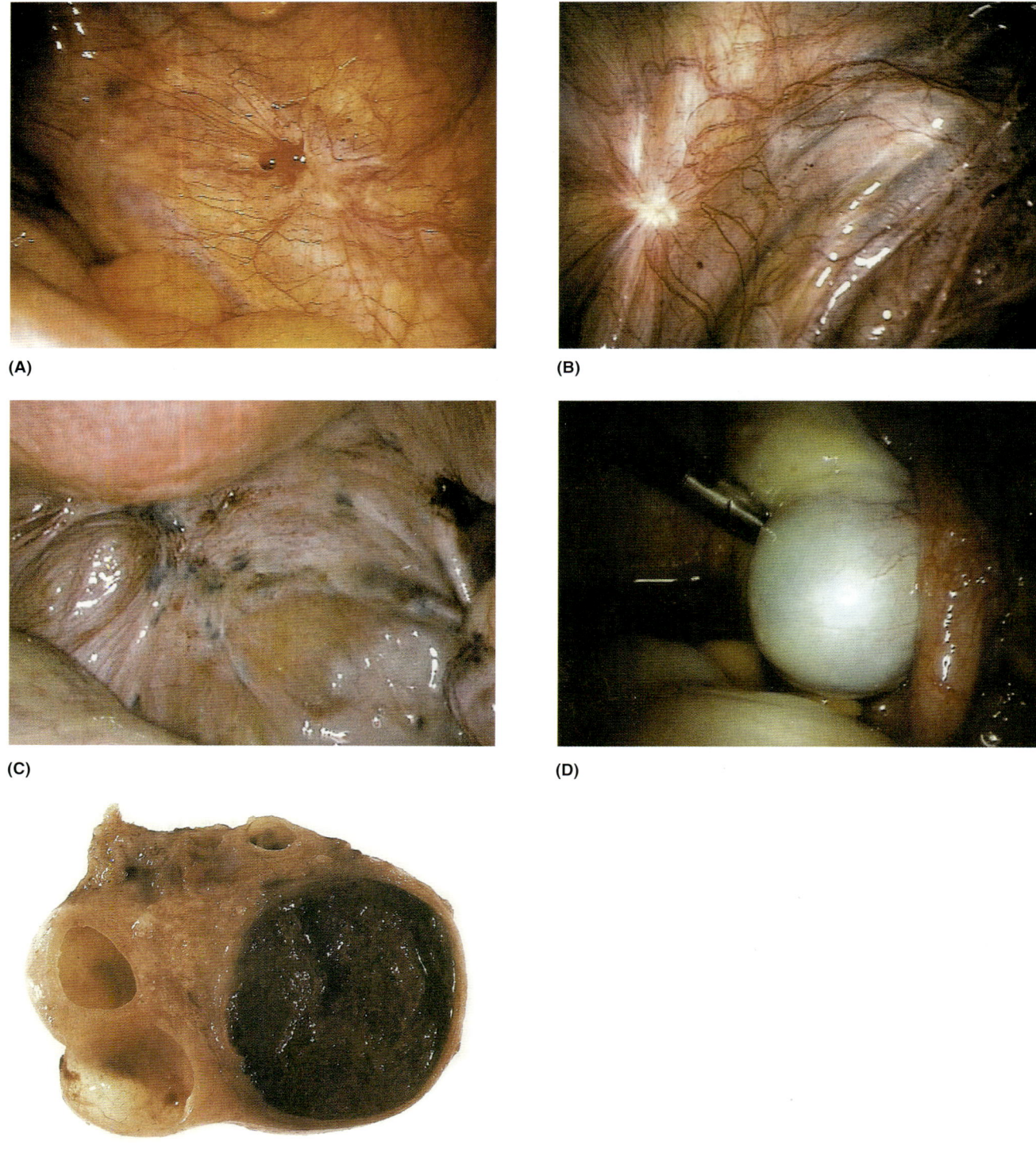

FIGURA 29-2. Implantes endometriales. **(A)** Lesión transparente en la fosa ovárica; **(B)** depósito endometrial blanco en el ligamento uterosacro izquierdo; **(C)** lesión con aspecto de «quemadura de pólvora» en los ligamentos uterosacros; **(D)** endometrioma del ovario derecho; **(E)** quiste de chocolate en un ovario que contiene otras cavidades más pequeñas llenas de fibras. (De Overton C, Davis C, McMillan L, Shaw RW. *An Atlas of Endometriosis.* 3.ª ed. London: Informa UK; 2007: 3.2, 4.2, 5.3, 5.4, 9.55.)

American Society for Reproductive Medicine
Clasificación modificada de la endometriosis

Nombre de la paciente _____ Fecha _____

Estadio I (mínimo)   — 1–5
Estadio II (leve)   — 6–15
Estadio III (moderado) — 16–40   Laparoscopia _____ Laparotomía _____ Fotografía_____
Estadio IV (grave)   — > 40   Tratamiento recomendado _____

Total _____   Pronóstico _____

	Endometriosis	< 1 cm	1–3 cm	> 3 cm
Peritoneo	Superficial	1	2	4
	Profunda	2	4	6
Ovario	D Superficial	1	2	4
	Profunda	4	16	20
	I Superficial	1	2	4
	Profunda	4	16	20

	Obliteración del fondo de saco rectouterino posterior	Parcial		Completa	
		4		40	

	Adherencias	Afectación < 1/3	Afectación 1/3–2/3	Afectación < 2/3
Ovario	D Pelicular	1	2	4
	Densas	4	8	16
	I Pelicular	1	2	4
	Densas	4	8	16
Trompa	D Pelicular	1	2	4
	Densas	4*	8*	16
	I Pelicular	1	2	4
	Densas	4*	8*	16

*Si las franjas de la trompa uterina están completamente afectadas, cambie la puntuación asignada a 16. Indique el aspecto de los tipos de implantes superficiales como rojo ([R], rojo, rojo rosado, rojo fuego, manchas vesiculares, vesículas transparentes), blanco ([B], opacificaciones, defectos peritoneales, amarillo marronoso) o negro ([N], negro, depósitos de hemosiderina, azul). Indique el porcentaje del total descrito como R_%, B_% y N_%. El total debe ser igual al 100%.

Endometriosis adicional: _____   Patología asociada: _____
_____   _____
_____   _____

Para trompas y ovarios
sanos

I   D

Para trompas y ovarios
anómalos

I   D

FIGURA 29-3. Clasificación modificada de la endometriosis de la American Society for Reproductive Medicine. (Reproducida de American Society for Reproductive Medicine. Clasificación modificada de la endometriosis de la American Society for Reproductive Medicine: 1996. *Fertility and Sterility;* 1997: 67[5]: 817–821, con permiso de la American Society for Reproductive Medicine) *(continúa).*

Ejemplos y directrices

Estadio I (mínimo)

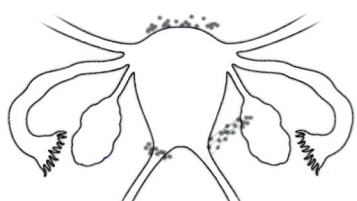

Peritoneo
  Endom. superficial — 1–3 cm   — 2
Ovario D
  Endom. superficial — < 1 c   — 1
  Adherencias   — < 1/3   — 1
  peliculares
Puntuación total   4

Estadio II (leve)

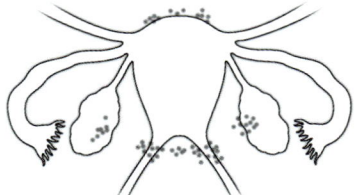

Peritoneo
  Endom. profunda   — > 3 cm   — 6
Ovario D
  Endom. superficial — < 1 cm   — 1
  Adherencias   — < 1/3   — 1
  peliculares
Ovario I
  Endom. superficial — < 1 cm   — 1
Puntuación total   9

Estadio III (moderado)

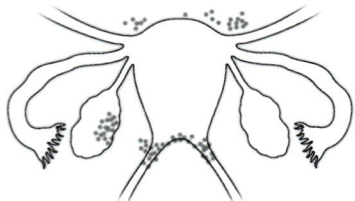

Peritoneo
  Endom. profunda — >3 cm   — 6
Fondo de saco rectouterino
  Obliteración parcial   — 4
Ovario I
  Endom. profunda — 1–3 cm   — 16
Puntuación total   26

Estadio III (moderado)

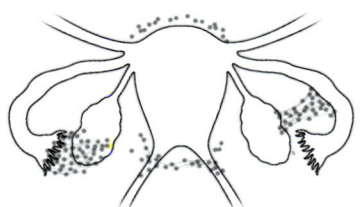

Peritoneo
  Endom. superficial   — >3 cm   — 4
Trompa D
  Adherencias peliculares — < 1/3 — 1
Ovario D
  Adherencias peliculares — < 1/3 — 1
Trompa I
  Adherencias densas   — < 1/3   — 16*
Ovario I
  Endom. profunda   — <1 cm   — 4
  Adherencias densas   — < 1/3   — 4
Puntuación total   30

Estadio IV (grave)

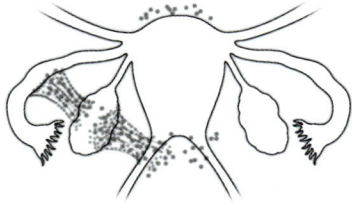

Peritoneo
  Endom. superficial — >3 cm   — 4
Ovario I
  Endom. profunda — 1–3 cm   — 32†
  Adherencias densas — < 1/3   — 8†
Trompa I
  Adherencias densas — < 1/3   — 8†
Puntuación total   52

* La puntuación asignada cambia a 16.
† La puntuación asignada se duplica.

Estadio IV (grave)

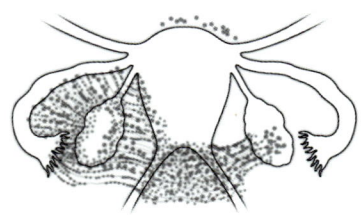

Peritoneo
  Endom. profunda   — >3 cm   — 6
Fondo de saco rectouterino
  Obliteración completa   — 40
Ovario D
  Endom. profunda — 1–3 cm   — 16
  Adherencias densas — < 1/3   — 4
Trompa I
  Adherencias densas — > 2/3   — 16
Ovario I
  Endom. profunda — 1–3 cm   — 16
  Adherencias densas — > 2/3   — 16
Puntuación total   114

*La determinación del estadio o grado de afectación endometrial se basa en un sistema de puntuación ponderada. La distribución de los puntos se ha determinado arbitrariamente y puede exigir una modificación o un ajuste adicional conforme aumenta el conocimiento de la enfermedad.

Para garantizar una evaluación completa, se fomenta la inspección de la pelvis en el sentido de las agujas del reloj o en el sentido contrario a las agujas del reloj. Se anotan el número, el tamaño y la localización de los implantes endometriales, las placas, los endometriomas y/o las adherencias. Por ejemplo, la presencia de cinco implantes superficiales distintos de 0,5 cm en el peritoneo (2,5 cm en total) debería recibir una puntuación de 2. (La superficie del útero debe considerarse peritoneo.) La gravedad de la endometriosis o las adherencias debe recibir la puntuación más alta sólo para el peritoneo, el ovario, la trompa o el fondo de saco. Por ejemplo, un implante superficial de 4 cm y un implante profundo de 2 cm del peritoneo deben recibir una puntuación de 6 (no 8). Un endometrioma ovárico profundo de 4 cm asociado a una enfermedad superficial de más de 3 cm debe recibir una puntuación de 20 (no 24).

En las pacientes que sólo tienen un anejo uterino, la puntuación asignada a la enfermedad de la trompa y el ovario restantes debe multiplicarse por dos.

† La puntuación asignada puede marcarse con un círculo y sumarse. La suma de las puntuaciones indica el estadio de la enfermedad (mínima, leve, moderada o grave).

La presencia de endometriosis del intestino, las vías urinarias, la trompa uterina, la vagina, el cuello del útero, la piel, etc. debe anotarse bajo «endometriosis adicional». Otras patologías como la oclusión de las trompas, los liomiomas, una anomalía uterina, etc. deben anotarse bajo «patología asociada». Toda la patología debe describirse lo más específicamente posible en el esbozo de los órganos genitales y hay que anotar los métodos de observación (laparoscopia o laparotomía).

FIGURA 29-3. *Continuación*

ciente, que comprenden: *1)* el motivo principal de consulta y su gravedad, *2)* la localización y la gravedad de la endometriosis y *3)* el deseo de tener hijos en el futuro. Ningún tratamiento ofrece una curación permanente. La histerectomía abdominal total con salpingooforectomía bilateral está asociada a un riesgo del 10 % de recidiva de los síntomas y un riesgo del 4 % de endometriosis adicional. Los objetivos razonables para el tratamiento de la endometriosis comprenden la disminución del dolor pélvico, la reducción al mínimo de las intervenciones quirúrgicas y el mantenimiento de la fertilidad.

Conducta expectante

Las pacientes pueden someterse a conducta expectante (esto es, no recibir tratamiento farmacológico ni quirúrgico) en algunos casos seleccionados, que comprenden las pacientes que padecen enfermedad limitada sin síntomas o con síntomas mínimos o las pacientes que están intentando quedarse embarazadas. Puesto que la endometriosis responde a los estrógenos y la progesterona, las pacientes mayores con síntomas leves pueden optar por esperar hasta que se produzca el descenso natural de las concentraciones de estas hormonas que tiene lugar con la menopausia.

Tratamiento farmacológico

Puesto que las glándulas y el estroma endometriales responden a las hormonas exógenas y endógenas, la eliminación de la endometriosis se basa en la posible capacidad de los fármacos para inducir atrofia del tejido endometrial. Ésta es la estrategia terapéutica óptima para las pacientes que tienen síntomas, que padecen una endometriosis de cierta consideración demostrada o que desean quedarse embarazadas en el futuro. La paciente debe saber que la recidiva tras la finalización del tratamiento farmacológico es frecuente y que el tratamiento farmacológico no afecta a las adherencias ni la fibrosis provocadas por la endometriosis. Con frecuencia, el tratamiento farmacológico puede administrarse de manera empírica sin un diagnóstico quirúrgico definitivo de endometriosis, si los síntomas de la paciente son indicativos de la enfermedad y se han llevado a cabo una exploración física y un estudio diagnóstico apropiados y minuciosos para descartar otras causas de dolor, entre ellas ginecológicas, digestivas y urológicas.

Debido a su facilidad de administración y su nivel relativamente bajo de efectos secundarios, con frecuencia el tratamiento de elección son los anticonceptivos orales combinados utilizados conjuntamente con AINE para el dolor asociado a la endometriosis. *El tratamiento con anticonceptivos orales induce una reacción decidual en el tejido endometrial funcionante.* También puede recetarse tratamiento continuado, en que la pauta de anticonceptivos orales se toma continuamente sin los 7 días de píldoras inactivas que provocan la metrorragia de privación, para evitar la dismenorrea secundaria.

El tratamiento con progesterona, en forma de acetato de medroxiprogesterona de liberación lenta (DMPA) inyectable o implantes, inhibe la liberación de gonadotropina y, a su vez, la esteroidogénesis ovárica; también afecta directamente al endometrio uterino y los implantes endometriales. El DMPA se ha asociado a un aumento del riesgo de pérdida mineral ósea y antes de utilizarlo en una mujer hay que sopesar los factores de riesgo existentes de osteoporosis (v. cap. 24, Anticoncepción).

El danazol es un fármaco que inhibe las elevaciones intermenstruales de lutropina (LH) y folitropina (FSH). En ausencia de estimulación de la LH y la FSH, el ovario deja de fabricar estrógenos, lo que induce amenorrea y atrofia endometrial. Los efectos secundarios del danazol, que aparecen en un número reducido de pacientes, están relacionados con sus propiedades hipoestrogénicas y androgénicas y comprenden acné, oligometrorragia y hemorragia, sofocos, piel grasa, crecimiento de vello facial, disminución de la libido y vaginitis atrófica, y voz grave. Algunos de estos efectos secundarios no remiten con la suspensión del tratamiento. El metabolismo de las lipoproteínas también se ve alterado; las concentraciones séricas de lipoproteínas de alta densidad (HDL) aumentan considerablemente, mientras que las concentraciones de lipoproteínas de baja densidad (LDL) disminuyen.

Puede obtenerse un alivio comparable de los síntomas con menos efectos utilizando agonistas de la gonadoliberina (GnRH). *Los agonistas de la GnRH reducen la actividad de la hipófisis y provocan una inhibición pronunciada de la LH y la FSH.* No obstante, los efectos secundarios son menos graves que los del danazol, porque se eliminan los efectos secundarios androgénicos. No obstante, el efecto hipoestrogénico producido por los agonistas de la GnRH puede provocar sofocos y sudores nocturnos, así como un leve incremento del riesgo de pérdida de densidad ósea. Si una paciente experimenta efectos secundarios durante el tratamiento con un agonista de la GnRH, si el tratamiento es necesario durante más de 6 meses o si son necesarias tandas de tratamiento reiteradas, hay que plantearse el uso de **tratamiento sustitutivo coadyuvante** (*add-back therapy*), que consiste en la administración de bajas dosis de anticonceptivos orales combinados o medroxiprogesterona. Con frecuencia, el tratamiento sustitutivo coadyuvante se inicia durante el tratamiento con agonistas de la GnRH, porque no afecta al control del dolor pélvico por el fármaco y mitiga los efectos secundarios vasomotores y sobre la densidad ósea.

Tratamiento quirúrgico

El tratamiento quirúrgico de la endometriosis puede clasificarse como conservador o definitivo. El tratamiento conservador comprende la resección, la cauterización o la ablación (con láser o electrocoagulación) de las lesiones endometriales visibles y la conservación del útero y otros órganos genitales para permitir un posible embarazo en el futuro. Con frecuencia, la cirugía conservadora se lleva a cabo cuando se realiza la laparoscopia inicial por dolor o esterilidad. Si se descubre una enfermedad extensa, la cirugía conservadora implica la lisis de las adherencias, la eliminación de las lesiones endometriales activas y posiblemente la reparación de los órganos genitales. Parece que los índices de éxito de la cirugía conservadora se correlacionan con la gravedad de la enfermedad en el momento de la intervención quirúrgica y con la habilidad del cirujano. El tratamiento farmacológico puede iniciarse antes de la cirugía para reducir el grado de endometriosis y después de la cirugía para facilitar la cicatrización y evitar la recidiva. Los índices de embarazo después de una intervención con energía eléctrica o láser de argón oscilan entre el 34 % y el 75 %. Los índices de embarazo tras la vaporización con láser de dióxido de carbono oscilan ente el 25 % y el 100 % para la enfermedad en estadio 2; entre el 19 % y el 66 % para la enfermedad en estadio 3, y entre el 25 % y el 50 % para la enfermedad en estadio 4.

La cirugía definitiva para la endometriosis está reservada sólo para los casos en que la enfermedad es tan extensa que el tratamiento farmacológico o quirúrgico conservador no es factible, o cuando la paciente ya no quiere tener más hijos y desea un tratamiento definitivo. Las intervenciones quirúrgicas definitivas comprenden la histerectomía abdominal total, la salpingooforectomía bilateral, la lisis de las adherencias y la extirpación de los implantes endometriales. Puede conservarse uno o ambos ovarios si no están afectados y la endometriosis puede resecarse completamente. Aproximadamente un tercio de las mujeres tratadas con métodos conservadores padecerán endometriosis recidivante y tendrán que someterse a una intervención quirúrgica adicional en los siguientes 5 años. La conservación de los ovarios al realizar la histerectomía ocasiona un mayor riesgo de endometriosis recurrente con necesidad de cirugía adicional. Tras la ooforectomía bilateral, puede iniciarse tratamiento estrogénico de inmediato, con poco riesgo de que se reactive la enfermedad residual.

LECTURAS RECOMENDADAS

American College of Obstetricians and Gynecologists. Medical management of endometriosis. ACOG Practice Bulletin No. 11. *Obstet Gynecol.* 1999;49(6):1–4.

Schenken RS. Endometriosis. *Precis, an Update in Obstetrics and Gynecology: Reproductive Endocrinology.* 3rd ed. Washington, DC: American College of Obstetricians and Gynecologists; 2007: 131–139.

30

Dismenorrea y dolor pélvico crónico

Este capítulo trata principalmente los siguientes temas educativos de la Association of Professors of Gynecology and Obstetrics (APGO):

Tema 46 Dismenorrea

Tema 39 Dolor pélvico crónico

Los estudiantes deben ser capaces de definir la dismenorrea primaria y secundaria y describir la evaluación y el tratamiento de cada una de ellas. Así mismo, deben ser capaces de definir el dolor pélvico crónico y enumerar sus posibles causas, y describir una estrategia para el diagnóstico y el tratamiento del dolor pélvico crónico, que comprenda las cuestiones psicosociales asociadas a este tipo de dolor.

L a **dismenorrea** se define como una menstruación dolorosa que impide que una mujer lleve a cabo las actividades normales. También puede ir acompañada de otros síntomas, entre ellos diarrea, náuseas, vómitos, cefalea y mareo. La dismenorrea puede tener una causa clínicamente identificable **(dismenorrea secundaria)** o estar causada por un exceso de prostaglandinas, que lleva a actividad dolorosa de los músculos uterinos **(dismenorrea primaria).** El término **dolor pélvico crónico** hace referencia al dolor pélvico que no es cíclico (que no está asociado únicamente a la menstruación) de 6 meses o más de evolución.

En la mayoría de las pacientes, el diagnóstico de dismenorrea o dolor pélvico crónico se realiza mediante una evaluación minuciosa por medio de anamnesis y exploración física. En algunos casos, puede ser necesaria una evaluación por otros medios, como la laparoscopia. Una vez que se ha confirmado el diagnóstico, puede iniciarse el tratamiento.

DISMENORREA

La dismenorrea primaria y secundaria es una fuente de discapacidad recurrente para un número considerable de mujeres que se hallan al comienzo de la edad fértil. Es infrecuente que la dismenorrea primaria aparezca durante los primeros 3 a 6 ciclos menstruales, cuando todavía no se ha consolidado la ovulación normal. La incidencia de la dismenorrea primaria es mayor en las mujeres que se encuentran entre el final de la adolescencia y los 25 años, y disminuye con la edad. La frecuencia de la dismenorrea secundaria aumenta con la edad de la mujer, porque acompaña a la creciente prevalencia de los factores causales. La procreación no afecta a la aparición de dismenorrea primaria ni secundaria.

Etiología

La causa de la dismenorrea primaria es un exceso de **prostaglandina $F_{2\alpha}$**, que se produce en el endometrio. Normalmente, la producción de prostaglandina en el útero aumenta bajo la influencia de la progesterona y alcanza una concentración máxima al comienzo, o poco después, de la menstruación. Con el inicio de la menstruación, las prostaglandinas que se han formado se liberan del endometrio que se desprende. Las prostaglandinas son potentes estimulantes del músculo liso que provocan contracciones uterinas intensas, lo que se traduce en unas presiones intrauterinas que pueden sobrepasar los 400 mm Hg y unas presiones intrauterinas basales que sobrepasan los 80 mm Hg. La prostaglandina $F_{2\alpha}$ también provoca contracciones del músculo liso en otras zonas del cuerpo, lo que se traduce en náuseas, vómitos y diarrea (tabla 30-1). Además del aumento de prostaglandinas derivado de la menstruación, la necrosis de las células endometriales proporciona un mayor sustrato de ácido araquidónico de las paredes celulares para la síntesis de prostaglandinas. Aparte de la prostaglandina $F_{2\alpha}$, en el útero también se produce prostaglandina E_2. Esta prostaglandina, un potente vasodilatador e inhibidor de la agregación plaquetaria, se ha implicado como causa de menorragia primaria.

La dismenorrea secundaria está causada por anomalías estructurales o procesos patológicos que se dan fuera del útero, en la pared uterina o en la cavidad uterina (cuadro 30-1). Las causas frecuentes de dismenorrea secundaria comprenden la **endometriosis** (presencia de tejido endometrial fuera del útero), **adenomiosis** (presencia de tejido endometrial dentro del miometrio), adherencias, **enfermedad inflamatoria pélvica** y **miomas** (fibroides uterinos).

TABLA **30-1** Dolor y síntomas generales asociados en la dismenorrea primaria	
Síntoma	Incidencia calculada (%)
Dolor: espasmódico, de tipo cólico, parecido al dolor del parto; a veces se describe como un dolor sordo o una sensación de opresión en la región media inferior del abdomen; puede irradiarse a la espalda y a los muslos; aparece con el inicio de la menstruación; dura de horas a días	100
Síntomas asociados	
Náuseas y vómitos	90
Cansancio	85
Nerviosismo	70
Mareo	60
Diarrea	60
Cefalea	50

Diagnóstico

El síntoma inicial de las pacientes con dismenorrea primaria es un dolor espasmódico y recidivante en la región inferior del abdomen que aparece un mes tras otro del primer al tercer día de la menstruación. Generalmente, en las pacientes con dismenorrea primaria no se observa **dispareunia** y, si está presente, debe dejar entrever una causa secundaria.

CUADRO 30-1
Causas de dismenorrea secundaria

Causas extrauterinas
Endometriosis

Tumores (benignos, malignos)
Inflamación
Adherencias
Psicógenos (raros)
Causas no ginecológicas

Causas intramurales
Adenomiosis
Liomiomas

Causas intrauterinas
Liomiomas
Pólipos
Dispositivos anticonceptivos intrauterinos
Infección
Estenosis y lesiones cervicales

SÍNTOMAS

Frecuentemente, en las pacientes con dismenorrea primaria el dolor está localizado de manera difusa en la región inferior del abdomen y la zona suprapúbica, con radiación alrededor de la espalda o a la espalda. El dolor se describe como un dolor «que va y viene» o parecido al dolor del parto. Con frecuencia, la paciente ilustra su descripción abriendo y cerrando el puño. Frecuentemente, este dolor va acompañado de náuseas, vómitos y/o diarrea de moderada a grave. También son frecuentes el cansancio, el dolor lumbar y la cefalea. Con frecuencia, las pacientes se colocan en posición fetal para tratar de aliviar su dolor y pueden referir haber utilizado una almohadilla de calor o una botella de agua caliente para intentar aliviar sus molestias.

En las pacientes con dismenorrea secundaria, con frecuencia el dolor dura más que la menstruación. Puede empezar antes de la menstruación, empeorar durante la menstruación y persistir después de ésta. Con frecuencia, la dismenorrea secundaria aparece a una edad más avanzada que la dismenorrea primaria.

ANAMNESIS

Los síntomas específicos que experimenta la paciente vienen determinados por la anomalía subyacente. Por lo tanto, con frecuencia unos antecedentes personales patológicos minuciosos dejan entrever el problema subyacente y ayudan a dirigir las evaluaciones adicionales. El síntoma de flujo menstrual intenso, combinado con dolor, indica alteraciones uterinas como adenomiosis, miomas o pólipos. La pesadez pélvica o una alteración del contorno abdominal deben suscitar la posibilidad de miomas grandes o una neoplasia intraabdominal. La fiebre, los escalofríos y el malestar general dejan entrever una infección. La coexistencia de esterilidad puede indicar endometriosis o enfermedad inflamatoria pélvica crónica.

EVALUACIÓN

En las pacientes con dismenorrea, la exploración física va dirigida a detectar las posibles causas de dismenorrea secundaria. Una exploración ginecológica puede revelar asimetría o engrosamiento irregular del útero, lo que indica la presencia de miomas u otros tumores. Los miomas uterinos son fáciles de detectar con la exploración bimanual por su contorno liso y su consistencia sólida gomosa. La adenomiosis puede dar lugar a un útero «cenagoso», simétricamente engrosado y doloroso con la palpación. Este diagnóstico está respaldado por la exclusión de otras causas de dismenorrea secundaria, pero el diagnóstico definitivo tan sólo puede realizarse mediante el examen histológico de una muestra de histerectomía. La presencia de ganglios dolorosos en la porción posterior del fondo de saco rectouterino y la movilidad limitada del útero indican endometriosis (v. cap. 29, Endometriosis). También se observa una movilidad limitada del útero en los casos de cicatrización pélvica provocada por adherencias o inflamación. El engrosamiento y la hipersensibilidad de los anejos uterinos debidos a la inflamación pueden indicar este diagnóstico como causa de la dismenorrea secundaria. Si se piensa en la posibilidad de una infección, hay que realizar cultivos de cuello de útero de *Neisseria gonorrhoeae* y *Chlamydia trachomatis*. En algunas pacientes, el diagnóstico definitivo no puede establecerse sin intervenciones invasivas, como una laparoscopia.

Al evaluar a la paciente que se piensa que padece dismenorrea primaria, el diagnóstico diferencial más importante es el de dismenorrea secundaria. Aunque con frecuencia la anamnesis de la paciente es característica, la dismenorrea primaria no debe diagnosticarse sin una evaluación minuciosa para eliminar otras posibles causas.

Los datos obtenidos en la exploración física de las pacientes con dismenorrea primaria tienen que ser normales.

No debe haber ninguna anomalía palpable del útero o los anejos, y no debe descubrirse ninguna anomalía durante la exploración con el espéculo o la exploración abdominal. Con frecuencia, las pacientes que se someten a una exploración mientras experimentan síntomas presentan un aspecto pálido, pero el abdomen está blando y no está hipersensible, y el útero está normal.

Tratamiento

La dismenorrea primaria es un diagnóstico apropiado en las pacientes con dismenorrea en que no es evidente ninguna otra causa clínicamente identificable. Generalmente, las pacientes con dismenorrea primaria experimentan un alivio excepcional del dolor con el uso de **antiinflamatorios no esteroideos (AINE),** que son inhibidores de la sintetasa de prostaglandina. El ibuprofeno, el naproxeno y el ácido mefenámico son AINE que se recetan con frecuenta para la dismenorrea primaria. Durante un tiempo, los inhibidores de la ciclooxigenasa (inhibidores de la COX-2) se convirtieron en el AINE de elección debido a su acción dirigida. No obstante, estos fármacos ahora casi nunca se utilizan porque podrían tener efectos cardiovasculares y digestivos asociados potencialmente mortales. Los estudios recientes dejan entrever que el tratamiento con calor tópico continuo de bajo nivel puede proporcionar un alivio del dolor comparable al que ofrece el tratamiento con AINE sin los efectos secundarios generales que pueden aparecer con estos fármacos.

Generalmente, el tratamiento con AINE es tan satisfactorio que si no se observa cierto grado de respuesta hay que reconsiderar el diagnóstico de dismenorrea primaria. Otros componentes útiles del tratamiento de la dismenorrea primaria comprenden la aplicación de calor; el ejercicio; la psicoterapia y las palabras tranquilizadoras y, de vez en cuado, el tratamiento endocrino, es decir, anticonceptivos orales para inducir la anovulación (v. cap. 24, Anticoncepción).

En la paciente poco frecuente que no responde al tratamiento farmacológico u otro tipo de tratamiento y cuyo dolor es tan grave hasta el punto de ser discapacitante, puede sopesarse la realización de una **neurectomía presacra.** Esta intervención implica la rotura quirúrgica de los «nervios presacros», el plexo hipogástrico superior, que se encuentra en el tejido retroperitoneal desde la cuarta vértebra lumbar hasta la depresión que hay sobre el sacro. El riesgo de complicaciones durante la operación, entre ellas la lesión de las estructuras vasculares adyacentes, y de secuelas de larga du-

ración como el estreñimiento crónico limitan el uso de esta intervención quirúrgica.

En la dismenorrea secundaria, cuando es posible un diagnóstico específico, lo más probable es que el tratamiento dirigido a la afección subyacente tenga éxito. Los tratamientos específicos para muchos de estos diagnósticos se exponen en sus capítulos respectivos. Cuando no puede utilizarse un tratamiento definitivo –por ejemplo, en el caso de una paciente con adenomiosis que desea conservar la fertilidad– el tratamiento sintomático con analgésicos o la modificación del ciclo menstrual pueden resultar eficaces.

Los **anticonceptivos orales combinados** pueden ser útiles en las pacientes que no quieren tener hijos y no presentan contraindicaciones para su uso. Actúan mediante la inhibición de la ovulación y la estabilización de las concentraciones de estrógenos y progesterona, con el descenso resultante de las prostaglandinas endometriales y la actividad uterina espontánea. Los anticonceptivos orales pueden tomarse según el ciclo tradicional de 28 días o de una manera prolongada que aumenta el período entre menstruaciones.

DOLOR PÉLVICO CRÓNICO

El dolor pélvico crónico es un trastorno común que representa una discapacidad y una utilización de recursos considerables. Los cálculos dejan entrever que del 15 % al 20 % de las mujeres de 18 a 50 años tienen dolor crónico de más de 1 año de evolución. Aunque no existe una definición de dolor pélvico crónico aceptada por todo el mundo, *una definición propuesta es la de un dolor no cíclico de más de 6 meses de evolución que está localizado en la pelvis anatómica, la pared abdominal anterior a la altura o por debajo del ombligo, la columna lumbosacra o las nalgas, que es lo suficientemente grave como para provocar discapacidad funcional o llevar a la búsqueda de atención médica.* El dolor pélvico crónico puede estar causado por enfermedades del aparato genital, genitourinario y digestivo (cuadro 30-2 y tabla 30-2). Otras posibles fuentes somáticas de dolor comprenden los huesos, los ligamentos, los músculos y la fascia de la pelvis. A veces, el dolor no tiene una etiología clara.

Evaluación

La evaluación y el tratamiento satisfactorios del dolor pélvico crónico exigen tiempo y un médico comprensivo y paciente. Durante la anamnesis y la exploración física, el médico puede obtener información y establecer una relación de comunicación de confianza. El tratamiento eficaz de esta enfermedad depende de la existencia de una buena relación entre el médico y la paciente, y no deben pasarse por alto los efectos terapéuticos de la relación en sí.

Al igual que sucede con la evaluación de cualquier dolor, hay que prestar atención a la descripción y la cronología de los síntomas implicados. La anamnesis debe comprender unos antecedentes personales, quirúrgicos, menstruales y sexuales rigurosos. Hay que pedir información sobre la situación familiar y laboral de la paciente, los antecedentes sociales y los antecedentes familiares. Hay que preguntar a la paciente acerca de las alteraciones del sueño y otros signos de depresión, además de los antecedentes de malos tratos físicos y abusos sexuales. Los estudios han observado una correlación significativa entre los antecedentes de malos tratos y el dolor crónico. Si la anamnesis revela malos tratos, la paciente también debe someterse a un cribado para determinar si sufre malos tratos físicos o abusos sexuales.

La exploración física de las pacientes con dolor crónico va dirigida a revelar las posibles patologías causales. Hay que pedir a la paciente que indique la zona de dolor como guía para realizar una evaluación más a fondo y que proporcione algún indicio sobre la naturaleza del dolor. Si éste es locali-

zado, la paciente señalará una zona concreta con un único dedo; si el dolor es difuso, la paciente utilizará un movimiento amplio de toda la mano. Hay que tomar nota de las maniobras que reproducen el síntoma de la paciente, pero hay que evitar las molestias excesivas para reducir al mínimo la contractura abdominal, que limitaría una exploración meticulosa.

Muchas de las afecciones que provocan dismenorrea secundaria pueden provocar estados de dolor crónico. Como sucede en la evaluación de las pacientes con dismenorrea, hay que realizar cultivos cervicales si se piensa en la posibilidad de una infección. En la mayoría de las pacientes puede realizarse un diagnóstico diferencial razonablemente preciso mediante la anamnesis y la exploración física. La gran variedad de diagnósticos diferenciales posibles en el dolor pélvico crónico se presta a una estrategia multidisciplinar, que podría comprender pruebas psiquiátricas. Hay que plantearse una interconsulta con los asistentes sociales, los fisioterapeutas, los gastroenterólogos, los anestesiólogos, los ortopedas y otros profesionales. También puede ser necesario el uso de técnicas de imagen o la laparoscopia para determinar el diagnóstico. No obstante, en aproximadamente un tercio de las pacientes con dolor pélvico crónico que se someten a una laparoscopia no se observa ninguna causa identificable. Sin embargo, en los dos tercios de estas pacientes se identifican posibles causas cuando ninguna de ellas era evidente antes de la laparoscopia.

La evaluación debe empezar por la suposición de que el dolor tiene una causa orgánica. Incluso en las pacientes con estrés psicosocial evidente, puede darse y se da patología orgánica. Tan sólo cuando se han descartado otras causas razonables pueden contemplarse diagnósticos psiquiátricos como la somatización, la depresión o trastornos del sueño y la personalidad.

Afecciones que aumentan el riesgo de dolor pélvico crónico

Los trastornos frecuentes en la mujer con dolor pélvico crónico son la enfermedad inflamatoria pélvica, el síndrome del colon irritable, la cistitis intersticial, la endometriosis y las adherencias. No obstante, a veces es difícil establecer con exactitud la causa específica del dolor pélvico crónico y muchas mujeres con dolor pélvico crónico tienen más de una enfermedad que podría llevar a dolor.

Enfermedad inflamatoria pélvica

Aproximadamente del 18 % al 35 % de las mujeres que han padecido enfermedad inflamatoria pélvica desarrollarán dolor pélvico crónico. Se desconoce el mecanismo exacto, pero puede implicar la inflamación crónica, las adherencias y la coexistencia de factores psicosociales. La enfermedad inflamatoria pélvica se expone en mayor detalle en el capítulo 27, Enfermedades de transmisión sexual.

SÍNDROME DEL COLON IRRITABLE

El **síndrome del colon irritable (SCI)** se da en el 50 %-80 % de las mujeres que padecen dolor pélvico crónico. El diagnóstico de SCI se define mediante los **criterios de Roma II:** dolor abdominal pélvico durante 12 semanas (no necesaria-

| TABLA 30-2 | Afecciones no ginecológicas que pueden provocar o reagudizar el dolor pélvico crónico según el nivel de evidencia | | | |

Nivel de evidencia	Urológicas	Digestivas	Reumáticas	Otras
Nivel A*	Tumor de vejiga	Carcinoma de colon	Dolor miofascial de la pared abdominal (puntos gatillo)	Compresión del nervio cutáneo abdominal en la cicatriz quirúrgica
	Cistitis intersticial[†]	Estreñimiento	Dolor lumbar o coccígeo crónico[†]	Depresión[†]
	Cistitis por radiación	Enfermedad inflamatoria intestinal	Defecto postural o mala postura	Trastorno por somatización
	Síndrome uretral	Síndrome del colon irritable[†]	Fibromialgia	
			Neuralgia de los nervios iliohipogástrico, ilioinguinal y/o genitofemoral	
			Mialgia del suelo pélvico (síndrome del elevador del ano o el piriforme)	
			Síndrome de dolor pélvico durante el parto	
Nivel B[‡]	Contracciones vesicales desinhibidas (disinergia del detrusor)	—	Hernia discal	Celiaquía
	Divertículo uretral		Lumbalgia[†]	Disfunción neurológica
			Neoplasia medular o del nervio sacro	Porfiria
				Herpes
				Alteraciones del sueño
Nivel C[§]	Infección urinaria crónica	Colitis	Compresión de las vértebras lumbares	Epilepsia abdominal
	Cistitis aguda recurrente	Obstrucción intestinal crónica intermitente	Artrosis	Migraña abdominal
	Uretritis aguda recurrente	Diverticulosis	Hernias: ventral, inguinal, femoral, espigeliana	Trastornos bipolares de la personalidad
	Cálculos/urolitiasis		Distensiones o esguinces musculares	Poliserositis familiar recurrente
			Distensión del tendón del recto	
	Carúncula uretral		Espondilosis	

* Nivel A: evidencia científica buena y congruente de la relación causal con el dolor pélvico crónico.
[†] El diagnóstico se describe con frecuencia en series publicadas de mujeres con dolor pélvico crónico.
[‡] Nivel B: evidencia científica limitada o incongruente de la relación causal con el dolor pélvico crónico.
[§] Nivel C: la relación causal con el dolor pélvico crónico se basa en opiniones de expertos.
Datos de Howard FM. Chronic pelvic pain. *Obstet Gynecol*. 2003; 101(3): 594–611.
Del American College of Obstetricians and Gynecologists. Chronic pelvic pain. ACOG Practice Bulletin Núm. 51. *Obstet Gynecol*. 2004; 103(3): 589–605.

mente consecutivas) en los 12 meses precedentes que no puede explicarse por una enfermedad confirmada y que presenta como mínimo dos de las siguientes características: *1)* se alivia con la defecación, *2)* su aparición está asociada a un alteración de la frecuencia de las defecaciones (diarrea o estreñimiento) o *3)* su aparición está asociada a una alteración en la forma de las heces (sueltas, acuosas, con moco o bolas). Con frecuencia, el SCI se clasifica de manera útil a efectos de tratamiento según el motivo de consulta predominante: dolor, diarrea, estreñimiento o alternancia de estreñimiento y diarrea. La fisiopatología del síndrome no se ha identificado claramente, pero los factores que se ha propuesto que están implicados comprenden la alteración de la movilidad intestinal, la hipersensibilidad visceral, factores psicosociales (especialmente el estrés), un desequilibrio de los neurotransmisores (especialmente la serotonina) y la infección (con frecuencia inactiva o subclínica). Los antecedentes de abusos sexuales o malos tratos físicos durante la infancia se correlacionan estrechamente con la gravedad de los síntomas que experimentan las mujeres con SCI.

CISTITIS INTERSTICIAL

La **cistitis intersticial** es una afección inflamatoria crónica de la vejiga que con frecuencia se caracteriza por dolor pélvico, tenesmo vesical, polaquiuria y dispareunia. La etiología propuesta es una alteración de la capa de **glucosaminoglucanos** que normalmente reviste la mucosa de la vejiga. El índice de síntomas de la cistitis intersticial pronostica el diagnóstico de cistitis intersticial y puede utilizarse para ayudar a determinar si está indicada o no una cistoscopia. Puede realizarse una evaluación adicional mediante distensión de la vejiga con agua o pruebas de sensibilidad intravesical al potasio.

TRATAMIENTO

Las pacientes con dolor pélvico crónico constituyen un desafío terapéutico. Si es posible, los cuidados deben ir dirigidos a una causa específica. El uso de analgésicos debe seguir una pauta fija que sea independiente de los síntomas.

La inhibición de la ovulación puede ser útil como modalidad terapéutica o como herramienta diagnóstica para ayudar a descartar procesos ováricos o cíclicos. Los **agonistas** de la **GnRH** provocan una disminución central de las hormonas del ovario y se han utilizado en el tratamiento de la endometriosis. Estos fármacos también pueden ayudar a aliviar algunos de los síntomas del SCI, la cistitis intersticial y el síndrome de congestión pélvica (en que, según se afirma, los vasos sanguíneos pélvicos congestionados provocan dolor pélvico).

Hay que derivar a las pacientes con síntomas característicos de SCI o infección al gastroenterólogo para someterse a una evaluación adicional. El uso de un diario de alimentos para identificar y eliminar los alimentos que están asociados a los síntomas, combinado con una relación médico-paciente que fomente el cariño para evitar que la paciente vaya de médico en médico y la atención episódica, son los pilares del tratamiento. Con frecuencia, la reducción del consumo de cafeína, alcohol, alimentos grasos y verduras flatulentas resulta útil. El diario también puede identificar intolerancia a la lactosa o al gluten de trigo. Si uno de los principales síntomas es el estreñimiento, el consumo de 20 a 30 g de fibra o el uso de laxantes osmóticos como la lactulosa suele ser útil. Cuando uno de los principales síntomas es la diarrea, los antidiarreicos pueden ser útiles. El dolor provocado por las flatulencias y el dolor de tipo cólico pueden tratarse con antiespasmódicos como la diciclomina y la hiosciamina.

Los tratamientos para la cistitis intersticial comprenden la modificación de la alimentación, fármacos intravesicales y fármacos orales dirigidos a reducir las señales de inflamación y dolor. Al igual que sucede con el SCI, hay que eliminar la cafeína, el alcohol, los edulcorantes artificiales y los alimentos ácidos. El **dimetil-sulfóxido (DMSO)** es el único fármaco aprobado para instalación directa en la vejiga con el fin de tratar la cistitis intersticial, aunque muchos médicos la tratan con un «cóctel» de antiinflamatorios y analgésicos. Los fármacos orales comprenden antihistamínicos, antidepresivos tricíclicos y el **pentosano polisulfato,** un análogo del glucosaminoglucano que puede ayudar a restablecer la mucosa alterada de la vejiga.

Los tratamientos quirúrgicos, como la **histerectomía,** tan sólo deben llevarse a cabo después de haber descartado las causas no ginecológicas. La histerectomía es muy eficaz para aliviar el dolor procedente del útero y también puede mejorar los síntomas en las mujeres sin patología uterina identificable. Pueden utilizarse otras modalidades terapéuticas, como la estimulación nerviosa eléctrica transcutánea, la biorregulación, los bloqueos nerviosos, la ablación con láser de los ligamentos rectouterinos y la neurectomía presacra, según sea apropiado. La adición de psicoterapia al tratamiento farmacológico del dolor pélvico crónico parece que mejora la respuesta respecto a la obtenida con el tratamiento farmacológico solo y debe sopesarse. En algunos casos, el objetivo del tratamiento puede no ser la curación, es decir, la eliminación del dolor crónico, sino más bien el tratamiento satisfactorio de los síntomas para lograr la máxima función y calidad de vida.

SEGUIMIENTO

Las pacientes que reciben tratamiento para el dolor pélvico (dismenorrea o estados de dolor crónico) deben someterse a una vigilancia rigurosa para determinar el éxito del tratamiento y por si aparecen complicaciones derivadas del tratamiento. Hay que pedir a las pacientes que toman anticonceptivos orales por primera vez que acudan de nuevo para una revisión a los 2 meses y otra vez a los 6 meses. Una vez que se ha establecido el tratamiento satisfactorio, hay que seguir con las consultas periódicas habituales de mantenimiento de la salud. Hay que animar a las pacientes con dolor pélvico crónico a que acudan de nuevo para una revisión de manera periódica, en lugar de acudir sólo cuando aparece el dolor, evitando de este modo reforzar la conducta del dolor como medio para lograr un fin.

LECTURAS RECOMENDADAS

American College of Obstetricians and Gynecologists. Chronic pelvic pain. ACOG Practice Bulletin No. 51. *Obstet Gynecol.* 2004;103(3):589–605.

American College of Obstetricians and Gynecologists. Endometriosis in adolescents. ACOG Committee Opinion No. 310. *Obstet Gynecol.* 2005;105(4):921–927.

American College of Obstetricians and Gynecologists. *Guidelines for Women's Health Care: A Resource Manual.* 3rd ed. Washington, D.C.: ACOG; 2007.

American College of Obstetricians and Gynecologists. Medical management of endometriosis. ACOG Practice Bulletin No. 11. *Obstet Gynecol.* 1999;94(6):1–14.

Trastornos de la mama

Este capítulo trata principalmente el siguiente tema educativo de la Association of Professors of Gynecology and Obstetrics (APGO):

Tema 40   Trastornos de la mama

Los estudiantes deben comprender la evaluación de los síntomas comunes asociados a la mama.

L as enfermedades de la mama engloban un espectro variado de patologías que van desde la enfermedad de la mama benigna hasta el cáncer de mama. Es imprescindible que los profesionales sanitarios que atienden a las mujeres comprendan la evaluación, el tratamiento y la vigilancia de los síntomas relacionados con la mama. Los profesionales sanitarios deben garantizar el cribado apropiado del cáncer de mama para todas las pacientes, tengan alto o bajo riesgo. A fin de llevar a cabo una evaluación, un tratamiento y un seguimiento correctos de los síntomas relacionados con la mama, con frecuencia es necesaria una estrategia multidisciplinar. *Aunque a veces es necesario derivar a la paciente a un especialista, con frecuencia el ginecólogo es la primera persona a la que consulta una mujer cuando tiene signos y síntomas relacionados con la mama.*

ANATOMÍA

La mama de la mujer adulta en realidad es una glándula sebácea modificada, que está situada en la fascia superficial de la pared torácica (fig. 31-1). Histológicamente, la mama está compuesta principalmente de lobulillos o glándulas, conductos galactóforos, tejido conjuntivo y grasa. Las cantidades relativas de estos tipos de tejido varían considerablemente con la edad. En la mujer joven, la mama está compuesta predominante de tejido glandular. Con la edad, las glándulas involucionan y son sustituidas por grasa, un proceso acelerado por la menopausia. Las diferencias en la consistencia palpable y la densidad radiológica entre las glándulas y la grasa son un componente clave de los programas de detección del cáncer de mama.

Arquitectónicamente, la mama está organizada en 12 a 20 lóbulos, con una cantidad desproporcionada de tejido glandular o lobulillar en los cuadrantes superiores externos de cada mama. Esta distribución desproporcionada de tejido glandular explica por qué el cáncer de mama aparece la mayoría de las veces en el cuadrante superior externo. Los lobulillos están formados por grupos de células secretoras dispuestas en un patrón alveolar y rodeadas de células mioepiteliales. Estas glándulas drenan en una serie de conductos galactóforos colectores que discurren a través de la mama y acaban fusionándose aproximadamente en 5 a 10 conductos colectores que desembocan y drenan en el pezón. Normalmente, el cáncer aparece en estas unidades conducto-lobulillares terminales de la mama y sigue el trayecto de estos conductos.

Las anomalías congénitas de la mama pueden comprender la ausencia de la mama, además de la presencia de tejido mamario accesorio en cualquier punto a lo largo de las «líneas de leche», que se extienden desde la axila hasta la ingle en el feto. Los pezones supernumerarios (**politelia**) son más frecuentes que las verdaderas mamas accesorias (**polimastia**).

La mama tiene un riego sanguíneo y un sistema linfático extensos, que sustentan la galactogenia y la salud general de la mama. El riego sanguíneo proviene de las ramas perforantes de la arteria torácica interna, la arteria torácica lateral, la arteria toracodorsal, la arteria toracoacromial y distintas arterias perforantes intercostales. Los vasos linfáticos llevan a varias cadenas ganglionares superficiales y profundas que se encuentran por todo el tronco y el cuello, entre ellas las que están situadas en la axila, profundas a los músculos pectorales e inferiores al diafragma (fig. 31-2). El ganglio linfático homolateral y ocasionalmente los ganglios mamarios internos son la vía más frecuente de metástasis.

El tejido mamario es muy sensible a las alteraciones hormonales, especialmente las células glandulares. La transición de la mama pediátrica inmadura a la mama adulta madura está orquestada por las alteraciones que se producen en las concentraciones circulantes de estrógenos y progesterona que acompañan a la pubertad. Los **estrógenos** son responsables principalmente del crecimiento del tejido adiposo y los conductos galactóforos. A la inversa, la estimulación de la **progesterona** lleva a crecimiento lobulillar y gemación alveolar.

EVALUACIÓN DE LOS SIGNOS Y SÍNTOMAS MAMARIOS

La evaluación oportuna de la paciente que acude con síntomas en las mamas es importante aunque sólo sea para aliviar su angustia. La aplicación de una estrategia sistemática para la evaluación de un síntoma relacionado con la mama llevará eficientemente al diagnóstico correcto.

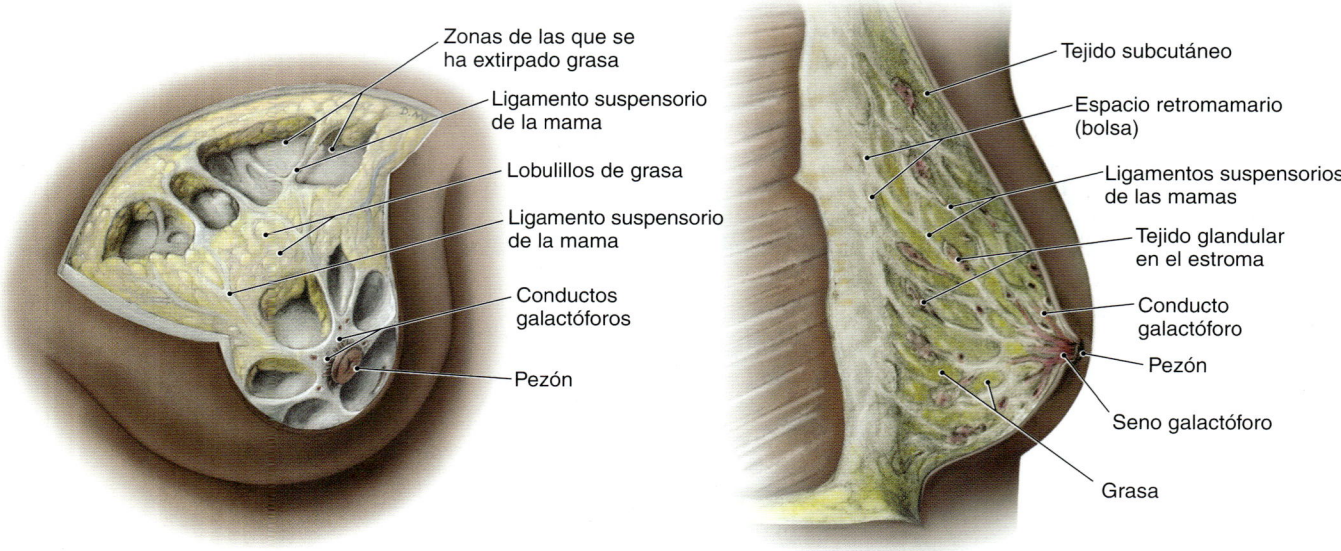

(A) Vista anterior

Zonas de las que se ha extirpado grasa

Ligamento suspensorio de la mama

Lobulillos de grasa

Ligamento suspensorio de la mama

Conductos galactóforos

Pezón

(B) Corte sagital de la mama

Tejido subcutáneo

Espacio retromamario (bolsa)

Ligamentos suspensorios de las mamas

Tejido glandular en el estroma

Conducto galactóforo

Pezón

Seno galactóforo

Grasa

FIGURA 31-1. Anatomía de la mama. (De Agur A, Dalley AF. *Grant's Atlas of Anatomy*. 12.ª ed. Baltimore, MD: Lippincott Williams & Wilkins: 2008: 5.)

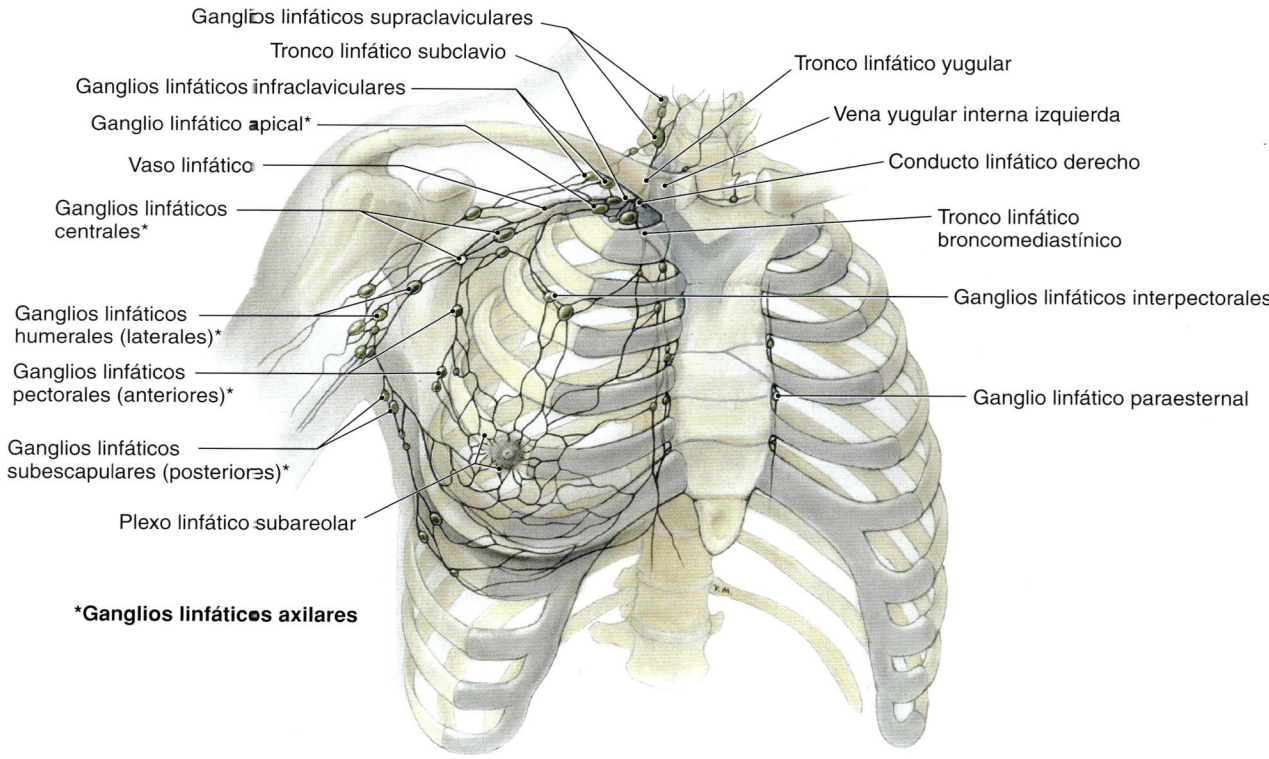

Ganglios linfáticos supraclaviculares

Tronco linfático subclavio

Ganglios linfáticos infraclaviculares

Ganglio linfático apical*

Vaso linfático

Ganglios linfáticos centrales*

Ganglios linfáticos humerales (laterales)*

Ganglios linfáticos pectorales (anteriores)*

Ganglios linfáticos subescapulares (posteriores)*

Plexo linfático subareolar

Tronco linfático yugular

Vena yugular interna izquierda

Conducto linfático derecho

Tronco linfático broncomediastínico

Ganglios linfáticos interpectorales

Ganglio linfático paraesternal

*Ganglios linfáticos axilares

Vista anterior

FIGURA 31-2. Drenaje linfático de la mama. (De Agur A, Dalley AF. *Grant's Atlas of Anatomy*. 12.ª ed. Baltimore, MD: Lippincott Williams & Wilkins: 2008: 9.)

Los dos motivos de consulta más frecuentes relacionados con la mama son el dolor y la preocupación por un bulto. Los ginecólogos deben conocer las diferentes etiologías de la mastalgia y ser capaces de ofrecer unas palabras tranquilizadoras, seguimiento y un posible tratamiento. Un estudio ha observado que se diagnosticó cáncer de mama en el 6 % de las pacientes con síntomas mamarios (la mayoría de las veces un bulto). Por lo tanto, es importante que los signos y síntomas relacionados con la mama se evalúen correctamente.

Anamnesis

El interrogatorio de la paciente se considera el paso más importante en el estudio inicial de cualquier proceso patológico. En el caso de los síntomas relacionados con la mama, las preguntas que ayudarán a decidir cuál va a ser el siguiente paso comprenden la localización de los síntomas, la duración de los síntomas, cómo se descubrió por primera vez, la presencia o ausencia de galactorrea, cualquier alteración del tamaño y la asociación con el ciclo menstrual. *Además, el médico tiene que preguntar acerca de la presencia de factores de riesgo que elevarían la probabilidad de un tumor maligno* (cuadro 31-1).

Exploración física

Una exploración mamaria completa debe inspeccionar ambas mamas de manera sistemática, ambas axilas y toda la pared torácica.

> *El mejor momento para realizar una exploración mamaria es durante la fase folicular del ciclo menstrual.*

Si la exploración inicial no revela ningún bulto dominante, las opciones (basándose en los factores de riesgo de la paciente) comprenden la repetición de la exploración a los 3 meses o la derivación a un centro especializado en patología mamaria.

Pruebas diagnósticas

Después de realizar una anamnesis y una exploración física completas, pueden utilizarse distintas modalidades para ayudar a ubicar y describir un bulto en la mama.

MAMOGRAFÍA

La *mamografía* es una técnica radiológica que se utiliza para el estudio de la mama.

> *La mamografía puede detectar lesiones unos 2 años antes de que sean palpables (fig. 31-3).*

La mamografía puede realizarse como prueba diagnóstica o de detección *(screening)*. Durante una mamografía de detección, la paciente se coloca en bipedestación o sedestación delante del aparato de rayos X. La mama se coloca entre dos láminas de plástico lisas que posteriormente se acercan para comprimir la mama y permitir la visualización completa del tejido. *Una mamografía de detección típica de cuatro imágenes implica la obtención de dos proyecciones craneocaudales y dos proyecciones mediolaterales.* Las imágenes se analizan para detectar defectos indicativos de cáncer, microcalcificaciones, distorsión de la arquitectura normal y cualquier lesión diferenciada no palpable. *El carcinoma lobulillar es más difícil de detectar con la mamografía de detección habitual.*

El American College of Radiology, en colaboración con el National Cancer Institute y la FDA, ha uniformado la notificación de los resultados de la mamografía mediante un sistema conocido con el nombre de Breast Imaging Reporting and Data System (BI-RADS®). Este sistema ayuda a comunicar claramente la evaluación final y las recomendaciones a los médicos que derivan a las pacientes (tabla 3-1).

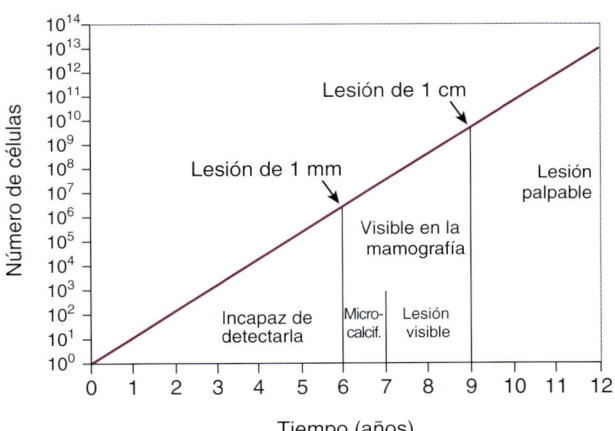

FIGURA 31-3. Detección mamográfica y clínica de un bulto en la mama. Suponiendo que el tiempo de duplicación sea de 100 días, el cáncer de mama puede detectarse significativamente antes con la mamografía que clínicamente. Microcalcif., microcalcificación.

CUADRO 31-1

Factores de riesgo de cáncer de mama

- Edad
- Antecedentes personales de cáncer de mama
- Antecedentes de hiperplasia atípica (ductal o lobulillar) en biopsias anteriores
- Mutaciones genéticas hereditarias
- Parientes de primer grado con cáncer de mama u ovárico diagnosticado a una edad temprana
- Menarquia temprana (edad < 12 años)
- Retirada tardía de la menstruación (edad > 55 años)
- Ningún embarazo a término
- Primer parto de recién nacido vivo a una edad tardía (> 30 años)
- Nunca ha dado de mamar
- Consumo de alcohol
- Uso reciente de anticonceptivos orales
- Uso de hormonoterapia
- Antecedentes personales de cáncer endometrial, de ovario o de colon
- Ascendencia judía

TABLA 31-1	Breast Imaging Reporting and Data System (BI-RADS®) del American College of Radiology	

Clasificación BI-RADS	Resumen de las recomendaciones	Explicación
0	Es necesario un estudio de imagen adicional	Mamografía con una lesión que requiere un estudio de imagen adicional, como placas de compresión de detalle, ampliaciones o proyecciones adicionales
1	Negativa	La mama tiene un aspecto normal
2	Hallazgos benignos	Mamografía negativa, pero el examinador desea describir un hallazgo
3	Hallazgos probablemente benignos	Mamografía con una lesión que es muy probable que sea benigna. Se propone seguimiento para verificar la estabilidad mamográfica
4	Anomalía sospechosa	Lesión preocupante con una clara probabilidad de ser maligna; se recomienda biopsia
5	Muy indicativa de cáncer	Lesión con una alta probabilidad de ser un cáncer; es necesaria la derivación apropiada a un cirujano de mama
6	Cáncer conocido confirmado por biopsia	Hay que adoptar las medidas apropiadas

La mamografía diagnóstica se realiza para complementar una mamografía de detección anómala. En las mujeres mayores de 40 años, con frecuencia la mamografía se utiliza como estudio de primera línea para evaluar a una paciente que presenta un bulto en la mama, aunque no sea palpable en la exploración clínica mamaria. Se utilizan placas de compresión de detalle y proyecciones ampliadas para ubicar más detenidamente cualquier lesión, junto con la facilitación de las dimensiones del tejido circundante (fig. 31-4). *También hay que obtener imágenes de la mama contralateral en caso de un bulto clínicamente evidente. Si es posible, también se obtienen imágenes de los ganglios linfáticos para buscar anomalías no identificadas.*

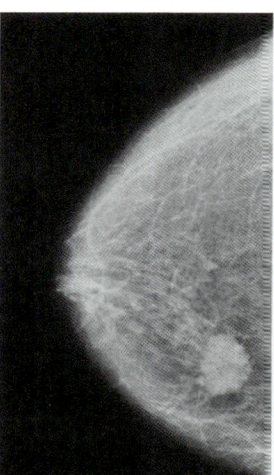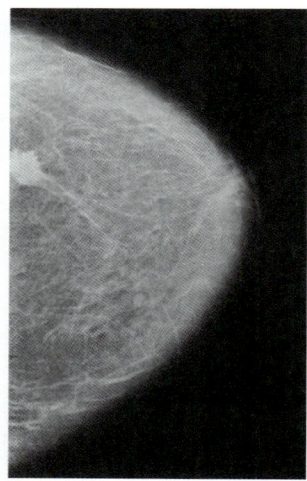

FIGURA 31-4. Mamografías de película-pantalla bilaterales que muestran un carcinoma típico en cada mama, lo que pone de manifiesto la importancia de la mamografía bilateral en el estudio diagnóstico de un bulto clínicamente evidente. (Berek JS, Hacker NF. *Practical Gynecologic Oncology.* 4ª. ed. Philadelphia, PA: Lippincott Williams & Wilkins; 2005: 630.)

ECOGRAFÍA

La ecografía desempeña un papel importante en la evaluación de las lesiones de la mama. Resulta útil para analizar las mamas de mujeres jóvenes y otras con tejido denso, diferenciar entre un bulto sólido y quístico, y guiar las biopsias de tejido con aguja gruesa. La detección de un defecto anecoico en la ecografía indica un quiste simple y puede drenarse para aliviar los síntomas. *En las mujeres menores de 40 años, la ecografía es la técnica recomendada inicialmente para evaluar un bulto en la mama.*

RESONANCIA MAGNÉTICA

La resonancia magnética (RM) puede ser un complemento útil de la mamografía diagnóstica. *El uso de la RM para el cribado de la población general está limitado por el coste de la prueba, la ausencia de una técnica de exploración normalizada y la incapacidad para detectar microcalcificaciones.* No obstante, la RM se utiliza para la detección precoz del cáncer de mama en las mujeres con muy alto riesgo.

BIOPSIA CON AGUJA FINA

La **biopsia con aguja fina o punción-aspiración con aguja fina (PAAF)** es útil para determinar si un bulto palpable es un quiste simple. La intervención se lleva a cabo en el consultorio con ayuda de anestesia local. El presunto bulto se estabiliza entre dos dedos de una mano y se aspira utilizando una aguja de calibre 22 a 24. Si el líquido aspirado es transparente, no es necesario someterlo a un estudio anatomopatológico y la paciente puede volver al cabo de 4 a 6 meses para una evaluación clínica mamaria si el bulto desaparece. Si el bulto reaparece, el tratamiento consiste en una mamografía y una ecografía diagnósticas. Si el líquido aspirado es hemorrágico, hay que someterlo a un estudio anatomopatológico y la paciente debe someterse a una mamografía y una ecografía diagnósticas.

BIOPSIA CON AGUJA GRUESA

En la **biopsia con aguja gruesa** se utiliza una aguja grande (de calibre 14 a 16) para obtener muestras de bultos sólidos mayores en la mama. Se toman de tres a seis muestras de tejido de unos 2 cm de longitud y se analizan en busca de células anómalas en relación con el tejido mamario circundante obtenido con la muestra.

Algoritmo diagnóstico

Si se encuentra un bulto en una mama mediante una exploración clínica mamaria, una autoexploración o la anamnesis, el clínico debe documentar claramente el dato y asignar la atención posterior apropiada. La figura 31-5 presenta un algoritmo práctico para la evaluación y el seguimiento de una paciente con un bulto en la mama.

ENFERMEDAD BENIGNA DE LA MAMA

La **enfermedad benigna de la mama** comprende un gran número de afecciones que pueden afectar considerablemente a la calidad de vida de una mujer. Con un diagnóstico exacto, muchas afecciones benignas de la mama pueden tratarse eficazmente con fármacos y otras medidas. Las mujeres que presentan un bulto en la mama también deben someterse a una evaluación para determinar el riesgo de cáncer de mama.

Mastalgia

*La **mastalgia**, o dolor de mama, puede dividirse en tres categorías: dolor cíclico, no cíclico y extramamario (no mamario).* La **mastalgia cíclica** empieza con la fase lútea del ciclo menstrual y remite tras el inicio de la menstruación. Generalmente, el dolor es bilateral y con frecuencia afecta al cuadrante supe-

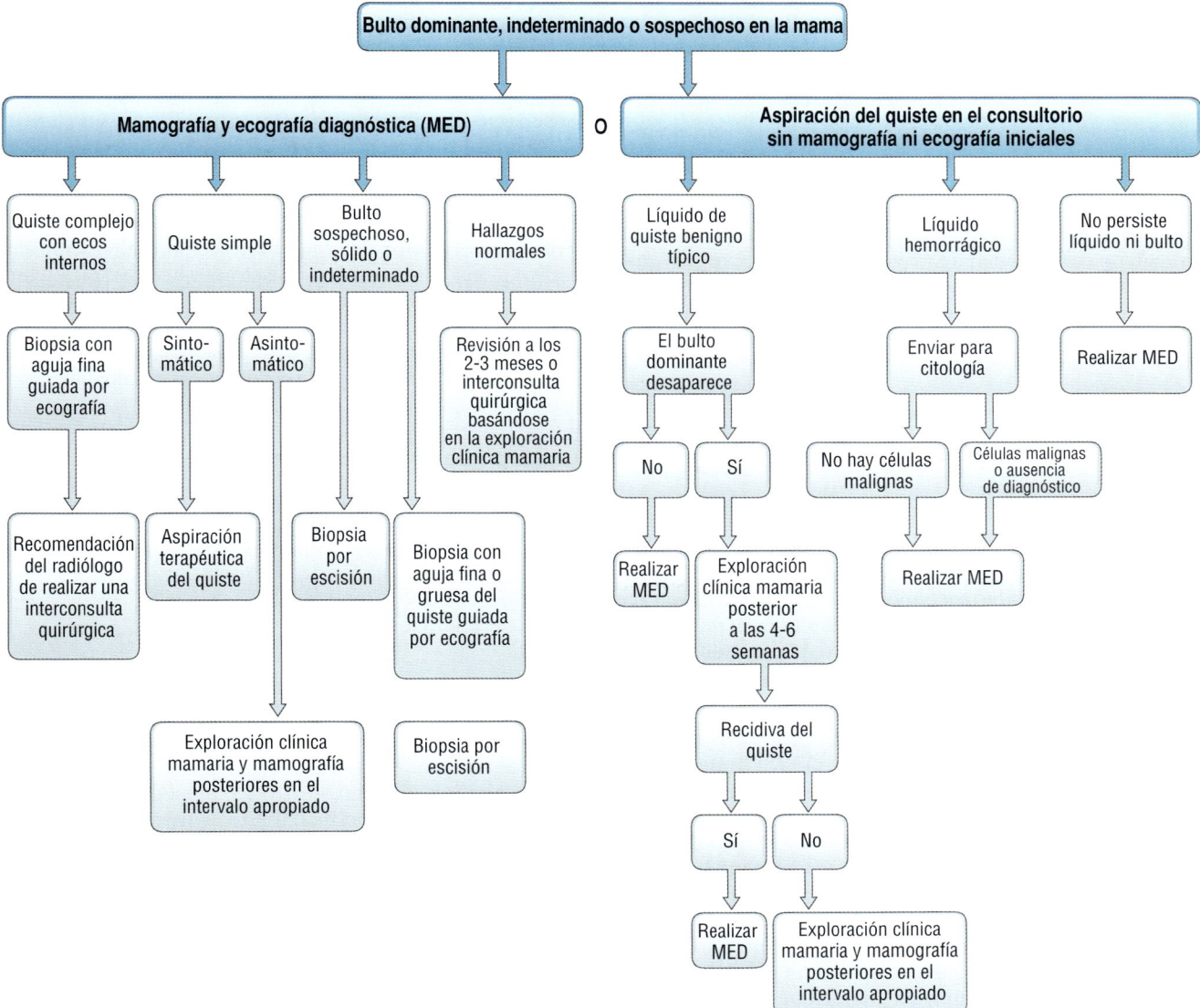

FIGURA 31-5. Estudio diagnóstico de un bulto dominante, indeterminado o sospechoso en la mama. (Pruthi S. Detection and evaluation of a palpable breast mass. *Mayo Clin Proc.* 2001; 76[6]: 641–647.)

rior externo de la mama. La **mastalgia no cíclica** no está asociada al ciclo menstrual y comprende etiologías como por ejemplo tumores, mastitis, quistes y antecedentes de cirugía de la mama. En algunas mujeres, la mastalgia no cíclica es idiopática y no se descubre ninguna causa. El dolor no cíclico también se ha asociado a algunos fármacos, entre ellos los fármacos hormonales, los antidepresivos como la sertralina y la amitriptilina, y los antihipertensivos, además de otros. Si la aparición de la mastalgia está asociada al inicio de la hormonoterapia, puede ser beneficioso interrumpir o reducir la hormonoterapia. El **dolor no mamario** puede estar causado por una serie de afecciones, como el traumatismo de la pared torácica, las fracturas de costillas y la fibromialgia. El tratamiento de los trastornos reumáticos comprende antiinflamatorios, pero no hay que descartar causas más graves de dolor torácico, como la angina de pecho.

El único fármaco aprobado por la FDA para el tratamiento de la mastalgia es el danazol, pero tiene unos efectos secundarios considerables. Otras hormonoterapias que pueden reducir el dolor comprenden la bromocriptina y los agonistas de la GnRH, pero estos fármacos también tienen efectos secundarios que limitan su uso generalizado. La lisurida es un agonista dopaminérgico que ha demostrado que reduce el dolor, y tiene menos efectos secundarios que la bromocriptina. *Los moduladores selectivos de los receptores estrogénicos, como el tamoxifeno, también forman parte del tratamiento de la mastalgia grave.* Estos fármacos actúan como antagonistas estrogénicos en la mama. Los efectos secundarios del tamoxifeno comprenden un mayor riesgo de hiperplasia endometrial y trombosis venosa profunda, además de sofocos y hemorragia vaginal. Un estudio reciente concluyó que los efectos secundarios son menores cuando el fármaco se administra en dosis bajas.

> *El tamoxifeno tan sólo debe utilizarse en los casos de mastalgia grave que no responden a otros tratamientos.*

Algunas mujeres con mastalgia cíclica han referido una reducción del dolor con anticonceptivos orales o el anticonceptivo inyectable acetato de medroxiprogesterona.

Las medidas no farmacológicas para ayudar a aliviar la mastalgia comprenden llevar un sujetador normal que ajuste correctamente o un sujetador deportivo durante todo el día o durante el ejercicio, perder peso y practicar ejercicio con regularidad. Aunque ningún estudio ha puesto de manifiesto la eficacia de estas medidas, merece la pena recomendarlas a las pacientes y pueden ayudar a aliviar el dolor.

Galactorrea

Normalmente, la galactorrea es benigna, pero puede ser un signo inicial de disfunción o cáncer endocrino. El color, la consistencia y el hecho de si la secreción es bilateral o unilateral pueden proporcionar pistas importantes sobre su causa. Normalmente, la galactorrea bilateral no hemorrágica ni espontánea se atribuye a alteraciones fibroquísticas de la mama o **ectasia ductal,** una afección que se caracteriza por la dilatación de los conductos mamarios, fibrosis periductal e inflamación. La ectasia ductal se observa en las ado-

lescentes además de las mujeres perimenopáusicas. La secreción lechosa es frecuente durante la edad fértil, pero también puede estar asociada a otras anomalías endocrinológicas (hiperprolactinemia o hipotiroidismo) y fármacos (anticonceptivos orales y antidepresivos tricíclicos). La secreción purulenta puede indicar una etiología infecciosa y puede deberse a mastitis o a un absceso mamario. Una secreción pegajosa de color verde, amarillo o marrón puede deberse a ectasia ductal o alteraciones fibroquísticas de la mama.

La galactorrea unilateral hemorrágica puede estar causada por un carcinoma ductal invasor, un papiloma intraductal o un carcinoma intraductal. Las pacientes con este tipo de galactorrea suelen necesitar una galactografía y una resección ductal. La galactografía de mama es una técnica de imagen que puede relevar la ubicación de una lesión intraductal. *Una nueva técnica que emplea tecnología de fibra óptica, la ductoscopia con fibra óptica, permite la visualización directa de los conductos mamarios, además del muestreo de las células ductales.* No obstante, esta técnica no está generalizada.

Tumores de mama

El hallazgo más preocupante para las pacientes y los clínicos es un bulto en la mama idiopático. Algunas características de los bultos que dejan entrever que se trata de un tumor maligno comprenden un tamaño mayor de 2 cm, inmovilidad, márgenes indiferenciados, firmeza, piel de naranja o alteraciones del color de la piel, retracción o alteración del pezón (p. ej., descamación), galactorrea hemorrágica y linfadenopatía homolateral. Se cree que el índice de crecimiento de un tumor en la mama es constante desde el momento en que se origina. Se calcula que un tumor tarda una media de 5 años en alcanzar un tamaño palpable.

Tumores de mama benignos

Varios tumores de mama benignos se descubren en las mamografías de detección o por casualidad. La tabla 31-2 resume las tres categorías morfológicas y el riesgo asociado de cáncer de mama invasor.

LESIONES NO PROLIFERATIVAS

*Las **alteraciones fibroquísticas de la mama** son un espectro de rasgos que pueden observarse en la mama normal.* Los lobulillos de la mama pueden dilatarse y formar quistes de mayor o menor tamaño. Las paredes de los quistes están revestidas de epitelio pavimentoso atrófico o pueden estar alteradas por metaplasia apocrina. Si estos quistes se rompen, la cicatrización y la inflamación resultantes pueden llevar a alteraciones fibróticas que endurecen la mama. El aumento del número de glándulas con crecimiento lobulillar asociado se conoce como **adenosis.** En estos casos, la arquitectura del lobulillo no varía. En algunas mujeres lactantes puede aparecer un adenoma de la lactancia palpable como consecuencia de una respuesta hormonal excesiva.

Los **fibroadenomas simples** son tumores comunes que se observan en mujeres de 15 a 25 años. Son sólidos, redondos, gomosos y móviles en la exploración. Estos tumores

Lesión patológica	Riesgo relativo de padecer cáncer de mama invasor
No proliferativa	1
Alteraciones fibroquísticas	
Quistes	
Fibrosis	
Adenosis	
Adenomas de la lactancia	
Fibroadenomas	
Proliferativa sin atipia	1,5–2
Hiperplasia epitelial	
Adenosis esclerosante	
Lesiones esclerosantes complejas (cicatriz radial)	
Papilomas	
Proliferativa con atipia	8–10
Carcinoma lobulillar *in situ*	
Carcinoma ductal *in situ*	

TABLA 31-2 Lesiones de mama benignas

Modificada de Kumar V, Abbas AK, Nelson F, eds. *Robbins and Cotran Pathologic Basis of Disease.* 7ª. ed. Philadelphia, PA: Elsevier Saunders; 2005.

contienen componentes estructurales y glandulares. Aunque no poseen capacidad maligna, pueden aumentar de tamaño en el embarazo y provocar molestias.

LESIONES PROLIFERATIVAS SIN ATIPIA

Estas lesiones se observan con frecuencia en la mamografía y no suelen dar lugar a un bulto palpable. Histológicamente, representan la proliferación de células del epitelio ductal o lobulillar. Estas células son normales, es decir, no son malignas.

En una mama normal, sólo las células mioepiteliales y una capa individual de células luminales descansan sobre la membrana basal. Si hay más de dos capas de células, la anomalía se conoce como **hiperplasia epitelial.** Si hay una mayor fibrosis dentro del lobulillo expandido, con distorsión y compresión del epitelio, la lesión se denomina **adenosis esclerosante.** Una **cicatriz radial** (o lesión esclerosante compleja) es un nido de túbulos atrapados en un estroma densamente hialinizado rodeado de prolongaciones epiteliales con un patrón estrellado. La lesión imita un carcinoma invasor. Finalmente, los **papilomas** son tumores intraductales compuestos de abundante estroma y revestidos de células luminales y mioepiteliales. Los papilomas intraductales aislados se observan en los principales conductos galactóforos de las mujeres, normalmente entre los 30 y 50 años, y dan lugar a un drenaje seroso o serohemorrágico.

LESIONES PROLIFERATIVAS CON ATIPIA

Cuando las células malignas sustituyen al epitelio sano que reviste los conductos o lobulillos, la lesión se denomina carcinoma in situ. La membrana basal se mantiene intacta y, por lo tanto, las células no pueden formar metástasis.

Existen dos tipos principales de carcinoma *in situ:* el **carcinoma lobulillar *in situ* (CLIS)** y el **carcinoma ductal *in situ* (CDIS).** El CLIS se caracteriza por la obliteración de la luz de los ácinos glandulares por una población uniforme de pequeñas células atípicas. En el CDIS, los conductos están llenos de células epiteliales atípicas. Las mujeres con CDIS presentan un mayor riesgo de padecer cáncer invasor o una recidiva del CDIS. Por este motivo, el CDIS debe examinarse mediante biopsia con aguja gruesa seguida de biopsia o resección quirúrgica. El tratamiento del CLIS y su afección relacionada, la hiperplasia lobulillar atípica, consiste en una biopsia por escisión. *Se ha demostrado que tras el tratamiento del CLIS y el CDIS, la farmacoterapia preventiva con moduladores selectivos de los receptores estrogénicos, como el tamoxifeno, reduce el riesgo de cáncer de mama invasor en estas pacientes.*

CÁNCER DE MAMA

El cáncer de mama es el segundo cáncer más frecuente en la mujer, tan sólo por detrás del cáncer de piel. Además, es la segunda causa principal de muerte relacionada con el cáncer en la mujer. Según el National Cancer Institute, en 2007 hubo 178 500 casos nuevos de cáncer de mama y unas 40 500 muertes relacionadas con éste. El aumento constante de la incidencia del cáncer de mama puede atribuirse al mayor uso de la mamografía de detección, que ha permitido detectar lesiones invasoras más pequeñas y realizar el diagnóstico precoz de las lesiones localizadas. Los avances en el tratamiento también han ayudado a mantener la tendencia a la baja de la mortalidad global por cáncer de mama.

No obstante, el cáncer de mama es una seria preocupación de salud en Estados Unidos. Se calcula que Estados Unidos gasta unos 8 100 millones de dólares cada año en el tratamiento del cáncer de mama. El riesgo de por vida de padecer cáncer de mama en Estados Unidos es de un 12,5 % (1 de cada 8), mientras que el riesgo de por vida de morir por cáncer de mama es del 3,6 % (1 de cada 28).

Factores de riesgo

Numerosos estudios han demostrado la existencia de factores que elevan el riesgo relativo de padecer cáncer de mama (v. cuadro 31-1).

EDAD Y RAZA

La edad es el principal factor de riesgo para la aparición de cáncer de mama. La mayoría de los casos de cáncer de mama se dan en mujeres mayores de 50 años. Los estudios estratificados relacionan el riesgo con la edad (por décadas) y ponen de manifiesto que el riesgo de padecer cáncer de mama aumenta conforme la mujer envejece. Por ejemplo, una mujer tiene una probabilidad del 1,4 % de que le diagnostiquen cáncer de mama entre los 40 y los 49 años, en comparación con el 3,7 % entre los 60 y 69 años. Cuando las pacientes se estratifican por razas, es más probable que se diagnostique cáncer de mama en las mujeres blancas que en las mujeres de la misma edad de ascendencia hispanoamericana, asiática o estadounidense de raza negra.

ANTECEDENTES FAMILIARES Y GENÉTICA

Las mujeres que tienen parientes de primer grado (madre, hermanas o hijas) con cáncer de mama tienen un mayor riesgo que la población general.

> *Si a una mujer le diagnostican cáncer de mama antes de los 40 años, es razonable realizar un estudio en busca de las mutaciones genéticas que predisponen a las mujeres a padecer cáncer.*

Las dos mutaciones genéticas que se exponen con mayor frecuencia en relación con el cáncer de mama son las mutaciones en los genes BRCA1 y BRCA2.

El **BRCA1** es un gen que está situado en el cromosoma 17q21. La mutación en este gen está asociada a casi la mitad de los cánceres de mama precoces y a un 90 % de los cánceres de ovario hereditarios. El **BRCA2** está situado en el cromosoma 13q12-13. La mutación en este gen está asociada a una menor incidencia de cánceres de mama precoces (35 %) y un riesgo mucho menor de cáncer de ovario que la mutación en el BRCA1.

ANTECEDENTES OBSTÉTRICOS Y MENSTRUALES

En general, las mujeres que tienen la primera menstruación a una edad temprana (antes de los 12 años) y la menopausia después de los 55 años tienen un mayor riesgo de cáncer de mama. El retraso de la maternidad y la nuliparidad también aumentan las probabilidades de padecer cáncer de mama.

EXPOSICIÓN A LA RADIACIÓN

El tejido mamario de las mujeres jóvenes (junto con la médula ósea y el tiroides del recién nacido) es extremadamente sensible a los efectos cancerígenos de la radiación ionizante. Las mujeres que han recibido dosis lo suficientemente altas de radiación (radioterapia para tratar el linfoma de Hodgkin o la hipertrofia de timo) tienen riesgo de desarrollar cáncer de mama inducido por radiación. La relación entre la dosis de radiación y el riesgo de cáncer es directamente lineal, aunque el umbral no está claro. Hasta ahora, los estudios epidemiológicos no han detectado un incremento significativo del riesgo de cáncer por debajo de una dosis acumulada de aproximadamente 20 cGy. Para poner esta dosis en contexto, una mamografía típica se traduce en una dosis de unos 0,3 cGy en el tejido mamario. El tiempo necesario para la aparición de una lesión inducida por radiación es de alrededor de 5 a 10 años desde la exposición.

ALTERACIONES DE LA MAMA

Se cree que las mujeres con tejido mamario denso tienen un mayor riesgo de padecer cáncer de mama. Además, las biopsias histológicas que detectan hiperplasia atípica o carcinoma lobulillar *in situ* elevan considerablemente el riesgo de cáncer de mama.

OTROS FACTORES

El sobrepeso tras la menopausia se ha relacionado con un mayor riesgo de padecer cáncer de mama. Un posible mecanismo de esta relación es que la mayor conversión periférica de androstenodiona en estrona estimula la aparición de cáncer de mama. La ausencia de ejercicio durante toda la vida está relacionada con un mayor riesgo de cáncer de mama por medio del riesgo asociado de obesidad.

Las mujeres que consumen alcohol de 2 a 4 veces por semana tienen un riesgo un 30 % más alto de morir por cáncer de mama que las mujeres que nunca beben. El mecanismo de acción exacto no está claro, pero los investigadores suponen que el consumo de alcohol estimula el crecimiento y la progresión del cáncer de mama mediante la inducción de angiogénesis y el aumento de la expresión del factor de crecimiento del endotelio vascular (VEGF, *vascular endothelial growth factor*).

Instrumento para valorar el riesgo de cáncer de mama: el modelo de Gail

El National Cancer Institute (NCI) ha diseñado un instrumento informatizado para permitir a los clínicos calcular el riesgo que tiene una mujer de padecer cáncer de mama invasor durante los siguientes 5 años y de por vida (hasta los 90 años). *Este instrumento se basa en un modelo matemático del cálculo del riesgo de cáncer de mama que se denomina modelo de Gail.* Para realizar los cálculos se utilizan siete factores de riesgo: los antecedentes de CLIS o CDIS, la edad, la edad en el momento de la primera menstruación, la edad en el momento del primer parto con recién nacido vivo, el número de parientes de primer grado con cáncer de mama, los antecedentes de biopsia de mama y la raza/origen étnico. La utilidad del modelo de Gail está limitada en las pacientes con parientes de segundo grado con cáncer de mama (p. ej., transmisión paterna) y está falsamente aumentada en las pacientes con múltiples biopsias de mama.

Las mujeres con alto riesgo, definido como un riesgo del 1,7 % o más a los 5 años, pueden derivarse para un posible tratamiento profiláctico. *Las opciones profilácticas actuales consisten en la quimioprevención con los moduladores selectivos de los receptores estrogénicos tamoxifeno y raloxifeno, y la mastectomía profiláctica.* Puesto que todas las opciones están asociadas a efectos secundarios considerables, hay que realizar una valoración individualizada del riesgo para determinar si una paciente es apta o no para la reducción del riesgo de cáncer de mama y, si es que sí, qué opción es la mejor.

Tipos histológicos de cáncer de mama

Los tumores de mama malignos pueden originarse en cualquiera de los principales componentes de la mama. *El American Joint Committee on Cancer clasifica la mayoría de los tumores de mama malignos en una de tres categorías histológicas según las células de origen correspondientes: ductal, lobulillar y del pezón.* Del 70 % al 80 % de los cánceres de mama son carcinomas ductales infiltrantes. Son más frecuentes entre las mujeres de 50 a 59 años y tienen tendencia a propagarse a los ganglios linfáticos regionales. Los carcinomas lobulillares infiltrantes comprenden del 5 % al 50 % de los cánceres de mama. Con frecuencia, este tipo de tumor es multifocal y bilateral. La tabla 31-3 resume las diferencias entre ambos procesos. La enfermedad de Paget del pezón se manifiesta como una lesión cutánea superficial parecida a un eccema.

Estadificación del cáncer de mama

El American Joint Committee on Cancer clasifica el cáncer de mama según el sistema TNM, que describe las características del tumor primario, la afectación de los ganglios (*nodes*) linfáticos regionales y las metástasis a distancia. El estadio quirúrgico ayuda a determinar los tipos apropiados de tratamiento (tablas 31-4 y 31-5).

TABLA 31-3	Principales diferencias entre el CDIS y el CLIS	
	CDIS	**CLIS**
Estructura afectada	Conductos	Lobulillos
Tipo de cáncer posterior	Ductal	Ductal o lobulillar
Mama con riesgo de cáncer invasor	Mama homolateral	Cualquiera de las dos mamas
Lateralidad	Unilateral	Con frecuencia bilateral
Número de localizaciones de origen	Unicéntrico	Multicéntrico

CDIS, carcinoma ductal *in situ*; CLIS, carcinoma lobulillar *in situ*.

Además del estadio, el estado de los receptores es otro indicador importante de pronóstico del cáncer de mama. *La expresión de receptores de estrógeno o progesterona afecta positivamente al pronóstico.* **Her2/neu (o c-erb-B2)** es un oncogén que codifica un receptor de factores de crecimiento fijado a la membrana. La hiperexpresión de este oncogén confiere un mal pronóstico y se observa en el 20 % al 30 % de los tumores ductales invasores.

Tratamiento del cáncer de mama

El cáncer de mama supone tanto un riesgo locorregional (esto es, para la mama y los ganglios linfáticos regionales) como un riesgo sistémico. *El tratamiento quirúrgico es la* **tumorectomía mamaria (tratamiento conservador de la mama)** *o la* **mastectomía.** Ambas intervenciones tienen como objetivo conseguir el control local. La mastectomía es la extirpación de todo el tejido mamario y el complejo areola-pezón con conservación de los músculos pectorales. Una mastectomía radical modificada también comprende la extirpación de los ganglios linfáticos axilares. La radioterapia se utiliza junto con la mastectomía en los estadios tardíos del cáncer de mama y para acompañar la tumorectomía y la mastectomía parcial en los estadios iniciales del cáncer de mama. La radioterapia es un componente fundamental de la tumorectomía mamaria. Esta combinación arroja unos resultados que son equivalentes a los de la mastectomía radical.

La reconstrucción de la mama debe ser una opción para todas las mujeres que la deseen. La reconstrucción puede llevarse a cabo mediante varios métodos, entre ellos la introducción de un implante de solución salina debajo del músculo pectoral o el uso de un músculo recto para sustituir el tejido extirpado. A fin de preparar la zona para un implante de solución salina, se coloca un expansor de tejido por debajo del músculo. Se inyecta solución salina en el expansor durante un período que va de semanas a meses hasta que el espacio es lo suficientemente amplio como para alojar el implante. La reconstrucción de la mama puede realizarse inmediatamente después de la intervención quirúrgica o puede retrasarse varios meses. La radioterapia puede administrarse si ya ha tenido lugar la reconstrucción de la mama.

TABLA 31-4 Estadificación del cáncer de mama

Tumor primario (T)
- TX El tumor primario no puede evaluarse
- T0 Sin indicios de tumor primario
- Tis Carcinoma *in situ;* carcinoma intraductal, carcinoma lobulillar *in situ*
  - o enfermedad de Paget del pezón sin tumor
- T1 Tumor de 2 cm o menos en su mayor dimensión
  - T1a 0,5 cm o menos en su mayor dimensión
  - T1b Más de 0,5 cm pero no más de 1 cm en su mayor dimensión
  - T1c Más de 1 cm pero no más de 2 cm en su mayor dimensión
- T2 Tumor de más de 2 cm pero no más de 5 cm en su mayor dimensión
- T3 Tumor de más de 5 cm en su mayor dimensión
- T4 Tumor de cualquier tamaño con extensión directa a la pared torácica o la piel
  - T4a Extensión a la pared torácica
  - T4b Edema (incluida piel de naranja) o ulceración de la piel de la mama o los ganglios cutáneos satélites confinados a la misma mama
  - T4c Ambos (T4a y T4b)
  - T4d Carcinoma inflamatorio (v. definición de carcinoma inflamatorio en la introducción)

Nota: la enfermedad de Paget asociada a un tumor se clasifica según el tamaño del tumor.

Ganglios linfáticos regionales (N)
- NX Los ganglios linfáticos regionales no pueden evaluarse (p. ej., se han extirpado previamente)
- N0 Ausencia de metástasis ganglionares regionales
- N1 Metástasis a ganglio o ganglios linfáticos axilares homolaterales móviles
- N2 Metástasis a ganglio o ganglios linfáticos axilares homolaterales unidos entre sí o a otras estructuras
- N3 Metástasis a ganglio o ganglios linfáticos mamarios internos homolaterales

Clasificación anatomopatológica (pN)
- pNX Los ganglios linfáticos regionales no pueden evaluarse (p. ej., se han extirpado previamente o no se han extirpado para estudio anatomopatológico)
- pN0 Ausencia de metástasis ganglionar regional
- pN1 Metástasis a ganglio o ganglios linfáticos axilares homolaterales móviles
- pN1a Sólo micrometástasis (ninguna mayor de 0,2 cm)
- pN1b Metástasis a ganglio o ganglios linfáticos, cualquier mayor de 0,2 cm
- pN1bi Metástasis en 1 a 3 ganglios linfáticos, cualquiera mayor de 0,2 cm y todos menores de 2 cm en su mayor dimensión

- pN1bii Metástasis a 4 o más ganglios linfáticos, cualquiera mayor de 0,2 cm y todos menores de 2 cm en su mayor dimensión
- pN1biii Extensión del tumor más allá de la cápsula de una metástasis ganglionar menor de 2 cm en su mayor dimensión
- pN1biv Metástasis a un ganglio linfático de 2 cm o más en su mayor dimensión
- pN2 Metástasis a ganglios linfáticos axilares homolaterales unidos entre sí o a otras estructuras
- pN3 Metástasis a ganglio o ganglios linfáticos mamarios internos homolaterales

Metástasis a distancia (M)
- MX La presencia de metástasis a distancia no puede evaluarse
- M0 Ausencia de metástasis a distancia
- M1 Metástasis a distancia (comprende metástasis a ganglio o ganglios linfáticos supraclaviculares homolaterales)

Grupos de estadios del AJCC
Estadio 0
- Tis, N0, M0

Estadio 1
- T1*, N0, M0

Estadio IIA
- T0, N1, M0
- T1*, N1, M0
- T2, N0, M0

Estadio IIB
- T2, N1, M0
- T3, N0, M0

Estadio IIIA
- T0, N2, M0
- T1*, N2, M0
- T2, N2, M0
- T3, N1, M0
- T3, N2, M0

Estadio IIIB
- T4, N0, M0
- T4, N1, M0
- T4, N2, M0

Estadio IIIC**
- Cualquier T, N3, M0

Estadio IV
- Cualquier T, cualquier N, M1

* T1 comprende T1mic.

** El cáncer de mama en estadio IIIC comprende las pacientes con cualquier estadio T que padecen enfermedad pN3. Las pacientes con enfermedad pN3c se consideran inoperables.

American Joint Committee on Cancer. *AJCC Cancer Staging Manual.* 6ª. ed. New York, NY: Springer: 2002: 171–180.

TABLA 31-5	Tratamiento del cáncer de mama según el estadio	
Estadio	**Intervención quirúrgica**	**Tratamiento adyuvante**
0	Mastectomía total o tratamiento conservador de la mama (comprende tumorectomía e irradiación de la mama)	
I	Mastectomía total o tratamiento conservador de la mama (comprende tumorectomía e irradiación de la mama) ± biopsia del ganglio centinela/linfadenectomía axilar	Quimioterapia >1 cm ± tamoxifeno
II	Mastectomía radical modificada o tratamiento conservador de la mama (comprende tumorectomía e irradiación de la mama)/linfadenectomía axilar	Quimioterapia >1 cm ± Tamoxifeno Radioterapia de los ganglios supraclaviculares ± pared torácica, si se realiza una mastectomía si ≥4 ganglios afectados
III	Mastectomía radical modificada o tratamiento conservador de la mama (comprende tumorectomía e irradiación de la mama)/linfadenectomía axilar	Quimioterapia ± quimioterapia neoadyuvante ± Tamoxifeno Radioterapia de los ganglios supraclaviculares ± pared torácica, si se realiza una mastectomía Radioterapia de la mama (cáncer de mama inflamatorio)
IV	Cirugía para control local	± Quimioterapia ± Fármacos hormonales

Modificada de Gemigani ML. Breast cancer. En: Barakat RR, Bevers MW, Gershenson DM, Hoskins WJ, eds. *The Memorial Sloan-Kettering & MD Anderson Cancer Center Handbook of Gynecologic Oncology*. 2ª. ed. London: Martin Dunitz Publishers; 2002: 297–319.

El **tratamiento (sistémico) adyuvante** se utiliza en todos los estadios del cáncer de mama, sea cual sea el estado ganglionar. *El tratamiento adyuvante comprende fármacos antineoplásicos que destruyen las células cancerosas y hormonoterapias como el tamoxifeno que actúan como antagonistas estrogénicos.* El tamoxifeno se utiliza para tratar a las mujeres con cáncer de mama con receptores estrogénicos. Puede utilizarse junto con la quimioterapia. También se administra como tratamiento preventivo durante 5 años después de la cirugía. Los **inhibidores de la aromatasa (IA)** evitan la producción de estrógenos en las mujeres posmenopáusicas.

> *Los IA de utilizan para prolongar la supervivencia en las mujeres con cáncer metastásico, como tratamiento adyuvante primario y junto con el tamoxifeno para prevenir la recidiva del cáncer.*

Otro fármaco que se utiliza para tratar el cáncer de mama es el trastuzumab. Actúa sobre las proteínas de membrana que fabrica Her2/neu. *Si se observa hiperexpresión de la proteína Her2/neu en una paciente con cáncer de mama, puede administrarse trastuzumab a modo de tratamiento adyuvante.* El trastuzumab está asociado a efectos secundarios considerables, entre ellos insuficiencia cardíaca, problemas respiratorios y reacciones alérgicas potencialmente mortales.

Los ginecólogos se encuentran en la situación excepcional de tener que proporcionar atención a mujeres que han recibido tratamiento para un cáncer de mama. En algunas mujeres, la atención se prolonga durante muchos años. Una vez que el tratamiento inicial ha terminado, con frecuencia el ginecólogo asume la responsabilidad del cribado y la vigilancia. Durante los primeros 2 años, las revisiones tienen lugar cada 3 a 6 meses, y anualmente a partir de entonces. La mamografía y la exploración física anuales deben mantenerse indefinidamente. La mayoría de las recidivas del cáncer de mama se producirá menos de 5 años después del tratamiento primario.

DIRECTRICES PARA EL CRIBADO

En la población general, la vigilancia del cáncer de mama implica una combinación de exploraciones clínicas mamarias y estudios de imagen radiológicos. En 2002, la U.S. Preventive Service Task Force (USPSTF) no encontró indicios suficientes a favor o en contra de la autoexploración mamaria (AEM). El American College of Obstetricians and Gynecologists (ACOG, 2003) sigue respaldando la práctica de la AEM, debido a su posible capacidad para detectar un cáncer de mama palpable. También se ha estudiado la utilidad de la exploración clínica mamaria para detectar el cáncer de mama. Los datos agrupados de múltiples estudios avalan el uso y la eficacia de la exploración clínica mamaria. Múltiples revisiones han avalado la combinación de la exploración clínica mamaria y la mamografía para el cribado del cáncer de mama en las mujeres de 50 a 69 años. El ACOG respalda las recomendaciones de la American Cancer Society, que exigen la realización de una exploración clínica mamaria cada 3 años en las mujeres de 20 a 39 años, y anualmente a partir de entonces.

La utilidad de la mamografía aumenta con la edad. La USPSTF encontró suficientes indicios para demostrar que el cribado con mamografía cada 1 a 3 años reducía considerablemente la mortalidad por cáncer de mama. Existe polémica en cuanto a los intervalos de cribado en las mujeres jóvenes, en que la incidencia de cáncer de mama es baja. Actualmente, el ACOG y la USPSTF recomiendan que la mamografía se realice cada 1 a 2 años entre los 40 y 49 años, y anualmente a partir de entonces.

Estas normas de cribado no se aplican a las mujeres con mutaciones genéticas hereditarias que confieren un mayor riesgo de padecer cáncer de mama. *En esta población, el cáncer aparece a una edad más temprana y se pasa por alto en la mamografía de detección casi el 50 % de las veces.* Las recomendaciones actuales para las portadoras del gen BRCA comprenden una AEM mensual a partir de los 18 a 20 años, una exploración clínica mamaria anual y una mamografía de detección a partir de los 25 años (o de 5 a 10 años antes de la edad del diagnóstico en la pariente afectada). Se recomienda la RM como complemento de la mamografía, no como sustituto.

LECTURAS RECOMENDADAS

American College of Obstetricians and Gynecologists. Breast concerns in the adolescent. ACOG Committee Opinion No. 350. *Obstet Gynecol.* 2006;108(5):1329–1336.

American College of Obstetricians and Gynecologists. *Detecting and Treating Breast Problems.* ACOG Patient Education Pamphlet AP026. Washington, DC: American College of Obstetricians and Gynecologists; 2004. http://www.acog.org/publications/patient_education/bp026.cfm. Accessed October 21, 2008.

American College of Obstetricians and Gynecologists. *Fibrocystic Breast Changes.* ACOG Patient Education Pamphlet AP138. Washington, DC: American College of Obstetricians and Gynecologists; 2000. http://www.acog.org/publications/patient_education/bp138.cfm. Accessed October 21, 2008.

American College of Obstetricians and Gynecologists. Role of the obstetrician-gynecologist in the screening and diagnosis of breast masses. ACOG Committee Opinion No. 334. *Obstet Gynecol.* 2006; 107(5):1213–1214.

Witkop CT. Benign breast disease. In: American College of Obstetricians and Gynecologists. *Precis, An Update in Obstetrics and Gynecology: Gynecology.* 3rd ed. American College of Obstetricians and Gynecologists; 2006:159–166.

Intervenciones ginecológicas

Este capítulo trata principalmente el siguiente tema educativo de la Association of Professors of Gynecology and Obstetrics (APGO):

Tema 41   Intervenciones ginecológicas

Con frecuencia, la evaluación y el tratamiento de los problemas ginecológicos exigen practicar intervenciones quirúrgicas diagnósticas y terapéuticas. Es importante comprender los riesgos y los beneficios de este tipo de intervenciones a la hora de informar a las pacientes sobre las opciones de tratamiento y los motivos para someterse a las intervenciones.

ESTUDIOS DE IMAGEN

Las técnicas de imagen ginecológica desempeñan un papel importante en la evaluación diagnóstica de la mujer para una serie de afecciones de la salud sexual. Aunque la capacidad de obtener imágenes de distintas partes y órganos del cuerpo ha mejorado espectacularmente las aptitudes diagnósticas del clínico, estos métodos no sustituyen a una anamnesis y una exploración física cuidadosas y rigurosas. No obstante, pueden aportar un mayor detalle, lo que ayuda tanto en el tratamiento farmacológico como quirúrgico. El uso eficaz de estas técnicas exige que el médico esté familiarizado con las ventajas y las limitaciones de cada método.

Ecografía

La **ecografía** sigue siendo la técnica más común para el estudio de la pelvis femenina. La ecografía utiliza la reflexión de sonido de alta frecuencia para identificar diferentes tejidos y estructuras corporales. Se envían ráfagas cortas de sonido de baja energía al cuerpo. Cuando estas ondas entran en contacto con el límite entre dos tejidos que transmiten el sonido de forma diferente, parte de la energía acústica se refleja de nuevo hacia la fuente de sonido. Las ondas de sonido que regresan se detectan, y se deduce la distancia desde el sensor utilizando el tiempo transcurrido entre la transmisión y la recepción. Entonces, se crea una imagen que se muestra en un monitor. *La ecografía es segura en las mujeres embarazadas y no embarazadas.*

La mayoría de las ecografías producen imágenes bidimensionales. Pueden utilizarse estudios tridimensionales para calcular el volumen y proporcionar detalles sobre las superficies de estructuras concretas. En ginecología, la ecografía tridimensional es especialmente útil para evaluar las anomalías paramesonéfricas (v. cap. 4, Embriología y anatomía). También está disponible la ecografía cuatridimensional, que muestra el movimiento.

En la ecografía se emplean dos tipos de sondas: transabdominal y transvaginal (fig. 32-1). La sonda transabdominal tiene una mayor profundidad de penetración, lo que permite evaluar bultos más grandes en el útero o los anejos. No obstante, en las mujeres obesas, puede no permitir la obtención correcta de imágenes de las estructuras pélvicas. La sonda transvaginal puede colocarse en el interior; por lo tanto, con frecuencia ofrece unas mejores vistas del cuello del útero, el útero, los ovarios y las trompas uterinas. Así mismo, tiene una frecuencia más alta y una menor profundidad de penetración, lo que se traduce en una mayor nitidez de las imágenes.

Una de las aplicaciones más útiles de la ecografía en ginecología es la obtención de imágenes de tumores. La técnica de imagen ayuda a distinguir entre los tumores quísticos y sólidos de los anejos. Aunque también puede utilizarse la resonancia magnética (RM) o la tomografía computarizada (TC) para evaluar los quistes ováricos, la ecografía es mucho menos costosa; por esta razón, los expertos la consideran mejor que la RM o la TC. También es posible precisar el tamaño y el número de miomas (fibroides) con la ecografía.

Se ha estudiado exhaustivamente el uso del grosor de la línea endometrial para evaluar la hemorragia posmenopáusica. Tras la menopausia, el endometrio se vuelve atrófico y su grosor disminuye, manteniéndose relativamente constante sin estimulación hormonal. El estudio ecográfico de la línea endometrial implica la determinación de la porción más gruesa del eco endometrial en el plano sagital. Una línea endometrial de 5 cm o más de grosor debe considerarse anómala en las mujeres posmenopáusicas que no toman hormonoterapia. Estas mujeres deben someterse a un estudio histológico de una muestra de tejido endometrial para excluir un carcinoma endometrial.

La infusión de solución salina durante la ecografía (**histerosonografía o ecohisterografía**) puede ayudar a visualizar la cavidad endometrial y con frecuencia puede identificar los pólipos intrauterinos o los miomas submucosos (fig. 32-2). En esta técnica, se infunde solución salina por un catéter introducido a través del cuello del útero. La solución salina actúa como medio de contraste para delinear el endometrio y las tumoraciones del interior de la cavidad. La principal

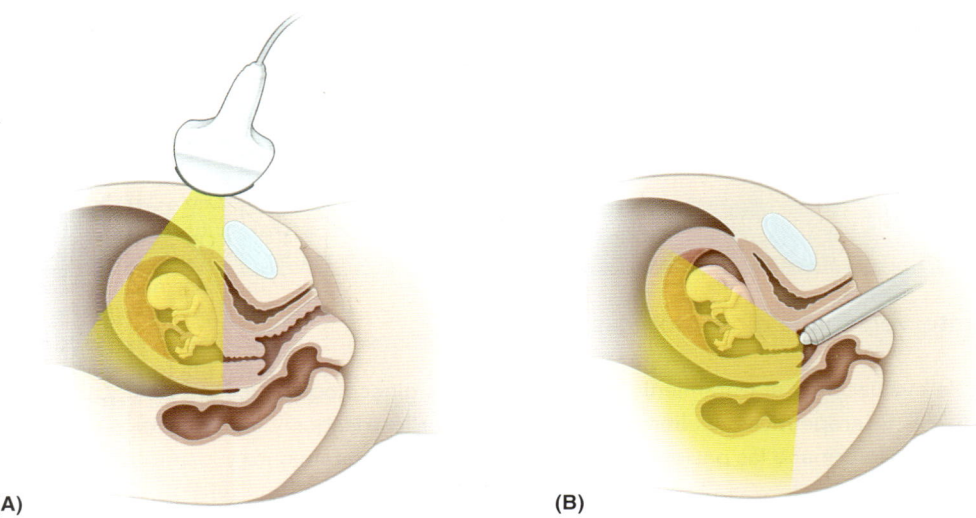

(A)   **(B)**

FIGURA 32-1. Ecografía transabdominal **(A)** y transvaginal **(B)**.

aplicación de la histerosonografía es el diagnóstico de la causa de la hemorragia uterina anómala (HUA). Se prefiere a la ecografía sin contraste para evaluar la HUA debido a su mayor precisión diagnóstica y rentabilidad.

Tomografía computarizada

La **tomografía computarizada (TC)** utiliza algoritmos diagnósticos para construir imágenes transversales basándose en información radiológica. Con el uso de medios de contraste administrados por vía oral o intravenosa, la TC puede ayudar a valorar bultos en la pelvis, identificar la linfadenopatía o planificar la radioterapia.

La TC implica una exposición ligeramente mayor a la radiación que una radiografía de exposición única tradicional, pero proporciona una cantidad considerablemente mayor de

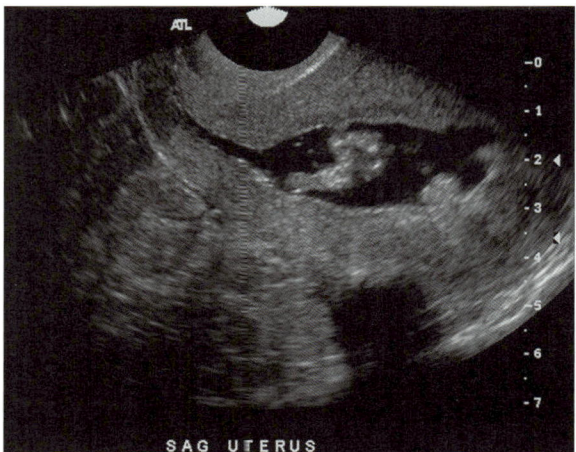

FIGURA 32-2. Ecohisterografía que revela varios pólipos. (De Breitkopf DM. Gynecologic imaging. En: *Precis: Gynecology*. 3.ª ed. Washington, DC: American College of Obstetricians and Gynecologists; 2006: 17.)

información. Aun así, la dosis de radiación de una TC abdominal es inferior a la dosis que se cree que provoca lesiones fetales. No obstante, debido al mayor riesgo de efectos fetales, siempre que sea posible en el embarazo habrá que utilizar la resonancia magnética (v. a continuación) o la ecografía en lugar de la TC.

Resonancia magnética

La **resonancia magnética (RM)** se basa en las características magnéticas de distintos átomos y moléculas del organismo. Debido a las variaciones en la composición química de los tejidos corporales (especialmente el contenido de hidrógeno, sodio, fluoruro o fósforo), la RM puede distinguir entre tipos de tejidos, como la sangre y la grasa. Esta distinción resulta útil para visualizar los ganglios linfáticos, que normalmente están rodeados de grasa; para caracterizar las tumoraciones en los anejos, y para ubicar la hemorragia dentro de los órganos. La RM también es útil para visualizar el endometrio, el miometrio y las estructuras quísticas de los ovarios. Los ámbitos emergentes de aplicabilidad clínica comprenden la evaluación de lesiones en la mama y la estadificación del cáncer de cuello de útero.

Estudios de imagen de la mama

La **mamografía** es una técnica radiológica que se utiliza para detectar el cáncer de mama. Implica la emisión de una pequeña cantidad de radiación a través del tejido mamario comprimido (fig. 32-3). Puesto que la mamografía tiene un alto índice de falsos positivos (el 10 % por prueba de detección en las mujeres posmenopáusicas y hasta el 20 % por prueba de detección en las mujeres obesas o premenopáusicas), puede que sean necesarias pruebas adicionales. La mamografía digital ofrece una mejor visualización del tejido mamario denso que la mamografía tradicional.

La ecografía también se utiliza para evaluar bultos quísticos o sólidos en la mama y guiar la punción de los quistes.

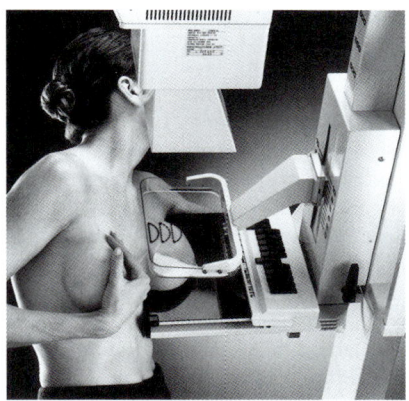

FIGURA 32-3. Mamografía. (De *Stedman's Medical Dictionary*. 27.ª ed. Baltimore, MD: Lippincott Williams & Wilkins; 2000.)

La RM puede utilizarse también como técnica de imagen para el tejido mamario.

Histerosalpingografía

La **histerosalpingografía (HSG)** se utiliza con mucha frecuencia para determinar la permeabilidad de las trompas uterinas en las mujeres que pueden ser estériles. Después de inyectar un contraste radiopaco a través del cuello del útero, se utiliza la radioscopia (radiografía en directo) para determinar si el contraste se extiende o no hasta la cavidad peritoneal (fig. 32-4). La HSG también puede emplearse para definir el tamaño y la forma de la cavidad uterina y para detectar anomalías del desarrollo, como un útero unicorne, tabicado o didelfo (v. cap. 4, Embriología y anatomía). También puede revelar la mayoría de los pólipos endometriales, miomas submucosos o adherencias intrauterinas que son lo suficientemente significativos como para tener consecuencias importantes en la reproducción.

INTERVENCIONES

Las intervenciones ginecológicas comprenden intervenciones diagnósticas como la biopsia y la colposcopia, además de intervenciones que se utilizan a modo de tratamiento. Algunas intervenciones, como la laparoscopia y la histeroscopia, pueden practicarse tanto a efectos diagnósticos como terapéuticos y se eligen específicamente por este motivo.

Biopsia del aparato genital

Con frecuencia, en ginecología son necesarias biopsias de la vulva, la vagina, el cuello del útero y el endometrio. Normalmente, estas intervenciones se realizan en el consultorio; o no requieren anestesia o requieren anestesia local.

Las biopsias vulvares se realizan para valorar lesiones visibles, prurito persistente, escozor o dolor. Se utiliza un instrumento de metal hueco circular de 3-5 mm de diámetro, que se denomina sacabocados, a fin de extirpar un pequeño disco de tejido para su evaluación (fig. 32-5). Para la

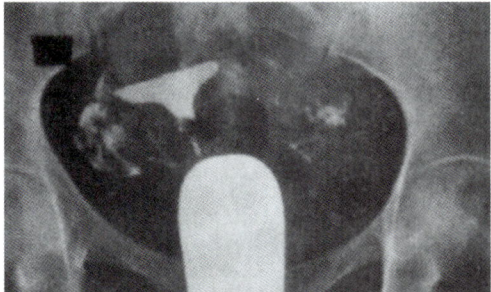
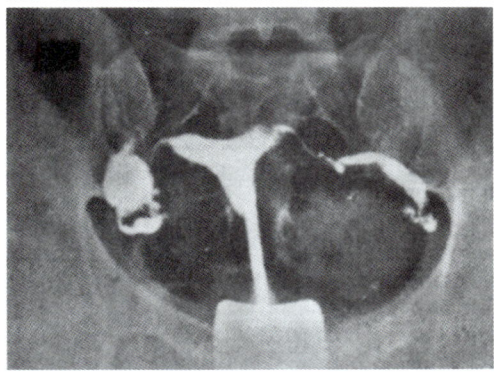
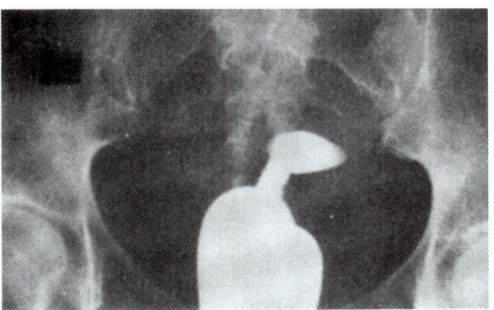

FIGURA 32-4. Histerosalpingografía.

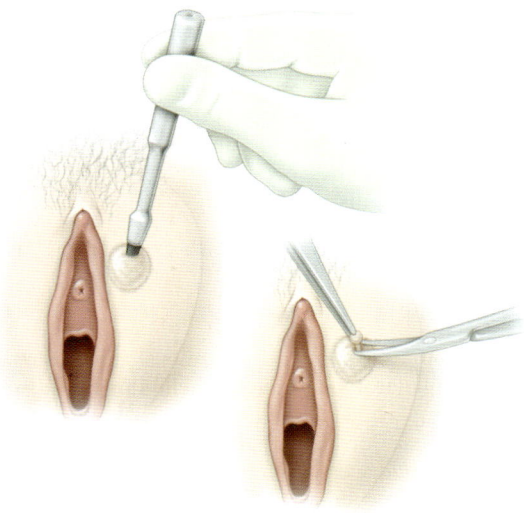

FIGURA 32-5. Biopsia de una lesión vulvar. Una vez introducido, el sacabocados se hace girar para cortar el tejido.

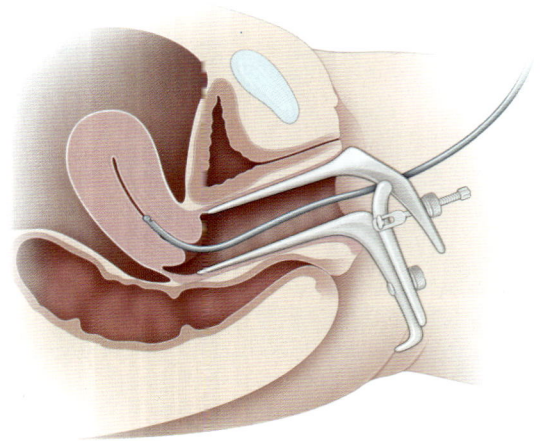

FIGURA 32-6. Biopsia endometrial. (Adaptada del American College of Obstetricians and Gynecologists, © 2008.)

hemostasia, con frecuencia se utiliza presión local o anticoagulantes (estípticos) como la solución de Monsel (subsulfato férrico) o bastones de nitrato de plata. Rara vez son necesarias suturas. Para este tipo de biopsia se necesita anestesia local.

La biopsia vaginal se lleva a cabo para analizar tumoraciones sospechosas y para evaluar la vagina en presencia de anomalías cervicales. Las mujeres que se han sometido a una histerectomía anterior por cáncer de cuello de útero deben seguir realizándose citologías vaginales en el manguito vaginal; si se obtiene un resultado anómalo, puede ser necesaria una biopsia vaginal, que se realiza con un sacabocados. Rara vez se requiere anestesia local.

La **biopsia de cuello de útero** se lleva a cabo con un sacabocados y, quizá, con un colposcopio (v. a continuación). No es necesaria anestesia. Las indicaciones para la biopsia de cuello de útero comprenden la cervicitis crónica, una presunta neoplasia o una úlcera.

La **biopsia endometrial (BEM)** se utiliza generalmente para evaluar una hemorragia uterina anómala, como la menorragia, la metrorragia o la menometrorragia. La BEM se lleva a cabo mediante una cánula de aspiración de diámetro pequeño (fig. 32-6). Existen varios tipos. No es necesaria anestesia, pero muchas pacientes toleran mejor la BEM cuando se les administra ibuprofeno (400-800 mg) 1 h antes de la intervención.

Colposcopia

La **colposcopia** se lleva a cabo para evaluar unos resultados anómalos en la citología vaginal. Facilita una evaluación detallada de la superficie del cuello del útero, la vagina y la vulva cuando se piensa que puede haber una lesión precancerosa o cancerosa basándose en la anamnesis, la exploración física o la citología. Con frecuencia, durante la colposcopia se realiza una biopsia de cuello de útero de las lesiones sospechosas. El capítulo 43, Neoplasia y carcinoma de cuello de útero, proporciona más detalles sobre la colposcopia.

Crioterapia

La **crioterapia** es una técnica que destruye el tejido mediante congelación. Se coloca una sonda hueca de metal (criosonda) sobre el tejido que quiere tratarse. Luego, la sonda se llena con un gas refrigerante (óxido nitroso o dióxido de carbono) que la enfría a una temperatura extremadamente baja (entre -65 y -85 °C) y congela el tejido con el que la criosonda está en contacto. La crioterapia se utiliza sobre todo para tratar la neoplasia intraepitelial cervicouterina y otras lesiones benignas como el condiloma. La formación de cristales de hielo dentro de las células de los tejidos tratados lleva a la destrucción y a la posterior esfacelación de los tejidos. Las pacientes que se han sometido a crioterapia del cuello del útero pueden prever una secreción acuosa durante varias semanas mientras tiene lugar el proceso de esfacelación y cicatrización de los tejidos. Aunque la crioterapia es barata, se tolera bien y generalmente es eficaz, es menos precisa que otros métodos de destrucción de tejido, como la ablación con láser o la electrocirugía.

Vaporización con láser

Los haces de luz coherente extremadamente energéticos (amplificación de luz por emisión estimulada de radiación [láser]) pueden dirigirse a los tejidos, lo que facilita su destrucción o incisión, según la longitud de onda específica y la densidad de potencia del haz. El tipo de láser más frecuente que se utiliza en las intervenciones ginecológicas es el infrarrojo (CO_2). También se utilizan los láseres de itrio-aluminio-granate (YAG), argón o potasio-titanil-fosfato (KTP), que tienen diferentes efectos sobre los tejidos. Algunos pueden utilizarse con solución salina o agua. El tipo de láser se selecciona según la indicación o el efecto deseado de la intervención quirúrgica. Aunque es caro, la gran precisión que ofrece el láser lo convierte en un instrumento útil en situaciones clínicas específicas.

El láser se emplea para el tratamiento de lesiones vaginales y vulvares, como el condiloma, la neoplasia intraepitelial vaginal (NIVa) y la neoplasia vulvar intraepitelial (NVI). El láser también se emplea para tratar otros trastornos vulvares dermatológicos, entre ellos el molusco contagioso y el liquen escleroatrófico. Antes del desarrollo de la escisión electroquirúrgica con asa (LEEP, *loop electrosurgical excision procedure*) (v. a continuación), la ablación y la conización con láser eran métodos de tratamiento frecuentes para la ablación de la neoplasia epitelial cervicouterina y la conización del cuello del útero.

Legrado

El legrado es una intervención que consiste en la dilatación del cuello del útero con una serie de dilatadores progresivos, seguida del legrado (raspado) del endometrio, tanto por razones diagnósticas (histológicas) como terapéuticas. Normalmente, el legrado se realiza con anestesia en el quirófano. Algunas indicaciones frecuentes comprenden la hemorragia uterina anómala, el aborto incompleto o retenido, la incapacidad de realizar una BEM en el consultorio, la hemorragia posmenopáusica y sospecha de pólipos endometriales. Con la disponibilidad de nuevas técnicas de imagen, ahora el legrado se utiliza menos.

Histeroscopia

La histeroscopia es la visualización de la cavidad endometrial con un dispositivo parecido a un telescopio estrecho (fig. 32-7) que está conectado a una fuente de luz, una cámara y un medio de distensión (con frecuencia solución salina isotónica). Se utiliza para visualizar lesiones como pólipos, adherencias intrauterinas (sinequias), tabiques y miomas submucosos. Unos instrumentos especiales permiten la resección dirigida de este tipo de anomalías. Habitualmente, la histeroscopia se realiza en régimen ambulatorio con anestesia general; no obstante, también puede realizarse en el consultorio como intervención diagnóstica o junto con la ablación endometrial o la histerosonografía.

Se ha diseñado una intervención para llevar a cabo la esterilización irreversible con el histeroscopio. Esta intervención implica la introducción de bobinas de metal por el orificio de cada trompa uterina bajo visualización directa, Luego, se produce la cicatrización de los orificios de las trompas. Para confirmar que los orificios han quedado ocluidos, debe realizarse una HSG a los 3 meses.

Ablación endometrial

La **ablación endometrial** se utiliza para quemar el revestimiento uterino. La intervención se utiliza para tratar la hemorragia uterina anómala en las mujeres que no quieren quedarse embarazadas. No es un método de esterilización; por lo tanto, las mujeres que se someten a ablación tienen que emplear otro tipo de método anticonceptivo. Existen distintos dispositivos de ablación; algunos utilizan el calor y otros la crioterapia. Algunas de las técnicas disponibles, pero no todas, implican la visualización directa del endometrio con un histeroscopio. Muchas mujeres optan por la ablación endometrial porque es una intervención menor y por lo tanto evitan la cirugía mayor en forma de histerectomía. La intervención puede realizarse tanto en el quirófano como en el consultorio. En el consultorio se administra una combinación de antiinflamatorios no esteroideos, un anestésico local y un ansiolítico para aliviar el dolor.

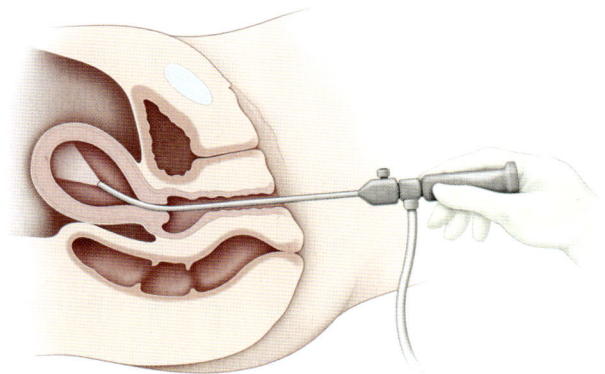

Interrupción del embarazo

La interrupción del embarazo se refiere a la interrupción planeada del embarazo antes de la viabilidad del feto y con frecuencia se denomina aborto provocado. Generalmente, se lleva a cabo mediante la dilatación quirúrgica del cuello del útero y la evacuación del contenido uterino, con anestesia local. En el primer trimestre y el comienzo del segundo trimestre, la extracción se realiza mediante una legra de aspiración o una legra afilada. Con frecuencia, se prefiere la aspiración, porque es menos probable que provoque lesiones uterinas como la cicatrización o perforación endometrial. En el segundo trimestre, pueden utilizarse pinzas de agarre destructivas para extraer el feto a través del cuello del útero dilatado.

Si no, en el primer trimestre (dentro de las 9 semanas siguientes al primer día de la última menstruación), el embarazo puede interrumpirse mediante técnicas farmacológicas en lugar de quirúrgicas. El aborto farmacológico puede llevarse a cabo utilizando uno de los siguientes métodos:

- Comprimidos de mifepristona y misoprostol oral.
- Comprimidos de mifepristona y misoprostol vaginal.
- Metotrexato y misoprostol vaginal.
- Misoprostol vaginal solo.

Una mujer que sigue embarazada después de un intento de aborto farmacológico tiene que someterse a un aborto quirúrgico.

Conización del cuello del útero

La conización es una intervención quirúrgica en que se extirpa una muestra de tejido en forma de cono del cuello del útero, que abarca toda la zona de transformación cervical y se extiende hasta el conducto endocervical (fig. 32-8). Puede que sea necesaria como intervención diagnóstica definitiva para evaluar una citología vaginal anómala cuando la exploración colposcópica es inadecuada o cuando los resultados de la biopsia colposcópica no concuerdan con los resultados de la citología vaginal. La conización guiada por colposcopia también puede utilizarse a efectos terapéuticos en casos de neoplasia intraepitelial cervicouterina (CIN, *cervical intraepithelial neoplasia*). Existen distintas técnicas para la conización, entre ellas el bisturí frío, la escisión con láser o la electrocirugía (LEEP, que también se denomina escisión con asa grande de la zona de transformación [LLETZ, *large loop excision of the transformation zone*]). Con frecuencia, la escisión con láser y la LEEP se llevan a cabo en el consultorio. Las complicaciones a largo plazo pueden comprender insuficiencia y/o estenosis cervical.

Laparoscopia

La laparoscopia es la visualización de la pelvis y la cavidad abdominal utilizando un endoscopio, que la mayoría de las veces se introduce a través de una incisión practicada en la región periumbilical (fig. 32-9). La intervención puede ser diagnóstica o terapéutica. Puede llevarse a cabo una evaluación y tratamiento laparoscópico para afecciones como el dolor pélvico crónico, la endometriosis, la esterilidad, los bultos en la pelvis, el embarazo ectópico y las anomalías con-

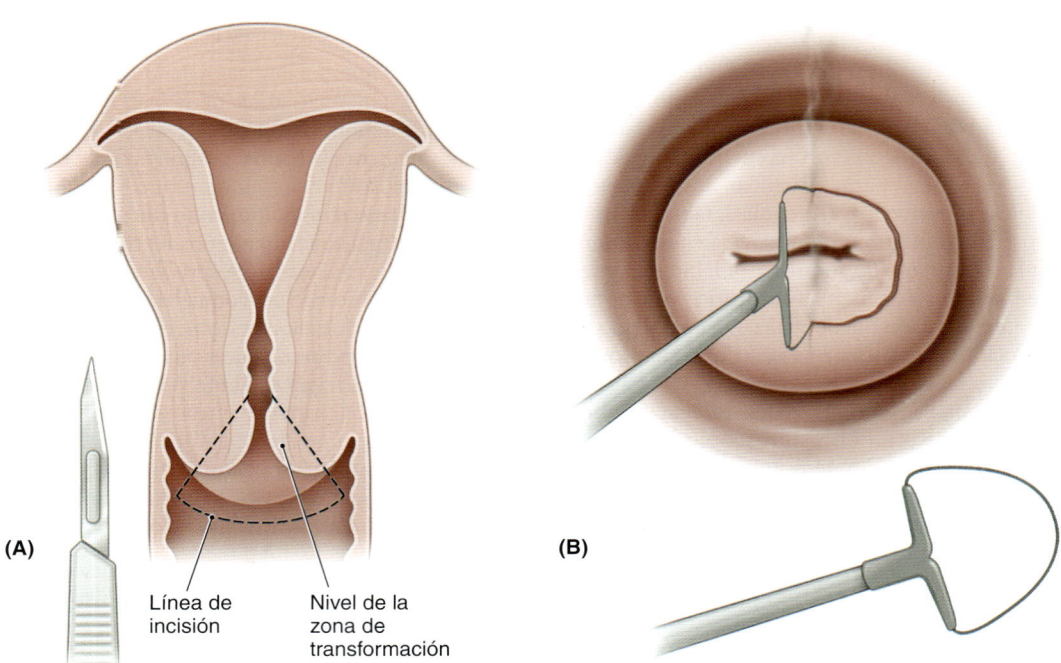

(A)

Línea de
incisión

Nivel de la
zona de
transformación

(B)

FIGURA 32-8. Conización del cuello del útero. **(A)** Técnica de bisturí frío. **(B)** Técnica LLETZ/LEEP (escisión con asa grande de la zona de transformación/escisión electroquirúrgica con asa).

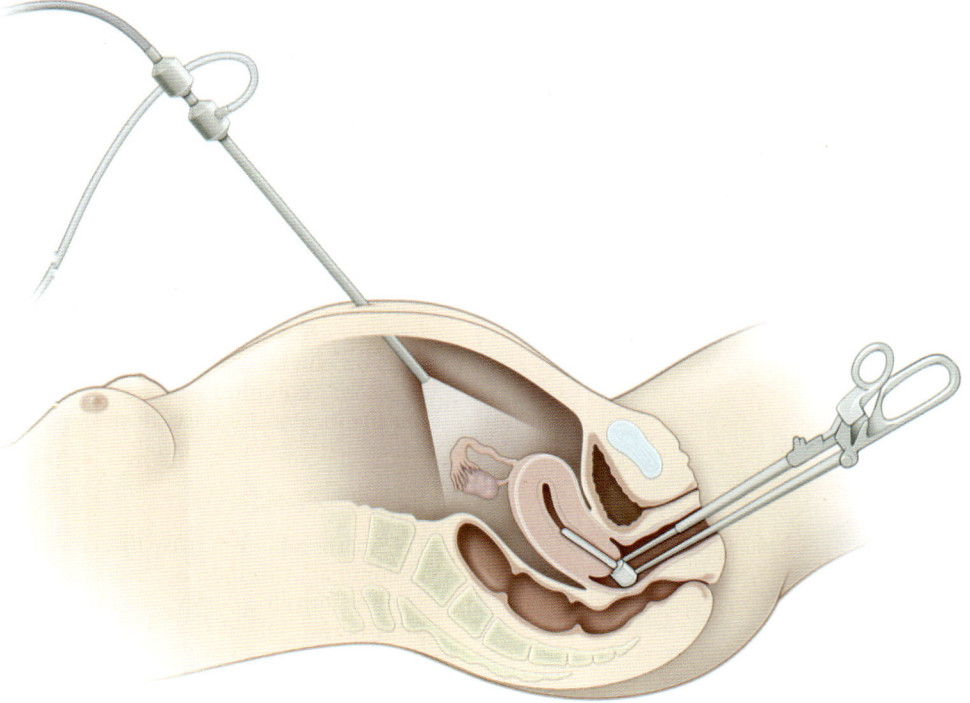

FIGURA 32-9 Laparoscopia. (Adaptada de American College of Obstetricians and Gynecologists, © 2008.)

génitas. La esterilización (ligadura de trompas bilateral) mediante técnicas como la cauterización bipolar, los clips o las bandas puede llevarse a cabo fácilmente por vía laparoscópica (v. cap. 25, Esterilización). Durante la intervención, se insufla dióxido de carbono para distender la cavidad peritoneal y permitir la visualización. Pueden introducirse instrumentos adicionales de 5-15 mm de diámetro a través de otras incisiones laparoscópicas. El número, la longitud y la ubicación de las incisiones dependen de los instrumentos necesarios y del tamaño de las muestras de tejido que se tienen que tomar. La introducción transvaginal de un manipulador uterino facilita estas maniobras.

Después de la laparoscopia, las molestias más frecuentes comprenden dolor en la incisión y dolor de hombros debido a la irritación diafragmática provocada por el gas empleado para la permitir la visualización. Las complicaciones raras, pero graves, comprenden lesiones de vasos sanguíneos importantes, el intestino y otras estructuras intraabdominales o retroperitoneales. No obstante, en comparación con la laparotomía, la laparoscopia posee varias ventajas, entre ellas la evitación de estancias hospitalarias prolongadas, unas incisiones más pequeñas, un restablecimiento más rápido y menos dolor.

Histerectomía

La histerectomía, la extirpación del útero, sigue siendo una de las intervenciones quirúrgicas más frecuentes. En Estados Unidos, se practican más de 500 000 histerectomías al año. Las indicaciones de la histerectomía son numerosas; comprenden la hemorragia uterina anómala que no ha respondido a tratamiento conservador, el dolor pélvico, la hemorragia puerperal, los liomiomas sintomáticos, el prolapso uterino sintomático, el cáncer de útero o cuello de útero, y la anemia grave por hemorragia uterina.

Con frecuencia, las pacientes están confundidas por los términos inadecuados que se utilizan para describir los tipos de histerectomía. Para muchas pacientes, una histerectomía «completa» significa la extirpación del útero, las trompas uterinas y los ovarios, y una histerectomía «parcial» significa la extirpación del útero, pero no de las trompas ni de los ovarios. No obstante, el término correcto para la extirpación de ambas trompas y ambos ovarios es salpingooforectomía bilateral, y generalmente esta intervención no forma parte de la histerectomía. Así pues, es importante determinar exactamente qué intervención puede haberse practicado en una paciente. Es igualmente importante saber qué espera una paciente cuando se planifica una intervención quirúrgica. Una histerectomía total es la extirpación de todo el útero, mientras que una histerectomía supracervical (o parcial) es la extirpación del cuerpo del útero, pero dejando intacto el cuello del útero. El útero puede extirparse por varias vías distintas.

HISTERECTOMÍA ABDOMINAL

La histerectomía abdominal se lleva a cabo a través de una incisión de laparotomía. Esta incisión puede ser transversa, habitualmente una incisión de Pfannenstiel, o vertical. La decisión de realizar una laparotomía implica muchos factores: la habilidad del cirujano, el tamaño del útero, la preocu-

pación por una patología extensa (p. ej., endometriosis o cáncer), la necesidad de realizar una intervención quirúrgica complementaria durante la operación (p. ej., linfadenectomía, apendicectomía, omentectomía) y las intervenciones quirúrgicas o la cicatrización intraabdominales anteriores.

HISTERECTOMÍA VAGINAL

Se prefiere la histerectomía vaginal cuando hay una movilidad uterina suficiente (descenso del cuello del útero y el útero hacia el orificio vaginal), la pelvis ósea tiene una configuración adecuada, el útero no es demasiado grande y se piensa que no hay patología de los anejos. En general, la histerectomía vaginal se practica en los casos de patología benigna. Las ventajas de la cirugía vaginal son: menos dolor que la cirugía abdominal, una normalización más rápida de la función intestinal y una estancia hospitalaria más corta. Si está indicado, puede realizarse una salpingooforectomía unilateral o bilateral conjuntamente con la histerectomía vaginal.

HISTERECTOMÍA VAGINAL ASISTIDA POR LAPAROSCOPIA

Con frecuencia, la histerectomía vaginal asistida por laparoscopia (LAVH, *laparoscopic assisted vaginal hysterectomy*), con o sin salpingooforectomía bilateral, se realiza en las pacientes que desean una intervención quirúrgica mínimamente traumática y en que el útero puede no estar lo suficientemente descendido como para realizar una histerectomía vaginal. La LAVH puede llevarse a cabo totalmente o casi totalmente mediante laparoscopia; luego, el útero se extirpa a través de la vagina. A continuación, el manguito vaginal puede suturarse por vía transvaginal o laparoscópica.

HISTERECTOMÍA LAPAROSCÓPICA TOTAL

Ahora, muchos cirujanos laparoscópicos cualificados realizan una histerectomía totalmente por vía laparoscópica. Suele llevarse a cabo con la ayuda de un fragmentador, que divide el útero en múltiples muestras pequeñas que pueden extirparse a través de las puertas de entrada. Incluso los úteros grandes pueden extirparse de manera segura a través de incisiones pequeñas.

INTERVENCIONES UROGINECOLÓGICAS

Muchos cirujanos realizan intervenciones uroginecológicas en el consultorio y el quirófano. Estas intervenciones comprenden la prueba del hisopo, pruebas urodinámicas, la cistoscopia, la cinta transvaginal (cabestrillo) y la intervención de Burch. En el capítulo 28 hay una descripción de estas intervenciones.

CONSIDERACIONES PREOPERATORIAS, INTRAOPERATORIAS Y POSTOPERATORIAS

Cualquier intervención quirúrgica comporta riesgos. Naturalmente, las intervenciones más traumáticas comportan mayores riesgos. Antes de que firmen el consentimiento quirúrgico preoperatorio, hay que informar a las pacientes de los riesgos de infección, hemorragia, lesión de las estructuras adyacentes (intestino, vejiga, vasos sanguíneos y otras estructuras anatómicas). Muchos hospitales exigen que las pacientes también firmen un consentimiento para recibir transfusión de sangre en el caso de una emergencia. Algunas pacientes se niegan a firmar este consentimiento por motivos personales o religiosos y esto debe documentarse claramente en la historia clínica. Una conversación con la paciente respecto a la seguridad de la sangre utilizada para las transfusiones debe abordar el riesgo de contraer el virus de la inmunodeficiencia humana (VIH), los virus de la hepatitis B y C, y otros patógenos de transmisión hemática.

Las pruebas preoperatorias, que podrían incluir un análisis de sangre, un análisis de orina, otros análisis (glucosa, creatinina, hemoglobina, variables de coagulación), una prueba de embarazo, un electrocardiograma y estudios de imagen (p. ej., TC, RM) deben individualizarse basándose en la edad de la paciente (especialmente en las pacientes pediátricas), los problemas médicos concomitantes, la vía de administración de la anestesia y la intervención quirúrgica prevista.

Ahora, es más frecuente realizar las intervenciones menores en el consultorio para comodidad de la paciente, para evitar la anestesia general y para conseguir un mejor reembolso. Además, no todas las pacientes son aptas para la cirugía y siempre hay que sopesar las opciones terapéuticas no quirúrgicas. Las pacientes pueden padecer unos problemas médicos tan importantes (p. ej., diabetes mal controlada, cardiopatía, enfermedad pulmonar) que podrían no tolerar la anestesia o la cirugía.

Hay que sopesar varias cuestiones intraoperatorias y perioperatorias. La profilaxis con antibióticos está indicada para algunas intervenciones quirúrgicas y debe administrarse en los 30 min previos a la intervención quirúrgica. Con frecuencia, se introduce una sonda de Foley antes de la intervención para evitar la distensión de la vejiga durante la cirugía. A veces, una exploración ginecológica preoperatoria de la paciente anestesiada puede resultar útil.

Después de la operación, una enfermera y un miembro del equipo de anestesistas evalúan a la paciente en la unidad de recuperación postanestésica. La paciente bien recibe el alta domiciliaria, bien ingresa en el hospital, según el tipo de intervención realizada y su estado. Inmediatamente después de la operación, se habrá escrito una nota quirúrgica en la historia clínica, que resume el diagnóstico preoperatorio, el diagnóstico postoperatorio, la intervención, los datos del cirujano(s), el tipo de anestesia, la cantidad y el tipo de líquidos intravenosos administrados y cualquier otro líquido administrado (transfusiones u otros productos), la diuresis (si está indicada), las observaciones, las muestras anatomopatológicas enviadas al laboratorio, las complicaciones y un informe del estado de la paciente tras la finalización de la intervención. Las instrucciones postoperatorias para las estancias hospitalarias deben incluir una nota sobre la intervención practicada, el nombre del médico responsable de la paciente y el servicio al que pertenece, la frecuencia de las constantes vitales, los criterios para llamar al médico, la alimentación, la actividad, los líquidos intravenosos, los analgésicos, la reanudación de cualquier tratamiento farmacológico en el domicilio (antihipertensivos, antidiabéticos orales, antidepresivos, etc.), los antieméticos, la profilaxis para la trombosis venosa profunda (TVP), la sonda de Foley, ejercicios

respiratorios como la espirometría y cualquier prueba analítica necesaria.

Durante una hospitalización postoperatoria, hay que ver a la paciente como mínimo cada día. Se realizan una evaluación y una vigilancia sistemáticas del dolor, la función vesical e intestinal, las náuseas y vómitos, y las constantes vitales. La ambulación precoz puede reducir el riesgo de tromboembolia. Las complicaciones quirúrgicas más frecuentes son fiebre, infecciones urinarias, drenaje y hemorragia en la zona quirúrgica, separación leve de las incisiones cutáneas, hemorragia, neumonía, íleo e infección o infecciones leves en la zona quirúrgica. Otras complicaciones postoperatorias menos frecuentes comprenden la separación de la herida cutánea y subcutánea, la dehiscencia o evisceración de la fascia, perforación intestinal, lesión de las vías urinarias, hemorragia grave con necesidad de reintervención, TVP, embolia pulmonar (EP), absceso, septicemia, fístulas y reacciones anestésicas.

La fiebre se define como dos temperaturas bucales iguales o superiores a 38 °C a intervalos de 4 h. Las principales fuentes de fiebre comprenden las vías respiratorias y urinarias, las incisiones, la tromboflebitis y cualquier fármaco o transfusión. La **atelectasia** se da cuando las pacientes no pueden realizar inspiraciones profundas debido al dolor abdominal. El uso de la espirometría puede reducir el riesgo de atelectasia y neumonía. El uso de sondas vesicales permanentes debe reducirse al mínimo, porque llevar una sonda durante más de 24 h aumenta el riesgo de infección urinaria (cistitis o pielonefritis). El estado ambulatorio afecta a la respiración (hipoventilación) y a la posibilidad de trombosis (TVP o EP). Hay que examinar la herida en busca de cualquier signo de infección. Si no hay incisiones fácilmente visibles, como en la cirugía vaginal, puede que sea necesaria una exploración ginecológica y/o un estudio de imagen de la pelvis. Si la fiebre remite después de retirar un fármaco, entonces puede realizarse el diagnóstico de sospecha de reacción medicamentosa. Si la paciente ha recibido hemoderivados, hay que investigar la posibilidad de que se haya producido una reacción a los antígenos de la transfusión como causa de la fiebre. Tan sólo hay que recetar antibióticos cuando se piensa que hay una infección.

LECTURAS RECOMENDADAS

American College of Obstetricians and Gynecologists. Antibiotic prophylaxis for gynecologic procedures. ACOG Practice Bulletin No. 74. *Obstet Gynecol.* 2006;108(1):225–234.

American College of Obstetricians and Gynecologists. Diagnosis and management of vulvar skin disorders. ACOG Practice Bulletin No. 93. *Obstet Gynecol.* 2008;111(_):1243–1253.

American College of Obstetricians and Gynecologists. Endometrial ablation. ACOG Practice Bulletin No. 81. *Obstet Gynecol.* 2007; 109(_):1233–1248.

American College of Obstetricians and Gynecologists. Management of abnormal cervical cytology and histology. ACOG Practice Bulletin No. 66. *Obstet Gynecol.* 2005;106(_):645–664.

American College of Obstetricians and Gynecologists. Patient safety in obstetrics and gynecology. ACOG Committee Opinion No. 286. *Obstet Gynecol.* 2003;102(_):883–885.

Breitkopf DM. Gynecologic imaging. In: American College of Obstetricians and Gynecologists. *Precis, An Update in Obstetrics and Gynecology: Gynecology.* 3rd ed. American College of Obstetricians and Gynecologists; 2006:15–25.

CAPÍTULO

33 Ciclos reproductores

Este capítulo trata principalmente el siguiente tema educativo de la Association of Professors of Gynecology and Obstetrics (APGO):

Tema 45 Hemorragia uterina normal y anómala

El estudiante debe ser capaz de comprender el ciclo reproductor normal para diagnosticar y tratar las anomalías menstruales frecuentes.

En el ciclo reproductor femenino, la ovulación va seguida de la menstruación en una secuencia cíclica previsible. Este proceso recurrente se establece durante la pubertad (la mediana de edad de la menarquia son 12,43 años) y continúa hasta los años previos a la menopausia (mediana de edad 51,4 años). Normalmente, los ciclos ovulatorios normales se establecen a los 3 años de la menarquia y se mantienen hasta la perimenopausia. Por lo tanto, entre los 15 y los 45 años, una mujer tiene unos 30 años de ciclos ovulatorios. Los ciclos reproductores pueden interrumpirse por situaciones como el embarazo, la lactancia, enfermedades, trastornos ginecológicos y trastornos endocrinos, y por factores exógenos como los anticonceptivos hormonales y otros fármacos.

El ciclo reproductor en la mujer adulta, desde el inicio de una menstruación hasta el inicio de la siguiente, dura unos 28 días como término medio, con un intervalo de 23 a 35 días, y abarca distintas fases. La **fase folicular** empieza con el inicio de la menstruación (el primer día del ciclo menstrual) y termina el día del aumento súbito de **hormona luteinizante (LH).** La **ovulación** se da a las 30-36 h del aumento súbito de LH. La **fase lútea** empieza el día del aumento súbito de LH y termina con el inicio de la menstruación. Las fases folicular y lútea duran cada una unos 14 días en las mujeres en edad fértil; no obstante, la variabilidad de la duración del ciclo es más frecuente en los extremos de la edad reproductiva. La duración de la fase lútea se mantiene relativamente constante, mientras que la duración de la fase folicular puede variar.

EJE HIPOTÁLAMO-HIPÓFISO-OVÁRICO

El término **eje hipotálamo-hipófiso-ovárico** *hace referencia a las complejas interacciones entre el hipotálamo, la hipófisis y los ovarios que regulan el ciclo reproductor.* Estas interacciones se basan en la interrelación de las hormonas liberadas por estas estructuras: la **hormona liberadora de gonadotropinas (GnRH),** la **hormona foliculoestimulante (FSH)** y la LH, y las hormonas gonadales estrógeno y progesterona. Mediante acciones estimuladoras e inhibidoras, estas hormonas estimulan directa e indirectamente el desarrollo del ovocito y la ovula-

ción, el desarrollo endometrial para facilitar la implantación del embrión y la menstruación. En la figura 33-1 se presentan los bucles de autorregulación entre el hipotálamo, la hipófisis y los ovarios.

La interrupción de cualquiera de estos bucles de comunicación y autorregulación se traduce en alteraciones de las concentraciones hormonales, que pueden llevar a trastornos del ciclo reproductor; con el tiempo, la ovulación, la reproducción y la menstruación pueden verse afectadas.

Secreción de GnRH hipotalámica

La **GnRH** se segrega de forma pulsátil en el núcleo arcuato del hipotálamo y llega a la hipófisis anterior a través del sistema vascular portal hipotálamo-hipofisario. La secreción pulsátil de GnRH estimula y modula la secreción de gonadotropina hipofisaria. Debido a su situación remota y a su semivida de 2 a 4 min, la GnRH no puede cuantificarse directamente y, por lo tanto, se utilizan los pulsos de LH para indicar la secreción pulsátil de GnRH. La función ovárica requiere la secreción pulsátil de GnRH en un patrón específico que oscila entre intervalos que van de 60 min a 4 h. *Por lo tanto, el hipotálamo actúa como generador de pulsos del ciclo reproductivo.* La liberación coordinada de GnRH está estimulada por distintos neurotransmisores y catecolaminas, además de por la pulsatilidad inherente de las neuronas que producen GnRH.

Secreción de gonadotropinas hipofisarias

Las gonadotropinas hipofisarias FSH y LH son hormonas glucoproteicas segregadas por la hipófisis anterior. La FSH y la LH también se segregan de manera pulsátil en respuesta a la liberación pulsátil de GnRH; la magnitud de la secreción y la velocidad de secreción de la FSH y/o LH vienen determinadas en gran parte por las concentraciones de hormonas gonadales ováricas, los **estrógenos** y la **progesterona,** y

303

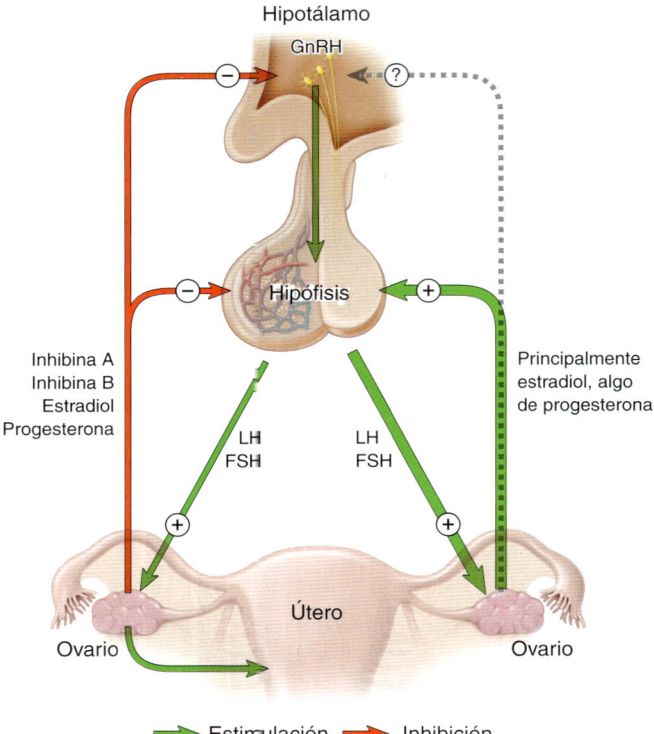

Hipotálamo
GnRH

Inhibina A
Inhibina B
Estradiol
Progesterona

Hipófisis

Principalmente
estradiol, algo
de progesterona

LH
FSH

LH
FSH

Útero

Ovario

Ovario

→ Estimulación → Inhibición

FIGURA 33-1. El ciclo reproductor exige unas interacciones complejas y una autorregulación entre el hipotálamo, la hipófisis y los ovarios, que se simplifican en este diagrama. FSH, foliculoestimulante; GnRH, gonadoliberina; LH, hormona luteinizante; SNC, sistema nervioso central.

otros factores ováricos (como la inhibina, la activina y la folistatina).

Cuando una mujer está en un estado de hipoestrogenismo relativo, como al inicio de la fase folicular, la principal gonadotropina segregada es la FSH. El ovario responde a la secreción de FSH produciendo estradiol, con la posterior autorregulación negativa de la hipófisis que inhibe la secreción de FSH y la autorregulación positiva que facilita la secreción de LH.

Secreción de hormonas gonadales ováricas

A mitad del ciclo, se produce un aumento pronunciado de la secreción de LH (aumento súbito de LH), que desencadena la ovulación. Con la ovulación, el folículo ovárico se convierte en un cuerpo lúteo y empieza a segregar progesterona.

Al nacer, el ovario humano contiene aproximadamente de 1 a 2 millones de folículos primordiales. Cada folículo contiene un ovocito cuyo desarrollo queda interrumpido en la profase de la primera división meiótica. Un gran número de estos folículos primordiales inactivos experimentan un proceso degenerativo que se denomina atresia durante la infancia; por lo tanto, en la menarquia, quedan de 300 000 a 500 000 ovocitos.

El ovocito inmaduro está rodeado de una monocapa de **células de la granulosa,** seguida de una delgada membrana

basal que separa el folículo del estroma ovárico circundante. La maduración folicular inicial es independiente de las gonadotropinas; las células de la granulosa proliferan en múltiples capas y las células del estroma circundante se diferencian en **células de la teca.** Las células de la granulosa producen estrógenos, entre ellos estrona y **estradiol,** que es el más potente de los dos. Las células de la teca producen andrógenos, que actúan como precursores necesarios para la producción de estrógenos por las células de la granulosa. Los andrógenos (androstenodiona y testosterona) entran en las células de la granulosa por difusión y se convierten en estrógenos. La figura 33-2 muestra un diagrama de la teoría de las dos células de la síntesis de estrógenos.

Durante el desarrollo folicular, la FSH se fija a sus receptores en las células de la granulosa, lo que provoca la proliferación celular y el aumento de la fijación de FSH y, por lo tanto, una mayor producción de estradiol. El estradiol estimula la proliferación de receptores de LH en las células de la teca y la granulosa, y la LH estimula las células de la teca para producir andrógenos. El aumento de la producción de andrógenos lleva a una mayor producción de estradiol. Las concentraciones crecientes de estrógenos influyen en la hipófisis por medio de una autorregulación negativa y se traducen en la inhibición de la secreción de FSH y LH. Hacia el final de la fase folicular, las concentraciones máximas de estradiol del folículo dominante ejercen una autorregulación

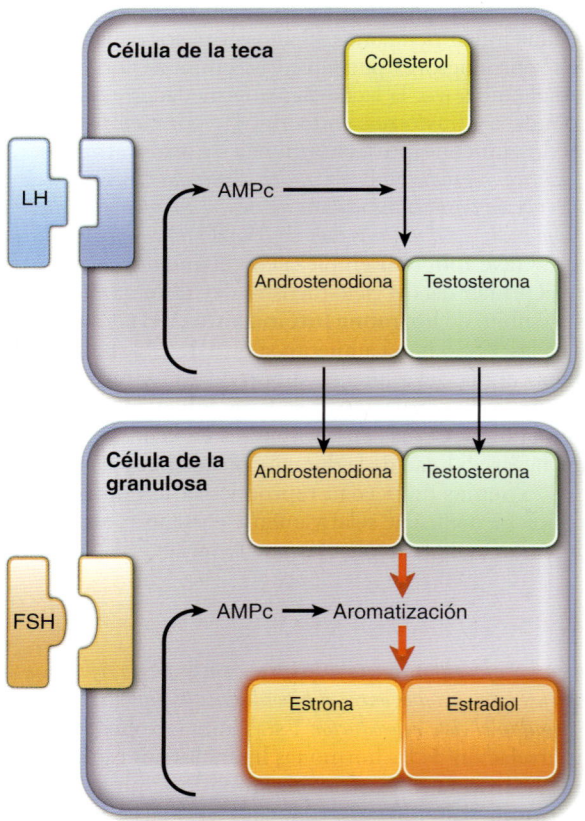

FIGURA 33-2. Teoría de las dos células de la producción de estrógenos.

positiva sobre la hipófisis, lo que estimula el aumento súbito de la secreción de LH de mitad de ciclo que es necesario para la ovulación. *Con la ovulación, el folículo ovárico dominante libera su ovocito y se transforma en un quiste ovárico secretor de progesterona, el* **cuerpo lúteo.** El proceso de maduración folicular se presenta en la figura 33-3.

CICLO REPRODUCTOR

Como se ha expuesto, el ciclo reproductor se divide en tres fases: menstruación y fase folicular, ovulación y fase lútea. Estas tres fases hacen referencia al estado del ovario durante el ciclo reproductor. En contraposición a esto, *cuando se hace referencia al endometrio, las fases del ciclo menstrual se denominan* **fases proliferativa** *y* **secretora.**

Fase I: menstruación y fase folicular

El primer día de la menstruación se considera el día 1 del ciclo menstrual. Cuando no tiene lugar la concepción, la involución del cuerpo lúteo y, por lo tanto, la disminución de las concentraciones de progesterona y estrógenos provocan la menstruación. La menstruación normal dura de 3 a 7 días, durante los cuales la mujer pierde de 20 a 60 ml de sangre oscura que no coagula. La menstruación está compuesta de sangre y tejido endometrial superficial descamado. Las prostaglandinas presentes en el endometrio secretor y la sangre menstrual provocan contracciones de la vasculatura y la musculatura uterina, lo que a su vez provoca isquemia endometrial y cólicos uterinos. Estas contracciones uterinas asociadas a las prostaglandinas también ayudan a expulsar la sangre y los tejidos menstruales. Las concentraciones crecientes de estrógenos al inicio de la fase folicular inducen la cicatrización endometrial que lleva al cese de la menstruación.

Al final de la fase lútea, las concentraciones séricas de estradiol, progesterona y LH alcanzan sus concentraciones más bajas. En respuesta a las bajas concentraciones hormonales, la FSH empieza a aumentar hacia el final de la fase lútea antes del inicio de la menstruación para reclutar la siguiente cohorte de folículos. *Por lo tanto, durante la menstruación ya se ha iniciado el crecimiento folicular para el nuevo ciclo reproductor.* Las concentraciones de estradiol aumentan durante la fase folicular, lo que provoca un descenso de la FSH. La LH se mantiene baja al comienzo de la fase folicular, pero las concentraciones crecientes de estrógenos ejercen una autorregulación positiva sobre la liberación de LH y ésta empieza a aumentar a mitad de la fase folicular. Aunque varios folículos inician el proceso de maduración, sólo el folículo con el mayor número de células de granulosa y receptores de FSH y la mayor producción de estradiol se convierte en folículo dominante; los folículos no dominantes experimentan atresia.

Fase II: ovulación

Mientras el folículo dominante segrega una cantidad creciente de estradiol, se produce una notable autorregulación positiva de la hipófisis para que segregue LH. Del día 11 a 13 del ciclo, tiene lugar el aumento súbito de LH, que desencadena la ovulación. El aumento súbito de LH empieza de 34 a 36 h antes de la ovulación y la secreción máxima de LH se produce de 10 a 12 h antes de la ovulación. Con el aumento súbito de LH, las células de la granulosa y la teca experimentan unas alteraciones marcadas y empiezan a producir progesterona. La meiosis del folículo principal se reanuda después del aumento súbito de LH y se libera el primer cuerpo polar; entonces, el ovocito interrumpe su desarrollo en la metafase de la segunda división meiótica hasta que tiene lugar la fe-

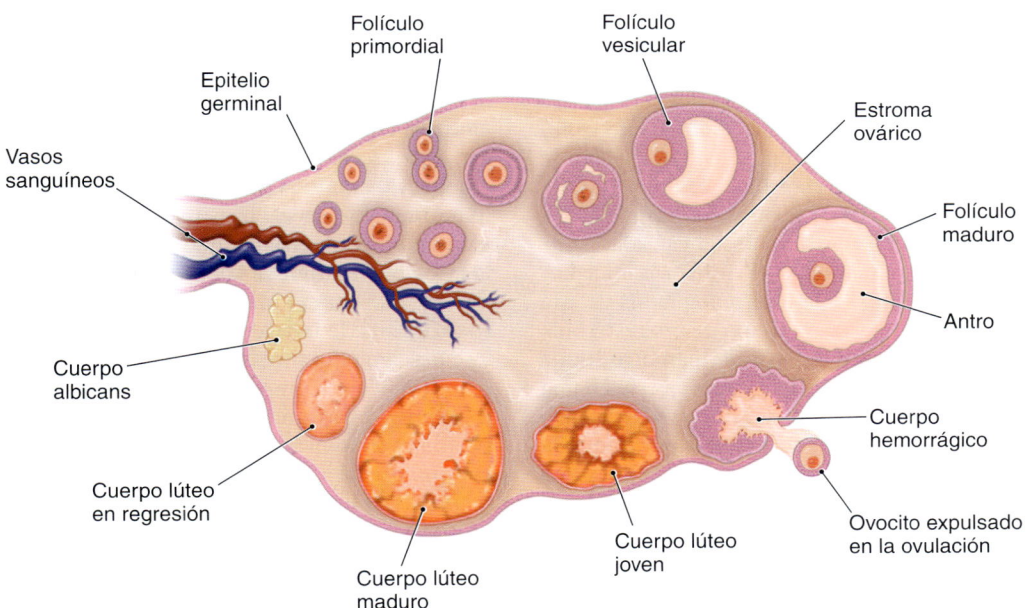

FIGURA 33-3. Desarrollo del folículo ovárico durante el ciclo reproductor.

cundación. Durante la ovulación, el folículo expulsa el ovocito y se convierte en el cuerpo lúteo.

Algunas mujeres experimentan una punzada de dolor (**«dolor pélvico intermenstrual»**) en el momento de la ovulación y pueden identificar con precisión el momento de la ovulación. Otras mujeres no experimentan este breve dolor, pero pueden identificar los síntomas característicos que aparecen debido a la producción de progesterona después de la ovulación.

Fase III: fase lútea

La fase lútea del ciclo menstrual se caracteriza por una alteración del equilibrio de la secreción de hormonas gonadales, que pasa de la predominancia de los estrógenos a la predominancia de la progesterona. El proceso del desarrollo folicular ha llevado a un aumento del número de receptores de LH en las células de la granulosa y la teca. El aumento súbito de LH de mitad del ciclo estimula estos receptores de LH y transforma la maquinaria enzimática de estas células para que produzcan y segreguen progesterona; este proceso se denomina **luteinización.** La progesterona ejerce una autorregulación negativa sobre la secreción hipofisaria de FSH y LH y, por lo tanto, ambas hormonas están inhibidas durante la fase lútea. El cuerpo lúteo también produce estradiol en un patrón análogo al de la secreción de progesterona.

La producción de progesterona empieza unas 24 h antes de la ovulación y aumenta rápidamente a partir de entonces. La producción máxima de progesterona se da de 3 a 4 días después de la ovulación. La vida del cuerpo lúteo termina aproximadamente de 9 a 11 días después de la ovulación; si no tiene lugar la concepción, el cuerpo lúteo experimenta una involución (una reducción progresiva de tamaño) y la producción de progesterona disminuye bruscamente. Esta disminución de progesterona hace que se libere FSH como resultado de la autorregulación negativa y, por lo tanto, las concentraciones de FSH empiezan a aumentar antes de la menstruación y del inicio de un nuevo ciclo.

La secuencia minuciosamente organizada de producción de estrógenos y luego producción de progesterona es imprescindible para que el desarrollo correcto del endometrio permita la implantación de un embrión. Si el ovocito es fecundado y tiene lugar la implantación, el cigoto resultante empieza a segregar gonadotropina coriónica humana (GCh), que mantiene el cuerpo lúteo durante otras 6 a 7 semanas. Es necesario que el cuerpo lúteo produzca una cantidad suficiente de progesterona para mantener el embarazo inicial. A las 9 a 10 semanas de embarazo, la esteroidogénesis ya está arraigada y la placenta asume la producción de progesterona.

El cuerpo lúteo mide unos 2,5 cm de diámetro, tiene un color amarillo intenso característico y puede verse en una inspección macroscópica del ovario si la intervención quirúrgica se practica durante la fase lútea del ciclo. Cuando la función del cuerpo lúteo se deteriora, éste pierde volumen y su color amarillo. Al cabo de unos meses, el cuerpo lúteo se convierte en una estría fibrosa blanca dentro del ovario, que se denomina **cuerpo albicans.**

La figura 33-4 resume las alteraciones que tienen lugar durante el ciclo reproductor en las gonadotropinas, las hormonas gonadales, los folículos ováricos y el endometrio.

MANIFESTACIONES CLÍNICAS DE LAS ALTERACIONES HORMONALES

Las alteraciones hormonales inducidas por el eje hipotálamo-hipófiso-ovárico y la glándula suprarrenal desencadenan la pubertad, y las hormonas siguen ejerciendo una influencia cíclica hasta que la mujer alcanza la menopausia. En ese momento, la carencia de la función ovárica cíclica se traduce en el cese permanente de la menstruación.

Distintas estructuras femeninas experimentan alteraciones en respuesta a las hormonas del ciclo reproductor: el endometrio y el conducto endocervical, las mamas, la vagina y el hipotálamo. Las alteraciones que se dan en el endometrio y las mamas pueden observarse directamente. La determinación diaria de la temperatura corporal basal puede detectar alteraciones en el centro de termorregulación hipotalámico. Otras alteraciones pueden evaluarse mediante el examen citológico de una muestra de epitelio vaginal o el estudio histológico de una biopsia endometrial. Una anamnesis minuciosa puede identificar síntomas asociados a efectos hormonales, como distensión abdominal, retención de líquidos, alteraciones del estado de ánimo y el apetito, y cólicos uterinos al inicio de la menstruación.

Endometrio

Dentro del útero, el endometrio experimenta unas alteraciones histológicas espectaculares durante el ciclo reproductor. Durante la menstruación, se expulsa la totalidad del endometrio y sólo queda la capa basal. Durante la fase folicular, el aumento de las concentraciones de estrógenos estimula el crecimiento de las células endometriales: el estroma endometrial se engrosa y las glándulas endometriales se alargan para formar el endometrio proliferativo. En el ciclo ovulatorio, el endometrio alcanza su grosor máximo en el momento de la ovulación.

Cuando tiene lugar la ovulación, los estrógenos dejan de ser la hormona predominante en favor de la progesterona y se producen alteraciones claras dentro del endometrio casi a intervalos diarios. La progesterona provoca la diferenciación de los componentes endometriales y convierte el endometrio proliferativo en un endometrio secretor. El estroma endometrial se vuelve edematoso y menos compacto, mientras que los vasos sanguíneos que entran en el endometrio se vuelven más gruesos y se enroscan. Las glándulas endometriales, que eran rectas y tubulares durante la fase proliferativa, se vuelven tortuosas y contienen material secretor en el lumen. Con la reducción de la progesterona al final de la fase lútea, el endometrio se descompone y se descama durante la menstruación.

Si la ovulación no tiene lugar y siguen produciéndose estrógenos, el estroma endometrial sigue engrosándose y las glándulas endometriales siguen alargándose. Sólo una biopsia endometrial detectará el endometrio proliferativo. Con el tiempo, el endometrio crece más que su aporte sanguíneo y se produce una descamación intermitente de secciones del endometrio. Sin la disminución de progesterona que da lugar a la descamación de todo el endometrio, la hemorragia es acíclica y se da fuera del control hormonal de manera irregular y durante períodos de tiempo prolongados. Cuando las mujeres

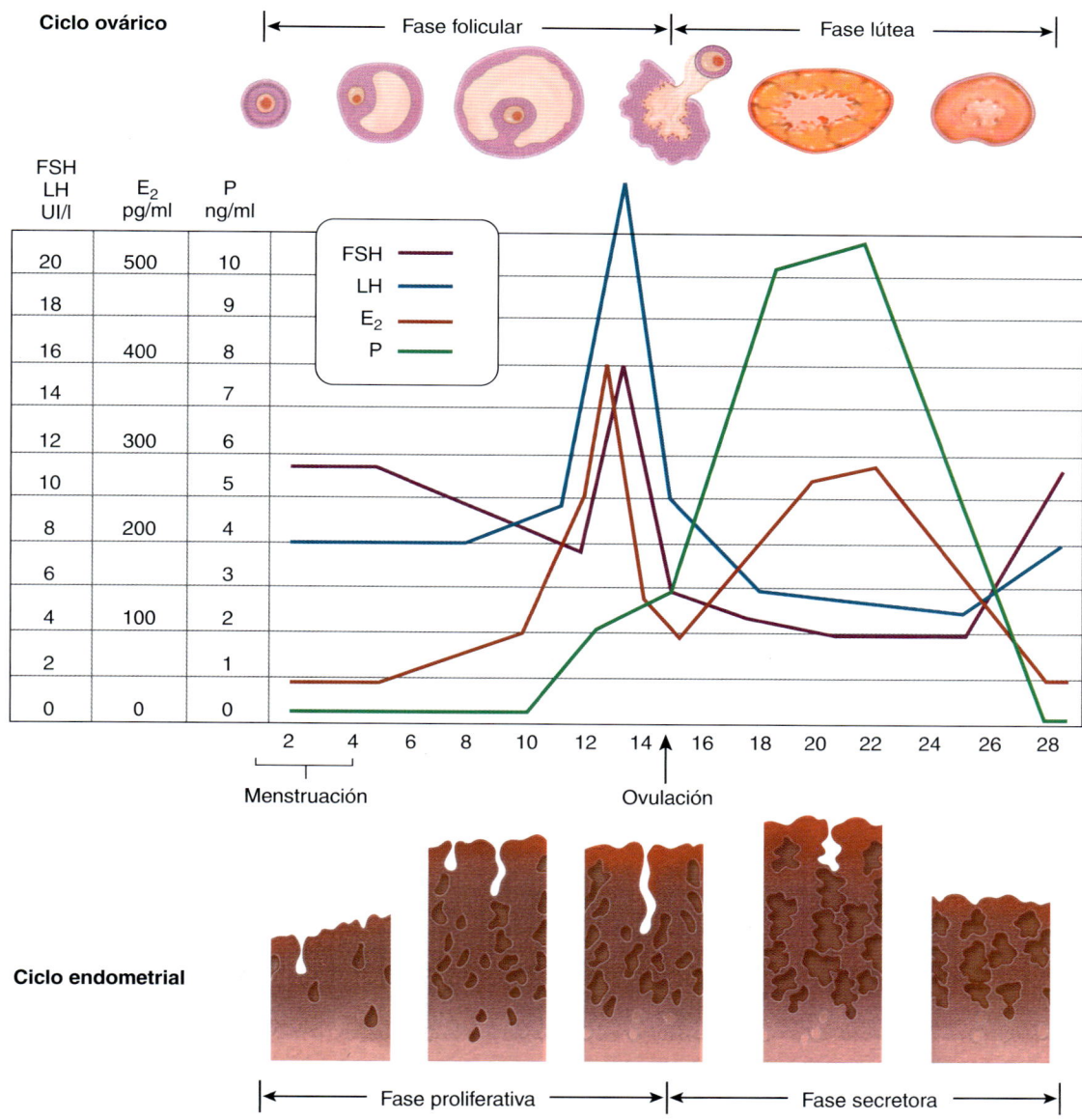

FIGURA 33-4. Resumen de las alteraciones hipofisarias, ováricas, uterinas y vaginales que tienen lugar durante el ciclo reproductor.

acuden con hemorragia uterina anómala, un diagnóstico frecuente es la hemorragia anovulatoria (v. cap. 35, Amenorrea y hemorragia uterina anómala).

Endocérvix

El endocérvix contiene glándulas que segregan moco en respuesta a la estimulación hormonal. Bajo la influencia de los estrógenos, las glándulas endocervicales segregan grandes cantidades de moco fino, transparente y acuoso. La máxima producción de moco endocervical se da el momento de la ovulación. Este moco facilita la captura, la conservación y el transporte de espermatozoides. Con la ovulación, la progesterona invierte el efecto de los estrógenos sobre el moco endocervical y la producción de moco disminuye.

Algunas mujeres controlan el moco cervical para optimizar el tener relaciones sexuales cuando intentan quedarse embarazadas o para evitar la concepción. No obstante, la cronología de estas alteraciones es inespecífica y es un método poco fiable de anticoncepción.

Mamas

La exposición a los estrógenos es necesaria para el desarrollo de las mamas durante la pubertad; no obstante, las alteraciones del ciclo reproductor en la mama se dan principalmente debido al efecto de la progesterona. Los elementos ductales de la mama, el pezón y la areola responden a la secreción de progesterona. Algunas mujeres notarán una mayor hipersensibilidad y distensión mamaria en la fase lútea debido a las alteraciones mediadas por la progesterona.

Vagina

Los estrógenos estimulan el crecimiento del epitelio vaginal y la maduración de las células epiteliales superficiales de la mucosa. Durante la estimulación sexual, la presencia de estrógenos ayuda a la trasudación y la lubricación vaginales, que facilitan el coito.

Durante la fase lútea del ciclo reproductor, el epitelio vaginal conserva su grosor, pero las secreciones disminuyen notablemente.

Centro termorregulador hipotalámico

La progesterona es una hormona que posee efectos termogénicos; bajo la influencia de la progesterona, el hipotálamo eleva la temperatura corporal basal entre 0,5 °C y 1 °C respecto a la temperatura media previa a la ovulación. Esta variación se da de manera brusca con el inicio de la secreción de progesterona y regresa rápidamente a la situación basal con la disminución de la secreción de progesterona. Por lo tanto, estas alteraciones de la temperatura corporal basal reflejan las alteraciones que tienen lugar en la concentración plasmática de progesterona.

Puesto que la temperatura corporal basal adopta el estado basal en reposo, tiene que tomarse por la mañana inmediatamente después de despertarse y antes de realizar cualquier actividad.

Existen termómetros especiales con una escala ampliada a este efecto. La identificación de esta curva bifásica característica proporciona una prueba retrospectiva indirecta de la ovulación; no obstante, algunas mujeres no presentan estas alteraciones cuando están ovulando (v. fig. 33-2).

LECTURAS RECOMENDADAS

Bradshaw KD. The ovary and the menstrual cycle. In: American College of Obstetricians and Gynecologists. *Precis: An Update in Obstetrics and Gynecology: Reproductive Endocrinology.* 3rd ed. Washington, DC: American College of Obstetricians and Gynecologists; 2007:56–68.

Pubertad

Este capítulo trata principalmente el siguiente tema educativo de la Association of Professors of Gynecology and Obstetrics (APGO):

Tema 42   Pubertad

Los estudiantes deben ser capaces de describir la pubertad normal, incluidos los acontecimientos fisiológicos que tienen lugar en el eje hipotálamo-hipófiso-ovárico y sus órganos de actuación, la secuencia de estas alteraciones y las edades en que se prevé que ocurran. También deben ser capaces de describir la pubertad anómala, incluidas las características, las causas y las estrategias diagnósticas para la pubertad precoz o tardía.

La pubertad es un proceso endocrino que implica la transición física, emocional y sexual de la infancia a la edad adulta. Se da de manera gradual en una serie de acontecimientos e hitos muy definidos. Cuando la pubertad se adelanta o se retrasa, es imprescindible comprender los acontecimientos hormonales de la pubertad y la secuencia de alteraciones físicas para diagnosticar un posible problema. El conocimiento de los acontecimientos de la pubertad también es fundamental para comprender el proceso de reproducción.

DESARROLLO PUBERAL NORMAL

Una serie de acontecimientos endocrinos desencadenan la maduración sexual secundaria. El eje hipotálamo-hipófiso-gonadal empieza a funcionar durante la vida fetal y permanece activo durante las primeras semanas siguientes al nacimiento, tras las cuales entra en un período de inactividad como consecuencia del aumento de la autorregulación negativa de los estrógenos. El eje hipotálamo-hipófiso-gonadal vuelve a activarse durante la pubertad y desencadena la producción de GnRH. Las gonadotropinas controlan la producción de esteroides sexuales del ovario y las concentraciones elevadas provocan las alteraciones físicas de la pubertad. Aproximadamente a los 6 a 8 años de edad tiene lugar la adrenarquia, el aumento de la producción de andrógenos en las glándulas suprarrenales. La adrenarquia implica una mayor producción de deshidroepiandrosterona, que puede convertirse en andrógenos más potentes (testosterona e dihidrotestosterona).

El proceso de maduración sexual secundaria dura unos 4 años. Tiene lugar en una secuencia ordenada y previsible que comprende la aceleración del crecimiento, el desarrollo de las mamas (telarquia), el desarrollo del vello púbico (pubarquia) [ritmo de crecimiento máximo], la menarquia y la ovulación. El acontecimiento inicial es la aceleración del crecimiento; no obstante, puede ser sutil, y es más fácil detectar la aparición de los brotes mamarios como acontecimiento inicial. La secuencia de desarrollo de las mamas y crecimiento del vello púbico se denomina clasificación de Tanner de la madurez sexual (fig. 34-1).

La tabla 34-1 presenta las edades a las que tienen lugar algunos de estos acontecimientos. Existe una estrecha relación entre el contenido de grasa corporal y el inicio de la pubertad. La obesidad de leve a moderada se traduce en un adelanto de la pubertad, mientras que la delgadez se traduce en un retraso. El inicio de la pubertad también se caracteriza por diferencias étnicas significativas. Normalmente, la pubertad empieza antes en las niñas estadounidenses de raza negra y estadounidenses de ascendencia mexicana que en las niñas blancas, y buena parte de esta diferencia puede ser el resultado de diferencias en el índice de masa corporal (v. tabla 34-1). En contraposición a esto, la pubertad suele empezar más tarde en las niñas estadounidenses de origen asiático que en las niñas blancas. El índice de masa corporal puede explicar buena parte de esta diferencia, aunque también pueden tener importancia factores genéticos o ambientales que todavía están por definir.

ANOMALÍAS DEL DESARROLLO PUBERAL

Las anomalías de la pubertad comprenden la pubertad precoz, la amenorrea primaria, el retraso de la maduración sexual y la maduración sexual incompleta.

> *La presencia de cualquiera de estos trastornos exige una investigación del eje hipotálamo-hipófiso-gonadal además del aparato genital externo.*

La evaluación inicial debe empezar por la cuantificación de las concentraciones de gonadotropinas hipofisarias (folitropina [FSH] y lutropina [LH]), que ayuda a distinguir una etiología hipotálamo-hipofisaria de una etiología gonadal.

Pubertad precoz

La pubertad precoz es la aparición de las características sexuales secundarias antes de los 6 años en las niñas de raza negra y de los 7 años en las niñas de raza blanca. *La pubertad precoz está causada por una producción de hormonas sexuales de-*

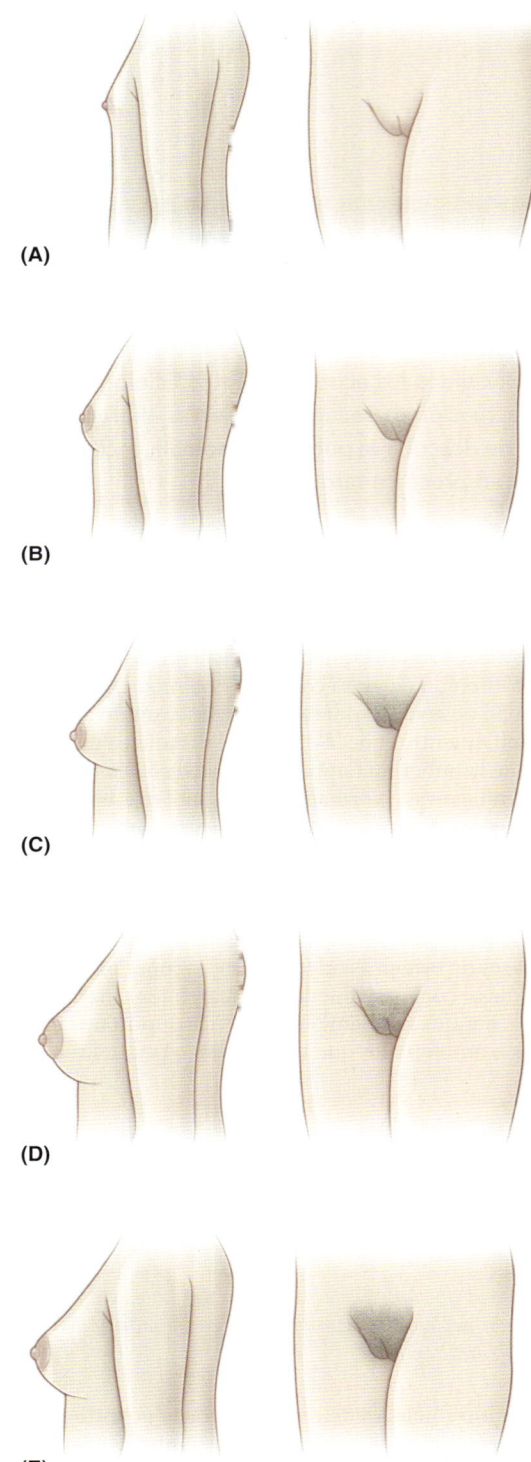

(A)

(B)

(C)

(D)

(E)

FIGURA 34-1. Clasificación de Tanner del desarrollo del vello mamario y púbico, que comprende cinco estadios. (Del *American College of Obstetricians and Gynecologists. Precis, An Update in Obstetrics and Gynecology: Reproductive Endocrinology.* 3.ª ed. Washington, DC: American College of Obstetricians and Gynecologists; 2007; modificada de Speroff L, Glass RH, Kase NG. *Clinical Gynecologic Endocrinology and Infertility.* 7.ª ed. Baltimore, MD: Lippincott Williams & Wilkins; 2005.)

TABLA 34-1	Origen étnico e inicio de la pubertad		
	Mediana de edad (años)		
Acontecimiento	**Estadounidenses de raza negra**	**Estadounidenses de ascendencia mexicana**	**Blancas**
Telarquia	9,5	9,8	10,3
Pubarquia	9,5	10,3	10,5
Menarquia	12,3	12,5	12,7

Del American College of Obstetricians and Gynecologists. *Precis, An Update in Obstetrics and Gynecology: Reproductive Endocrinology.* 3.ª ed. Washington, DC: American College of Obstetricians and Gynecologists; 2007; según Wu T, Mendola P, Buck GM. Ethnic differences in the presence of secondary sex characteristics and menarche among US girls: The Third National Health And Nutrition Examination Survey, 1988–1994. Pediatrics. 2002; 110(4): 752–757. Reproducida con permiso.

pendiente de GnRH o independiente de GnRH (cuadro 34-1). La pubertad precoz dependiente de GnRH o verdadera (central) aparece como consecuencia de la activación prematura del eje hipotálamo-hipófiso-gonadal. Las causas más frecuentes son idiopáticas; otras causas comprenden la infección, la inflamación o la lesión del sistema nervioso central. En la pubertad precoz idiopática, el núcleo arqueado del hipotálamo se activa de manera prematura. Esto provoca una maduración sexual prematura con una capacidad reproductora prematura. Las concentraciones elevadas de estrógenos afectan a los huesos, lo que se traduce en baja estatura en la edad adulta como consecuencia del cierre prematuro de los cartílagos de crecimiento. Estas niñas corren el riesgo de sufrir abusos sexuales y padecen problemas psicosociales relacionados con el desarrollo sexual precoz. De vez en cuando, la pubertad precoz dependiente de GnRH se traduce en neoplasias del tallo hipotálamo-hipofisario. En esta situación, aunque el desarrollo sexual empieza temprano, el ritmo de desarrollo sexual es más lento de lo habitual. Las afecciones inflamatorias transitorias del hipotálamo también pueden traducirse en pubertad precoz dependiente de GnRH; no obstante, el desarrollo sexual puede empezar y acabar bruscamente. Las pruebas analíticas ponen de manifiesto un aumento apropiado de gonadotropinas o bien el mantenimiento de una concentración estable de gonadotropinas dentro del intervalo prepuberal.

La producción de hormonas sexuales independiente de GnRH, o seudopubertad precoz (periférica), es el resultado de la producción de hormonas sexuales (andrógenos y estrógenos) independiente de la estimulación hipotálamo-hipofisaria. Esta afección puede estar causada por tumores o quistes ováricos, el síndrome de McCune-Albright, tumores suprarrenales o causas yatrógenas. Algunos tumores, como los tumores de células de la granulosa, el teratoma o los disgerminomas, segregan andrógenos directamente. Normalmente, la exploración física revela un bulto palpable en la pelvis y lleva a una evaluación/estudios de imagen adicionales.

El síndrome de McCune-Albright (displasia fibrosa poliostótica) se caracteriza por múltiples fracturas óseas, manchas de color café con leche y pubertad precoz. La menarquia prematura puede

---

CUADRO 34-1
Causas de desarrollo sexual precoz

Causas (centrales) dependientes de gonadoliberina

Origen idiopático
- Tumores del sistema nervioso central
- Hamartoma hipotalámico
- Craneofaringiomas
- Gliomas
- Metastásicas
- Quistes aracnoideos o por encima de la silla turca

Infección/inflamación del sistema nervioso central
- Encefalitis
- Meningitis
- Granulomas

Lesiones del sistema nervioso central
- Irradiación
- Traumatismo
- Hidrocefalia

Causas (periféricas) independientes de gonadoliberina

Administración de esteroides sexuales exógenos

Hipotiroidismo primario

Tumores ováricos
- Células de la granulosa-teca
- Célula lipoidea
- Gonadoblastoma
- Adenoma quístico
- Células germinales

Quiste ovárico simple

Síndrome de McCune-Albright

Desarrollo sexual precoz incompleto

Telarquia prematura
- No evolutiva, idiopática
- Evoluciona a pubertad precoz

Adrenarquia prematura
- Idiopática
- Hiperplasia suprarrenal congénita
- Precursora de poliquistosis ovárica
- Tumor suprarrenal u ovárico (raro)

---

ser el primer signo del síndrome. Se cree que el síndrome es el resultado de un defecto en la regulación celular con una mutación en la subunidad α de la proteína G que estimula la formación de AMPc, que hace que los tejidos afectados funcionen de manera autónoma. Esta mutación hace que el ovario fabrique estrógenos sin necesidad de FSH, lo que se traduce en precocidad sexual.

Las causas suprarrenales de la pubertad precoz comprenden tumores suprarrenales o defectos de secreción de las enzimas, como la hiperplasia suprarrenal congénita (HSC). Los tumores son muy raros y tienen que segregar estrógenos para provocar una maduración sexual precoz. La forma más frecuente de HSC, el déficit de 21-hidroxilasa, aparece al nacer con la observación de unos genitales ambiguos. No obstante, la forma no clásica, que antes se conocía como HSC de aparición tardía, suele aparecer en la adolescencia. En este trastorno, las glándulas suprarrenales no pueden producir una cantidad suficiente de cortisol como consecuencia del bloqueo parcial de la conversión de la 17-hidroxiprogesterona en desoxicortisol. La carencia de la enzima 21-hidroxilasa lleva a la producción de andrógenos (testosterona y estradiol) en lugar de aldosterona y cortisol en la biosíntesis de colesterol, lo que se traduce en una adrenarquia precoz. *Un signo patognomónico de la carencia de 21-hidroxilasa es la elevación de la concentración de 17-hidroxiprogesterona.* También se cuantifica la renina plasmática para determinar el grado de carencia de mineralocorticoides. El tratamiento farmacológico se inicia lo antes posible y tiene como objetivo la restitución de esteroides/mineralocorticoides, según la gravedad de la carencia. En la forma no clásica de HSC, las pacientes presentan adrenarquia prematura, ano-

vulación e hiperandrogenismo, con un aspecto que se parece un poco al de las mujeres con poliquistosis ovárica.

> *Hay que considerar las causas yatrógenas como el consumo de drogas en todas las niñas que acuden con pubertad precoz.*

Estas niñas pueden presentar un aumento de la pigmentación de los pezones y la areola de las mamas como consecuencia del uso de anticonceptivos orales, esteroides anabolizantes, y cremas para el cabello o faciales.

Los principales objetivos del tratamiento de la pubertad precoz son detener y reducir la maduración sexual hasta una edad puberal normal, además de aumentar al máximo la estatura en la edad adulta. El tratamiento de la pubertad precoz independiente de GnRH implica la administración de un agonista de la GnRH. Los resultados aparecen enseguida y persisten durante el primer año de tratamiento. El tratamiento de la pubertad precoz independiente de GnRH intenta inhibir la esteroidogénesis gonadal.

Retraso de la pubertad

Existen muchas diferencias en el desarrollo puberal normal. *No obstante, se considera que existe un retraso de la pubertad cuando las características sexuales secundarias no han aparecido a los 13 años, no hay indicios de menarquia a los 15 a 16 años o cuando la menstruación no ha empezado 5 años después del inicio de la telarquia.* Estas observaciones deben llevar al médico a iniciar un estudio diagnóstico para determinar la causa del retraso. Las causas más frecuentes del retraso de la pubertad se presentan en el cuadro 34-2.

HIPOGONADISMO HIFERGONADOTRÓPICO

La causa más frecuente de retraso de la pubertad con elevación de la FSH es la disgenesia gonadal, o síndrome de Turner. En esta afección hay una anomalía o ausencia de uno de los cromosomas X en todas las estirpes celulares. Las pacientes tienen unas gónadas acintadas, con ausencia de folículos ováricos; por lo tanto, no se producen esteroides sexuales en la pubertad. Normalmente, estas pacientes presentan amenorrea primaria, baja estatura, cuello alado (*pterygium coli*), tórax en escudo con los pezones muy separados, paladar ojival y antebrazo hacia fuera (cúbito valgo) (v. fig. 34-2).

> *La administración de estrógenos debe iniciarse en el momento normal del inicio de la pubertad y el tratamiento con somatotropina debe iniciarse muy temprano (con frecuencia antes de la estrogenoterapia) y de manera agresiva para normalizar la estatura en la edad adulta.*

Son necesarios estrógenos para estimular el desarrollo de las mamas, la maduración del aparato genital y el inicio de la menstruación. Para iniciar la maduración sexual secundaria se utilizan bajas dosis de estrógenos, que se aumentan en cuanto aparecen los brotes de las mamas y la menarquia. Si inicialmente se administra una cantidad excesiva de estrógenos, podría iniciarse el cierre de los cartílagos de crecimiento, con lo cual el crecimiento de los huesos largos quedaría truncado y la estatura adulta afectada. Un retraso en la administración de estrógenos puede llevar a la aparición de osteoporosis en la adolescencia. No hay que administrar gestágenos hasta que la paciente haya alcanzado el estadio IV de Turner, porque el tratamiento prematuro con gestágenos puede impedir el desarrollo completo de las

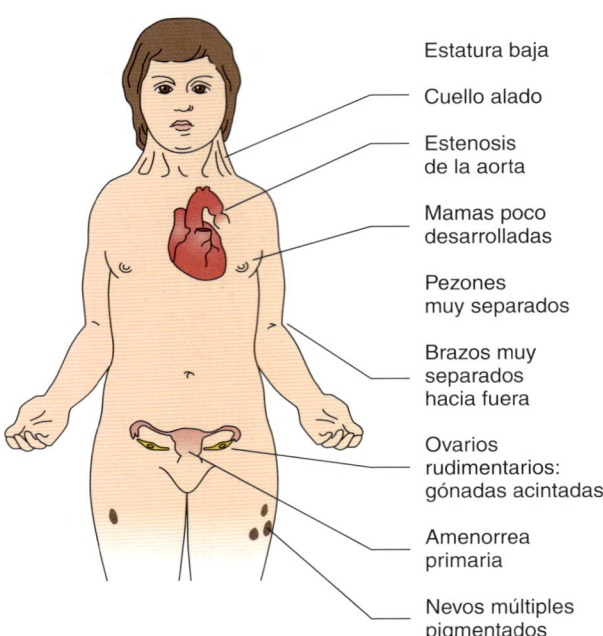

FIGURA 34-2. Cuadro clínico del síndrome de Turner. En el síndrome de Turner hay una anomalía o ausencia de uno de los cromosomas X en todas las estirpes celulares. Las pacientes tienen unas gónadas acintadas, con ausencia de folículos ováricos y, por lo tanto, no se producen esteroides sexuales en la pubertad. Normalmente, estas pacientes presentan amenorrea primaria, baja estatura, cuello alado (*pterygium coli*), tórax en escudo con los pezones muy separados, paladar ojival y antebrazo hacia fuera (cúbito valgo). (Modificada de Rubin R, Strayer DS. *Rubin's Pathology.* 5.ª ed. Baltimore, MD: Lippincott Williams & Wilkins; 2008: 195.)

mamas, lo que se traduce en un contorno anómalo (una mama más tubular).

HIPOGONADISMO HIPOGONADOTRÓPICO

El núcleo arqueado del hipotálamo segrega GnRH en ráfagas cíclicas (o de manera pulsátil), lo que estimula la liberación de gonadotropinas de la hipófisis anterior. La disfunción del núcleo arqueado interrumpe el breve bucle hormonal entre el hipotálamo y la hipófisis. A raíz de esto, no se produce secreción de FSH ni LH. Por consiguiente, los ovarios no están estimulados para segregar estradiol y la maduración sexual secundaria se retrasa. *La causa más frecuente de este tipo de retraso de la pubertad es el retraso general (fisiológico).* Otras causas son el síndrome de Kallmann; la anorexia, el ejercicio o el estrés; los tumores/trastornos hipofisarios; la hiperprolactinemia, y el consumo de drogas.

El retraso general de la pubertad representa aproximadamente el 20 % de todos los casos de retraso de la pubertad. *Se cree que es una variante normal del proceso de desarrollo y pueden observarse tendencias dentro de las familias.* Normalmente, las niñas con retraso general no sólo presentan un retraso de la maduración sexual secundaria, sino también baja estatura con el retraso correspondiente de la maduración ósea.

CUADRO 34-2
Causas de retraso de la pubertad

Hipogonadismo hipergonadotrópico (FSH > 30 mUI/ml)
- Disgenesia gonadal (síndrome de Turner)

Hipogonadismo hipogonadotrópico (FSH + LH < 10 mUI/ml)
- Retraso general (fisiológico)
- Síndrome de Kallmann
- Anorexia/ejercicio extremo
- Tumores/trastornos hipofisarios
- Hiperprolactinemia
- Consumo de drogas

Causas anatómicas
- Agenesia de Müller
- Imperforación del himen
- Tabique vaginal transverso

En el síndrome de Kallmann, las cintillas olfativas presentan hipoplasia y el núcleo arqueado no segrega GnRH. Las mujeres jóvenes con síndrome de Kallmann tienen poco o ningún sentido del olfato y no tienen las mamas desarrolladas. Esta afección puede diagnosticarse en la exploración física inicial mediante una prueba de provocación de la función olfativa con olores conocidos como el del café o el isopropanol. Una vez que la afección se ha identificado y tratado, el pronóstico de la maduración sexual secundaria y reproducción satisfactoria es excelente. La maduración sexual secundaria puede estimularse mediante la administración de hormonas exógenas o la administración de GnRH pulsátil. Las pacientes suelen tener una función reproductora normal. La ovulación se induce mediante la administración de gonadotropina exógena, y se administra progesterona en la fase lútea para permitir la implantación del embrión.

Otras causas de amenorrea hipotalámica comprenden la pérdida de peso, el ejercicio agotador (como el ballet o correr largas distancias), la anorexia nerviosa o la bulimia. Todas estas afecciones se traducen en unas concentraciones inhibidas de gonadotropina con concentraciones bajas de estrógenos. La corrección de la anomalía subyacente (como el aumento de peso en las pacientes con pérdida de peso) restablece las concentraciones normales de gonadotropina, lo que estimula la esteroidogénesis ovárica y la reanudación del desarrollo puberal.

El craneofaringioma es el tumor más frecuente asociado al retraso de la pubertad. Aparece en el tallo hipofisario y se extiende por encima de la silla turca a partir de nidos de epitelio derivado de la bolsa de Rathke. La característica radiológica fundamental de este tumor es la aparición de un quiste calcificado en la silla turca o por encima de ella. Aproximadamente en el 70 % de los craneofaringiomas hay calcificaciones presentes.

CAUSAS ANATÓMICAS

Durante la vida fetal, los conductos paramesonéfricos se desarrollan y se fusionan en el feto femenino para formar el aparato genital superior (esto es, las trompas uterinas, el útero y la porción superior de la vagina). La porción inferior y media de la vagina se desarrolla a partir de la canalización de la placa genital.

La agenesia de Müller, o síndrome de Mayer-Rokitansky-Küster-Hauser, es la causa más frecuente de amenorrea primaria en las mujeres con desarrollo normal de las mamas. En este síndrome, hay una ausencia congénita de la vagina y normalmente una ausencia del útero y las trompas uterinas. La función ovárica es normal, porque los ovarios no tienen su origen en las estructuras paramesonéfricas; por lo tanto, todas las características sexuales secundarias de la pubertad aparecen en el momento apropiado. La exploración física lleva al diagnóstico de agenesia de Müller. En el 40 %-50 % de los casos se dan anomalías renales (p. ej., duplicación de los uréteres, riñón en herradura o agenesia renal unilateral). Las anomalías óseas, como la escoliosis, se dan en el 10 %-15 % de los casos. Generalmente, el síndrome de Mayer-Rokitansky Küster-Hauser es de expresión esporádica, aunque pueden observarse casos aislados en familias.

Existen varias estrategias terapéuticas para tratar esta afección. Primero hay que probar las estrategias no quirúrgicas, utilizando dilatadores y presión sobre el hueco que hay entre la uretra y el recto, dos veces al día. Este tejido es bastante maleable y, con dilatadores de tamaño creciente, puede conseguirse una vagina de longitud normal. Puede crearse una vagina artificial mediante la aplicación de presión repetitiva con dilatadores vaginales en el periné o mediante la construcción quirúrgica seguida de un injerto cutáneo de grosor parcial. Tras la creación de la vagina, estas mujeres pueden tener relaciones sexuales. Con los avances de las técnicas de reproducción asistida, entre ellas la fecundación *in vitro* y la subrogación uterina, es posible que una mujer con esta afección tenga un hijo genético utilizando sus ovocitos.

La anomalía más simple del aparato genital es la imperforación del himen. En esta afección, la canalización de la placa genital es incompleta y, por lo tanto, el himen está cerrado. La menarquia se produce en el momento apropiado, pero como hay una obstrucción de la menstruación, no se hace evidente. El síntoma inicial de esta afección es el dolor en la zona del útero y un orificio vaginal abultado y azulado. El tratamiento definitivo es la himenotomía. Esta afección puede confundirse con un tabique vaginal transverso. Los tabiques vaginales transversos pueden aparecer a cualquier nivel de la vagina y traducirse en la obstrucción de la menstruación. Un tabique vaginal puede resecarse y repararse por primera intención por medio de una intervención que se denomina plastia en Z. La obstrucción prolongada de la menstruación puede estar asociada a una mayor incidencia de endometriosis.

LECTURAS RECOMENDADAS

American College of Obstetricians and Gynecologists. *Precis, An Update in Obstetrics and Gynecology: Reproductive Endocrinology.* 3rd ed. Washington, DC: American College of Obstetricians and Gynecologists; 2007:31–55.

American College of Obstetricians and Gynecologists. *Guidelines for Women's Health Care: A Resource Manual.* 3rd ed. Washington, DC: American College of Obstetricians and Gynecologists; 2007.

Amenorrea y hemorragia uterina anómala

Este capítulo trata principalmente los siguientes temas educativos de la Association of Professors of Gynecology and Obstetrics (APGO):

| Tema 43 | Amenorrea |

| Tema 45 | Hemorragia uterina normal y anómala |

Los estudiantes deben ser capaces de exponer las causas endocrinas y anatómicas de la ausencia de menstruación (amenorrea) y la menstruación irregular (oligomenorrea) y su evaluación y tratamiento. También deben ser capaces de exponer el ciclo menstrual normal y la evaluación y las causas de la menstruación imprevista (hemorragia uterina anómala).

La **amenorrea** (ausencia de menstruación) y la hemorragia uterina anómala son los trastornos ginecológicos más frecuentes de las mujeres en edad fértil. La amenorrea y la hemorragia uterina anómala se exponen por separado en este capítulo. No obstante, con frecuencia, la fisiopatología que subyace a la amenorrea y la hemorragia uterina anómala es la misma.

La **hemorragia uterina anómala** es una variación de la frecuencia, la duración y la cantidad de menstruación (cuadro 35-1). Una manera lógica de abordar la terminología es dividir la hemorragia anómala en dos categorías generales: la hemorragia anómala asociada a los ciclos ovulatorios, que normalmente tiene causas orgánicas, y la hemorragia por causas anovulatorias, que normalmente se diagnostica por exclusión basándose en la anamnesis.

AMENORREA

Si una mujer joven no ha tenido la menstruación a los 13 años en ausencia de desarrollo sexual secundario o a los 15 años en presencia de desarrollo sexual secundario, se la clasifica como mujer con **amenorrea primaria.** Si una mujer que ha tenido la menstruación no ha menstruado durante 3 a 6 meses o durante tres ciclos menstruales típicos en el caso de la paciente con oligomenorrea, se la clasifica como mujer con **amenorrea secundaria.** La denominación de amenorrea primaria o secundaria no tiene ninguna relación con la gravedad del trastorno subyacente o el pronóstico para el restablecimiento de la ovulación cíclica. Estos términos con frecuencia se confunden con **oligomenorrea,** definida como una reducción de la frecuencia de la menstruación, con ciclos de más de 35 días pero menos de 6 meses de duración, e **hipomenorrea,** definida como una reducción del número de días o la cantidad de flujo menstrual. La amenorrea no provocada por el embarazo

se da en el 5 % o menos de todas las mujeres durante sus vidas menstruales.

Causas de amenorrea

Cuando la función endocrina a lo largo del eje hipotálamo-hipófiso-ovárico se altera o se produce una anomalía en el conducto genital de salida (obstrucción del útero, el cuello del útero o la vagina o cicatrización del endometrio), la menstruación cesa. Las causas de amenorrea se dividen según si tienen su origen en el *1)* embarazo, *2)* la disfunción del eje hipotálamo-hipofisario, *3)* la disfunción ovárica y *4)* la alteración del aparato genital externo.

EMBARAZO

Puesto que el embarazo es la causa más frecuente de amenorrea, es imprescindible excluir el embarazo al evaluar la amenorrea.

Unos antecedentes de distensión mamaria, aumento de peso y náuseas dejan entrever el diagnóstico de embarazo, que se confirma mediante un análisis positivo de la gonadotropina coriónica humana (GCh). Es importante descartar el embarazo para disipar la angustia de la paciente y evitar pruebas innecesarias. Así mismo, algunos tratamientos para otras causas de amenorrea pueden ser dañinos para un embarazo en curso. Finalmente, hay que contemplar el diagnóstico de embarazo ectópico en presencia de menstruación anómala y una prueba de embarazo positiva, ya que esto exigiría una intervención farmacológica o quirúrgica.

DISFUNCIÓN HIPOTÁLAMO-HIPOFISARIA

La secreción de GnRH se da de manera pulsátil y está modulada por la secreción de catecolaminas del sistema nervioso central y por la autorregulación de los esteroides sexuales de los ovarios. Cuando la secreción pulsátil de GnRH se ve interrumpida o alterada, la hipófisis anterior no recibe estimulación para segregar FSH ni LH. El resultado es la ausencia de foliculogénesis pese a la producción de estrógenos, la anovulación y la ausencia de cuerpo lúteo con su producción habitual de estrógenos y progesterona. Debido a la ausencia de producción de hormonas sexuales sin estimulación del endometrio, no hay menstruación.

Las alteraciones de la secreción y el metabolismo de catecolaminas en la autorregulación de los esteroides sexuales o la alteración de la circulación sanguínea a través del plexo portal hipotálamo-hipofisario pueden interrumpir el proceso de señalización que lleva a la ovulación. Esta interrupción puede estar causada por tumores o procesos infiltrantes que compriman el tallo hipofisario y alteran la circulación sanguínea.

Las causas más frecuentes de disfunción hipotálamo-hipofisaria se presentan en el cuadro 35-2. La mayoría de los casos de amenorrea hipotálamo-hipofisaria tiene un origen funcional y puede repararse modificando la conducta causal, estimulando la secreción de gonadotropinas o administrando gonadotropinas exógenas.

El médico no puede diferenciar las causas hipotálamo-hipofisarias de amenorrea de las causas ováricas o del aparato genital externo basándose sólo en los antecedentes personales patológicos o incluso la exploración física. No obstante, en los antecedentes personales patológicos y la exploración física hay algunas pistas que indicarían una etiología hipotálamo-hipofisaria. Unos antecedentes de cualquiera de las afecciones que figuran en el cuadro 35-2 deben llevar al médico a pensar en la posibilidad de disfunción hipotálamo-hipofisaria.

El método definitivo para identificar la disfunción hipotálamo-hipofisaria es la cuantificación de las concentraciones de FSH, LH y prolactina en la sangre. En estas afecciones, las concentraciones de FSH y LH están en el límite inferior. La concentración de prolactina es normal en la mayoría de estas afecciones, pero está elevada en los prolactinomas hipofisarios.

DISFUNCIÓN OVÁRICA

En la insuficiencia ovárica, los folículos ováricos bien están agotados o bien son resistentes a la estimulación por la FSH y LH hipofisarias. *Cuando los ovarios dejan de funcionar, las concentraciones sanguíneas de FSH y LH aumentan.* Las mujeres con insuficiencia ovárica experimentan los signos y síntomas del hipoestrogenismo. En el cuadro 35-3 se presenta un resumen de las causas de esta afección.

ALTERACIÓN DEL CONDUCTO GENITAL DE SALIDA

La obstrucción del conducto genital de salida impide la menstruación manifiesta aunque se produzca la ovulación. *La mayoría de los casos de obstrucción del aparato genital externo son el resultado de anomalías congénitas en el desarrollo y la canalización de los conductos paramesonéfricos.* La imperforación del himen y la ausencia de útero o vagina son las anomalías más frecuentes que se traducen en amenorrea primaria. La reparación quirúrgica de la imperforación del himen restablece la menstruación y la fertilidad. Otras anomalías menos frecuentes, como un tabique vaginal transverso, son más difíciles de reparar e incluso cuando se intenta la reparación quirúrgica, con frecuencia no se restablece la menstruación ni la fertilidad.

Las adherencias de la cavidad uterina (síndrome de Asherman) es la causa anatómica más frecuente de amenorrea secundaria (fig. 35-1). Las mujeres que se someten a un legrado por restos abortivos (especialmente en presencia de infección) tienen riesgo de desarrollar cicatrización patológica del endometrio. Los casos de cicatrización patológica leve pueden repararse mediante lisis quirúrgica de las adherencias con histeroscopia y legrado. No obstante, los casos graves con frecuencia son resistentes al tratamiento. Hay que añadir estrogenoterapia al tratamiento quirúrgico después de la operación para estimular la regeneración endometrial de las zonas operadas. En algunos casos, puede colocarse un globo o un dispositivo (anticonceptivo) intrauterino en la cavidad uterina para ayudar a mantener separadas las paredes uterinas durante el proceso de cicatrización.

Tratamiento de la amenorrea

El primer paso consiste en verificar la causa de la amenorrea. Con frecuencia, se utiliza la «prueba de provocación» con progesterona para determinar si la paciente tiene o no unas concentraciones suficientes de estrógenos, un endometrio competente y un aparato genital permeable. Se prevé que una inyección de 100 mg de progesterona en aceite o una tanda de 5 a 14 días de acetato de medroxiprogesterona oral o progesterona micronizada induzca una hemorragia uterina de privación a los pocos días de finalizar el tratamiento oral. Si se produce una hemorragia, es muy probable que la paciente tenga anovulación u oligoovulación. Si no se produce una hemorragia uterina de privación, puede que la paciente padezca hipoestrogenismo o una afección anatómica como el síndrome de Asherman o la obstrucción del aparato genital. *La hiperprolactinemia asociada a algunos adenomas hipofisarios (u otras enfermedades) se traduce en amenorrea y* **galactorrea** *(secre-*

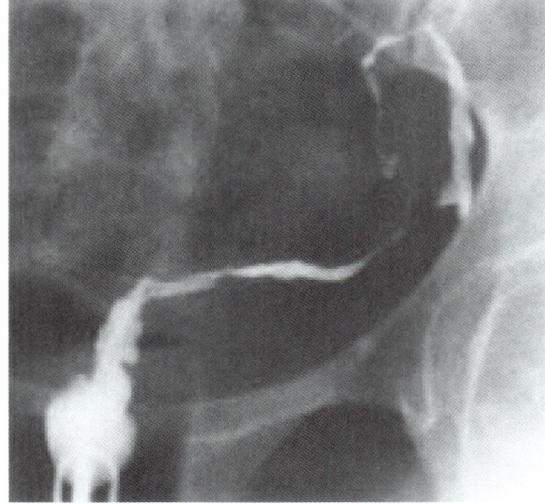

(A)

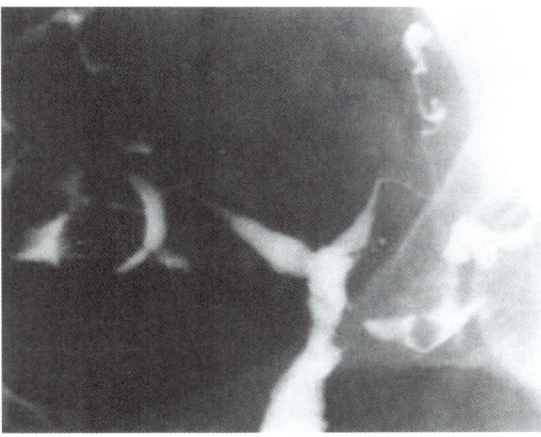

(B)

FIGURA 35-1. Síndrome de Asherman. **(A)** Histerosalpingografía de una paciente con síndrome de Asherman. Obsérvese la cavidad endometrial, que tiene el aspecto de una astilla fina. **(B)** Misma paciente tras la resección histeroscópica de las adherencias uterinas. Ahora se visualizan ambas trompas uterinas. (Knockenhauer ES, Blackwell RE. Operative hysteroscopic procedures. En: Azziz R, Murphy AA, eds. *Practical Manual of Operative Laparoscopy and Hysteroscopy.* 2.ª ed. New York: Springer-Verlag; 1997: 290.)

ción lechosa de la mama). Un 80 % de todos los tumores hipofisarios segregan prolactina, lo que provoca galactorrea, y estas pacientes se tratan con agonistas dopaminérgicos como la cabergolina o bromocriptina. Aproximadamente en el 5 % de las pacientes con hiperprolactinemia y galactorrea, la etiología subyacente es el hipotiroidismo. Una baja concentración sérica de tiroxina (T_4) elimina la señalización por autorregulación negativa al eje hipotálamo-hipofisario. A raíz de ello, aumentan las concentraciones de TRH. La señalización por autorregulación positiva que estimula la secreción de dopamina también está ausente, lo que provoca un descenso de las concentraciones de dopamina. La TRH elevada estimula la liberación de prolactina de la hipófisis. La disminución de la secreción de dopamina se traduce en un aumento de las concentraciones de tirotropina (TSH) y prolactina.

En las pacientes que desean quedarse embarazadas, la ovulación puede inducirse mediante el uso de citrato de clomifeno, gonadotropina menopáusica humana (GMh), GnRH pulsátil o inhibidores de la aromatasa. En las pacientes con oligoovulación o anovulación (poliquistosis ovárica), normalmente la ovulación puede inducirse con citrato de clomifeno. En las pacientes con hipogonadismo hipogonadotrópico, la ovulación puede inducirse con GnRH pulsátil o GMh. Las mujeres con obstrucción del aparato genital necesitan cirugía para crear una vagina o restablecer la integridad del aparato genital. La menstruación nunca tendrá lugar si no hay útero. Las mujeres con menopausia prematura pueden necesitar estrogenoterapia exógena.

HEMORRAGIA UTERINA ANÓMALA

La ausencia de ovulación se traduce bien en amenorrea, bien en hemorragia uterina anómala. La hemorragia irregular que no está relacionada con lesiones anatómicas del útero se denomina **hemorragia uterina anovulatoria.** Lo más probable es que se dé en asociación con la anovulación, como se observa en la poliquistosis ovárica, la obesidad exógena o la hiperplasia suprarrenal.

Las mujeres con amenorrea hipotalámica (disfunción hipotálamo-hipofisaria) y sin obstrucción del aparato genital se encuentran en un estado de hipoestrogenismo. No hay suficientes estrógenos para estimular el crecimiento y desarrollo del endometrio. Por lo tanto, no hay suficiente endometrio para que se produzca la hemorragia uterina. *En contraposición a esto, las mujeres con oligo-ovulación y anovulación que tienen hemorragia uterina anómala presentan unas concentraciones sanguíneas de estrógenos constantes y no cíclicas que estimulan el crecimiento y desarrollo del endometrio. Sin el efecto previsible de la ovulación,* no tienen lugar las alteraciones inducidas por la progesterona. Inicialmente, estas pacientes tienen amenorrea debido a las concentraciones constantes y crónicas de estrógenos, pero, con el tiempo, el endometrio crece más que su aporte sanguíneo y se descama del útero de manera y en cantidades imprevisibles (v. cuadro 35-1). Cuando hay una estimulación crónica del endometrio por bajas concentraciones plasmáticas de estrógenos, los episodios de hemorragia uterina son infrecuentes y leves. En cambio, cuando hay una estimulación crónica del endometrio por altas concentraciones plasmáticas de estrógenos, los episodios de hemorragia uterina pueden ser frecuentes e intensos. Puesto que la amenorrea y la hemorragia uterina anómala son el resultado de la anovulación, es lógico que puedan darse en momentos distintos en la misma paciente.

Las alteraciones sutiles en los mecanismos de ovulación pueden generar ciclos anómalos, aunque la paciente ovule (p. ej., defecto de la fase lútea). En el **defecto de la fase lútea,** la ovulación tiene lugar; no obstante, el cuerpo lúteo del ovario no se desarrolla completamente para segregar cantidades suficientes de progesterona para mantener el endometrio durante los 13 a 14 días habituales y no es suficiente para mantener un embarazo si tiene lugar la concepción. El ciclo

menstrual se acorta y la menstruación se inicia antes de lo previsto. Aunque ésta no es la hemorragia uterina anovulatoria clásica, se considera que pertenece a la misma categoría. Otro ejemplo es la oligometrorragia uterina intermenstrual, en que las pacientes refieren una hemorragia en el momento de la ovulación. En ausencia de patología demostrable, esta hemorragia que remite espontáneamente puede atribuirse al descenso súbito de la concentración de estrógenos que se da en ese momento del ciclo.

Diagnóstico de la hemorragia uterina anómala

Hay que pensar en un posible diagnóstico de hemorragia uterina anómala cuando la hemorragia vaginal es irregular, es imprevisible y no está asociada a los signos y síntomas premenstruales que suelen acompañar a los ciclos ovulatorios. Estos signos y síntomas comprenden distensión mamaria, distensión abdominal, alteraciones del estado de ánimo, edema, aumento de peso y cólicos uterinos.

> *Antes de poder diagnosticar una hemorragia uterina anovulatoria, hay que excluir las causas anatómicas, entre ellas la neoplasia.*

En una mujer en edad reproductiva, hay que excluir las complicaciones del embarazo como causa de hemorragia vaginal irregular. Otras causas anatómicas de hemorragia vaginal irregular comprenden los liomiomas uterinos, la inflamación o infección del aparato genital, la hiperplasia o cáncer de cérvix o endometrio, los pólipos cervicales y endometriales, y las lesiones vaginales (cuadro 35-4). La sonohisterografía o la ecografía pélvica pueden ayudar a diagnosticar estas lesiones. Las mujeres con hemorragia de causas orgánicas pueden tener ciclos ovulatorios regulares con hemorragia irregular superpuesta.

Si el diagnóstico es dudoso basándose únicamente en la anamnesis y la exploración física, la mujer puede mantener una gráfica de temperatura corporal basal durante 6 a 8 semanas para detectar la variación de temperatura basal que tiene lugar con la ovulación. También puede emplearse un equipo de predicción de la ovulación y pueden cuantificarse los gestágenos en la fase lútea. En los casos de anovulación y hemorragia anómala, una biopsia endometrial puede revelar hiperplasia endometrial. Puesto que la hemorragia uterina anómala es el resultado de la estimulación estrogénica crónica no combinada del endometrio, éste tiene un aspecto proliferativo o, con la estimulación estrogénica prolongada, hiperplásico. Sin tratamiento, estas mujeres tienen un mayor riesgo de padecer cáncer endometrial.

Tratamiento de la hemorragia uterina anómala

Los riesgos para una mujer con hemorragia uterina anovulatoria comprenden anemia, hemorragia discapacitante, hiperplasia endometrial y cáncer. La hemorragia uterina puede ser lo suficientemente grave como para exigir hospitalización. Tanto la hemorragia como la hiperplasia endometrial pueden evitarse mediante el tratamiento apropiado.

<table>
<tr><td>

CUADRO 35-4

Causas anatómicas de hemorragia uterina anómala

Lesiones uterinas
Miomas
Pólipos
Carcinoma endometrial

Lesiones cervicales
Neoplasia
Pólipos
Cervicitis
Condiloma cervical

Lesiones vaginales
Carcinoma, sarcoma o adenosis
Desgarro o traumatismo
Infecciones
Inflamación o ulceración por cuerpos extraños

Hemorragia procedente de otros lugares
Carúncula uretral
Divertículo uretral infectado
Hemorragia digestiva
Lesión labial (neoplasia, traumatismo, infección)

</td></tr>
</table>

El objetivo principal del tratamiento de la hemorragia uterina anovulatoria es garantizar la descamación del endometrio con regularidad y la consiguiente regulación de la hemorragia uterina. Si se consigue la ovulación, la conversión del endometrio proliferativo en endometrio secretor se traducirá en una hemorragia uterina de privación previsible.

Puede administrarse un gestágeno durante como mínimo 10 días. El más utilizado es el acetato de medroxiprogesterona. Cuando se suspende el tratamiento, se produce una hemorragia uterina de privación, imitando así la disminución fisiológica de progesterona.

Otra opción es la administración de anticonceptivos orales, que inhiben el endometrio y establecen unos ciclos de privación hormonal regulares y previsibles. Ninguna preparación anticonceptiva oral en particular es mejor que las demás a este efecto. Las mujeres que toman anticonceptivos orales a modo de tratamiento para la hemorragia uterina anómala con frecuencia vuelven a experimentar hemorragia uterina anómala tras la interrupción del tratamiento.

En una paciente que recibe tratamiento por un episodio hemorrágico especialmente intenso, una vez descartada la patología orgánica, el tratamiento debe centrarse en dos cuestiones: *1)* control del episodio agudo y *2)* prevención de futuras recidivas. Se ha recomendado tanto la estrogenoterapia como la gestagenoterapia en dosis altas, además de la terapia combinada (anticonceptivos orales, 4 al día), para la hemorragia anómala intensa en fase aguda. El tratamiento preventivo a largo plazo puede comprender gestágenos intermitentes o anticonceptivos orales. Con frecuencia, la hemorragia uterina que no responde al tratamiento farmacológico se trata mediante cirugía con ablación endometrial o histerectomía. Antes de proceder a la ablación endometrial, hay que descartar un carcinoma endometrial.

LECTURAS RECOMENDADAS

ACOG Committee on Adolescent Health Care. Menstruation in girls and adolescents: using the menstrual cycle as a vital sign. ACOG Committee Opinion No. 349. *Obstet Gynecol.* 2006;108(5): 1323–1328.

American College of Obstetricians and Gynecologists. *Abnormal Uterine Bleeding.* ACOG Patient Education Pamphlet AP095. Washington, DC: American College of Obstetricians and Gynecologists; 2008. http://www.acog.org/publications/patient_education/bp095.cfm. Accessed October 27, 2008.

American College of Obstetricians and Gynecologists. *Guidelines for Women's Health Care: A Resource Manual.* 3rd ed. Washington, DC: American College of Obstetricians and Gynecologists; 2007.

American College of Obstetricians and Gynecologists. *Management of Anovulatory Bleeding.* ACOG Practice Bulletin 14. Washington, DC: American College of Obstetricians and Gynecologists; 2000.

American College of Obstetricians and Gynecologists. *Quality Improvement in Women's Health Care.* Washington, DC: American College of Obstetricians and Gynecologists; 2000:55.

Bruce CR. Abnormal uterine bleeding. In: *Precis, An Update in Obstetrics and Gynecology: Reproductive Endocrinology.* 3rd ed. Washington, DC: American College of Obstetricians and Gynecologists; 2007: 69–80.

Guzick DS. Polycystic ovary syndrome. *Obstet Gynecol.* 2004;103(1): 181–193.

36 Hirsutismo y virilización

Este capítulo trata principalmente el siguiente tema educativo de la Association of Professors of Gynecology and Obstetrics (APGO):

Tema 44   Hirsutismo y virilización

Los estudiantes deben ser capaces de describir las variaciones que se dan en el hirsutismo y la virilización; exponer la relación de las causas ováricas, suprarrenales, hipofisarias y farmacológicas del hirsutismo y la virilización, y exponer la evaluación y el tratamiento del hirsutismo y la virilización.

El *hirsutismo* *es un exceso de vello terminal en un patrón de distribución masculino.* Inicialmente, se manifiesta por la aparición de vello terminal en la línea media. El vello terminal es más oscuro, más grueso y más rizado que el vello infantil, que es suave, aterciopelado y fino. Hay que asegurarse de valorar la posibilidad de que el exceso de vello terminal tenga un origen familiar, no patológico. En la figura 36-1 se muestra una escala para la evaluación del hirsutismo. Cuando una mujer está expuesta a un exceso de andrógenos, primero el vello terminal aparece en la parte inferior del abdomen y alrededor de los pezones, luego alrededor del mentón y el labio superior y, finalmente, entre las mamas y en la región lumbar. Normalmente, una mujer con hirsutismo también padece acné. Para las mujeres de las culturas occidentales, el vello terminal en el abdomen, las mamas y el rostro se considera feo y constituye un problema estético. A raíz de esto, a la primera señal de hirsutismo, con frecuencia las mujeres consultan a su médico para tratar de encontrar la causa del exceso de crecimiento del vello y buscar tratamiento para eliminarla.

La *virilización* *se define como la masculinización de una mujer y está asociada a un aumento notable de la* ***testosterona*** *circulante.* Cuando una mujer se viriliza, primero nota un engrosamiento del clítoris, que va seguido de calvicie temporal, agravamiento de la voz, involución de las mamas y remodelación de la cintura escapulohumeral además de hirsutismo. Con el tiempo, adquiere un aspecto más masculino.

El hirsutismo y la virilización pueden ser indicios clínicos de un trastorno subyacente por hiperandrogenismo.

> *Al evaluar y tratar el hirsutismo y la virilización, hay que tener en cuenta las zonas productoras de andrógenos y los mecanismos de acción de los andrógenos.*

El hirsutismo idiopático (general o familiar) (un diagnóstico de exclusión) es la etiología no patológica más frecuente y representa aproximadamente la mitad de todos los casos. Las causas patológicas más frecuentes de hirsutismo son la poliquistosis ovárica, seguida de la hiperplasia suprarrenal congénita. Estas afecciones deben diagnosticarse mediante pruebas analíticas. El tratamiento del hiperandrogenismo debe ir dirigido a inhibir la fuente del hiperandrogenismo o bloquear la acción de los andrógenos en la zona receptora.

PRODUCCIÓN DE ANDRÓGENOS Y ACCIÓN DE LOS ANDRÓGENOS

En la mujer, los **andrógenos** se producen en las glándulas suprarrenales, los ovarios y el tejido adiposo, donde hay producción extraglandular de testosterona a partir de la androstenodiona. Al evaluar a una mujer con hirsutismo y virilización, pueden cuantificarse los tres andrógenos siguientes:

1. **Deshidroepiandrosterona** (DHEA): andrógeno débil segregado principalmente por las glándulas suprarrenales. (Generalmente, se cuantifica como sulfato de deshidroepiandrosterona [DHEA-S] debido a que su semivida más prolongada lo convierte en un indicador más fiable.)
2. **Androstenodiona:** andrógeno débil segregado en cantidades equivalentes por las glándulas suprarrenales y los ovarios.
3. **Testosterona:** andrógeno potente segregado por las glándulas suprarrenales y los ovarios y fabricado en el tejido adiposo a partir de la conversión de la androstenodiona.

La tabla 36-1 presenta las zonas productoras de andrógenos y los porcentajes producidos. Además, la testosterona también se convierte dentro de los folículos pilosos y la piel de los genitales en **dihidrotestosterona** (DHT), que es un andrógeno todavía más potente que la testosterona. Esta conversión metabólica es el resultado de la acción local de la 5α-reductasa sobre la testosterona en esas zonas. Ésta es la base del hirsutismo generalizado, que se expone más adelante.

La producción de andrógenos suprarrenales está controlada por una autorregulación recíproca a través de la se-

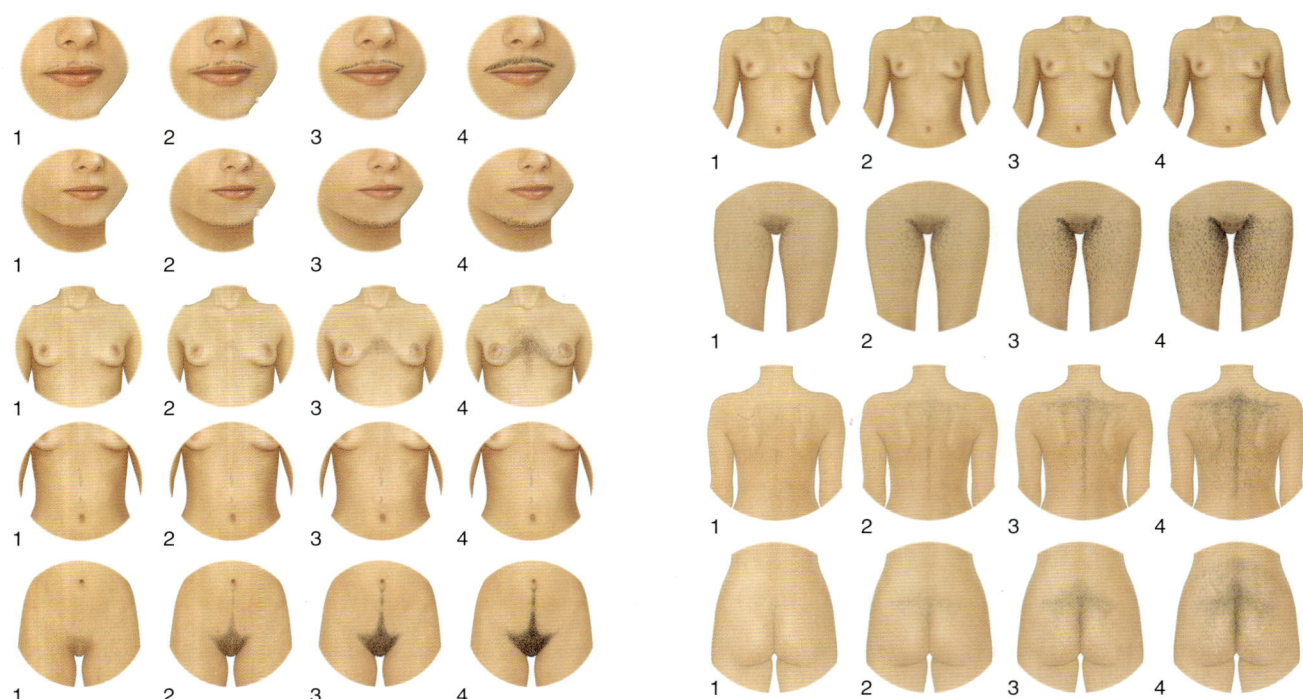

FIGURA 36-1. Escala de Ferriman-Gallwey modificada, un instrumento clínico para determinar el alcance y la distribución de hirsutismo.

creción hipofisaria de corticotropina (ACTH). La ACTH estimula la producción de cortisol en la corteza suprarrenal. En la secuencia metabólica de la producción de cortisol, la DHEA es una hormona precursora. En las insuficiencias enzimáticas de la esteroidogénesis suprarrenal (insuficiencia de 21-hidroxilasa e insuficiencia de 11β-hidroxilasa), la DHEA se acumula y se metaboliza adicionalmente en androstenodiona y testosterona. La figura 36-2 muestra el flujo de producción de hormonas suprarrenales.

La producción de andrógenos ováricos está regulada por la secreción de LH de la hipófisis. La LH estimula las células de la teca que rodean los folículos ováricos para que segreguen androstenodiona y, en menor medida, testosterona. Estos andrógenos son los precursores de la producción de estrógenos por las células de la granulosa de los folículos ováricos. En presencia de una secreción de LH prolongada o elevada, las concentraciones de androstenodiona y testosterona aumentan.

La producción extraglandular de testosterona se da en los adipocitos y depende de la magnitud de la producción de androstenodiona suprarrenal y ovárica. Cuando aumenta la producción de androstenodiona, hay un aumento dependiente de la producción extraglandular de testosterona. Cuando una mujer está obesa, la conversión de androstenodiona en testosterona aumenta.

La testosterona es el principal andrógeno que provoca crecimiento del vello, acné y las alteraciones físicas asociadas a la virilización. Tras la secreción de la testosterona, ésta se fija a una proteína transportadora **–globulina transportadora de hormonas sexuales** (SHBG, *sex hormone-binding globulin*)– y circula principalmente por el plasma en forma de hormona gonadal fijada. La testosterona fijada no puede unirse a los receptores de testosterona y, por lo tanto, es metabólicamente inactiva. Sólo una pequeña fracción (1 %-3 %) de testosterona está libre. Esta pequeña fracción de hormonas libres es la que ejerce los efectos. El hígado fabrica SHBG.

TABLA 36-1	Zonas productoras de andrógenos		
Zona	**DHEA-S (%)**	**Androstenodiona (%)**	**Testosterona (%)**
Glándulas suprarrenales	90	50	25
Ovarios	10	50	25
Extraglandular	0	0	50

DHEA-S, sulfato de deshidroepiandrosterona.

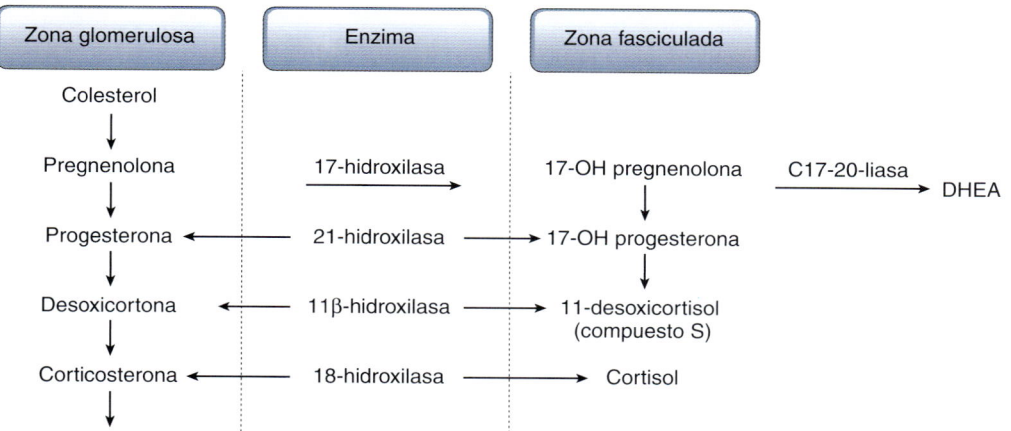

FIGURA 36-2. Diagrama de flujos de la esteroidogénesis suprarrenal.

Los estrógenos estimulan la producción hepática de SHBG. El aumento de la producción de estrógenos está asociado a una menor cantidad de testosterona libre, mientras que la disminución de la producción de estrógenos está asociada a una mayor cantidad de testosterona libre. Por lo tanto, la cuantificación de la testosterona total sola puede no reflejar la cantidad de testosterona biológicamente activa.

Los **receptores de testosterona** están dispersos por todo el organismo. A efectos de esta exposición, sólo se tienen en cuenta los receptores de testosterona de los folículos pilosos, las glándulas sebáceas y la piel de los genitales. La testosterona libre entra en el citosol de las células dependientes de testosterona. Allí se fija al receptor de testosterona y es transportada al núcleo de la célula para iniciar su acción metabólica. *Cuando hay un exceso de testosterona, se observa un aumento del crecimiento del vello, acné y pliegues en la piel de los genitales.* Algunas mujeres tienen una mayor cantidad de 5α-reductasa dentro de los folículos pilosos, lo que se traduce en un exceso de producción local de DHT.

La producción excesiva de andrógenos tiene varias causas, entre ellas la poliquistosis ovárica, los tumores secretores de testosterona, los trastornos suprarrenales, y causas yatrógenas e idiopáticas. La figura 36-3 presenta un diagrama de la evaluación del hirsutismo que abarca las distintas afecciones que llevan a esta afección.

POLIQUISTOSIS OVÁRICA

*La **poliquistosis ovárica (PCOS)** es la causa más frecuente de hiperandrogenismo e hirsutismo.*

La etiología de este trastorno es desconocida. Parece que algunos casos son el resultado de una predisposición genética, mientras que otros parece que son el resultado de la obesidad u otras causas de exceso de LH.

Los síntomas de la PCOS (polycystic ovary syndrome) *comprenden oligomenorrea o amenorrea, acné, hirsutismo y esterilidad.* El trastorno se caracteriza por una anovulación crónica o períodos prolongados de ovulación infrecuente (oligoovulación). Es un síndrome que se define principalmente por el hiperandrogenismo. La definición de PCOS

ha variado en el pasado, lo que llevó a la convocatoria por parte de los National Institutes of Health (NIH) de las conferencias de consenso de 1990 y 2000. En 2003, el taller de consenso de Rotterdam elaboró una definición más amplia de la PCOS. Para establecer el diagnóstico, la paciente debe cumplir dos de los siguientes criterios:

- Oligoovulación o anovulación que normalmente se caracteriza por ciclos menstruales irregulares.
- Indicios bioquímicos o clínicos de hiperandrogenismo.
- Ovarios con aspecto poliquístico en la ecografía (fig. 36-4).

También es importante descartar otros trastornos endocrinos que pueden imitar la PCOS, como la hiperplasia suprarrenal congénita, el síndrome de Cushing y la hiperprolactinemia.

En muchas mujeres con PCOS, parece que la obesidad es el factor común (se observa en el 50% de las pacientes) y la acumulación de grasa corporal coincide con la aparición de la PCOS. De hecho, Stein y Leventhal describieron por primera vez la PCOS como mujeres con hirsutismo, ciclos irregulares y obesidad. (La PCOS inicialmente se denominó síndrome de Stein-Leventhal). La PCOS está relacionada con la obesidad mediante el siguiente mecanismo: la LH estimula las células de la teca para que aumenten la producción de androstenodiona. La androstenodiona es aromatizada y se convierte en estrona dentro de los adipocitos. Aunque la estrona es un estrógeno débil, ejerce una acción de autorregulación positiva o un efecto estimulante sobre la secreción hipofisaria de LH. Por lo tanto, el aumento de los estrógenos estimula la secreción de LH. El aumento de la obesidad va acompañado de un aumento de la conversión de androstenodiona en estrona. Con el aumento de la androstenodiona se produce un aumento concomitante de la producción de testosterona, que provoca acné e hirsutismo (fig. 36-5).

Los estudios hormonales realizados en mujeres con PCOS ponen de manifiesto: 1) aumento del cociente LH/FSH, 2) mayor concentración de estrona que de estradiol, 3) androstenodiona en el límite superior de la normalidad o elevada y 4) testosterona en el límite superior de la normalidad o levemente elevada.

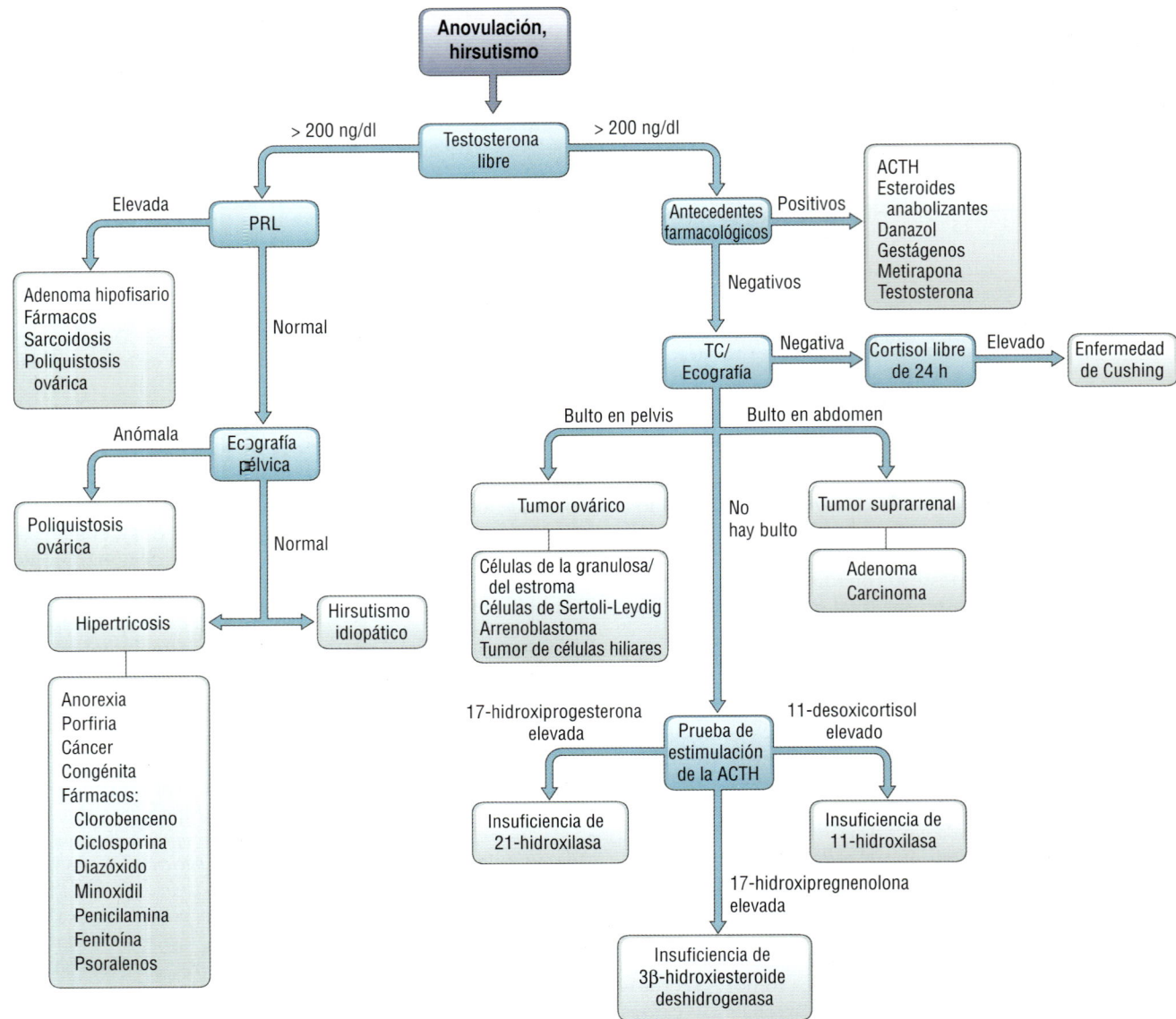

FIGURA 36-3. Diagrama para la evaluación del hirsutismo. ACTH, corticotropina; PRL, prolactina; TC, tomografía computarizada.

Por lo tanto, la PCOS puede considerarse como un exceso de andrógenos y un exceso de estrógenos. Las concentraciones elevadas de estrógenos sin oposición a largo plazo que caracterizan la PCOS elevan el riesgo de hemorragia uterina anómala, hiperplasia endometrial y, en algunos casos, la aparición de un carcinoma endometrial.

La mujer con PCOS típica tiene muchos de los signos del **síndrome metabólico** (síndrome X). Un 40 % de las pacientes con PCOS tiene intolerancia a la glucosa y el 8 % tiene diabetes de tipo 2 franca. Estas pacientes deben someterse al cribado de la diabetes. Las anomalías clásicas de los lípidos comprenden concentraciones elevadas de triglicéridos, concentraciones bajas de lipoproteínas de alta densidad (HDL) y concentraciones elevadas de lipoproteínas de baja densidad (LDL). La hipertensión arterial también es común

en las mujeres que padecen esta afección. La combinación de las anomalías anteriores puede aumentar el riesgo de enfermedad cardiovascular.

También se ha observado **acantosis pigmentaria** en un porcentaje considerable de estas pacientes. El síndrome HAIR-AN (hiperandrogenemia, insulinorresistencia y acantosis pigmentaria [*acanthosis nigricans*]) constituye un subgrupo definido de pacientes con PCOS. La administración del fármaco insulinosensibilizador metformina en estas pacientes también reduce las concentraciones de andrógenos y de insulina.

La PCOS es un trastorno funcional cuyo tratamiento debe ir dirigido a interrumpir el ciclo de autorregulación positiva del trastorno.

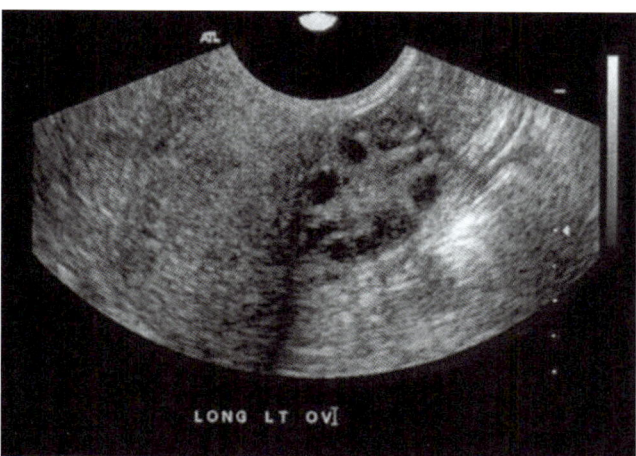

FIGURA 36-4. Ecografía de un ovario poliquístico que revela el aspecto característico en «collar de perlas» de los quistes. (De Guzick DS. Polycystic ovary syndrome. *Obstet Gynecol.* 2004; 103[1]: 187.)

El tratamiento más frecuente para la PCOS es la administración de anticonceptivos orales, que inhiben la producción de LH hipofisaria. La inhibición de la LH provoca una disminución de la producción de androstenodiona y testosterona. De este modo, la aportación ovárica a la reserva androgénica total es menor. El acné desaparece, se evita el crecimiento de nuevo vello y disminuye la estimulación androgénica de los folículos pilosos existentes. Al evitar el hiperestrogenismo, los anticonceptivos orales también evitan la aparición de hiperplasia endometrial y las mujeres tienen episodios de hemorragia de privación cíclicos y previsibles.

Si una mujer con PCOS desea tener un hijo, el tratamiento con anticonceptivos orales no es una opción adecuada. Si la pa-

ciente es obesa, hay que animarla a que siga una dieta de adelgazamiento diseñada para restablecer un peso normal. *Solamente adelgazando, muchas mujeres recuperan los ciclos de ovulación regulares y se quedan embarazadas espontáneamente.* En algunas mujeres, es necesaria la inducción de la ovulación con citrato de clomifeno y se ve facilitada por la pérdida de peso. Pueden utilizarse insulinosensibilizantes (metformina) solos o con citrato de clomifeno para reducir la resistencia insulínica, controlar el peso y facilitar la ovulación.

La **hipertecosis** *es un tipo más grave de PCOS.* En los casos de hipertecosis, la producción de androstenodiona puede ser tan elevada que la testosterona alcance concentraciones que provocan virilización. Las mujeres que padecen esta afección pueden presentar calvicie temporal, engrosamiento del clítoris, agravamiento de la voz y remodelación de la cintura escapulohumeral. Con frecuencia, la hipertecosis es resistente a la inhibición con anticonceptivos orales. También es más difícil inducir satisfactoriamente la ovulación en las mujeres que padecen esta afección.

NEOPLASIAS OVÁRICAS

Varios tumores secretores de andrógenos pueden provocar hirsutismo y virilización, entre ellos los tumores de células de Sertoli-Leydig y tres neoplasias raras.

Tumores de células de Sertoli-Leydig

Los tumores de **células de Sertoli-Leydig** *(que también se denominan androblastoma y arrenoblastoma) son neoplasias ováricas que segregan testosterona.* Estos tumores representan <0,4% de los tumores ováricos y suelen aparecer en mujeres de 20 a 40 años. *La mayoría de las veces el tumor es bilateral (95 % de los casos) y puede alcanzar un tamaño de 7 a 10 cm de diámetro.*

La anamnesis y la exploración física ofrecen pistas de importancia fundamental a la hora de realizar el diagnóstico

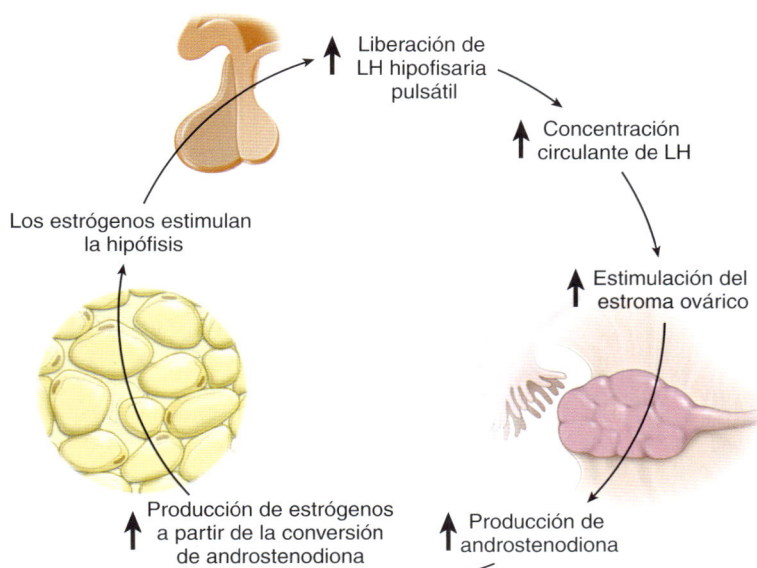

FIGURA 36-5. Mecanismo propuesto que muestra cómo la obesidad lleva a poliquistosis ovárica. LH, lutropina.

en las mujeres que acuden con hirsutismo y tumores ováricos secretores de testosterona. Los tumores secretores de testosterona suelen dar lugar a un hirsutismo de aparición más rápida y más grave con signos virilizantes. *Las mujeres con tumor de células de Sertoli-Leydig experimentan la aparición rápida de acné, hirsutismo (75 % de las pacientes), amenorrea (30 % de las pacientes) y virilización.* Se ha descrito una evolución clínica característica de dos estadios que se superponen: primero, el estadio de desfeminización, que se caracteriza por amenorrea, atrofia de las mamas y pérdida de los depósitos de grasa subcutánea responsables de la redondez de la silueta femenina, y segundo, el estadio de masculinización, que se caracteriza por hipertrofia clitoridiana, hirsutismo y agravamiento de la voz. Estas alteraciones pueden darse en un período de 6 meses o menos.

Las pruebas analíticas de este trastorno ponen de manifiesto la inhibición de la FSH y la LH, una baja concentración plasmática de androstenodiona y una notable elevación de testosterona. En la exploración ginecológica puede que haya un bulto palpable en el ovario. En cuanto se piensa que puede tratarse de este diagnóstico, no hay que demorar la extirpación quirúrgica del ovario afectado. Hay que inspeccionar el ovario contralateral y si se observa que está engrosado, debe disecarse para realizar una inspección macroscópica.

Tras la extirpación quirúrgica de un tumor de células de Sertoli-Leydig, los ciclos de ovulación se restablecen espontáneamente y la progresión del hirsutismo se detiene. Si el clítoris se ha engrosado, no vuelve a su tamaño previo al tratamiento. No obstante, se restablece el vello y la constitución recupera la feminidad. El vello terminal en una distribución sexual no se convertirá en vello infantil, pero su crecimiento y pigmentación se enlentecerán. La mayoría de las pacientes necesitará la eliminación mecánica del exceso de vello después de la extirpación del tumor ovárico. *Los índices de supervivencia a 10 años de este tumor ovárico de escasa malignidad se aproximan al 90 %-95 %.*

Tumores ováricos virilizantes infrecuentes

El **ginandroblastoma** es un tumor ovárico raro que tiene las características de un tumor de células de la granulosa y un arrenoblastoma. El signo predominante es la masculinización, aunque la producción de estrógenos puede dar lugar simultáneamente a hiperplasia endometrial y hemorragia uterina irregular.

Los **tumores de células lipídicas (lipoides)** suelen ser pequeños tumores ováricos que contienen láminas de células redondas claras que se tiñen de color pálido, con un diagnóstico histológico diferencial de tumores de células hiliares, luteoma estromal del embarazo y tumores de células de Sertoli-Leydig. La presentación clínica es la masculinización o desfeminización asociada a una elevación de los 17-oxoesteroides en muchos casos.

Los **tumores de células hiliares** provienen de una proliferación de células hiliares maduras o del mesénquima ovárico y suelen observarse en las mujeres posmenopáusicas. Se caracterizan clínicamente por la masculinización, lo que avala la idea de que las células hiliares son las homólogas de las células intersticiales o de Leydig de los testículos. Histológicamente, estos tumores contienen cristales albuminoideos de Reinke patognomónicos en la ma-

yoría de los casos y, macroscópicamente, siempre son pequeños, unilaterales y benignos. El tratamiento de estos tres tumores raros es la extirpación quirúrgica.

TRASTORNOS POR HIPERANDROGENISMO SUPRARRENAL

Los trastornos suprarrenales que causan un incremento de la producción de andrógenos pueden llevar a hirsutismo y virilización; los más frecuentes son la hiperplasia suprarrenal congénita, el síndrome de Cushing y las neoplasias suprarrenales.

Hiperplasia suprarrenal congénita

La **hiperplasia suprarrenal congénita (HSC)** está causada por insuficiencias enzimáticas que se traducen en un exceso de precursor (sustrato), lo que tiene como resultado hiperandrogenismo. La DHEA es un precursor de la androstenodiona y la testosterona.

> *La causa más frecuente de aumento de la producción de andrógenos suprarrenales es la hiperplasia suprarrenal como consecuencia del **déficit de 21-hidroxilasa**; la 21-hidroxilasa cataliza la conversión de progesterona y 17α-hidroxiprogesterona en desoxicortona y compuesto S.*

Cuando hay una insuficiencia de 21-hidroxilasa, se produce una acumulación de progesterona y 17α-hidroxiprogesterona, que posteriormente se metabolizan en DHEA. Este trastorno afecta a un 2 % de la población y está causado por una alteración en los genes de la 21-hidroxilasa, que se encuentran en el cromosoma 6. El defecto genético es autosómico recesivo y tiene una penetrancia variable.

*En la forma más grave del **déficit de 21-hidroxilasa**, la recién nacida simplemente está virilizada (genitales ambiguos) o está virilizada y tiene pérdida de sal potencialmente mortal (cuadro 36-1).* No obstante, las formas más leves son más co-

---

CUADRO 36-1

Manifestaciones de la insuficiencia de 21-hidroxilasa

- **Graves:**
  - Recién nacida
  - Virilizada (genitales ambiguos) o virilizada y con pérdida de sal potencialmente mortal
- **Leves:**
  - Frecuentemente asociadas a vello corporal terminal, acné, alteraciones sutiles de los ciclos menstruales y esterilidad
  - Las pacientes también puede presentar indicios ecográficos de ovarios con aspecto poliquístico
- **En la pubertad:**
  - La adrenarquia puede preceder a la telarquia
  - El crecimiento del vello púbico antes del inicio del desarrollo de las mamas puede ser un indicio clínico

munes y pueden aparecer en la pubertad o incluso en la vida adulta. Un déficit leve de 21-hidroxilasa está asociado frecuentemente a vello corporal terminal, acné, alteraciones sutiles de los ciclos menstruales y esterilidad. Estas pacientes también pueden presentar indicios ecográficos de ovarios con aspecto poliquístico. *Cuando el déficit de 21-hidroxilasa se manifiesta en la pubertad, la adrenarquia puede preceder a la telarquia.* Los antecedentes de crecimiento del vello púbico antes del inicio del desarrollo de las mamas pueden ser un indicio clínico de este trastorno. El diagnóstico de la insuficiencia de 21-hidroxilasa se realiza mediante la cuantificación de un aumento de la 17-OH progesterona en el plasma durante la fase folicular (preferentemente en ayunas). Las pacientes con un déficit de 21-hidroxilasa clásica tendrán unas concentraciones plasmáticas considerablemente elevadas de 17-OH progesterona, normalmente por encima de 2 000 ng/dl. Las que padecen un déficit de 21-hidroxilasa menos grave pueden presentar unas concentraciones basales ligeramente elevadas, 200 ng/dl, y experimentar un aumento a normalmente 1 000 ng/dl en respuesta a la estimulación por la ACTH. El DHEA-S y la androstenodiona también estarán elevados y contribuyen a la aparición del hirsutismo y los signos virilizantes.

Una causa menos frecuente de hiperplasia suprarrenal es la insuficiencia de 11β-hidroxilasa. La enzima 11β-hidroxilasa cataliza la conversión de desoxicortisona en cortisol. Una insuficiencia de esta enzima también se traduce en una mayor producción de andrógenos. El cuadro clínico de la insuficiencia de 11β-hidroxilasa consiste en hipertensión arterial leve e hirsutismo leve. El diagnóstico de la insuficiencia de 11β-hidroxilasa se realiza mediante la demostración de un aumento de la desoxicortisona plasmática.

El tratamiento de la HSC está dirigido a la normalización de las concentraciones de cortisol. En la HSC, la producción de cortisol es menor debido al bloqueo enzimático. Esta menor producción de cortisol se traduce en un aumento compensador de la secreción de ACTH para intentar estimular la producción de cortisol. Este aumento de la producción de ACTH se traduce en la hipersecreción de moléculas precursoras proximales al bloqueo enzimático, lo que tiene como resultado la hipersecreción de andrógenos. En las pacientes con bloqueo enzimático grave, se fabrican cantidades insuficientes de glucocorticoides y mineralocorticoides, lo que se traduce en pérdida de sal, que puede ser potencialmente mortal. *La HSC no clásica puede tratarse fácilmente con aporte complementario de glucocorticoides.* Normalmente, 2,5 mg de prednisona al día (o su equivalente) inhiben la producción de andrógenos suprarrenales hasta el intervalo de la normalidad. Cuando se inicia este tratamiento, el acné facial suele desaparecer enseguida, la ovulación se restablece y no se produce crecimiento de nuevo vello terminal.

El tratamiento farmacológico de los trastornos suprarrenales y ováricos no resuelve el hirsutismo. Sólo inhibe el crecimiento de nuevo vello. El vello existente debe controlarse mediante afeitado, decoloración, el uso de sustancias depilatorias, electrólisis o ablación con láser.

Síndrome de Cushing

*El **síndrome de Cushing** es una enfermedad suprarrenal que se traduce en un exceso de hormonas suprarrenales.* Como conse-

cuencia de una neoplasia suprarrenal o un tumor productor de ACTH, la paciente presenta signos de exceso de corticoesteroides que comprenden obesidad truncal, cara de luna llena, intolerancia a la glucosa, piel fina con estrías, osteoporosis, debilidad muscular proximal, además de indicios de hiperandrogenismo e irregularidades menstruales.

Neoplasias suprarrenales

Los adenomas suprarrenales secretores de andrógenos provocan un aumento rápido del crecimiento del vello que está asociado a acné grave, amenorrea y a veces virilización. En los adenomas secretores de andrógenos, normalmente el DHEA-S está elevado por encima de 6 mg/ml. El diagnóstico de este tumor raro se realiza mediante tomografía computarizada (TC) o resonancia magnética (RM) de las glándulas suprarrenales. Los adenomas suprarrenales tienen que extirparse mediante cirugía.

HIRSUTISMO GENERALIZADO

Ocasionalmente, tras un estudio diagnóstico por hirsutismo no se encuentra ninguna explicación para la causa del trastorno. Por exclusión, con frecuencia esta afección se denomina **hirsutismo generalizado.** Los datos avalan la hipótesis de que las mujeres con hirsutismo generalizado tienen una mayor actividad de la 5α-reductasa que las mujeres no afectadas.

Fundamentalmente, el tratamiento del hirsutismo generalizado es el bloqueo androgénico y la eliminación mecánica del exceso de vello. El antiandrógeno más utilizado es la espironolactona 100 mg/día, que también inhibe la producción ovárica de testosterona y reduce la actividad de la 5α-reductasa. Otros antiandrógenos comprenden la flutamida y el acetato de ciproterona. La actividad de la 5α-reductasa también puede inhibirse directamente mediante el uso de fármacos como la finasterida (5 mg por vía oral al día). El hidrocloruro de eflornitina al 13,9 % es un inhibidor irreversible de la L-ornitina descarboxilasa, que encoge el vello y enlentece su crecimiento. Esta crema se ha aprobado para uso facial con unos efectos locales satisfactorios. Las pacientes que toman bloqueantes de los receptores androgénicos o de la 5α-reductasa deben recibir anticonceptivos orales concomitantes debido a los efectos teratógenos y desmasculinizantes que tendrían sobre el feto en el caso de quedarse embarazadas. Los anticonceptivos orales también pueden mejorar la eficacia de estos tratamientos mediante los efectos de disminución de la producción de andrógenos y aumento de la producción de SHBG asociados a su uso.

HIPERANDROGENISMO YATRÓGENO

Algunos fármacos con actividad androgénica se han visto implicados en el hirsutismo y la virilización, entre ellos el danazol y los anticonceptivos orales que contienen gestágenos.

Danazol

El danazol es un andrógeno atenuado que se utiliza para la inhibición de la endometriosis pélvica. Posee propiedades androgénicas y algunas mujeres desarrollan hirsutismo, acné y agravamiento de la voz cuando toman el fármaco. Si aparecen estos síntomas, hay que sopesar la utilidad del danazol y sus efectos secundarios antes de continuar con el tratamiento. Las alteraciones de la voz pueden ser irreversibles tras la suspensión del tratamiento. Hay que descartar el embarazo antes de iniciar el tratamiento con danazol, porque puede provocar una virilización del feto femenino.

Anticonceptivos orales

Los gestágenos presentes en los anticonceptivos orales son andrógenos débiles. Rara vez, una mujer que toma anticonceptivos orales desarrolla acné o incluso hirsutismo. Si sucede esto, hay que seleccionar otro producto con un gestágeno menos androgénico o interrumpir el tratamiento con ese anticonceptivo oral. Además, hay que realizar una

evaluación para determinar si hay hiperplasia suprarrenal de aparición tardía concomitante.

LECTURAS RECOMENDADAS

American College of Obstetricians and Gynecologists. *Guidelines for Women's Health Care: A Resource Manual.* 3rd ed. Washington, DC: ACOG; 2007.

American College of Obstetrics and Gynecology. *Management of Anovulatory Bleeding. ACOG Practice Bulletin No. 14.* Washington, DC: ACOG;2000.

American College of Obstetricians and Gynecologists. Management of infertility caused by ovulatory dysfunction. ACOG Practice Bulletin No. 34. *Obstet Gynecol.* 2002;99(2):347–358.

American College of Obstetricians and Gynecologists. Polycystic ovary syndrome. ACOG Practice Bulletin No. 41. *Obstet Gynecol.* 2002;100(6):1389–1402. [Reaffirmed 2006]

Precis, An Update in Obstetrics and Gynecology: Reproductive Endocrinology. 3rd ed. Washington, DC: American College of Obstetricians and Gynecologists; 2007: 84–96.

37 Menopausia

Este capítulo trata principalmente el siguiente tema educativo de la Association of Professors of Gynecology and Obstetrics (APGO):

Tema 47 Menopausia

Los estudiantes deben ser capaces de definir la perimenopausia y la menopausia y describir las alteraciones neuroendocrinas asociadas a cada una, así como los resultados de estas alteraciones, además de la evaluación y el tratamiento de cada una de estas etapas de la vida, incluida la orientación y los tratamientos hormonales y no hormonales.

La **menopausia** es el cese permanente de la menstruación tras el cese de la producción de estrógenos. La **perimenopausia** es el período anterior a la menopausia, esto es, la transición entre la edad fértil y la edad no fértil. El período de tiempo durante el cual tienen lugar las alteraciones de la menopausia se denomina **climaterio**. Estos grupos incluyen un porcentaje creciente de mujeres estadounidenses, porque la esperanza de vida de la mujer se ha alargado y el número de mujeres en este grupo de edad está aumentando (fig. 37-1). Se prevé que muchas mujeres vivirán de 30 a 35 años –un tercio de su esperanza de vida– tras la menopausia.

MENSTRUACIÓN Y MENOPAUSIA

Mientras que los gametos masculinos se renuevan diariamente, existe una cantidad fija de gametos femeninos que disminuye progresivamente durante la vida fértil de la mujer. Al nacer, la lactante tiene aproximadamente de 1 a 2 millones de ovocitos; en la pubertad, le quedan unos 400 000 ovocitos. A los 30-35 años, la cantidad de ovocitos habrá disminuido a unos 100 000. Durante el resto de la edad fértil, el proceso de maduración de los ovocitos y la ovulación cada vez es más ineficaz.

Una mujer libera alrededor de 400 óvulos durante la edad fértil. El proceso de **selección de los ovocitos** es complejo y la nueva información está contribuyendo a una mejor comprensión del proceso. Durante el ciclo reproductor, una cohorte de ovocitos es estimulada para que madure, pero sólo uno o dos folículos dominantes terminan el proceso y al final son liberados durante la ovulación.

La liberación hipofisaria de FSH y LH induce y estimula la **maduración folicular.** La FSH se une a sus receptores en la membrana folicular del ovocito y estimula la maduración folicular, que genera estradiol (E_2), el principal estrógeno durante la edad fértil de la mujer. La LH estimula las células luteínicas de la teca que rodean el ovocito para que produzcan andrógenos además de estrógenos y actúa como mecanismo desencadenante de la ovulación. Conforme avanza la edad fér-

til, los ovocitos restantes se vuelven cada vez más resistentes a la FSH. Así pues, las concentraciones plasmáticas de FSH empiezan a aumentar varios años antes de la menopausia, cuando generalmente la FSH suele ser > 30 mUI/ml (tabla 37-1).

La menopausia señala el final de la vida fértil natural de la mujer. *La media de edad de la menopausia en Estados Unidos oscila entre los 50 y los 52 años (mediana 51,5), y el 95 % de las mujeres experimenta este acontecimiento entre los 44 y los 55 años.* La edad de la menarquia, el número de ovulaciones o embarazos, la lactancia o el uso de anticonceptivos orales no influyen en la edad de la menopausia. La raza, el nivel socioeconómico, la educación y la estatura tampoco tienen ningún efecto sobre la edad de la menopausia. La genética y el estilo de vida pueden afectar a la edad de la menopausia. Las mujeres desnutridas y las fumadoras suelen tener la menopausia antes, aunque el efecto es leve. Aproximadamente el 1 % de las mujeres tiene la menopausia antes de los 40 años, lo que generalmente se denomina **fallo ovárico prematuro.**

En contra de lo que comúnmente se cree, los ovarios de las mujeres posmenopáusicas no están inactivos. Bajo la estimulación de la LH, las islas de células de la teca presentes en el estroma ovárico producen hormonas, principalmente andrógenos; testosterona y androstenodiona. Parece que la testosterona es el principal producto del ovario posmenopáusico. Las concentraciones de testosterona disminuyen tras la menopausia, pero son el doble de altas en las mujeres menopáusicas con ovarios intactos que en las mujeres ovariectomizadas. La **estrona** es el estrógeno endógeno predominante en las mujeres posmenopáusicas. Se denomina **estrógeno extragonadal,** porque su concentración está directamente relacionada con el peso corporal. La androstenodiona se convierte en estrona en el tejido adiposo (tabla 37-2).

Puesto que los estrógenos estimulan la proliferación endometrial, las mujeres obesas tienen un mayor riesgo de presentar hiperplasia endometrial y carcinoma. A la inversa, las mujeres delgadas tienen un mayor riesgo de padecer síntomas menopáusicos.

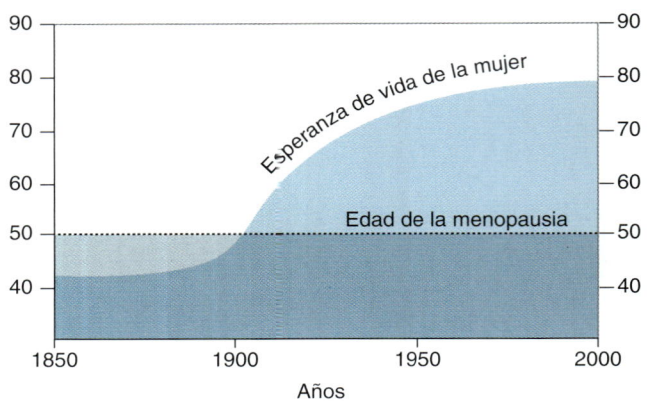

FIGURA 37-1. Edad de la menopausia y esperanza de vida de la mujer.

TABLA 37-1	Alteraciones relativas de la folitropina (FSH) en función de las etapas de la vida
Etapas de la vida	**FSH (mIU/ml)**
Infancia	< 4
Plenitud de la edad fértil	6–10
Perimenopausia	14–24
Menopausia	> 30

SIGNOS Y SÍNTOMAS DE LA MENOPAUSIA

La menopausia es un proceso fisiológico que puede estar asociado a síntomas que pueden afectar a la calidad de vida de la mujer.

La disminución de la producción de estrógenos puede traducirse en múltiples efectos sistémicos (fig. 37-2). Muchos de estos síntomas pueden mejorarse con hormonoterapia. Hay que determinar la necesidad de hormonoterapia de manera individualizada basándose en los factores de riesgo específicos de cada mujer.

Alteraciones del ciclo menstrual

Aproximadamente a partir de los 40 años de edad, la cantidad de folículos ováricos de la mujer disminuye y se producen alteraciones sutiles en la frecuencia y la duración de los ciclos menstruales. Puede que la mujer perciba que sus ciclos se alargan o se acortan. La fase lútea del ciclo se mantiene constante en 13-14 días, mientras que la variación de la duración del ciclo está relacionada con una alteración de la fase folicular. A medida que la mujer se acerca a la menopausia, la frecuencia de ovulación disminuye de 13-14 veces al año a 11-12 veces. Conforme avanza la edad fértil, la frecuencia de ovulación puede disminuir hasta tres a cuatro veces al año.

Con la alteración de la duración y la frecuencia del ciclo reproductor, se producen alteraciones concomitantes en las concentraciones plasmáticas de FSH y LH. Se necesita más FSH para estimular la maduración folicular. Entre los 35 y los 45 años, la concentración de FSH empieza a aumentar y pasa del intervalo cíclico normal (6-10 UI/l) a concentraciones perimenopáusicas (14-24 UI/l). Durante este período, las mujeres empiezan a experimentar los signos y síntomas de la disminución de las concentraciones de estrógenos. En la menopausia, las concentraciones de FSH son de 30 UI/l o más.

Sofocos e inestabilidad vasomotora

El sofoco es la primera manifestación física del deterioro de la función ovárica y es un síntoma de inestabilidad vasomotora, que coincide con la alteración de la duración y la frecuencia del ciclo reproductor.

Los sofocos son episodios transitorios recurrentes de rubor, sudor y una sensación que va de calor moderado a calor intenso en el tronco y la cara, que a veces van seguidos de escalofríos. Cuando tienen lugar durante el sueño y están asociados a sudor, se denominan **sudores nocturnos.** Varios años antes de la menopausia aparecen sofocos esporádicos. Otras afecciones que pueden provocar sofocos comprenden la enfermedad tiroidea, la epilepsia, las infecciones y el uso de ciertos fármacos.

El sofoco es el síntoma más frecuente de disminución de la producción de estrógenos y se considera uno de los signos característicos de la perimenopausia. No obstante, su incidencia varía mucho. Algunos estudios han observado que un 75 % de las mujeres experimentaron sofocos durante la transición de la

TABLA 37-2	Concentraciones séricas de esteroides sexuales en la mujer premenopáusica, posmenopáusica y ovariectomizada		
Hormona	**Premenopáusica (intervalo normal)**	**Posmenopáusica**	**Ovariectomizada**
Testosterona (ng/dl)	325 (200–600)	230	110
Androstenodiona (ng/dl)	1 500 (500–3 000)	800–900	800–900
Estrona (pg/ml)	30–200	25–30	30
Estradiol (pg/ml)	35–500	10–15	15–20

Vulva y vagina
Dispareunia (vaginitis atrófica)
Secreción hemorrágica (vaginitis atrófica)
Prurito vulvar

Vejiga y uretra
Polaquiuria, tenesmo vesical
Incontinencia de esfuerzo

Útero y suelo pélvico
Prolapso uterovaginal

Piel y membranas mucosas
Sequedad o prurito
Fácilmente traumatizadas
Pérdida de elasticidad y maleabilidad
Sequedad o caída del cabello
Hirsutismo facial leve
Sequedad bucal
Alteraciones de la voz:
 reducción del registro alto

Aparato cardiovascular
Angina de pecho y cardiopatía coronaria

Óseos
Fractura de cadera o muñeca
Dolor de espalda

Mamas
Menor tamaño
Consistencia más blanda
Menor soporte

Síntomas emocionales
Cansancio o reducción de la energía
Irritabilidad
Aprensión
Alteración de la libido
Insomnio
Sensación de incompetencia o insatisfacción
Cefalea, tensión

Metabólicos
Síntomas vasomotores: sofocos
Diaforesis

FIGURA 32-2. Efectos de la menopausia.

perimenopausia a la posmenopausia. Fuera de Estados Unidos, los índices varían todavía más, desde aproximadamente el 10 % en Hong Kong hasta el 62 % en Australia. Las razones de estas diferencias se desconocen. En Estados Unidos, los índices de prevalencia también difieren entre grupos étnicos y raciales: las mujeres que refieren síntomas con mayor frecuencia son las estadounidenses de raza negra (45,6 %), seguidas de las de origen hispano (35,4 %), las de raza blanca (31,2 %), las chinas (20,5 %) y las japonesas (17,6 %). Los estudios más recientes parecen indicar que las diferencias del índice de masa corporal (IMC) serían un indicador más fiable de la incidencia de sofocos.

Los sofocos aparecen y desaparecen rápido. Cuando se produce un sofoco, la mujer experimenta una sensación súbita de calor. La piel de la cara y la pared torácica anterior se enrojecen durante unos 90 s. Con la desaparición del sofoco, la mujer siente frío y le viene un «sudor frío». El fenómeno completo dura menos de 3 min. La causa exacta de los sofocos no se ha determinado, aunque parece que la disminución de la secreción de 17β-estradiol por los folículos ováricos tiene un papel importante. A medida que la mujer se acerca a la menopausia, la frecuencia y la intensidad de los sofocos aumentan. Los sofocos pueden ser discapacitantes, especialmente por la noche. Cuando las mujeres perimenopáusicas y posmenopáusicas reciben hormonoterapia, los sofocos suelen remitir al cabo de 3 a 6 semanas. Si una mujer menopáusica no recibe hormonoterapia, los sofocos suelen remitir espontáneamente al cabo de 2 a 3 años, aunque algunas mujeres los padecen durante 10 años o más.

Alteraciones del sueño

La disminución de las concentraciones de estradiol induce una alteración del ciclo del sueño de la mujer, de tal modo que el sueño apacible es difícil y para algunas, imposible. La fase latente del sueño (esto es, el tiempo necesario para dormirse) se alarga; el período real de sueño se acorta. Por lo tanto, las mujeres perimenopáusicas y posmenopáusicas dicen que tienen dificultad para conciliar el sueño y que se despiertan poco después de dormirse.

Las alteraciones del sueño son uno de los efectos más frecuentes y discapacitantes de la menopausia.

Las mujeres que experimentan alteraciones notables del sueño con frecuencia están tensas e irritables y tienen dificultad para concentrarse y mantener relaciones interpersonales. Con la hormonoterapia, se restablece el ciclo de sueño premenopáusico.

Sequedad vaginal y atrofia del aparato genital

El epitelio vaginal, el cuello del útero, el endometrio, el miometrio y el epitelio del sistema urinario son tejidos dependientes de los estrógenos. Con la disminución de la producción de estrógenos, estos tejidos se atrofian, lo que se traduce en distintos síntomas. El epitelio vaginal se adelgaza y las secreciones cervicales disminuyen. Las mujeres experimentan sequedad vaginal cuando intentan mantener o mantienen relaciones sexuales, lo que lleva a una reducción del placer sexual y dispareunia. La **vaginitis atrófica** también puede presentar los síntomas iniciales de prurito y escozor. El epitelio fino también es más vulnerable a infectarse por la flora local. Estas molestias pueden aliviarse con hormonoterapia sistémica o tópica o con el uso tópico de estrógenos.

El endometrio también se atrofia y a veces esto se traduce en oligometrorragia posmenopáusica. Los tejidos paravaginales que sostienen la vejiga y el recto se atrofian. Cuando esto se combina con los efectos de la reproducción, puede traducirse en una pérdida de sostén de la vejiga (cistocele) y el recto (rectocele). Además, el prolapso uterino es más frecuente en la paciente con hipoestrogenismo. Debido a la atrofia del revestimiento de las vías urinarias, puede haber síntomas de disuria y polaquiuria, una afección que se denomina **uretritis atrófica.** La hormonoterapia puede aliviar los síntomas de tenesmo vesical, polaquiuria y disuria. La pérdida de sostén de la unión uretrovesical puede tener como resultado incontinencia de esfuerzo; en algunos casos la hormonoterapia combinada con ejercicios de los músculos de la pelvis (ejercicios de Kegel) puede aliviar algunos de estos síntomas.

Alteraciones del estado de ánimo

Con frecuencia, las mujeres perimenopáusicas y posmenopáusicas refieren labilidad emocional. Algunas mujeres experimentan depresión, apatía y «crisis de llanto». Estos sentimientos pueden estar relacionados con la menopausia, las alteraciones del sueño o ambas cosas. El médico debe proporcionar orientación y apoyo emocional además de tratamiento farmacológico, si está indicado. *Aunque los receptores de los esteroides sexuales están presentes en el sistema nervioso central, no existen indicios suficientes sobre el papel de los estrógenos en la función del sistema nervioso central.*

Alteraciones de la piel, el pelo y las uñas

Algunas mujeres perciben alteraciones en el pelo y las uñas con las alteraciones hormonales de la menopausia. Los estrógenos influyen en el grosor de la piel. Con la disminución de la producción de estrógenos, la piel tiende a adelgazarse, perder elasticidad y al final ser más vulnerable a la abrasión y el traumatismo. Los estrógenos estimulan la producción de globulina transportadora de hormonas sexuales, que fija andrógenos y estrógenos. Con la disminución de la producción de estrógenos, hay una menor cantidad disponible de globulina transportadora de hormonas sexuales y, por lo tanto, aumenta la concentración de testosterona libre. Las concentraciones elevadas de testosterona pueden traducirse en un aumento del vello facial. Además, las alteraciones de la producción de estrógenos afectan al ritmo de caída del cabello. Normalmente, el cabello cae y se reemplaza de manera asincrónica. Con las alteraciones de la producción de estrógenos, el cabello cae y se reemplaza de manera sincrónica, lo que lleva a un aspecto de mayor caída del cabello. Esta afección remite espontáneamente y no exige tratamiento, pero las pacientes necesitan unas palabras tranquilizadoras. Las uñas se vuelven más finas y quebradizas con la privación estrogénica, pero se normalizan con la estrogenoterapia.

Osteoporosis

La **desmineralización ósea** es una consecuencia natural del envejecimiento. La disminución de la densidad ósea se da tanto en el varón como en la mujer. No obstante, el inicio de la desmineralización ósea tiene lugar de 15 a 20 años antes en la mujer que en el varón debido a la aceleración que se produce después del cese de la función ovárica. La desmineralización ósea no sólo tiene lugar con la menopausia natural, sino que también se ha descrito en asociación con la disminución de la producción de estrógenos en ciertos grupos de mujeres jóvenes (como las que padecen trastornos alimentarios o las deportistas de élite). Existen otros factores que contribuyen a aumentar el riesgo de osteoporosis (cuadro 37-1).

CUADRO 37-1

Factores de riesgo de fractura osteoporótica

Fractura en la edad adulta
Fractura en un pariente de primer grado
Raza blanca
Edad avanzada
Demencia
Mala salud/fragilidad
Fumar cigarrillos
Bajo peso corporal
Hipoestrogenismo
Menopausia u ooforectomía bilateral prematura
    (<45 años)
Amenorrea premenopáusica prolongada (>1 año)
Alcoholismo
Actividad física insuficiente

Los receptores estrogénicos están presentes en los osteoblastos, lo que deja entrever un papel permisivo e incluso fundamental de los estrógenos en la formación de hueso. *Los estrógenos afectan a la formación de cortical y hueso trabecular, aunque el efecto sobre este último es más pronunciado. La densidad ósea disminuye a un ritmo de aproximadamente el 1 % al 2 % al año en las mujeres posmenopáusicas, en comparación con el 0,5 % al año en las mujeres perimenopáusicas* (fig. 37-3). La hormonoterapia, especialmente cuando se combina con aporte complementario de calcio y ejercicio en carga apropiados, puede ayudar a enlentecer la pérdida ósea en las mujeres menopáusicas. Las actividades en carga, como caminar durante tan sólo 30 min al día, aumentan el contenido mineral de las mujeres mayores.

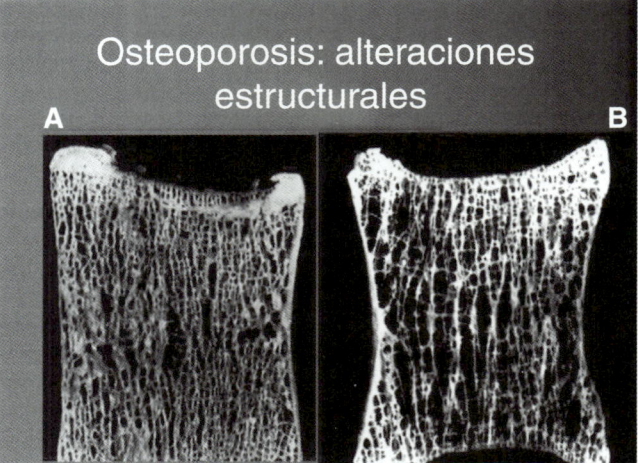

FIGURA 37-3. Alteraciones óseas estructurales en la osteoporosis. **(A)** Hueso sano. **(B)** Hueso trabecular osteoporótico. (De Randolph JF, Lobo RA. Menopause. En: *Precis: Reproductive Endocrinology.* 3.ª ed. Washington, DC: ACOG; 2007: 185.)

El aporte complementario de calcio es beneficioso para evitar la pérdida ósea; se recomienda la ingestión diaria de 1 500 mg de calcio para las mujeres menopáusicas. El tratamiento con calcio combinado con estrogenoterapia es más eficaz. Además, en las mujeres con exposición reducida al sol o las que carecen de otras fuentes alimentarias, hay que sopesar el aporte complementario de vitamina D: 10 µg entre los 51 y 71 años; 15 µg, a partir de los 71 años.

En las mujeres que no reciben hormonoterapia en los 5 a 10 años siguientes a la menopausia se observa un descenso lineal progresivo de la masa mineral ósea. Cuando la hormonoterapia se inicia antes o en el momento de la menopausia, la densidad ósea se reduce mucho. La hormonoterapia que se inicia 5 o más años después de la menopausia todavía puede tener un efecto positivo sobre la pérdida de densidad ósea. *No obstante, la osteoporosis no es la principal indicación de la hormonoterapia.* Pueden utilizarse varios bisfosfonatos, como el alendronato, el ibandronato o el risedronato, para el tratamiento de la pérdida ósea asociada a la menopausia. Estos fármacos reducen la reabsorción ósea mediante la inhibición de la actividad osteoclástica (tabla 37-3).

Los moduladores selectivos de los receptores estrogénicos (SERM, selective estrogen receptor modulators) son otra opción de tratamiento no hormonal. La mayoría de las respuestas estrogénicas están mediadas en el organismo por uno de dos receptores: el receptor estrogénico α (RE-α) o el RE-β. Los SERM son ligandos de los RE que actúan como estrógenos en algunos tejidos pero bloquean la acción de los estrógenos en otros. Son ejemplos de estos fármacos el tamoxifeno y el raloxifeno, que presentan actividad antagonista de los RE en la mama, pero agonista en el hueso. Al igual que sucede con los bisfosfonatos, carecen de la capacidad para mitigar muchos de los otros síntomas de privación estrogénica, como los sofocos y la somnolencia, e incluso pueden agravar estos síntomas.

TABLA 37-3	Tratamientos no hormonales de la osteoporosis	
Fármaco	**Clase de fármaco**	**Mecanismo de acción**
Risedronato	Bisfosfonato	Inhibe la reabsorción ósea osteoclástica
Ibandronato	Bisfosfonato	Inhibe la reabsorción ósea osteoclástica
Alendronato	Bisfosfonato	Inhibe la reabsorción ósea osteoclástica
Carbonato cálcico	Natural	Inhibe la reabsorción ósea osteoclástica (bisfosfonato)
Raloxifeno	Modulador selectivo de los receptores estrogénicos (SERM), se une selectivamente a los receptores estrogénicos e inhibe la reabsorción y el recambio óseos	Inhibe la reabsorción y el recambio óseos

Alteraciones del lipidograma y aparato cardiovascular

Con la perimenopausia, se producen alteraciones en el lipidograma. El colesterol total aumenta, el colesterol de lipoproteínas de alta densidad (HDL) disminuye y el colesterol de lipoproteínas de baja densidad (LDL) aumenta. La hormonoterapia puede fomentar alteraciones en el lipidograma que son favorables para el aparato cardiovascular. Los estudios retrospectivos de casos y controles dejan entrever que los estrógenos poseen un efecto cardioprotector. No obstante, los datos recientes del estudio Women's Health Initiative (WHI) indican que este tipo de efecto protector no existe en los ensayos clínicos controlados con placebo, aunque estos ensayos se han criticado debido al inicio tardío del tratamiento después de la menopausia. *En este momento, no hay que ofrecer hormonoterapia a las pacientes con el principal objetivo de proteger contra la cardiopatía.*

FALLO OVÁRICO PREMATURO

El diagnóstico de fallo ovárico prematuro se aplica aproximadamente al 1 % de las mujeres que tienen la menopausia antes de los 40 años. *Hay que pensar en este diagnóstico en una mujer joven con sofocos y otros síntomas de hipoestrogenismo y amenorrea secundaria (p. ej., una mujer que busca tratamiento de su esterilidad).* El diagnóstico se confirma mediante el dato analítico de unas concentraciones menopáusicas de FSH. Curiosamente, los sofocos no son tan frecuentes como cabría esperar en este grupo de pacientes. El diagnóstico tiene unas repercusiones emocionales profundas para la mayoría de las pacientes, especialmente si no se ha cumplido su deseo de ser madres, además de repercusiones metabólicas y generales. Existen muchas causas para la pérdida prematura de los ovocitos y la menopausia prematura; algunas de las causas más comunes se exponen a continuación. Dado que puede tener un impacto espectacular, el fallo ovárico prematuro exige un estudio diagnóstico minucioso a fin de identificar la causa subyacente y permitir el tratamiento apropiado.

Factores genéticos

Varios factores influyen en la duración de la vida fértil de una mujer. La información genética que determina la duración de la vida fértil de una mujer se encuentra en el brazo largo distal del cromosoma X. La eliminación parcial del brazo largo de un cromosoma X se traduce en fallo ovárico prematuro. La pérdida total del brazo largo del cromosoma X, como se observa en el síndrome de Turner, se traduce en fallo ovárico al nacer o en la primera infancia. Cuando se piensa en la posibilidad de estos diagnósticos, pueden establecerse mediante la cartografía minuciosa del cromosoma X (cariotipo).

Síndrome del ovario resistente a las gonadotropinas (síndrome de Savage)

Algunas mujeres con fallo ovárico prematuro tienen una cantidad suficiente de folículos ováricos, pero estos folículos son resistentes a la FSH y la LH. Se han comunicado varios embarazos en mujeres con síndrome del ovario resistente a las gonadotropinas durante el tratamiento con estrógenos exógenos. Este hecho avala la importancia de los estrógenos en la estimulación de los receptores de FSH en los folículos ováricos.

Trastornos autoinmunitarios

Algunas mujeres desarrollan autoanticuerpos contra los tejidos endocrinos tiroideo, suprarrenal y ovárico. Estos autoanticuerpos pueden provocar fallo ovárico. De vez en cuando, estas mujeres responden a la hormonoterapia con el posterior restablecimiento de la ovulación.

Tabaquismo

Las mujeres que fuman tabaco pueden padecer fallo ovárico de 3 a 5 años antes de la llegada prevista de la menopausia. Está demostrado que las mujeres que fuman metabolizan el estradiol principalmente en 2-hidroxiestradiol. Los estrógenos 2-hidroxilados se denominan **catecolestrógenos** debido a su similitud estructural con las catecolaminas. Los catecolestrógenos actúan como antiestrógenos y bloquean la acción de los estrógenos. Se desconoce el mecanismo del fallo ovárico precoz en las fumadoras. No obstante, hay que tener en cuenta los efectos del tabaquismo en las fumadoras que experimentan síntomas de hipoestrogenismo.

Quimioterapia alquilante contra el cáncer

Los antineoplásicos alquilantes afectan a la membrana de los folículos ováricos y aceleran la atresia folicular. Una de las consecuencias de la quimioterapia contra el cáncer en las mujeres en edad fértil es la pérdida de la función ovárica. Hay que informar a las mujeres jóvenes que reciben tratamiento para una neoplasia maligna de esta posibilidad y de que pueden ser aptas para someterse a la extracción y crioconservación de folículos como medio para intentar quedarse embarazadas en el futuro.

Histerectomía

La extirpación quirúrgica del útero (histerectomía) en las mujeres en edad fértil está asociada a la aparición de la menopausia de 3 a 5 años antes de la edad prevista. Se desconoce el mecanismo de este acontecimiento. Es probable que esté asociado a la alteración de la circulación sanguínea ovárica que tiene lugar como resultado de la cirugía.

TRATAMIENTO DE LA MENOPAUSIA

Las alteraciones de la menopausia son el resultado de la disminución de la producción de 17β-estradiol por los folículos ováricos. El 17β-estradiol y sus subproductos metabólicos, la estrona y el estriol, se utilizan en la hormonoterapia, cuyo objetivo consiste en reducir los signos y síntomas de la menopausia. *Existen diferentes preparaciones de estrógenos por distintas vías de administración, entre ellas*

fármacos orales, preparaciones transdérmicas y preparaciones tópicas. Cuando se administra por vía oral, el 17β-estradiol se oxida en la circulación enterohepática para convertirse en estrona. El 17β-estradiol se mantiene inalterado cuando se administra por vía transdérmica, transbucal, transvaginal, intravenosa o intramuscular. Desafortunadamente, la administración de estradiol por vía intravenosa se traduce en fluctuaciones imprevisibles de la concentración plasmática. Cuando el estradiol se administra a través del epitelio vaginal, la absorción se controla mal y como consecuencia de esto pueden darse concentraciones plasmáticas farmacológicas. La administración transdérmica de estradiol se traduce en unas concentraciones sanguíneas de estrógenos estables y mantenidas, y puede ser una opción preferible frente a la administración oral para muchas pacientes.

La estrogenoterapia continua no combinada puede traducirse en hiperplasia endometrial y un aumento del riesgo de adenocarcinoma endometrial. Por lo tanto, es imprescindible administrar un gestágeno conjuntamente con los estrógenos en las mujeres no histerectomizadas. Los gestágenos pueden comprender cualquier variedad de fármacos sintéticos, como el acetato de medroxiprogesterona y la noretindrona o la progesterona micronizada. Para conseguir un efecto protector, el gestágeno seleccionado puede administrarse de manera continua en bajas dosis o de manera secuencial en dosis más altas. La administración secuencial suele durar 10 o 12 días cada mes del calendario. Los gestágenos pueden estar asociados a unos efectos secundarios inaceptables, como síntomas afectivos y aumento de peso. Si el estrógeno se administra solo debido a los efectos secundarios inaceptables de los gestágenos, entonces es obligatorio informar a la paciente acerca de la necesidad de someterse a una biopsia endometrial anualmente.

Existen dos pautas principales de hormonoterapia. La estrogenoterapia restitutiva continua con administración cíclica de gestágenos tiene como resultado una excelente resolución de los síntomas y la hemorragia de privación cíclica del endometrio. Uno de los problemas de este método es que muchas mujeres posmenopáusicas no quieren seguir teniendo ciclos menstruales. A raíz de esto, muchos médicos y pacientes optan por evitar este problema mediante la administración diaria de un estrógeno y un gestágeno en bajas dosis.

Existen distintas preparaciones estrogénicas. La mayoría de las mujeres perimenopáusicas y menopáusicas responden a una de estas preparaciones, que mejoran los síntomas agudos de la menopausia y alivian la atrofia vaginal. La administración de gestágenos durante 10 a 12 días cada mes convierte el endometrio proliferativo en un endometrio secretor, provoca la descamación endometrial y evita la hiperplasia endometrial o atipia celular. La gestagenoterapia continua puede utilizarse para producir atrofia endometrial.

Existen numerosas preparaciones que combinan estrógenos y gestágenos tanto en formulación oral como transdérmica. Las más utilizadas contienen una combinación de estrógenos equinos conjugados y acetato de medroxiprogesterona en un comprimido. Las preparaciones más recientes comprenden una combinación de estradiol micronizado y acetato de noretinodrel o etinilestradiol y acetato de noretindrona. Las preparaciones transdérmicas contienen una combinación de estradiol micronizado y acetato de noretindrona. *También pueden emplearse anticonceptivos orales en bajas dosis para aliviar los síntomas vasomotores de la menopausia.*

ADVERTENCIAS RESPECTO A LA HORMONOTERAPIA

Los resultados del estudio WHI en 2002 revelaron unos datos epidemiológicos que han modificado el uso actual de la hormonoterapia. Este amplio ensayo clínico aleatorizado y multicéntrico (unas 17 000 mujeres) investigó los efectos de la hormonoterapia, la modificación alimentaria y el aporte complementario de calcio y vitamina D en relación con la cardiopatía, las fracturas, el cáncer de mama y el cáncer colorrectal. *Aunque hay algunas características de este estudio que no son aplicables a muchas mujeres menopáusicas jóvenes, los resultados globales dejaron entrever que, en comparación con el placebo, una combinación de estrógenos equinos conjugados y acetato de medroxiprogesterona en bajas dosis administrada de forma continua se traducía en un mayor riesgo de infarto de miocardio, apoplejía, enfermedad tromboembólica y cáncer de mama, con un menor riesgo de cáncer colorrectal y fracturas de cadera.* Algunos de los datos contradecían los datos obtenidos en estudios anteriores de observación a gran escala y, por lo tanto, muchos médicos han modificado su manera de proceder en relación con la hormonoterapia para centrarse más en el alivio de los síntomas de la privación estrogénica a corto plazo, entre ellos los sofocos, la somnolencia y la atrofia vaginal. Aunque las reevaluaciones del estudio se han centrado en sus defectos, la opinión actual deja entrever que el inicio de la hormonoterapia al comienzo de la menopausia está asociado a una relación riesgo-beneficio favorable, con preferencia por la vía transdérmica. No obstante, la recomendación actual de numerosas organizaciones, entre ellas el ACOG, es que la hormonoterapia sólo debe utilizarse para el alivio a corto plazo de los síntomas de la menopausia y debe adaptarse a las necesidades terapéuticas de cada mujer (cuadro 37-2).

La hormonoterapia en las mujeres con antecedentes de cáncer de mama y de endometrio es polémica. Actualmente, se están realizando estudios prospectivos con hormonoterapia en bajas dosis en mujeres con antecedentes de cáncer de mama con lesión limitada tratado satisfactoriamente. Se han realizado estudios parecidos en mujeres con cáncer de endometrio previo con lesión limitada tratado satisfactoriamente y no han revelado un aumento del riesgo de recidiva para las usuarias de estrógenos.

ALTERNATIVAS A LA HORMONOTERAPIA

Debido a la polémica en torno a la hormonoterapia, muchas mujeres buscan otras terapias distintas. Al orientar a las pacientes, hay que adoptar un enfoque holístico. La mayoría de las mujeres busca alivio para el síntoma más frecuente de la menopausia –los sofocos–, pero como se ha comentado antes, la menopausia afecta a las mujeres de distintas maneras. *A medida que la mujer envejece, su riesgo de cardiopatía aumenta y, por lo tanto, es importante recomendar modificaciones del estilo de vida que sean beneficiosas para la salud cardíaca.* Así mismo, también hay que incluir orientación sobre la prevención de la osteoporosis, como se ha expuesto antes.

Otras opciones para el tratamiento a corto plazo de los síntomas frecuentes de la menopausia comprenden:

- La soja y las isoflavonas pueden ser útiles en el tratamiento a corto plazo (≤2 años) de los síntomas vasomotores. Dado que estos compuestos pueden interactuar con los estrógenos, no hay que descartar la posibilidad de que sean perjudiciales en las mujeres con cánceres dependientes de los estrógenos.
- El hipérico puede ser útil en el tratamiento a corto plazo (≤2 años) de la depresión de leve a moderada en la mujer.
- La cimifuga racemosa puede ser útil en el tratamiento a corto plazo (≤6 meses) de las mujeres con síntomas vasomotores.
- El consumo de soja e isoflavonas durante períodos prolongados de tiempo puede mejorar los perfiles de lipoproteínas y proteger contra la osteoporosis. La actividad biológica de la soja alimentaria puede diferir de la actividad biológica de la soja y las isoflavonas presentes en los complementos.

La mayoría de los estudios bien controlados de remedios comunes de venta sin receta no han puesto de manifiesto mejorías espectaculares. Además, muchos de estos complementos botánicos de venta sin recta no están regulados por la Food and Drug Administration. Por consiguiente, hay poco control de calidad. Hay que informar a las pacientes de que «natural» no significa necesariamente seguro. Es más, muchos de estos productos tienen efectos secundarios indeseables. Gran cantidad de productos de soja interactúan con fármacos para la tiroides, mientras que la angélica china y el clavo rojo potencian los efectos de la warfarina y otros anticoagulantes.

Uno de los fármacos más utilizados extraoficialmente es la progesterona. Numerosos estudios aleatorizados controlados con placebo han demostrado su eficacia, normalmente en forma de acetato de medroxiprogesterona, en el tratamiento de los sofocos. Los inhibidores selectivos de la recaptación de serotonina (ISRS) también se han utilizado con cierto éxito. En estudios aleatorizados doble ciego, se demostró que la venlafaxina, paroxetina y fluoxetina redujeron considerablemente los sofocos. Además, se observó que

---

CUADRO 37-2
Contraindicaciones de la hormonoterapia

- Hemorragia genital anómala no diagnosticada
- Neoplasia dependiente de estrógenos confirmada o presunta, excepto en pacientes seleccionadas de manera apropiada
- Trombosis venosa profunda activa, embolia pulmonar activa o antecedentes de estas afecciones
- Arteriopatía tromboembólica activa o reciente (apoplejía, infarto de miocardio)
- Disfunción hepática o enfermedad hepática
- Embarazo confirmado o presunto
- Hipersensibilidad a las preparaciones de hormonoterapia

tanto la gabapentina como la cetirizina proporcionaban un alivio moderado de los síntomas vasomotores.

Finalmente, hay que informar a las pacientes del posible alivio que se consigue con las modificaciones del estilo de vida, como por ejemplo ingerir una dieta saludable con menos de un 30% de grasas y un alto contenido de calcio, hacer ejercicio con regularidad, mantener un peso saludable, evitar fumar, reducir el consumo de alcohol y recibir atención sanitaria con regularidad. Estas prácticas pueden no sólo ayudar a aliviar algunos síntomas de la menopausia, sino que también pueden ayudar a evitar otros problemas de salud.

LECTURAS RECOMENDADAS

American College of Obstetricians and Gynecologists. Compounded bioidentical hormones. ACOG Committee Opinion No. 322. *Obstet Gynecol.* 2005;106(5):1139–1140.

American College of Obstetricians and Gynecologists. *Guidelines for Women's Health Care: A Resource Manual.* 3rd ed. Washington, D.C.: ACOG; 2007.

American College of Obstetricians and Gynecologists. *Management of Anovulatory Bleeding. ACOG Practice Bulletin No. 14.* Washington, DC: ACOG;2000.

American College of Obstetricians and Gynecologists. Noncontraceptive uses of the levonorgestrel intrauterine system. ACOG Committee Opinion No. 337. *Obstet Gynecol.* 2006;107(6): 1479–1482.

American College of Obstetricians and Gynecologists. Osteoporosis: Clinical management guidelines for obstetrician-gynecologists. ACOG Practice Bulletin No. 50. *Obstet Gynecol.* 2004;103(1): 203–216.

American College of Obstetricians and Gynecologists. Use of botanicals for management of menopausal symptoms. ACOG Practice Bulletin No. 28. *Obstet Gynecol.* 2001;97(6, Suppl):1–11.

American College of Obstetricians and Gynecologists. *Precis, An Update in Obstetrics and Gynecology: Reproductive Endocrinology.* 3rd ed. Washington, D.C.: American College of Obstetricians and Gynecologists; 2007:181–197.

38 Esterilidad

Este capítulo trata principalmente el siguiente tema educativo de la Association of Professors of Gynecology and Obstetrics (APGO):

Tema 48 Esterilidad

Los estudiantes deben ser capaces de definir la esterilidad y exponer las causas, la evaluación y el tratamiento de la esterilidad femenina y masculina. También tienen que estar al corriente de las cuestiones psicosociales asociadas a la esterilidad.

La *esterilidad afecta a un 15 % de las parejas en edad fértil en Estados Unidos.* Generalmente, la **edad reproductiva** abarca de los 15 a los 44 años, aunque puede producirse un embarazo fuera de este intervalo de edad. *La esterilidad es la incapacidad de una pareja para concebir después de 12 meses de relaciones sexuales frecuentes sin protección.* La probabilidad de concebir en un ciclo menstrual se denomina **fecundabilidad** y se calcula que oscila entre el 20 % y el 25 % en las parejas jóvenes sanas. De modo parecido, la **fertilidad** es la probabilidad de lograr un parto con recién nacido vivo en un ciclo menstrual. La fecundabilidad y la fertilidad disminuyen con el paso del tiempo; en otras palabras, la probabilidad de concebir en un ciclo menstrual determinado disminuye a medida que aumenta el tiempo transcurrido para lograr concebir (fig. 38-1). Después de 12 meses sin utilizar anticoncepción, aproximadamente el 50 % de las parejas concebirá espontáneamente en los siguientes 36 meses. Si para entonces una pareja no logra quedar embarazada, es probable que la esterilidad persista si no se realiza una intervención médica.

La esterilidad es una afección que abarca un amplio espectro de trastornos reversibles e irreversibles, y existen muchos tratamientos satisfactorios. Hoy en día, más varones y mujeres buscan tratamiento contra la esterilidad debido a una mayor conciencia pública de la esterilidad y los tratamientos disponibles, las mejoras en la disponibilidad y la gama de tratamientos contra la esterilidad, la mejora de la capacidad de los médicos para estudiar y diagnosticar la esterilidad, y los cambios que han tenido lugar en la aceptación social de la esterilidad. Además, muchas personas y parejas homosexuales también buscan tratamientos contra la esterilidad para concebir. Aunque este capítulo trata de la esterilidad desde el punto de vista de la pareja heterosexual, se admite que los tratamientos contra la esterilidad ofrecen la oportunidad de ser padres/madres a muchas otras personas y parejas.

Hoy en día, el 85 % de las parejas estériles que se someten a tratamiento adecuado pueden esperar tener un hijo. No obstante, el tratamiento contra la esterilidad puede ser una experiencia difícil para una persona o una pareja. La incapacidad para concebir o mantener el embarazo puede ser emocionalmente estresante y el tratamiento contra la esterilidad puede suponer una carga económica considerable. *Hay que detectar el estrés psicológico asociado a la esterilidad y orientar a los pacientes en consecuencia.*

ETIOLOGÍA DE LA ESTERILIDAD

La concepción satisfactoria exige una serie específica de acontecimientos complejos: *1) la liberación de un ovocito competente, 2) la producción de espermatozoides competentes, 3) la yuxtaposición de un espermatozoide y un ovocito en un aparato genital permeable y la posterior fecundación, 4) la generación de un embrión viable, 5) el transporte del embrión a la cavidad uterina y 6) la implantación satisfactoria del embrión en el endometrio* (fig. 38-2).

Cualquier defecto en uno o más de los pasos imprescindibles de la reproducción puede traducirse en una disminución de la fertilidad o en esterilidad.

Además, en hasta el 40 % de las parejas está implicado cierto grado de esterilidad masculina. Las afecciones que afectan a la fertilidad se dividen en tres categorías principales:

1. Factores femeninos (65 %).
2. Factores masculinos (20 %).
3. Afecciones idiopáticas u otras (15 %).

EVALUACIÓN DE LA ESTERILIDAD

Las causas más frecuentes de esterilidad masculina y femenina se investigan durante la evaluación inicial de la esterilidad. Es importante reconocer que en la esterilidad de una pareja puede estar implicado más de un factor (tabla 38-1). Al igual que sucede con cualquier enfermedad, una anamnesis y una evaluación minuciosas deben revelar factores que pueden estar implicados en la esterilidad de una pareja, como trastornos médicos, fármacos, cirugías anteriores, infecciones genitales o dolor pélvico, disfunción sexual y factores ambientales y relacionados con el estilo de vida (p. ej., alimentación, ejercicio, consumo de tabaco, consumo de drogas).

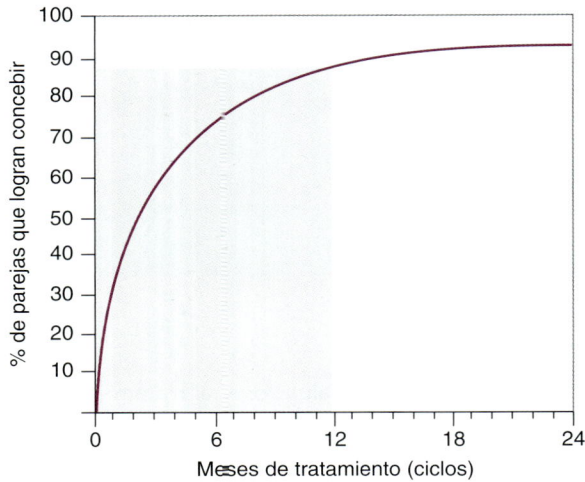

FIGURA 38-1. Índices de concepción de las parejas fértiles.

El momento de la evaluación inicial depende principalmente de la edad de la mujer y de los factores de riesgo de esterilidad de la pareja. *Puesto que la fertilidad disminuye a medida que aumenta la edad de la madre, en las mujeres mayores de 35 años puede resultar beneficioso realizar una evaluación preliminar 12 meses antes de intentar quedarse embarazada.* Habitualmente, el ginecólogo es quien se encarga de la evaluación y el tratamiento iniciales de la esterilidad. Un especialista en fertilidad puede llevar a cabo un estudio y un tratamiento más especializados.

Ovulación

Una menstruación regular y previsible confirma la presencia de ciclos ovulatorios. Además, muchas mujeres experimentan los síntomas característicos asociados a la ovulación y la producción de progesterona: dolor pélvico unilateral (intermenstrual), distensión y dolor con la palpación de las mamas, disminución de las secreciones vaginales, distensión abdominal, ligero aumento del peso corporal y episodios esporádicos de depresión. Estas alteraciones casi nunca se dan en las mujeres que no ovulan. Por lo tanto, unas menstruaciones regulares con alteraciones cíclicas asociadas pueden considerarse un presunto indicio de ovulación.

> *La secreción de progesterona por el cuerpo lúteo domina la fase lútea del ciclo menstrual y persiste si tiene lugar la concepción.*

La progesterona actúa sobre el conducto endocervical para convertir el moco endocervical fino y transparente en un material mucoide pegajoso. La progesterona también altera la temperatura estable del centro termorregulador del cerebro, lo que se traduce en un aumento de la temperatura corporal basal de unos 0,6 °C. En ausencia de embarazo, la involución del cuerpo lúteo está asociada a un brusco descenso de la producción de progesterona, la normalización de la temperatura corporal basal y el inicio de la menstruación.

Dos pruebas proporcionan indicios indirectos de ovulación y pueden ayudar a predecir el momento de la ovulación. La determinación de la **temperatura corporal basal** pone de manifiesto una curva de temperatura bifásica característica durante

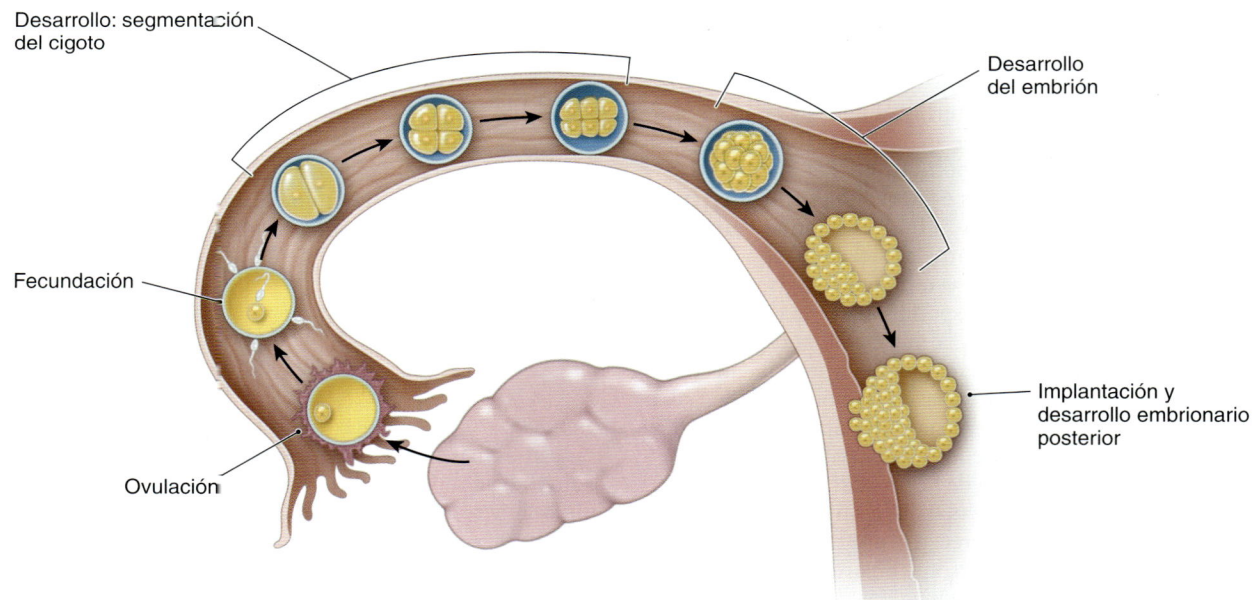

FIGURA 38-2. Pasos de la concepción satisfactoria: ovulación, producción de espermatozoides viables y fecundación, desarrollo del cigoto, desarrollo embrionario inicial e implantación del embrión en el endometrio.

TABLA 38-1	Pruebas que se realizan durante la evaluación de la pareja estéril	
Evaluación de	**Evaluación inicial**	**Evaluación posterior**
Mujer		
Ovulación	Anamnesis y exploración física Gráfica de temperatura corporal basal Estuches de predicción de la ovulación	Concentración de progesterona a mitad de la fase lútea Ecografía Biopsia endometrial (no sistemática) Pruebas endocrinas
Útero	Ecografía	Ecografía con infusión de solución salina Histerosalpingografía RM Histeroscopia
Trompas uterinas y peritoneo	Histerosalpingografía	Laparoscopia con cromotubación
Varón	Espermatograma Repetir espermatograma si está indicado Prueba poscoital (no sistemática)	Estudio genético Determinación de concentraciones de FSH, LH, testosterona Determinación de concentración de prolactina Aspiración de espermatozoides del epidídimo Biopsia testicular

FSH, folitropina; LH, lutropina; RM, resonancia magnética.

la mayor parte de los ciclos ovulatorios (fig. 38-3). Existen termómetros especiales para este fin. Hay que tomar la temperatura al despertarse por la mañana, inmediatamente antes de realizar cualquier actividad física. La temperatura desciende durante la menstruación y aumenta 2 días después del aumento súbito máximo de la LH coincidiendo con una elevación de las concentraciones periféricas de progesterona. La liberación del ovocito tiene lugar un día antes de la primera elevación de la temperatura, y la temperatura permanece elevada durante hasta 14 días. Esta prueba de la ovulación puede conseguirse fácilmente aunque su uso es complicado; puede identificar retrospectivamente la ovulación y el momento óptimo para mantener relaciones sexuales, pero puede ser difícil de interpretar. También se utiliza la **prueba de LH en orina** para determinar por anticipado la presencia y el momento de la ovulación basándose en el aumento de la excreción de LH en la orina. La ovulación se da aproximadamente 24 h después de la aparición de indicios del aumento súbito de LH en la orina. No obstante, debido a la naturaleza pulsátil de la liberación de LH, el aumento súbito de LH puede pasarse por alto si esta prueba sólo se realiza una vez al día.

Otras pruebas diagnósticas evalúan la ovulación mediante el uso de las concentraciones de **progesterona sérica** y la **respuesta endometrial** a la progesterona. Puede utilizarse la concentración de progesterona sérica a mitad de la fase lútea para evaluar la ovulación retrospectivamente. Una cifra superior a 3 ng/ml implica que ha habido ovulación; no obstante, pueden obtenerse cifras de entre 6 y 25 ng/ml en un ciclo ovulatorio normal. Debido a la naturaleza pulsátil de la secreción hormonal, hay que repetir la prueba si sólo se ha realizado una vez y se ha obtenido una cifra de progesterona baja. Otra técnica diagnóstica es la **biopsia endometrial en la fase lútea.** La identificación de endometrio secretor compatible con el día del ciclo menstrual confirma la presencia de progesterona; por lo tanto, esto implica ovulación. No obstante, se trata de una técnica traumática y el análisis histológico del endometrio no diferencia de manera fiable entre las mujeres estériles y fértiles. Por lo tanto, la biopsia endometrial no se realiza sistemáticamente para evaluar la ovulación ni el endometrio.

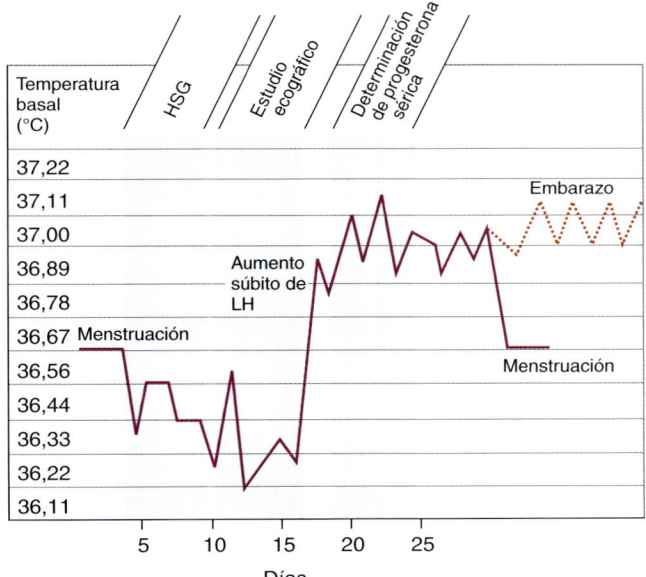

FIGURA 38-3. Patrón bifásico de la temperatura corporal basal que tiene lugar con un ciclo ovulatorio. LH, lutropina.

Si se demuestra la presencia de **oligoovulación** (ovulación esporádica e imprevisible) o **anovulación** (ausencia de ovulación), normalmente basándose en unos antecedentes de ciclos menstruales irregulares, está indicada la realización de más pruebas para determinar la causa subyacente. Una causa frecuente de disfunción ovulatoria en las mujeres en edad de procrear es la **poliquistosis ovárica** (PCOS, *polycystic ovary syndrome*); otras causas comprenden los trastornos tiroideos y la hiperprolactinemia. Con frecuencia, las mujeres con PCOS presentan oligomenorrea y signos de hiperandrogenismo, como hirsutismo, acné y aumento de peso (v. cap. 36, Hirsutismo y virilización). Además, algunas mujeres estériles presentan **amenorrea** y esto suele implicar anovulación. Las causas importantes de amenorrea comprenden el embarazo (siempre hay que realizar una prueba del embarazo), la disfunción hipotalámica (normalmente relacionada con el estrés), la insuficiencia ovárica o la obstrucción del aparato genital. Según cada caso, las pruebas analíticas de la disfunción ovulatoria pueden comprender la determinación de las concentraciones séricas de gonadotropina coriónica humana (GCh), tirotropina (TSH), prolactina, testosterona total, sulfato de deshidroepiandrosterona (DHEA-S), FSH, LH y estradiol.

> *El tratamiento de la etiología de la disfunción ovulatoria puede llevar al restablecimiento de la ovulación y a una mejora de la fertilidad.*

Factores anatómicos

La evaluación de la esterilidad debe comprender un estudio de la anatomía pélvica. Las anomalías del útero, las trompas uterinas y el peritoneo pueden tener importancia en la esterilidad.

ÚTERO

Las anomalías uterinas habitualmente no bastan para provocar esterilidad; estos trastornos suelen estar asociados a pérdida del embarazo. *No obstante, la evaluación del útero es especialmente importante si hay antecedentes que preocupan, como hemorragia anómala, pérdida del embarazo, parto prematuro o cirugía uterina anterior.* Las posibles anomalías uterinas comprenden liomiomas, pólipos endometriales, adherencias intrauterinas o anomalías congénitas (como un útero tabicado, bicorne, unicorne o didelfo) (fig. 38-4). El estudio del útero y la cavidad endometrial puede llevarse a cabo con varias técnicas de imagen; a veces es necesario combinar varias modalidades para poder valorar mejor la anatomía pélvica (cuadro 38-1).

TROMPAS UTERINAS Y PERITONEO

> *Las trompas uterinas son estructuras dinámicas imprescindibles para el transporte del ovocito, el espermatozoide y el embrión, y para la fecundación.*

Durante la ovulación, las franjas de la trompa uterina captan el ovocito del lugar de ovulación o del fondo de saco pélvico. El ovocito es transportado a la ampolla de la trompa,

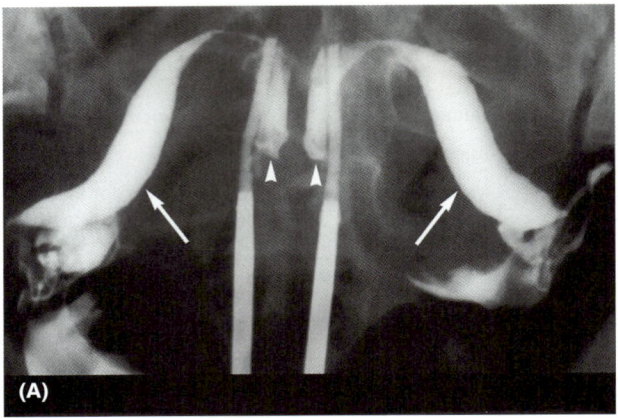

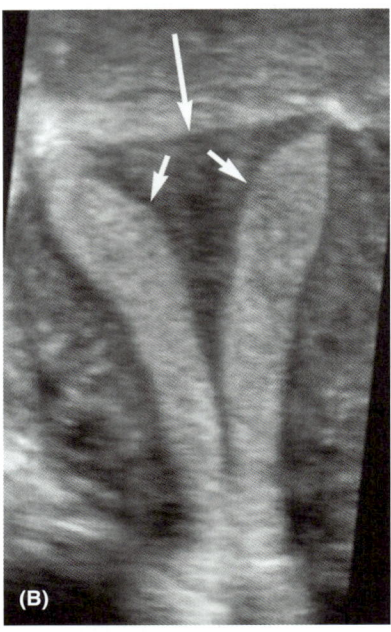

FIGURA 38-4. Anomalías uterinas. **(A)** La histerosalpingografía confirma un útero didelfo, con una pareja de conductos del cuello del útero *(cabezas de flecha)* y cavidades uterinas *(flechas)* llenos de contraste. **(B)** Ecografía tridimensional que indica un útero tabicado. El endometrio está dividido en dos componentes *(flechas cortas)* y el fondo del útero *(flecha larga)* tiene un contorno externo liso. Por cortesía del doctor Beryl Benacerraf. (De Doubilet PM, Benson CB. *Atlas of Ultrasound in Obstetrics and Gynecology.* Philadelphia: Lippincott Williams & Wilkins; 2003: 291.)

donde tiene lugar la fecundación (v. fig. 38-2). Posteriormente, se forma un cigoto y luego un embrión. A los 5 días de la fecundación, el embrión entra en la cavidad endometrial, donde tiene lugar la implantación en el endometrio secretor, y el embrión sigue creciendo y desarrollándose.

Las trompas uterinas y la pelvis pueden evaluarse mediante histerosalpingografía (HSG) o laparoscopia. La HSG normal presenta varias características importantes (fig. 38-5). La cavidad uterina debe ser lisa y simétrica; las hendiduras o

Intervenciones que se utilizan en la evaluación de la esterilidad femenina

Ecografía transvaginal: se utiliza para visualizar la vagina, el cuello del útero, el útero y los ovarios

Ecografía con infusión de solución salina: permite estudiar el miometrio, el endometrio y los anejos; a veces se utiliza conjuntamente con la resonancia magnética

Histerosalpingografía: proporciona información sobre la estructura y función del útero y las trompas uterinas

Histeroscopia: se utiliza para la evaluación y el tratamiento de las anomalías identificadas mediante estudios de imagen, como la extirpación de pequeños liomiomas, pólipos y adherencias

Laparoscopia: se utiliza para visualizar los órganos genitales, además de tratar ciertas afecciones, entre ellas la endometriosis. También puede realizarse la infusión de solución salina en las trompas uterinas para comprobar su permeabilidad

irregularidades de la cavidad indican la presencia de liomiomas, pólipos endometriales o adherencias intrauterinas. Los dos tercios proximales de la trompa uterina deben ser delgados y tener aproximadamente el diámetro de una mina de lápiz. El tercio distal comprende la ampolla y debe tener un aspecto dilatado en comparación con la porción proximal de la trompa. Se observa la dispersión libre de líquido de las franjas de la trompa uterina a la pelvis a medida que el colorante que se va acumulando muestra el perfil del fondo de saco y otras estructuras como el intestino. El hecho de que no se observe dispersión del contraste a través de una trompa uterina o a través de la pelvis deja entrever la posibilidad de adherencias pélvicas que limitan la movilidad normal de la trompa uterina. En la figura 38-6 se presentan ejemplos de histerosalpingografías anómalas.

Las **adherencias pélvicas** que afectan a las trompas uterinas o el peritoneo pueden aparecer a causa de una infección genital (p. ej., enfermedad inflamatoria pélvica, apendicitis), endometriosis o cirugía abdominal o pélvica. Las secuelas de cada uno de estos procesos o acontecimientos pueden comprender cicatrización y obstrucción de las trompas uterinas. Normalmente, las infecciones genitales están asociadas a infecciones de transmisión sexual que provocan salpingitis aguda; los microorganismos que están implicados comúnmente son *Chlamydia trachomatis* y *Neisseria gonorrhoeae* (v. cap. 27, Enfermedades de transmisión sexual).

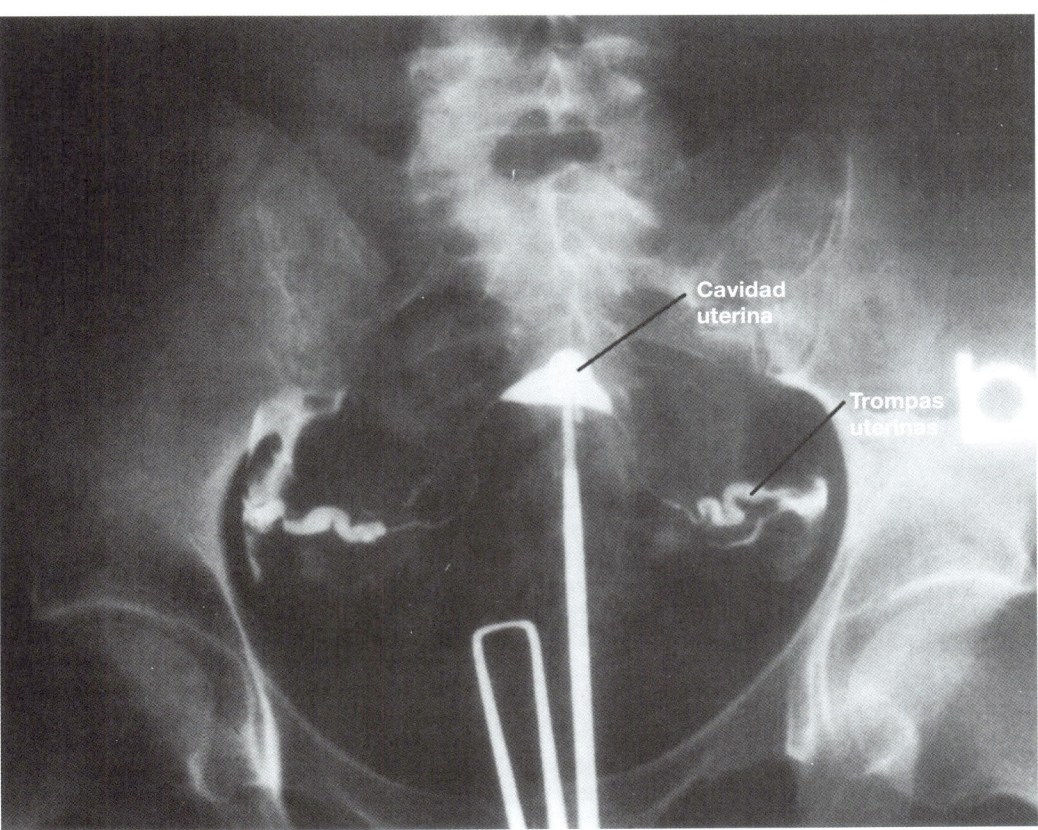

FIGURA 38-5. Histerosalpingografía que muestra un aparato genital femenino permeable con una anatomía normal.

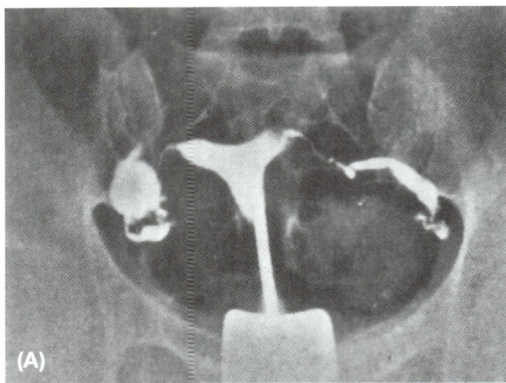

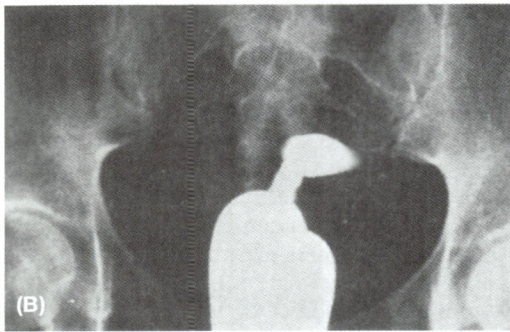

FIGURA 38-6. Histerosalpingografías anómalas. (A) Hidrosálpinx bilateral (dilatación de las trompas uterinas) con obstrucción distal en las franjas; no se observa derrame libre de colorante. (B) Oclusión bilateral de la trompa proximal; hiperdistensión uterina con colorante radiopaco.

La endometriosis se da con mayor frecuencia en las mujeres estériles que en las mujeres fértiles y puede provocar cicatrización y distorsión de las trompas uterinas y otros órganos genitales (v. cap. 29, Endometriosis).

La HSG detecta un 70 % de las anomalías anatómicas del aparato genital. Cuando hay anomalías, puede llevarse a cabo un estudio diagnóstico adicional y el tratamiento mediante histeroscopia y laparoscopia. La histeroscopia permite estudiar el endometrio y la arquitectura de la cavidad uterina. La laparoscopia permite examinar las estructuras pélvicas, entre ellas el útero, los ovarios y las trompas uterinas, además del peritoneo pélvico. Durante la laparoscopia, debe realizarse una **cromopertubación**: de modo parecido a la HSG, se introduce un catéter en el útero y se inyecta colorante mientras se comprueba directamente la permeabilidad y la función de las trompas uterinas mediante laparoscopia. La laparoscopia también permite realizar el diagnóstico y tratamiento de cualquier anomalía pélvica, como las adherencias y la endometriosis.

ESTERILIDAD MASCULINA

Puesto que la esterilidad masculina es frecuente, es importante realizar también un **seminograma o espermatograma** al iniciar la evaluación de la mujer. Normalmente, la muestra de semen se obtiene mediante masturbación después de 2 a 3 días de abstinencia; la eyaculación frecuente puede reducir la concentración de espermatozoides. Es im-

portante recoger todo el semen, porque la primera parte contiene la mayor densidad de espermatozoides. El análisis de la muestra debe realizarse en la hora siguiente a la eyaculación (v. tabla 38-1). El espermatograma clásico determina la cantidad y calidad del líquido seminal, la concentración de espermatozoides y la movilidad y morfología de los espermatozoides. La Organización Mundial de la Salud ha establecido unas cifras normales para el semen (tabla 38-2). Un seminograma normal excluye que la esterilidad tenga una causa masculina en más del 90 % de las parejas heterosexuales. Ciertas anomalías identificadas en el seminograma están asociadas a etiologías específicas de esterilidad masculina (tabla 38-3). La función de los espermatozoides puede estudiarse más a fondo con pruebas diagnósticas especializadas, pero estas pruebas no se utilizan de manera sistemática.

Aparte del seminograma, históricamente se ha utilizado el **test poscoital** para determinar la concentración de espermatozoides y su interacción con el moco cervical. Para realizar esta prueba, hay que tomar una muestra de moco cervical de 2 a 12 h después de mantener relaciones sexuales de 1 a 3 días antes de la ovulación. La muestra se coloca en un portaobjetos de vidrio y se examina con el microscopio. Los criterios clásicos comprenden la presencia de como mínimo cinco espermatozoides móviles por campo de gran aumento. No obstante, la utilidad y la validez diagnósticas de esta prueba son limitadas; por lo tanto, su uso sistemático no está indicado. Además, los tratamientos tradicionales contra la esterilidad, como la inseminación intrauterina y la fecundación *in vitro* (FIV) evitan cualquier anomalía del cuello del útero o el moco cervical.

Si los resultados del seminograma son anómalos, hay que repetirlo al cabo de 1 a 2 semanas. Las anomalías persistentes en el semen exigen más pruebas. Un urólogo o especialista en fertilidad masculina debe evaluar al varón. Ocasionalmente, la esterilidad masculina puede ser el signo inicial de una enfermedad grave, como un cáncer de testículos o un tumor hipofisario. Las causas de esterilidad masculina comprenden trastornos congénitos, adquiridos o sistémicos que pueden agruparse en las siguientes categorías: enfermedad hipotálamo-hipofisaria que provoca disfunción gonadal (1 % al 2 %), enfermedad testicular (30 % al 40 %), defectos postesticulares que provocan trastornos del transporte de los es-

TABLA 38-2	Valores de referencia del seminograma
Elemento	**Valor de referencia**
Volumen de semen	1,5–5,0 ml
pH	>7,2
Concentración de espermatozoides	>20 millones/ml
Movilidad	>50 % ≥25 % con movilidad rápida progresiva
Morfología normal	>30 % formas normales

TABLA 38-3	Causas de semen anómalo
Observación	**Causa**
Bajo volumen de semen	Disfunción eyaculatoria
	Eyaculación retrógrada
	Hipogonadismo
	Mala técnica de recogida
Semen ácido	Obstrucción del conducto eyaculatorio
	Ausencia congénita del conducto deferente y/o las vesículas seminales
Azoospermia u oligoespermia	Trastornos genéticos
	Trastornos endocrinos
	Varicocele
	Criptorquidismo
	Infecciones
	Exposición a toxinas, radiación, fármacos
	Obstrucción del aparato genital
	Idiopática
Movilidad reducida (astenoespermia)	Abstinencia prolongada
	Factores inmunológicos: anticuerpos antiespermáticos
	Obstrucción parcial del aparato genital
	Infección
	Defectos estructurales de los espermatozoides
	Idiopática
Morfología anómala (teratoespermia)	Varicocele
	Trastorno genético
	Criptorquidismo
	Infecciones
	Exposición a toxinas, radiación, fármacos
	Idiopática

permatozoides o la eyaculación (10% al 20%) y esterilidad idiopática (40% al 50%).

Las anomalías de la espermatogénesis son una de las principales causas de esterilidad masculina. A diferencia de los ovocitos, que se desarrollan de manera cíclica, los testículos producen espermatozoides constantemente. A medida que los espermatozoides se desarrollan dentro del epitelio germinal, son liberados en el epidídimo, donde maduran antes de la eyaculación.

La producción y desarrollo de los espermatozoides tarda unos 70 días. Por lo tanto, un seminograma anómalo refleja acontecimientos que tuvieron lugar más de 2 meses antes de la obtención de la muestra.

Por otro lado, se necesita un mínimo de 70 días para observar alteraciones en la producción de espermatozoides después del inicio de cualquier tratamiento.

La evaluación adicional del varón estéril comprende pruebas endocrinas y genéticas. El estudio endocrino es apropiado para los varones que tienen concentraciones anómalas de espermatozoides o indicios de hipoandrogenismo. Las concentraciones séricas de testosterona, FSH y LH identificarán el hipogonadismo primario (testosterona baja, o FSH y LH elevadas) o el hipogonadismo secundario (testosterona, FSH y LH bajas). Una concentración baja de LH en presencia de **oligoespermia** (concentración de espermatozoides por debajo de 5 millones/ml) y una concentración normal de testosterona pueden indicar consumo de esteroides exógenos. Hay que determinar la concentración sérica de **prolactina** en los varones con concentraciones bajas de testosterona.

Las anomalías genéticas pueden afectar a la producción o el transporte de espermatozoides. Las **pruebas genéticas** están indicadas en los varones con **azoospermia** (ausencia de espermatozoides) y oligoespermia grave. Las anomalías que se identifican con mayor frecuencia comprenden mutaciones génicas en el regulador de la conductancia transmembranosa de la fibrosis quística (CFTR, *cystic fibrosis transmembrane conductase regulator*), anomalías somáticas y del cromosoma sexual, y microdeleciones del cromosoma Y. Con frecuencia, los varones que tienen mutaciones en una o ambas copias del gen CFTR presentan una ausencia bilateral congénita del conducto deferente u otros defectos obstructores y pueden no tener síntomas pulmonares. Un cariotipo puede revelar anomalías, como el síndrome de Klinefelter (47,XXY) o inversiones y translocaciones cromosómicas. Deben realizarse pruebas especiales para buscar microdeleciones del cromosoma Y, porque no se detectan en el análisis del cariotipo habitual; estas microdeleciones están asociadas a la alteración del desarrollo testicular y la espermatogénesis. Si se identifica una afección genética, se recomienda encarecidamente ofrecer orientación genética al paciente.

Los varones con azoospermia pueden someterse a un estudio adicional mediante dos técnicas diagnósticas. Si se piensa que puede haber un proceso obstructor (azoospermia obstructora), entonces el semen debe acumularse justo antes de la obstrucción. Por ejemplo, los varones con ausencia congénita del conducto deferente o los vasectomizados tienen un epidídimo hinchado, donde la producción constante de semen se traduce en una pequeña acumulación. Las técnicas de **aspiración percutánea de espermatozoides del epidídimo (PESA) o aspiración microquirúrgica de espermatozoides del epidídimo (MESA)** pueden recuperar espermatozoides móviles sanos. Si no hay obstrucción (azoospermia no obstructiva) y se piensa que puede haber una anomalía testicular, una biopsia testicular puede identificar algunos espermatozoides presentes en los túbulos seminíferos. Con cualquiera de estas dos técnicas se obtiene una cantidad pequeña de espermatozoides en comparación con una muestra de semen normal. Los espermatozoides recuperados pueden utilizarse para intentar conseguir un embarazo; no obstante, la mujer debe someterse a FIV, y se utiliza un único espermatozoide para fecundar un único óvulo (inyección intracitoplasmática de un espermatozoide).

ESTERILIDAD IDIOPÁTICA

En algunas parejas, la evaluación exhaustiva de ambos miembros no detecta la causa de la esterilidad. En concreto, los resultados de las pruebas indican un seminograma normal, indicios de ovula-

ción, una cavidad uterina normal y unas trompas uterinas permeables. Se considera que un 15 % de las parejas padece esterilidad idiopática. Normalmente, este diagnóstico implica la presencia de una o más anomalías leves en la secuencia sumamente organizada de acontecimientos que se traducen en la concepción satisfactoria. Estas anomalías pueden encontrarse por debajo del nivel de detección de las pruebas actuales o puede que las pruebas actuales no las detecten. Estas parejas tienen un bajo índice de concepción espontánea de aproximadamente el 1 % al 3 % cada mes; la edad de la mujer y la duración de la esterilidad influyen en este índice. Si se realiza una laparoscopia en la mujer, pueden detectarse y tratarse anomalías sutiles como adherencias pélvicas y endometriosis leve. No obstante, es razonable proceder al tratamiento farmacológico de la esterilidad sin realizar una laparoscopia.

TRATAMIENTO

La esterilidad de una pareja puede estar relacionada con una o varias anomalías en uno o ambos miembros de la pareja. *Existen numerosos tratamientos farmacológicos, quirúrgicos y basados en* **técnicas de reproducción asistida (TRA)** *para la pareja estéril.* En las parejas con esterilidad idiopática, puede que el tratamiento empírico reduzca los efectos negativos de una o más anomalías leves. Estas parejas, además de la mayoría de las parejas estériles, suelen recibir tratamiento contra la esterilidad de manera gradual: empiezan por la estimulación ovárica conservadora, luego más agresiva, inseminaciones, y al final proceden a la FIV (que se explica a continuación).

Las intervenciones quirúrgicas están indicadas en ciertas circunstancias. Si una mujer acude con dolor pélvico y esterilidad, puede utilizarse la laparoscopia para identificar y tratar la causa del dolor pélvico además de para estudiar la anatomía pélvica desde el punto de vista de la fertilidad. Si se detecta una trompa obstruida en la HSG, quizá sea posible reparar la obstrucción mediante cirugía. Para que estas operaciones tengan éxito, la endosálpinx debe estar sana. Si la lesión de las trompas es lo suficientemente considerable como para afectar al transporte de los gametos, entonces puede ser necesaria una TRA como por ejemplo la FIV. Cuando está indicado, las anomalías de la cavidad uterina, como los miomas submucosos, los pólipos endometriales, las adherencias intrauterinas y un tabique uterino, pueden repararse mediante cirugía con una intervención histeroscópica.

Estimulación ovárica

La **inducción de la ovulación** está indicada en las mujeres con anovulación u oligoovulación. *No obstante, antes de iniciar el tratamiento de inducción de la ovulación hay que tratar cualquier afección detectada que esté asociada a un trastorno ovulatorio. Estas afecciones comprenden enfermedades tiroideas, hiperprolactinemia, PCOS y niveles altos de estrés (incluidos el estrés psicológico, el ejercicio intenso y los trastornos de la alimentación).*

El fármaco más utilizado para inducir la ovulación es el **citrato de clomifeno.** El clomifeno es un modulador selectivo de los receptores estrogénicos (SERM, *selective estrogen receptor modulator*) que inhibe de forma competitiva la fijación de los estrógenos a los receptores estrogénicos en el hipotálamo y la hipófisis. Los efectos antiestrogénicos del clomifeno inducen la liberación de gonadotropina de la hipófisis, que estimula el desarrollo del folículo en los ovarios. El clomifeno se administra diariamente durante 5 días en la fase folicular del ciclo menstrual, empezando entre los días 3 a 5 del ciclo. Si no se produce la ovulación, se aumenta la dosis del mes siguiente. Las mujeres con trastornos de la ovulación asociados a oligomenorrea pueden no tener menstruaciones regulares y puede que haya que inducir la menstruación con progesterona para iniciar su ciclo de clomifeno. Cuando el clomifeno se utiliza en mujeres que ovulan, puede estimular el desarrollo de varios folículos maduros.

Con el clomifeno, la ovulación puede producirse de 5 a 12 días después de tomar el último comprimido y puede controlarse de varias maneras. Puede realizarse la prueba de LH en orina cada día a partir del día 10 del ciclo; cuando se produce la ovulación, debería tener lugar la exposición al semen mediante el coito o la **inseminación intrauterina (IIU).** La realización de una ecografía transvaginal el día 11 o 12 del ciclo puede identificar un folículo en desarrollo. Cuando se utiliza la ecografía y se identifica un folículo maduro (diámetro medio >18 mm), puede provocarse la ovulación mediante la administración de una inyección subcutánea de GCh. La GCh exógena estimula eficazmente el aumento súbito de LH y se produce la ovulación; esta práctica permite determinar el momento adecuado para las relaciones sexuales o la inseminación. Algunas parejas prefieren no controlar la ovulación y mantienen relaciones sexuales con regularidad a mitad del ciclo. En esta situación, la concentración de progesterona el día 21 del ciclo puede determinar si ha tenido lugar la ovulación. *El uso del clomifeno está asociado a un riesgo del 10 % de embarazos múltiples, la mayoría de los cuales son embarazos gemelares, y a un pequeño riesgo de hiperestimulación ovárica y formación de quistes.*

Otra opción es administrar gonadotropinas exógenas para estimular el desarrollo folicular. El uso de gonadotropinas se denomina comúnmente **hiperestimulación ovárica** controlada (HOC). El objetivo de este tratamiento consiste en conseguir la liberación de un único folículo en una mujer que no ovula (especialmente en las mujeres que no responden al clomifeno) y la liberación de varios folículos maduros en otras mujeres estériles. Las preparaciones disponibles comprenden gonadotropinas menopáusicas humanas purificadas (se extraen FSH y LH de la orina de mujeres posmenopáusicas) y FSH humana recombinante. La dosis se adapta a la edad, el peso corporal, el diagnóstico de esterilidad y la respuesta a los tratamientos anteriores contra la esterilidad de la paciente. Estos fármacos son más potentes que el clomifeno y exigen un control frecuente del crecimiento del folículo que suele comprender la ecografía transvaginal y la determinación del estradiol sérico. Cuando se identifica como mínimo un folículo maduro (diámetro folicular medio de 18 mm y concentración de estradiol sérico >200 pg/ml), se administra GCh para provocar la ovulación. Habitualmente, las inseminaciones sincronizadas se llevan a cabo en las 12 a 36 h siguientes a la administración de la GCh. Los riesgos de este tratamiento comprenden el **síndrome de hiperestimulación ovárica (SHO),** que puede necesitar tratamiento intensivo; una incidencia del 25 % de embarazos múltiples, y un aumento del riesgo de embarazo ectópico.

Inseminación intrauterina

Antes de realizar una IIU, se toma una muestra de semen y se somete a un lavado para eliminar las prostaglandinas, las bacterias y las proteínas. Luego, el semen se suspende en una pequeña cantidad de medio de cultivo. Para llevar a cabo la IIU, se introduce un espéculo en la vagina, la muestra se coloca en un catéter flexible y el catéter se introduce por el cuello del útero hasta la cavidad uterina, donde se deposita la muestra (fig. 38-7). Tiene que haber como mínimo un número total de espermatozoides móviles (concentración multiplicada por la movilidad) de 1 millón, ya que el embarazo casi nunca se consigue con cifras más bajas. *En las parejas estériles, y especialmente en aquéllas en que el varón tiene esterilidad leve, los índices de embarazo aumentan con la IIU.* No obstante, una esterilidad masculina más grave puede exigir el uso de TRA para conseguir el embarazo. Si el varón tiene azoospermia y no se identifican espermatozoides durante la biopsia testicular, o si la mujer no tiene una pareja masculina, existe la opción de la IIU con semen de donante anónimo.

Técnicas de reproducción asistida

Todas las intervenciones contra la esterilidad que implican la manipulación de gametos, cigotos o embriones para lograr la concepción constituyen las TRA. En Estados Unidos, la FIV representa más del 99 % de todas las intervenciones con TRA. *El proceso de FIV implica la estimulación ovárica para producir múltiples folículos, la recuperación de los ovocitos de los ovarios, la FIV de los ovocitos en el laboratorio, la incubación del embrión en el laboratorio y la transferencia de los embriones al útero de una mujer a través del cuello del útero.* Los fármacos necesarios para la FIV comprenden gonadotropinas para estimular el desarrollo del folículo, un análogo de la GnRH (agonista o antagonista) para evitar la ovulación prematura durante el desarrollo del folículo y GCh para iniciar la maduración final de los ovocitos antes de su recuperación. Al igual que sucede con la HOC, el proceso de FIV exige un control riguroso de la respuesta ovárica mediante ecografía transvaginal y determinación del estradiol sérico.

Según la etiología de la esterilidad, la fecundación puede conseguirse «de forma natural» mediante la colocación de decenas de miles de espermatozoides juntos con un único

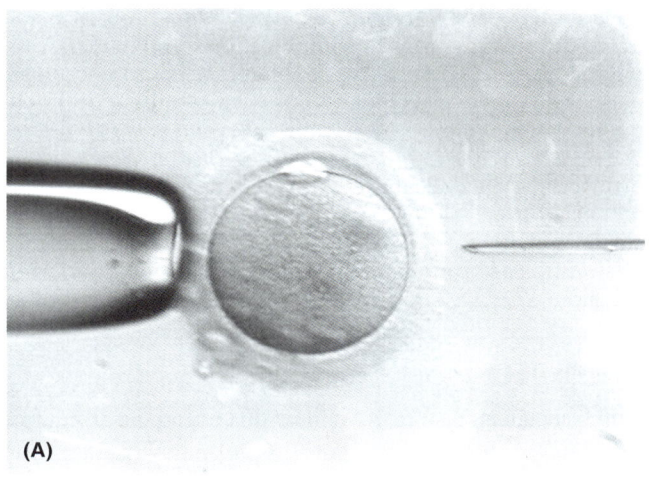

(A)

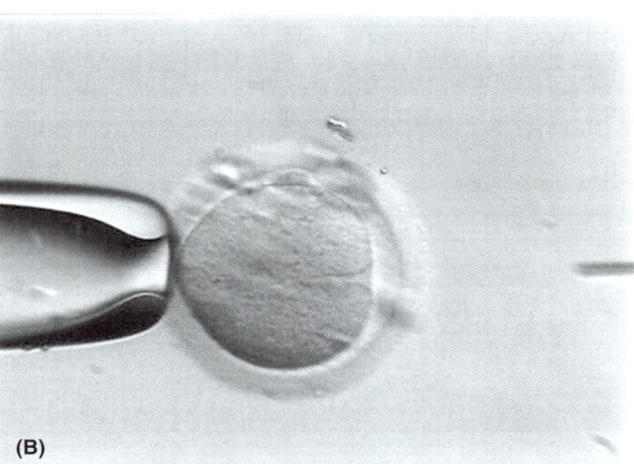

(B)

FIGURA 38-8. Inyección intracitoplasmática de un espermatozoide. **(A)** Se sujeta un ovocito con una pipeta de sujeción. La pipeta de inyección contiene un único espermatozoide. **(B)** La pipeta de inyección ha penetrado la zona pelúcida y la membrana plasmática del ovocito, y el espermatozoide se ha microinyectado en el ovocito. Por cortesía de James H. Liu, MD. (De Fritz MA, Dodson WC, Meldrum D, Johnson JV. Infertility. En: Precis, *An Update in Obstetrics and Gynecology: Reproductive Endocrinology.* 3.ª ed. Washington, DC: American College of Obstetricians and Gynecologists; 2007: 161.)

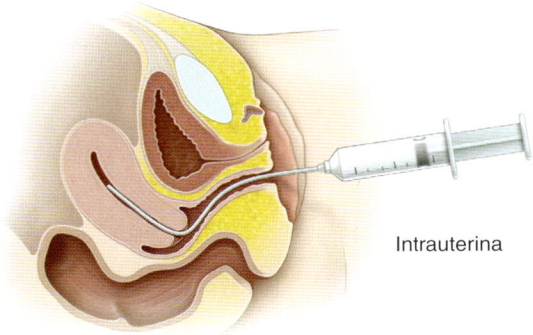

Intrauterina

FIGURA 38-7. Técnica de inseminación intrauterina.

ovocito o mediante la **inyección intracitoplasmática de un espermatozoide**, por la cual se inyecta un único espermatozoide directamente en el ovocito (fig. 38-8). Por lo tanto, la FIV proporciona los instrumentos necesarios para evitar los mecanismos normales del transporte de los gametos, la fecundación y el transporte del embrión. *Tras la recuperación del ovocito, es necesario administrar aporte complementario diario de progesterona para garantizar que se producirán las transformaciones secretoras adecuadas en el endometrio y para mantener el posible embarazo; si tiene lugar la concepción, el aporte complementario se mantiene hasta como mínimo las 10 semanas de gestación.*

Las indicaciones de la FIV comprenden: ausencia o bloqueo de las trompas uterinas, ligadura de trompas, fracaso de la cirugía para conseguir la permeabilidad tubárica, adherencias pélvicas graves, endometriosis grave, mala respuesta ovárica a la estimulación, oligoovulación, esterilidad masculina grave, esterilidad idiopática o fracaso de tratamientos menos agresivos. *Los índices de éxito de la FIV dependen de la etiología de la esterilidad y la edad de la mujer.* La probabilidad de concebir con un ciclo de FIV depende del número y la calidad de los embriones transferidos y puede alcanzar el 40 %-50 %, con un índice del 30 % de embarazos múltiples y como mínimo un índice del 15 % de abortos espontáneos.

ORIENTACIÓN

Con frecuencia, resulta útil aplicar una estrategia de equipo para garantizar que se realiza un estudio diagnóstico adecuado y se ofrece una orientación apropiada. La orientación de las pacientes que se someten a tratamiento con TRA debe comprender información sobre el riesgo de embarazo múltiple, las cuestiones éticas relativas a la reducción fetal en los embarazos múltiples y la adopción. Los médicos también deben estar familiarizados con cualquier legislación estatal relativa a los servicios y el tratamiento contra la esterilidad o la cobertura de los seguros.

LECTURAS RECOMENDADAS

American College of Obstetricians and Gynecologists. *Guidelines for Women's Health Care: A Resource Manual.* 3rd ed. Washington, DC: American College of Obstetricians and Gynecologists; 2007.

American College of Obstetricians and Gynecologists. Management of infertility caused by ovulatory dysfunction. ACOG Practice Bulletin No. 34. *Obstet Gynecol.* 2002;99(1):347–358.

Meldrum D. Assisted reproductive technologies. In: American College of Obstetricians and Gynecologists. *Precis, An Update in Obstetrics and Gynecology: Reproductive Endocrinology.* 3rd ed. Washington, DC: American College of Obstetricians and Gynecologists; 2007:140–172.

39 Síndrome premenstrual y trastorno disfórico premenstrual

Este capítulo trata principalmente el siguiente tema educativo de la Association of Professors of Gynecology and Obstetrics (APGO):

Tema 49 Síndrome premenstrual y trastorno disfórico premenstrual

Los estudiantes deben ser capaces de diagnosticar, distinguir y planificar el tratamiento eficaz del síndrome premenstrual (SPM) y el trastorno disfórico premenstrual (TDPM).

E*l síndrome premenstrual (SPM) es un grupo de alteraciones físicas, del estado de ánimo y conductuales que se dan en relación cíclica constante con la fase lútea del ciclo menstrual y afectan a algunos aspectos de la vida de la paciente.* Estos síntomas aparecen en la mayoría de los ciclos y suelen remitir con el inicio de la menstruación, pero remiten definitivamente con el cese de la menstruación. Este complejo de síntomas cíclicos varía tanto en cuanto a la gravedad como al grado de alteración de la vida laboral, familiar y social de la paciente. El *Manual diagnóstico y estadístico de los trastornos mentales, 4ª edición (DSM-IV),* enumera los criterios diagnósticos del ***trastorno disfórico premenstrual (TDPM)*** *como un conjunto específico de como mínimo 5 de 11 síntomas posibles, con como mínimo un síntoma básico –en concreto, estado de ánimo deprimido, ansiedad o tensión, irritabilidad o disminución del interés por las actividades (anhedonía)–.* Estos síntomas aparecen con regularidad durante la fase lútea del ciclo menstrual.

El TDPM identifica a las mujeres con SPM que experimentan unos síntomas emocionales más graves que pueden necesitar un tratamiento más intensivo.

La fisiopatología de ambas entidades no está bien dilucidada. Ninguna de las dos afecciones debe confundirse con los síntomas cíclicos normales asociados a la ovulación.

INCIDENCIA

Aproximadamente del 75 % al 85 % de las mujeres experimenta síntomas premenstruales. *De un 5 % a un 10 % de las mujeres experimenta un SPM que provoca una alteración considerable de la vida cotidiana; el TDPM, diagnosticado rigurosamente tal como se explica en el DSM-IV, afecta tan sólo al 3 %-5 % de las mujeres.* El SPM y el TDPM pueden aparecer por primera vez con la menarquia, pero también pueden presentarse más adelante, incluso en la década de los 40 de una mujer, aunque con frecuencia esto es un reflejo de la indecisión de la mujer a la hora de buscar ayuda médica para sus síntomas. La expresión o preponderancia de los síntomas de estos tras-

tornos difiere según el origen étnico y la cultura. Existen algunos indicios de que la incidencia del TDPM también varía entre culturas, con unos índices elevados en las culturas mediterráneas y de Oriente próximo y unos índices bajos en Asia. Los estudios realizados en gemelos también ponen de manifiesto concordancia, lo que implica que la genética contribuye a la aparición de estos trastornos.

SÍNTOMAS

Se han atribuido más de 200 síntomas al SPM. Cada paciente presenta su propia constelación de síntomas, lo que hace que los síntomas específicos sean menos importantes que la aparición cíclica de los síntomas. Los síntomas somáticos más frecuentes consisten en distensión abdominal y cansancio. Otros síntomas comprenden hinchazón y dolor mamario **(mastodinia)**, cefalea, acné, molestias intestinales, mareo, sensibilidad a los estímulos externos y sofocos. El síntoma conductual más frecuente es la inestabilidad afectiva. Otros síntomas afectivos comprenden irritabilidad, estado de ánimo deprimido, ansiedad, hostilidad, lagrimeo, aumento del apetito, dificultad para concentrarse y alteración de la libido. El cuadro 39-1 presenta los criterios diagnósticos del TDPM tal como se describen en el DSM-IV. El cuadro 39-2 presenta los criterios diagnósticos del SPM. Los criterios diagnósticos del TDPM son más rigurosos que los del SPM y hacen hincapié en la existencia de síntomas relacionados con el estado de ánimo. El SPM puede diagnosticarse basándose en el estado de ánimo o bien en los síntomas físicos.

Etiología

Se han propuesto muchas teorías para explicar el SPM, entre ellas la alteración de las concentraciones de estrógenos, progesterona, endorfinas, catecolaminas, vitaminas y minerales, pero ninguna proporciona una explicación unificada que justifique todas las variaciones que se observan.

CUADRO 39-1
Criterios diagnósticos del trastorno disfórico premenstrual

A. En la mayoría de los ciclos menstruales del último año, cinco o más de los siguientes síntomas estuvieron presentes la mayor parte del tiempo durante la última semana de la fase lútea, empezaron a remitir a los pocos días del inicio de la menstruación y estuvieron ausentes durante la semana posterior a la menstruación; además, como mínimo uno de los síntomas tenía que ser alguno de los cuatro primeros («síntomas básicos») que se mencionan a continuación:

   1. Estado de ánimo deprimido, sentimientos de desesperanza y de autodesaprobación acentuados
   2. Ansiedad, tensión, sensación de «agobio» o de estar «al límite» acentuados
   3. Crisis repentinas de tristeza o llanto, con hipersensibilidad al rechazo personal
   4. Irritabilidad, ira o aumento de los conflictos interpersonales de forma persistente y acentuada
   5. Pérdida de interés por las actividades habituales
   6. Sensación subjetiva de dificultad para concentrarse

   7. Letargo, cansancio o falta de energía acentuada
   8. Alteraciones notables del apetito y antojos
   9. Hipersomnia o insomnio
  10. Sensación de estar abrumada o fuera de control
  11. Otros síntomas físicos, como hipersensibilidad o hinchazón mamaria, cefaleas, artralgia o mialgia, sensación de «hinchazón» abdominal, o aumento de peso, dolor, etc.

B. La alteración interfiere notablemente en el trabajo o la escuela, o en las actividades sociales habituales y las relaciones con los demás.

C. La alteración no es simplemente una reagudización de los síntomas de otro trastorno, aunque puede superponerse a otro trastorno.

D. Los criterios A, B y C tienen que confirmarse mediante puntuaciones diarias prospectivas durante como mínimo dos ciclos sintomáticos consecutivos (puede realizarse un diagnóstico provisional antes de esta confirmación).

Reimpreso con el permiso de la American Psychiatric Association. *The Diagnostic and Statistical Manual of Mental Disorders.* 4.ª ed. Texto revisado (DSM-IV-TR). Arlington, VA. American Psychiatric Association, 2000.

No se ha descubierto ninguna alteración contundente de estas sustancias en las mujeres que experimentan síntomas, en comparación con las mujeres sin síntomas, a excepción de algunos estudios preliminares sobre la serotonina. Aunque se ha propuesto que una concentración baja de progesterona en la fase lútea es la causa de lo que ahora se reconoce como SPM o TDPM, la determinación de las concentraciones de progesterona sérica y los resultados clínicos del aporte complementario de progesterona no han respaldado esta teoría.

Actualmente, los datos avalan la teoría de la **desregulación serotoninérgica** *como base del SPM/TDPM.* Las fluctuaciones hormonales cíclicas normales pueden desencadenar una respuesta anómala de la serotonina. La monoaminooxidasa reduce la disponibilidad de serotonina, la progesterona potencia la monoaminooxidasa y los estrógenos potencian los inhibidores de la monoaminooxidasa. Por lo tanto, la disponibilidad de serotonina es menor en la fase lútea de predominio de la progesterona. No obstante, la interacción tiene que ser más compleja, porque la reposición únicamente de progesterona no mejora los síntomas del SPM. No se ha observado que las concentraciones absolutas de progesterona sean diferentes en las mujeres con SPM y las que no lo padecen, y los inhibidores de la monoaminooxidasa no mejoran los síntomas en estas pacientes. Datos más recientes implican al ácido γ-aminobutírico (GABA) como factor importante en la reducción de las concentraciones de alopregnanolona, un metabolito de la progesterona.

Diagnóstico

Prácticamente cualquier afección que tenga como resultado alteraciones físicas o del estado de ánimo de manera cíclica puede incluirse en el diagnóstico diferencial del SPM (cuadro 39-3). Los estudios han demostrado que el recuerdo que tienen las pacientes de los síntomas y el momento de su aparición con frecuencia está sesgado y por lo tanto es inexacto, debido a expectativas sociales generalizadas y a la prominencia cultural del «síndrome premenstrual». *La mayoría de las pacientes que acuden en busca de tratamiento para el SPM de hecho no presentan síntomas limitados a la fase lútea.*

> *El diagnóstico del SPM y el TDPM puede ser muy subjetivo y por lo tanto debe realizarse de manera rigurosa utilizando los criterios que se han esbozado.*

El médico debe tener una actitud abierta desde el principio y no excluir prematuramente el problema principal. En el diagnóstico diferencial, el médico debe tener en cuenta los problemas médicos, los trastornos psiquiátricos y las reagudizaciones premenstruales de las afecciones médicas y/o psiquiátricas. La perimenopausia puede tener unos síntomas iniciales parecidos (v. cap. 37, Menopausia).

Puesto que la etiología del SPM y el TDPM no está clara, no hay ninguna anamnesis, exploración física ni marcador de laboratorio disponible para ayudar a establecer el diagnóstico. *Actualmente, el diagnóstico del SPM y el TDPM se basa en la demostración de la relación de los síntomas de la paciente con la fase lútea.* La documentación prospectiva de los síntomas puede realizarse mediante un **diario menstrual** en dos o más ciclos menstruales consecutivos. Se pide a la paciente que vigile sus

<table>
<tr><td>

CUADRO 39-2
**Criterios diagnósticos
del síndrome premenstrual**

1. Puede diagnosticarse síndrome premenstrual si la paciente refiere como mínimo uno de los siguientes síntomas afectivos y somáticos durante los 5 días anteriores a la menstruación en cada uno de tres ciclos menstruales:

   Síntomas afectivos
   Depresión
   Arrebatos de ira
   Irritabilidad
   Ansiedad
   Confusión
   Retraimiento social

   Síntomas somáticos
   Mastalgia
   Distensión abdominal
   Cefalea
   Hinchazón de las extremidades

2. Estos síntomas se alivian a los 4 días del inicio de la menstruación y no recidivan hasta como mínimo el día 13 del ciclo. Lo síntomas están presentes en ausencia de cualquier tratamiento farmacológico, ingestión de hormonas o consumo de drogas o alcohol. Los síntomas se dan de forma reproducible durante dos ciclos registrados prospectivamente. La paciente padece una disfunción identificable en su comportamiento social o económico.

Adaptado con el permiso de Mortola JF, Girton L, Yen SS. Depressive episodes in premenstrual syndrome. *Am J Obstet Gynecol.* 1989; 161(1 Pt 1): 1682–1687.

</td></tr>
</table>

cientes a mantener sus diarios menstruales. La figura 39-1 muestra uno de estos instrumentos, que se denomina «Registro diario de la gravedad de los problemas».

Hay que examinar a las pacientes con SPM para descartar una patología específica, aunque también es importante comprender que ningún dato obtenido en la exploración física es diagnóstico del SPM.

Es razonable realizar un hemograma completo y determinar la concentración de tirotropina (TSH), porque la enfermedad tiroidea y la anemia son bastante frecuentes en las mujeres jóvenes que tienen la menstruación; no obstante, no existen indicios de que la anemia o la enfermedad tiroidea sean más frecuentes en las pacientes que acuden en busca de tratamiento para el SPM o el TDPM.

TRATAMIENTO

La gráfica prospectiva de los síntomas no sólo demuestra la naturaleza cíclica o no cíclica de los síntomas de la paciente, sino que también le permite desempeñar una función clave en el equipo diagnóstico y terapéutico. Esto le permitirá recuperar parte del control de los síntomas. En algunas mujeres, el hecho de proporcionarles una etiqueta diagnóstica les ayuda a disipar el temor de que se «están volviendo locas». Con frecuencia, los síntomas de las pacientes se vuelven más llevaderos cuando comprenden mejor la situación. Normalmente, el calendario de síntomas se mantiene durante la fase de tratamiento para controlar la eficacia terapéutica y para determinar si es necesario o no administrar tratamiento dirigido adicional.

Tratamiento no farmacológico

Las recomendaciones alimentarias hacen hincapié en el consumo de productos frescos antes que elaborados. Se anima a la paciente a ingerir más fruta y verdura y a reducir al máximo las grasas y los azúcares refinados. La reducción al mínimo de la ingestión de sal puede ayudar a reducir la distensión abdominal, y la eliminación de la cafeína y el alcohol de la dieta puede reducir el nerviosismo y la ansiedad. No se ha demostrado que ninguno de estos tratamientos produzca unas mejoras estadísticamente significativas en el SPM ni el TDPM, pero son tratamientos razonables y benignos, constituyen un elemento importante de la mejora de la salud general y en algunos estudios han mostrado una tendencia a la mejora. Está claro que estas intervenciones acarrean bajo riesgo y en general representan conductas saludables.

   Las intervenciones en el estilo de vida que se ha demostrado que producen mejoras significativas de los síntomas comprenden el ejercicio aeróbico y el aporte complementario de carbonato cálcico y magnesio. Se ha observado que el ejercicio aeróbico, en contraposición al ejercicio estático (p. ej., levantamiento de pesas), resulta útil en algunas pacientes, posiblemente mediante el aumento de la producción de endorfinas. El calcio reduce la retención hídrica, las ansias de comer, el dolor y el afecto negativo, en comparación con un placebo.

   Se han estudiado otras intervenciones, pero los resultados son contradictorios. Estas intervenciones comprenden las

síntomas y el patrón de menstruación durante dos o más ciclos. En el caso del SPM, tan sólo es necesario que la paciente presente uno de los síntomas que figuran en la lista, pero debe tener un período sin síntomas. En el caso del TDPM, también se pide a la paciente que vigile la gravedad de los síntomas. Tiene que presentar 5 de los 11 síntomas que figuran en la lista (v. cuadro 39-2), de los cuales uno tiene que ser un síntoma básico. También tiene que presentar una fase folicular sin síntomas. Si los síntomas persisten durante la fase folicular pero son menos graves, hay que pensar en la posibilidad de un agravamiento de un trastorno diferente durante la fase lútea (lo que a veces se denomina **sincronización o acoplamiento**).

Muchos trastornos físicos y psiquiátricos empeoran en la fase lútea, entre ellos el síndrome del colon irritable y el trastorno depresivo mayor.

Es importante distinguir estos trastornos del TDPM. Existen distintos instrumentos diagnósticos para ayudar a las pa-

vitaminas E y D o el extracto de baya de sauzgatillo, además de la terapia de relajación, la terapia cognitiva y la fototerapia. Muchas de estas terapias no tienen efectos secundarios indeseables y su uso puede sopesarse en algunas pacientes. Los estudios han puesto de manifiesto que el aporte complementario de vitamina B_6 tiene un efecto beneficioso reducido. Hay que advertir a las pacientes que las dosis superiores a 100 mg/día pueden provocar lesiones, entre ellas neuropatía periférica. Los estudios del aceite de onagra no han puesto de manifiesto ningún efecto beneficioso. Las terapias alternativas comprenden la meditación, la aromaterapia, la reflexología, la acupuntura, la acupresión y el yoga. En estos campos están justificadas más investigaciones.

Tratamiento farmacológico

Además de la modificación del estilo de vida, las terapias conductuales y el aporte complementario, se ha demostrado que algunos fármacos proporcionan alivio sintomático. En ensayos clínicos controlados, se ha observado que los **antiinflamatorios no esteroideos (AINE)** son útiles en las pacientes que padecen SPM con dismenorrea, mastalgia y edema en las piernas, pero no son útiles para tratar otros aspectos del SPM. Es posible que este efecto esté relacionado con la producción de prostaglandina en distintos lugares del organismo. La espironolactona disminuye la distensión abdominal, pero no alivia otros síntomas.

Puesto que parece que el mecanismo subyacente es que las fluctuaciones hormonales normales precipitan una respuesta anómala de la serotonina, parecería que los fármacos que inducen la anovulación deberían ser beneficiosos para el tratamiento del SPM/TDPM. *Las investigaciones sobre el SPM/TDPM han supuesto múltiples desafíos porque los criterios estrictos para el diagnóstico del SPM/TDPM se han establecido y unificado hace poco, muchos estudios anteriores adolecían de unos métodos deficientes y el efecto placebo (30 %-70 %) en las pacientes con SPM/TDPM es considerable.* Puesto que los síntomas están asociados a los ciclos ovulatorios, la inhibición de la ovulación es beneficiosa para algunas pacientes con SPM y puede lograrse utilizando anticonceptivos orales, **danazol** o agonistas de la **GnRH.** Los anticonceptivos orales son la primera opción lógica para las pacientes que también necesitan anticoncepción. No obstante, algunas pacientes encuentran que sus síntomas empeoran cuando toman anticonceptivos orales.

Como estrategia clínica global, los tratamientos deben administrarse por orden creciente de complejidad.

Aplicando este principio, en la mayoría de los casos los tratamientos deben administrarse en el orden siguiente:

Primer paso. Tratamiento sintomático, dieta que contenga hidratos de carbono complejos, aporte complementario nutritivo (calcio, magnesio, vitamina E), espironolactona.

Segundo paso. Inhibidores selectivos de la recaptación de serotonina (ISRS), con fluoxetina o sertralina como primera opción; en las mujeres que no responden, considere la posibilidad de un ansiolítico para los síntomas específicos.

REGISTRO DIARIO DE LA GRAVEDAD DE LOS PROBLEMAS

Escriba con letra de imprenta y utilice tantas hojas como sea necesario para como mínimo 2 meses COMPLETOS de puntuaciones.

Nombre o iniciales _____

Mes/año _____

Cada noche, anote el grado en que experimentó cada uno de los problemas que se mencionan a continuación. Ponga una «x» en la casilla que corresponde a la gravedad: 1 – ninguna, 2 – mínima, 3 – leve, 4 – moderada, 5 – grave, 6 – extrema.

Anote el día (lunes = "L", martes = "M", etc.) >																															
Anote goteo con una "G" >																															
Anote menstruación con un "M" >																															
Empiece a puntuar en el día correcto del calendario >	1	2	3	4	5	6	7	8	9	10	11	12	13	14	15	16	17	18	19	20	21	22	23	24	25	26	27	28	29	30	31

1 Me sentí deprimida, triste, «baja de moral» o «melancólica» o inútil; o me sentí despreciable o culpable. — 6 5 4 3 2 1

2 Me sentí angustiada, tensa, «agobiada» o «al límite». — 6 5 4 3 2 1

3 Experimenté fluctuaciones del estado de ánimo (es decir, crisis repentinas de tristeza o llanto) o fui sensible al rechazo o me ofendí con facilidad. — 6 5 4 3 2 1

4 Estaba enfada o irritable. — 6 5 4 3 2 1

5 Mostré menos interés por las actividades habituales (trabajo, escuela, amigos, aficiones). — 6 5 4 3 2 1

6 Tuve dificultades para concentrarme. — 6 5 4 3 2 1

7 Me sentí letárgica, cansada o fatigada; o me faltaba energía. — 6 5 4 3 2 1

8 Tuve más apetito o comí en exceso; o tuve antojos. — 6 5 4 3 2 1

9 Dormí más, hice siestas, me costaba levantarme cuando quería hacerlo; o me costaba dormirme o mantener el sueño. — 6 5 4 3 2 1

10 Me sentí abrumada o incapaz de afrontar situaciones; o me sentí fuera de control. — 6 5 4 3 2 1

11 Tuve dolor de mamas, hinchazón de mamas, sensación de hinchazón abdominal, aumento de peso, cefalea, dolor articular o muscular, otros síntomas físicos. — 6 5 4 3 2 1

En el trabajo, la escuela, el hogar o en las actividades cotidianas, como mínimo uno de los problemas anotados antes provocó una reducción de la productividad o ineficiencia. — 6 5 4 3 2 1

Como mínimo uno de los problemas anotados antes impidió o redujo la participación en las aficiones o actividades sociales. — 6 5 4 3 2 1

Como mínimo uno de los problemas anotados antes interfirió en las relaciones con los demás. — 6 5 4 3 2 1

FIGURA 39-1. Registro diario de la gravedad de los problemas. © Jean Endicott, Ph.D., y Wilma Harrison, M.D.

Tercer paso. Inhibición de la ovulación con hormonas (anticonceptivos orales o agonistas de la GnRH).

El tratamiento farmacológico del TDPM difiere del del SPM. No parece que la inhibición de la ovulación sea de ayuda para las mujeres con TDPM. Aunque se han estudiado muchos fármacos, la U.S. Food and Drug Administration (FDA) tan sólo ha autorizado cuatro para el tratamiento del TDPM: fluoxetina, sertralina, paroxetina de liberación controlada y drospirenona/etinilestradiol.

> *En las pacientes con diagnóstico de TDPM según los criterios estrictos, el tratamiento de referencia son los* **ISRS.**

En una revisión de la Base de Datos Cochrane, 15 ensayos aleatorizados controlados con placebo pusieron de manifiesto un efecto beneficioso de los ISRS. La combinación de drospirenona y etinilestradiol es la única pauta de anticonceptivos orales que se ha demostrado que posee un efecto beneficioso y es la opción terapéutica más reciente para el tratamiento del TDPM. Los ISRS son eficaces cuando se administran continuamente (administración diaria) o intermitentemente (tan sólo durante la fase lútea [los 14 días anteriores al inicio de la menstruación]). Con frecuencia, las pacientes refieren una mejoría con el primer ciclo de uso, lo que da crédito a la idea de que la fisiopatología del TDPM es diferente del trastorno depresivo mayor, en que el tratamiento puede tardar semanas en poner de manifiesto una mejoría. Los efectos secundarios de los ISRS comprenden molestias digestivas, insomnio, disfunción sexual, aumento de peso, ansiedad, sofocos y nerviosismo.

Se ha demostrado que el uso del danazol y los agonistas de la GnRH es beneficioso en estudios a corto plazo, pero los efectos a largo plazo de este tipo de fármacos en el SPM/TDPM no se han estudiado en detalle y están asociados a efectos secundarios importantes, con frecuencia prohibitivos. El uso de cualquiera de ellos constituye una «ooforectomía farmacológica» y puede utilizarse a modo de prueba antes de llevar a cabo una ooforectomía quirúrgica. La ooforectomía debe reservarse para las mujeres con afectación grave que cumplen los criterios diagnósticos estrictos y que no responden a ningún tratamiento potencialmente eficaz aparte de los agonistas de la GnRH.

LECTURAS RECOMENDADAS

American College of Obstetricians and Gynecologists. *Guidelines for Women's Health Care: A Resource Manual.* 3rd ed. Washington, D.C.: ACOG; 2007.

American College of Obstetricians and Gynecologists. Premenstrual Syndrome. ACOG Practice Bulletin 15. *Obstet Gynecol.* 2000; 95(4):1–9.

Precis, An Update in Obstetrics and Gynecology: Reproductive Endocrinology. 3rd ed. Washington, D.C.: American College of Obstetricians and Gynecologists; 2007:102–112, 203–205.

40 Biología celular y principios del tratamiento contra el cáncer

La comprensión de los fundamentos de la biología celular es importante para reconocer el comportamiento de los tumores malignos y su respuesta al tratamiento.

El tratamiento de los cánceres que afectan a la mama y los órganos genitales puede implicar el uso de cirugía, quimioterapia, radioterapia u hormonoterapia, utilizadas por separado o en combinación. El plan específico de tratamiento depende del tipo de cáncer, el estadio del cáncer y las características de cada paciente. *La individualización del tratamiento es un aspecto importante del tratamiento contra el cáncer.*

CICLO CELULAR Y TRATAMIENTO CONTRA EL CÁNCER

Es importante conocer el ciclo celular para comprender los tratamientos contra el cáncer. El tratamiento ideal contra el cáncer sería un fármaco que actuara únicamente contra las células cancerosas sin producir ningún efecto sobre los tejidos sanos.

Para atacar de manera óptima únicamente el tejido canceroso, es obligatorio comprender no sólo cómo funcionan las células sanas, sino también en qué difieren las células cancerosas de las células sanas.

Muchos tratamientos se basan en el hecho de que las células cancerosas se dividen constantemente, lo que las hace más vulnerables a los fármacos que interfieren en la división celular.

El ciclo celular comprende cuatro fases (fig. 40-1). Durante la fase G_1 (la fase posterior a la mitosis) tienen lugar la síntesis de ARN y proteínas, el crecimiento celular y la reparación del ADN. Una vez terminados estos procesos, la célula entra en la fase S (fase de síntesis), durante la cual el ADN se replica completamente. La fase G_2 es un período de síntesis adicional de ARN, proteínas y ADN especializado. La división celular tiene lugar durante la fase M (mitosis). Tras la mitosis, las células pueden volver a entrar en la fase G_1 o pueden «abandonar» el ciclo celular y entrar en una fase de reposo (G_0). Las células que están en G_0 no intervienen en las actividades de síntesis que son características del ciclo celular y no son vulnerables a los tratamientos dirigidos a las células que crecen y se dividen activamente. La **fracción de crecimiento** es el porcentaje de células de un tumor que están implicadas activamente en la división celular (es decir, que no están en la fase G_0). La fracción de crecimiento de los tumores disminuye a medida que el tumor aumenta de tamaño, porque el aporte vascular y las concentraciones de oxígeno son menores. *La extirpación quirúrgica de tejido tumoral (cirugía citorreductora) puede hacer que las células G_0 vuelvan a entrar en el ciclo celular, aumentando así su vulnerabilidad a la quimioterapia y la radioterapia.*

El **tiempo de generación** es la duración del ciclo celular, desde la fase M hasta la siguiente fase M. Para un tipo determinado de célula, la duración de las fases S y M es relativamente constante, mientras que la duración de G_2 y especialmente G_1 varía. La duración variable de G_1 puede explicarse por el hecho de que hay células que entran en la fase de reposo (G_0) durante un período y luego vuelven a entrar en el ciclo. La duración de G_1 tiene un efecto enorme sobre la sensibilidad de las células al tratamiento.

Los antineoplásicos y la radiación destruyen las células cancerosas mediante cinética de primer orden. Esto significa que cada dosis destruye una fracción constante de células tumorales, en lugar de un número constante. La repercusión clínica resultante es que varias dosis intermitentes tienen más probabilidades de ser curativas que una dosis única alta.

QUIMIOTERAPIA

Los **antineoplásicos** pueden ser: *1)* **no específicos de las fases del ciclo celular,** lo que significa que pueden destruir las células en todas las fases del ciclo celular y son útiles en los tumores con un bajo índice de crecimiento o *2)* **específicos de una fase del ciclo celular,** lo que significa que destruyen las células en una fase específica del ciclo celular y son muy útiles en los tumores que contienen un elevado porcentaje de células que se dividen activamente. La figura 40-1 muestra fármacos comunes y sus lugares de actuación dentro del ciclo celular.

Existen varias clases de **antineoplásicos** (tabla 40-1). Los **fármacos alquilantes** y **parecidos a los alquilantes** se unen al ADN y forman puentes transversales, con lo que interfieren en la replicación del ADN y, al final, en la transcripción del ARN. Las células en división, especialmente las que se encuentran hacia el final de las fases G_1 y S, son muy sensibles a los efectos de estos fármacos; no obstante, se con-

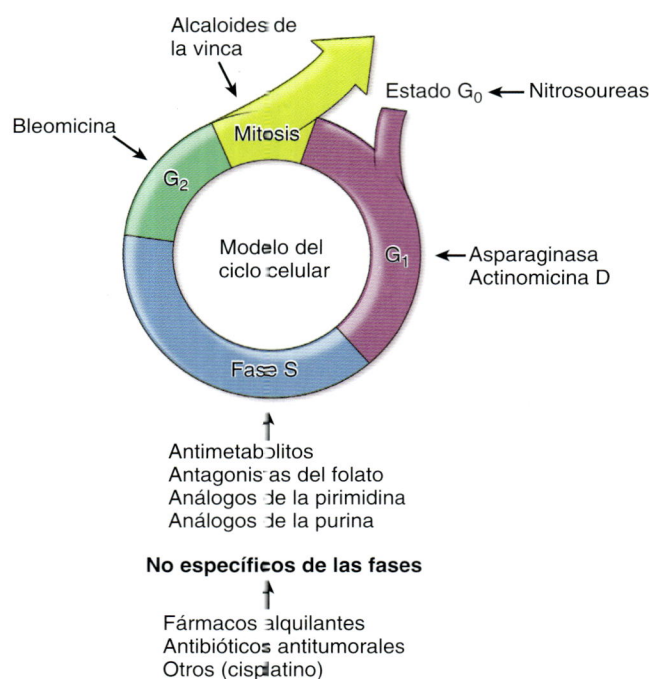

FIGURA 40-1. Acciones de los antineoplásicos dentro del ciclo celular.

sidera que estos fármacos no son específicos de las fases del ciclo celular (esto es, son eficaces en todas las fases del ciclo celular). El principal efecto secundario de los fármacos alquilantes es la mielosupresión. Los fármacos parecidos a los alquilantes se comportan de modo similar y comprenden los fármacos derivados del platino cisplatino y carboplatino.

Los **antibióticos antitumorales** inhiben la síntesis de ARN dirigida por el ADN y también están implicados en la formación de radicales libres, lo que provoca la rotura de las cadenas. No son específicos de las fases del ciclo celular. Sus efectos secundarios generales son parecidos a los de los fármacos alquilantes; no obstante, cada fármaco tiene sus propios efectos secundarios.

Los **antimetabolitos** son análogos estructurales de moléculas normales necesarias para la función de la célula. Afectan de manera competitiva a las enzimas implicadas en la síntesis normal de ácidos nucleicos y, por lo tanto, son más activas durante la fase S de la división celular. Pueden provocar mielosupresión o mucositis intestinal cuando se administran en embolada.

Los **alcaloides de la vinca** interfieren en la fase M de la división celular impidiendo la unión de los microtúbulos. Pueden provocar mielosupresión o una reacción anafilactoide.

Los **inhibidores de la topoisomerasa** llevan a muerte celular mediante la inhibición de la topoisomerasa I (TOPO-I), una enzima necesaria para la replicación del ADN. En una célula que se replica con normalidad, la TOPO-I induce roturas monocatenarias reversibles en el ADN. Los inhibidores de

TABLA 40-1	Clases de antineoplásicos		
Clase	Mecanismo de acción	Efectos secundarios principales	Fármacos representativos
Alquilantes	Se unen al ADN y forman puentes transversales ya sea entre cadenas, dentro de las cadenas o con proteínas; impiden la replicación y transcripción	Cistitis hemorrágica, alopecia, nefrotoxicidad	Ciclofosfamida, ifosfamida, melfalán
Fármacos parecidos a los alquilantes	Forman puentes transversales con las cadenas de ADN (entre cadenas)	Nefrotoxicidad, neurotoxicidad, mielosupresión	Cisplatino, carboplatino
Antibióticos	Interfieren en la replicación del ADN mediante la formación de radicales libres y el intercalado entre las bases	Variables	Bleomicina, actinomicina D
Antimetabolitos	Bloquean las enzimas necesarias para la síntesis de ADN	Digestivos, mielosupresión, dermatológicos, hepatotoxicidad	Metotrexato, 5-fluorouracilo
Alcaloides de la vinca	Inhiben la unión de los microtúbulos	Mielosupresión	Vincristina, vinblastina, paclitaxel
Inhibidores de la topoisomerasa	Inhiben la topoisomerasa, lo que se traduce en roturas de la cadena de ADN	Mielosupresión, alopecia, digestivos	Etopósido, topotecán

la TOPO-I forman complejos con el ADN y la TOPO-I e impiden la reparación de las roturas en la cadena simple de ADN, lo que se traduce en muerte celular.

El tratamiento endocrino con **moduladores selectivos de los receptores estrogénicos** (**SERM**, *selective estrogen receptor modulators*) actúa en los tumores de mama sensibles a los estrógenos bloqueando la interacción de los estrógenos con los receptores estrogénicos (RE). La importancia terapéutica de los RE celulares se ha demostrado en el cáncer de mama. Los tumores con receptores estrogénicos responden al tratamiento endocrino. Normalmente, los estrógenos entran en la célula y se unen a los RE en el citoplasma. El complejo es traspasado al núcleo y allí se une a zonas aceptoras de los cromosomas, lo que se traduce en la activación de la síntesis de ARN y proteínas. Los SERM actúan como inhibidores competitivos de la unión de los estrógenos; el complejo SERM-RE se une a los cromosomas, pero no activa el metabolismo celular. El posterior descenso de la actividad celular y la división celular se traduce en un menor crecimiento tumoral. Los dos SERM recetados con mayor frecuencia en Estados Unidos son el tamoxifeno y el raloxifeno. Aunque es relativamente segura, esta clase de fármacos está relacionada con un mayor riesgo de cáncer endometrial y sarcomas uterinos y un incremento de la patología endometrial.

Los **inhibidores de la aromatasa (IA),** que inhiben las concentraciones plasmáticas y tumorales de estrógenos, se utilizan en las mujeres posmenopáusicas para el tratamiento del cáncer de mama avanzado que ha empeorado tras el tratamiento con tamoxifeno.

Se ha demostrado que los **gestágenos** son útiles en el tratamiento del cáncer endometrial en estadio inicial cuando la cirugía no es factible, no es segura o no es el tratamiento deseado. La gestagenoterapia también resulta útil para algunas mujeres que padecen enfermedad recidivante. Los gestágenos más utilizados son la medroxiprogesterona y el megestrol. Otros fármacos hormonales con eficacia demostrada en los casos de enfermedad recidivante comprenden el tamoxifeno (SERM), la goserelina (hormona sintética), el anastrozol (IA) y el arzoxifeno (SERM).

Los antineoplásicos son tóxicos porque actúan sobre las células sanas además de las células cancerosas. La tabla 40-2 describe las principales aplicaciones y efectos secundarios de los antineoplásicos. Los tipos de células que se dividen rápidamente de las estirpes eritroide, mieloide y megacariocítica son muy sensibles al daño causado por los antineoplásicos habituales. La anemia, la granulocitopenia (neutropenia) y la trombocitopenia son efectos secundarios previsibles. Las pacientes anémicas con frecuencia experimentarán un letargo discapacitante. Las pacientes con neutropenia tienen un alto riesgo de padecer sepsis mortal y las que presentan trombocitopenia mantenida tienen riesgo de padecer hemorragia intracraneal aguda o digestiva espontánea. Los antibióticos profilácticos se administran a las pacientes con neutropenia febril o a las pacientes con neutropenia para evitar una infección grave. Para reducir el riesgo de hemorragia pueden utilizarse transfusiones de plaquetas.

El uso de la monoterapia está limitado por la aparición de resistencia al fármaco y efectos secundarios. La **poliquimioterapia** se utiliza para contrarrestar estas limitaciones. Pueden emplearse varias estrategias para seleccionar fármacos para la poliquimioterapia. En el **bloqueo secuencial,** los fármacos bloquean enzimas secuenciales en una única vía bioquímica. En el **bloqueo concomitante,** los fármacos atacan vías bioquímicas paralelas que llevan al mismo producto final. La inhibición complementaria interfiere en distintas fases de la síntesis de ADN, ARN o proteínas.

Las interacciones entre los fármacos que se utilizan en combinación se definen como **sinérgicas** (se traducen en una mayor actividad antitumoral o en una menor toxicidad, en comparación con la utilización de cada fármaco por separado), **aditivas** (se traducen en una mayor actividad antitumoral que es equivalente a la suma de la actividad antitumoral de cada fármaco utilizado por separado) o **antagonistas** (se traducen en una menor actividad antitumoral, en comparación con la utilización de cada fármaco por separado). Los fármacos que se utilizan en combinación deben *1)* ser eficaces cuando se utilizan por separado, *2)* tener distintos mecanismos de acción y *3)* tener una acción aditiva o, si es posible, sinérgica.

La quimioterapia se administra en distintas pautas terapéuticas. La quimioterapia **adyuvante** suele ser un ciclo establecido de poliquimioterapia que se administra a altas dosis a las pacientes que no presentan indicios de cáncer residual tras la radioterapia o la cirugía. El objetivo consiste en eliminar cualquier célula cancerosa residual, normalmente con la intención de curar la enfermedad. La quimioterapia **neoadyuvante** tiene el objetivo de erradicar las micrometástasis o reducir la enfermedad inoperable a fin de preparar a las pacientes para la cirugía y/o radioterapia. La quimioterapia de **inducción** suele ser una poliquimioterapia administrada a altas dosis para provocar la remisión. La quimioterapia de **mantenimiento** (quimioterapia de consolidación) es un tratamiento a bajas dosis y de larga duración que se administra a las pacientes en remisión para mantener la remisión mediante la inhibición del crecimiento de las células cancerosas que quedan en el organismo.

RADIOTERAPIA

La **radiación ionizante** provoca la producción de iones libres de hidrógeno y radicales de hidroxilo (•OH). En presencia de una cantidad suficiente de oxígeno, se forma peróxido de hidrógeno (H_2O_2), que altera la estructura del ADN y, con el tiempo, la capacidad de la célula para dividirse. Al igual que sucede con la quimioterapia, la destrucción tiene lugar mediante cinética de primer orden. *Puesto que las células en división son más sensibles al daño causado por la radiación y puesto que no todas las células en un tumor determinado se dividen en el mismo momento, las dosis de radiación fraccionadas tienen más probabilidad de ser eficaces que una dosis única.* La administración de múltiples dosis más bajas de radiación también reduce los efectos nocivos sobre los tejidos sanos.

La base de la administración fraccionada proviene de las «cuatro R» de la radiología:

1. **Reparación de la lesión que no es mortal.** Cuando se divide una dosis, el número de células sanas que sobreviven es mayor que si la dosis se administrara de golpe (en dosis fraccionadas pueden tolerarse cantidades totales de radiación más altas que en dosis únicas).
2. **Repoblación.** La reactivación de las células madre tiene lugar cuando se interrumpe la radioterapia; por lo tanto,

TABLA 40-2   Principales aplicaciones y efectos secundarios de los antineoplásicos

Fármaco	Aplicación	Efectos secundarios que limitan la dosis	Otros efectos secundarios
Paclitaxel (inhibidor mitótico)	Cáncer ovárico, cáncer endometrial (avanzado), tumores de células de la granulosa	Mielosupresión (neutropenia), neuropatía periférica	Alopecia, mialgias/artralgias, toxicidad digestiva, reacción de hipersensibilidad
Carboplatino (fármaco parecido a los alquilantes)	Cáncer ovárico, cáncer endometrial (avanzado), tumores de células de la granulosa	Mielosupresión (trombocitopenia)	Nefrotoxicidad, ototoxicidad, toxicidad digestiva, alopecia, reacción de hipersensibilidad
Cisplatino (fármaco parecido a los alquilantes)	Cáncer de cuello de útero, tumores de células germinales	Nefrotoxicidad	Neurotoxicidad, toxicidad digestiva, reacción de hipersensibilidad
Bleomicina (antibiótico)	Tumores de células germinales	Fibrosis pulmonar	Dermatológicos (mucositis, hiperpigmentación)
Topotecán (inhibidor de la topoisomerasa)	Cáncer ovárico	Mielosupresión (neutropenia)	Alopecia, toxicidad digestiva
Doxorrubicina liposómica	Cáncer ovárico	Mielosupresión	Eritrodisestesia palmoplantar, toxicidad digestiva (estomatitis, NyV), cardíacos (mínimos)
Hidrocloruro de gemcitabina (antimetabolito)	Cáncer ovárico	Neutropenia	Hepatotoxicidad, nefrotoxicidad, síndrome urémico hemolítico
Etopósido (inhibidor de la topoisomerasa)	Tumores de células germinales, neoplasia trofoblástica gestacional	Mielosupresión (neutropenia)	Alopecia, toxicidad digestiva, IAM, leucemia aguda
Ifosfamida (alquilante)	Sarcoma uterino	Cistitis hemorrágica	Nefrotoxicidad, toxicidad digestiva, alopecia, leucopenia leve
Metotrexato (antimetabolito)	Neoplasia trofoblástica gestacional, embarazo molar	Mielosupresión (todas las estirpes celulares)	Hepatotoxicidad, nefrotoxicidad, dermatológicos (fotosensibilidad, exantemas, vasculitis)
Dactinomicina/ actinomicina D (antibióticos)	Cáncer endometrial, neoplasia trofoblástica gestacional	Mielosupresión (todas las estirpes celulares)	Toxicidad digestiva (NyV, mucositis), alopecia, necrosis por extravasación
Ciclofosfamida (alquilante)	Neoplasia trofoblástica gestacional	Mielosupresión	Cistitis hemorrágica, alopecia, SIADH
Vincristina (alcaloide de la vinca)	Neoplasia trofoblástica gestacional	Mielosupresión	Alopecia, toxicidad digestiva, mialgias, neuropatía periférica

IAM, infarto agudo de miocardio; NyV, náuseas y vómitos; SIADH, síndrome de secreción inadecuada de vasopresina.

la capacidad regeneradora depende del número de células madre disponibles.

3. **Reoxigenación.** Las células son más vulnerables al daño causado por la radiación en presencia de oxígeno; a medida que se destruyen las células tumorales, que sobreviven entran en contacto con los capilares, lo que las hace sensibles a la radiación.

4. **Redistribución en el ciclo celular.** Puesto que las células tumorales se encuentran en distintas fases del ciclo celular, las dosis fraccionadas aumentan la probabilidad de que una célula determinada sea irradiada cuando es más vulnerable.

Se ha utilizado el *rad* como medida de la cantidad de energía absorbida por unidad de masa de tejido. Una medida habitual de la dosis absorbida es el *Gray*, que se define como 1 Joule por kilogramo; *1 Gray equivale a 100 rads*. La radiación se administra de dos maneras generales: irradiación externa (teleterapia) e irradiación local (braquiterapia). La **teleterapia** se basa en el uso de haces de alta energía (>1 millón de eV), porque no afectan a la piel y administran una radiación menos tóxica al hueso. La tolerancia de la radiación externa depende de la vulnerabilidad de los tejidos sanos circundantes. Normalmente, la teleterapia se utiliza para reducir el volumen de los tumores antes de la radioterapia localizada. La **braquiterapia** se basa en la ley del inverso del cuadrado: la dosis de radiación en un punto determinado es inversamente proporcional al cuadrado de la distancia desde la fuente de la radiación. Para colocar el material radiactivo a la menor distancia posible, la braquiterapia utiliza fuentes encapsuladas de radiación ionizante que se implantan directamente en los tejidos (intersticiales) o se colocan en las cavidades naturales del organismo (intracavitarias). Los **dispositivos intracavitarios** pueden colocarse en el útero, el cuello del útero o la vagina y después pueden cargarse con fuentes radiactivas en forma de radioterapia a bajas dosis (cesio-137), radioterapia a altas dosis (iridio-192, cobalto-60) o implantes intersticiales. Este método protege al personal sanitario frente a la exposición a la radiación. Un nuevo método para tratar el cáncer de mama en estadio inicial implica la inserción de braquiterapia de alta tasa de dosis mediante un catéter con globo en la cavidad creada mediante tumorectomía mamaria. Los **implantes intersticiales** utilizan isótopos (iridio-192, yodo-125) formulados como alambres o semillas. Estos implantes suelen ser temporales, pero se están investigando implantes de semillas permanentes.

Se están desarrollando nuevas estrategias para la radioterapia. Por ejemplo, se está utilizando terapia **intraoperatoria** para pacientes previamente irradiadas con enfermedad recidivante que necesitarían unas dosis de radiación externa de un nivel inaceptable.

Las complicaciones asociadas a la radioterapia pueden ser agudas o tardías (crónicas). Las **reacciones agudas** afectan a los tejidos que se dividen rápidamente, como el epitelio (piel, mucosa intestinal, médula ósea y células reproductoras). Las manifestaciones son el cese de la actividad mitótica, hinchazón celular, edema y necrosis tisular. Los problemas iniciales asociados a la irradiación de los cánceres ginecológicos comprenden enteritis, cistitis aguda, vulvitis, proctosigmoiditis, descamación cutánea tópica y, ocasionalmente, mielosupresión. Las **complicaciones crónicas** aparecen al cabo de meses a años de la finalización de la radioterapia. Comprenden obliteración de pequeños vasos sanguíneos o engrosamiento de la pared de los vasos, fibrosis y disminución de las poblaciones de células epiteliales y parenquimatosas. También puede darse proctitis crónica, cistitis hemorrágica, formación de fístulas ureterovaginales o vesicovaginales, estenosis rectal o sigmoidea y obstrucciones intestinales, además de fístulas intestinales.

ANTINEOPLÁSICOS NOVEDOSOS

El siguiente horizonte en el tratamiento contra el cáncer son los fármacos dirigidos a dianas moleculares, las vacunas contra el cáncer y el tratamiento génico. Actualmente, están disponibles varios fármacos que actúan sobre moléculas o proteínas específicas presentes en las células cancerosas. Por ejemplo, el trastuzumab es un anticuerpo monoclonal derivado del ADN contra la proteína del receptor 2 del factor de crecimiento epidérmico humano (HER-2). Actualmente, el tratamiento con trastuzumab está indicado en las pacientes con cáncer de mama metastásico cuyos tumores expresan HER-2 en exceso. Algunos tumores ováricos, cervicales y endometriales expresan el receptor HER-2/*neu*; por lo tanto, actualmente se está investigando la utilidad de este fármaco en los tumores ginecológicos. Además, el bevacizumab es un anticuerpo monoclonal diseñado para actuar sobre la proteína VEGF e inhibir la angiogénesis en los tumores. Actualmente, se está investigando para el posible tratamiento de una variedad de tumores, entre ellos el cáncer ovárico epitelial.

También se están estudiando **vacunas antitumorales** para el tratamiento del cáncer ovárico. El principio en el que se basan estas vacunas terapéuticas es la introducción de una estirpe de células cancerosas modificada en una paciente para intentar estimular el sistema inmunitario de esa paciente con el fin de que reconozca y elimine el tumor. También se han estudiado cepas de virus inactivados como vectores de vacunas con la esperanza de crear una mayor inmunogenia. Actualmente, la respuesta a este tipo de tratamiento ha sido moderada, pero hay estudios en curso.

Puesto que un gran porcentaje de cánceres ginecológicos son el resultado de la pérdida de la función genética por medio de mutaciones del ADN, los tratamientos en fase de investigación también se han centrado en la manipulación genética de los tumores o **tratamiento génico.** Por ejemplo, dado que la mitad de los cánceres ováricos presentan mutaciones nocivas en el gen *p53*, las investigaciones se han centrado en hacer llegar un producto del gen *p53* normal al tumor mediante distintos vectores de virus. Se espera que entonces el tumor exprese el producto del gen natural y el crecimiento quede inhibido. Hasta ahora, la respuesta ha sido mínima, pero las investigaciones continúan.

Las posibles ventajas de estos conceptos terapéuticos novedosos son múltiples, se consideren tratamiento principal o complementario. *Los trabajos en este campo están en fase experimental, pero el objetivo del tratamiento contra el cáncer sigue siendo la eliminación de las células cancerosas con una toxicidad mínima.*

LECTURAS RECOMENDADAS

American College of Obstetricians and Gynecologists. Breast cancer screening. ACOG Practice Bulletin No. 42. *Obstet Gynecol.* 2003;101(5):821–832.

American College of Obstetricians and Gynecologists. Diagnosis and treatment of cervical carcinomas. ACOG Practice Bulletin No. 35. *Obstet Gynecol.* 2002;99(5):855–867.

American College of Obstetricians and Gynecologists (ACOG). *Guidelines for Women's Health Care: A Resource Manual.* 3rd ed. Washington, D.C.: ACOG; 2007.

American College of Obstetricians and Gynecologists. Selective estrogen receptor modulators. ACOG Practice Bulletin No. 39. *Obstet Gynecol.* 2002;100(5):835–844.

Genetics and gynecologic cancer. In: *Precis, An Update in Obstetrics and Gynecology: Oncology,* 3rd ed. Washington, DC: American College of Obstetricians and Gynecologists; 2008:10–20.

41

Neoplasia trofoblástica gestacional

La **neoplasia trofoblástica gestacional (NTG)** *es una variación rara del embarazo de etiología desconocida y suele presentarse como una enfermedad benigna que se denomina* **mola hidatiforme** (embarazo molar)*. La NTG es un espectro clínico que comprende todas las neoplasias procedentes de una proliferación (trofoblástica) anómala de la placenta* (cuadro 41-1)*.* Existen dos clases de embarazo molar, la mola completa (sin feto) y la mola incompleta (partes fetales además de degeneración molar)*. Aproximadamente el 20 % de las pacientes con embarazo molar padecerán* **enfermedad persistente** o **maligna***. La NTG persistente o maligna responde a la quimioterapia.*

El cuadro clínico clave de la NTG comprende: *1)* presentación clínica en forma de embarazo, *2)* método diagnóstico fiable mediante los datos patognomónicos obtenidos en la ecografía y *3)* un marcador tumoral específico (**gonadotropina coriónica humana [GCh]** cuantitativa en el suero)*. La NTG persistente puede darse con cualquier embarazo, aunque lo más frecuente es que aparezca después de un embarazo molar.*

EPIDEMIOLOGÍA

La incidencia del embarazo molar varía entre diferentes grupos nacionales y étnicos. La incidencia más alta se da entre las mujeres asiáticas que viven en Asia (1 de cada 200 embarazos). La incidencia en Estados Unidos es de aproximadamente 1 de cada 1 500 embarazos, con un índice de recidiva del 1 % al 2 %. Es más frecuente en las mujeres mayores. El embarazo molar está asociado a un bajo consumo de caroteno en la dieta y a la carencia de vitamina A. Las molas parciales están asociadas a antecedentes de esterilidad y aborto espontáneo.

MOLA HIDATIFORME

Una mola hidatiforme comprende la proliferación anómala del sincitiotrofoblasto y la sustitución del tejido trofoblástico placentario normal por **vellosidades placentarias hidrópicas**. Las **molas completas** no poseen estructuras embrionarias ni fetales identificables. Las **molas parciales** se caracterizan por proliferación trofoblástica focal, degeneración de la placenta y estructuras fetales o embrionarias identificables.

La constitución genética de ambos tipos de embarazo molar es distinta (tabla 41-1)*.* Las molas completas tienen cromosomas de origen paterno en su totalidad como consecuencia de la fecundación de un óvulo malogrado por un espermatozoide haploide que se duplica o, raramente, la fecundación de un óvulo malogrado por dos espermatozoides. *El cariotipo de una mola completa suele ser 46XX. El feto de una mola parcial suele ser un triploide.* Un triploide está formado por un conjunto haploide de cromosomas maternos y dos conjuntos haploides de cromosomas paternos, como consecuencia de la fecundación de un óvulo normal por dos espermatozoides. *Las molas completas son más frecuentes que las parciales y es más probable que se vuelvan malignas.*

Presentación clínica

Las mujeres con embarazo molar presentan unos signos y síntomas compatibles con un embarazo confirmado, además de discrepancia del tamaño uterino y la fecha, síntomas de embarazo exagerados y hemorragia indolora en el segundo trimestre. *Con el aumento de la prevalencia de la ecografía del primer trimestre, ahora las molas se detectan con frecuencia en el primer trimestre del embarazo antes de la aparición de los síntomas.* La hemorragia anómala es el síntoma inicial más característico que da lugar a una evaluación por amenaza de aborto. La ausencia de tonos cardíacos fetales detectada en la primera consulta obstétrica también puede dar lugar a una evaluación (según la edad gestacional calculada). La ecografía confirma el diagnóstico de embarazo molar por su aspecto característico de «**tormenta de nieve**» y por la ausencia de partes fetales (mola completa) (fig. 41-1). En los casos de mola parcial, la ecografía revela un feto formado de manera anómala. Las concentraciones de GCh cuantitativa están demasiado elevadas para la edad gestacional y el útero suele ser más grande de lo previsto.

Los embarazos molares pueden tener otros signos y síntomas iniciales (cuadro 41-2), entre ellos náuseas y vómitos graves, hipertensión arterial gestacional acentuada, proteinuria y, raramente, hipertiroidismo. *La mayoría de estos signos y síntomas pueden atribuirse a las concentraciones elevadas de*

CUADRO 41-1

Clasificación de la neoplasia trofoblástica gestacional

Mola hidatiforme (enfermedad no metastásica no maligna primaria)
  Mola completa
  Mola parcial
Neoplasia trofoblástica gestacional no metastásica persistente
Neoplasia trofoblástica gestacional metastásica
  Enfermedad metastásica con buen pronóstico
  Enfermedad metastásica con mal pronóstico
Tumores trofoblásticos del lecho placentario
  (malignos, normalmente no metastásicos)

GCh producida por el embarazo anómalo. Algunas pacientes experimentan taquicardia y disnea, como consecuencia de las intensas alteraciones hemodinámicas asociadas a la crisis hipertensiva aguda. En estas pacientes, la exploración física revela no sólo una discrepancia entre la fecha y el tamaño del fondo del útero además de ausencia de tonos cardíacos fetales, sino también alteraciones asociadas a la aparición de hipertensión arterial grave como hiperreflexia. La exploración ginecológica bimanual puede poner de manifiesto tumoraciones grandes en los anejos **(quistes tecaluteínicos),** que representan una estimulación de los ovarios debida a la GCh.

Con el diagnóstico precoz, las complicaciones médicas del embarazo molar cada vez son menos frecuentes.

> *En cualquier mujer que acuda con signos y síntomas indicativos de hipertensión arterial grave antes de las 20 semanas de gestación, hay que pensar inmediatamente en un posible embarazo molar.*

Los embarazos gemelares con un feto normal que coexiste con una mola completa o parcial son sumamente raros. Las mujeres con este tipo de embarazo tienen que recibir tratamiento en un hospital especializado. Las complicaciones médicas en las gestaciones gemelares molares casi nunca permiten que estos embarazos lleguen a término. Estos embarazos también acarrean un riesgo más alto de enfermedad trofoblástica gestacional (ETG) metastásica o no metastásica persistente.

Una **mola invasora** es histológicamente idéntica a una mola completa. Invade el miometrio sin que se observe ningún estroma endometrial intermedio en la muestra histológica. Con frecuencia se diagnostica meses después de la evacuación de una mola completa, cuando las concentraciones de GCh no disminuyen de manera apropiada, como en el caso de la **ETG metastásica** o **no metastásica** persistente. Ocasionalmente, puede diagnosticarse durante un legrado en el momento de la evacuación molar inicial.

TABLA 41-1   Características de las molas hidatiformes completa y parcial

Característica	Mola parcial	Mola completa
Cariotipo	Triploide	46XX, rara vez 46XY
Patología		
Feto	Con frecuencia presente	Ausente
Amnios, eritrocitos fetales	Normalmente presentes	Ausente
Edema velloso	Variable, focal	Difuso
Proliferación trofoblástica	Focal, de leve a moderada	Difusa
Presentación clínica		
Diagnóstico	Aborto retenido	Embarazo molar
Tamaño del útero	Pequeño o apropiado para la edad gestacional	50 % grande para la edad gestacional
Quistes tecaluteínicos	Raros	> 25 % según la técnica diagnóstica
Complicaciones médicas	Raras	Cada vez más raras con el diagnóstico precoz
Invasión y tumor maligno después de una mola	< 5 %	15 % y 4 % respectivamente

Modificada del ACOG Practice Bulletin Núm. 53 June 2004. Información actualizada de Berkowitz RS y Goldstein DP. Gestational trophoblastic disease. En: Hoskins WJ, Perez CA, Young RC, eds. *Principles and Practice of Gynecologic Oncology.* 4.ª ed. Philadelphia, PA: Lippincott Williams & Wilkins; 2005: 1057–1061.

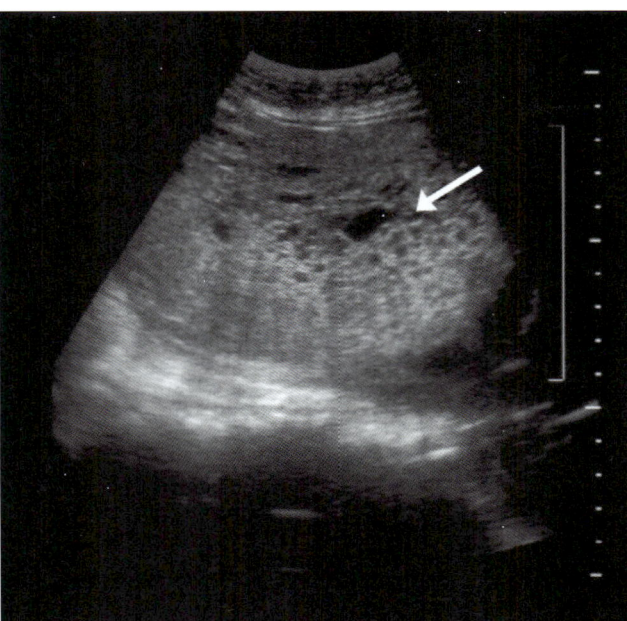

FIGURA 41-1. Aspecto de «tormenta de nieve» de una mola completa en la ecografía. La *flecha* señala el tejido intrauterino. (De Soper JT. Gestational trophoblastic disease. *Obstet Gynecol.* 2006; 108[1]: 178.)

Mientras que tanto el embarazo molar parcial como completo se presentan como embarazos anómalos, lo más frecuente es que la mola parcial se presente como un aborto retenido. La hemorragia vaginal es menos frecuente en el embarazo molar parcial que en el embarazo molar completo. El crecimiento uterino es menor de lo previsto para la edad gestacional en un embarazo molar parcial. La ecografía revela degeneración molar de la placenta y un feto o un embrión macroscópicamente anómalo. Las complicaciones médicas, los quistes tecaluteínicos y los tumores malignos posteriores son raros (v. tabla 41-1).

Tratamiento

En la mayoría de los casos de embarazo molar, el tratamiento definitivo es la evaluación inmediata del contenido del útero. La mayoría de las veces, la evacuación uterina se realiza mediante dilatación del cuello del útero y legrado por aspiración, seguido de un legrado cuidadoso con una legra afilada. Puesto que la evacuación de las molas grandes a veces está asociada a atonía uterina y hemorragia excesiva, hay que hacer los preparativos apropiados para la administración de uterotónicos y la transfusión de sangre, si fuera necesario. En casos raros de embarazo molar parcial de presentación tardía, puede que sea necesario adicionalmente el uso de instrumentos de tracción más grandes para extraer el feto anómalo.

En general, cuanto mayor es el útero, mayor es el riesgo de complicaciones pulmonares asociadas a émbolos trofoblásticos, sobrecarga hídrica y anemia.

Esto es especialmente cierto en las pacientes con hipertensión arterial gestacional grave asociada, que pueden experimentar hemoconcentración concomitante y alteración de la hemodinámica vascular (v. sección sobre preeclampsia en el cap. 16, Hipertensión arterial en el embarazo). La histerectomía o inducción del parto con prostaglandinas no suele recomendarse, debido al mayor riesgo de hemorragia y otras secuelas. Los ovarios poliquísticos engrosados bilaterales **(quistes tecaluteínicos),** que son el resultado de la estimulación folicular por las altas concentraciones de GCh, no representan alteraciones malignas. *Los quistes tecaluteínicos siempre experimentan una regresión al cabo de unos meses de la evacuación y, por lo tanto, no exigen extirpación quirúrgica.*

Las pacientes que no quieren tener más hijos o que presentan otras indicaciones de histerectomía pueden recibir tratamiento mediante histerectomía conservando los ovarios. Pese a la extirpación de toda la neoplasia primaria, el riesgo de ETG persistente oscila entre el 3 % y el 5 %.

Tratamiento después de la evacuación

Debido a la predisposición a la recidiva, hay que vigilar estrechamente a las pacientes durante 6 a 12 meses tras la evacuación de un embarazo molar. Las pacientes Rh negativas deben recibir concentrado de inmunoglobulinas anti-Rh. El seguimiento consiste en exploraciones físicas periódicas para comprobar si aparecen metástasis vaginales y se produce una involución apropiada de las estructuras pélvicas. Hay que comprobar las concentraciones de GCh cuantitativa a las 48 h de la evacuación, cada 1 a 2 semanas mientras están elevadas, y al cabo de 1 a 2 meses a partir de entonces. Las concentraciones de GCh cuantitativa que aumentan o se estabilizan son un indicio de enfermedad persistente y de la necesidad de tratamiento adicional después de haber descartado un nuevo embarazo. *Durante el primer año, la paciente debe recibir tratamiento con anticonceptivos orales (AO) u otro método anticonceptivo fiable para evitar un embarazo intercurrente.* (Múltiples estudios han demostrado la seguridad del uso de AO después de un embarazo molar.) El riesgo de recidiva al cabo de 1 año de remisión es inferior al 1 %. El riesgo de recidiva en embarazos posteriores oscila entre el 1 % y el 2 %. El riesgo de anomalías congénitas o complicaciones en embarazos futuros no es mayor.

NEOPLASIA TROFOBLÁSTICA GESTACIONAL MALIGNA

La **ETG persistente** o posmolar tan sólo es una de las muchas formas de ETG maligna. Aunque las molas invasoras son histológicamente idénticas a los embarazos molares precedentes mientras invaden el miometrio, los **coriocarcinomas** son una transformación maligna del tejido trofoblástico. En lugar de vellosidades coriónicas hidrópicas, el tumor tiene un aspecto granular rojo en la sección de corte y está formado por elementos sincitiotrofoblásticos y citotrofoblásticos con muchas formas celulares anómalas. Clínicamente, los coriocarcinomas se caracterizan por una rápida invasión de los vasos sanguíneos del útero y el miometrio y por metástasis sistémicas que son el resultado de la embolización hematógena. Los pulmones, la vagina, el sistema nervioso central, los riñones y el hígado son localizaciones metastásicas frecuentes. El coriocarcinoma puede aparecer después de un embarazo molar, un embarazo a término normal, un aborto o un embarazo ectópico. En Estados Unidos, el coriocarcinoma está asociado aproximadamente a 1 de cada 150 000 embarazos, 1 de cada 15 000 abortos, 1 de cada 5 000 embarazos ectópicos y 1 de cada 40 embarazos molares.

La identificación y el tratamiento precoces son importantes. *Una hemorragia anómala de más de 6 semanas de evolución después de cualquier embarazo debe evaluarse mediante análisis de la GCh para excluir un nuevo embarazo o una ETG.* Las concentraciones de GCh cuantitativa que no experimentan una regresión después del tratamiento de un embarazo molar indican que es necesario tratamiento adicional. Las localizaciones metastásicas identificadas no deben someterse a biopsia para evitar complicaciones hemorrágicas. *La mayoría de las ETG, incluidas las formas malignas, son extremadamente sensibles a la quimioterapia y con frecuencia se curan, lo que permite futuros embarazos.*

La ETG no metastásica persistente se trata completamente con monoquimioterapia, que consiste en **metotrexato** o **actinomicina D.** El pronóstico de la ETG metastásica es más complejo y se divide en las categorías de buen y mal pronóstico (tabla 41-2). La Organización Mundial de la Salud (OMS) ha elaborado un sistema de puntuación del pronóstico para la ETG que comprende una serie de datos epidemiológicos y analíticos; este sistema posteriormente se combinó con el sistema de clasificación de la International Federation of Gynecology and Obstetrics (FIGO) (tabla 41-3). *Una puntuación de 7 o más en el sistema de la FIGO determina que la ETG metastásica es de alto riesgo y exige poliquimioterapia.* La pauta de poliquimioterapia que posee el índice de éxito más alto es: *e*topósido, *m*etotrexato, *a*ctinomicina D, *c*iclofosfamida y *O*ncovin (vincristina) (EMACO). A veces, se administra radioterapia complementaria en las pacientes que tienen metástasis cerebrales o hepáticas. Puede ser necesaria cirugía para controlar la hemorragia, extirpar la enfermedad resistente a la quimioterapia y tratar otras complicaciones para estabilizar a las pacientes de alto riesgo durante la qui-

TABLA 41-2	Clasificación clínica de la enfermedad trofoblástica gestacional maligna
Categoría	**Criterios**
Enfermedad trofoblástica gestacional no metastásica	Ausencia de indicios de metástasis; no se asigna a una categoría pronóstica
Enfermedad trofoblástica gestacional metastásica	Cualquier metástasis uterina adicional
Buen pronóstico	Ausencia de factores de riesgo: 1. Breve intervalo desde el embarazo precedente <4 meses 2. Concentración de GCh antes del tratamiento <40 000 mUI/ml 3. Ausencia de metástasis cerebrales o hepáticas 4. Ausencia de embarazo a término precedente 5. Ausencia de quimioterapia previa
Mal pronóstico	Cualquier factor de riesgo: 1. >4 meses desde el último embarazo 2. Concentración de GCh antes del tratamiento >40 000 mUI/ml 3. Metástasis cerebrales o hepáticas 4. Embarazo a término precedente 5. Quimioterapia previa

Del American College of Obstetricians and Gynecologists. Diagnosis and treatment of gestational trophoblastic disease. ACOG Practice Bulletin Núm. 53. *Obstet Gynecol.* 2004; 103: 1365–1377.

TABLA 41-3	Sistema de puntuación revisado de la International Federation of Gynecology and Obstetrics

Dato	Puntuación de la FIGO			
	0	1	2	4
Edad (años)	≤39	≥39	–	–
Embarazo precedente	Mola hidatiforme	Aborto	Embarazo a término	–
Intervalo desde el último embarazo	<4 meses	4–6 meses	7–12 meses	>12 meses
Concentración de GCh antes del tratamiento	<1 000	1 000–10 000	>10 000–100 000	>100 000
Mayor tamaño del tumor incluyendo el útero	3–4 cm	5 cm	–	–
Localización de las metástasis	Pulmón, vagina	Bazo, riñón	Aparato digestivo	Cerebro, hígado
Número de metástasis	0	1–4	4–8	>8
Quimioterapia fallida previa	–	–	Monoterapia	Dos o más fármacos

FIGO, International Federation of Gynecology and Obstetrics.
La puntuación total de una paciente se obtiene sumando las puntuaciones de cada uno de los factores pronósticos.
Puntuación total: 0-6 = riesgo bajo; ≥7 = riesgo alto.

mioterapia intensiva. Los índices de curación de la enfermedad no metastásica y metastásica de buen pronóstico se aproximan al 100 %. Los índices de curación de la enfermedad metastásica de mal pronóstico oscilan entre el 80 % y el 90 %.

TUMOR TROFOBLÁSTICO DEL LECHO PLACENTARIO

El tumor trofoblástico del lecho placentario es una forma rara de enfermedad trofoblástica. El tumor está formado por poblaciones monomórficas de células citotrofoblásticas intermedias que son localmente invasoras en la zona de implantación placentaria. El tumor sólo segrega pequeñas cantidades de GCh y puede vigilarse mejor mediante la determinación de las concentraciones de lactógeno placentario humano. Este tumor rara vez es metastásico y es mucho más resistente a la quimioterapia clásica. Con frecuencia, la histerectomía como tratamiento inicial es curativa.

LECTURAS RECOMENDADAS

American College of Obstetricians and Gynecologists. Diagnosis and treatment of gestational trophoblastic disease. ACOG Practice Bulletin No. 53. *Obstet Gynecol.* 2004;103(#): 1365–1377.

42 Enfermedad y neoplasia vulvares y vaginales

Este capítulo trata principalmente el siguiente tema educativo de la Association of Professors of Gynecology and Obstetrics (APGO):

Tema 51 Neoplasias vulvares

Los estudiantes deben ser capaces de describir los factores de riesgo asociados a las neoplasias vulvares y las enfermedades vulvares comunes, además de su evaluación y su tratamiento apropiados. También deben saber explicar las indicaciones de la biopsia vulvar y describir las técnicas habituales.

L a evaluación de los síntomas vulvares y la exploración de las pacientes para detectar la presencia de enfermedad y neoplasia vulvares constituyen un elemento significativo de la atención sanitaria de la mujer. *Los principales síntomas de enfermedad vulvar son el prurito, el escozor, una irritación inespecífica y/o la observación de un bulto o tumoración.* La región vulvar es especialmente sensible a los irritantes, todavía más que otras regiones del cuerpo. Se ha propuesto que la capa que recubre la vulva –el estrato córneo– puede ser una barrera menos protectora contra los irritantes, aumentando así la vulnerabilidad de la vulva a la irritación y contribuyendo a la perpetuación del ciclo «prurito-rascado». La patología vulvar no inflamatoria se observa en mujeres de todas las edades, pero es especialmente importante en las mujeres perimenopáusicas y posmenopáusicas debido a la posibilidad de que aparezca una neoplasia vulvar.

Los instrumentos diagnósticos para evaluar las afecciones no inflamatorias son relativamente escasos y comprenden una anamnesis, una inspección y una biopsia cuidadosas. *Puesto que las lesiones vulvares con frecuencia son difíciles de diagnosticar, el uso de la biopsia vulvar es fundamental para una buena atención.* Las **biopsias en sacabocados** de las anomalías vulvares son muy útiles para determinar si hay cáncer presente o para determinar histológicamente la causa específica de una anomalía vulvar percibida. El examen citológico de la vulva tiene un valor reducido, ya que la piel vulvar está queratinizada y la descamación epitelial no se produce con tanta facilidad como en el cuello del útero. La **colposcopia** es útil para evaluar la atipia vulvar y la neoplasia intraepitelial confirmadas.

Este capítulo expone una serie de patologías vulvares, entre ellas las dermatosis no neoplásicas, la vestibulitis, los tumores vulvares benignos, la neoplasia intraepitelial vulvar y el cáncer de vulva. También se exponen los tumores vaginales y la neoplasia vaginal benignos. Las afecciones inflamatorias de la vulva se exponen en el capítulo 26, Vulvovaginitis.

ENFERMEDAD VULVAR BENIGNA

Antiguamente, la clasificación de la enfermedad vulvar no infecciosa benigna empleaba términos descriptivos basados en el aspecto morfológico clínico macroscópico como leucoplaquia, craurosis vulvar y vulvitis hiperplásica. Actualmente, estas enfermedades se clasifican en tres categorías: hiperplasia escamosa, liquen escleroso y otras dermatosis.

En 2006, la International Society for the Study of Vulvar Disease (ISSVD) elaboró una nueva clasificación mediante el uso de la **morfología histológica** basándose en la opinión mayoritaria de los ginecólogos, dermatólogos y anatomopatólogos implicados en la atención de las mujeres con enfermedad vulvar. La tabla 42-1 resume las categorías comunes de la clasificación de la ISSVD.

Liquen escleroso

El **liquen escleroso** ha confundido a clínicos y anatomopatólogos debido al uso de una terminología incoherente y a su frecuente asociación con otros tipos de patología vulvar, entre ellos los de la variedad acantósica. Como sucede con los otros trastornos, en la mayoría de las pacientes aparece prurito vulvar crónico. *Normalmente, la vulva está afectada de manera difusa, con zonas de epitelio blanquecinas y muy delgadas, que se denominan epitelio en «piel de cebolla»* (fig. 42-1B). El epitelio se ha denominado piel de «papel de fumar» y se ha descrito como «apergaminado». La mayoría de las pacientes presentan afectación en ambos lados de la vulva, y las zonas más frecuentes son los labios mayores, los labios menores, el epitelio clitoridiano y de alrededor del clítoris, y el cuerpo perineal. La lesión puede extenderse e incluir un «halo» perianal de epitelio blanquecino atrófico, formando un ocho con las alteraciones vulvares. *En los casos graves, se observan alteraciones de muchas referencias anatómicas normales, entre ellas obliteración de la arquitectura labial y de alrededor del clítoris, además de estenosis grave del orificio vaginal.* Algunas pacientes tienen zonas de piel agrietada que son propensas a sangrar cuando experimentan el mínimo traumatismo. Las pacientes que presentan estas alteraciones anatómicas graves refieren dificultad para practicar el coito con normalidad.

La etiología del liquen escleroso se desconoce, pero se ha observado una asociación familiar, además de trastornos del sistema inmunitario, entre ellos trastornos tiroideos y antígenos leucocita-

TABLA 42-1	Clasificación de las dermatosis vulvares de la ISSVD de 2006: subtipos anatomopatológicos más frecuentes y correlatos clínicos	
Patrón histológico	**Característica**	**Correlato clínico**
Liquenoide	Infiltración linfocítica en banda de la dermis superior y afectación de la capa basal epidérmica	Liquen escleroso Liquen plano
Homogeneización/esclerosis dérmica	Obliteración parcial o completa de los límites del haz de colágeno con dermis «hialinizada/vítrea»	Liquen escleroso

Acantósico (antes hiperplasia escamosa)	Hiperqueratosis/aumento del número de células epiteliales que llevan a engrosamiento o hiperplasia de la epidermis	Liquen simple crónico
		  Primario (idiopático)
		  Secundario (superpuesto a liquen escleroso/plano)
		Psoriasis

Espongiótico	Edema intercelular en la epidermis con ensanchamiento del espacio intercelular	Dermatitis irritante Dermatitis alérgica de contacto

ISSVD, International Society for the Study of Vulvar Disease.

rios humanos de clase II. No obstante, la respuesta a los corticoesteroides tópicos pone de manifiesto adicionalmente el proceso inflamatorio subyacente y el papel de las prostaglandinas y los leucotrienos en el síntoma fundamental de prurito. *Con frecuencia, son necesarios y útiles el estudio y la confirmación histológicos del liquen escleroso, porque permiten determinar el tratamiento específico.* Las características histológicas del patrón liquenoide comprenden una banda de células inflamatorias crónicas, formada principalmente por linfocitos, en la dermis superior con una zona de material parecido al colágeno que se tiñe de rosa homogéneo debajo de la dermis debido a la muerte celular. La obliteración de los bordes entre los haces de colágeno confiere a la dermis un aspecto «hialinizado» o «vítreo». Este patrón de homogeneización/esclerosis dérmica prácticamente es patognomónico.

En el 27 % al 35 % de las pacientes, hay zonas asociadas de acantosis que se caracterizan por **hiperqueratosis**, un aumento del número de células epiteliales (queratinocitos) con aplanamiento de las proliferaciones epiteliales. Estas zonas pueden estar mezcladas por todas partes o estar junto a las zonas típicamente liquenoides. En las pacientes que presentan este patrón mixto, hay que tratar ambos componentes para conseguir la resolución de los síntomas. Las pacientes en que se ha confirmado mediante histología un componente acantósico extenso deben recibir inicialmente tratamiento con corticoesteroides en una crema que penetre bien. Cuando estas zonas mejoran (habitualmente al cabo de 2 a 3 semanas), entonces el tratamiento puede dirigirse al componente liquenoide.

El tratamiento del liquen escleroso comprende el uso de preparaciones de corticoesteroides tópicos (clobetasol) para intentar mejorar los síntomas. Es poco probable que la lesión desaparezca completamente. Puede que sea necesario tratamiento intermitente de forma indefinida, lo que contrasta notablemente con las lesiones acantósicas, que suelen desaparecer totalmente al cabo de 6 meses.

> *El liquen escleroso no aumenta considerablemente el riesgo de padecer cáncer.*

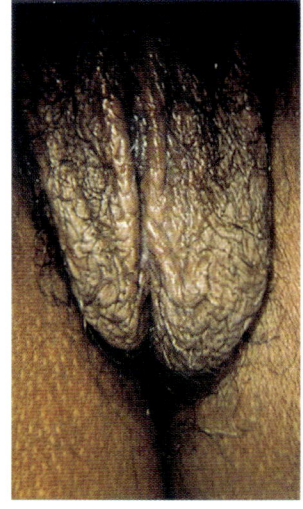 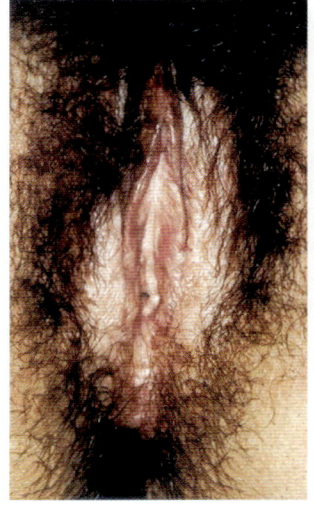 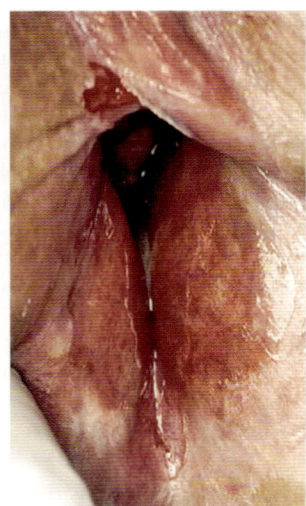

FIGURA 42-1. Los tres «líquenes». **(A)** Liquen simple crónico; escleroso; **(B)** liquen simple crónico, y **(C)** liquen plano. (Utilizada con permiso de Foster DC. Vulvar disease. *Obstet Gynecol.* 2002; 100[1]: 149.)

(A)   (B)   (C)

Se ha calculado que este riesgo es de un 4 %. No obstante, debido a la frecuente coexistencia del liquen escleroso con la acantosis, hay que realizar un seguimiento minucioso de la afección y realizar otra biopsia, porque la acantosis resistente al tratamiento puede presagiar un carcinoma escamoso (CE).

Liquen simple crónico

A diferencia de muchas afecciones dermatológicas que pueden describirse como «exantemas que producen prurito», el liquen simple crónico puede describirse como un *«prurito que produce exantemas»*. La mayoría de las pacientes desarrolla este trastorno como consecuencia de una dermatitis irritante, que evoluciona a liquen simple crónico como resultado de los efectos de la irritación mecánica crónica provocados por el rascado y frotado de una zona que ya está irritada. *La irritación mecánica contribuye a aumentar el engrosamiento o la hiperplasia de la epidermis y el infiltrado de células inflamatorias, lo que a su vez lleva a un aumento de la sensibilidad que desencadena una mayor irritación mecánica.*

Por consiguiente, la anamnesis de estas pacientes indica un prurito y/o escozor vulvar progresivo, que se alivia temporalmente al rascarse o frotarse con una toallita o algún material parecido. Con frecuencia, los factores causales de los síntomas de prurito originales se desconocen, pero pueden comprender fuentes de irritación cutánea como detergentes para la ropa, suavizantes para la ropa, preparaciones higiénicas perfumadas y el uso de papel higiénico de color o perfumado. Estas posibles fuentes de síntomas deben investigarse. Cualquier irritante doméstico o higiénico debe eliminarse, en combinación con tratamiento, para romper el ciclo descrito.

En la inspección clínica, con frecuencia la piel de los labios mayores, los labios menores y el cuerpo perineal presenta unas zonas enrojecidas difusas con placas hiperplásicas o hiperpigmentadas esporádicas de un color rojo a marrón rojizo (v. fig. 42-1A). También puede que se observen zonas aisladas de hiperplasia lineal, que ponen de manifiesto el efecto de los bordes marcadamente hiperqueratósicos de la epidermis. Normalmente, no está justificado realizar una biopsia en las pacientes que presentan estos signos característicos.

El tratamiento empírico con fármacos antipruriginosos como el hidrocloruro de difenhidramina o el hidrocloruro de hidroxizina que inhiben el rascado inconsciente nocturno, combinado con corticoesteroides tópicos de potencia leve a moderada en crema aplicados en la vulva, suele proporcionar alivio. Pueden utilizarse corticoesteroides en crema, como la hidrocortisona (al 1 % o el 2 %) o, para las pacientes con zonas considerables de hiperqueratosis manifiesta, el acetónido de triamcinolona o valerato de betametasona. *Si no se logra un alivio significativo al cabo de 3 meses, está justificado realizar una biopsia vulvar diagnóstica.*

El pronóstico de este trastorno es excelente cuando se eliminan los agentes irritantes causales y se utiliza una preparación de corticoesteroides tópicos de manera apropiada. En la mayoría de las pacientes, estas medidas curan el problema y eliminan las recidivas futuras.

Liquen plano

Aunque el **liquen plano** suele ser una lesión descamativa de la vagina, algunas pacientes esporádicas desarrollan le-

siones en la vulva cerca de las caras internas de los labios menores y el vestíbulo vulvar. Las pacientes pueden presentar zonas de bandas de queratosis con aspecto de encaje blanquecino (estrías de Wickham) cerca de las lesiones parecidas a úlceras rojizas que son características de la enfermedad (v. fig. 42-1C). *Normalmente, los síntomas iniciales comprenden escozor y/o prurito vulvar y dispareunia superficial crónicos, y flujo vaginal abundante.* Debido a la irregularidad de esta lesión y a la preocupación que plantea el aspecto atípico de las lesiones, puede estar justificado realizar una biopsia para confirmar el diagnóstico en algunas pacientes. En el liquen plano, la biopsia no revela atipia. Con frecuencia, el examen del flujo vaginal en estas pacientes revela cifras elevadas de células inflamatorias de fase aguda sin una cantidad importante de bacterias. Por consiguiente, la mayoría de las veces el diagnóstico puede realizarse mediante la anamnesis típica de escozor vaginal/vulvar y/o dispareunia superficial, unida a una exploración física que pone de manifiesto la distribución irregular de color rojo intenso, y una preparación en fresco que revela cifras elevadas de leucocitos. Histológicamente, se observa adelgazamiento del epitelio y pérdida de las crestas epiteliales con un infiltrado linfocítico justo debajo, que está asociado a necrosis por licuefacción de las células basales.

El tratamiento del liquen plano consiste en preparaciones de corticoesteroides tópicos parecidas a las utilizadas para el liquen simple crónico. Estas preparaciones pueden comprender el uso de irrigaciones vaginales de hidrocortisona al 1 %. La duración del tratamiento en estas pacientes con frecuencia es menor que en el caso del liquen simple crónico, aunque es más probable que el liquen plano experimente una recidiva.

Psoriasis

La **psoriasis** *es un trastorno hereditario autosómico dominante que puede afectar a la piel vulvar como parte de un proceso dermatológico generalizado.* Con aproximadamente el 2 % de la población general afectada de psoriasis, el médico debe estar atento a su prevalencia y a la probabilidad de que se den manifestaciones vulvares, porque puede aparecer durante la menarquia, el embarazo y la menopausia.

Las lesiones son unas placas de forma ovoide o redonda ligeramente elevadas que tienen un aspecto de escamas plateadas sobre una base eritematosa. La mayoría de las veces, estas lesiones miden alrededor de 1×1 cm a 1×2 cm. Aunque normalmente el prurito es mínimo, estas lesiones plateadas revelarán zonas de hemorragia puntiforme si se eliminan mecánicamente (signo de Auspitz). *Generalmente, el diagnóstico se establece porque se observa psoriasis en otros lugares del cuerpo, lo que hace innecesaria la biopsia vulvar para confirmar el diagnóstico.* Histológicamente, se observa un **patrón acantósico** prominente, con papilas dérmicas diferenciadas que están agrupadas y células inflamatorias crónicas entre ellas.

Con frecuencia, el tratamiento tiene lugar conjuntamente con una interconsulta con el dermatólogo. Al igual que las lesiones de otras partes del cuerpo, las lesiones vulvares suelen responder a las preparaciones de alquitrán de hulla tópico, seguidas de exposición a luz ultravioleta además de corticoesteroides, ya sea por vía tópica o mediante inyección en la lesión. Las preparaciones de alquitrán de hulla son sumamente irritantes para la vagina y la mucosa labial y no deben utilizarse en estas zonas. *Puesto que la aplicación vulvar de algunas de las preparaciones fotoactivadas puede ser un poco incómoda, los corticoesteroides resultan muy eficaces, como por ejemplo el valerato de betametasona al 0,1 %.*

Dermatitis

La **dermatitis vulvar** se puede clasificar en dos tipos principales: **eccema** y **dermatitis seborreica**. El eccema a su vez puede clasificarse en los tipos **exógeno** y **endógeno**. La **dermatitis irritante** y la **dermatitis alérgica de contacto** son tipos de eccema exógeno. Suelen ser reacciones a posibles irritantes o alérgenos que están presentes en jabones, detergentes para la ropa, tejidos y productos de higiene femenina. Una anamnesis minuciosa puede ser útil para identificar el agente causal y evitar recidivas. La **dermatitis atópica** es un tipo de eccema endógeno que con frecuencia afecta a múltiples localizaciones, entre ellas las superficies de las zonas de flexión de los codos y las rodillas, la zona retroauricular y el cuero cabelludo. Las lesiones asociadas a estos tres tipos de dermatitis pueden tener un aspecto parecido: lesiones eccematosas simétricas con eritema subyacente. La histología sola no distinguirá estos tres tipos de dermatitis. Todos ellos presentan un **patrón espongiótico** que se caracteriza por edema intercelular en la epidermis, que provoca un ensanchamiento del espacio entre las células. Por lo tanto, estas entidades con frecuencia tienen que diferenciarse clínicamente.

Aunque la **dermatitis seborreica** *es un problema frecuente, la dermatitis seborreica vulvar aislada es rara.* Implica una inflamación crónica de las glándulas sebáceas, pero la causa exacta se desconoce. El diagnóstico suele realizarse en pacientes que refieren prurito vulvar y que tienen dermatitis seborreica confirmada en el cuero cabelludo u otras zonas con pelo del cuerpo. La lesión puede imitar otras entidades como la psoriasis o el liquen simple crónico. *Las lesiones son de un color rojo claro a rosa amarillento y pueden estar cubiertas por una costra escamosa de aspecto grasiento.* Puesto que esta zona del cuerpo permanece constantemente húmeda, las lesiones exudativas aisladas comprenden placas exudativas en carne viva, provocadas por la maceración de la piel, que empeoran al rascarse la paciente. *Al igual que sucede con la psoriasis, normalmente no es necesaria una biopsia vulvar cuando el diagnóstico se establece en conjunción con la presencia de dermatitis seborreica confirmada en otras zonas con pelo.* Las características histológicas de la dermatitis seborreica son una combinación de las que se observan en los patrones acantósico y espongiótico.

El tratamiento de la dermatitis vulvar implica la eliminación del agente causal, si es pertinente, una higiene perineal inicial y el uso de una solución de acetato de aluminio al 5 % varias veces al día, seguido del secado de la zona. Para el control de los síntomas pueden emplearse corticoesteroides tópicos en loción o en crema que contengan una mezcla de un fármaco que penetre bien, además de valerato de betametasona, conjuntamente con crotamitón. Al igual que sucede con el liquen plano crónico, el uso de antipruriginosos administrados al acostarse durante los primeros 10 días a 2 semanas de tratamiento ayuda con frecuencia a romper el ciclo sueño/rascado y permite la cicatrización de las lesiones. La tabla 42-2 resume las características clínicas de las dermatosis vulvares comunes.

Vestibulitis

La **vestibulitis vulvar** es una afección idiopática. Implica la inflamación aguda y crónica de las glándulas vestibulares, que se encuentran justo dentro del orificio vaginal cerca del anillo himeneal. La afectación de las glándulas puede ser circunferencial e incluir zonas cercanas a la uretra, pero la mayoría de las veces la vestibulitis vulvar afecta a las glándulas vestibulares posterolaterales entre las posiciones de las cuatro y las ocho en punto del reloj (fig. 42-2). *Hay que pensar en la posibilidad de este diagnóstico en todas las pacientes que presentan dispareunia superficial de aparición reciente.* Con frecuencia, las pacientes que padecen esta afección refieren dispareunia superficial progresiva hasta el punto de no poder practicar el

TABLA 42-2	Características clínicas de las dermatosis vulvares comunes	
Trastorno	**Lesión**	**Característica fundamental**
Liquen escleroso	Epitelio atrófico, fino y blanquecino con distribución frecuente en «ojo de cerradura» o halo perianal	Piel de «papel de fumar» apergaminada, halo o pérdida de elasticidad
Liquen plano	Red de encaje blanco (estrías de Wickham) con pápulas y placas lilas de superficie plana	Vaginitis erosiva con bordes demarcados
Liquen simple crónico	Placas hiperplásicas liquenificadas de color rojo a marrón rojizo	Simétricas con pigmentación variable
Psoriasis	Placas rosas anulares con escamas plateadas que sangran si se eliminan (signo de Auspitz)	Con frecuencia, también están afectados codos, rodillas, cuero cabelludo
Dermatitis irritante, alérgica o atópica	Lesiones eccematosas con eritema subyacente	Simétricas con extensión a zonas de contacto con irritantes o alérgenos
Seborreico	Placas de rojo pálido a rosa amarillento, con frecuencia costra escamosa de aspecto grasiento	Con frecuencia, están afectadas otras zonas con pelo (cuero cabelludo y tórax); también espalda y cara

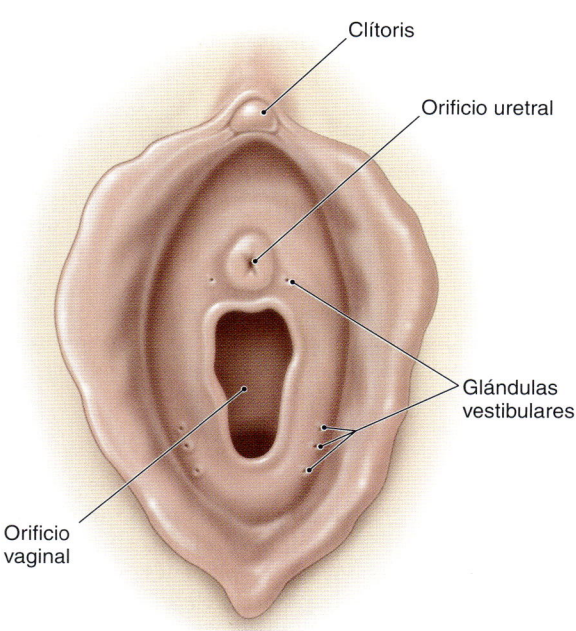

FIGURA 42-2. Glándulas vestibulares.

acto sexual. La evolución puede durar algunas semanas, pero es muy típico que implique un empeoramiento progresivo durante 3 o 4 meses. Las pacientes también refieren dolor al introducir un tampón y a veces al lavarse la zona perineal.

La exploración física es la clave del diagnóstico. Puesto que las glándulas vestibulares se encuentran entre los pliegues del anillo himeneal y la cara interna del vestíbulo vulvar, con frecuencia el diagnóstico se pasa por alto cuando la inspección del periné no abarca estas zonas: *una vez que se ha colocado el espéculo en la vagina, es imposible identificar la zona de las glándulas vestibulares.* Después de inspeccionar cuidadosamente la zona anatómica correcta, un ligero toque con una torunda humedecida reproduce exactamente el dolor y permite su cuantificación. Además, la mayoría de las veces las regiones afectadas se muestran como pequeñas zonas irregulares enrojecidas.

Puesto que la causa de la vestibulitis se desconoce, los tratamientos varían y van desde la modificación o eliminación de los factores ambientales, la abstinencia sexual temporal y la aplicación de ungüentos de cortisona y lidocaína tópica (gelatina) hasta tratamientos más radicales como la extirpación quirúrgica de las glándulas vestibulares. Puede que sea necesaria una combinación de distintas modalidades terapéuticas. El tratamiento debe individualizarse en función de la gravedad de los síntomas y la discapacidad sexual de la paciente.

Algunas pacientes pueden beneficiarse de la administración de fármacos tricíclicos (amitriptilina y desipramina) o fluoxetina a bajas dosis para ayudar a romper el ciclo de dolor. Algunas publicaciones proponen utilizar el citrato de calcio para alterar la composición de la orina mediante la eliminación de los cristales de ácido oxálico. Los que recomiendan la alteración de la química de la orina citan la evidencia de que los cristales de ácido oxálico son especialmente irritantes cuando precipitan en la orina de pacientes con una composi-

ción elevada de ácido oxálico en la orina. Otras modalidades terapéuticas comprenden la biorregulación, la fisioterapia con estimulación eléctrica o inyecciones de triamcinolona y bupivacaína en la lesión.

Lesiones vulvares

Los **quistes sebáceos** o **de inclusión** están causados por un bloqueo inflamatorio de los conductos de las glándulas sebáceas y son pequeños bultos nodulares lisos, originados en las superficies internas de los labios menores y mayores, que contienen un material sebáceo caseoso. Pueden extirparse con facilidad si su tamaño o su posición causan molestias.

El ligamento redondo del útero se inserta en el labio mayor, con un revestimiento de peritoneo. A veces, puede acumularse líquido peritoneal ahí, lo que da lugar a un **quiste del conducto de Nuck o hidrocele.** Si este tipo de quistes alcanzan un tamaño sintomático, normalmente hay que extirparlos.

Los **fibromas** tienen su origen en los elementos de tejido conjuntivo y músculo liso de la vulva y la vagina y suelen ser pequeños y asintomáticos. La transformación sarcomatosa es sumamente infrecuente, aunque el edema y las alteraciones degenerativas pueden hacer pensar en un tumor maligno. El tratamiento es la extirpación quirúrgica cuando las lesiones son sintomáticas o cuando preocupa la posibilidad de que se trate de un tumor maligno. Los **lipomas** tienen un aspecto muy parecido al de los fibromas, son raros y también se tratan mediante extirpación si son sintomáticos.

El **hidradenoma** es una lesión rara que tiene su origen en las glándulas sudoríparas de la vulva. Casi siempre es benigno, suele observarse en la superficie interna de los labios mayores y se trata mediante extirpación.

Los **nevos** son lesiones benignas normalmente asintomáticas y pigmentadas, cuya importancia radica en que deben distinguirse del melanoma maligno. Del 3 % al 4 % de estas lesiones se dan en los genitales externos de la mujer. La biopsia de las lesiones vulvares pigmentadas puede estar justificada, según la sospecha clínica.

NEOPLASIA VULVAR INTRAEPITELIAL

De modo muy parecido a las dermatosis vulvares, la clasificación y la terminología de la neoplasia vulvar intraepitelial (VIN, *vulvar intraepithelial neoplasia*) todavía se están desarrollando y han sido objeto de múltiples revisiones y reclasificaciones con el paso de los años. Actualmente, existen tres sistemas de clasificación: *1)* la clasificación de tres grados de la Organización Mundial de la Salud (OMS): VIN 1, 2 y 3; *2)* la clasificación clínica de dos grados parecida al sistema de Bethesda: lesiones vulvares intraepiteliales de bajo y alto grado, y *3)* la clasificación revisada de la ISSVD de 2004, que divide la VIN en dos tipos: clásico y diferenciado. La VIN de tipo clásico se divide a su vez en tres subtipos: verrugoso, basaloide y mixto. Estos sistemas de clasificación se resumen en la tabla 42-3.

VIN 1

La **VIN 1,** o displasia leve, es una lesión bien diferenciada que presenta atipia escamosa de mínima a leve circunscrita

TABLA 42-3	Sistemas de clasificación de la neoplasia vulvar intraepitelial	
OMS 2003	**Clínico, «parecido al sistema de Bethesda»**	**ISSVD 2004**
VIN 1 (displasia leve)	VIN de bajo grado	Término eliminado
VIN 2 (displasia moderada)	VIN de alto grado	VIN de tipo clásico
VIN 3 (displasia grave, CIS)		a. VIN verrugosa b. VIN basaloide c. VIN mixta
VIN 3 de tipo simple (CIS)		VIN de tipo diferenciado

CIS, carcinoma *in situ*; ISSVD, International Society for the Study of Vulvar Disease; OMS, Organización Mundial de la Salud; VIN, neoplasia vulvar intraepitelial.

a la epidermis inferior. La VIN 1 es o una atipia reactiva no neoplásica o un efecto de una infección por virus del papiloma humano (VPH). La VIN se produce muy a menudo en condilomas acuminados. Las lesiones que tienen un origen condilomatoso no poseen los rasgos de maduración atenuada, pleomorfismo ni figuras mitóticas atípicas que presentan otros tipos de VIN.

Puesto que los rasgos de la VIN 1 son un hallazgo histológico poco frecuente y existen pocos indicios de que la VIN 1 sea un precursor canceroso, clasificar estas lesiones como una neoplasia intraepitelial verdadera puede inducir a error. En 2004, la ISSVD eliminó el término VIN 1 de su sistema de clasificación. *El diagnóstico de la VIN debe realizarse mediante biopsia, y el tratamiento es el mismo que para el condiloma.*

VIN de tipo clásico

La ISSVD combinó la VIN 2 y la VIN 3 en la **VIN de tipo clásico.** Se trata de lesiones anaplásicas relacionadas con el VPH que sólo se distinguen por el grado de anomalía. Representan una verdadera neoplasia con una alta predilección por la evolución a lesiones intraepiteliales graves y, al final, a carcinoma, si no se tratan. Casi el 60 % de las mujeres con VIN 3 o neoplasias intraepiteliales vaginales 3 (VAIN, *vaginal intraepithelial neoplasia*) también tendrán lesiones neoplásicas intraepiteliales cervicouterinas (CIN, *cervical intraepithelial neoplasia*). Además, el 10 % de las mujeres con CIN 3 tendrá o VIN o VAIN.

El tabaquismo o el tabaquismo pasivo es un dato que aparece con frecuencia en los antecedentes sociales de las pacientes con NVI. *Los motivos principales de consulta comprenden prurito vulvar, irritación crónica y la aparición de lesiones elevadas.* Normalmente, las lesiones están localizadas, bastante aisladas y elevadas por encima de la superficie epitelial normal, con una textura ligeramente rugosa. Suelen observarse a lo largo de la zona posterior sin vello de la vulva y en el cuerpo perineal, pero pueden aparecer en cualquier lugar de la vulva. Las alteraciones de color de estas lesiones abarcan desde zonas

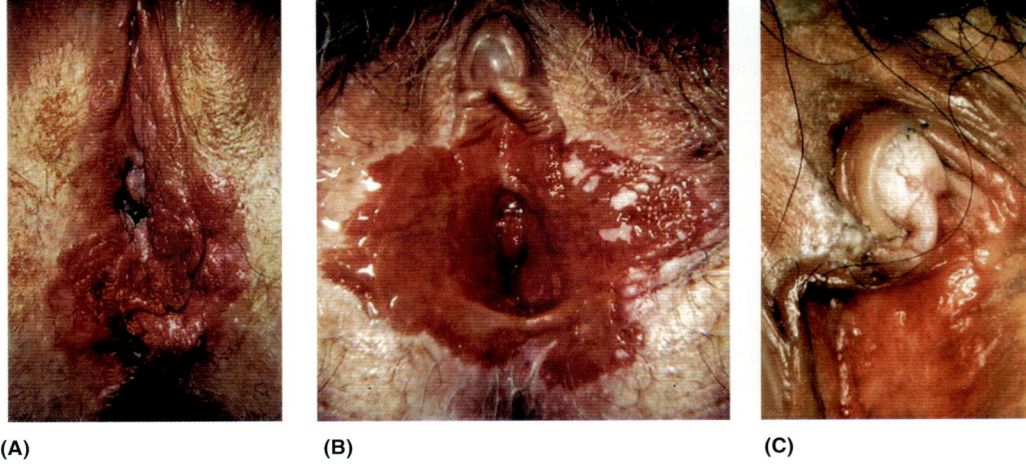

(A)   (B)   (C)

FIGURA 42-3. Variación en el aspecto de la neoplasia vulvar intraepitelial. **(A)** Lesión hipertrófica y pigmentada grande; **(B)** Asociada a liquen plano erosivo, y **(C)** Aislada en el clítoris. (Utilizada con permiso de Foster DC. Vulvar disease. *Obstet Gynecol.* 2002; 100[1]: 157.)

hiperplásicas blancas hasta zonas de afectación irregular enrojecidas u oscuras, en función de la presencia o no de hiperqueratosis asociada. La figura 42-3 ilustra la variación en el aspecto de la VIN.

En las pacientes sin lesiones elevadas o aisladas evidentes está justificada una inspección minuciosa de la vulva mediante colposcopio. Con frecuencia, la aplicación de una solución de ácido acético al 3 %-5 % en la vulva durante 2 a 5 min hace resaltar las lesiones blancas y también puede ayudar a revelar patrones vasculares anómalos. *Hay que realizar una biopsia selectiva de estas zonas en múltiples lugares para investigar meticulosamente el tipo de VIN y excluir de manera fiable un carcinoma invasor.*

La VIN de tipo clásico se subdivide en tres subtipos histológicos: verrugoso, basaloide y mixto, según los rasgos presentes. Todos ellos tienen figuras mitóticas atípicas y pleomorfismo nuclear, con pérdida de la diferenciación normal en el tercio inferior a la mitad de la capa epitelial. La pérdida de maduración de grosor total indica la presencia de lesiones que como mínimo presentan displasia grave, incluidas zonas que pueden representar un verdadero carcinoma *in situ* (CIS).

El objetivo del tratamiento de la VIN de tipo clásico consiste en extirpar rápida y completamente las zonas de piel afectadas. Estas lesiones pueden extirparse después de realizar biopsias apropiadas para confirmar la ausencia de un cáncer invasor. Las opciones de extirpación comprenden la escisión local amplia o la ablación con láser. Se han descrito distintos tratamientos no quirúrgicos para las pacientes con VIN de tipo clásico, entre ellos la administración de corticoesteroides, 5-fluorouracilo e imidazoquinolinas (en concreto imiquimod). Hasta la fecha los resultados no han sido concluyentes. *Es de suma importancia realizar una evaluación minuciosa para descartar la enfermedad invasora, ya que en el 30% de los carcinomas escamosos de la vulva se observa VIN de tipo clásico adyacente.*

VIN de tipo diferenciado

El tipo simple menos común de VIN (CIS) en el sistema de la OMS ahora se denomina **VIN de tipo diferenciado** en la clasificación de la ISSVD (v. tabla 42-3). La lesión es una placa hiperqueratósica, una pápula verrugosa o una úlcera, que se observa principalmente en mujeres mayores. Con frecuencia está asociada a CE queratinizantes o liquen escleroso y no está relacionada con el VPH. Se cree que la VIN de tipo diferenciado está infradiagnosticada debido a una fase intraepitelial relativamente breve antes de su evolución a carcinoma invasor. La percepción clínica de esta entidad y de sus rasgos como distintos de la VIN de tipo clásico ayudará a mejorar el diagnóstico antes de que sobrevenga el cáncer. La biopsia es obligatoria y el pilar del tratamiento es la escisión.

ENFERMEDAD DE PAGET

La **enfermedad de Paget** se caracteriza por una enfermedad intraepitelial extensa cuyo aspecto macroscópico se define como un fondo de color rojo intenso con zonas hiperqueratósicas blanquecinas. La histología de estas lesiones es parecida a la de las lesiones de mama, con la presencia de células pálidas grandes de origen apocrino de-

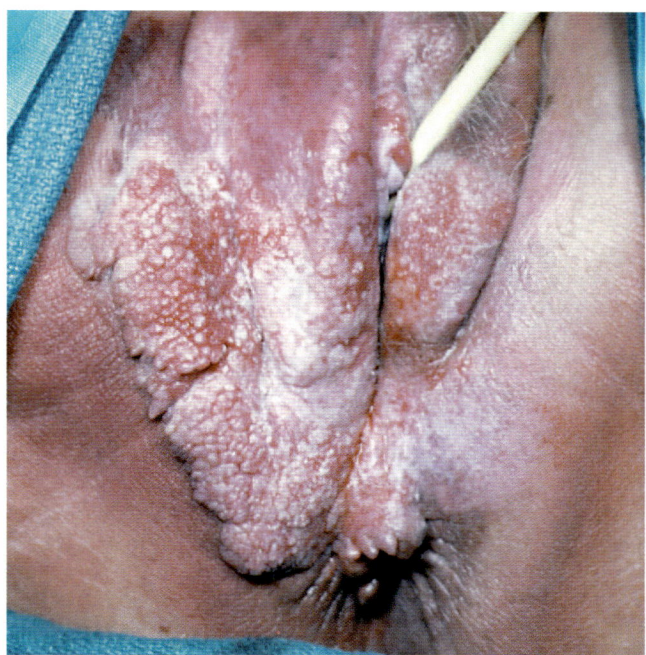

FIGURA 42-4. Enfermedad de Paget. Células pálidas grandes de origen apocrino que afectan a la superficie del epitelio. (Utilizada con permiso de Berek JS. *Berek and Novak's Gynecology.* 14.ª ed. Philadelphia (PA): Lippincott Williams & Wilkins; 2007: Figura 17-20.)

bajo del epitelio superficial (fig. 42-4). Aunque no es frecuente, la enfermedad de Paget vulvar puede estar asociada a carcinoma de piel. Así mismo, las pacientes con enfermedad de Paget vulvar tienen una mayor incidencia de carcinoma interno subyacente, en concreto de colon y mama.

El tratamiento de la enfermedad de Paget vulvar es la escisión local amplia o la vulvectomía simple, según la cantidad de afectación. Las recidivas son más frecuentes en este trastorno que en la VIN, lo que hace necesario unos márgenes más amplios al llevar a cabo una escisión local o una vulvectomía.

CÁNCER DE VULVA

*El **carcinoma vulvar** representa un 5% de todos los tumores malignos ginecológicos.* Un 90 % de estos carcinomas son **carcinomas escamosos.** La segunda variedad más frecuente es el melanoma, que representa el 2% de todos los carcinomas vulvares, seguido del sarcoma. Otros tipos menos frecuentes comprenden el carcinoma basocelular y el adenocarcinoma.

El perfil clínico típico del carcinoma vulvar consiste en mujeres posmenopáusicas, la mayoría de las veces con edades comprendidas entre los 70 y 80 años. No obstante, aproximadamente el 20 % de estos cánceres se detectan en mujeres menores de 50 años. *El prurito vulvar es el motivo de consulta más frecuente.* Además, las pacientes pueden notar una lesión ulcerosa o exofítica de color rojo o blanco que la mayoría de las veces aparece en los dos tercios posteriores de cualquiera de los labios mayores. No es necesaria la presencia de una lesión ulcerosa exofítica, lo que subraya todavía más la necesidad de realizar una biopsia meticulosa en las pacientes de este grupo de edad que refieren sír tomas vulvares. *Las pacientes de este grupo de edad avanzada pueden ser reacias a consultar a su médico respecto a estos signos y síntomas, y los médicos todavía son más reacios a investigar meticulosamente los signos y síntomas mediante una biopsia vulvar, lo que puede tener como resultado un retraso del tratamiento.*

Aunque se desconoce la causa específica del cáncer de vulva, se ha demostrado evolución a partir de lesiones intraepiteliales previas, entre ellas lesiones asociadas a ciertos tipos de VPH. Las fumadoras tienen una elevada preponderancia en esta población de pacientes.

Evolución natural

Generalmente, el carcinoma escamoso de vulva se mantiene localizado durante largos períodos de tiempo y luego se propaga de manera previsible a los ganglios linfáticos regionales, entre ellos los de las cadenas inguinal y femoral. Las lesiones de 2 cm de ancho y 0,5 cm de profundidad tienen una mayor probabilidad de generar metástasis ganglionares. La incidencia global de las metástasis ganglionares es de un 30 %. Las lesiones que aparecen en el tercio anterior de la vulva pueden propagarse a los ganglios pélvicos profundos, evitando los vasos linfáticos inguinales y femorales regionales.

Evaluación

En 1995, la International Federation of Gynecology and Obstetrics (FIGO) revisó la clasificación de los estadios del cáncer de vulva (tabla 42-4). Antes de 1988, los cánceres de vulva se clasificaban basándose en la clínica. No obstante, la observación de discrepancias respecto a la predicción de las metástasis ganglionares hizo que se pasara de la estadificación clínica a la quirúrgica. Este convenio de estadificación utiliza como base el análisis del tumor vulvar extirpado y el estudio microscópico de los ganglios linfáticos regionales.

Tratamiento

Aunque el pilar del tratamiento del cáncer de vulva invasor es **quirúrgico,** se han realizado muchos avances para ayudar a clasificar a las pacientes de manera individualizada en categorías de tratamiento con el fin de reducir la cantidad de cirugía radical, pero sin que ello afecte a la supervivencia. Por lo tanto, no todas las pacientes se someten a una vulvectomía radical con linfadenectomía bilateral. Las estrategias individualizadas comprenden:

- Operaciones vulvares conservadoras para lesiones unifocales.
- Eliminación de la linfadenectomía pélvica sistemática.
- Evitación de la disección inguinal en lesiones unilaterales de 1 mm de profundidad.
- Eliminación de la disección inguinal contralateral en lesiones unilaterales situadas a 1 cm de distancia de la línea media sin afectación ganglionar homolateral.
- Incisiones inguinales diferentes para las pacientes en que está indicada una disección inguinal bilateral.
- Radioterapia postoperatoria para reducir las recidivas inguinales en las pacientes con afectación de dos o más ganglios inguinales.

El uso concomitante de radiación y quimioterapia (5-fluorouracilo más cisplatino o mitomicina o cisplatino solo) está ganando terreno para el tratamiento de los cánceres vulvares que requieren radioterapia. Los beneficios de la quimioterapia en los casos de cáncer vulvar recurrente son limitados.

Pronóstico

El índice de supervivencia corregido a 5 años para todos los carcinomas vulvares es de un 70 %. El índice de supervivencia a 5 años para el cáncer escamoso en estadios I y II oscila entre el 60 % y el 80 %. Las pacientes con enfermedad en estadio III tienen un índice de supervivencia del 45 % y las que tienen enfermedad en estadio IV, del 15 %.

Otros tipos de cánceres de vulva

MELANOMA

*El **melanoma** es el cáncer de vulva no escamoso más frecuente.* Normalmente, el signo inicial del melanoma vulvar es una lesión elevada, irritada, pruriginosa y pigmentada. Lo más frecuente es que las lesiones melanóticas estén ubicadas en los labios menores o el clítoris. El melanoma representa aproximadamente el 6 % de todos los cánceres de vulva y, cuando se piensa en un posible melanoma, es necesaria una escisión local amplia para realizar el diagnóstico y la estadificación. La supervivencia se acerca al 100 % cuando las lesiones están circunscritas a las crestas papilares y disminuye rápidamente

TABLA 42-4	Estadificación del cáncer de vulva de la International Federation of Gynecology and Obstetrics de 1995
Estadio	**Definición**
0	Carcinoma *in s tu*; carcinoma intraepitelial
I	Tumor confinado a la vulva y/o el periné, 2 cm o menos en su mayor dimensión; ausencia de metástasis ganglionares
IA	Invasión del estroma de no más de 1 mm*
IB	Invasión del estroma de más de 1 mm*
II	Tumor confinado a la vulva y/o el periné, más de 2 cm en su mayor dimensión; ausencia de metástasis ganglionares
III	Tumor de cualquier tamaño que invade cualquiera de las siguientes estructuras: uretra inferior, vagina, ano, y/o metástasis unilateral de los ganglios regionales
IV IVA	Tumor que invade cualquiera de las siguientes estructuras: uretra superior, mucosa vesical, mucosa recta, o que está fijado al hueso y/o metástasis bilateral de los ganglios regionales
IVB	Cualquier metástasis distante, incluidos los ganglios linfáticos pélvicos

*La profundidad de la invasión se define como la medida del tumor desde la unión epitelio-estroma de la papila dérmica adyacente más superficial hasta el punto más profundo de invasión.

a medida que la afectación incluye la dermis papilar, la dermis reticular y finalmente los tejidos subcutáneos. En este último caso, la supervivencia suele ser del 20 % debido a la considerable incidencia de afectación ganglionar. Puesto que el diagnóstico y el tratamiento precoces mediante escisión amplia son cruciales, es importante reconocer que las lesiones vulvares irritadas y pigmentadas exigen una biopsia por escisión para determinar el tratamiento definitivo.

Carcinoma de la glándula vestibular mayor

El **carcinoma de la glándula vestibular mayor** es poco frecuente (del 1 % al 2 % de todos los carcinomas vulvares). Los cánceres que tienen su origen en la glándula vestibular mayor comprenden adenocarcinomas, carcinomas escamosos, carcinomas adenoescamosos y carcinomas quísticos adenoideos y de células de transición. Estos cánceres aparecen principalmente como consecuencia de alteraciones que tienen lugar en diferentes zonas histológicas de la glándula y los conductos que llevan a ella. El carcinoma de la glándula vestibular mayor se da en mujeres mayores de 50 años como término medio; no obstante, cualquier bulto nuevo en la glándula vestibular mayor en una mujer mayor de 40 debe extirparse. El tratamiento de los cánceres diagnosticados de la glándula vestibular mayor es la vulvectomía radical con linfadenectomía bilateral. La recidiva es tan frecuente que resulta decepcionante y se observa un índice de supervivencia global a los 5 años del 65 %.

ENFERMEDAD VAGINAL

La enfermedad vaginal puede clasificarse en tres categorías generales: benigna, precancerosa y cancerosa. Existen importantes diferencias en el tratamiento y el pronóstico de estas afecciones.

> *Las neoplasias vaginales son raras y suelen aparecer como consecuencia de cánceres de vulva o cuello de útero que se han propagado a la vagina desde la localización primaria.*

Tumores vaginales benignos

Los **quistes del conducto de Gartner** surgen de los vestigios del sistema mesonéfrico que discurren a lo largo de la cara anterior del conducto vaginal. Estas estructuras quísticas suelen ser pequeñas y asintomáticas, pero de vez en cuando pueden ser grandes y sintomáticas, de manera que es necesario extirparlas.

Los **quistes de inclusión** suelen observarse en la superficie vaginal posteroinferior y son el resultado de la aproximación imperfecta de los desgarros o la episiotomía durante el parto. Están revestidos de epitelio pavimentoso estratificado, su contenido suele ser caseoso y pueden extirparse si son sintomáticos.

Neoplasia intraepitelial vaginal

La **neoplasia intraepitelial vaginal (VAIN)** puede clasificarse en tres tipos:

- VAIN I, que afecta a las capas epiteliales basales.
- VAIN II, que afecta hasta dos tercios del epitelio vaginal.
- VAIN III, que afecta a la mayor parte del epitelio vaginal (carcinoma *in situ*).

La mayoría de las veces, la VAIN está ubicada en el tercio superior de la vagina, un dato que puede estar en parte relacionado con su asociación con las neoplasias cervicouterinas más frecuentes. Se calcula que de la mitad a los dos tercios de todas las pacientes con VAIN han tenido una neoplasia cervicouterina o vulvar.

Las pacientes con VAIN I y II pueden someterse a vigilancia y lo habitual es que no necesiten tratamiento. Muchas de estas pacientes tienen una infección por virus del papiloma humano y alteraciones atróficas de la vagina. La estrogenoterapia tópica puede resultar útil en algunas mujeres.

La **VAIN III** parece que se da con mayor frecuencia a partir de la tercera década de vida, aunque se desconoce su incidencia exacta. De la mitad a los dos tercios de las pacientes con VAIN III tienen una neoplasia previa o concomitante del aparato genital inferior. Aproximadamente del 1 % al 2 % de las mujeres histerectomizadas por CIN III y muchas pacientes que reciben radioterapia por otros tipos de cáncer ginecológico al final desarrollan VAIN III. Éste es uno de los argumentos que se esgrimen para realizar citologías vaginales anuales tras una histerectomía. La importancia de la VAIN III es su capacidad para evolucionar a carcinoma vaginal invasor, ya que las lesiones suelen ser asintomáticas y no presentan morbilidad intrínseca.

Hay que diferenciar la VAIN III de otras causas de lesiones vaginales hiperplásicas blancas, ulceradas o rojas, como el herpes, las lesiones traumáticas, la hiperqueratosis asociada a irritación crónica (p. ej., por un diafragma que no ajusta bien) o la adenosis. La inspección y la palpación de la vagina son los pilares del diagnóstico, pero, desafortunadamente, con frecuencia se llevan a cabo de manera rápida durante una exploración genital ordinaria. *Las citologías del epitelio vaginal pueden poner de manifiesto datos que son útiles para el diagnóstico, aunque la colposcopia con biopsia dirigida es el método diagnóstico definitivo, al igual que en el caso de la CIN.*

El objetivo del tratamiento de la VAIN III es la ablación de la lesión intraepitelial conservando la profundidad vaginal, el calibre vaginal y la función sexual. Para las lesiones limitadas se utilizan la ablación con láser, la escisión local y el tratamiento químico con 5-fluorouracilo en crema; la vaginectomía total o parcial con aplicación de un injerto cutáneo de grosor parcial suele reservarse para las situaciones en que fracasan los tratamientos que se han descrito anteriormente. Cabe esperar unos índices de curación del 80 % al 95 %.

Cáncer de vagina

El cáncer de vagina invasor representa aproximadamente del 1 % al 3 % de los cánceres ginecológicos. El carcinoma escamoso representa de un 80 % a un 90 % de estos cánceres, que se dan principalmente en mujeres de 55 años o más. *El resto de los carcinomas vaginales son el adenocarcinoma vaginal y el melanoma vaginal.*

La estadificación del carcinoma vaginal no es quirúrgica (tabla 42-5). La radioterapia es el pilar del tratamiento del CE de vagina. En pacientes seleccionadas, se utiliza la histerectomía combinada con vaginectomía superior y linfadenectomía

TABLA 42-5	Estadificación del cáncer de vagina de la International Federation of Gynecology and Obstetrics
Estadio	**Definición**
0	Carcinoma *in situ*; neoplasia intraepitelial de grado 3
I	Carcinoma limitado a la pared vaginal
II	Carcinoma que afecta al tejido de debajo de la vagina pero no se extiende a la pared pélvica
III	Carcinoma que se extiende a la pared pélvica
IV	Carcinoma que se extiende más allá de la pelvis menor o que ha afectado a la mucosa de la vejiga o el recto; el edema vesicular como tal no permite que un caso se clasifique en el estadio IV
IVA	Tumor que invade la mucosa vesical y/o rectal y/o extensión directa más allá de la pelvis menor
IVB	Propagación a órganos distantes

pélvica. En pacientes con lesiones vaginales inferiores que afectan a la vulva, se utiliza la exenteración pélvica y de las lesiones vaginales superiores y la vulvectomía radical. La mayoría de las mujeres jóvenes con carcinoma de células claras tienen lesiones situadas en la mitad superior de la vagina y desean conservar la función ovárica y vaginal. Con frecuencia, la histerectomía radical con vaginectomía superior combinada con linfadenectomía pélvica es el tratamiento principal para estas pacientes, seguido de la radioterapia. El índice de supervivencia a 5 años para el carcinoma escamoso de vagina es de un 42 % y para el adenocarcinoma de células claras de va-

gina, del 78 %, con el mejor pronóstico para las pacientes en estadios I y II. El melanoma se trata con cirugía radical; la radioterapia y la quimioterapia son poco eficaces.

El **sarcoma botrioides** (o rabdomiosarcoma embrionario) es un tumor raro que se presenta como un masa de pólipos parecidos a las uvas que sobresalen por el orificio vaginal de pacientes de edad pediátrica. Tiene su origen en el mesénquima indiferenciado de la lámina propia de la pared vaginal anterior. Un síntoma asociado en estos tumores es el flujo hemorrágico. El tumor se propaga localmente, aunque puede presentar metástasis hematógenas distantes. La poliquimioterapia parece eficaz y tiene como resultado una reducción notable del tamaño del tumor. Esto permite una cirugía más conservadora de la que se practicaba antiguamente, con la conservación de la máxima función intestinal y vesical posible.

LECTURAS RECOMENDADAS

American College of Obstetricians and Gynecologists. Cervical cytology screening. ACOG Practice Bulletin No. 45. *Obstet Gynecol.* 2003;102(2):417–427.

American College of Obstetricians and Gynecologists. Evaluation and management of abnormal cervical cytology and histology in the adolescent. ACOG Committee Opinion No. 330. *Obstet Gynecol.* 2006;107(4):963–968.

American College of Obstetricians and Gynecologists (ACOG). *Guidelines for Women's Health Care: A Resource Manual.* 3rd ed. Washington, D.C.: ACOG; 2007.

Patient Education pamphlet, "Disorders of the Vulva"

Sideri M, Jones RW, Wilkinson EJ, Preti M, Heller DS, Scurry J, Haefner H, Neill S. Squamous vulvar intraepithelial neoplasia: 2004 modified terminology, ISSVD Vulvar Oncology Subcommittee. *J Reprod Med.* 2005;50(11):807–810.

43 Neoplasia y carcinoma de cuello de útero

Aunque la incidencia y la mortalidad del cáncer de cuello de útero han disminuido considerablemente en las últimas décadas entre las mujeres en Estados Unidos, el cáncer de cuello de útero sigue siendo el tercer cáncer ginecológico más frecuente. En los países en los que el cribado mediante citología no está disponible de manera generalizada, el cáncer de cuello de útero sigue siendo frecuente. A escala mundial, es el segundo cáncer más frecuente entre las mujeres, la tercera causa más habitual de muerte relacionada con el cáncer y la causa más frecuente de mortalidad por cáncer ginecológico.

El cáncer de cuello de útero puede considerarse un cáncer «controlable». Va precedido de una lesión precursora identificable (**neoplasia intraepitelial cervicouterina, CIN,** *cervical intraepithelial neoplasia*) que puede evolucionar (pero no siempre lo hace) a cáncer invasor. La CIN puede detectarse fácilmente mediante una prueba barata e incruenta (citología vaginal) que puede complementarse con otras pruebas como el tipado de ADN del virus del papiloma humano (VPH) y una técnica diagnóstica posterior (colposcopia). La CIN puede tratarse con métodos simples y eficaces, entre ellos crioterapia, ablación con láser, escisión electroquirúrgica con asa (LEEP, *loop electrosurgical excision procedure*) y conización quirúrgica con bisturí frío, que tienen unos altos índices de curación. También es uno de los pocos cánceres para los cuales existe una vacuna que puede tener unas repercusiones importantes en la reducción del riesgo de la paciente.

NEOPLASIA INTRAEPITELIAL CERVICOUTERINA

Etiología

El cáncer de cuello de útero y la CIN están causados por el VPH. De los aproximadamente 80 tipos de PVH, unos 30 infectan el conducto anogenital. Unos 15 de estos 30 tipos (16, 18, 31, 33, 35, 39, 45, 51, 52, 56, 58, 59, 68, 73 y 82) están asociados a cáncer y se conocen como **tipos de VPH de alto riesgo.** La mayoría de los cánceres de cuello de útero están causados tan sólo por cuatro de estos tipos de VPH de alto riesgo: 16, 18, 31 y 45. Los tipos de VPH de

bajo riesgo no están asociados a cáncer. No obstante, los tipos de bajo riesgo 6 y 11 están asociados a **verrugas genitales (condilomas acuminados)** y a lesiones intraepiteliales escamosas bien diferenciadas.

El VPH infecta las células del cuello del útero. El tamaño y la forma del cuello del útero varían con la edad, el estado hormonal y el número de hijos. En las mujeres en edad fértil, el cuello del útero mide 7-8 mm en su punto más ancho. La parte superior del cuello del útero que da a la cavidad endometrial se denomina **orificio cervical interno (OCI)**; la parte inferior que da a la vagina se denomina **orificio cervical externo (OCE).** La porción exterior del conducto del cuello del útero se denomina **exocérvix** y la porción interior, **conducto endocervical.** Las paredes del conducto endocervical contienen numerosos pliegues y rebordes.

La histología del cuello del útero es compleja (fig. 43-1, A y B). El estroma fibroso del cuello del útero está revestido por el epitelio cervical, que es una malla de células. El epitelio es de dos tipos distintos: cilíndrico (glandular) y pavimentoso estratificado no queratinizante. El epitelio cilíndrico está formado por una capa simple de células secretoras de moco que están dispuestas en pliegues profundos o criptas. La zona donde convergen los dos tipos de epitelio se denomina **unión pavimentoso-cilíndrica (UPC).** La UPC tiene importancia clínica, ya que es el lugar donde se origina más del 90 % de las neoplasias del aparato genital inferior. Durante la infancia, la UPC está situada justo dentro del orificio externo del útero. Con la influencia de las hormonas y la acidificación del medio vaginal durante la pubertad, las células de reserva subyacentes experimentan metaplasia, un proceso de transformación. La metaplasia de estas células hace que la UPC «se vuelva hacia fuera» (o experimente una eversión) desde su posición original dentro del orificio externo y se sitúe en la superficie cervical agrandada. El epitelio cilíndrico también se vuelve hacia la superficie cervical, donde queda expuesto a las secreciones vaginales, los irritantes y a un medio hormonal cambiante. La zona entre la UPC original y la UPC activa se denomina **zona de transformación (ZT).** Mientras la metaplasia continúa, el epitelio metaplásico cubre el epitelio pavimentoso original y con el tiempo es imposible diferenciarlos. Las glándulas situadas en el epitelio cilíndrico

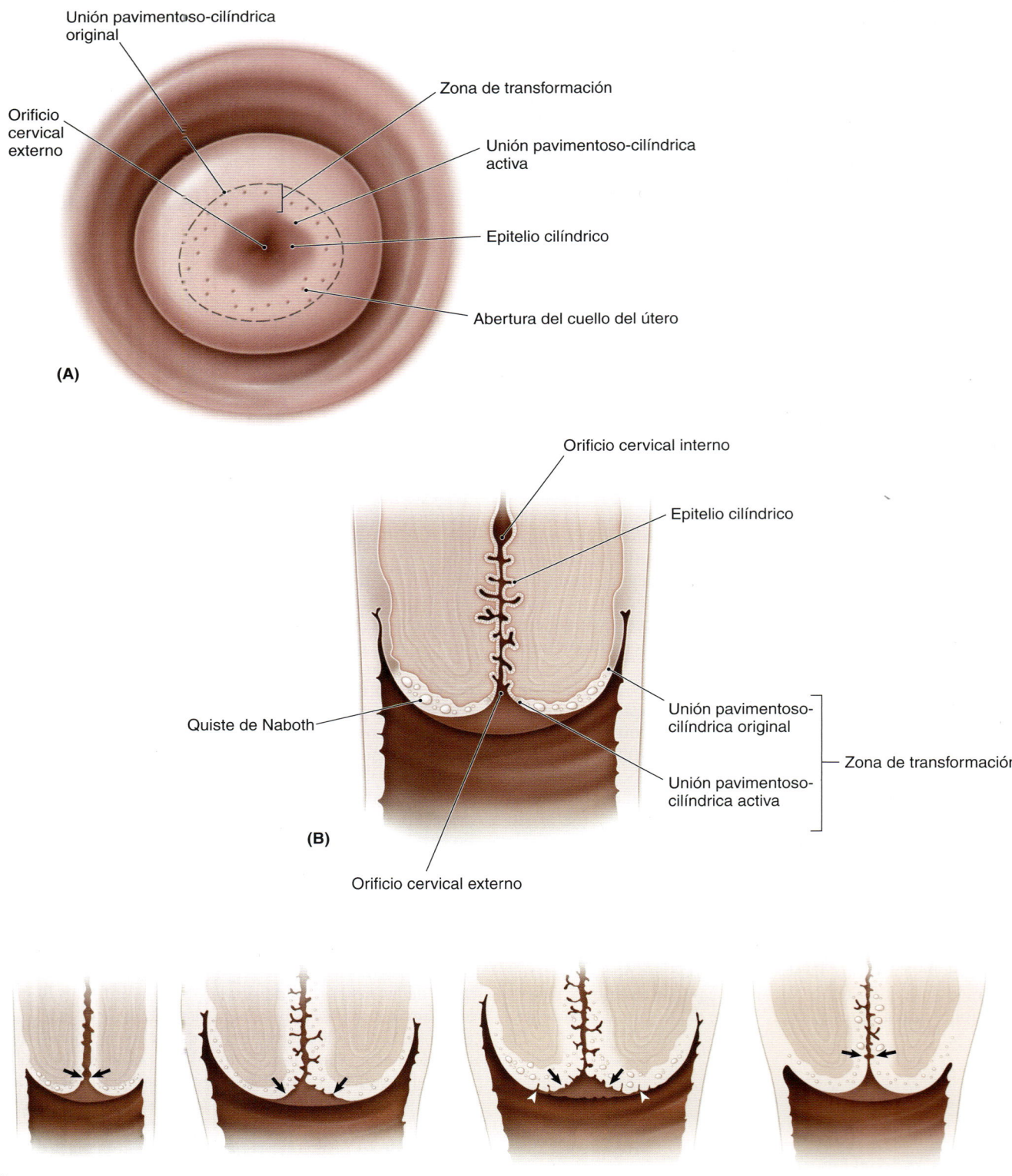

FIGURA 43-1. Anatomía del cuello del útero. **(A)** Cuello del útero y zona de transformación. **(B)** Vista anterior del cuello del útero y el exocérvix. **(C)** Diferentes ubicaciones de la zona de transformación y la unión pavimentoso-cilíndrica durante la vida de una mujer. Las *flechas* señalan la zona de transformación activa. (Basada en Berek JS. *Berek and Novak's Gynecology.* 14.ª ed. Philadelphia, PA: Lippincott Williams & Wilkins; 2007: 563–565.)

pueden verse atrapadas durante esta actividad metaplásica por el epitelio pavimentoso, lo que da lugar a **quistes de Naboth.** Estos quistes no se consideran patológicos, sino una consecuencia normal de la histología dinámica del cuello del útero.

Las células metaplásicas de la ZT representan las células más recientes y menos maduras del cuello del útero, y se cree que son las más vulnerables a las alteraciones oncógenas. El ritmo de metaplasia es mayor durante la adolescencia y el comienzo del embarazo. Durante la perimenopausia, la nueva UPC retrocede hacia el conducto endocervical, y con frecuencia queda fuera del campo de visión directa (fig. 43-1C).

La infección por VPH de las células del cuello del útero puede traducirse o no en alteraciones neoplásicas. La mayoría de las infecciones por VPH son transitorias, lo que indica que el sistema inmunitario de la anfitriona puede erradicar el virus antes de que cause alteraciones neoplásicas en las células del cuello del útero. Es probable que varios factores todavía no identificados relacionados con la anfitriona o ambientales actúen como cofactores. Si el ADN del VPH no se integra en el genoma de la anfitriona, se producen viriones encapsulados que se expresan morfológicamente como «coilocitos». Si el ADN del VPH se integra en el ADN de la anfitriona, la expresión de los genes reguladores de la célula puede verse alterada, lo que lleva a la transformación de las células en lesiones o cáncer intraepiteliales.

Factores de riesgo

Se han identificado varios factores que pueden aumentar el riesgo de neoplasia de cuello de útero (cuadro 43-1). Se observa una mayor incidencia de infección por VPH y evolución de la neoplasia intraepitelial en las pacientes inmunodeprimidas, entre ellas las infectadas por el VIH, además de las trasplantadas, las que tienen insuficiencia renal crónica o antecedentes de linfoma de Hodgkin, o las

que han recibido tratamiento inmunodepresor por otros motivos. Otro factor es el tabaquismo. El riesgo de cáncer de cuello de útero es 3,5 veces mayor entre las fumadoras que entre las no fumadoras. Se han detectado carcinógenos del humo de cigarrillo en altas concentraciones en el moco cervical de mujeres fumadoras, lo que deja entrever una explicación biológica verosímil para esta asociación. Tener la primera relación sexual a una edad temprana puede aumentar el riesgo de padecer neoplasia de cuello de útero, debido al alto ritmo de metaplasia que se da en la zona de transformación durante la adolescencia y al mayor porcentaje de células nuevas o inmaduras en esta región.

La infección persistente por VPH aumenta el riesgo de displasia cervical persistente o progresiva. La infección por el VPH 16 es más probable que sea persistente que las infecciones provocadas por otros tipos oncógenos de VPH. Las mujeres pueden tener una predisposición genética al cáncer de cuello de útero, pero los riesgos relativos son bajos.

Clasificación

El objetivo de todos los sistemas de clasificación del cáncer de cuello de útero consiste en establecer unas directrices de tratamiento que reduzcan la probabilidad de evolución de las lesiones precursoras a lesiones más avanzadas. El sistema de Bethesda de 2001 es el más utilizado en Estados Unidos para notificar y clasificar los estudios citológicos del cuello del útero. Creada en 1988 y actualizada en 1991 y 2001, la clasificación de Bethesda resume los distintos resultados posibles de la citología vaginal, especifica los métodos aceptados para la notificación de los resultados de la citología vaginal y proporciona la información necesaria para la interpretación de los hallazgos. Esta clasificación tiene en cuenta opciones de tratamiento definidas respecto a los resultados iniciales de la citología vaginal (cuadro 43-2). Los detalles sobre la realización de la citología vaginal figuran en el capítulo 1, Exploración de la salud de la mujer. Las directrices para el cribado del cáncer de cuello de útero se exponen en el capítulo 2, El papel del ginecólogo en el cribado y la atención preventiva.

La clasificación utilizada por el sistema de Bethesda divide las lesiones epiteliales en dos categorías: lesiones escamosas y lesiones glandulares. En ambas categorías, las lesiones son precancerosas o cancerosas. Las lesiones escamosas precursoras se describen como **células escamosas atípicas (ASC,** *atypical squamous cells*), **lesiones intraepiteliales escamosas de bajo grado (SILb,** *squamous intraepithelial lesions*) o **lesiones intraepiteliales escamosas de alto grado (SILa,** *squamous intraepithelial lesions*), mientras que las lesiones cancerosas se denominan **carcinoma escamoso invasor.** Las ASC se subdividen en **ASC de significado indeterminado (ASCUS,** *ASC of undetermined signifcance*) y **ASC-no puede excluirse SILa (ASC-SILa).** Las lesiones glandulares precancerosas se clasifican como **atípicas (CGA); atípicas, indicativas de neoplasia,** y **adenocarcinoma** *in situ* **(AIS) endocervical.** Las lesiones glandulares cancerosas se clasifican **como adenocarcinoma.** Las CGA también se clasifican como endocervicales, endometriales o sin especificar.

Antes de que se creara la terminología de las lesiones intraepiteliales, se utilizaba el término **neoplasia intraepitelial**

CUADRO 43-1

Factores de riesgo de neoplasia de cuello de útero

- Más de una pareja sexual o tener una pareja sexual masculina que ha mantenido relaciones sexuales con más de una persona
- Primera relación sexual a una edad temprana (antes de los 18 años)
- Pareja sexual masculina que ha tenido una pareja sexual con cáncer de cuello de útero
- Tabaquismo
- Infección por el virus de la inmunodeficiencia humana (VIH)
- Trasplante de órgano (especialmente riñón)
- Infección por ETS
- Exposición al dietilestilbestrol (DES)
- Antecedentes de cáncer de cuello de útero o lesiones intraepiteliales escamosas de alto grado
- Citologías vaginales de detección infrecuentes o inexistentes

CUADRO 43-2
Sistema de Bethesda de 2001

Tipo de muestra: *indicar citología tradicional (prueba de Papanicolau o citología en medio líquido u otras*

Idoneidad de la muestra
- Satisfactoria para la evaluación (*describir la presencia o ausencia del componente endocervical/de la zona de transformación y cualquier otro indicador de calidad, p. ej., sangre que dificulta la visualización, inflamación, etc.*)
- Insatisfactoria para la evaluación . . . (*especificar el motivo*)
  - Muestra rechazada/no procesada (*especificar el motivo*)
  - Muestra procesada y analizada, pero insatisfactoria para la evaluación de la anomalía epitelial debido a (*especificar el motivo*)

Clasificación general (*opcional*)
- Sin lesiones intrapiteliales ni indicios citológicos de malignidad
- Anomalía de las células epiteliales: véase Interpretación/resultado (*especificar «escamosa» o «glandular» según corresponda*)
- Otras: véase Interpretación/resultado (*p. ej., células endometriales en una mujer de 40 años*)

Interpretación/resultado

Sin lesiones intraepiteliales ni indicios citológicos de malignidad
Microorganismos:
- *Trichomonas vaginalis*
- Microorganismos fúngicos morfológicamente compatibles con el género *Candida*
- Cambio en la flora indicativo de vaginosis bacteriana
- Bacterias morfológicamente compatibles con el género *Actinomyces*
- Alteraciones celulares compatibles con virus del herpes simple

Otros hallazgos no neoplásicos (*declaración opcional; no se incluyen todos*)**:**
- Alteraciones celulares reactivas asociadas a:
  - Inflamación (incluye reparación típica)
  - Radiación
  - Dispositivo anticonceptivo intrauterino (DIU)

- Estado de las células glandulares después de una histerectomía
- Atrofia

Otras
- Células endometriales (*en una mujer de 40 años*) (*Especificar si «sin lesiones intraepiteliales escamosas»*)

Anomalías de las células epiteliales
Célula escamosa
- Células escamosas atípicas
  - De significado indeterminado (ASCUS)
  - No puede excluirse SILa (ASC-SILa)
- Lesión intraepitelial escamosa de bajo grado (SILb) que comprende: VPH/displasia leve/CIN 1
- Lesión intraepitelial escamosa de alto grado (SILa) que comprende: displasia moderada y grave, CIS/CIN 2 y CIN 3
  - Con características que hacen sospechar invasión (*si se piensa en una posible invasión*)
- Carcinoma escamoso

Célula glandular
- Atípica
  - Células endocervicales
  - Células endometriales
  - Células glandulares
- Atípica
  - Células endocervicales, indicativas de neoplasia
  - Células glandulares, indicativas de neoplasia
- Adenocarcinoma endocervical *in situ*
- Adenocarcinoma
  - Endocervical
  - Endometrial
  - Extrauterino
  - Sin especificar

Otras neoplasias malignas: (*especificar*)

Notas instructivas y sugerencias (*opcional*)
Las sugerencias deben ser concisas y acordes con las directrices de seguimiento clínico publicadas por organizaciones profesionales (pueden incluirse referencias a las publicaciones pertinentes).

---

cervicouterina (CIN), y las lesiones se clasificaban como **CIN 1, CIN 2 o CIN 3**. El sistema de clasificación CIN sustituyó un sistema de clasificación todavía más antiguo que utilizaba el término **displasia** y clasificaba las lesiones precancerosas como leves, moderadas o graves. Con cada revisión, la terminología de los resultados del cáncer de

cuello de útero se ha vuelto más precisa y refleja la comprensión científica actual de la evolución del cáncer de cuello de útero. No obstante, la terminología CIN todavía se utiliza con la terminología del sistema de Bethesda actual. El término SILb engloba la infección por VPH, la displasia leve o la CIN 1. El término SILa engloba la CIN 2

| TABLA 43-1 | Comparación de las convenciones descriptivas de la citología vaginal | | | | | |

Sistema CIN	Normal	Inflamatoria		CIN 1 o CIN 2		CIN 3	Indicativa de cáncer
Bethesda 2001	Sin lesiones intraepiteliales ni indicios citológicos de malignidad	ASCUS	ASC-SILa	SILb		SILa	Carcinoma escamoso
Histología							

Células basales   Leucocitos   Membrana basal   Cáncer invasor de cuello de útero

y CIN 3. La CIN 3 también se denomina carcinoma *in situ* (tabla 43-1).

Pese a décadas de estudio, la evolución natural de las lesiones intraepiteliales cervicales todavía no se comprende del todo. Se ha puesto en entredicho el concepto antiguamente generalizado de que las lesiones bien diferenciadas son precursoras necesarias de las lesiones anaplásicas que, a su vez, pueden evolucionar a cáncer invasor, como la única patogenia posible. Por ejemplo, se ha observado que muchas mujeres acuden con CIN 2 o CIN 3 sin lesiones CIN 1 previas. Aunque múltiples estudios longitudinales han intentado verificar los índices de «evolución» y «regresión» de la CIN, los resultados de estos estudios deben interpretarse con precaución debido a la variabilidad de los criterios diagnósticos, las poblaciones y la duración del seguimiento.

Evaluación de los resultados anómalos de la citología vaginal

Un hallazgo anómalo en la citología vaginal debe ir seguido de una inspección visual de la vagina y una exploración bimanual. El primer objetivo es excluir la presencia de un carcinoma invasor. Una vez que se ha conseguido esto, el objetivo es determinar el grado y la distribución de la lesión intraepitelial. Las opciones para realizar la evaluación comprenden la repetición de la citología, pruebas de ADN del VPH, una colposcopia con biopsias dirigidas (v. cap. 32, Intervenciones ginecológicas) y una evaluación endocervical.

COLPOSCOPIA Y LEGRADO ENDOCERVICAL

La **colposcopia con biopsia dirigida** ha sido el método de referencia para la detección de la enfermedad y es la técnica de elección para la toma de decisiones terapéuticas. Un **colposcopio** es un estereomicroscopio binocular con ampliación variable (normalmente de 7 a 15 aumentos) y una fuente de luz con un filtro verde para ayudar a identificar los

vasos sanguíneos de aspecto anómalo que pueden estar asociados a neoplasia intraepitelial. Con la colposcopia, se identifican las zonas que presentan alteraciones compatibles con displasia, lo que permite realizar una biopsia dirigida (esto es, una biopsia de la zona donde es más probable que haya displasia). Los criterios colposcópicos tales como un epitelio blanco, patrones vasculares anómalos y lesiones puntiformes ayudan a identificar esas zonas (fig. 43-2). Para facilitar la exploración, se lava el cuello del útero con una solución de ácido acético al 3 %-4 %, que actúa como desecante epitelial de las proteínas intracelulares y mejora la visualización de las lesiones displásicas. Normalmente, las lesiones aparecen con unos bordes relativamente diferenciados cerca de la UPC al cabo de 10-90 s de la aplicación del ácido acético. Pueden tomarse muestras de tejido para biopsia; el número de muestras obtenidas variará según el número y la gravedad de las zonas anómalas observadas.

Es necesario visualizar completamente la UPC para que la colposcopia se considere satisfactoria. Si la UPC no se visualiza en su totalidad o si los márgenes de las zonas anómalas no se aprecian en su totalidad, la evaluación colposcópica se califica de insatisfactoria y lo indicado es realizar otros estudios, como una conización del cuello del útero o un **legrado endocervical (LEC).** En esta intervención se utiliza una legra pequeña para obtener células del conducto endocervical. Puede emplearse un cepillo endocervical para recoger células adicionales que se han quedado en la legra. Esta muestra endocervical se toma para poder detectar una posible enfermedad en el fondo del conducto del cuello del útero, que no se visualiza con el colposcopio. Las biopsias de cuello de útero y el LEC se envían por separado al laboratorio para el estudio anatomopatológico.

PRUEBAS DE ADN DEL VIRUS DEL PAPILOMA HUMANO

Actualmente, las pruebas para determinar la presencia de ADN del VPH de alto riesgo se utilizan como instrumento

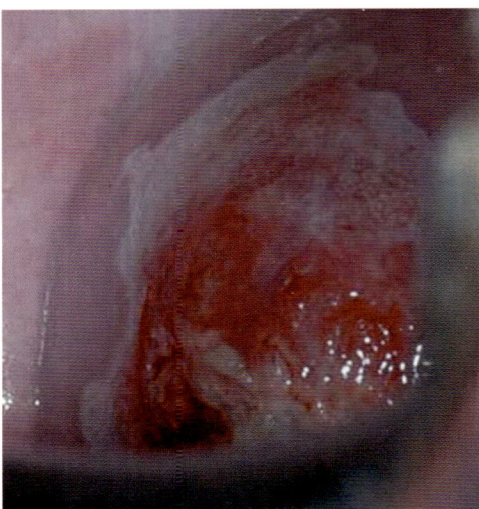

FIGURA 43-2. Imagen colposcópica del cuello del útero. El epitelio blanco y el patrón en mosaico grueso de los capilares subyacentes en esta colpofotografía son indicativos de neoplasia intraepitelial de cuello del útero. (ESTUDIOS DE CASOS EN COLPOSCOPIA Caso núm. 53–marzo de 2007. Kevin J. Mitchell, MD, presidente, con anatomopatología por cortesía de Chacho MD, Department of Pathology, Danbury Hospital, Danbury, CT, 2006-08 Section on the Cervix. Descargado el 21-07-08 de http://www.asccp.org/edu/case_studies.shtml#).

de detección complementario para la neoplasia de cuello de útero en las mujeres mayores de 30 años. También se utilizan como instrumento de clasificación en las mujeres cuyos resultados de la citología vaginal se describen como células escamosas atípicas de significado indeterminado (ASCUS) y en el tratamiento de las mujeres no adolescentes con SILb. El ADN del VPH puede identificar a mujeres cuyos resultados de la citología vaginal están causados por otros fenómenos no asociados al VPH, como una infección, evitando así la realización de evaluaciones colposcópicas innecesarias. Puesto que el VPH es más prevalente en las mujeres jóvenes y el índice de CIN 2 y CIN 3 aumenta con la edad, las pruebas de ADN del VPH son más útiles como instrumento de clasificación en las mujeres mayores. Las pruebas de ADN del VPH también se utilizan en el estudio diagnóstico inicial de las mujeres con CGA.

Directrices de tratamiento para las anomalías de las células epiteliales del cuello del útero

La American Society for Colposcopy and Cervical Pathology (ASCCP) publica directrices y protocolos para el tratamiento apropiado de las mujeres que presentan anomalías histológicas o citológicas del cuello del útero. La actualización más reciente de estas recomendaciones tuvo lugar en 2006 y se publicó en 2007. Estas directrices, incluidos los algoritmos de práctica, pueden consultarse en www.asccp.org/consensus/cytological.shtml. En los siguientes apartados se resumen estas directrices.

LESIONES INTRAEPITELIALES ESCAMOSAS DE BAJO GRADO Y CÉLULAS ESCAMOSAS ATÍPICAS DE SIGNIFICADO INDETERMINADO

Una paciente cuyo resultado de la citología vaginal es de ASCUS debe someterse a una prueba de ADN del VPH o a una nueva citología al cabo de 6 y 12 meses del resultado anómalo. El motivo de la realización de la prueba de ADN del VPH es que un resultado negativo hace innecesaria la colposcopia; las pacientes con ASCUS que dan negativo en la prueba de ADN del VPH de alto riesgo pueden someterse al seguimiento habitual. Las mujeres que dan positivo en la prueba de ADN del VPH y tienen un resultado de ASCUS en dos pruebas repetidas deben recibir el mismo tratamiento que las mujeres con SILb: hay que derivar a ambos grupos de pacientes para someterse a una evaluación colposcópica. Las pacientes con un resultado de ASCUS ya sea en la citología de detección repetida al cabo de 6 meses o al cabo de 12 meses también tienen que derivarse para someterse a una evaluación colposcópica; si las dos pruebas repetidas dan negativo, entonces puede reanudarse el cribado habitual. Las pacientes con SILb no se derivan para someterse a una prueba de ADN del VPH, porque el 83 % de estas pacientes están infectadas por éste y la prueba tiene poca trascendencia pronóstica.

Un 3 % de los resultados de la citología vaginal pueden clasificarse de manera reproducible como SILb. El tratamiento y el seguimiento después de una colposcopia son iguales para las mujeres con SILb y las mujeres con ASCUS que dan positivo en la prueba de ADN del VPH. Si no se detecta CIN, la citología vaginal se repite al cabo de 6 y 12 meses o la prueba de ADN del VPH se repite al cabo de 12 meses. Si se detectan ASC o ADN del VPH, está justificado repetir la colposcopia; las mujeres en que no se detectan ASC o ADN del VPH pueden reanudar el cribado habitual (figs. 43-3 y 43-4).

Los protocolos de tratamiento son distintos en las adolescentes y las mujeres embarazadas. Las ASC y las SILb son más frecuentes en las adolescentes, y la probabilidad de que tenga lugar una regresión espontánea es mayor. Puesto que la positividad del ADN del VPH también es mayor en esta población, el uso del cribado del ADN del VPH como método de clasificación no resulta útil. Las adolescentes con SILb o ASCUS pueden someterse a una nueva citología vaginal a los 12 meses. Aquéllas cuyos nuevos resultados revelan SILa se derivan para someterse a una colposcopia. Las mujeres embarazadas con SILb no deben someterse a LEC ni a más de una colposcopia durante el embarazo. La colposcopia para la evaluación de las ASCUS puede aplazarse hasta como mínimo 6 semanas después del parto.

Las directrices anteriores para las mujeres posmenopáusicas con SILb en la citología vaginal ofrecían la repetición del cribado citológico tras el tratamiento con crema vaginal de estrógenos como opción de clasificación, ya que la atrofia de la mucosa vaginal puede contribuir a la aparición del resultado anómalo. No obstante, las directrices actuales recomiendan que las mujeres posmenopáusicas con unos resultados de SILb y ASCUS reciban el mismo tratamiento que la población general.

Tratamiento de la mujer con células escamosas atípicas de significado indeterminado (ASCUS)

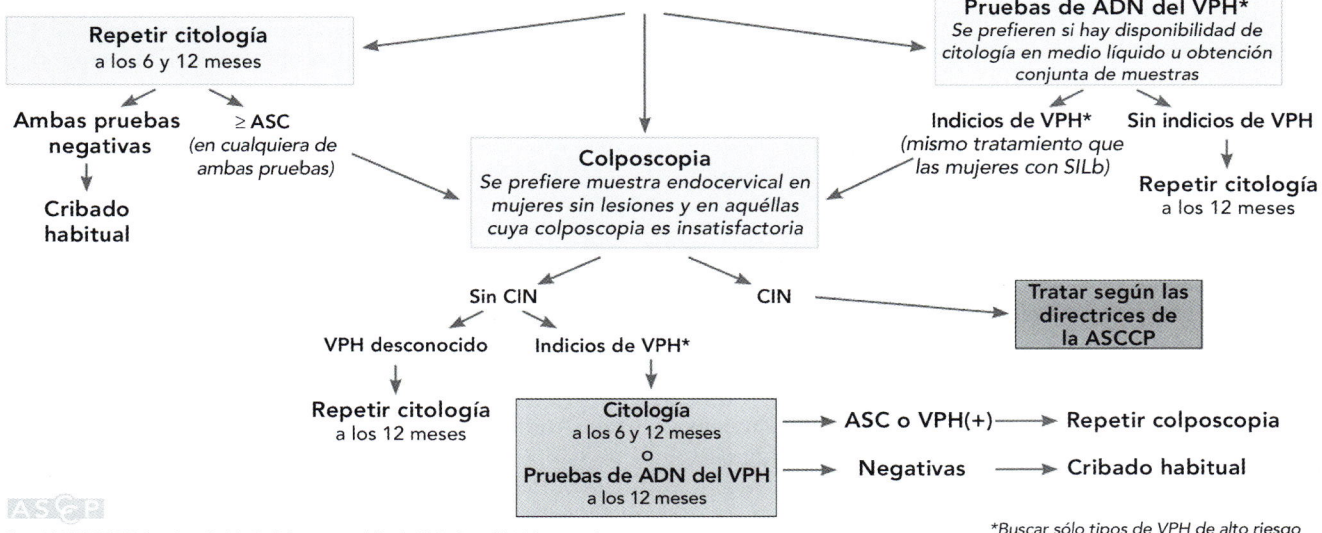

*Buscar sólo tipos de VPH de alto riesgo

FIGURA 43-3. Tratamiento de la mujer con células escamosas atípicas de significado indeterminado (ASCCP). (Reimpreso de *The Journal of Lower Genital Tract Disease* Vol. 11 Número 4, con permiso de la ASCCP ©American Society for Colposcopy and Cervical Pathology 2007. Prohibida la copia de los algoritmos sin el consentimiento previo de la ASCCP.)

Tratamiento de la mujer con lesión intraepitelial escamosa de bajo grado (SILb)*

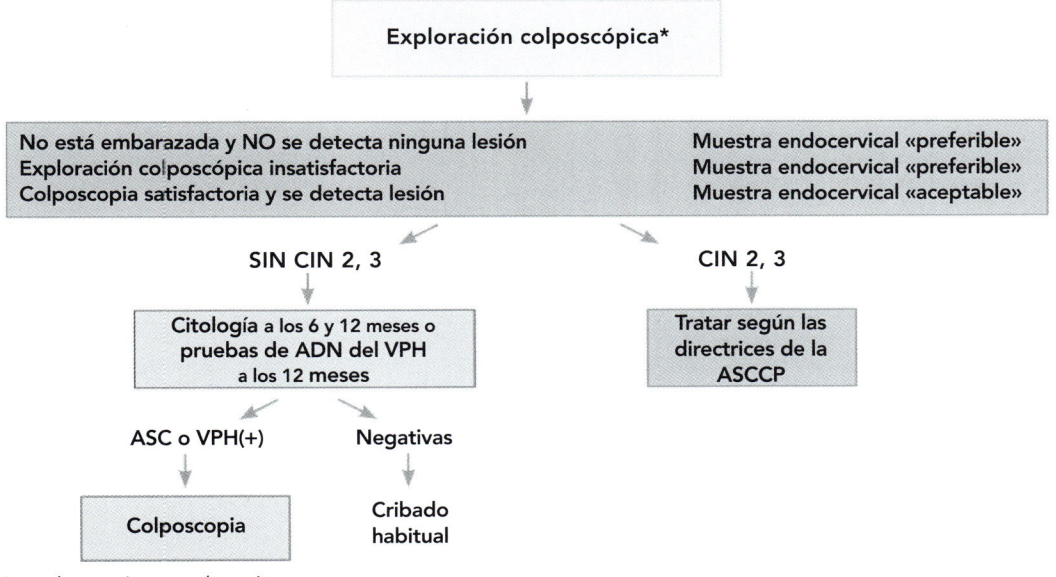

* Las opciones de tratamiento pueden variar
si la mujer está embarazada, está posmenopáusica
o es adolescente (v. texto).

FIGURA 43-4. Tratamiento de la mujer con SILb (ASCCP). (Reimpreso de *The Journal of Lower Genital Tract Disease* Vol. 11 Número 4, con permiso de la ASCCP ©American Society for Colposcopy and Cervical Pathology 2007. Prohibida la copia de los algoritmos sin el consentimiento previo de la ASCCP.)

LESIÓN INTRAEPITELIAL ESCAMOSA DE ALTO GRADO Y CÉLULAS ESCAMOSAS ATÍPICAS: ASC-NO PUEDE EXCLUIRSE LESIÓN INTRAEPITELIAL ESCAMOSA DE ALTO GRADO (ASC-SILa)

En Estados Unidos, un 0,5 % de todos los resultados de las citologías vaginales se describen como SILa. El índice de SILa disminuye con la edad. En el 84 % al 97 % de las mujeres cuyo resultado de la citología vaginal es de SILa se detecta CIN 2 o CIN 3, y se identifica cáncer invasor en el 2 %. Puesto que el índice de CIN 2 o CIN 3 es tan alto en las mujeres adultas con un resultado citológico de SILa, una estrategia terapéutica aceptable es el tratamiento inmediato mediante escisión electroquirúrgica con asa (LEEP; v. a continuación). En las mujeres que tienen pensado quedarse embarazadas en el futuro, hay que tener en cuenta los riesgos de la LEEP –que comprenden parto prematuro, rotura prematura de la bolsa amniótica y recién nacidos con bajo peso. La otra estrategia terapéutica es la exploración colposcópica seguida de tratamiento y seguimiento apropiados (v. fig. 43-4).

Un resultado de ASC-SILa se evalúa mediante colposcopia porque, al igual que la SILa, acarrea un mayor riesgo de lesiones subyacentes de CIN 2-3. Si no se detecta CIN 2 o CIN 3, la paciente puede someterse a seguimiento mediante la repetición del cribado al cabo de 6 y 12 meses o mediante una prueba de ADN del VPH al cabo de 12 meses. La detección de CIN 2, CIN 3 o ADN del VPH en cualquiera de estas pruebas posteriores justifica una exploración colposcópica; si los resultados de todas las pruebas posteriores son negativos, puede reanudarse el cribado habitual (fig. 43-5).

CÉLULAS GLANDULARES ATÍPICAS Y OTRAS ANOMALÍAS GLANDULARES

Las anomalías de las células glandulares representan el 0,4 % de las anomalías de las células epiteliales. El riesgo asociado a las CGA es muchísimo más alto que el observado con las ASC y aumenta a medida que la descripción en el sistema de clasificación de Bethesda pasa de CGA sin especificar (CGA-SE) a CGA indicativas de neoplasia (CGA-IN) y, finalmente, a adenocarcinoma in situ (AIS). Las mujeres con CGA de cualquier tipo excepto las células endometriales atípicas deben someterse a una colposcopia, una prueba de ADN del VPH y un LEC. Si la mujer es mayor de 35 años o tiene riesgo de neoplasia endometrial (presenta hemorragia vaginal idiopática o afecciones indicativas de anovulación crónica), también hay que obtener una muestra endometrial. Las mujeres con células endometriales atípicas deben someterse a una biopsia endometrial y un LEC.

En las mujeres con CGA que no tienen CIN 2, CIN 3 ni neoplasia glandular, el hecho de saber si están infectadas o no por VPH permite acelerar la clasificación. Las mujeres con indicios de VPH al realizar la citología vaginal de detección deben someterse a una nueva citología vaginal y una prueba de ADN del VPH al cabo de 6 meses; las que no tienen indicios de VPH, al cabo de 12 meses. Las mujeres que dan positivo en la prueba del VPH y tienen una citología vaginal anómala deben derivarse para someterse a una colposcopia; las mujeres que dan negativo en ambas pruebas pueden reanudar el cribado habitual. En contraposición a esto, si no se sabe si la mujer está infectada o no por el VPH, hay que repetir la citología vaginal cada 6 meses

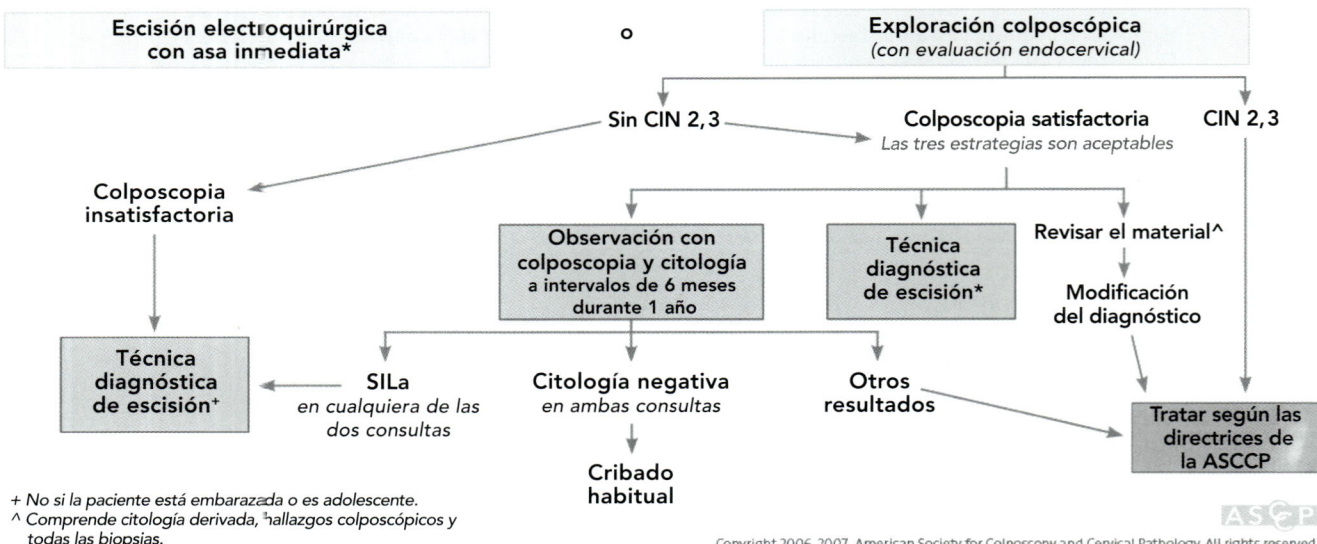

Tratamiento de la mujer con lesión intraepitelial escamosa de alto grado (SILa)*

+ No si la paciente está embarazada o es adolescente.
^ Comprende citología derivada, hallazgos colposcópicos y todas las biopsias.
* Las opciones de tratamiento pueden variar si la mujer está embarazada, está posmenopáusica o es adolescente.

FIGURA 43-5. Tratamiento de las mujeres con SILa (ASCCP). (Reimpreso de *The Journal of Lower Genital Tract Disease* Vol. 11 Número 4, con permiso de la ASCCP ©American Society for Colposcopy and Cervical Pathology 2007. Prohibida la copia de los algoritmos sin el consentimiento previo de la ASCCP.)

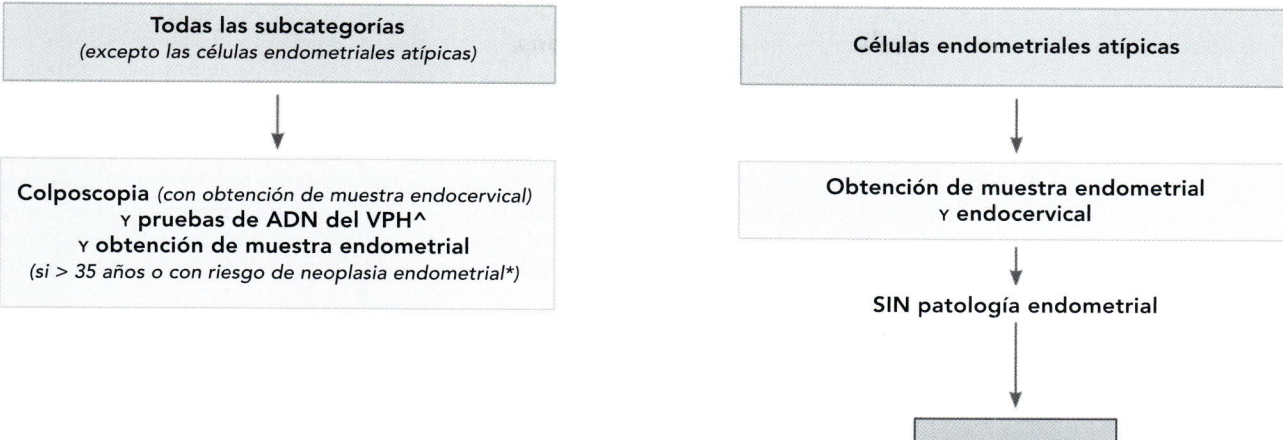

Estudio diagnóstico inicial en la mujer con células glandulares atípicas (CGA)

Todas las subcategorías
(excepto las células endometriales atípicas)

↓

Colposcopia *(con obtención de muestra endocervical)*
Y **pruebas de ADN del VPH^**
Y **obtención de muestra endometrial**
(si > 35 años o con riesgo de neoplasia endometrial)*

Células endometriales atípicas

↓

Obtención de muestra endometrial
Y **endocervical**

↓

SIN patología endometrial

↓

Colposcopia

^ *Si todavía no se han realizado. Buscar sólo tipos de alto riesgo (oncógenos).*
* *Comprende la hemorragia vaginal idiopática o afecciones indicativas de anovulación crónica.*

FIGURA 43-6. Estudio diagnóstico inicial en la mujer con CGA (ASCCP). (Reimpreso de *The Journal of Lower Genital Tract Disease* Vol. 11 Número 4, con permiso de la ASCCP ©American Society for Colposcopy and Cervical Pathology 2007. Prohibida la copia de los algoritmos sin el consentimiento previo de la ASCCP.)

hasta obtener cuatro resultados negativos consecutivos antes de poder reanudar el cribado habitual (fig. 43-6).

Tratamiento

Para tratar la CIN se emplean tanto técnicas de escisión como de ablación. El concepto subyacente al tratamiento de la CIN es que la escisión o ablación de la lesión precursora impide la evolución a carcinoma. Los **métodos de ablación** destruyen el tejido cervical afectado y comprenden la crioterapia, la ablación con láser, la electrofulguración y la coagulación fría, todas ellas intervenciones ambulatorias que pueden llevarse a cabo con anestesia regional. Los métodos de ablación deben utilizarse únicamente con una colposcopia adecuada y una correlación apropiada entre los resultados de la citología vaginal y la biopsia dirigida mediante colposcopia.

Ahora el tratamiento con láser se utiliza sólo raramente en Estados Unidos. La **crioterapia** es una técnica ambulatoria que se utiliza con frecuencia para el tratamiento de la CIN 1 persistente. La intervención implica cubrir la UPC y todas las lesiones identificadas con una sonda de acero inoxidable, que luego se somete a súper-refrigeración con nitrógeno líquido o gas comprimido (dióxido de carbono u óxido nitroso). El tamaño y la forma de la sonda dependen del tamaño y la forma del cuello del útero y la lesión que hay que tratar. La técnica más frecuente implica un período de 3 min de congelación seguido de un período de 5 min de descongelación, más un nuevo período de 3 min de congelación. El período de descongelación entre los dos episodios de congelación permite que el tejido dañado por la primera congelación se vuelva edematoso y se hinche con líquido intracelular. Con la segunda congelación, la arquitectura celular edematosa

vuelve a congelarse y amplía la zona dañada a una profundidad de tejido ligeramente mayor. La cicatrización después de la crioterapia puede tardar hasta 4 o 5 semanas, porque el tejido dañado se esfacela y es sustituido lentamente por nuevo epitelio cervical. Este proceso está asociado a una secreción acuosa abundante que con frecuencia está mezclada con restos celulares necróticos. El proceso de cicatrización termina en menos de 2 meses. Normalmente, se realiza una citología vaginal complementaria a las 12 semanas de la congelación para determinar la eficacia de la intervención. El índice de curación de la CIN 1 con esta técnica se acerca al 90 %.

Los **métodos de escisión** eliminan el tejido afectado y proporcionan una muestra para el estudio anatomopatológico. Estos métodos comprenden la conización con bisturí frío (CBF), las técnicas de escisión electroquirúrgica con asa (LEEP o escisión con asa grande de la zona de transformación [LLETZ, *large loop excision of the transformation zone*]), la conización con láser y la conización con aguja electroquirúrgica. Estas intervenciones se realizan con anestesia regional o general. Se extirpa una muestra cónica del cuello del útero, que abarca la UPC, todas las lesiones detectadas en el exocérvix y una porción del conducto endocervical, cuya extensión depende de si el LEC fue positivo o negativo. Puesto que la LEEP utiliza energía electroquirúrgica, pueden producirse lesiones térmicas en los márgenes de la muestra, lo que impide ver claramente la histología. Las lesiones térmicas no suelen considerarse un problema en la evaluación de las anomalías epiteliales escamosas, pero puede ser un problema considerable en la evaluación de las lesiones epiteliales glandulares, en que las células anómalas del fondo de las criptas glandulares pueden estar alteradas. En los casos de anomalías glandulares, puede ser más apropiada la CBF.

Si los márgenes de la biopsia están afectados, la paciente debe someterse bien a una nueva conización, bien a un seguimiento estrecho debido a la posibilidad de que quede patología. Si los márgenes están afectados por una lesión epitelial de alto grado o un carcinoma *in situ*, el tratamiento más apropiado puede ser la histerectomía, si la paciente no quiere tener hijos en el futuro. Si la paciente quiere conservar la fertilidad, un protocolo de tratamiento aceptable es la realización de una colposcopia con un LEC y pruebas de ADN del VPH.

Las técnicas de escisión también están indicadas en las siguientes situaciones:

- Cuando el LEC es positivo.
- Colposcopia insatisfactoria: si la UPC no se visualiza en su totalidad o si los márgenes de las zonas anómalas no se aprecian en su totalidad durante la colposcopia, la evaluación colposcópica se califica de insatisfactoria y lo indicado es realizar otra evaluación, como una conización del cuello del útero o un LEC.
- Si se observa una discrepancia considerable entre la citología vaginal de detección y los datos histológicos de la biopsia y el LEC (esto es, la biopsia no explica la fuente de la citología vaginal anómala). En esta situación, que se da en un 10 % de las colposcopias con biopsias dirigidas y LEC, hay que obtener más tejido mediante una técnica de escisión para realizar más pruebas.

La CBF está asociada a un aumento del riesgo de parto prematuro, recién nacidos con bajo peso y por cesárea. La LEEP y la LLETZ también están asociadas a un aumento del riesgo de parto prematuro, recién nacidos con bajo peso y rotura prematura de la bolsa amniótica. Ambos tipos de técnicas de escisión también están asociadas a los riesgos habituales de cualquier intervención quirúrgica (hemorragia, infección y riesgos anestésicos).

Seguimiento

Tras el tratamiento de las anomalías no invasoras de las células epiteliales, ya sea mediante ablación o escisión, generalmente se recomienda realizar una citología vaginal complementaria cada 6 meses durante 2 años, con variaciones según la gravedad de la lesión tratada. A partir de entonces, la mayoría de las pacientes puede reanudar el cribado habitual. Si una citología vaginal posterior es anómala, se evalúa de la misma manera que si fuera una primera citología vaginal anómala. Hay que recalcar la importancia del seguimiento a la paciente, debido al mayor riesgo de anomalías recurrentes.

CARCINOMA DE CUELLO DE ÚTERO

Entre 1950 y 1992, la mortalidad por cáncer de cuello de útero disminuyó un 74 %. El principal motivo de este pronunciado descenso fue el uso creciente de la citología vaginal para el cribado del cáncer de cuello de útero. La mortalidad sigue disminuyendo un 4 % al año. Pese a los avances realizados en la detección y el tratamiento precoces, aproximadamente cada año se diagnostican 11 000 nuevos casos de carcinoma invasor de cuello de útero, con 3 870 muertes.

La media de edad en el momento del diagnóstico del cáncer invasor de cuello de útero es de alrededor de 50 años, aunque la enfermedad puede darse en mujeres muy jóvenes además de muy mayores. En los estudios que realizan el seguimiento de pacientes con CIN avanzada, se observa que esta lesión precursora precede al carcinoma invasor en unos 10 años. No obstante, en algunas pacientes este período de evolución puede ser mucho más corto.

La etiología del cáncer de cuello de útero es el VPH en más del 90 % de los casos. Los dos principales tipos histológicos de carcinoma invasor de cuello de útero son el carcinoma escamoso y el adenocarcinoma. El carcinoma escamoso representa el 80 % de los casos y el adenocarcinoma o carcinoma adenoescamoso representa un 15 %. El resto de casos consisten en distintas histologías raras que se comportan de manera diferente al cáncer escamoso y al adenocarcinoma.

Evaluación clínica

Los signos y síntomas del carcinoma precoz de cuello de útero son variables e inespecíficos, y comprenden secreción vaginal acuosa, oligometrorragia intermitente y hemorragia poscoital. Con frecuencia, la paciente no reconoce los síntomas. Debido a la accesibilidad del cuello del útero, con frecuencia el diagnóstico exacto puede realizarse mediante cribado citológico, biopsia dirigida mediante colposcopia o biopsia de una lesión macroscópica o palpable. En los casos de presunta microinvasión y carcinoma de cuello de útero en estadio inicial, está indicada la conización del cuello del útero para valorar la posibilidad de invasión o para definir la profundidad y la extensión de la microinvasión. La CBF es la técnica que proporciona la evaluación más exacta de los márgenes.

La estadificación se basa en la clasificación de la International Federation of Gynecology and Obstetrics (FIGO) (cuadro 43-3). Esta clasificación se basa tanto en el estudio histológico de la muestra tumoral como en la exploración física y las pruebas analíticas para determinar la extensión de la enfermedad. Resulta útil por la manera previsible en que el carcinoma de cuello de útero se propaga mediante invasión directa y metástasis linfáticas (fig. 43-7). Hay que realizar una exploración clínica minuciosa en todas las pacientes. Las exploraciones deben llevarlas a cabo examinadores experimentados y pueden realizarse con anestesia. Con frecuencia, la evaluación de la paciente con carcinoma de cuello de útero antes del tratamiento puede ser útil si la realiza un ginecólogo con formación quirúrgica avanzada, experiencia y competencia demostrada, como un ginecólogo oncólogo. Varias exploraciones opcionales, como la ecografía, la tomografía computarizada (TC), la resonancia magnética (RM), la linfografía, la laparoscopia y la aspiración con aguja fina, son útiles para la planificación del tratamiento y para ayudar a definir la extensión del crecimiento tumoral, especialmente en las pacientes con enfermedad localmente avanzada (esto es, estadio IIb o más avanzado). Los hallazgos quirúrgicos proporcionan información sumamente exacta sobre la extensión de la enfermedad y guiarán los planes de tratamiento, pero no modificarán los resultados de la estadificación clínica.

Tratamiento

El clínico debe estar familiarizado con las opciones de tratamiento para las mujeres que tienen cáncer de cuello de útero tanto precoz como avanzado y debe facilitar la de-

CUADRO 43-3

Estadificación del cáncer de cuello de útero de la International Federation of Gynecology and Obstetrics

Estadio I

Carcinoma estrictamente confinado al cuello del útero; no hay que tener en cuenta la extensión al cuerpo del útero.

- Estadio IA: cáncer invasor sólo detectable con microscopio. Todas las lesiones macroscópicas incluso con invasión superficial se consideran cánceres en estadio IB. La invasión se limita a la invasión del estroma, con una profundidad máxima de 5 mm* y una extensión horizontal de no más de 7 mm. *La profundidad de la invasión debe ser como máximo de 5 mm desde la base del epitelio en que se origina, ya sea superficial o glandular. La invasión del espacio vascular, ya sea venoso o linfático, no debe alterar la estadificación.
  - Estadio IA1: invasión del estroma menor o igual a 3 mm de profundidad y menor o igual a 7 mm en extensión horizontal.
  - Estadio IA2: invasión del estroma mayor de 3 mm pero menor o igual a 5 mm de profundidad y menor o igual a 7 mm en extensión horizontal.
- Estadio IB: lesiones clínicas confinadas al cuello del útero o lesiones preclínicas de mayor tamaño que el estadio IA.
  - Estadio IB1: lesiones clínicas de 4 cm o menos de tamaño.
  - Estadio IB2: lesiones clínicas de 4 cm o más de tamaño.

Estadio II

Carcinoma que se extiende más allá del cuello del útero, pero sin alcanzar la pared pélvica o el tercio inferior de la vagina.

- Estadio IIA: sin afectación parametrial evidente. Afectación de hasta los dos tercios superiores de la vagina.
- Estadio IIB: afectación parametrial evidente, pero sin alcanzar la pared pélvica.

Estadio III

Carcinoma que se ha extendido a la pared pélvica y/o afecta al tercio inferior de la vagina. En el tacto rectal, no hay espacio sin cáncer entre el tumor y la pared pélvica. Se deben incluir todos los casos con hidronefrosis o riñones no funcionantes, a menos que se sepa que tienen otras causas.

- Estadio IIIA: sin extensión a la pared pélvica, pero afectación del tercio inferior de la vagina.
- Estadio IIIB: extensión a la pared pélvica o hidronefrosis o riñones no funcionantes.

Estadio IV

Carcinoma que se ha extendido más allá de la pelvis menor o ha afectado clínicamente a la mucosa vesical y/o rectal.

- Estadio IVA: propagación del tumor a órganos pélvicos adyacentes.
- Estadio IVB: propagación a órganos distantes.

De Quinn MA, Benedet JL, Odicino F, Maisonneuve P, Beller U, Creasman WT, et al. Carcinoma of the cervix uteri. International Federation of Gynecology and Obstetrics. FIGO annual report on the results of treatment in gynecological cancer, S43, copyright Elsevier 2006. Publicado originalmente en *International Journal of Gynecology and Obstetrics*, volumen 95, suplemento.

rivación de las pacientes para someterse a este tratamiento. La cirugía o la radioterapia pueden ser opciones de tratamiento, según el estadio y el tamaño de la lesión:

- Las pacientes con cáncer escamoso y las que tienen adenocarcinoma deben tratarse de modo parecido, excepto las que tienen enfermedad microinvasora. No se han establecido criterios para el adenocarcinoma microinvasor.
- Para el estadio Ia1, carcinoma escamoso microinvasor de cuello de útero, puede sopesarse el tratamiento mediante la conización del cuello del útero o la simple histerectomía extrafascial.
- El estadio Ia2, carcinoma escamoso invasor de cuello de útero, debe tratarse mediante histerectomía radical con linfadenectomía o radioterapia, según las circunstancias clínicas.
- El carcinoma de cuello de útero en estadio Ib1 debe diferenciarse del estadio Ib2, porque la distinción predice la

afectación ganglionar y la supervivencia global y, por lo tanto, puede afectar al tratamiento y al resultado.

- Para el carcinoma de cuello de útero en estadio Ib y determinados carcinomas en estadio IIa, debe sopesarse la histerectomía radical con linfadenectomía o la radioterapia con quimioterapia con cisplatino. Puede ser necesaria radioterapia adyuvante en las pacientes tratadas mediante cirugía, basándose en los factores de riesgo patológicos, especialmente en las pacientes con carcinoma en estadio Ib2.
- Los estadios IIb y superiores deben tratarse mediante radioterapia externa y braquiterapia y quimioterapia con cisplatino concomitante.

La braquiterapia libera radiación cerca del órgano o la estructura afectada. Para tratar el cáncer de cuello de útero se utiliza tanto braquiterapia a altas dosis como a bajas dosis. La radiación de la braquiterapia se libera mediante unos

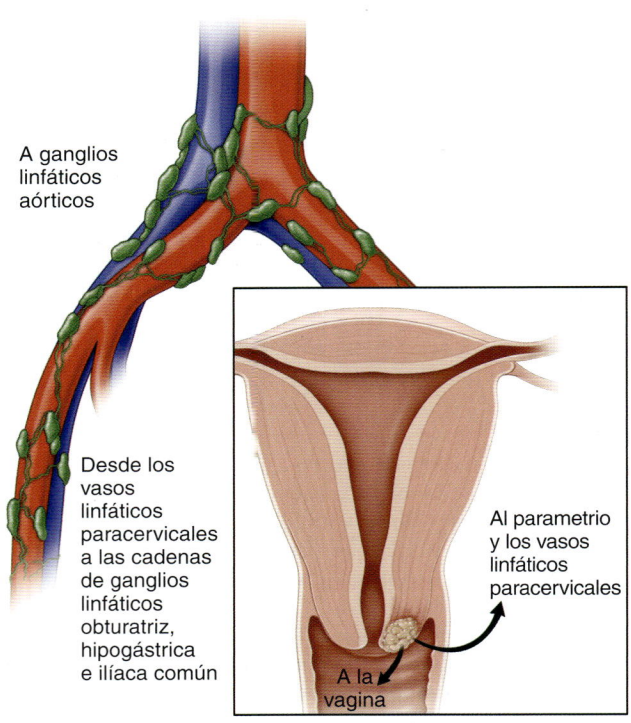

A ganglios linfáticos aórticos

Desde los vasos linfáticos paracervicales a las cadenas de ganglios linfáticos obturatriz, hipogástrica e ilíaca común

Al parametrio y los vasos linfáticos paracervicales

A la vagina

FIGURA 43-7. Patrones de propagación del carcinoma de cuello de útero.

TABLA 43-2	Índices de supervivencia a los 5 años del cáncer de cuello de útero
Estadio	**Índice de supervivencia a los 5 años**
IA	>95%
IB1	Aproximadamente 90%
IB2	80%–85%
IIA/B	75%–78%
IIIA/B	47%–50%
IV	20%–30%

American Cancer Society, 2008.

aparatos especiales denominados tándem y colpostatos, que se introducen a través del cuello del útero en el útero y en los vértices de la vagina. La radioterapia externa se aplica principalmente a lo largo de las vías de extensión linfática del carcinoma de cuello de útero en la pelvis.

Las estructuras cercanas al cuello del útero, como la vejiga y la porción distal del colon, toleran la radiación relativamente bien. Las dosis de radioterapia se calculan según las necesidades de cada paciente para aumentar al máximo la radiación a las localizaciones tumorales y las posibles zonas de propagación, pero reduciendo al mínimo la cantidad de radiación a los tejidos adyacentes no afectados. Las complicaciones de la radioterapia comprenden la cistitis y proctitis por radiación, que suelen ser relativamente fáciles de controlar. Otras complicaciones más inusuales comprenden las fístulas intestinales o vaginales, la obstrucción del intestino delgado o la proctitis o cistitis hemorrágicas difíciles de controlar. Las lesiones hísticas y la fibrosis provocadas por la radioterapia evolucionan durante muchos años, y estos efectos pueden complicar el tratamiento a largo plazo.

Tras el tratamiento de un carcinoma de cuello de útero, hay que vigilar con regularidad a las pacientes, por ejemplo, mediante exploraciones complementarias tres veces al año durante los primeros 2 años y consultas dos veces al año a partir de entonces hasta el quinto año, con una citología vaginal y una radiografía de tórax anuales durante hasta 5 años. Los índices de supervivencia a los 5 años del cáncer de cuello de útero se muestran en la tabla 43-2.

El tratamiento de la enfermedad recurrente está asociado a unos bajos índices de curación. La mayoría de los protocolos de quimioterapia tienen tan sólo una utilidad reducida y se reservan para los cuidados paliativos. Así mismo, la radiación dirigida a zonas «puntuales» específicas de recidiva también proporciona tan sólo un efecto beneficioso reducido. Algunas pacientes esporádicas con recidiva central (esto es, recidiva de la enfermedad en la parte superior de la vagina, o el cuello del útero y el útero residuales en las pacientes sometidas a radioterapia) pueden beneficiarse de la cirugía ultrarradical con exenteración pélvica parcial o total. Las candidatas a este tipo de cirugía son pocas, pero cuando se seleccionan correctamente, pueden beneficiarse de este tratamiento agresivo.

PREVENCIÓN

Las estrategias preventivas del cáncer de cuello de útero comprenden la abstinencia sexual, el uso de métodos de protección de barrera con o sin espermicidas, las exploraciones ginecológicas y el cribado citológico habituales con el tratamiento de las lesiones precancerosas según los protocolos establecidos, y la vacunación contra el VPH. Se calcula que la exploración ginecológica y las citologías vaginales realizadas según las directrices actuales pueden reducir la incidencia y la mortalidad del cáncer en un 40%. La reducción del número de parejas sexuales también puede disminuir el riesgo de una mujer de padecer ETS, entre ellas la infección por VPH.

La vacuna contra el VPH desarrollada recientemente evita la transmisión y el contagio de tipos específicos de VPH a través del contacto sexual y no sexual. Actualmente, la única vacuna autorizada en el mercado posee actividad contra los tipos oncógenos de VPH 16 y 18, además de dos tipos que provocan verrugas genitales, los tipos de VPH 6 y 11. Otra vacuna que se está investigando actualmente posee actividad contra los tipos oncógenos de VPH 16 y 18. Estas dos vacu-

CUADRO 43-4

Directrices actuales para la administración de la vacuna tetravalente contra el virus del papiloma humano

- La vacuna contra el VPH se administra en tres dosis durante un período de 6 meses.
- Se recomienda como vacuna habitual para todas las niñas de 11-12 años. No obstante, puede administrarse a niñas de tan sólo 9 años. Las niñas y mujeres jóvenes de 13-26 años que todavía no han recibido la vacuna o no han terminado la serie de vacunación también deben vacunarse.
- Las mujeres sexualmente activas pueden recibir la vacuna tetravalente contra el VPH. Las mujeres con una citología cervical anómala previa o verrugas genitales también pueden recibir la vacuna tetravalente contra el VPH. Hay que informar a estas mujeres de que la vacuna puede ser menos eficaz en las que han estado expuestas al VPH antes de la vacunación que en las mujeres sin exposición previa al VPH en el momento de la vacunación. Las mujeres con infección previa por VPH obtendrán protección contra la enfermedad provocada por los genotipos de la vacuna contra el VPH con los que no se han infectado.
- Actualmente, la prueba para determinar el VPH no se recomienda antes de la vacuna.
- La vacuna no se recomienda en las mujeres embarazadas, pero es segura en las madres lactantes.
- Las recomendaciones actuales sobre el cribado mediante citología cervical no han variado y deben seguirse, esté vacunada o no la paciente.

Del American College of Obstetricians and Gynecologists. Human papillomavirus vaccination. ACOG Committee Opinion Núm. 344. *Obstet Gynecol.* 2006; 108(3): 699–705.

nas contienen partículas parecidas a virus que están compuestas por la principal proteína estructural del VPH, la L1, pero carecen de material genético del virus y, por lo tanto, no son infecciosas. Estas vacunas estimulan la producción de anticuerpos específicos del tipo IgG para evitar la infección con el tipo específico de VPH en las zonas vulvar y genital. Se ha demostrado que la vacuna tetravalente evita el 91 % de las nuevas infecciones y el 100 % de las infecciones persistentes. Actualmente, las vacunas contra el VPH tan sólo están indicadas para la profilaxis (cuadro 43-4). No obstante, se prevé que las directrices sobre su uso seguirán cambiando en relación con el grupo de edad, el sexo y las indicaciones terapéuticas. El diseño de nuevas vacunas también puede ampliar el horizonte del tratamiento del VPH.

LECTURAS RECOMENDADAS

American College of Obstetricians and Gynecologists. Cervical cancer screening in adolescents. ACOG Committee Opinion No. 300. *Obstet Gynecol.* 2004;104(4):885–889.

American College of Obstetricians and Gynecologists. Cervical cytology screening. ACOG Practice Bulletin No. 45. *Obstet Gynecol.* 2003;102(2):417–427.

American College of Obstetricians and Gynecologists. Management of abnormal cervical cytology and histology. ACOG Practice Bulletin No. 66. *Obstet Gynecol.* 2005;106(3):645–664.

Guidelines for Women's Health Care. 3rd ed. Washington, DC: American College of Obstetricians and Gynecologists; 2007: 386–392,169–169.

Spitzer M, Moore DH. Cervical neoplasia. In: *Precis: Oncology.* 3rd ed. Washington, DC: American College of Obstetricians and Gynecologists; 2007:51–73.

44

Mioma uterino y cáncer

Este capítulo trata principalmente el siguiente tema educativo de la Association of Professors of Gynecology and Obstetrics (APGO):

Tema 53   Miomas uterinos

El estudiante debe entender cómo diagnosticar y, si es necesario, tratar la neoplasia ginecológica más frecuente.

Los **miomas uterinos** *(también denominados **fibroides**) representan una proliferación localizada de células musculares lisas rodeadas por una seudocápsula de fibras musculares comprimidas.* La mayor prevalencia se observa durante el quinto decenio de la vida de una mujer, pudiendo aparecer en 1 de cada 4 mujeres caucásicas y en 1 de cada 2 mujeres de raza negra. *Los miomas uterinos se manifiestan clínicamente en el 25 % al 50 % de las mujeres, aunque los estudios en los que se realiza un minucioso examen anatomopatológico del útero sugieren que la prevalencia puede llegar a ser del 80 %.* El tamaño de los miomas uterinos varía, desde tumores microscópicos hasta grandes tumores multinodulares que, literalmente, ocupan el abdomen de la paciente. Constituyen la principal indicación para realizar una histerectomía, y suponen aproximadamente el 30 % de todos los casos. Además, son también la causa de un gran número de intervenciones quirúrgicas más conservadoras, como la miomectomía, el legrado uterino, la histeroscopia quirúrgica y la embolización de la arteria uterina (EAU).

Los miomas se clasifican en subgrupos según las relaciones anatómicas con las capas uterinas. *Los tres tipos más frecuentes son:* **intramural** *(centrado en la pared muscular del útero),* **subseroso** *(inmediatamente por debajo de la serosa uterina)* y submucoso *(justo por debajo del endometrio).* Dentro de la categoría de miomas subserosos, se encuentra el subgrupo de **miomas pedunculados,** que se observan como estructuras parecidas a un muñón. La mayoría de los miomas se desarrollan inicialmente desde el interior del miometrio, como miomas intramurales. Aproximadamente, el 5 % de los miomas uterinos se originan en el cuello uterino. En raras ocasiones, pueden surgir en localizaciones como el ligamento ancho y la cavidad peritoneal. Los miomas se consideran tumores benignos que responden a las hormonas, porque los estrógenos pueden inducir su crecimiento rápido en situaciones en las que el nivel estrogénico está elevado, como el embarazo. Por el contrario, la menopausia suele causar el cese del crecimiento tumoral e incluso una cierta atrofia. Los estrógenos pueden actuar estimulando la producción de receptores de progesterona en el miometrio. A su vez, la fijación de la progesterona en esos puntos estimula la producción de varios factores de crecimiento, lo que hace

que los miomas crezcan. Aunque se desconocen los mecanismos exactos, las translocaciones/deleciones cromosómicas, el factor de crecimiento peptídico y el factor de crecimiento epidérmico intervienen como posibles factores patogénicos de los miomas. Los estudios de ADN sugieren que cada mioma se origina a partir de una sola célula muscular lisa y que, en muchos casos, esta célula tiene un origen vascular.

En la musculatura lisa uterina también puede desarrollarse un cáncer poco frecuente, el **miosarcoma.** No se cree que represente una «degeneración» de un fibroma, sino más bien una nueva neoplasia. *El cáncer uterino es más habitual en pacientes posmenopáusicas que acuden con masas uterinas de crecimiento rápido, hemorragia posmenopáusica, flujo vaginal inusual y dolor pélvico.* Una masa uterina que aumenta de tamaño en una paciente posmenopáusica deberá evaluarse con una preocupación considerablemente mayor de que se trate de un tumor maligno que una que se localiza en una mujer más joven. Estos tumores mixtos, heterólogos, contienen otros elementos tisulares sarcomatosos que no necesariamente se encuentran sólo en el útero.

SÍNTOMAS

La hemorragia es el síntoma inicial más frecuente de los miomas uterinos. Aunque el tipo de hemorragia anómala puede variar, la forma inicial más habitual es la aparición de un flujo menstrual progresivamente más abundante, con una duración superior a la normal (**menorragia,** definida como sangrado menstrual >80 ml). Este sangrado puede deberse a una importante deformación de la cavidad uterina causada por el tumor. Tres son los mecanismos generalmente aceptados, aunque no demostrados, del mayor sangrado:

1. Alteración de la función contráctil normal del miometrio en el aporte sanguíneo arteriolar y de pequeñas arterias subyacente al endometrio.
2. Incapacidad del endometrio situado por encima para responder a las fases menstruales normales de los estrógenos/progesterona, lo que contribuye al desprendimiento eficaz del endometrio.

3. Necrosis por presión del lecho endometrial suprayacente, que expone superficies vasculares que sangran más de lo que se observa normalmente en el desprendimiento endometrial.

El mejor ejemplo de mioma que contribuye a este patrón hemorrágico es el denominado **mioma submucoso.** En esta variante, la mayoría de la deformación causada por el tumor se proyecta hacia la cavidad endometrial, en lugar de hacia la superficie serosa del útero. Igualmente, los miomas intramurales que aumentan de tamaño pueden contribuir al sangrado excesivo si adquieren un tamaño lo suficientemente grande como para alterar significativamente la cavidad endometrial.

La pérdida de sangre de este tipo de sangrado menstrual puede ser lo suficientemente abundante como para contribuir a causar una **anemia ferropénica** crónica y, casi nunca, a una hemorragia aguda intensa. No es habitual la aparición de miomas submucosos aislados (subendometriales); generalmente, se observan asociados a otros tipos de miomas (fig. 44-1).

Otro síntoma habitual es el aumento progresivo de la «presión pélvica». Puede tratarse de una sensación de plenitud pélvica progresiva, «algo que presiona hacia abajo», la sensación de una masa pélvica o ambas cosas. Lo más frecuente es que se deba a miomas de crecimiento lento, que en ocasiones pueden alcanzar un tamaño masivo. Estos miomas son los que se palpan más fácilmente en la exploración bimanual o abdominal, y contribuyen a una sensación «grumosa» o de empedrado cuando existen múltiples miomas. En ocasiones, estos grandes miomas se manifiestan como una gran masa pélvica, o incluso abdominopélvica, asintomática, y pueden llegar a causar un problema clínico poco frecuente, pero importante: presión sobre los uréteres al atravesar éstos la abertura superior de la pelvis, causando un **hidrouréter** (dilatación del uréter) y, posiblemente, una **hidronefrosis** (dilatación de la pelvis renal y los cálices renales). Estas afecciones pueden producirse también si los miomas en la parte inferior de la pelvis crecen lateralmente entre las hojas del ligamento ancho.

Otra manifestación es la aparición de **dismenorrea secundaria.** El crecimiento rápido de un mioma puede causar otros síntomas dolorosos, aunque es poco frecuente. Puede producir áreas de necrosis tisular o áreas de isquemia vascular subnecrótica, que contribuyen a alterar la respuesta del miometrio a las prostaglandinas de una forma similar al mecanismo descrito en la dismenorrea primaria. En ocasiones, puede producirse la torsión de un mioma pedunculado, lo que causa un dolor agudo. Cuando un mioma se vuelve pedunculado y sufre un prolapso progresivo a través del orificio interno del cuello uterino, la manifestación clínica es un dolor sordo, intermitente, espasmódico (similar al del parto) en la parte inferior de la línea media.

DIAGNÓSTICO

El diagnóstico de los miomas suele basarse en la exploración física o las pruebas de diagnóstico por imagen. En ocasiones, se detectan irregularidades de la cavidad uterina al tomar una muestra endometrial. Con frecuencia, el diagnóstico es casual al realizar la anatomopatología de un útero extirpado por otras indicaciones. *En la exploración abdominopélvica, los miomas uterinos suelen manifestarse como una masa pélvica de gran tamaño, móvil, de contorno irregular y situada en la línea media, con una calidad sólida o «dura» característica.*

> *El grado de aumento de tamaño suele expresarse en los términos (tamaño por semanas) utilizados para calcular el tamaño gravídico equivalente.*

El útero miomatoso se describe aparte de cualquier patología de los anexos uterinos, aunque, en ocasiones, un mioma pedunculado puede ser difícil de distinguir de una masa sólida en los anexos.

La ecografía puede utilizarse para confirmar (cuando es necesario) la presencia de miomas uterinos, aunque el diagnóstico sigue siendo clínico. Pueden observarse áreas de «sombra» acústica en medio de patrones de miometrio normal, y puede existir una línea endometrial deformada. En ocasiones, pueden observarse componentes quísticos como áreas hipoecogénicas, que tienen un aspecto compatible con miomas en degeneración. Los anexos uterinos, entre ellos los ovarios, suelen identificarse separados de estas masas.

La tomografía computarizada (TC) y la resonancia magnética (RM) pueden ser útiles para evaluar miomas extremadamente grandes cuando la ecografía no puede visualizar bien un mioma de gran tamaño. La histeroscopia, la histerosalpingografía y la ecografía con infusión de solución salina son las mejores técnicas para identificar lesiones intrauterinas como los miomas y pólipos submucosos.

No debe confiarse en la **biopsia endometrial** para conseguir información diagnóstica adicional; sin embargo, puede obtenerse una valoración indirecta del aumento de tamaño del útero con una sonda uterina, que forma parte de este procedimiento. Si una paciente presenta una hemorragia uterina irregular y se considera la posibilidad de que

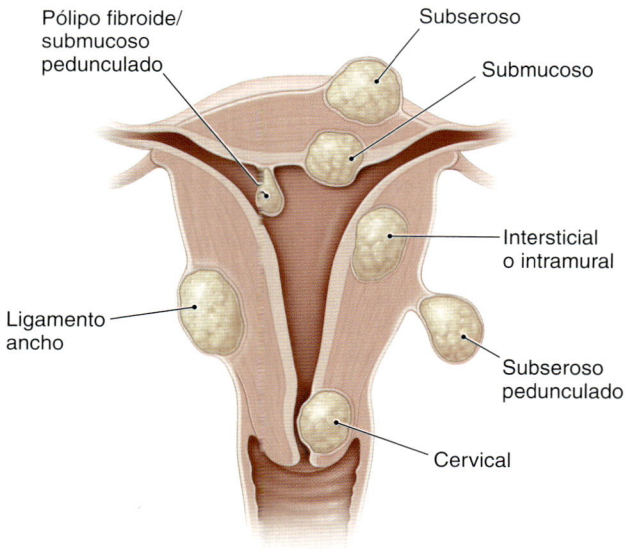

Pólipo fibroide/submucoso pedunculado

Subseroso

Submucoso

Intersticial o intramural

Ligamento ancho

Subseroso pedunculado

Cervical

FIGURA 44-1. Tipos habituales de miomas.

sufra un carcinoma endometrial, será útil obtener una muestra endometrial para evaluar esta posibilidad, independientemente de los miomas.

La **histeroscopia** puede utilizarse para evaluar el útero aumentado de tamaño visualizando directamente la cavidad endometrial. Puede documentarse el aumento de tamaño de la cavidad, y los miomas submucosos pueden visualizarse y extirparse.

> *Aunque se ha documentado la eficacia de la extirpación por histeroscopia de los miomas submucosos, el seguimiento a largo plazo sugiere que hasta en el 20 % de las pacientes se necesita un tratamiento adicional durante los 10 años siguientes.*

Cuando la exploración física y la ecografía no pueden distinguir si la paciente tiene un mioma u otra afección potencialmente más grave, como un cáncer de los anejos uterinos, puede ser necesaria la evaluación quirúrgica. La extirpación laparoscópica de los miomas subserosos o intramurales es cada vez más frecuente, aunque no están bien establecidas las ventajas a largo plazo de este procedimiento.

TRATAMIENTO

La mayoría de las pacientes con miomas uterinos no necesitan tratamiento (quirúrgico o médico). El tratamiento va dirigido, generalmente, en primer lugar contra los síntomas causados por los miomas. Si este método fracasa (o existen otras indicaciones), puede considerarse la cirugía u otros procedimientos para la extirpación.

Por ejemplo, si una paciente acude con alteraciones menstruales atribuibles a los miomas, con una hemorragia que no es lo suficientemente importante como para causar problemas en cuanto a la higiene o los hábitos de vida (y tampoco contribuye a una anemia ferropénica), puede que sólo sea necesario tranquilizar y observar a la paciente. El crecimiento uterino posterior puede evaluarse mediante exploraciones pélvicas repetidas o ecografías pélvicas seriadas.

Puede intentarse reducir al mínimo el sangrado uterino mediante el **uso de progestágenos** intermitentes o inhibidores de la prostaglandina sintetasa (o ambos), que disminuyen la intensidad de la dismenorrea secundaria y la cantidad de flujo menstrual. Si los miomas intramurales o submucosos causan una importante deformación de la cavidad endometrial, el tratamiento hormonal puede no ser eficaz. En caso de que sí lo sea, es posible que este método conservador pueda utilizarse hasta que llegue la menopausia.

Entre las opciones quirúrgicas disponibles, la **miomectomía** está justificada en las pacientes que desean conservar la posibilidad de tener hijos o en aquellas cuya fertilidad se ve comprometida por los miomas, que causan una importante deformación intracavitaria. *Las indicaciones para realizar una miomectomía son: masa pélvica de crecimiento rápido, hemorragia persistente, dolor o presión, o aumento de tamaño de un mioma asintomático hasta más de 8 cm en una mujer que todavía puede tener hijos.* Las contraindicaciones para la miomectomía son: embarazo, enfermedad avanzada de los anejos uterinos, cáncer y aquellas situaciones en las que la enucleación de los miomas afectaría totalmente a la función uterina. Las posibles

complicaciones de la miomectomía son: hemorragia intraoperatoria excesiva, hemorragia, infección y adherencias pélvicas en el postoperatorio, e incluso la necesidad de una histerectomía urgente. En los 20 años siguientes a la realización de una miomectomía, se practica una histerectomía en 1 de cada 4 pacientes, la mayoría de las veces por una recidiva de los miomas.

Aunque la **histerectomía** suele realizarse en casos de miomas uterinos, debe considerarse un tratamiento definitivo sólo en las mujeres sintomáticas que ya no van a tener más hijos. Las indicaciones deben ser específicas y estar bien documentadas (cuadro 44-1). Dependiendo del tamaño de

---

CUADRO 44-1
Criterios para la histerectomía en los miomas*

Indicación

Miomas

Confirmación de la indicación (1, 2 o 3)

1. Miomas asintomáticos de un tamaño que permite palparlos por vía abdominal y que preocupa a la paciente
2. Hemorragia uterina excesiva demostrada por:
   a. Hemorragia abundante con coágulos, o períodos repetidos que duran >8 días
   b. Anemia causada por pérdida de sangre aguda o crónica
3. Molestias pélvicas causadas por los miomas (a, b o c):
   a. Agudas e intensas
   b. Presión crónica en la parte inferior del abdomen o lumbar baja
   c. Presión vesical con polaquiuria no debida a infección de las vías urinarias

Actuaciones antes del procedimiento

1. Confirmar que no existe un cáncer de cuello uterino
2. Eliminar la anovulación y otras causas de hemorragia anómala
3. Cuando existe una hemorragia anómala, confirmar que no existe un cáncer
4. Evaluar el riesgo quirúrgico de anemia y la necesidad de tratamiento
5. Considerar los riesgos médicos y psicológicos de la paciente con respecto a la histerectomía

Contraindicaciones

1. Deseo de conservar la fertilidad, en cuyo caso, deberá considerarse la miomectomía
2. Miomas asintomáticos del tamaño de una gestación de 12 semanas, determinados por exploración física o ecografía

Modificado de American College of Obstetricians and Gynecologists. Quality Assessment and Improvement in Obstetrics and Gynecology. Washington, DC: American College of Obstetricians and Gynecologists; 1994.

los miomas y de la experiencia del cirujano, tanto la miomectomía como la histerectomía pueden realizarse por vía laparoscópica. En la decisión final para realizar o no una histerectomía deberá considerarse la valoración de los futuros planes reproductores de la paciente, así como una valoración rigurosa de los factores clínicos, entre ellos la magnitud y la cronología de la hemorragia, el grado de aumento de tamaño de los tumores y la discapacidad asociada en cada paciente. Los miomas uterinos, por sí solos, no justifican necesariamente la realización de una histerectomía.

Para tratar los miomas, además de la cirugía, se ha utilizado la inhibición farmacológica de la secreción de estrógenos, método que puede aplicarse particularmente en los años que rodean a la menopausia, cuando es más probable la anovulación en las pacientes, con relativamente más estrógenos endógenos. La eliminación farmacológica de la fuente de estrógenos ováricos puede lograrse mediante la inhibición del eje hipotálamo-hipófiso-ovárico, con el uso de **agonistas de la gonadoliberina (análogos de GnRH),** que pueden disminuir el tamaño de los miomas hasta en el 40% al 60%. *Este tratamiento suele utilizarse antes de una histerectomía planificada, para disminuir la pérdida de sangre, así como la dificultad del procedimiento. También puede usarse como tratamiento médico contemporizador hasta que llega la menopausia.* El tratamiento suele limitarse a 6 meses de tratamiento farmacológico.

En las pacientes con una fuente adecuada de estrógenos endógenos, este tratamiento no reduce permanentemente el tamaño de los miomas uterinos, ya que la retirada de la medicación produce, previsiblemente, un nuevo crecimiento de los miomas. Aunque son menos eficaces, se han utilizado otros fármacos, como el **danazol,** en el tratamiento médico de los miomas reduciendo la producción endógena de estrógenos ováricos.

Se han presentado otros métodos terapéuticos, aunque su eficacia está por demostrar. Entre ellos, se encuentran la **miólisis** (por procedimientos directos, o proporcionando radioenergía o energía ultrasónica externa) y la EAU. La seguridad y la eficacia de la **EAU** se han estudiado hasta el punto de que, actualmente, se considera una alternativa viable a la histerectomía y la miomectomía en determinadas pacientes. El procedimiento consiste en el cateterismo selectivo de la arteria uterina con embolización utilizando partículas de alcohol polivinilo, que produce el infarto agudo de los miomas. Para conseguir la máxima eficacia, es necesaria la canulación y la embolización bilateral de la arteria uterina. Al evaluar los resultados obtenidos, se observa que los tres síntomas más habituales de los miomas (hemorragia, presión y dolor) mejoran en más del 85 % de las pacientes. Tras la embolización, se produce un dolor agudo que necesita hospitalización en, aproximadamente, el 10 % al 15 % de las pacientes. Otras complicaciones son la aparición tardía de infección o el paso de miomas necróticos a través del cuello uterino hasta incluso 30 días después de realizar el procedimiento. *La EAU no se recomienda actualmente como procedimiento a tener en cuenta en las pacientes que desean tener hijos en el futuro.*

*La **cirugía con ultrasonidos guiada por RM** es un nuevo método para tratar los miomas.* Un foco de ultrasonidos centrado proporciona la cantidad suficiente de energía ultrasónica hacia un punto como para elevar la temperatura hasta unos 70 °C, lo que causa necrosis por coagulación y disminuye el tamaño de los miomas. El dolor asociado al tratamiento es mínimo, y el método parece mejorar los patrones de sangrado comunicados y la calidad de vida.

EFECTO DE LOS MIOMAS EN EL EMBARAZO

Aunque los miomas se asocian, erróneamente, a infertilidad, las pacientes con miomas quedan embarazadas. En las que presentan pequeños miomas, pocos son los datos que destacarán durante un embarazo, y presentarán una evolución gestacional, un parto y un alumbramiento normales. Sin embargo, las mujeres con miomas de más de 3 cm presentan índices significativamente mayores de parto pretérmino, desprendimiento de placenta, dolor pélvico y cesárea. En ocasiones, los miomas pueden causar dolor, ya que puede aumentar su aporte sanguíneo durante el embarazo, dando lugar a una **degeneración roja o carnosa.** El reposo en cama y la administración de analgésicos potentes suele bastar, aunque, en ocasiones, puede ser necesario realizar una miomectomía. El riesgo de aborto o de parto pretérmino tras la miomectomía durante el embarazo es relativamente elevado, por lo que con frecuencia se utilizan tocolíticos β-adrenérgicos profilácticos. *Durante el embarazo, la miomectomía debe limitarse a los miomas con un pedículo aislado que pueda pinzarse y ligarse fácilmente.* Por otra parte, los miomas no deben extirparse durante el parto, porque la hemorragia puede ser muy abundante, obligando a realizar una histerectomía. Se discute la conveniencia del parto vaginal después de realizada una miomectomía, por lo que la decisión deberá tomarse según cada caso concreto. La extirpación de un mioma intramural es especialmente peligrosa en embarazos posteriores. Tras la miomectomía, existe un riesgo importante de que se produzca una rotura uterina durante un embarazo posterior, incluso en fechas lejanas al parto. Cuando una miomectomía produce un defecto en el miometrio, los siguientes embarazos deben finalizarse antes de que se inicie la actividad del parto. En raras ocasiones, los miomas se localizan por debajo del feto, en el segmento uterino inferior o en el cuello uterino, causando una distocia de tejidos blandos, que hace necesario el nacimiento por cesárea.

LECTURAS RECOMENDADAS

American College of Obstetricians and Gynecologists. Alternatives to hysterectomy in the management of leiomyomas. ACOG Practice Bulletin No. 16. *Obstet Gynecol.* 2008;112(2 Pt 1):387–400.

American College of Obstetricians and Gynecologists. *Guidelines for Women's Health Care: A Resource Manual.* 3rd ed. Washington, D.C.: ACOG; 2007.

American College of Obstetricians and Gynecologists. Uterine artery embolization. ACOG Committee Opinion No. 293. *Obstet Gynecol.* 2004;103(2):403–404.

American College of Obstetricians and Gynecologists. *Precis: Gynecology.* 3rd ed. Washington, DC: American College of Obstetricians and Gynecologists; 2006:95–102.

45   Cáncer de útero

E ntre el 2 % y el 3 %, aproximadamente, de las mujeres sufrirá cáncer de útero a lo largo de su vida. El 97 % de todos estos tumores malignos se origina a partir de las glándulas endometriales, y se denominan **carcinomas endometriales.** El 3 % restante se origina a partir de componentes uterinos mesenquimatosos, y se clasifican como **sarcomas.**

El carcinoma endometrial es el tumor maligno más frecuente del aparato genital, y el cuarto más habitual, por detrás del carcinoma de mama, intestino y pulmón. En el año 2007 se diagnosticaron unos 39 000 nuevos casos de carcinoma endometrial, que causaron 7 400 fallecimientos. Afortunadamente, las pacientes con esta afección suelen acudir pronto, por algún tipo de hemorragia uterina anómala (HUA), fundamentalmente hemorragia posmenopáusica. Con un diagnóstico precoz, los índices de supervivencia son excelentes.

HIPERPLASIA ENDOMETRIAL

La hiperplasia endometrial es el precursor más habitual del adenocarcinoma endometrial. En 1994, la Organización Mundial de la Salud definió un sistema de clasificación de la hiperplasia endometrial basado en cuatro tipos de hiperplasia simple y compleja, con o sin **atipia** (v. tabla 45-1).

Tipos

HIPERPLASIA SIMPLE

La **hiperplasia simple** es la forma menos importante de hiperplasia endometrial, y no suele asociarse a la progresión hacia el carcinoma endometrial. *En este tipo de hiperplasia, tanto los elementos glandulares como los elementos celulares del estroma proliferan excesivamente.* Desde el punto de vista histológico, las glándulas varían notablemente de tamaño, desde pequeñas a quísticamente aumentadas de tamaño (la característica de esta hiperplasia). La hiperplasia glandular quística no debe confundirse con una variante posmenopáusica normal, la involución quística del endometrio, que no es, histológicamente, una afección hiperplásica.

HIPERPLASIA COMPLEJA

La **hiperplasia compleja** *representa una proliferación anormal de elementos fundamentalmente glandulares sin proliferación coincidente de elementos del estroma.* Esta mayor proporción glándulas/estroma confiere al endometrio una imagen «apiñada», y las glándulas aparecen, con frecuencia, casi pegadas. A medida que la gravedad de la hiperplasia aumenta, las glándulas se apiñan más y adoptan una estructura más extraña. Se cree que la hiperplasia compleja representa un verdadero proceso neoplásico intraepitelial y, en ocasiones, se observa que coexiste con áreas de adenocarcinoma endometrial.

HIPERPLASIA (SIMPLE O COMPLEJA) CON ATIPIA CITOLÓGICA

La hiperplasia caracterizada por una cantidad importante de elementos glandulares que muestran **atipia citológica** y una maduración desordenada (pérdida de polaridad celular, aumento del tamaño nuclear con aumento del cociente entre el núcleo y el citoplasma, cromatina densa y nucléolos prominentes) se considera una lesión precursora del carcinoma endometrial (fig. 45-1).

Fisiopatología y factores de riesgo

El proceso central fundamental en el desarrollo de la hiperplasia endometrial (y la mayoría de los casos de cáncer endometrial) es el crecimiento excesivo del endometrio en respuesta a un exceso de estrógenos sin oposición alguna. Las fuentes de los estrógenos pueden ser **endógenas** (ovarios, conversión periférica de precursores androgénicos) o **exógenas** (cuadro 45-1). La proliferación endometrial representa una parte normal del ciclo menstrual, y se produce durante la fase folicular, o con predominancia de estrógenos, del ciclo. Con la estimulación estrogénica continua a través de mecanismos endógenos o por administración exógena, la proliferación endometrial simple se convertirá en hiperplasia endometrial. Los estudios sugieren que esta transformación puede depender del

TABLA 45-1	Clasificación de la hiperplasia endometrial según la Organización Mundial de la Salud	
Tipos		**Riesgo de evolución a cáncer (%)**
Hiperplasia simple sin atipia		1
Hiperplasia compleja sin atipia		3
Hiperplasia simple con atipia		8
Hiperplasia compleja con atipia		29

tiempo y de la dosis. No está claro cuándo la proliferación se convierte en hiperplasia, aunque los estudios que muestran un cambio secuencial sugieren que se necesitan 6 meses o más de estimulación sin una oposición de progesterona. Los factores de riesgo de la hiperplasia y del cáncer endometrial son idénticos (tabla 45-2).

Los riesgos de que exista un cáncer endometrial subyacente tras una hiperplasia demostrada con biopsia son: 1 %, para la hiperplasia simple; 3 %, para la hiperplasia compleja, y 8 %, para la atipia simple. Se ha documentado la existencia de hiperplasia atípica compleja en el 29 % de los casos. *En un estudio, más del 42 % de las mujeres con atipia endometrial sufría un cáncer endometrial invasivo que se demostró al realizar la histerectomía en 3 meses.*

ANAMNESIS DE LA PACIENTE

La hemorragia uterina anómala (HUA) es el síntoma característico de la hiperplasia y el cáncer endometriales.

La evaluación adicional para descartar un carcinoma subyacente está justificada en dos escenarios generales: *1)* una mujer posmenopáusica con hemorragia que no está siguiendo un tratamiento hormonal sustitutivo, o *2)* una mujer premenopáusica con HUA y factores de riesgo adicionales (antecedentes familiares de cáncer de mama, colon o ginecológico, obesidad, hiperplasia endometrial anterior, anovulación crónica, tratamiento con tamoxifeno o tratamiento con estrógenos).

EVALUACIÓN

La evaluación histológica de una muestra del endometrio establecerá el diagnóstico de hiperplasia o carcinoma endometrial. La **biopsia endometrial** se realiza más fácilmente con diversos aparatos de aspiración no traumáticos que pueden utilizarse en la consulta.

La precisión diagnóstica de la biopsia endometrial en la consulta es del 90 % al 98 % en comparación con el legrado o la histerectomía.

La citología exfoliativa (prueba de Papanicolau) sistemática no es fiable para diagnosticar la hiperplasia o el cáncer endometriales, ya que sólo el 30 % al 40 % de las pacientes con carcinoma endometrial tiene unos resultados anormales en esta prueba. Por otro lado, hay que considerar la posibilidad del carcinoma endometrial, y obtener muestras endometriales, cuando se encuentran células endometriales atípicas o células glandulares atípicas de importancia indeterminada en la prueba de Papanicolau.

La indicación más habitual para la obtención de una biopsia endometrial es la hemorragia anómala. Tras descartar el embarazo en las mujeres premenopáusicas, puede obtenerse una muestra de tejido adecuada con relativamente pocas molestias. El tratamiento posterior suele ir orientado por los resultados de la biopsia. Cuando no es posible la obtención ambulatoria de muestras (p. ej., por estenosis del orificio cervical o porque la paciente no puede tolerar el procedimiento ambulatorio) o cuando las muestras obtenidas de forma ambulatoria no han proporcionado el diagnóstico, puede realizarse un **legrado** o una **histeroscopia.**

A veces, la biopsia endometrial ambulatoria se informará como «carente de suficiente tejido para realizar el diagnóstico». En una mujer posmenopáusica que no está siguiendo un tratamiento hormonal, este resultado es compatible con una atrofia del endometrio. En otros casos, la sospecha clínica de un posible proceso hiperplásico endometrial puede ser lo suficientemente importante como para justificar una evaluación histeroscópica con obtención directa de muestras, lo que permite una evaluación más completa del endometrio, así como el diagnóstico directo de pólipos, miomas y alteraciones estructurales (fig. 45-2).

La **ecografía transvaginal** (con o sin la introducción de líquido de contraste, sonohisterografía) puede utilizarse como medio complementario de evaluación en la hiperplasia endometrial, así como en los pólipos, miomas y alteraciones estructurales del útero. Un grosor endometrial >5 mm en una paciente posmenopáusica, una masa polipoide o la acumulación de líquido suelen considerarse una indicación para realizar una evaluación adicional y obtener una biopsia endometrial. También es útil en las pacientes con múltiples problemas médicos, para ayudar a determinar si los riesgos de la obtención de muestras endometriales son menores que los riesgos derivados de no obtenerlas. *Sin embargo, una línea endometrial de menos de 5 mm, aunque es compatible con la menopausia y una atrofia endometrial, no descarta la posibilidad de que exista un carcinoma no dependiente de los estrógenos en el endometrio atrófico* (fig. 45-3). El valor de la ecografía transvaginal en una mujer premenopáusica es menos significativo, debido a las variaciones diarias que se producen a lo largo del ciclo menstrual.

En las mujeres con cáncer de mama tratadas con tamoxifeno no está clara cuál es la forma óptima de controlar el endometrio. *El tamoxifeno actúa como un estrógeno débil, y se asocia a un mayor riesgo de hiperplasia y carcinoma endometriales.* La mayoría de los autores coinciden en que no son necesarias la ecografía y la biopsia endometrial sistemáticas en las mujeres asintomáticas. Deberá descartarse la presencia de alteraciones estructurales cuando aparezcan nuevos síntomas, como flujo vaginal sanguinolento, manchado o HUA.

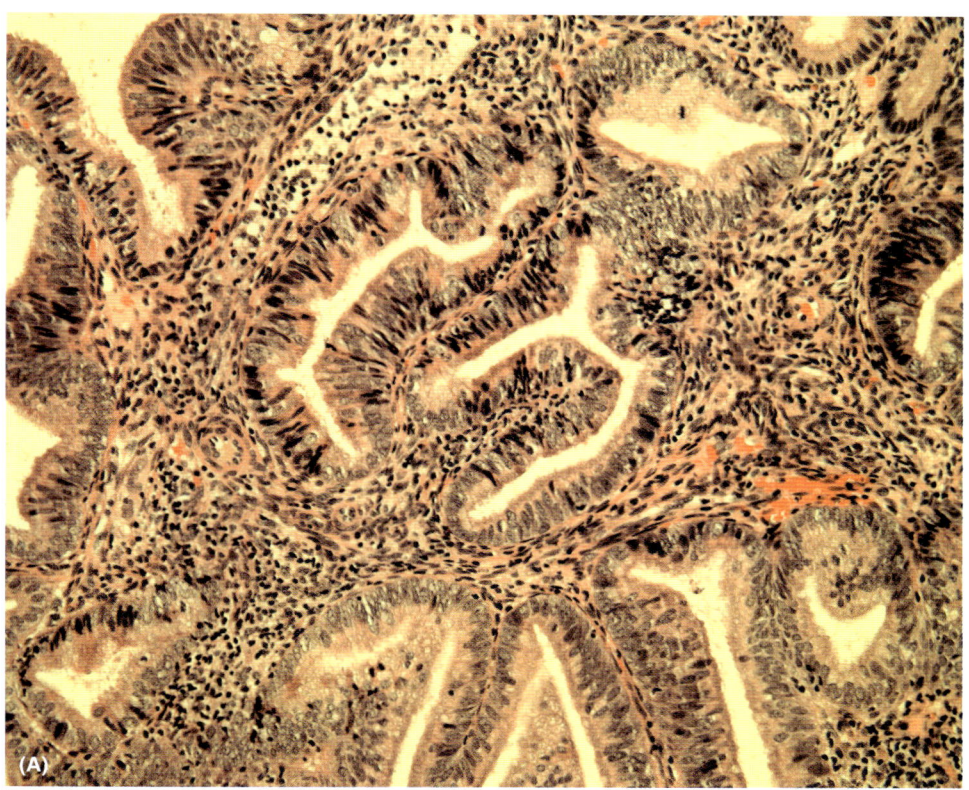

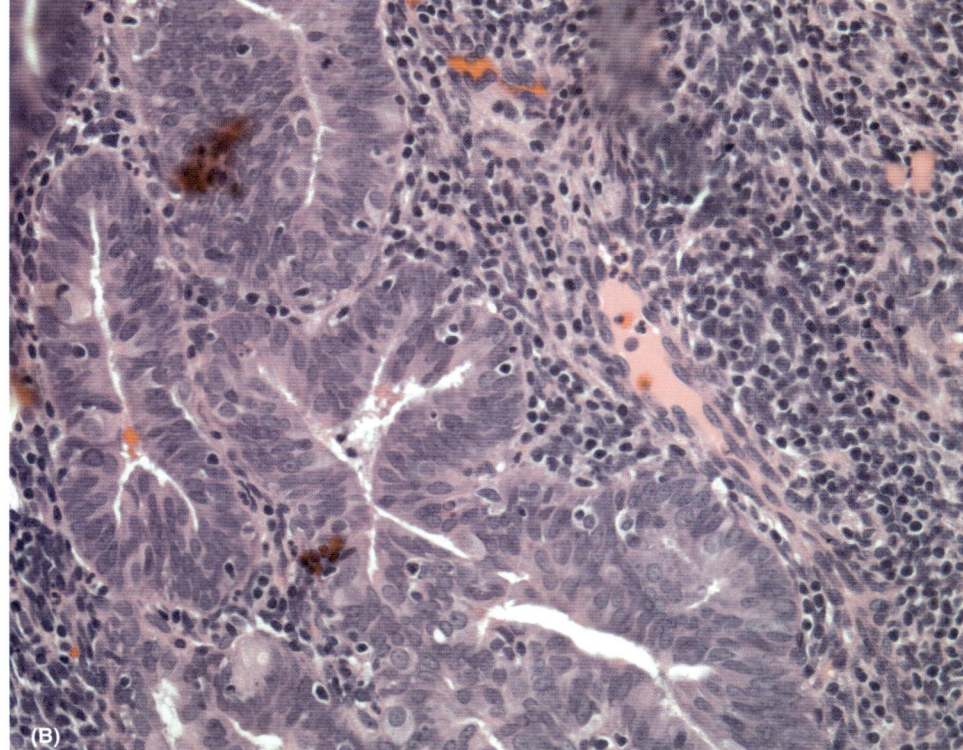

FIGURA 45-1. Hiperplasia compleja con importante atipia nuclear del endometrio. (**A**) Las glándulas endometriales proliferativas muestran un apiñamiento considerable y repliegues papilares. El estroma endometrial, aunque notablemente disminuido, todavía puede reconocerse entre las glándulas. (**B**) La mayor ampliación demuestra una disposición nuclear desordenada, así como irregularidad y aumento de tamaño de los núcleos. Algunos contienen pequeños nucléolos. (Proporcionada por Gordana Stevanovic, MD, y Jianyu Rao, MD, Department of Pathology, UCLA; Berek JS, *Berek & Novak's Gynecology.* 14.ª ed. Philadelphia, PA: Lippincott Williams & Wilkins; 2007:1347, Fig. 33-1.)

CUADRO 45-1
Fuentes de estrógenos

Endógenas
    Glandular
        Estradiol (ovario)
        Estrona (ovario)
    Periférica
        Estrona (grasa, conversión de androstenodiona)
    Tumor
        Células de la granulosa del ovario (un tumor y
            fuente poco frecuentes)
Exógenas
    Estrógeno conjugado (fundamentalmente, estrona)
    Estradiol liofilizado
    Parches cutáneos
    Cremas vaginales

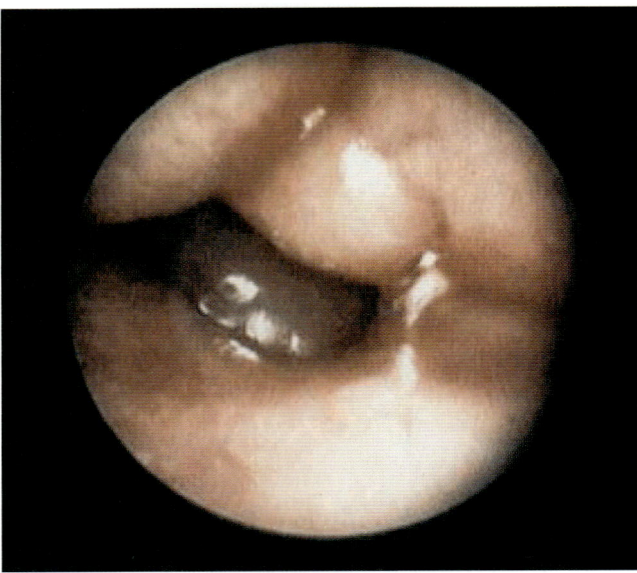

FIGURA 45-2. Imagen histeroscópica de una hiperplasia difusa. Las paredes uterinas engrosadas se oponen estrechamente. (Baggish MS, Valle RF, Guedj H. *Hysteroscopy: Visual Perspectives of Uterine Anatomy, Physiology & Pathology.* 3.ª ed. Philadelphia, PA: Lippincott Williams & Wilkins; 2007:233, Fig. 18-19.)

Tratamiento

Los principales objetivos del tratamiento de la hiperplasia endometrial son disminuir el riesgo de transformación maligna y controlar los síntomas iniciales. *Las progesteronas sintéticas u otros progestágenos son elementos centrales en el tratamiento de la hiperplasia endometrial.* Actúan a través de diversas vías. En primer lugar, alteran las vías enzimáticas, que finalmente convierten el estradiol endógeno en estrógenos más débiles. En segundo lugar, disminuyen el número de receptores estrogénicos en las células glandulares endometriales, volviéndolas menos sensibles a la estimulación exógena. Finalmente, la estimulación de los receptores de progesterona produce un adelgazamiento del endometrio y una transformación decidual del estroma. Con el tiempo, esto da lugar a una disminución de la proliferación glandular endometrial, que vuelve atrófico el endometrio.

En los casos de hiperplasia sin atipia, se utiliza primero el tratamiento médico. La duración media de la progresión desde la hiperplasia al carcinoma endometrial, en los casos en los que progresa, es relativamente prolongada: unos 10 años, en las pa-

TABLA 45-2	Factores de riesgo de la hiperplasia y el cáncer endometriales	
Factores que influyen en el riesgo	**Riesgo relativo estimado**
Uso prolongado de dosis elevadas de estrógenos menopáusicos	10–20
Residencia en Norteamérica y norte de Europa	3–18
Dosis acumuladas elevadas de tamoxifeno	3–7
Enfermedad de Stein-Leventhal o tumores productores de estrógenos	>5
Obesidad	2–5
Nuliparidad	3
Edad avanzada	2–3
Antecedente de infertilidad	2–3
Menopausia natural tardía	2–3
Menarquia a edad temprana	1,5–2

Adaptada de American College of Obstetricians and Gynecologists. *Management of Uterine Cancer.* ACOG practice Bulletin núm. 65. Washington, DC: ACOG; 2005:2.

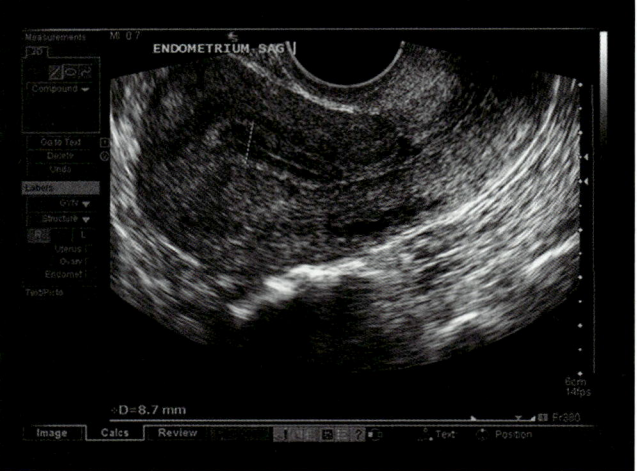

FIGURA 45-3. Imagen ecográfica de una línea endometrial (plicómetro o compás calibrador).

cientes que no presentan atipia, y 4 años, en las que sí la muestran. El tratamiento más habitual es el acetato de medroxiprogesterona cíclico, o MPA, que se administra durante 10-14 días cada mes durante al menos 3-6 meses. La administración continua tiene la misma eficacia y puede ayudar al cumplimiento en las pacientes con un ciclo de duración irregular.

Son muchos los que contemplan la hiperplasia con atipia como un proceso continuo con el cáncer endometrial. Por lo tanto, está justificado el tratamiento agresivo en estas pacientes, debido a la mayor probabilidad de que exista una progresión hasta el cáncer endometrial. *Tras el diagnóstico inicial, está indicada la realización de legrado, para obtener mejor las muestras del endometrio y descartar la presencia de un cáncer endometrial subyacente.* En las mujeres jóvenes que desean mantener la fertilidad, puede utilizarse un tratamiento prolongado con dosis elevadas de progestágenos, en un intento por evitar la histerectomía. Como alternativa al tratamiento oral, se ha documentado que el anticonceptivo intrauterino con progesterona muestra unos índices de respuesta que oscilan entre el 58 % y el 100 %. Se recomienda el tratamiento definitivo con histerectomía cuando se ha completado el período fértil. Las pacientes que han recibido tratamiento médico por una hiperplasia atípica deben seguir un período de control, en el que se obtendrán muestras endometriales periódicas (cada 3 meses después del tratamiento), para poder controlar la respuesta al tratamiento.

PÓLIPOS ENDOMETRIALES

La mayoría de los pólipos endometriales representan procesos hiperplásicos acentuados, benignos y focales. Es característica su estructura histológica, que puede observarse habitualmente asociada a otros tipos de hiperplasia endometrial o incluso a carcinoma. Los pólipos se producen con mayor frecuencia en mujeres perimenopáusicas o inmediatamente posmenopáusicas, cuando la función ovárica se caracteriza por una producción estrogénica persistente debido a la anovulación crónica. El síntoma inicial más habitual es la hemorragia anómala. Los pólipos pequeños pueden encontrarse con frecuencia de forma accidental en una muestra o un legrado endometrial realizados para evaluar una HUA. En raras ocasiones, un pólipo de gran tamaño puede empezar a sobresalir por el canal cervical. Estos casos se manifiestan como irregularidades hemorrágicas, y un dolor sordo, en la parte inferior de la línea media, ya que el cuello uterino se dilata y se borra lentamente. En estos casos, es necesaria la extirpación quirúrgica, para disminuir la magnitud del sangrado y para evitar que se produzca una infección en la superficie endometrial expuesta. *En menos del 5 % de los pólipos se observan alteraciones neoplásicas* y, cuando sí se observan, pueden representar cualquier variante histológica endometrial. Es más probable que los pólipos en las mujeres posmenopáusicas o en las tratadas con tamoxifeno se asocien a carcinoma endometrial que aquellos que se encuentran en las mujeres en edad fértil.

CÁNCER ENDOMETRIAL

El carcinoma endometrial es, típicamente, una enfermedad de las mujeres posmenopáusicas. *Entre el 15 % y el 25 % de las mujeres posmenopáusicas con hemorragia sufre cáncer endometrial.* Una gran mayoría de los casos se diagnostican en estadio I (72 %). A pesar del reconocimiento de estadios iniciales, el cáncer en-

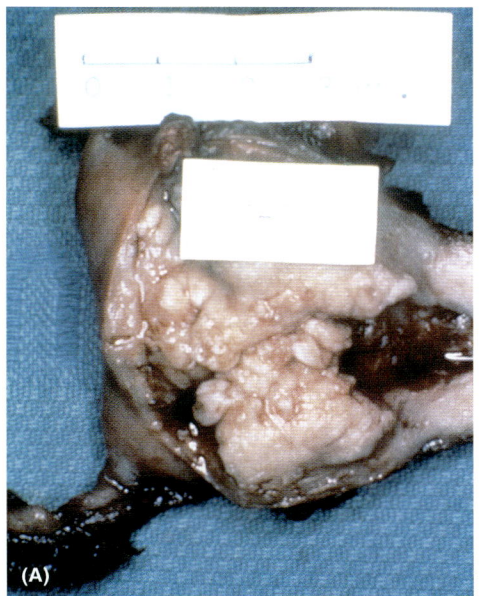
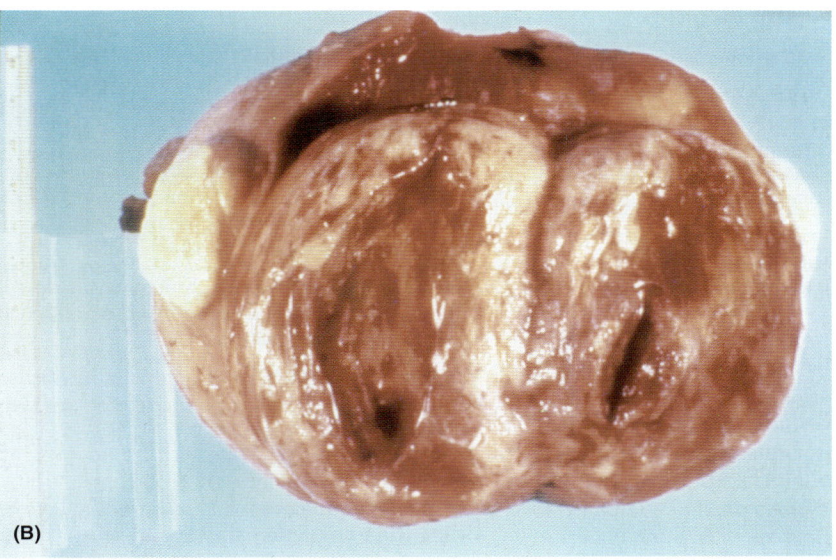

FIGURA 45-4. Tipos de tumores endometriales. **(A)** Adenocarcinoma endometrial. Este tumor polipoide exofítico ha invadido el tercio superior del miometrio. **(B)** Carcinoma seroso del endometrio. El tumor es una masa polipoide que surge en un útero atrófico. Se observa una amplia diseminación linfática en el miometrio y afectación ovárica. (De Berek JS, Hacker NF. *Practical Gynecologic Oncology.* 4.ª ed. Philadelphia, PA: Lippincott Williams & Wilkins; 2005: Fig. 6-42, 6-49.)

dometrial es la octava causa de mortalidad relacionada con el cáncer entre las mujeres estadounidenses.

La mayoría de los carcinomas endometriales son **adenocarcinomas** (fig. 45-4). Como el epitelio escamoso (pavimentoso) puede coexistir con los elementos glandulares en un adenocarcinoma, pueden utilizarse términos descriptivos que incluyan el elemento pavimentoso. En los casos en los que este elemento es benigno y constituye menos del 10 % del cuadro histológico, se utiliza el término **adenoacantoma**. En raras ocasiones, el elemento escamoso puede ser maligno en el estudio histológico, y se denomina entonces **carcinoma adenoescamoso**. Pueden aplicarse otras descripciones, como **carcinoma de células claras y adenocarcinoma seroso papilar**, dependiendo de la estructura histológica. Todos estos carcinomas se consideran dentro de la categoría general del adenocarcinoma de endometrio, y se tratan del mismo modo.

Patogenia y factores de riesgo

Se han identificado dos tipos de carcinoma endometrial. El carcinoma endometrial de tipo I «**depende de los estrógenos**» y constituye, aproximadamente, el 90 % de los casos. Se debe con mayor frecuencia a un exceso de estrógenos sin oposición de progestágenos. Estos tumores tienden a presentar atipia nuclear de bajo grado, tipos celulares endometrioides y un pronóstico general favorable. El segundo tipo, el tipo II o carcinoma endometrial «**independiente de los estrógenos**», se produce espontáneamente, de forma característica en mujeres delgadas, con menopausia avanzada, sin un exceso de estrógenos sin oposición, y surge en un endometrio atrófico, en lugar de hacerlo en uno hiperplásico. Estas neoplasias tienden a ser menos diferenciadas y su pronóstico es peor. El cáncer independiente de los estrógenos es menos frecuente que el que sí depende de ellos. Los subtipos histológicos inusuales, como el adenocarcinoma seroso papilar y el adenocarcinoma endometrial de células claras, tienden a ser más agresivos que el adenocarcinoma más habitual (tabla 45-3).

El carcinoma endometrial suele diseminarse, en primer lugar, a través de la cavidad endometrial y, a continuación, empieza a invadir el miometrio, el canal endocervical y, finalmente, los linfáticos. La diseminación hemática es más rápida en el carcinoma endometrial que en el cáncer del cuello uterino o el cáncer de ovario. La invasión de los anejos uterinos puede producirse a través de los linfáticos o por implantación directa a través de las trompas de Falopio. Tras la diseminación extrauterina hasta la cavidad peritoneal, las células neoplásicas pueden diseminarse ampliamente, de un modo similar al que sucede en el cáncer de ovario.

Como se comentó anteriormente, los factores de riesgo del cáncer endometrial son los mismos que los de la hiperplasia endometrial (v. tabla 45-2).

Diagnóstico

La recogida de muestras endometriales, motivada por la presencia de sangrado vaginal, es lo que establece con mayor frecuencia

TABLA 45-3	Tipos histológicos de carcinoma endometrial	
Tipo histológico	**Exposición**	**Porcentaje de carcinoma endometrial**
Endometrioide	Compuesto de glándulas que parecen glándulas endometriales normales, pero que contienen áreas más sólidas, menos formación glandular y más atipia citológica a medida que se vuelven bien diferenciados	80–85
Carcinoma endometrial con diferenciación escamosa	Engloba tumores con áreas escamosas de aspecto benigno (también denominados adenoacantomas) y los que tienen elementos escamosos de aspecto maligno (también denominados carcinomas adenoescamosos)	15–25
Villoglandular	Células endometriales con características de células endometrioides, dispuestas en troncos fibrovasculares papilares, siempre bien diferenciados	2
Carcinoma endometrial secretor	El 50% de las células tiene mucina intracitoplásmica; la mayoría se comportan como carcinomas endometrioides bien diferenciados; buen pronóstico	5
Mucinoso		
Seroso papilar	Carcinoma endometrial que se parece al carcinoma seroso del ovario y la trompa de Falopio; muy agresivo; peor pronóstico	3–4
Células claras	Patrón histológico mixto; más frecuente en mujeres de edad avanzada; muy agresivo; mal pronóstico	< 5
Escamoso	Generalmente, tipo celular puro, alguno con glándulas; se asocia a edad avanzada y a estenosis cervical; muy mal pronóstico	< 1

el diagnóstico de cáncer endometrial. El flujo o la hemorragia vaginal es el único síntoma inicial en el 80 % al 90 % de las mujeres con carcinoma endometrial. En algunas pacientes, con frecuencia de edad avanzada, la estenosis cervical puede secuestrar la sangre en el interior del útero, y el cuadro clínico es de hematómetra o piómetra y un flujo vaginal purulento. En etapas más avanzadas de la enfermedad, una molestia pélvica o una sensación de presión asociada, causada por el aumento de tamaño del útero o la extensión extrauterina de la afección, puede acompañar al sangrado vaginal o, incluso, ser el síntoma inicial. *Menos del 5 % de las mujeres con carcinoma endometrial está realmente sin síntomas.*

> *Hay que prestar especial atención a la paciente que acude con* **hemorragia posmenopáusica** *(hemorragia que se produce después de 6 meses de amenorrea en una paciente que ha sido diagnosticada de menopáusica).*

En este grupo de pacientes, el estudio histológico del endometrio es obligatorio, porque el riesgo de carcinoma endometrial se sitúa, aproximadamente, en el 10 % al 15 %, aunque hay otras causas más frecuentes (tabla 45-4). Deben realizarse otros estudios ginecológicos, entre ellos una detallada exploración física y pélvica, así como una prueba de Papanicolau de cribado. *La medición preoperatoria del nivel de CA-125 puede ser adecuada, porque este marcador está elevado con frecuencia en las mujeres con un estadio avanzado de la enfermedad.* Los niveles elevados de CA-125 pueden ayudar a predecir la respuesta al tratamiento, o ser útiles en la vigilancia y el control de seguimiento posterior al tratamiento.

Factores pronósticos

La estadificación actual de la International Federation of Gynecology and Obstetrics (FIGO) del cáncer endometrial (adoptada en 1988) enumera tres grados de carcinoma endometrial:

- G1: es un carcinoma adenomatoso bien diferenciado (menos del 5 % del tumor muestra un patrón de crecimiento sólido).
- G2: es un carcinoma adenomatoso moderadamente diferenciado con áreas parcialmente sólidas (el 6 % al 50 % del tumor muestra un patrón de crecimiento sólido).
- G3: es un carcinoma poco diferenciado o indiferenciado (más del 50 % del tumor muestra un patrón de crecimiento sólido).

TABLA 45-4	Causas de hemorragia uterina posmenopáusica
Causa	**Frecuencia (%)**
Atrofia del endometrio	60–80
Tratamiento hormonal	15–25
Cáncer endometrial	10–15
Pólipos endometriales	2–12
Hiperplasia endometrial	5–10

La mayoría de las pacientes con carcinoma endometrial tiene lesiones de tipo G1 o G2, según esta clasificación, y un 15 % a un 20 % tiene lesiones G3, poco diferenciadas o indiferenciadas.

El sistema de estadificación FIGO incorpora elementos que se relacionan con el pronóstico y el riesgo de recidiva de la enfermedad: grado histológico, grado nuclear, profundidad de la invasión del miometrio, invasión del estroma o de las glándulas cervicales, metástasis vaginales y de los anejos uterinos, citología, afectación de la pelvis o de los ganglios linfáticos paraaórticos (o de ambos), y presencia de metástasis a distancia (tabla 45-5). El factor pronóstico en solitario más importante del carcinoma endometrial es el **grado histológico.** Desde el punto de vista histológico, los tumores poco diferenciados o indiferenciados se asocian a un pronóstico considerablemente peor, debido a la posibilidad de diseminación extrauterina a través de los linfáticos adyacentes y el líquido peritoneal. La **profundidad de la invasión del miometrio** es el segundo factor pronóstico en orden de importancia.

Los índices de supervivencia varían ampliamente, dependiendo del grado del tumor y de la profundidad de penetración en el miometrio. Una paciente con un tumor G1 que no invade el miometrio tiene un índice de supervivencia a los 5 años del 95 %, mientras que una paciente con un tumor poco diferenciado (G3) con una profunda invasión del miometrio puede tener un índice de supervivencia a los 5 años de tan sólo el 30 %.

Tratamiento

> *La histerectomía es el tratamiento principal del cáncer endometrial. La adición de una estadificación quirúrgica completa con una evaluación de los ganglios linfáticos retroperitoneales no es sólo terapéutica, sino que también se asocia a un aumento de la supervivencia.*

La estadificación quirúrgica completa incluye la realización de lavados pélvicos, linfadenectomía pélvica y paraaórtica bilateral, y extirpación completa de toda la afección. La obtención de muestras de los ganglios ilíacos comunes, independientemente de la profundidad de la penetración o del grado histológico, puede proporcionar información adicional sobre el grado histológico y la profundidad de la invasión. La palpación de ganglios linfáticos muestra la misma inexactitud, y no debe sustituir a la extirpación quirúrgica del tejido ganglionar para el estudio histológico.

Las excepciones a la necesidad de realizar una estadificación quirúrgica son las mujeres jóvenes y perimenopáusicas con adenocarcinoma endometroide de grado 1 asociado a hiperplasia endometrial atípica, y las mujeres con mayor riesgo de mortalidad a causa de afecciones coincidentes. Las mujeres del primer grupo que desean conservar la fertilidad pueden tratarse con dosis elevadas de progestágenos, controladas mediante el estudio de muestras endometriales seriadas. Las mujeres del segundo grupo pueden tratarse con histerectomía vaginal. En las pacientes con un riesgo quirúrgico excesivamente elevado, puede utilizarse la radioterapia como tratamiento primario, aunque los resultados no son óptimos.

TABLA 45-5	Sistema de estadificación quirúrgica del cáncer endometrial según la International Federation of Gynecology and Obstetrics (FIGO)	
Estadios FIGO*		**Hallazgos anatomopatológicos quirúrgicos**
0		Carcinoma *in situ*
I		Tumor limitado al útero
	Ia	Tumor limitado al endometrio
	Ib	Tumor que invade menos del 50 % del miometrio
	Ic	Tumor que invade el 50 % o más del miometrio
II		Tumor que invade el cuello uterino, pero confinado en el útero
	IIa	Tumor limitado al epitelio glandular del endocérvix; no hay signos de invasión del tejido conjuntivo del estroma
	IIb	Invasión del tejido conjuntivo del estroma del cuello uterino
III		Extensión local, regional o ambas
	IIIa	Tumor que afecta a la serosa y/o a los anejos uterinos (extensión directa o metástasis), y/o presencia de células neoplásicas en ascitis o lavados peritoneales
	IIIb	Afectación vaginal (extensión directa o metástasis)
	IIIc	Metástasis en ganglios linfáticos regionales (ganglios pélvicos o periaórticos, o ambos)
IV		
	IVa	El tumor invade la mucosa de la vejiga, la mucosa intestinal o ambas
	IVb	Metástasis a distancia, entre ellas ganglios linfáticos abdominales aparte de los paraaórticos y/o ganglios linfáticos inguinales; excluye metástasis en la vagina, serosa pélvica o anejos uterinos

* Todos los casos de estadio I-IVA FIGO deben subclasificarse según el grado histológico: GX, no puede evaluarse el grado; G1, bien diferenciado; G2, moderadamente diferenciado; G3, poco diferenciado o indiferenciado.
Utilizada con autorización del American Joint Committee on Cancer (AJCC), Chicago, Illinois.
La fuente original de este material es el *AJCC Cancer Staging Manual*, 6.ª ed. New York: Springer-Verlag; 2002. Disponible en: http://www.springeronline.com.

La radioterapia postoperatoria debe adaptarse a la afectación metastásica diagnosticada, o utilizarse en caso de recidiva. En las pacientes con estadio quirúrgico I de la enfermedad, la radioterapia puede disminuir el riesgo de recidiva, pero no mejora la supervivencia. *En las mujeres con afectación de los ganglios linfáticos (estadio IIIc), la radioterapia es vital para mejorar los índices de supervivencia.* Las pacientes con afectación intraperitoneal se tratarán con cirugía, seguida de quimioterapia sistémica o radioterapia, o ambas cosas.

Carcinoma endometrial recurrente

La vigilancia postoperatoria en las mujeres que no han recibido radioterapia consiste en la exploración rectovaginal y mediante espéculo cada 3-4 meses, durante 2-3 años, y a partir de ahí, dos veces al año, para detectar la recidiva pélvica de la afección, particularmente en la vagina. *Las pacientes que han sido tratadas con radioterapia tienen un menor riesgo de sufrir una recidiva vaginal, así como menos opciones terapéuticas para tratar la recidiva. Por lo tanto, estas mujeres se benefician menos de los controles frecuentes con cribado citológico cervical y exploración pélvica para la detección de la recidiva de la enfermedad.*

La recidiva del carcinoma endometrial se produce, aproximadamente, en el 25 % de las pacientes tratadas por una enfermedad incipiente, la mitad en los 2 años siguientes, y el 75 % en 3-4 años. En general, las que presentan recidiva vaginal tienen un mejor pronóstico que las que sufren una recidiva pélvica, y éstas, a su vez, tienen mejor pronóstico que las pacientes con metástasis a distancia (pulmón, abdomen, ganglios linfáticos, hígado, cerebro y huesos).

El cáncer recurrente dependiente de estrógenos o dependiente de progestágenos puede responder al tratamiento con dosis elevadas de **progestágenos.** Una importante ventaja de este tratamiento con dosis elevadas de progestágenos es su mínimo índice de complicaciones. La quimioterapia con doxorubicina, cisplatino y paclitaxel produce, en ocasiones, resultados favorables a corto plazo, pero las remisiones prolongadas son poco frecuentes con estos tratamientos.

Tratamiento hormonal tras el tratamiento del carcinoma endometrial

Durante mucho tiempo, se ha considerado que el uso de un **tratamiento estrogénico** en pacientes tratadas anteriormente por un carcinoma endometrial está contraindicado, por la preocupación de que los estrógenos pudieran activar metástasis ocultas.

> *El tratamiento hormonal puede utilizarse para las mismas indicaciones que en cualquier otra mujer, con la excepción de que la selección de las candidatas adecuadas para recibir el tratamiento estrogénico debe basarse en indicadores pronósticos, y la paciente debe estar dispuesta a asumir el riesgo.*

Por lo tanto, deberá realizarse una evaluación individualizada y rigurosa de los riesgos y beneficios según cada caso.

SARCOMA UTERINO

El sarcoma uterino representa un tumor maligno ginecológico inusual que constituye, aproximadamente, el 3 % de los casos de cáncer que afecta al cuerpo uterino, y sólo un 0,1 % de todos los miomas. El aumento de tamaño progresivo del útero que se produce en los años siguientes a la menopausia no debe suponerse que se debe a miomas uterinos simples, porque falta una secreción apreciable de estrógenos endógenos ováricos, con lo que se reduce al mínimo la posibilidad del crecimiento de miomas benignos. Incluso las mujeres posmenopáusicas con tratamiento hormonal en dosis bajas no tienen riesgo de estimulación del aumento de tamaño uterino. Cuando se observa un crecimiento progresivo en mujeres posmenopáusicas, hay que considerar la posibilidad de un sarcoma uterino. Otros síntomas de este tumor son la hemorragia posmenopáusica, el dolor pélvico inusual acompañado de un aumento de tamaño del útero y un aumento de flujo vaginal inusual. El método más fiable para el diagnóstico es la extirpación quirúrgica, por lo que suele estar indicada la histerectomía en las pacientes con aumento de tamaño uterino documentado y especialmente progresivo (fig. 45-5).

La virulencia del sarcoma uterino se relaciona directamente con el número de figuras mitóticas y el grado de atipia celular, definido histológicamente. Estos tumores se diseminan por vía hemática con mayor probabilidad que el adenocarcinoma endometrial. Ante un presunto sarcoma uterino, deberá realizarse un estudio del tumor para evaluar las metástasis a distancia. Al efectuar la histerectomía, es necesaria una exploración exhaustiva del abdomen y la obtención de muestras de las cadenas ganglionares habitualmente afectadas, entre ellas las zonas ilíaca y periaórtica. *La estadificación del sarcoma uterino es quirúrgica, e idéntica a la del adenocarcinoma endometrial.*

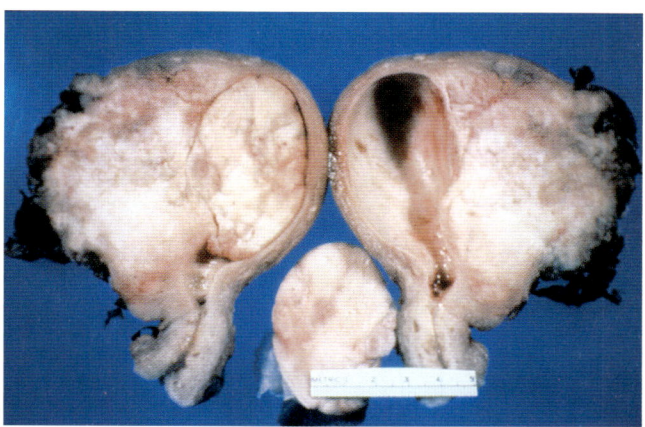

FIGURA 45-5. Sarcoma uterino. Esta muestra de histerectomía revela una gran masa polipoide, parcialmente necrótica, que ocupa la cavidad endometrial y que invade ampliamente la pared uterina. (De Berek J, Hacker NF. *Practical Gynecologic Oncology.* 4.ª ed. Philadelphia, PA: Lippincott Williams & Wilkins; 2005: Fig. 6-47.)

Desgraciadamente, la supervivencia a los 5 años de las pacientes con un sarcoma uterino es sólo del 50 %. La radioterapia y la quimioterapia son poco eficaces como tratamiento complementario a la histerectomía.

LECTURAS RECOMENDADAS

American College of Obstetricians and Gynecologists, Committee on Gynecologic Practice. Tamoxifen and uterine cancer. ACOG Committee Opinion. No. 336. *Obstet Gynecol.* 2006;107(6): 1475–1478.

American College of Obstetricians and Gynecologists. *Guidelines for Women's Health Care: A Resource Manual.* 3rd ed. Washington, D.C.: ACOG; 2007.

American College of Obstetricians and Gynecologists. *Management of Endometrial Cancer.* ACOG Practice Bulletin No. 65. Washington, DC: American College of Obstetricians and Gynecologists; 2005.

American College of Obstetricians and Gynecologists. Cancer of the uterine corpus. In: *Precis, An Update in Obstetrics and Gynecology: Oncology.* 3rd ed. Washington, DC: American College of Obstetricians and Gynecologists; 2008: 74–87.

Patología ovárica y de los anejos uterinos

E l área que se encuentra entre la pared lateral de la pelvis y el cuerno uterino se denomina **espacio de los anejos uterinos.** Las estructuras localizadas en este espacio son los anejos uterinos, que comprenden los ovarios, las trompas de Falopio, la parte superior del ligamento ancho y el mesosálpinx, y los restos del conducto de Müller embrionario. De todos ellos, los órganos que se afectan con mayor frecuencia por procesos patológicos son los ovarios y las trompas de Falopio.

DIAGNÓSTICO DIFERENCIAL

Debido a que el espacio de los anejos se sitúa junto a órganos urinarios y gastrointestinales, los trastornos que se producen en esos órganos pueden causar síntomas en la zona pélvica que deben diferenciarse de los trastornos ginecológicos. Los trastornos urológicos más habituales son las **infecciones de las vías urinarias** superiores e inferiores, y con menos frecuencia, la **litiasis renal y ureteral.** Mucho menos frecuentes son las anomalías anatómicas como la **ptosis renal,** que puede presentarse como una masa sólida pélvica. Un riñón pélvico aislado también puede presentarse como una masa sólida, en fondo de saco, asintomática. Los signos y síntomas de los anejos derechos se asocian a **apendicitis** aguda, afección que debe tenerse en cuenta en el diagnóstico diferencial del dolor en la fosa ilíaca derecha. Con menos frecuencia, los síntomas de los anejos derechos pueden relacionarse con una **enfermedad inflamatoria intestinal** intrínseca que afecta a la unión ileocecal. La afección intestinal izquierda que afecta al rectosigma se observa con mayor frecuencia en pacientes de edad avanzada, como sucede con la enfermedad diverticular crónica. Debido a la edad de esas pacientes y a la proximidad del ovario izquierdo al sigma, la **enfermedad diverticular sigmoidea** se incluye en el diagnóstico diferencial de una masa en el anejo izquierdo. Finalmente, el dolor pélvico o una masa en el lado izquierdo pueden estar relacionados con un **carcinoma del rectosigma.** La afección de la línea media puede estar relacionada, a veces, con un proceso en el que intervenga un divertículo de Meckel o un tumor sacro.

EVALUACIÓN DE LA PATOLOGÍA OVÁRICA

Para poder evaluar el ovario, es necesario realizar una exploración pélvica exhaustiva. Los síntomas que pueden originarse por procesos fisiológicos y patológicos del ovario deben relacionarse con hallazgos en la exploración física. Además, como algunas afecciones ováricas son asintomáticas, los hallazgos casuales en la exploración física pueden ser la única información disponible cuando se empieza la evaluación. Para poder interpretar los hallazgos de la exploración, hay que conocer las características físicas del ovario durante las diferentes etapas de la vida.

> En el **grupo de edad anterior a la menarquia,** el ovario no debe poder palparse.

Si el ovario se palpa, hay que suponer la presencia de una patología, y se necesita una evaluación adicional.

*En el **grupo en edad reproductiva,** el ovario normal puede palparse en un 50 % de los casos.* Son consideraciones importantes el tamaño, la forma, la consistencia (firme o quística) y la movilidad del ovario. En las mujeres en edad reproductiva que están tomando anticonceptivos orales, los ovarios se palpan con menos frecuencia, y son más pequeños y más simétricos que en las mujeres que no utilizan anticonceptivos.

En las mujeres posmenopáusicas, los ovarios responden menos a las gonadotropinas y, por lo tanto, la actividad folicular de la superficie disminuye con el tiempo, desapareciendo en la mayoría de las mujeres en los 3 años siguientes al inicio de la menopausia natural. Las mujeres perimenopáusicas tienen más probabilidades de presentar quistes funcionales residuales. En general, un aumento de tamaño palpable del ovario en las mujeres posmenopáusicas debe evaluarse más rigurosamente que en una mujer más joven, ya que la incidencia de tumores malignos ováricos es mayor en este grupo.

Una cuarta parte de todos los tumores ováricos en las mujeres posmenopáusicas son malignos, mientras que en las mujeres en edad reproductiva, sólo alrededor del 10 % de los tumores ováricos son malignos. Este riesgo era considerado antiguamente tan importante que cualquier aumento de tamaño ovárico en una mujer posmenopáusica constituía una indicación para realizar un estudio quirúrgico; era el denominado síndrome del ovario posmenopáusico palpable (OPP). Con la disponibilidad de nuevas técnicas, más sensibles y precisas, para obtener imágenes pélvicas y ayudar en el diagnóstico, ya no se recomienda la extirpación sistemática de los ovarios mínimamente aumentados de tamaño después de la menopausia.

El CA-125 es un marcador sérico utilizado para distinguir masas pélvicas benignas y malignas. Los tumores pueden evaluarse mediante determinaciones de CA-125 y ecografías, así como teniendo en cuenta los antecedentes familiares. Los quistes simples, uniloculares, de menos de 10 cm de diámetro, confirmados por ecografía transvaginal, son casi siempre benignos, y pueden observarse y controlarse sin intervención, independientemente de la edad de la paciente. Cualquier elevación del CA-125 en una mujer posmenopáusica con una masa pélvica es muy sospechosa de la existencia de cáncer.

QUISTES OVÁRICOS FUNCIONALES

*Los **quistes ováricos funcionales** no son neoplasias, sino más bien variaciones anatómicas que surgen como resultado de una función ovárica normal.* Pueden manifestarse como una masa asintomática en la zona de los anejos o presentar síntomas, necesitando una evaluación y, posiblemente, tratamiento.

Cuando un folículo ovárico no se rompe durante la maduración folicular, no se produce la ovulación, y puede desarrollarse un **quiste folicular.** Este proceso, por definición, conlleva un alargamiento de la fase folicular del ciclo, con la resultante amenorrea secundaria transitoria. Los quistes foliculares están tapizados por células de la granulosa normales, y el líquido que contienen presenta abundantes estrógenos.

Un quiste folicular se vuelve clínicamente significativo si tiene el tamaño suficiente para causar dolor o si persiste durante más de un intervalo menstrual. Por razones poco conocidas, las células de la granulosa que tapizan el quiste folicular persisten durante el tiempo en que debiera haberse producido la ovulación, y siguen aumentando de tamaño a lo largo de la segunda mitad del ciclo. Un quiste puede aumentar más de 5 cm, y continuar llenándose de líquido folicular desde la capa engrosada de células de la granulosa. Los síntomas asociados a un quiste folicular pueden consistir en dolor leve o moderado, unilateral, en la parte abdominal inferior, y alteración del intervalo menstrual. Esto último puede deberse tanto al fallo de la siguiente ovulación como a hemorragia estimulada por la gran cantidad de estradiol producida en el folículo. Este entorno hormonal, junto con la ausencia de ovulación, estimula excesivamente el endometrio y causa una hemorragia irregular. En la exploración pélvica puede encontrarse hipersensibilidad dolorosa unilateral, con una masa quística, palpable y móvil en la zona de los anejos.

La ecografía pélvica suele estar justificada en las pacientes en edad reproductiva con quistes de más de 5 cm de diámetro. Las características ecográficas de los tumores benignos son: quiste simple unilocular sin signos de tabiques gruesos, elementos de tejidos blandos, ni signos de excrecencias internas o externas (fig. 46-1). Sin embargo, en muchas pacientes, no es necesaria la confirmación ecográfica. En su lugar, deberá tranquilizarse a la paciente, y realizarse un seguimiento repitiendo la exploración pélvica al

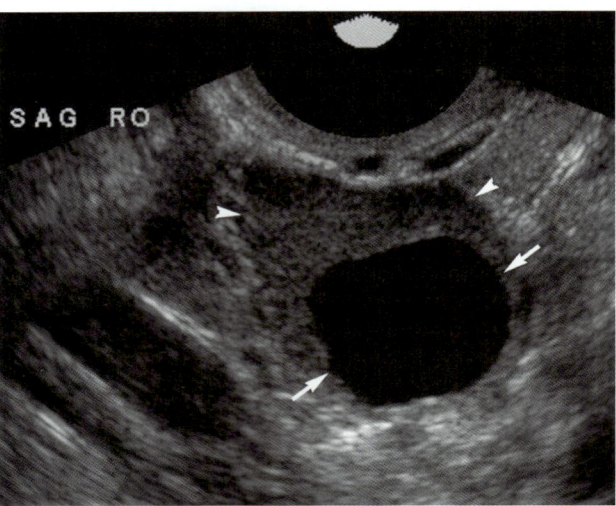

FIGURA 46-1. Imagen ecográfica sagital de un quiste ovárico *(flechas).* Se observa tejido ovárico normal *(puntas de flecha)* alrededor de una parte del quiste. (De Doubilet PM, Benson CB. *Atlas of Ultrasound in Obstetrics and Gynecology.* Philadelphia, PA: Lippincott Williams & Wilkins; 2003:304.)

cabo de unas 6 semanas, una vez que se haya descartado un embarazo. La mayoría de los quistes foliculares se resuelven espontáneamente durante este tiempo. Por otro lado, puede administrarse un anticonceptivo oral que contenga estrógenos y progesterona, para inhibir la estimulación del quiste por las gonadotropinas. Aunque no se ha demostrado que esta práctica «reduzca» el quiste folicular existente, sí puede inhibir la aparición de un nuevo quiste y permitir la resolución del problema que existe. Si el quiste persiste a pesar del tratamiento expectante, debe sospecharse que se trata de otro tipo de quiste o una neoplasia, y deberá evaluarse mediante estudios de imagen, cirugía o ambas cosas.

En ocasiones, la rotura de un quiste folicular puede causar un dolor pélvico agudo. Dado que la liberación de líquido folicular al peritoneo sólo produce síntomas transitorios, casi nunca se necesita una intervención quirúrgica.

*Otro tipo habitual de quiste funcional ovárico es el **quiste del cuerpo lúteo,** que se denomina quiste, en lugar de simplemente cuerpo lúteo, cuando el diámetro supera los 3 cm.* Está relacionado con la fase postovulatoria (de dominio de la progesterona) del ciclo menstrual. Se observan dos variaciones de los quistes del cuerpo lúteo. La primera de ellas es un cuerpo lúteo ligeramente aumentado de tamaño, que puede seguir produciendo progesterona durante más de los 14 días habituales. La menstruación se retrasa entre unos días y varias semanas, aunque suele producirse en las 2 semanas siguientes al período perdido. Los quistes del cuerpo lúteo persistentes suelen asociarse a dolor sordo en la fosa ilíaca. Este dolor y la pérdida de un período menstrual son los síntomas más habituales asociados a los quistes del cuerpo lúteo persistentes. La exploración pélvica suele revelar la presencia de una masa quística o sólida, aumentada de tamaño y sensible con la palpación, en la zona de los anejos. Debido a la tríada de pérdida de período menstrual, dolor unilateral en la fosa ilíaca y aumento de tamaño en la zona de los anejos, el embarazo ectópico suele formar parte del diagnóstico diferencial. Una prueba de embarazo negativa descarta esta posibilidad, mientras que si el resultado de la prueba es positivo, habrá que realizar una evaluación adicional para localizar el embarazo. En las pacientes con quistes del cuerpo lúteo persistentes puede ser eficaz el tratamiento con anticonceptivos orales cíclicos.

El segundo tipo de quiste del cuerpo lúteo, menos frecuente, es el **quiste de la fase lútea** que crece rápidamente y en el que existe hemorragia espontánea. Denominado a veces **cuerpo lúteo hemorrágico,** este quiste hemorrágico del cuerpo lúteo puede romperse en un momento tardío de la fase lútea, causando el siguiente cuadro clínico: una paciente que no toma anticonceptivos orales, cuyos períodos son regulares y que presenta un dolor agudo al final de la fase lútea. Algunas pacientes acuden con signos de hemoperitoneo, así como de hipovolemia, y es necesario realizar una extirpación quirúrgica del quiste hemorrágico. En otras pacientes, el dolor agudo y la hemorragia se resuelven espontáneamente. Estas pacientes pueden tratarse con analgésicos y tranquilizándolas. Las que tienen riesgo de presentar quistes hemorrágicos del cuerpo lúteo repetitivos son las que están en tratamiento con anticoagulantes y las que tienen trastornos de la coagulación inherentes. Este proceso puede ser la referencia para iniciar un estudio de un trastorno hemorrágico inherente.

El quiste funcional menos frecuente es el **quiste tecaluteínico,** asociado al embarazo y, generalmente, bilateral. Es más frecuente en las gestaciones múltiples, la enfermedad trofoblástica, y también con la inducción de la ovulación con clomifeno y gonadotropina menopáusica humana/gonadotropina coriónica humana. Pueden llegar a ser grandes, y son multiquísticos, aunque también se resuelven espontáneamente en la mayoría de los casos, sin necesidad de intervención alguna.

NEOPLASIAS OVÁRICAS BENIGNAS

Aunque la mayoría de los aumentos de tamaño ováricos que se producen en el grupo de mujeres en edad reproductiva son quistes funcionales, alrededor del 25 % son **neoplasias ováricas no funcionales.** En el grupo de pacientes en edad reproductiva, el 90 % de las neoplasias son benignas, mientras que el riesgo de neoplasias malignas aumenta al 25 %, aproximadamente, cuando también se incluyen las mujeres posmenopáusicas. Así, las masas ováricas que se observan en pacientes de edad avanzada y en pacientes en edad reproductiva que no responden al tratamiento con anticonceptivos orales son preocupantes. Desgraciadamente, salvo que la masa sea particularmente grande o presente síntomas, puede no detectarse durante algún tiempo. Muchas neoplasias ováricas se descubren en una exploración pélvica sistemática.

Las neoplasias ováricas suelen clasificarse según el tipo de célula de origen:

- **Tumores de células epiteliales,** la clase más numerosa de neoplasias ováricas.
- **Tumores de células germinales,** que incluyen la neoplasia ovárica más frecuente en las mujeres en edad reproductiva, el teratoma quístico benigno o quiste dermoide.
- **Tumores de células del estroma.**

En el cuadro 46-1 se muestra la clasificación de los tumores ováricos según la línea celular de origen.

Neoplasias benignas de células epiteliales

*No está claro el origen celular preciso para el desarrollo de los **tumores de células epiteliales** del ovario; sin embargo, las células tienen características de células epiteliales glandulares típicas.* Hay datos que sugieren que estas células derivan de células mesoteliales que tapizan la cavidad peritoneal. Como el tejido derivado del conducto de Müller se convierte en el tracto genital femenino, por diferenciación del mesotelio a partir de la cresta gonadal, se supone que estos tejidos también son capaces de diferenciarse en tejido glandular. Los tumores epiteliales más frecuentes del ovario se agrupan en neoplasias serosas, mucinosas y endometrioides, tal como se muestra en el cuadro 46-2.

La neoplasia de células epiteliales más frecuente es el **cistoadenoma (adenoma quístico) seroso** (fig. 46-2). El 70 % de los tumores serosos son benignos; aproximadamente, el 10 % muestra características celulares intraepiteliales, lo que sugiere que tiene escaso potencial maligno, y el 20 % restante es francamente maligno, tanto desde el punto de vista histológico, como por el comportamiento clínico.

El tratamiento de los tumores serosos es quirúrgico, debido al índice relativamente elevado de malignidad. En las pacientes más jóvenes con tumores más pequeños, puede intentarse la realización de una cistectomía ovárica, con objeto de reducir al mínimo la cantidad de tejido ovárico extirpado. En los tumores serosos de gran tamaño y unilaterales en pa-

---

CUADRO 46-1
Clasificación histológica de todas las neoplasias ováricas

Del epitelio celómico (epiteliales)
  Serosas
  Mucinosas
  Endometrioides
  Brenner
Del estroma gonadal
  Granulosa-teca
  Sertoli-Leydig (arrenoblastoma)
  Fibroma de células lipídicas
De células germinales
  Disgerminoma
  Teratoma
  Seno endodérmico (saco vitelino)
  Coriocarcinoma
Otras fuentes de líneas celulares
  Linfoma
  Sarcoma
  Metástasis
    Colorrectal
    Mama
    Endometrial

CUADRO 46-2

Clasificación histológica de los tumores epiteliales habituales del ovario

Tumores serosos
    Cistoadenomas serosos
    Cistoadenomas serosos con actividad de proliferación
        de las células epiteliales y alteraciones nucleares,
        pero sin crecimiento destructor infiltrante (escaso
        potencial maligno)
    Cistoadenocarcinoma seroso
Tumores mucinosos
    Cistoadenomas mucinosos
    Cistoadenomas mucinosos con actividad
        proliferante de las células epiteliales y alteraciones
        nucleares, pero sin crecimiento destructor
        infiltrante (escaso potencial maligno)
    Cistoadenocarcinoma mucinoso
Tumores endometrioides (similares a los adenocarcinomas
    endometriales)
    Quistes endometrioides benignos
    Tumores endometrioides con actividad proliferante
        de las células epiteliales y alteraciones nucleares,
        pero sin crecimiento destructor infiltrante (escaso
        potencial maligno)
Adenocarcinoma
Tumor de Brenner
Carcinoma sin clasificar

cientes jóvenes, está indicada la ooforectomía unilateral con conservación del ovario contralateral, para mantener la fertilidad. En las pacientes que ya han sobrepasado la edad reproductiva, puede estar indicada la ooforectomía bilateral con histerectomía, no sólo por la posibilidad de una futura neoplasia maligna, sino también por el mayor riesgo de que suceda lo mismo en el ovario contralateral.

El **cistoadenoma mucinoso** es el segundo tumor de células epiteliales en orden de frecuencia del ovario. El índice de malignidad del 15 % es inferior al de los tumores serosos. Estos tumores quísticos pueden llegar a ser grandes, llenando en ocasiones toda la pelvis y extendiéndose a la cavidad abdominal (fig. 46-3). La ecografía mostrará con frecuencia la presencia de tabiques multiloculares. La cirugía es el tratamiento de elección.

Un tercer tipo de neoplasia epitelial benigna es el **tumor endometrioide.** La mayoría de los tumores endometrioides benignos adoptan la forma de endometriomas, que son quistes tapizados por tejido glandular de tipo endometrial, bien diferenciado. En este mismo capítulo se presenta una exposición más detallada de esta neoplasia, en el apartado «Neoplasias ováricas malignas».

El **tumor de células de Brenner** es un tumor ovárico de células epiteliales, benigno y poco frecuente. Suele describirse como un tumor ovárico sólido, debido a la gran cantidad de estroma y tejido fibrótico que rodea las células epiteliales. Es más habitual en mujeres de edad avanzada, y se observa, en ocasiones, asociado a tumores mucinosos del ovario. Cuando se descubre como un tumor aislado del ovario, es relativamente pequeño comparado con el gran tamaño que suele alcanzar el tumor seroso y, especialmente, los cistoadenomas mucinosos. Casi nunca es maligno.

Neoplasias benignas de células germinales

Los tumores de células germinales derivan de las células germinales primarias. Los tumores se originan en el ovario, y pueden contener estructuras relativamente diferenciadas, como pelo o hueso. El tumor que se encuentra con mayor frecuencia en mujeres de todas las edades es el **teratoma quístico benigno,** también denominado **quiste dermoide** o **dermoide** (fig. 46-4). El 80 % se observa durante los años reproductivos, con una mediana de edad de incidencia de 30 años. Sin embargo, en las niñas y las adolescentes, los teratomas quísticos maduros suponen, aproximadamente, la mitad de las neoplasias ováricas benignas. Los quistes dermoides pueden contener tejido diferenciado de las tres capas germinales embrionarias (ectodermo, mesodermo y endodermo). Los elementos que se encuentran con mayor frecuencia son de origen ectodérmico, principalmente tejido de células escamosas del tipo de anejos cutáneos (glándulas sudoríparas, sebáceas), con folículos pilosos y sebo asociados. Esta predominancia de derivados dermoides es la causa de que se utilice el término «dermoide». Otros componentes de los quistes dermoides son: tejido del sistema nervioso central, cartílago, huesos, dientes y elementos glandulares intestinales, la mayoría de los cuales se encuentran de forma bien diferenciada. Una variante habitual es el «bocio ovárico», en el que se encuentra tejido tiroideo funcional.

El quiste dermoide suele presentarse como una masa quística en la zona de los anejos, unilateral y asintomática,

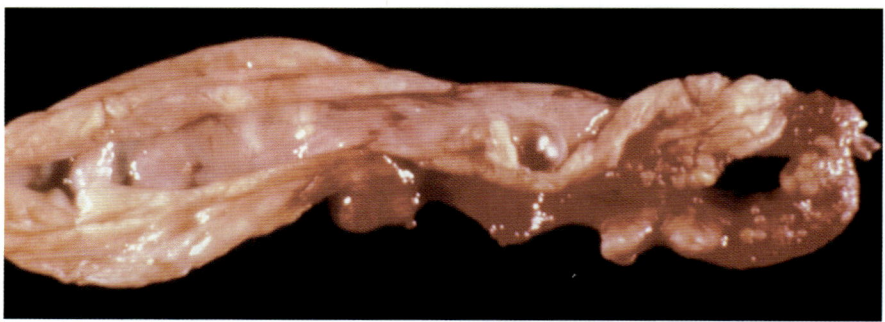

FIGURA 46-2. Cistoadenoma seroso del ovario. Este quiste unilocular tienen un revestimiento liso, que se parece microscópicamente al epitelio de la trompa de Falopio. (Berek JS, Hacker NH. *Practical Gynecologic Oncology* 4.ª ed. Philadelphia, PA: Lippincott Williams & Wilkins; 2005: Fig. 6-51.)

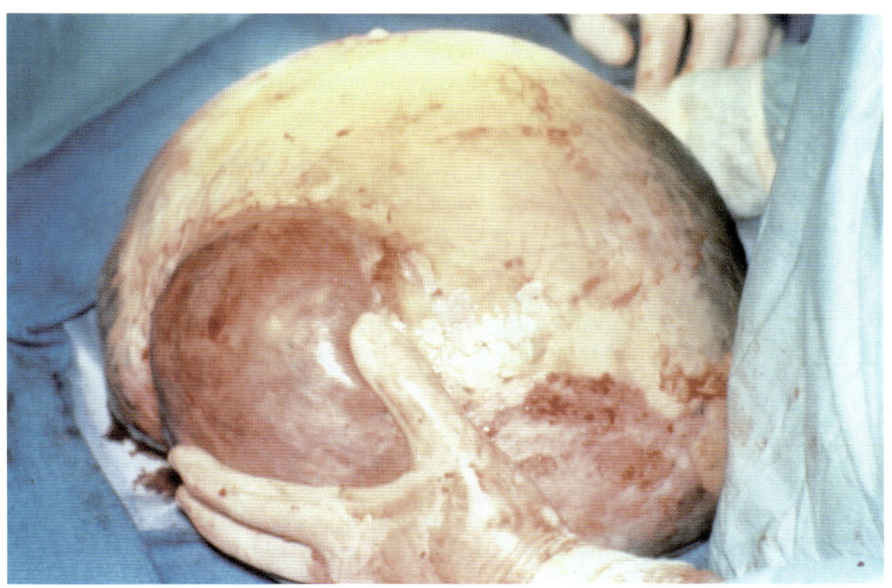

FIGURA 46-3. Cistoadenoma mucinoso. Este quiste es extremadamente grande y ocupa toda la cavidad pélvica. (Berek JS, Hacker NH. *Practical Gynecologic Oncology.* 4.ª ed. Philadelphia, PA: Lippincott Williams & Wilkins; 2005: Fig. 6-55.)

móvil y sin dolor con la palpación. Con frecuencia, el tumor contiene abundante grasa, que hace que se identifique más rápidamente mediante tomografía computarizada (TC), y le confiere una mayor tendencia hacia la pelvis, lo que da lugar a un índice relativamente elevado de torsión ovárica (15 %), en comparación con otros tipos de neoplasias.

El tratamiento de los teratomas quísticos benignos es necesariamente quirúrgico, incluso aunque el índice de malignidad sea inferior al 1 %. Es necesaria la extirpación quirúrgica por la posibilidad de que se produzca una torsión y rotura ováricas, con la consiguiente peritonitis química intensa y una posible urgencia quirúrgica. Entre el 10 % y el 20 % de estos quistes son bilaterales, lo que subraya la necesidad de explorar el ovario contralateral al realizar la intervención quirúrgica.

Neoplasias benignas de células del estroma

Los tumores de células del estroma del ovario suelen considerarse tumores sólidos, y derivan del estroma especializado de los cordones sexuales de la gónada en desarrollo. Estos tumores pueden desarrollarse junto con un tipo celular fundamentalmente femenino en **tumores de células de la granulosa-teca,** o en un tipo de tejido gonadal principalmente masculino, conocido como **tumores de células de Sertoli-Leydig.** Se considera que ambos tipos son tumores funcionales, por su producción hormonal. *Los tumores de células de la granulosa-teca producen principalmente componentes estrogénicos, y pueden manifestarse en las pacientes a través de características feminizantes, y los tumores de células de Sertoli-Leydig producen com-*

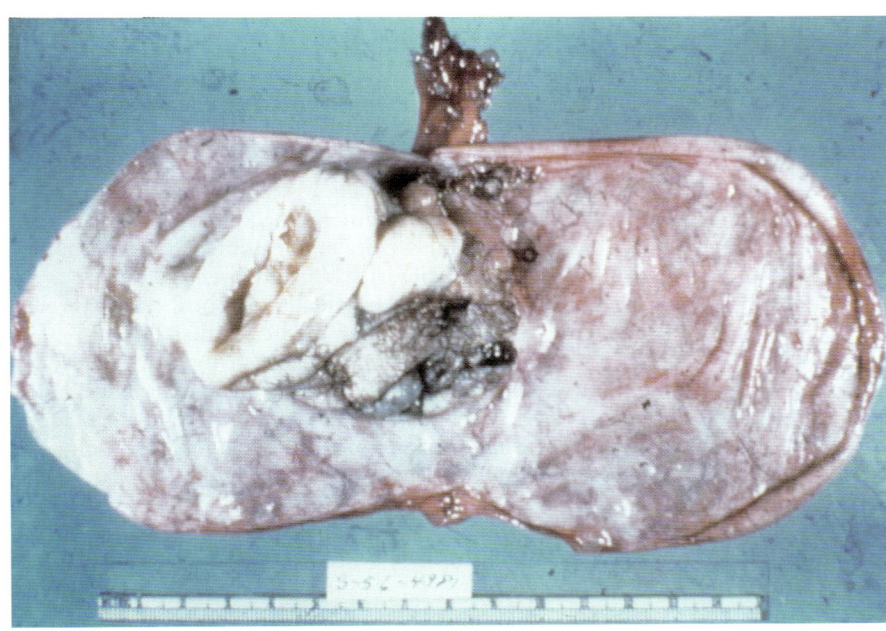

FIGURA 46-4. Quiste dermoide. Este quiste contiene pelo y material sebáceo. El área sólida de color blanco representa cartílago maduro. (Berek JS, Hacker NH. *Practical Gynecologic Oncology.* 4.ª ed. Philadelphia, PA: Lippincott Williams & Wilkins; 2005: Fig. 5-64.)

ponentes androgénicos, que pueden contribuir a la aparición de hirsutismo o síntomas virilizantes. Estas neoplasias se observan con una frecuencia aproximadamente igual en todos los grupos de edad, incluyendo las niñas. Cuando se produce un tumor de células de la granulosa en la infancia, puede contribuir a la aparición de signos y síntomas de pubertad precoz, como la aparición precoz de telarquia y hemorragia vaginal. Esta última también puede observarse cuando este tumor se produce en los años posteriores a la menopausia. Tanto los tumores de células de la granulosa como los de células de Sertoli-Leydig tienen potencial maligno, como se comentará más adelante.

El **fibroma ovárico** es el resultado de la producción de colágeno por células fusiformes. Estos tumores constituyen el 4 % de los tumores ováricos, y son los más frecuentes en las mujeres de mediana edad. Se diferencia de otros tumores de células del estroma en que no secreta esteroides sexuales. Suele ser un tumor sólido, pequeño y de superficie lisa, que se pasa por alto clínicamente, en ocasiones, por la presencia de ascitis. La combinación de un fibroma ovárico benigno con ascitis y derrame pleural derecho es lo que, históricamente, se ha denominado **síndrome de Meigs**.

Los puntos esenciales que hay que destacar en cuanto a las neoplasias ováricas benignas son los siguientes:

- Son más frecuentes que los tumores ováricos malignos en todos los grupos de edad.
- El riesgo de transformación maligna aumenta al aumentar la edad.
- Está justificado el tratamiento quirúrgico debido a la posibilidad de transformación maligna o de torsión.
- En la evaluación preoperatoria, pueden utilizarse las técnicas de diagnóstico por imagen pélvicas, como la ecografía.
- El tratamiento quirúrgico puede ser conservador en los tumores benignos, especialmente si la paciente desea tener hijos en el futuro.

NEOPLASIAS OVÁRICAS MALIGNAS

El cáncer de ovario es el quinto en orden de frecuencia de todas las neoplasias malignas de las mujeres estadounidenses, y la causa más habitual de cáncer ginecológico. El índice de mortalidad de esta enfermedad es el mayor de todas las neoplasias malignas ginecológicas, fundamentalmente por la dificultad de detectar la afección antes de su extensa diseminación. De los 25 000 nuevos casos calculados de cáncer de ovario al año, alrededor del 60 % fallecerá en los 5 años siguientes. Del 65 % al 70 % se diagnostica en un estadio avanzado, cuando el índice de supervivencia a los 5 años es del 20 % al 30 %.

Factores de riesgo y síntomas iniciales

El cáncer de ovario se produce con mayor frecuencia en el quinto y el sexto decenios de la vida. La incidencia de este cáncer en los países de la Europa occidental y en Estados Unidos es mayor, con una incidencia cinco a siete veces superior a la de poblaciones de edades equivalentes del este asiático. Las mujeres caucásicas tienen un 50 % más de probabilidad de sufrir cáncer de ovario que las mujeres de raza negra que viven en Estados Unidos.

Los síntomas del cáncer de ovario se confunden a menudo con afecciones benignas, o se interpretan como parte del proceso de envejecimiento, retrasándose con frecuencia el diagnóstico final.

> *Los síntomas más habituales, en orden de mayor a menor porcentaje, son: plenitud abdominal, dolor abdominal o lumbar, disminución de la energía o letargo, y polaquiuria.*

Dado que no se dispone de una prueba de cribado que pueda aplicarse clínicamente, alrededor de dos tercios de las pacientes con cáncer de ovario presentan una enfermedad avanzada en el momento de realizar el diagnóstico.

El riesgo de que una mujer sufra cáncer de ovario a lo largo de su vida es de aproximadamente 1/70. El riesgo aumenta con la edad hasta alrededor de los 70 años. Además de la edad, los factores epidemiológicos asociados a la aparición de cáncer de ovario son la nuliparidad, la esterilidad primaria y la endometriosis. Aproximadamente, del 8 % al 13 % de los casos de cáncer de ovario se debe a mutaciones hereditarias en los genes de susceptibilidad neoplásica BRCA-1 y BRCA-2. Además, las mujeres afectadas por cáncer colorrectal hereditario no asociado a poliposis (CCHNAP, anteriormente denominado síndrome de Lynch) tienen un riesgo unas 13 veces mayor de sufrir cáncer de ovario que la población general.

La inhibición prolongada de la ovulación puede proteger contra la aparición de cáncer de ovario, al menos de los tumores de células epiteliales. Se ha sugerido que la denominada ovulación ininterrumpida o incesante predispone a la transformación neoplásica de las células epiteliales superficiales del ovario. Parece que los anticonceptivos orales que previenen la ovulación proporcionan una importante protección contra la aparición del cáncer de ovario. El uso acumulado durante 5 años de anticonceptivos orales reduce a la mitad el riesgo a lo largo de la vida. No hay signos que indiquen la participación del uso del tratamiento hormonal sustitutivo posmenopáusico en la aparición del cáncer de ovario.

Patogenia y diagnóstico

Los tumores ováricos de células epiteliales malignos se diseminan fundamentalmente por extensión directa en la cavidad peritoneal, debido al desprendimiento directo de células desde la superficie del ovario. Este proceso explica la extensa diseminación peritoneal en el momento del diagnóstico, incluso con lesiones ováricas primarias relativamente pequeñas. Aunque el cáncer ovárico de células epiteliales también se disemina por vías linfática y hemática, su extensión directa al espacio prácticamente ilimitado de la cavidad peritoneal es la base fundamental de su manifestación clínica tardía.

Actualmente, parece que el mejor método para detectar el cáncer de ovario incipiente es tener en cuenta, tanto la paciente como el médico, los posibles signos iniciales de alerta (cuadro 46-3). Estos signos no deben ignorarse en las mujeres posmenopáusicas (mediana edad, alrededor de los 60 años).

El diagnóstico precoz del cáncer ovárico es incluso más difícil por la falta de pruebas de cribado eficaces. La determinación del CA-125 no debe utilizarse de forma sistemática para detectar el cáncer de ovario, sino que debe usarse para controlar la respuesta al tratamiento y evaluar la recidiva de la enfermedad. También puede utilizarse el CA-125 para evaluar la presencia de cáncer de ovario en determinados casos:

- En las mujeres premenopáusicas con síntomas, no se ha demostrado que una determinación de CA-125 sea útil en la mayoría de los casos, ya que los niveles elevados de CA-125 se han asociado a diversas afecciones benignas habituales, como los miomas uterinos, la enfermedad inflamatoria pélvica, la endometriosis, la adenomiosis, el embarazo e incluso la menstruación.
- En las mujeres posmenopáusicas con una masa pélvica, la determinación del CA-125 puede ser útil para predecir una mayor probabilidad de tumor maligno que de un tumor benigno. Sin embargo, una determinación normal aislada del CA-125 no descarta la presencia de un cáncer de ovario, ya que hasta el 50 % de los casos incipientes, y del 20 % al 25 % de los casos avanzados, se asocian a valores normales.

CLASIFICACIÓN HISTOLÓGICA

El tipo celular de origen, al igual que en sus homólogas benignas, suele ser la base para clasificar las neoplasias ováricas malignas: **tumores malignos de células epiteliales,** que constituyen el tipo más frecuente; **tumores de células germinales** malignos, y **tumores de células del estroma** malignos (cuadro 46-1). La mayoría de los tumores ováricos malignos son similares, desde el punto de vista histológico, a sus homólogos benignos. La relación entre una neoplasia ovárica benigna y su homóloga maligna es clínicamente importante. Si se localiza en una paciente el homólogo benigno, se considerará la extirpación quirúrgica de ambos ovarios, porque existe la posibilidad de que el ovario que se deje sufra una futura transformación maligna. Sin embargo, la decisión sobre la extirpación de uno u ambos ovarios debe individualizarse, basándose en la edad, el tipo de tumor, el deseo de reproducción futura, la predisposición genética a la neoplasia maligna y la preocupación de la paciente en cuanto a los futuros riesgos.

ESTADIFICACIÓN

La estadificación del carcinoma ovárico se basa en la extensión o diseminación del tumor, y en la evaluación histológica del mismo. En la tabla 46-1 se presenta la clasificación del cáncer de ovario de la International Federation of Gynecology and Obstetrics (FIGO).

Tumores ováricos *borderline*

Aproximadamente, el 10 % de los tumores de células epiteliales aparentemente benignos puede contener signos histológicos de neoplasia intraepitelial, y se denominan habitualmente neoplasias «borderline» o «tumores de escaso potencial maligno». Estos tumores suelen quedar confinados en el ovario, son más frecuentes en las mujeres premenopáusicas (30 a 50 años) y tienen un buen pronóstico. Alrededor del 20 % de estos tumores se extiende más allá del ovario. Tras la extirpación quirúrgica del tumor primario, se necesita un tratamiento rigurosamente individualizado. Si el estudio anatomopatológico demuestra la existencia de una histología *borderline*, el tratamiento adecuado será la ooforectomía unilateral con un procedimiento de estadificación y seguimiento, suponiendo que la paciente desea conservar la función ovárica o la fertilidad, y que comprende los riesgos que conlleva este tratamiento conservador.

Carcinoma ovárico de células epiteliales

Alrededor del 90 % de todas las neoplasias ováricas malignas son de tipo epitelial, derivado de células mesoteliales. El ovario contiene estas células como parte de una cápsula ovárica que recubre el estroma real del órgano. Cuando estos elementos celulares mesoteliales se sitúan sobre folículos en desarrollo, sufren una transformación metaplásica cada vez que se produce la ovulación. La ovulación repetida se asocia, por lo tanto, a la variación histológica de estas células derivadas del epitelio celómico.

Los **tumores serosos epiteliales malignos** (cistoadenocarcinoma seroso) son los tumores malignos de células epiteliales más habituales. Se cree que alrededor del 50 % de estos tumores deriva de sus precursores benignos (cistoadenoma seroso), y hasta el 30 % de estos tumores son bilaterales en el momento de la manifestación clínica. Suelen ser multiloculares y, con frecuencia, muestran excrecencias externas sobre una superficie capsular, por lo demás, lisa. En más de la mitad de los carcinomas serosos, se encuentran unas estructuras laminadas calcificadas, los **cuerpos de psammoma.**

Otra variante de células epiteliales que contiene células reminiscentes de las células secretoras de moco glandular es el **tumor epitelial mucinoso maligno (cistoadenocarcinoma mucinoso).** Constituye, aproximadamente, un tercio de todos los tumores epiteliales, la mayoría de los cuales son benignos o de escaso potencial maligno; sólo el 5 % son cancerosos. Estos tumores tienen un índice menor de bilateralidad y pueden encontrarse entre los tumores ováricos de mayor tamaño, midiendo con frecuencia más de 20 cm. Pueden asociarse a una amplia diseminación peritoneal, con ascitis mucinosa, espesa, denominada **peritonitis seudomixomatosa.**

Aunque la mayoría de los carcinomas epiteliales aparecen esporádicamente, un pequeño porcentaje (5 % a 10 %) muestra patrones familiares o hereditarios, que afectan a familiares de primer o segundo grado con antecedentes de cáncer ovárico epitelial. Tener una familiar de primer grado (madre, hermana,

TABLA 46-1	Estadificación del carcinoma primario de ovario según la International Federation of Gynecology and Obstetrics
Estadio	**Descripción**
I	Crecimiento limitado a los ovarios
Ia	Crecimiento limitado a un ovario; sin ascitis que contenga células malignas; sin tumor en la superficie externa, cápsula intacta
Ib	Crecimiento limitado a ambos ovarios; sin ascitis que contenga células malignas; sin tumor en la superficie externa; cápsula intacta
Ic	Tumor en estadio Ia o Ib, pero con tumor en la superficie de uno o de ambos ovarios, o con la cápsula rota, o con ascitis que contiene células malignas o con lavados peritoneales positivos
II	Crecimiento que afecta a uno o ambos ovarios, con extensión pélvica
IIa	Extensión y/o metástasis en el útero y/o las trompas
IIb	Extensión a otros tejidos pélvicos
IIc	Tumor en estadio IIa o IIb, pero con tumor en la superficie de uno o ambos ovarios, o con la(s) cápsula(s) rota(s), o con ascitis que contiene células malignas o con lavados peritoneales positivos
III	Tumor que afecta a uno o ambos ovarios, con implantes peritoneales fuera de la pelvis y/o ganglios retroperitoneales o inguinales positivos; la metástasis hepática superficial equivale al estadio III; el tumor está limitado a la pelvis verdadera, pero la extensión neoplásica comprobada histológicamente es hacia el intestino delgado o el epiplón
IIIa	Tumor generalmente limitado a la pelvis verdadera, con ganglios negativos, pero con diseminación microscópica confirmada histológicamente a las superficies peritoneales abdominales
IIIb	Tumor de uno o ambos ovarios, con implantes confirmados histológicamente en la superficie peritoneal abdominal; ninguno supera los 2 cm de diámetro; los ganglios son negativos
IIIc	Implantes abdominales de 2 cm de diámetro y/o ganglios retroperitoneales o inguinales positivos
IV	Crecimiento que afecta a uno o ambos ovarios, con metástasis a distancia; si existe derrame pleural, la citología positiva debe hacer pensar en un caso de estadio IV; la metástasis hepática parenquimatosa equivale a un estadio IV

Heintz AP, Odicino F, Maisonneuave P, Wuinn MA, Benedet JL, Creasman WT, et al. Carcinoma of the ovary: International Federation of Gynecology and Obstetrics (FIGO) annual report on the results of treatment in gynecological cancer. *Int J Gynec Obstetr.* 2006;95(Supplement):S161-S162.

hija) con un carcinoma epitelial conlleva un 5 % de riesgo de sufrir cáncer de ovario a lo largo de la vida, mientras que si se tienen dos familiares de primer grado, el riesgo aumenta al 20 %-30 %. Estos tumores ováricos hereditarios suelen hacer su aparición antes que los tumores que no lo son.

Las mujeres con **síndrome neoplásico familiar de mama/ovario**, una combinación de cáncer epitelial ovárico y de mama en familiares de primer y segundo grado, tienen el doble o el triple de riesgo de sufrir estas neoplasias que la población general. Las mujeres con este síndrome tienen un mayor riesgo de que el cáncer de mama sea bilateral, así como de sufrir tumores ováricos a una edad más temprana. Se ha asociado este síndrome al gen *BRCA-1*. Las mujeres con mutación de este gen tienen un riesgo acumulado de sufrir cáncer de mama a lo largo de la vida del 85 % al 90 %, y del 50 % de sufrir cáncer de ovario. Las mujeres con ascendientes judíos askenazíes tienen una posibilidad del 1 % de portar este gen, un riesgo 10 veces superior al de la población general.

El **CCHNAP** se observa en familias con miembros de primer y segundo grado con combinaciones de cáncer de colon, ovario, endometrio y mama. Las mujeres de las familias con este síndrome pueden tener un riesgo tres veces mayor de sufrir cáncer, con respecto a la población general. Estas pacientes deberán realizarse pruebas de cribado con mayor frecuencia, y en ellas puede ser eficaz la salpingooforectomía para evitar los riesgos.

TUMORES ENDOMETRIOIDES

La mayoría de los **tumores endometrioides** son malignos. Estos tumores contienen características histológicas similares a las del carcinoma endometrial, y suelen observarse asociados a endometriosis o coinciden con un cáncer endometrial.

OTROS CARCINOMAS OVÁRICOS DE CÉLULAS EPITELIALES

En cuanto al resto de carcinomas ováricos de células epiteliales, se cree que los carcinomas de células claras se originan de elementos mesonéfricos, y que los tumores de Brenner casi nunca proceden de sus homólogos benignos. Los tumores de Brenner pueden aparecer en el mismo ovario que contiene un cistoadenoma mucinoso; el motivo sigue sin conocerse.

Tumores de células germinales

Los **tumores de células germinales** constituyen el tipo de cáncer ovárico más frecuente en las mujeres de menos de 20 años. Los tumores de células germinales pueden ser funcionales, produciendo gonadotropina coriónica humana (GCh) o α-fetoproteína (AFP), que pueden utilizarse como marcadores tumorales.

Las neoplasias de células germinales más frecuentes son los disgerminomas y el teratoma inmaduro. Otros tumores se reconocen como tumores de células germinales mixtos, tumores del seno endodérmico y tumores embrionarios. Los avances en los protocolos de quimioterapia y radioterapia han conllevado una importante mejoría de los índices de supervivencia a los 5 años.

Los **disgerminomas** *suelen ser unilaterales, y constituyen el tipo más frecuente de tumores de células germinales observados en pacientes con disgenesia gonadal* (fig. 46-5). Estos tumores suelen tener su origen en homólogos benignos, denominados gonadoblastomas. Son tumores particularmente radiosensibles y quimiosensibles.

Debido a la juventud de las pacientes con disgerminomas, puede considerarse la extirpación sólo del ovario afectado, conservando el útero y la trompa y el ovario contralaterales, si el tumor tiene un tamaño inferior a unos 10 cm, y si no se observan signos de diseminación extraovárica. A diferencia de los tumores de células epiteliales, estas neoplasias tienen mayor probabilidad de diseminarse por vía linfática y, por lo tanto, hay que obtener muestras de los ganglios pélvicos y periaórticos al realizar la cirugía. Si la enfermedad se ha extendido más allá de los ovarios, será necesario realizar una histerectomía convencional con salpingooforectomía bilateral, seguida, habitualmente, de quimioterapia basada en el cisplatino en combinación con bleomicina y etopósido. El pronóstico de estos tumores suele ser excelente. El índice de supervivencia global a los 5 años en las pacientes con disgerminoma es del 90 % al 95 %, cuando la enfermedad está limitada a un ovario.

Los **teratomas inmaduros** son los homólogos malignos de los teratomas quísticos (dermoides) benignos. *Estos tumores constituyen el segundo cáncer de células germinales en orden de frecuencia, y se encuentran más habitualmente en mujeres de menos de 25 años.* Suelen ser unilaterales, aunque en ocasiones puede observarse un homólogo benigno en el ovario contralateral. Debido a que estos tumores crecen rápidamente, pueden causar síntomas dolorosos relativamente pronto, por hemorragia y necrosis. La enfermedad se diagnostica, por lo tanto, cuando está limitada a un ovario en dos tercios de las pacientes. Al igual que en el disgerminoma, si un teratoma inmaduro está limitado a un ovario, será suficiente con una ooforectomía. El tratamiento con antineoplásicos proporciona un buen pronóstico.

Tumores de células germinales poco frecuentes

Los **tumores del seno endodérmico** y los **carcinomas de células embrionarias** son tumores ováricos malignos poco frecuentes, con un índice de curación notablemente mejor. Hasta hace unos 10 años, estos tumores eran casi siempre mortales. Los nuevos protocolos de quimioterapia han logrado un índice de supervivencia a los 5 años de más del 60 %. Estos tumores se producen típicamente en la infancia y la adolescencia, y el tratamiento principal es la extirpación quirúrgica del ovario afectado seguida de poliquimioterapia. El tumor del seno endodérmico produce AFP, mientras que el carcinoma de células embrionarias produce tanto AFP como GCh-β.

Tumores gonadales de células del estroma

Los tumores gonadales de células del estroma constituyen un grupo inusual de tumores caracterizados por la producción hormonal; por lo tanto, reciben el nombre de **tumores funcionales.** La producción hormonal de estos tumores suele ser en forma de esteroides sexuales femeninos o masculinos o, en ocasiones, hormonas esteroideas suprarrenales.

El **tumor de células de la granulosa** es el más frecuente en este grupo. Es un tumor que se observa en todas las edades, aunque en las pacientes de más edad tiene más probabilidades de ser benigno. *Los tumores de células de la granulosa pueden secretar grandes cantidades de estrógenos, lo que, en algunas mujeres de edad avanzada, puede causar hiperplasia endometrial o carcinoma endometrial. Por lo tanto, es especialmente importante la obtención de biopsias endometria-*

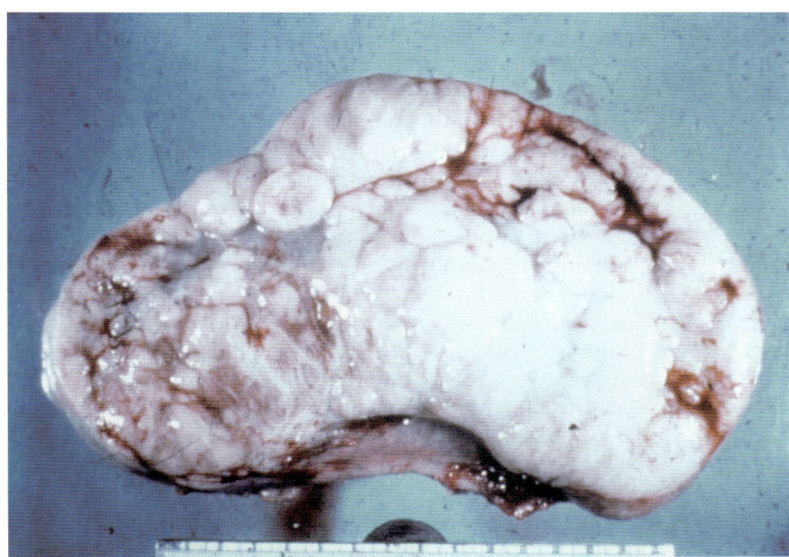

FIGURA 46-5. Disgerminoma. Este tumor sólido muestra una superficie de corte lobulada, carnosa y de color gris. (Berek JS, Hacker NH. *Practical Gynecologic Oncology.* 4.ª ed. Philadelphia, PA: Lippincott Williams & Wilkins; 2005: Fig. 5-62.)

les cuando los tumores ováricos de células de la granulosa producen estrógenos. El tratamiento quirúrgico debe consistir en la extirpación del útero y ambos ovarios, en las mujeres posmenopáusicas, así como en aquellas en edad reproductora que ya no desean tener más hijos. En una mujer joven con la afección limitada a un ovario con una cápsula intacta, puede ser adecuado realizar una ooforectomía con una rigurosa estadificación quirúrgica. Este tumor puede recidivar incluso hasta 10 años después, algo que se observa especialmente en los tumores de gran tamaño, que tienen una posibilidad del 20 % al 30 % de recidivar de forma tardía.

Los tumores de células de Sertoli-Leydig (arrenoblastomas) son los tumores, poco frecuentes, secretores de testosterona homólogos de los tumores de células de la granulosa. Suelen observarse en mujeres de edad avanzada, y deben sospecharse en el diagnóstico diferencial de pacientes perimenopáusicas o posmenopáusicas con hirsutismo o virilización y una masa en la zona de los anejos uterinos. El tratamiento de estos tumores es similar al de otras neoplasias ováricas malignas en este grupo de edad, y se basa en la extirpación del útero y los ovarios.

Otros tumores de células del estroma son los **fibromas** y los **tecomas,** que casi nunca muestran potencial maligno, y sus homólogos malignos, el **fibrosarcoma** y el **tecoma maligno.**

Otros tipos de cáncer ovárico

En raras ocasiones, el ovario puede ser la localización de la manifestación inicial del linfoma. Estos tumores suelen encontrarse asociados al linfoma de otra localización, aunque se han documentado casos de linfoma ovárico primario. Una vez diagnosticado, el tratamiento es similar al del linfoma de otro origen.

Los **sarcomas mesodérmicos malignos** (carcinosarcomas) constituyen otro tipo poco frecuente de tumor ovárico, que suele mostrar un comportamiento agresivo y que se diagnostica en estadios avanzados. El índice de supervivencia es escaso, y la experiencia clínica con estos tumores es limitada.

Metástasis en el ovario

Clásicamente, el término **tumor de Krukenberg** describe un tumor ovárico que es una metástasis de otras localizaciones como el tracto gastrointestinal y la mama. Entre el 5 % y el 10 % de las mujeres en las que se cree que existe una neoplasia maligna ovárica primaria recibe, finalmente, el diagnóstico de neoplasia maligna no genital. La mayoría de estos tumores se catalogan como carcinomas mucinosos infiltrantes del tipo celular en anillo de sello, y como bilaterales y asociados a una afección diseminada con metástasis. En ocasiones, estos tumores se asocian a hemorragia uterina anómala o virilización, lo que conduce a la sospecha de que pueden producir estrógenos o andrógenos. El cáncer de mama que produce metástasis ováricas es frecuente, y los datos de la necropsia sugieren la presencia de metástasis ováricas en un 25 % de los casos.

En el 10 %, aproximadamente, de las pacientes con cáncer que produce metástasis ováricas, no puede demostrarse una localización primaria extraovárica. A este respecto, es importante considerar la conservación del ovario frente a la ooforectomía profiláctica cuando se realiza una histerectomía en pacientes con importantes antecedentes familiares (familiares de primer grado) de cáncer ovárico epitelial, cáncer primario del tracto gastrointestinal o cáncer de mama. En las pacientes tratadas previamente por cáncer de mama o gastrointestinal, hay que tener en cuenta la extirpación de los ovarios al realizar la histerectomía, ya que estas pacientes muestran una gran tendencia a sufrir cáncer ovárico. El pronóstico de la mayoría de las pacientes con un carcinoma que causa metástasis ováricas suele ser malo.

PATOLOGÍA DE LAS TROMPAS DE FALOPIO

Las trompas de Falopio sanas y sin alteraciones no pueden palparse, y no suelen tenerse en cuenta en el diagnóstico diferencial de la patología de los anejos uterinos en las pacientes asintomáticas. Entre los problemas habituales que afectan a las trompas de Falopio, se encuentran el embarazo ectópico, la salpingitis/hidrosálpinx/absceso tuboovárico y la endometriosis (que puede manifestarse en forma de masas o ser asintomática). Estas afecciones se exponen en otros capítulos.

Patologías benignas de la trompa de Falopio y el mesosálpinx

Los **quistes paraováricos** se producen en el mesosálpinx a partir de estructuras rudimentarias de los conductos de Wolff, el epitelio tubárico e inclusiones peritoneales. Se diferencian de los quistes paratubáricos, que se encuentran cerca de las fimbrias terminales de la trompa de Falopio, son frecuentes y se denominan **hidátides de Morgagni.** Ambos tipos suelen ser pequeños y asintomáticos, aunque, en raras ocasiones, pueden llegar a tener grandes proporciones.

Carcinoma de la trompa de Falopio

El **carcinoma primario de la trompa de Falopio** suele ser un adenocarcinoma, aunque en escasas ocasiones se documentan otros tipos celulares, como el carcinoma adenoescamoso y el sarcoma. Unas dos terceras partes de las pacientes con este cáncer ginecológico poco frecuente (< 1 % de los casos de cáncer ginecológico) son mujeres posmenopáusicas. Generalmente, estos tumores suelen ser grandes, unilaterales y parecen un hidrosálpinx. Desde el punto de vista microscópico, la mayoría son cistoadenocarcinomas serosos papilares ováricos. Los síntomas de este tumor son tan leves que la afección suele estar avanzada antes de que se reconozca algún problema. El síntoma más habitualmente asociado al carcinoma de la trompa de Falopio es la hemorragia posmenopáusica, seguido por un flujo vaginal anómalo. El flujo serosanguinolento abundante, denominado ***hydrotubae profluens,*** se considera, a veces, diagnóstico de este tumor; sin embargo, otras manifestaciones son el flujo vaginal acuoso, el dolor y la presencia de una masa pélvica. La estadificación es quirúrgica, similar a la del carcinoma ovárico (tabla 46-2); la progresión es similar a la del carcinoma ovárico, con metástasis intraperitoneales y ascitis. Debido a que las trompas están abundantemente infiltradas por conductos linfáticos, suele producirse la diseminación a los ganglios linfáticos pélvicos y paraaórticos. El 70 % de los tumores

TABLA 46-2	Estadificación del carcinoma tubárico primario según la International Federation of Gynecology and Obstetrics
Estadio	**Descripción**
0	Carcinoma *in situ* (limitado a la mucosa tubárica)
I	Crecimiento limitado a las trompas de Falopio
IA	Crecimiento limitado a una trompa, con extensión a la submucosa o la muscular, o ambas, pero sin penetrar en la superficie serosa; sin ascitis
IB	Crecimiento limitado a ambas trompas, con extensión a la submucosa o la muscular, o ambas, pero sin penetrar en la superficie serosa; sin ascitis
IC	Tumor en estadio IA o IB, pero sin extensión tumoral a través de o a la serosa tubárica, o con ascitis que contiene células malignas o con lavados peritoneales positivos
II	Crecimiento que afecta a una o a ambas trompas de Falopio, con extensión pélvica
IIA	Extensión o metástasis, o ambas, en el útero o los ovarios, o ambas localizaciones
IIB	Extensión a otros tejidos pélvicos
IIC	Tumor en estadio IIA o IIB, con ascitis que contiene células malignas o con lavados peritoneales positivos
III	Tumor que afecta a una o a ambas trompas de Falopio, con implantes peritoneales fuera de la pelvis, o ganglios retroperitoneales o inguinales positivos, o ambos; las metástasis hepáticas superficiales equivalen al estadio III; el tumor parece limitado a la pelvis verdadera, pero con extensión maligna demostrada histológicamente al intestino delgado o al epiplón
IIIA	Tumor macroscópicamente limitado a la pelvis verdadera, con ganglios negativos, pero con diseminación microscópica confirmada histológicamente a las superficies peritoneales abdominales
IIIB	Tumor que afecta a una o a ambas trompas, con implantes confirmados histológicamente en las superficies peritoneales abdominales, ninguno mayor de 2 cm de diámetro; los ganglios linfáticos son negativos
IIIC	Implantes abdominales de más de 2 cm de diámetro, o ganglios retroperitoneales positivos o ganglios inguinales positivos, o todo
IV	Crecimiento que afecta a ambas trompas de Falopio, con metástasis a distancia; si existe derrame pleural, los hallazgos citológicos deben ser positivos para catalogar el estadio IV; las metástasis hepáticas parenquimatosas equivalen a un estadio IV

Heintz AP, Odicino F, Maisonneuave P, Wuinn MA, Benedet JL, Creasman WT, et al. Carcinoma of the ovary: International Federation of Gynecology and Obstetrics (FIGO) annual report on the results of treatment in gynecological cancer. *Int J Gynec Obstetr*. 2006;95(Supplement):S145-S160.

malignos de las trompas se diagnostica en estadio I o II. El índice de supervivencia global a los 5 años es del 33 % al 45 %, siendo el índice más favorable para los casos en estadio I. Los datos disponibles para averiguar si el tratamiento complementario es útil son demasiado escasos, y este tratamiento debe realizarse según cada caso concreto; sin embargo, el tratamiento inicial con estadificación y cirugía citorreductora es el mismo que el utilizado para tratar el cáncer de ovario.

Las **metástasis en la trompa de Falopio de un carcinoma,** procedentes principalmente del útero y del ovario, son mucho más frecuentes que el carcinoma primario de la trompa. Otros tumores poco habituales de las trompas son los tumores müllerianos mixtos malignos, el coriocarcinoma primario, el fibroma y los tumores adenomatoideos.

TRATAMIENTO QUIRÚRGICO DEL CÁNCER DE OVARIO Y DE LAS TROMPAS DE FALOPIO

El tratamiento quirúrgico primario está indicado en la mayoría de los tumores ováricos malignos, utilizando el principio de **«cirugía citorreductora».** El fundamento de esta cirugía citorreductora es que la radioterapia y la quimioterapia complementarias (posquirúrgicas) son más eficaces cuando se reducen todas las masas tumorales a un tamaño inferior a 1 cm (v. cap. 41, Neoplasia trofoblástica gestacional). Dado que la diseminación peritoneal directa es el método principal de extensión intraperitoneal, múltiples estructuras adyacentes suelen contener tumor, con lo que los procedimientos de citorreducción suelen ser amplios. En cada procedimiento, se incluye:

1. Al entrar en el abdomen, se obtiene una citología peritoneal, para evaluar la extensión microscópica del tumor. Se aspira la ascitis macroscópica y se envía para su análisis citológico o, si no se encuentra ascitis, se utiliza solución salina para irrigar y «lavar» la cavidad peritoneal, tratando de encontrar afectación microscópica.
2. Se realiza la inspección y palpación de toda la cavidad peritoneal para determinar la extensión de la enfermedad. Se incluye aquí la pelvis, los surcos pericólicos, el epiplón y la parte superior del abdomen, incluyendo el hígado, el bazo y la cara inferior del diafragma.
3. Suele realizarse una omentectomía parcial, tanto si se observa afectación tumoral como si no.

4. Se obtienen muestras de los ganglios linfáticos pélvicos y periaórticos. Si no existe afectación macroscópica, las muestras de biopsia se obtienen de los fondos de saco anterior y posterior, las paredes laterales derecha e izquierda de la pelvis, los surcos pericólicos derecho e izquierdo, y el diafragma.

Dado que la mayoría de los casos de cáncer de ovario se manifiestan en un estadio avanzado, suele necesitarse el tratamiento complementario con quimioterapia. La quimioterapia de primera línea utiliza el **paclitaxel** asociado a **carboplatino.**

Si la enfermedad recidiva, pueden utilizarse otros antineoplásicos, entre ellos la ifosfamida, la hexametilmelamina, la doxorubicina, el topotecan, la gemcitabina, el etopósido, la vinorelbina y el tamoxifeno. El papel de la **radioterapia** en el tratamiento del cáncer de ovario es sólo limitado.

Durante el período de **seguimiento** se realizarán anamnesis y exploración física diversos estudios de diagnóstico por imagen (ecografía, TC o ambas) y, en los tumores de células epiteliales se utilizarán marcadores tumorales séricos como el CA-125.

LECTURAS RECOMENDADAS

American College of Obstetricians and Gynecologists. *Guidelines for Women's Health Care: A Resource Manual.* 3rd ed. Washington, D.C.: ACOG; 2007.

American College of Obstetricians and Gynecologists. Management of endometrial cancer. ACOG Practice Bulletin No. 65. *Obstet Gynecol.* 2005;106(2):413–425.

American College of Obstetricians and Gynecologists. Management of adnexal masses. ACOG Practice Bulletin No. 83. *Obstet Gynecol.* 200;110(1):201–214.

American College of Obstetricians and Gynecologists. Medical management of endometriosis. ACOG Practice Bulletin No. 11. *Obstet Gynecol.* 1999;94(6):1–14.

American College of Obstetricians and Gynecologists. The role of the generalist obstetrician–gynecologist in the early detection of ovarian cancer. ACOG Committee Opinion No. 280. *Obstet Gynecol.* 2002;100(6):1413–1416.

American College of Obstetricians and Gynecologists. *Precis: Gynecology.* 3rd ed. Washington, DC: American College of Obstetricians and Gynecologists; 2006:113–116.

CAPÍTULO

47 | Sexualidad humana

Este capítulo trata principalmente el siguiente tema educativo de la Association of Professors of Gynecology and Obstetrics (APGO):

Tema 57 Sexualidad y formas de expresión sexual

Los estudiantes deben ser capaces de describir la respuesta sexual humana femenina y su variabilidad, y explicar cómo afectan a la sexualidad las influencias emocionales, sociales y fisiológicas durante diversas etapas de la vida de la mujer. Los estudiantes deben describir también tanto el modelo tradicional de la respuesta sexual femenina como el modelo basado en las relaciones íntimas, así como algunos patrones de disfunción sexual, y deben saber que existen diversos patrones de conducta sexual, entre ellos los tipos heterosexual, homosexual, bisexual y transexual. También deben poder demostrar que conocen la influencia de los comportamientos y las actitudes de los médicos en las interacciones con los pacientes, así como describir el comportamiento médico adecuado.

Se calcula que de un 35 % a un 45 % de las mujeres percibe que tiene algún tipo de problema sexual, con mayor frecuencia un escaso deseo sexual. Las enfermedades, el tratamiento médico y quirúrgico, el desconocimiento para conducir su experiencia vital, y las situaciones de estrés emocional y físico contribuyen a la frecuencia y la gravedad de los problemas sexuales. Los médicos deben ser capaces de poder identificar los trastornos sexuales, y saber si pueden proporcionar tratamiento o si han de derivar a las pacientes a un especialista.

Los factores determinantes para una sexualidad saludable son complejos y multifactoriales. Los factores intrapersonales incluyen la sensación de uno mismo como un ser sexual, el estado general de salud, una percepción general de bienestar y la calidad de las experiencias sexuales anteriores de una persona. En las personas que tienen pareja, estos mismos puntos se aplican también a ésta. Los aspectos interpersonales incluyen la duración y la calidad general de la relación, los tipos de comunicación, y la cantidad y el tipo de acontecimientos y factores estresantes en la vida actual. Entre los ejemplos de acontecimientos vitales generalmente «positivos» que, no obstante, pueden contribuir a la aparición de disfunciones sexuales, se encuentran el nacimiento de un hijo y la jubilación.

La sexualidad engloba una gran cantidad de expresiones de intimidad, y es fundamental la identificación de uno mismo, con sólidos componentes culturales, biológicos y psicológicos. El especialista en obstetricia y ginecología desempeña un papel importante en la evaluación de la fun-

ción sexual, porque muchas mujeres contemplan su sexualidad como un tema de gran importancia para su calidad de vida. Además, las enfermedades ginecológicas y las intervenciones terapéuticas pueden afectar a la respuesta sexual. El médico no debe realizar suposiciones ni emitir juicios sobre la conducta de la mujer y, al asesorar a las pacientes, debe tener en cuenta la posibilidad de la diversidad cultural y personal en cuanto a las prácticas sexuales.

IDENTIDAD SEXUAL

En el nivel más básico, la experiencia de la sexualidad empieza con un genotipo y un fenotipo individuales. Desde estos cimientos biológicos básicos, los niños desarrollan una identidad sexual al principio de la infancia. Finalmente, cada persona desarrolla una percepción de sí mismo como ser sexual, así como una orientación sexual. Cada uno de estos últimos componentes es fluido, y puede variar con el tiempo y con circunstancias particulares. Por ejemplo, muchas personas que se consideran heterosexuales tienen, periódicamente, encuentros sexuales con parejas del mismo sexo.

RESPUESTA SEXUAL HUMANA

Al evaluar los problemas sexuales, es útil considerar los mecanismos de la respuesta sexual en las mujeres. La función y la disfunción sexuales son, quizá, los ejemplos supremos de una fusión necesaria entre mente y cuerpo. Esta interacción es esencial para comprender la evaluación y el tratamiento

415

de los problemas sexuales. El habitual enfoque dual de los modelos más tradicionales de respuesta sexual limita el entendimiento de la sexualidad femenina en cuanto que sugiere que la disfunción es psicológica o biológica, o psicológica más biológica. Los nuevos enfoques son más holísticos en cuanto a sus representaciones de la respuesta sexual femenina.

Modelo tradicional

Los modelos tradicionales de Masters y Johnson y Kaplan sobre el ciclo de la respuesta sexual humana están siendo sustituidos por modelos de respuesta sexual basados en las relaciones íntimas que tienen en cuenta otros factores. El ciclo tradicional esboza una secuencia lineal de acontecimientos: deseo, excitación, meseta de gran excitación constante, máxima intensidad de la excitación y liberación (orgasmo), posibles orgasmos repetidos y resolución (fig. 47-1). Sin embargo, el ciclo de respuesta sexual en las mujeres es complejo y hay acontecimientos que no siempre se producen en una secuencia previsible, como suele suceder en los hombres.

Ni los estímulos frente a los que se produce la respuesta ni la naturaleza de la «ciclicidad» es evidente en el modelo tradicional. La utilidad del mismo para describir la sexualidad de las mujeres está limitada por las siguientes consideraciones:

- Las mujeres son sexuales por muchas razones: el deseo sexual, como en los pensamientos y las fantasías sexuales, puede faltar inicialmente.
- Los estímulos sexuales son parte integral de las respuestas sexuales de las mujeres.
- Las fases del deseo y la excitación sexual se superponen en las mujeres.
- Las sensaciones no genitales y diversas emociones son, frecuentemente, más importantes.
- La excitación y el orgasmo no son fenómenos separados.
- La intensidad de la excitación (incluso si se produce el orgasmo) es muy variable de una ocasión a otra.
- El orgasmo puede no ser necesario para obtener satisfacción.
- Los resultados de la experiencia influyen notablemente en la motivación para repetirla.

- Las disfunciones pueden superponerse (p. ej., trastornos del deseo y de la excitación, trastornos del orgasmo y la excitación).

Modelo basado en las relaciones íntimas

Un modelo de respuesta sexual alternativo describe una motivación basada en la relación íntima, estímulos sexuales integrales, y los factores psicológicos y biológicos que rigen el procesamiento de esos estímulos (es decir, que determinan la excitabilidad de la mujer) (fig. 47-2).

Una motivación primaria de la mujer para la respuesta sexual suele ser sentirse más cerca de la pareja. Si se experimenta excitación sexual, los estímulos continúan, la mujer sigue centrada y se disfruta de la excitación sexual, la mujer puede sentir deseo sexual para continuar la experiencia por el bien de las sensaciones sexuales. Un resultado físico y psicológico positivo aumenta la intimidad emocional con la pareja, con lo que se refuerza la motivación. Cualquier deseo espontáneo (pensamiento sexual, deseo sexual consciente y fantasías) puede aumentar el ciclo basado en la relación íntima. El deseo espontáneo es particularmente frecuente al inicio de la relación o cuando los miembros de la pareja han estado separados, se relaciona a veces con el ciclo menstrual y es enormemente variable entre las mujeres.

Fisiología de la respuesta sexual femenina

Desde el punto de vista sistémico, los componentes fisiológicos de la respuesta sexual femenina (cuadro 47-1) están mediados por el aumento de actividad del sistema nervioso autónomo, y consisten en taquicardia, enrojecimiento cutáneo y lubricación vaginal. Se han relacionado varios neurotransmisores con el ciclo de respuesta sexual. Se cree que la

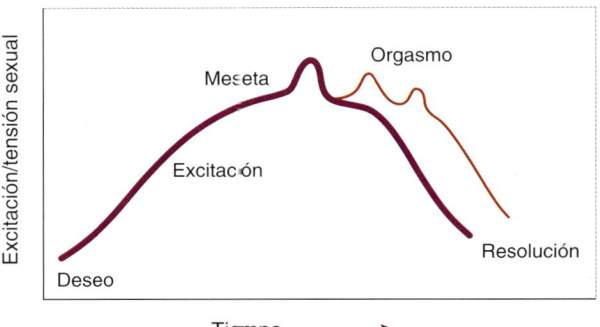

FIGURA 47-1. Ciclo de respuesta sexual tradicional de Masters, Johnson y Kaplan. (De Basson. Female sexual response: the role of drugs in the management of sexual dysfunction. *Obstet Gynecol.* 2001;98[2]:350-353.)

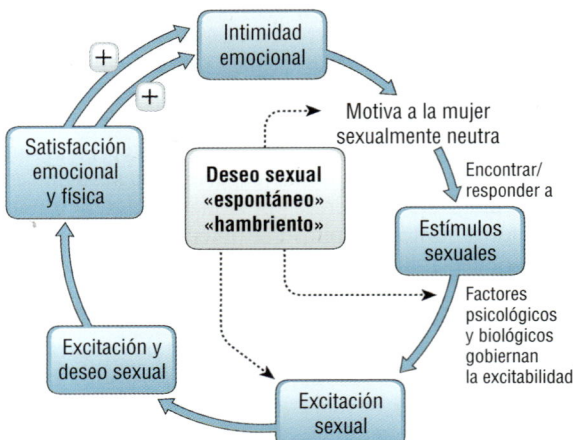

FIGURA 47-2. Bucles de retroacción negativa y positiva de la función sexual. (De Basson. Female sexual response: the role of drugs in the management of sexual dysfunction. *Obstet Gynecol.* 2001;98[2]:350-353.)

noradrenalina, la dopamina, la oxitocina y la serotonina tienen, a través de la 5-hidroxitriptamina 1A y 2C, efectos sexuales positivos; se cree que la serotonina a través de la mayoría de los demás receptores, la prolactina y el ácido γ-aminobutírico afectan al ciclo de forma negativa.

La pulsión y la excitación, y la sensación de urgencia por aumentar el contacto genital y por la penetración vaginal son mucho menos constantes en las mujeres sexualmente sanas que las sensaciones equivalentes en los hombres. Las mujeres sexualmente saludables suelen experimentar estos estímulos sexuales de confirmación indirectamente, al disfrutar de la estimulación manual o bucal, o la estimulación genital con un vibrador, que aumenta cuando existe congestión vulvar.

La medida utilizada con mayor frecuencia para la congestión vaginal es la amplitud del pulso vaginal. La parte superior de la vagina se dilata por un mecanismo que no se conoce muy bien. En la figura 47-3 se muestran algunos de los cambios fisiológicos que se observan en las fases de la respuesta sexual. La duración de cada fase varía en cada persona, y también en una misma persona en diferentes momentos de la vida, y las fases también pueden superponerse. Además, el estado de excitación subjetiva se autoevalúa de forma cognitiva. Las mujeres consideran la idoneidad de ser sexual en una situación concreta, y evalúan su seguridad. Esta retroacción emocional y cognitiva en cada momento regula la experiencia de la excitación. Por lo tanto, el valor de las fases descritas se encuentra en su uso en la identificación de los acontecimientos fisiológicos que se producen durante los encuentros íntimos y que conducen al clímax. Desde el punto de vista clínico, se puede preguntar, durante la primera entrevista y a lo largo del tratamiento, sobre la existencia o la ausencia de estas respuestas.

DISFUNCIÓN SEXUAL

Existen dudas sobre lo que constituye exactamente un trastorno sexual. La definición de «trastorno sexual» se ha vuelto más compleja porque lo que se considera «alterado» varía con el tiempo y la cultura. La Clasificación estadística internacional de enfermedades y otros problemas relacionados, CIE-10 (*International Statistical Classification of Diseases and Related Problems*, ICD-10) de la Organización Mundial de la Salud sugiere que las disfunciones sexuales son «las diversas formas en las que una persona no puede participar en una relación sexual del modo en que desearía». En la tabla 47-1 se enumeran las categorías de disfunción sexual reconocidas tanto por el *Manual diagnóstico y estadístico de los trastornos mentales-texto revisado* (*DSM-IV-TR, Diagnostic and Statistical Manual of Mental Disorders*), que limita sus definiciones a trastornos mentales, como por el comité de consenso de 1998 patrocinado por la American Foundation of Urological Disease, que también es limitado en tanto que conceptualiza la respuesta sexual en las mujeres como experiencias sexuales aisladas, como en el modelo antiguamente aceptado de respuesta sexual femenina ya comentado. Estas definiciones seguirán revisándose y actualizando para orientar factores contextuales y de otro tipo.

FACTORES QUE AFECTAN A LA SEXUALIDAD

La relación entre una sensación general de bienestar personal y la función sexual es compleja. Alrededor de un tercio de las mujeres que acuden con disfunción sexual sufre depresión clínica. Entre las pacientes en las que ya se ha diagnosticado la depresión, hay que señalar el tipo y la evolución del tratamiento en vigor, y los medicamentos prescritos.

Los inhibidores selectivos de la recaptación de serotonina habitualmente prescritos, como la fluoxetina, la paroxetina, la sertralina y el escitalopram, pueden asociarse a una disminución del deseo sexual. La observación clínica útil al evaluar la contribución de los fármacos a la disfunción sexual femenina es que los antidepresivos que activan los receptores dopaminérgicos, noradrenérgicos (centrales), y de la 5-hidroxitriptamina (5-HT) 1A y 5-HT2C pueden aumentar la respuesta sexual, mientras que los que activan otros receptores de la 5-HT, la prolactina y el ácido γ-amniobutírico disminuyen la respuesta sexual. Los fármacos con menos probabilidad de interferir en la respuesta sexual son la nefazodona, la mirtazapina, el bupropión, la venlafaxina y la buspirona.

Una complicación adicional de este cuadro es que la depresión en sí disminuye el deseo sexual. En el cuadro 47-2 se presentan otros fármacos que pueden asociarse a disfunción sexual femenina.

Las afecciones médicas que afectan a la energía y al bienestar pueden influir, de forma indirecta, en el deseo y la respuesta sexual, fundamentalmente aquellas que se asocian a una pérdida de la producción de estrógenos, de andrógenos o de ambos (cuadro 47-3). Se cree que los estrógenos ejercen tanto un efecto directo (causando congestión vulvar y vaginal) como un efecto indirecto (influyendo en el estado de ánimo) sobre la respuesta sexual femenina. Existe, asimismo, un sólido consenso en cuanto a la necesidad de los andrógenos para la respuesta sexual en las mujeres, aunque las limitaciones de los análisis disponibles han dificultado el establecimiento de una relación

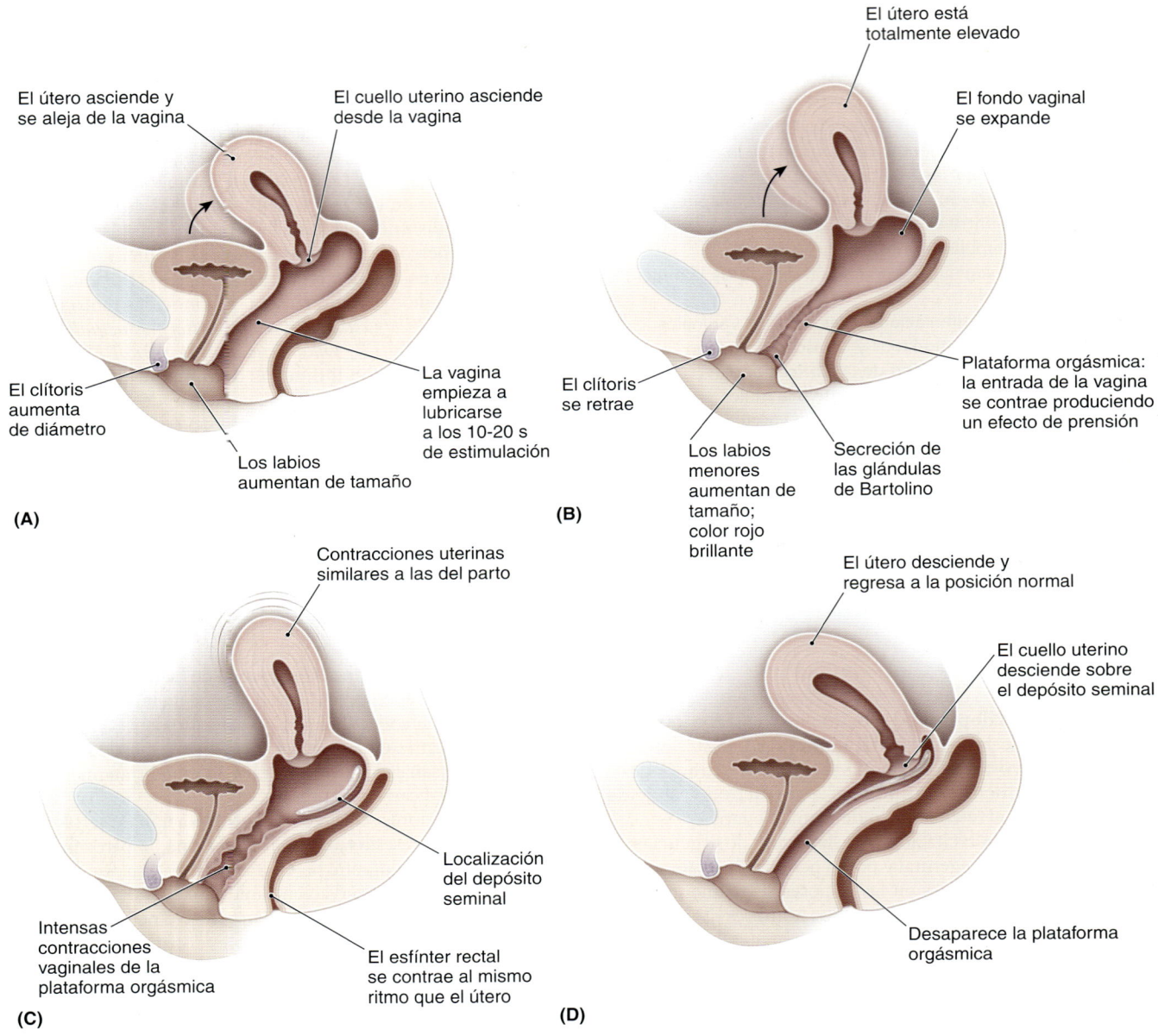

FIGURA 47-3. Cambios fisiológicos de las fases de la respuesta sexual. **(A)** Etapa de excitación. **(B)** Etapa de meseta. **(C)** Etapa de orgasmo. **(D)** Etapa de resolución.

directa entre niveles específicos de andrógenos y el deseo sexual en las mujeres.

Los factores psicológicos también suelen afectar a la respuesta sexual en las mujeres (cuadro 47-4). Estos factores regulan continuamente la excitación experimentada por estímulos sexuales, e influyen en la motivación de la mujer para buscar o responder a esos estímulos sexuales: combinando todos los efectos negativos de factores biológicos.

TRATAMIENTO

En la sexualidad de la mujer influyen la salud y el bienestar emocional; asimismo, la actividad sexual saludable aumenta el bienestar físico y emocional. Sin embargo, los estudios sugieren que

los médicos reconocen menos de la mitad de los problemas sexuales de las pacientes. El especialista en obstetricia y ginecología desempeña un importante papel en la evaluación de la función sexual y en el tratamiento de las disfunciones sexuales para asegurar el bienestar de sus pacientes. Empezando con la detección de una disfunción sexual en la paciente, al realizar la anamnesis, y evaluando los factores de riesgo de disfunción sexual, el médico establece el diagnóstico de que existe una disfunción sexual, y trata a la paciente o la deriva para que reciba tratamiento, cuando esté indicado.

Detección (cribado) de la disfunción sexual

Preguntar a las pacientes sobre el deseo sexual, especialmente sobre el deseo de respuesta, puede indicar las opcio-

TABLA 47-1	Categorías de disfunción sexual		
Trastorno	**Manual diagnóstico y estadístico de los transtornos mentales**	**American Foundation of Urological Disease**	**Comentario**
Trastorno de deseo sexual hipoactivo	Déficit (o ausencia) persistente o recurrente de fantasías sexuales y deseo por la actividad sexual. El trastorno causa una tensión intensa o dificultades interpersonales	Déficit o ausencia persistente o recurrente de fantasías, pensamientos y/o deseo sexual, o receptividad para la actividad sexual, que causa estrés personal	Además, debe añadirse una advertencia: «Se piensa que cualquier pérdida de pensamientos, fantasías o deseo por el sexo es algo distinto a la disminución normal con la duración de la relación»
Trastorno de excitación sexual femenina	Incapacidad persistente o recurrente de lograr, o mantener hasta completar la actividad sexual, una respuesta adecuada de lubricación-congestión de excitación sexual. El trastorno causa una tensión importante o dificultades interpersonales	Incapacidad persistente o recurrente de alcanzar o mantener una excitación sexual suficiente, que causa estrés personal. Puede expresarse como una falta de excitación subjetiva, o de respuestas genitales (lubricación/congestión) u otras respuestas somáticas	Es necesario distinguir entre mujeres con una disfunción de la excitación sexual que siguen excitadas mentalmente por estímulos no genitales de aquellas que no sienten excitación ante ningún tipo de estímulo
Trastorno orgásmico femenino	Retraso persistente o recurrente, o ausencia, de orgasmo tras una fase de excitación normal. El trastorno causa tensión intensa o dificultades interpersonales	Dificultad, retraso o ausencia, persistente o recurrente, de la consecución del orgasmo tras una excitación suficiente por estimulación sexual, que causa estrés personal	La utilidad clínica de estas definiciones está limitada por los siguientes motivos: • Las mujeres con un trastorno orgásmico femenino suelen tener un trastorno de la excitación sexual femenino • Con frecuencia, es la intensidad del orgasmo lo que ha disminuido notablemente y está causando problemas especialmente en mujeres con trastornos neurológicos o pérdida repentina prematura de la producción de andrógenos
Dispareunia	Dolor genital persistente o recurrente asociado al coito. El trastorno causa una tensión intensa o dificultades interpersonales	La dispareunia es la presencia de dolor genital persistente o recurrente asociado al coito	Puede ser imposible el movimiento del pene en la vagina durante el coito, debido al dolor causado por la penetración parcial o completa
Vaginismo	Espasmo involuntario, recurrente o persistente, de la musculatura del tercio externo de la vagina, que interfiere con el coito	El vaginismo es el espasmo involuntario, persistente o recurrente, de la musculatura del tercio externo de la vagina que interfiere con la penetración vaginal, y que causa estrés personal	Nunca se ha documentado el «espasmo muscular». Son característicos el estrechamiento muscular reflejo, el temor a la penetración vaginal y el dolor al intentarlo
Trastorno de dolor sexual no coital	—	Dolor genital persistente o recurrente asociado a una estimulación sexual no coital	—

Datos de la American Psychiatric Association. Diagnostic and statistical manual of mental disorders: DSM-IV-TR, 4th ed. Rev. Washington DC: APA; 2000; Basson R. Are our definitions of women's desire, arousal and sexual pain disorders too broad and our definition of orgasm too narrow? *J Sex Marital Ther.* 2002;28(4):289-300; y Basson R, Berman J, Burnett A, Derogatis L, Ferguson D, Fourcroy J, Goldstein I, Graziottin A, Heiman J, Laan E, Leiblum S, Padma-Nathan H, Rosen R, Segraves RT, Shabsigh R, Sipski M, Wagner G, Whipple B. Report of the international consensus development conference on female sexual dysfunction: definitions and classifications. *J Urol.* 2000;163(3):888-893.

nes terapéuticas que deben aconsejarse a las pacientes y sus parejas. La simple comunicación de información, que confirme que muchas mujeres tienen los mismos problemas, y la explicación del modo en que un aspecto de la disfunción conduce a otro, puede ser un proceso terapéutico.

Las conversaciones sobre la sexualidad discurren mejor en un ambiente confidencial y de apoyo. La confianza y el respeto mutuo en la relación entre la paciente y el médico permitirá la exposición adecuada de preguntas y preocupaciones sobre la sexualidad. Para que el tratamiento sea efi-

---

CUADRO 47-2

**Fármacos que suelen afectar
a la respuesta sexual**

- Analgésicos que contienen codeína
- Alcohol (consumo excesivo crónico)
- Acetato de ciproterona
- Medroxiprogesterona (dosis elevadas)
- Algunos β-bloqueantes utilizados en la hipertensión o en la prevención de las migrañas
- Anticonvulsivos para tratar la epilepsia (pero no necesariamente para otras afecciones)
- Anticonceptivos orales
- Reguladores selectivos de los receptores de estrógenos (como el raloxifeno, el tamoxifeno y los fitoestrógenos)

CUADRO 47-4

**Factores psicológicos que suelen afectar
a la respuesta sexual**

- Experiencias sexuales anteriores negativas, entre ellas el abuso sexual
- Conocimiento de un probable resultado no satisfactorio o doloroso
- Deterioro de la imagen de sí misma (p. ej., por infertilidad crónica)
- Distracciones no sexuales intensas
- Falta de intimidad física
- Sentimientos de pudor, ingenuidad o vergüenza
- Disfunción de la pareja sexual
- Falta de seguridad ante el embarazo y enfermedades de transmisión sexual
- Dudas sobre la orientación
- Temor por la integridad (seguridad) física

CUADRO 47-3

**Enfermedades que suelen afectar
a la respuesta sexual**

Afecciones relacionadas con la pérdida de la producción de andrógenos suprarrenales y/o la pérdida de la producción de estrógenos
- Salpingooforectomía bilateral
- Menopausia inducida por quimioterapia
- Síntomas menopáusicos inducidos por la gonadoliberina
- Insuficiencia ovárica prematura
- Tratamiento con estrógenos orales (puede causar insuficiencia androgénica)
- Anticonceptivos orales (pueden causar insuficiencia androgénica)
- Enfermedad de Addison
- Situaciones de hipopituitarismo
- Amenorrea hipotalámica

Insuficiencia renal crónica
Insuficiencia cardíaca crónica
Otras afecciones neurológicas
Nefropatía crónica
Artritis
Hiperprolactinemia
Estados de hipotiroidismo e hipertiroidismo
Afecciones que interfieren con la función autónoma ± la función de los nervios
- Diabetes mellitus
- Esclerosis múltiple
- Lesión de la médula espinal
- Cirugía pélvica radical
- Tras un síndrome de Guillain-Barré

---

caz, es esencial que el médico sea respetuoso y no emita juicios, así como que sea consciente de su propio posible sesgo.

La probabilidad de que las pacientes establezcan relaciones de confianza con los profesionales sanitarios es mayor cuando el tema de la confidencialidad se ha tratado directamente. Una relación confidencial puede, a su vez, facilitar que la paciente relate antecedentes y comportamientos de salud. El uso de preguntas generales y abiertas en la obtención de una anamnesis sistemática puede ayudar a desvelar problemas que necesitan una exploración adicional. Al preguntar sobre la función sexual y el grado de satisfacción de la pareja, se puede obtener información más específica, así como datos sobre el nivel de comunicación de la pareja.

A continuación, se presentan ejemplos de preguntas básicas, de forma neutra:

- ¿Tiene una sexualidad activa?
- ¿Le satisface su vida sexual?
- ¿Cree que su pareja está sexualmente satisfecha?
- ¿Tiene dudas o preocupaciones sobre la actividad y la función sexual?

El médico no debe hacer suposiciones sobre la elección de pareja de la paciente. Aunque la mayoría de las parejas sexuales de las mujeres son hombres, algunas sólo tienen relaciones sexuales con otras mujeres, y otras pueden tener parejas de ambos sexos. El uso de términos como *pareja*, en lugar de *marido*, y de *actividad sexual*, en lugar de *coito*, y el hecho de entender que existe una sexualidad no heterosexual (que incluye lesbianas, mujeres bisexuales y personas transexuales) ayudará a conseguir una comunicación y una evaluación abiertas sobre el problema de la paciente.

Anamnesis

La anamnesis de la paciente es la parte esencial de la evaluación de una disfunción sexual. Debe quedar clara la duración de la disfunción, y cuánto ha evolucionado a lo largo de meses o años. Los problemas a lo largo de la vida son particularmente difíciles de evaluar y tratar, y puede necesitarse una profunda evaluación psicológica al mismo tiempo. Es necesario conocer el contexto de la vida de la paciente en el que se inició la disfunción, orientando los factores psicológicos, biológicos y de relación. Se documentan los antecedentes médicos y las experiencias sexuales anteriores de la paciente, incluyendo la ingesta de fármacos y el consumo de drogas y sustancias tóxicas. También pueden ser necesarios los antecedentes en cuanto al desarrollo de la paciente, particularmente si la disfunción dura toda la vida.

Hay que realizar preguntas intencionadas, para evaluar la calidad de la relación interpersonal entre la paciente y su pareja, incluyendo la satisfacción mutua en cuanto a su relación sexual. La importancia percibida de la intimidad física en una pareja determinada depende fundamentalmente de si están o no satisfechos con ese aspecto de su relación. En las parejas que no presentan disfunciones sexuales, cada uno de los miembros calculará que el componente sexual de su relación supone un 10 % de su nivel de felicidad global. Sin embargo, en las parejas con dificultades sexuales, se calcula que los aspectos sexuales constituyen aproximadamente el 60 % de la calidad de la relación global. Esta llamativa desviación en cuanto a la percepción subraya la importancia que tiene la intimidad física en el contexto de la relación global.

Factores de riesgo

Los trastornos sexuales son desvelados a menudo por las pacientes durante las consultas ginecológicas habituales. Algunas mujeres acuden por algún síntoma que implique algún elemento sexual o una disfunción sexual específica. Otras pacientes no manifiestan síntoma alguno relacionado con la sexualidad ni un problema médico con un elemento sexual habitualmente asociado. Otras, incluso, tienen un problema médico, o siguen o han seguido un tratamiento médico o quirúrgico que se sabe que se asocia a alteraciones o problemas sexuales (cuadro 47-5).

Además, la función sexual puede verse afectada por aspectos biológicos y psicológicos de la reproducción y del ciclo vital (cuadro 47-6). No se conocen bien los mecanismos que rigen la relación entre las respuestas psicológicas a episodios reproductores y los propios cambios biológicos. Sin embargo, las experiencias sexuales anteriores de las mujeres, la propia imagen, el apoyo y la atracción de sus parejas sexuales, los suficientes conocimientos sobre la sexualidad y la sensación de control son, todos ellos, factores importantes.

Establecer un diagnóstico

En todas las disfunciones, es importante establecer si dura toda la vida o es adquirida, así como distinguir entre disfunciones situacionales y disfunciones globales o generalizadas (fig. 47-4). Si la respuesta sexual de la paciente es saludable en algunas circunstancias, los factores orgánicos físicos no intervienen en la disfunción. Por lo tanto, es importante preguntar a las pacientes sobre la respuesta sexual ante la masturbación, la lectura o la visión de imágenes eróticas, y el hecho de estar con personas distintas a sus parejas, incluso si esta actividad no supone una interacción sexual física.

Tratamiento

Algunos problemas sexuales pueden tratarlos los médicos de atención primaria, mientras que en otros casos lo mejor es la derivación a un terapeuta sexual. Una evaluación detallada, sensible y respetuosa ayudará a establecer un diálogo con la paciente. Es difícil distinguir entre evaluación y tratamiento, ya que es frecuente que, durante la primera, el médico proporcione información que ya es terapéutica. El tratamiento recaerá en el ámbito de la práctica obstétrica-ginecológica o puede que sea adecuado derivar a la paciente, dependiendo de la naturaleza y la magnitud del problema. En el cuadro 47-7 se muestran las intervenciones que suelen producirse en las consultas de ginecología. Fundamentalmente, la decisión debe basarse en si el médico cuenta o no con los recursos adecuados para abordar la disfunción sexual desde una perspectiva integrada, en

---

CUADRO 47-6

Factores de riesgo biológicos y psicológicos en los trastornos sexuales

- Embarazo normal
- Embarazo complicado en el que se evita el coito y el orgasmo
- Consideraciones puerperales
- Aborto recurrente
- Aborto terapéutico
- Infertilidad
- Perimenopausia
- Menopausia natural
- Menopausia prematura (idiopática o yatrógena)
- Uso de anticonceptivos orales

CUADRO 47-5

Factores de riesgo médicos en los trastornos sexuales

- Depresión, con o sin tratamiento antidepresivo
- Cáncer de mama que necesita quimioterapia
- Histerectomía radical por cáncer de cuello uterino
- Esclerosis múltiple
- Hipertensión
- Diabetes mellitus
- Abuso sexual

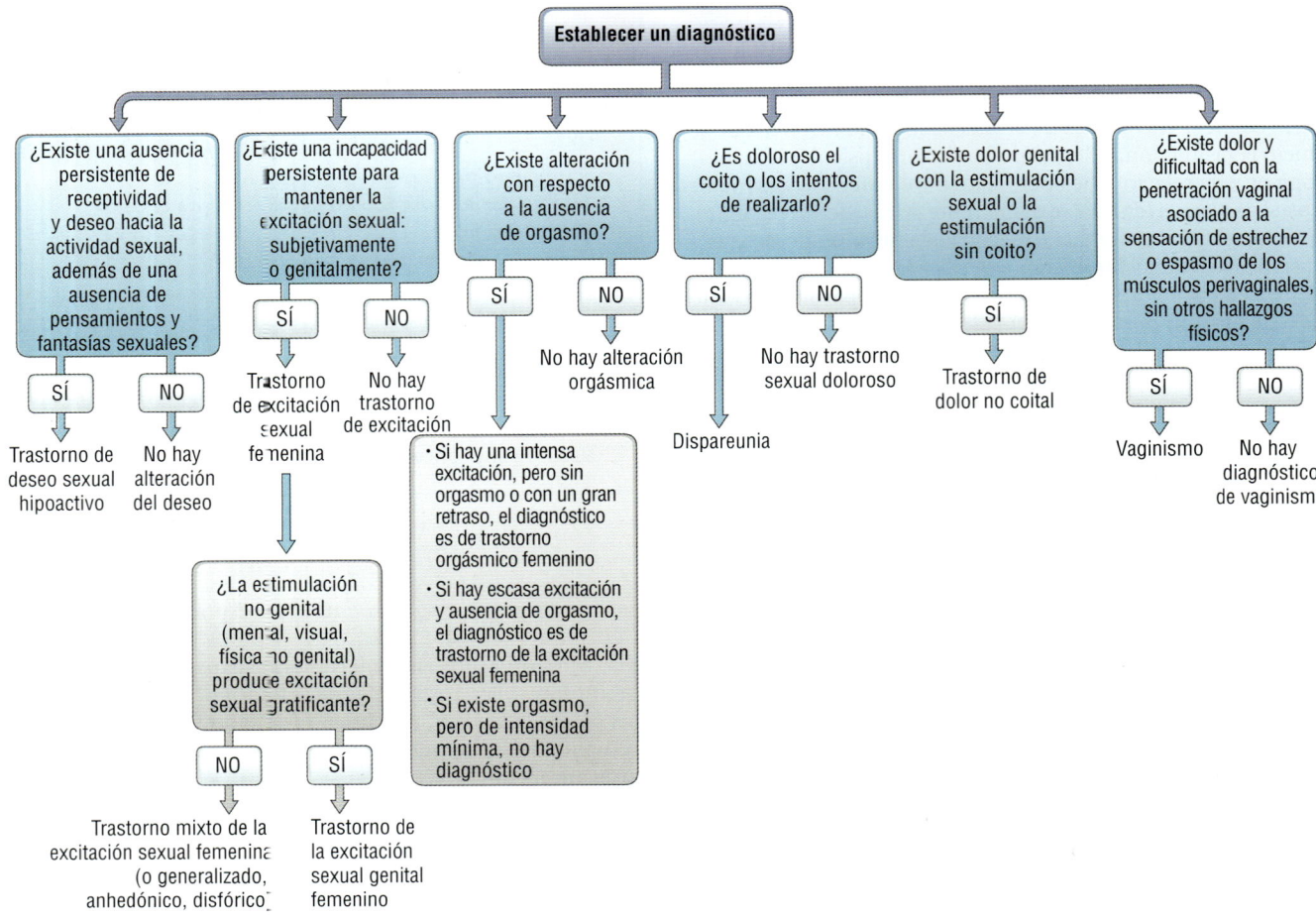

FIGURA 47-4. Algoritmo para establecer un diagnóstico de disfunción sexual femenina. (De Basson R. *Clinical Updates in Women's Health Care: Sexuality and Sexual Disorders.* Vol. II, 2. Washington, DC: American College of Obstetricians and Gynecologists; 2003:36.)

CUADRO 47-7

Tratamientos de la disfunción sexual en el ámbito de la atención primaria

- Proporcionar información respetuosa y sin emitir juicios (p. ej., ciclos de respuesta sexual de las mujeres)
- Normalización del sexo sin penetración para ambos miembros de la pareja
- Detección de depresión y efectos secundarios sexuales de los antidepresivos
- Cribado para detectar una disfunción sexual femenina asociada a fármacos y aconsejar fármacos alternativos
- Reponer los estrógenos de forma local o sistémica

- Reponer la testosterona (se están desarrollando actualmente formulaciones para las mujeres)
- Tratar la hiperprolactinemia, el hipotiroidismo o el hipertiroidismo
- Posible utilización de fármacos vasoactivos para el trastorno de excitación genital en el futuro
- Aplicar el modelo de deseo de respuesta de las mujeres a la paciente concreta que siente poco deseo, incitando a ésta y a su pareja a realizar los cambios necesarios

---

CUADRO 47-8

Criterios de derivación del paciente con disfunción sexual

La decisión de derivar a una paciente depende de diversos factores:

- Experiencia del especialista en obstetricia y ginecología
- Complejidad de la disfunción sexual
- Presencia o ausencia de disfunción sexual en la pareja
- Disponibilidad de psicólogo, psiquiatra o terapeuta sexual
- Motivación de la paciente (y de la pareja) para realizar una evaluación más detallada antes de las intervenciones terapéuticas

Puede disponerse de evaluaciones más detalladas y tratamiento de:

- Médicos con mayor formación y experiencia en el campo de la sexualidad: psiquiatras, terapeutas de familia, ginecólogos, urólogos

- Psicólogos
- Terapeutas sexuales y especialistas en problemas de abusos
- Psicoterapeutas (con respecto a la dispareunia asociada a hipertonía de la musculatura pélvica)
- Consejeros para relaciones de pareja
- Grupos de apoyo, por ejemplo, en las mujeres con antecedente de cáncer de mama, mujeres con dispareunia asociada a un síndrome vulvar con vestibulitis, mujeres con dispareunia intersticial-asociada a cistitis)

---

lugar de meramente biológica. La psicología, la farmacología, la intimidad con la pareja y otros tratamientos son algunos de los demás factores que deben enfocarse en el tratamiento de la disfunción sexual. En algunos casos, puede ser adecuada la derivación a profesionales de salud mental, asesores matrimoniales o de pareja, o terapeutas sexuales. En el cuadro 47-8 se muestra cuándo y por qué derivar a las pacientes.

LECTURAS RECOMENDADAS

Basson R. *Clinical Updates in Women's Health Care: Sexuality and Sexual Disorders.* Washington, DC: American College of Obstetricians and Gynecologists; 2007:II;2.

Nolan TE, Ettinger BB, Johnson SR, Levine RU, Phelan ST, Poindexter AN, Snyder TE, Barbieri RL, Basson R, Berenson AB, eds. *Precis: Primary and Preventive Care*, 3rd ed. American College of Obstetricians and Gynecologists; 2007:108–116

CAPÍTULO

48 Agresión sexual y violencia familiar o doméstica

Este capítulo trata principalmente los siguientes temas educativos de la Association of Professors of Gynecology and Obstetrics (APGO):

Tema 57 Agresión sexual

Tema 58 Violencia familiar o doméstica

Los estudiantes deben ser capaces de definir la agresión sexual en los adultos y los niños, y describir la evaluación y el tratamiento de cada uno de ellos, incluyendo la anamnesis de la agresión sexual adecuada para la edad, y la exploración física y la forense, así como el asesoramiento en la crisis, inmediato y a largo plazo. También deben ser capaces de describir los tipos de violencia contra las mujeres en el entorno familiar, su evaluación y tratamiento, y los problemas psicosociales que generan.

L a agresión sexual y la violencia familiar o doméstica conllevan riesgos sanitarios y emocionales evidentes, tanto de forma inmediata como, con frecuencia, a largo plazo. La asistencia compasiva y cuidadosa de las víctimas y las familias es un objetivo importante de todos los que intervienen en la atención sanitaria.

AGRESIÓN SEXUAL

La agresión sexual se define legalmente como la penetración genital, oral o anal con una parte del cuerpo del acusado o mediante un objeto, utilizando la fuerza o sin consentimiento. La violación suele caracterizarse, además, para incluir la violación perpetrada por conocidos, la violación bajo la influencia de drogas, el «estupro», el abuso sexual infantil y el incesto. Estos términos se relacionan generalmente con la edad de la víctima y la relación con el violador.

Cada año, unas 365 000 mujeres estadounidenses sufren agresión sexual, violación o intento de violación. Se calcula que 1 de cada 6 mujeres ha sufrido alguna agresión sexual a lo largo de su vida. Sin embargo, la mayoría no lo comunica ni denuncia, por lo que se desconoce la prevalencia real. Entre los años 1992 y 2000, el 63 % de las violaciones consumadas, el 65 % de los intentos de violación, y el 74 % de las agresiones sexuales consumadas o en grado de tentativa no se denunciaron a la policía. Debido a los complejos problemas causados por la agresión sexual, lo mejor es contar con un equipo terapéutico que desempeñe las siguientes funciones:

- **Atención a las necesidades emocionales de la víctima,** inmediatas y (si es posible dentro de las limitaciones del sistema sanitario) a largo plazo.
- **Evaluación y tratamiento de las necesidades médicas,** inmediatas y de seguimiento.

- **Obtención de muestras forenses** y preparación de un informe aceptable para el proceso sanitario y legal.

Definición y tipos de agresión sexual

La agresión sexual se produce en todos los grupos de edad, raciales y socioeconómicos, siendo particularmente susceptibles las más jóvenes, las que presentan alguna discapacidad y las de edad muy avanzada. Aunque el hecho puede cometerlo un extraño, en muchos casos se trata de alguien conocido por la víctima.

Se han definido algunas situaciones como variantes de agresión sexual. La **violación conyugal** se define como el coito o los actos sexuales relacionados forzados dentro de una relación conyugal sin el consentimiento de la pareja; suele producirse junto con y formando parte de situaciones de malos tratos físicos en casos de violencia doméstica o de pareja.

La **violación bajo el influjo de drogas** o **sustancias tóxicas o la violación por un conocido** es otra manifestación de la violencia dentro de la pareja. En esta situación, una mujer puede participar voluntariamente en el juego sexual, pero se produce el coito, normalmente forzado, sin su consentimiento. No suele denunciarse, porque la mujer puede pensar que contribuyó al hecho al participar hasta un punto que ella no creía. La falta de consentimiento también puede suceder en situaciones en que la función cognitiva está alterada por el flunitrazepam, el alcohol u otras drogas, el sueño, la agresión durante la inconsciencia o los retrasos del desarrollo.

Todos los estados tienen leyes sobre el estupro, que penalizan las relaciones sexuales con una chica de edad inferior a una edad determinada, porque se define, por ley, que no tiene capacidad para otorgar su consentimiento. En muchos estados, también existen leyes dirigidas a la

425

agresión sexual con lesiones, que tiene las siguientes características: uso de armas, peligro para la vida o utilización de la violencia física; acto que se comete relacionado con otro delito, o mujer de más de 60 años, que tiene una discapacidad física o que sufre retraso mental.

Tratamiento

Las consecuencias médicas y sanitarias de la agresión sexual son tanto inmediatas como a largo plazo. Los médicos deben saber que a sus consultas pueden acudir mujeres con un antecedente de agresión sexual, y deben estar familiarizados con las secuelas tanto inmediatas como crónicas. La posibilidad de un antecedente de este tipo deberá, pues, indagarse en todas las pacientes. La mayoría de las mujeres que sufrieron una agresión sexual no lo habrán comunicado a un médico no psiquiatra. Por ello, una mujer con una agresión anterior tiene más probabilidad de sufrir dolor pélvico crónico, dismenorrea, alteraciones del ciclo menstrual y disfunción sexual que las mujeres sin estos antecedentes.

Los médicos que evalúan a las mujeres en la fase inmediata de haber sufrido una agresión sexual tienen varias responsabilidades, tanto médicas como legales (tabla 48-1). Deben conocer las leyes del estado sobre agresión y violación, y actuar de acuerdo con las exigencias legales en cuanto a denuncia y obtención de pruebas. También deben conocer que cada estado y

TABLA 48-1	Papel del médico en la evaluación de las pacientes que han sufrido agresión sexual	
Cuestiones médicas	**Cuestiones legales***	
Asegurarse de que se obtiene el consentimiento informado de la paciente	Proporcionar una descripción exacta de los acontecimientos	
Evaluar y tratar las lesiones físicas, o valorar y derivar	Documentar las lesiones	
Obtener los antecedentes ginecológicos pertinentes	Obtener muestras (vello púbico, raspado de las uñas de las manos, muestras de flujo y secreciones vaginales, saliva, ropa manchada de sangre u otros artículos personales) según la regulación o el protocolo legales	
Realizar una exploración física, que incluya una exploración pélvica (con un acompañante o persona de apoyo adecuada presente)	Identificar la presencia o la ausencia de espermatozoides en los líquidos vaginales, y realizar las extensiones (frotis) adecuadas	
Obtener muestras adecuadas para las pruebas de detección de enfermedades de transmisión sexual	Notificar a las autoridades cuando sea necesario	
Obtener muestras para pruebas serológicas basales para detectar virus de la hepatitis B, virus de la inmunodeficiencia humana y sífilis	Garantizar la seguridad de la cadena de pruebas	
Proporcionar una profilaxis antibiótica adecuada cuando esté indicado		
Proporcionar, o disponer que se proporcione, un método de anticoncepción urgente, cuando esté indicado		
Proporcionar asesoramiento sobre los hallazgos, recomendaciones y pronóstico		
Disponer la atención médica para el seguimiento, y las derivaciones para tratar las necesidades psicosociales		

* En muchas jurisdicciones hay «equipos y dispositivos de violación» ya preparados para realizar el examen forense inicial, que contienen recipientes e instrucciones específicas para la recogida de las pruebas físicas, y para documentar con marcas o escritos los hallazgos subjetivos y objetivos de la víctima. Los propios servicios de urgencia hospitalarios o la policía pueden proporcionar estos equipos cuando se les llama para que acudan o cuando llevan a una paciente al hospital. Habitualmente, será el médico de urgencias o el equipo de enfermería especializado el que realice la exploración, pero todos los médicos deben familiarizarse con el procedimiento de la exploración forense. Si se le solicita que realice la exploración, y el médico tiene escasa o ninguna experiencia en este ámbito, será prudente que solicite ayuda, ya que cualquier alteración en la técnica para la obtención de muestras o la rotura de la cadena de custodia de las pruebas, como la manipulación incorrecta de las muestras o el etiquetado incorrecto de las mismas, eliminará prácticamente todos los esfuerzos para seguir adelante.

el Distrito de Columbia exigen que los médicos denuncien los casos de malos tratos en los niños, incluida la agresión sexual a niños y adolescentes. Los médicos deben estar familiarizados con las leyes de cualquier estado en cuanto a la denuncia de estupro. Además, tienen que estar al corriente de los protocolos locales sobre el uso de forenses especialistas en agresiones sexuales o profesionales de enfermería especializados en ese campo. Las responsabilidades específicas vendrán determinadas por las necesidades de la paciente y las leyes del estado.

El médico debe proporcionar atención médica y asesoramiento, informar a la paciente de sus derechos, derivarla a los recursos legales y ayudarla a desarrollar estrategias preventivas para evitar agresiones futuras. En muchas jurisdicciones y en muchos centros se ha desarrollado un sistema para la evaluación de la agresión sexual, que enumera los pasos necesarios y los datos que deben obtenerse para poder preparar la mayor cantidad de información posible con fines forenses. Muchos médicos cuentan con enfermeras especializadas en la obtención de los datos y las muestras necesarias. Si puede disponerse de este personal, será adecuado solicitar su ayuda. Los centros y asesores en los conflictos por violación también pueden proporcionar un apoyo valioso. Además, el médico debe valorar y tratar todas las lesiones, realizar pruebas para descartar enfermedades de transmisión sexual (ETS), y proporcionar medidas preventivas contra enfermedades infecciosas y embarazos no deseados.

ASISTENCIA INICIAL

Cuando una mujer que ha sufrido una agresión sexual se pone en contacto con la consulta del médico, el servicio de urgencias o un centro hospitalario antes de acudir para su evaluación, hay que aconsejarle que acuda inmediatamente a un centro médico y se le debe advertir que no se bañe ni se duche, que no orine, defeque, se lave las manos, se limpie las uñas, fume, coma ni beba.

En los últimos años, se ha observado una tendencia hacia la puesta en práctica de programas hospitalarios para proporcionar exámenes médicos y recogida de muestras por parte de personal de enfermería y forenses especializados en agresiones sexuales. Los médicos desempeñan un papel en la planificación, y en el desarrollo y la ejecución de estos programas, y actúan como puntos de referencia para derivaciones, consultas y seguimientos. En algunos puntos del país, sin embargo, los especialistas en obstetricia y ginecología siguen siendo el primer contacto para la evaluación y la asistencia de las consecuencias inmediatas de una agresión sexual. Además, se solicitará prácticamente a todos estos especialistas que realicen evaluaciones y, si efectúan cribados de antecedentes de agresión sexual, comprenderán la utilidad de esta información para la gestión de la atención primaria y la asistencia especializada.

En una situación óptima, la mujer puede buscar ayuda en un centro donde existe un equipo multidisciplinar con experiencia. Un miembro del equipo debe permanecer junto a la paciente para proporcionarle sensación de seguridad y, por lo tanto, empezar con el proceso terapéutico, que incluye, específicamente, garantizar la falta de culpa de la paciente. *Debe animarse a la paciente a que hable sobre la agresión y sus sentimientos, demostrándole apoyo y sin emitir juicios.* El tratamiento de un posible trauma que pueda llegar a poner la vida en peligro debe iniciarse inmediatamente. Este tipo de trauma no es frecuente, aunque sí se aprecia un trauma más leve en el 25 % de las vícti-

mas. Incluso en situaciones amenazantes para la vida, toda sensación de control que pueda proporcionarse a la paciente es útil. Obtener el consentimiento para el tratamiento no es sólo un requisito legal, sino también un aspecto importante de la asistencia emocional de la paciente, ayudándola a participar en la recuperación del control sobre su cuerpo y sus circunstancias.

Aunque habitualmente las pacientes son reacias a hacerlo, hay que animarlas a colaborar con la policía, ya que esta colaboración se asocia claramente a una mejor evolución emocional de las víctimas.

La obtención del relato de la agresión sexual es necesaria para conseguir información médica y forense, y también es una importante actividad terapéutica. Recordar los detalles de la agresión en el entorno seguro del centro sanitario permite que la víctima empiece a comprender lo que ha sucedido y se inicie su curación emocional (cuadro 48-1).

En las víctimas de una agresión sexual debe realizarse una exploración física general completa, en la que se incluya una exploración pélvica. Hay que obtener muestras forenses, y deben realizarse cultivos para detectar posibles ETS. Al obtener las muestras forenses, es esencial que el médico siga las instrucciones de los dispositivos y materiales para su obtención. Las muestras se mantendrán bajo custodia del profesional sanitario hasta que se entreguen a un representante legal adecuado. Esta «custodia protectora» de las muestras asegura la llegada al laboratorio de las muestras correctas, y es lo que se denomina **«cadena de pruebas».**

Las primeras pruebas analíticas son los cultivos de la vagina, el ano y la faringe, para detectar posibles ETS. Hay que obtener muestras séricas para una determinación de reagina rápida en plasma para la sífilis, antígenos de la hepatitis y virus de la inmunodeficiencia humana (VIH). Se realizan análisis de orina, cultivo y antibiograma, así como una prueba de emba-

---

CUADRO 48-1

Documentación de la anamnesis de la paciente tras la agresión

Antecedentes ginecológicos
- Anamnesis de la menstruación
- Método anticonceptivo
- Fecha de la última experiencia sexual consentida
- Antecedentes obstétricos
- Antecedentes ginecológicos, incluyendo las infecciones
- Actividades (p. ej., baño, ducha, comida o bebida desde la agresión) que podrían afectar a las pruebas forenses recogidas

Detalles de la agresión sexual
- Lugar, momento y naturaleza de la agresión sexual
- Uso de la fuerza, armas o cualquier sustancia que pudiera alterar el estado mental de la víctima
- Pérdida de consciencia
- Información sobre el agresor, incluyendo si hubo eyaculación y si se utilizó o no un preservativo, un método anticonceptivo o un lubricante

razo en las mujeres en edad fértil (independientemente de la situación de la anticoncepción). Debe proporcionarse una **profilaxis con antibióticos** a todas las pacientes adultas. Se ofrecerá también una **anticoncepción de urgencia,** que se describe en el capítulo 27, al explicar los métodos anticonceptivos (tabla 48-2).

*En las 24-48 h siguientes a la declaración y el tratamiento inicial, debe contactarse por teléfono con las víctimas, o volver a verlas, para una **evaluación inmediata tras el tratamiento.*** En ese momento, se orientan los problemas emocionales o físicos, y se conciertan citas para el seguimiento. Durante este tiempo, las víctimas pueden no reconocer problemas potencialmente graves, como las ideas suicidas, la hemorragia rectal o los signos de infección pélvica, debido al miedo o a una disfunción cognitiva continua. Hay que formular preguntas específicas, para asegurarse de que no han surgido estos problemas.

CUIDADOS POSTERIORES

En la consulta de seguimiento al cabo de 1 semana, se realiza una revisión general de la evolución de la paciente, y se encauza cualquier problema específico que haya surgido. La siguiente consulta será a las 6 semanas, momento en que se realizará una evaluación completa, con exploración física, repetición de cultivos para detectar enfermedades de transmisión sexual y repetición de la reagina rápida en plasma. Puede estar indicada otra consulta a las 12-18 semanas, para

---

TABLA 48-2   Pruebas y profilaxis médica en las pacientes víctimas de una agresión sexual

Enfermedades de transmisión sexual	Profilaxis
Infección gonocócica Infección por *Chlamydia trachomatis* Tricomoniasis	Ceftriaxona, 125 mg i.m. en una sola dosis MÁS
Vaginosis bacteriana	Metronidazol, 2 g v.o. en una sola dosis MÁS Azitromicina, 1 g v.o. una sola dosis O Doxiciclina, 100 mg 2 veces al día v.o. durante 7 días (En la exploración inicial, deben realizarse pruebas para detectar gonorrea, infección por clamidias y por *Trichomonas vaginalis*. Si hay flujo, mal olor y prurito vaginales, hay que buscar la presencia de vaginosis bacteriana y candidiasis.)
Sífilis	No se recomienda una profilaxis sistemática. (Las pruebas serológicas deben realizarse en la evaluación inicial, y repetirse 6, 12 y 24 semanas después de la agresión.)
Hepatitis B	Se realizará vacunación contra la hepatitis B tras la exposición (sin inmunoglobulina para la hepatitis B) en la exploración inicial, si no estaba vacunada anteriormente. Las dosis de seguimiento deben administrarse 1-2 meses y 4-6 meses después de la primera dosis. (Las pruebas serológicas deben realizarse en la evaluación inicial.)
Infección por el virus de la inmunodeficiencia humana (VIH)	Antes de que transcurran 72 h desde la exposición a una persona diagnosticada de infección por VIH, se administrará un ciclo de 28 días de tratamiento antirretrovírico de gran actividad (TARGA). Se recomienda consultar con un especialista en esta enfermedad. (Las pruebas serológicas deben realizarse en la evaluación inicial, y repetirse 6, 12 y 24 semanas después de la agresión.) Si han transcurrido 72 h o más desde la exposición a una persona que se desconoce si está infectada o no por el VIH, se individualizará la valoración de cada caso.
Infección por el virus de herpes simple	No suele recomendarse la profilaxis sistemática, aunque deberá individualizarse si se documenta que el agresor sufre una lesión genital. Puede administrarse una pauta de 7-10 días de aciclovir, famciclovir o valaciclovir. Sin embargo, no se dispone de datos sobre la eficacia de este tratamiento.
Infección por el virus del papiloma humano	Actualmente, no existe un tratamiento preventivo recomendado
Embarazo	Medidas urgentes de anticoncepción. La primera dosis debe administrarse en las 72 h siguientes a la agresión
Lesiones	Refuerzo con toxoide tetánico, 0,5 ml por vía intramuscular, si han transcurrido más de 10 años desde la última vacunación

Adaptada de Workowski KA Levine WC; Centers for Disease Control and Prevention. Sexually transmitted diseases treatment guidelines 2002. *MMWR Recomm Rep.* 2002;51(RR-6):1-8; Smith OK, Grohskopf LA, Black RJ, Auerbach JD, Veronese F, Struble KA, et al. Antiretroviral postexposure prophylaxis after sexual, injection-drug use, or other nonoccupational exposure to HIV in the United States: recommendations from the U.S. Department of Health and Human Services. *MMWR Recomm Rep.* 2005;54(RR-2):1-20; and Holmes M. Sexually transmitted infections in female rape victims. *AIDS Patient Care STDS,* 1999;13(12):703-708.

repetir los valores del VIH, aunque lo que se conoce actualmente sobre la infección por este virus no permite calcular el riesgo de exposición de las víctimas de una agresión sexual. Cada víctima debe recibir todo el apoyo y el asesoramiento que necesite, con derivación a un programa de apoyo a largo plazo, si fuera necesario.

Si el médico no interviene directamente en la asistencia inmediata de la víctima, le resultará útil conseguir la información de la evaluación de urgencia de la paciente. Esto permitirá al médico asegurarse de que se realizaron todas las pruebas adecuadas y poder proporcionar resultados completos a la paciente. Las pacientes pueden alterarse al saber que los resultados de su evaluación forense no suele proporcionarse a su médico. En esta situación, es útil derivar a la paciente a las autoridades legales o policiales locales, que también pueden ser de utilidad para responder las preguntas de la paciente acerca del estado de salud del agresor y si éste ha sido detenido.

Problemas emocionales

Una mujer que sufre una agresión sexual pierde el control sobre su vida durante la agresión. Su integridad y, en ocasiones, su vida se ve amenazada. Puede experimentar una intensa ansiedad, ira o temor. Tras la agresión, suele producirse un síndrome de «trauma por violación», que consta de dos fases.

FASE AGUDA (RESPUESTA INMEDIATA)

- Puede durar horas o días.
- Se caracteriza por una alteración o parálisis de los mecanismos de afrontamiento individual.
- Las respuestas externas varían desde una pérdida completa del control emocional hasta un patrón de comportamiento aparentemente bien controlado.
- Los signos pueden ser: dolor generalizado por todo el cuerpo, cefalea, alteraciones de la alimentación y del sueño, y síntomas emocionales como depresión, ansiedad y alteraciones del estado de ánimo.

FASE RETARDADA (O DE ORGANIZACIÓN)

- Se caracteriza por recuerdos, pesadillas y fobias, así como por síntomas somáticos y ginecológicos.
- Suele aparecer meses o años después del episodio, y puede afectar a los principales ajustes o adaptaciones vitales.

Este síndrome de trauma por violación es similar a la reacción de culpa en muchos aspectos y, como ésta, sólo puede resolverse cuando la víctima ha trabajado emocionalmente sobre el trauma y la pérdida personal relacionada con el episodio, y lo ha sustituido por otras experiencias vitales. *Un aspecto especialmente problemático del síndrome es la incapacidad de pensar claramente o de recordar cosas como sus antecedentes médicos, lo que se denomina «disfunción cognitiva».* La pérdida involuntaria de la capacidad cognitiva puede hacer que surja el temor de «estar loca» o de que los demás piensen que está «loca». También es frustrante para el equipo sanitario, salvo que se reconozca que es una reacción involuntaria, temporal y comprensible, a la naturaleza emocionalmente intolerable de la agresión sexual, y no una acción voluntaria.

Las mujeres que han sufrido una agresión física y sexual también tienen riesgo de sufrir un trastorno de estrés postraumático. Los grupos de síntomas pueden no observarse durante meses o incluso años después de una experiencia traumática. Estas agrupaciones son categorías de síntomas típicos asociados al trastorno de estrés postraumático:

- Revivir el episodio.
- Experimentar recuerdos, pesadillas recurrentes y, de forma más específica, imágenes que aparecen en cualquier momento.
- Reacciones emocionales o físicas extremas, como agitación, escalofríos, palpitaciones o reacciones de angustia, con frecuencia acompañadas de recuerdos vívidos de la agresión.

Evitar las cosas que recuerden el episodio constituye otra serie de síntomas del trastorno de estrés postraumático. Estas mujeres llegan a estar emocionalmente aturdidas, se apartan de amigos y familiares, y pierden el interés por las actividades cotidianas. Pueden mostrar incluso una reacción más profunda de negación de la evidencia de que el episodio haya sucedido.

Los síntomas como el sobresalto fácil, la hipervigilancia, la irritabilidad, los trastornos del sueño y la falta de concentración forman parte de un tercer grupo de síntomas conocido como **hiperalerta** o **hipervigilia**. Estas pacientes suelen presentar diversas afecciones coincidentes, como depresión, trastornos disociativos (pérdida de la consciencia del presente o «disociación de una situación»), trastornos de adicción y muchos síntomas físicos.

AGRESIÓN SEXUAL EN LA INFANCIA

El **90 % de las agresiones infantiles las producen los padres, familiares o amigos de la familia;** la «violación por un desconocido» es relativamente poco frecuente entre los niños. Es extremadamente importante saber quién es el agresor y cómo sufrió el niño la agresión, para poder apartar a este último de un entorno inseguro. En el cuadro 48-2 se presentan los signos físicos y del comportamiento que suelen asociarse al abuso sexual infantil.

CUADRO 48-2
Signos de agresión sexual infantil

- Terrores nocturnos
- Cambios en los hábitos del sueño
- Apego excesivo
- Actos impulsivos de tipo sexual
- Agresión
- Regresión
- Trastornos de la alimentación
- Síntomas somáticos recurrentes de dolor abdominal
- Cefaleas
- Dolor vaginal
- Disuria
- Encopresis
- Enuresis
- Rectorragia
- Eritema vaginal
- Flujo o sangrado vaginal

Evaluación/exploración

Dado que la evaluación de un niño por unos posibles abusos sexuales requiere unas habilidades específicas y plantea la posibilidad de que surjan problemas legales, la persona que realice esta evaluación deberá contar con una gran experiencia en este campo. La evaluación suele realizarla un pediatra, y se encuentra fuera del ámbito de la mayoría de los ginecólogos generales. El conocimiento y la sensibilidad ante los problemas, las necesidades especiales y las circunstancias del niño son importantes para los especialistas en obstetricia y ginecología a los que se consulta para tratar una lesión del suelo de la pelvis. En muchas ciudades, se cuenta con un equipo especializado en malos tratos infantiles que consta de especialistas formados, entre ellos médicos, trabajadores sociales y asesores.

La evaluación del abuso sexual empieza con una entrevista del cuidador y el niño. Salvo que el niño rechace dejar al cuidador, la entrevista debe realizarse a solas con el niño para obtener detalles específicos del abuso. Las preguntas deben ser indirectas para obtener respuestas espontáneas como el momento y el lugar de la agresión, la descripción del escenario, el nombre y la descripción del agresor, y el tipo de actos sexuales. Las declaraciones del niño deben registrarse al pie de la letra; las grabaciones son útiles, para que el niño no tenga que describir repetidamente la agresión. Es esencial que el entrevistador esté bien documentado para procesar los casos de abuso sexual porque, en muchos casos, la declaración del paciente es la única prueba de que la agresión se produjo. Se recomienda la documentación de los nombres específicos que el niño utiliza para referirse a los genitales, con el fin de ayudar a otros a entender el contexto de las declaraciones.

La urgencia para realizar una evaluación de abusos sexuales depende del tiempo transcurrido entre el episodio y el momento en que se lleva al niño para su asistencia. Si el niño acude dentro de las 72 h siguientes al último episodio de abuso, el médico debe evaluar inmediatamente al niño y centrarse en la obtención de pruebas forenses. Sin embargo, menos del 10 % de los casos de abusos sexuales infantiles se comunica en esas 72 h. En los casos en los que se comunica pasado ese período, debe derivarse al paciente al centro para abusos sexuales más cercano, pues es allí donde se dispone de más recursos para dirigir la evaluación.

TRATAMIENTO

En el tratamiento de un niño que ha sido víctima de abusos sexuales, hay que centrarse (cuando es posible) en reparar las lesiones, tratar las posibles ETS, intentar evitar un embarazo, proteger contra posteriores abusos, y apoyar psicológicamente al paciente y a la familia. Las lesiones superficiales (p. ej., hematomas, edema, irritación local) se resuelven en unos días, y tan sólo necesitan una cuidadosa higiene perineal. En algunos pacientes con amplias abrasiones cutáneas, habrá que administrar un tratamiento antibiótico como profilaxis. Los pequeños hematomas vulvares suelen controlarse presionando con hielo, e incluso la tumefacción masiva de la vulva suele remitir rápidamente cuando se aplican compresas frías y presión externa. Las lesiones de la vagina o el recto pueden presentar dificultades quirúrgicas, debido al pequeño tamaño de los órganos afec-

tados. Las lesiones penetrantes vaginales y anales más extensas necesitarán un minucioso estudio radiológico y anestésico, para descartar una penetración intraabdominal.

VIOLENCIA DOMÉSTICA O FAMILIAR

Más del 25 % de las mujeres refiere algún tipo de violencia doméstica en algún momento de su vida, y es una importante fuente de enfermedades y lesiones en las mujeres.

Definición

El término **violencia doméstica o familiar** se refiere a la violencia que se produce dentro del contexto familiar o de las relaciones íntimas. Los miembros de la familia son los padres, hermanos y otros familiares consanguíneos, así como familiares legales como padrastros o madrastras, familiares políticos y tutores. La violencia que se produce entre parejas actuales o anteriores se denomina **violencia de pareja**, e incluye el abuso masculino por parte de parejas femeninas, y la violencia entre parejas en relaciones de hombres homosexuales, lesbianas, bisexuales y transexuales.

La violencia doméstica puede consistir en una o más de tres manifestaciones. Los **malos tratos físicos**, como los golpes, las bofetadas, las patadas y la asfixia, es el cuadro clínico más habitual. Se sospecha ante la evidencia de traumatismos, especialmente en la cabeza y el cuello o el tronco, asociados a un antecedente de violencia, o cuando la explicación de los traumatismos no parece la adecuada (tabla 48-3). Desgraciadamente, el embarazo parece ser un período de mayor riesgo para estos episodios. El **abuso sexual** es otra forma de manifestación de la violencia doméstica. La tercera forma son los **malos tratos psicológicos, emocionales o económicos, la**

TABLA 48-3	Indicadores de malos tratos físicos en la violencia doméstica
Área de la lesión	**Descripciones**
Cabeza y cuello	Hematomas, abrasiones, marcas de estrangulamiento, ojo morado, nariz, arco supraorbitario o mandíbula rotos, cabello arrancado, pérdida permanente de la audición, laceraciones faciales
Tronco	Signos de traumatismos cerrados, entre ellos hematomas (especialmente en mamas y abdomen), fracturas en costillas y clavículas
Piel	Múltiples lesiones en varias etapas de curación, abrasiones, quemaduras (cigarrillos, mechero, salpicaduras de líquidos), mordeduras
Extremidades	Signos de sujeción, entre ellas distensiones musculares, fracturas espiroideas, quemaduras de cuerdas o sujeciones, marcas en las uñas de las manos en forma de «media luna», o hematomas con la forma de una mano o un instrumento romo

---

CUADRO 48-3
Identificación de la mujer que sufre malos tratos

No existe un estereotipo real, aunque las víctimas presentan algunos factores de riesgo:
- Mujeres jóvenes, especialmente las que mantienen relaciones prolongadas y difíciles
- Antecedentes de violencia o familia de origen disfuncional
- Relaciones anteriores disfuncionales
- Embarazo, especialmente si no es deseado
- Relaciones en época de transición (p. ej., separación, divorcio)
- Cualquier situación en la que la pareja se muestre excesivamente atenta, especialmente si responde repetidamente por ella
- Enfermedades de transmisión sexual
- Consumo de sustancias tóxicas

Indicios clínicos de que la paciente sufre o ha sufrido malos tratos:
- Lesiones múltiples y recurrentes sin causa aparente
- Dolor esquivo y otros síntomas somáticos
- Problemas específicos en el embarazo
- Escaso cumplimiento, hostilidad, pasividad, respuesta mínima

- Cambios psicológicos, en especial, depresión, crisis de angustia, trastornos del sueño y de la alimentación
- Conductas sexuales compulsivas, actitud seductora con el examinador (no sexual, pero sí para llamar la atención)
- Conductas autodestructivas, de riesgo elevado (ausencia de autocuidado, consumo de sustancias tóxicas, desatención y autolesión, ideas suicidas)
- Aumento del consumo de narcóticos y tranquilizantes
- Consultas frecuentes y aumento del uso del sistema sanitario
- Historias clínicas extensas en las que se registran problemas sin resolver
- Declaraciones inusuales (demasiado detalladas, no creíbles, sin explicar de forma satisfactoria la causa de las lesiones ni por qué no se han seguido las instrucciones)
- Dificultad para tolerar la exploración
- Dificultad para tolerar otras situaciones médicas que reproducen experiencias traumáticas (aislamiento, inyección de fármacos, sujeción e inmovilización, cirugía)

---

desatención o la amenaza, algo que suele ser traumático, crónico o ambas cosas. Son ejemplos la destrucción de la autoestima, la privación del sueño o del apoyo emocional, la repetitiva imprevisión de la respuesta ante las situaciones de la vida, las amenazas, la destrucción de la propiedad personal o la muerte de mascotas, las mentiras, la manipulación de los amigos y la interferencia en el lugar de trabajo. La violencia doméstica suele ser cíclica y repetitiva, con períodos de tranquilidad que alternan con períodos de tensiones o violencia que aumentan rápidamente, intensificándose estos últimos habitualmente con cada repetición del ciclo.

Cribado: factores de riesgo

El reconocimiento es lo primero, lo más importante y, con frecuencia, un problema que se escapa o no se advierte. Cuando se sospecha que existe violencia doméstica, es obligatorio tener una conversación delicada y cuidadosa con la posible víctima, así como atender cualquier lesión física que se observe. Como parte de la anamnesis sistemática, se preguntará a todas las pacientes sobre la violencia dentro de sus vidas. Aunque todas las mujeres tienen riesgo de sufrir malos tratos, ciertas experiencias y circunstancias de la vida pueden poner a algunas en situaciones de mayor riesgo (cuadro 48-3).

El papel del médico es: *1)* conocer los signos y síntomas de la violencia de pareja, *2)* preguntar a todas las pacientes sobre exposiciones pasadas o presentes a la violencia; *3)* intervenir y derivar, cuando sea adecuado, y *4)* evaluar el riesgo y el peligro de la paciente (cuadro 48-4).

CUADRO 48-4
Modelo RADAR del enfoque de la violencia doméstica por parte del médico

R: **Recordar** preguntar de forma sistemática sobre la violencia de pareja en la práctica habitual.
A: **Preguntar (*Ask*) directamente** sobre la violencia con preguntas como «¿En alguna ocasión, alguna pareja la ha golpeado, pateado o herido de algún otro modo, o la ha atemorizado?» La entrevista debe ser siempre en privado.
D: **Documentar** información sobre «presunta violencia doméstica» o «violencia de pareja» en la historia clínica de la paciente, y presentar informes cuando la ley lo requiera.
A: **Evaluar (*Assess*)** la seguridad de la paciente. ¿Puede regresar al domicilio con seguridad? Averiguar si existen armas en el domicilio, si los niños están en situación de peligro y si la violencia está aumentando.
R: **Revisar** las opciones con la paciente. Conocer los tipos de opciones de derivación (p. ej., centros de acogida para mujeres, grupos de apoyo, asesor legal).

Massachusetts Medical Society. Partner violence: how to recognize and treat victims of abuse. 4.ª ed. Waltham, MA: Massachusetts Medical Society; 2004.

CUADRO 48-5

Planificación de una salida para abandonar la relación con malos tratos

- Prepare con tiempo una maleta, y déjela en casa de un amigo o vecino. Incluya dinero en efectivo o tarjetas de crédito, así como ropa para usted y los niños. Lleve también el muñeco c juguete favorito de cada niño.
- Consiga un juego extra de las llaves del coche y de la casa, y guárdelo fuera del domicilio por si tiene que abandonarlo rápidamente.
- Lleve consigo documentos importantes, como:
  - Certificado de nacimiento (también el de los niños)

- Tarjetas de aseguradoras sanitarias y fármacos
- Escritura o contrato de alquiler de la casa o el piso
- Talonario de cheques y cheques extra
- Tarjeta de la seguridad social, permiso de residencia o permiso de trabajo
- Denuncias y órdenes judiciales
- Carnet de identidad y permiso de conducir
- Recibos

Modificado de American College of Obstetricians and Gynecologists. Intimate partner violence. En: *Special issues in women's health.* Washington, DC: ACO 2005:169-188.

Asesoramiento

Si la paciente va a regresar a un domicilio inseguro, hay que planificar su seguridad, y ofrecer la derivación a organismos o centros de la comunidad. Debe animarse a las mujeres para que llamen a un centro de acogida para obtener más ayuda, y hay que asegurarles que estas llamadas serán anónimas. En el cuadro 48-5 se detallan los pasos que se sugieren a las pacientes cuando están preparadas para abandonar una situación de malos tratos.

LECTURAS RECOMENDADAS

American College of Obstetricians and Gynecologists. *Guidelines for Women's Health Care: A Resource Manual.* 3rd ed. Washington, D.C.: ACOG; 2007:276–281.

Intimate partner violence. In: *Special Issues In Women's Health.* Washington, DC: American College of Obstetricians and Gynecologists; 2005:169–188.

Violence against women. In: *Precis: Primary and Preventive Care.* 3rd ed. Washington, DC: American College of Obstetricians and Gynecologists; 2007:116–133.

Expediente de salud de la mujer del ACOG

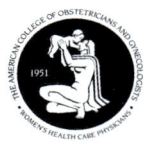

ACOG WOMAN'S HEALTH RECORD

CÓMO UTILIZAR EL ACOG WOMAN'S HEALTH RECORD

El ACOG Woman's Health Record pretende ser una historia clínica completa para la asistencia ginecológica de la mujer. Permite la documentación tanto de los servicios preventivos como de servicios dirigidos a un problema principal. Este registro se ha diseñado específicamente para ayudar en la documentación y en la codificación correcta de los servicios sanitarios para las mujeres.

Las recomendaciones contenidas en el ACOG Woman's Health Record están sujetas a modificaciones por directrices proporcionadas posteriormente por el ACOG. El ACOG Woman's Health Record comprende:

Formulario A: Anamnesis del médico

Formulario B: Anamnesis proporcionada por la paciente

Formulario C: Lista de problemas/Documentación de las vacunaciones/Registros de cribados sistemáticos y de factores de riesgo

Formulario A. La anamnesis del médico incluye:

Anamnesis del médico. La anamnesis del médico puede utilizarse para registrar cualquier tipo de encuentro ambulatorio, entre ellos las consultas. Cuando esté clínicamente indicado, el médico deberá completar una nueva anamnesis en cada visita.

Exploración física. La sección de la exploración física debe completarla el médico cada vez que se realice una exploración. El modelo proporciona recordatorios para ayudar a documentar los servicios que se proporcionan. Este formulario se basa en las directrices del CMS de 1997 (antiguamente, HCFA) para la exploración del aparato genitourinario femenino, y puede utilizarse para documentar cualquier nivel de exploración.

Toma de decisiones médicas. La sección sobre la toma de decisiones médicas proporciona espacio para documentar los minutos utilizados, el tiempo total del encuentro y otros servicios necesarios para determinar el nivel correcto de la toma de decisiones médicas.

Formulario B. La anamnesis proporcionada por la paciente es una forma opcional de poner en práctica la flexibilidad de que las pacientes completen su propia anamnesis en la consulta o antes. Utiliza un lenguaje que probablemente la paciente entiende, e incluye un amplio espacio para las notas del médico.

El espacio al final del formulario permite a los médicos revisar la anamnesis y ratificarla para 4 años. Al quinto año, debe solicitarse a la paciente que complete un nuevo modelo.

Formulario C. Incluye:

Lista de problemas y documentación de vacunaciones. La Lista de problemas abarca los problemas, las alergias, los antecedentes familiares y el consumo habitual de medicamentos. La documentación de las vacunaciones enumera las vacunaciones recomendadas por el ACOG para uso sistemático o para pacientes de riesgo elevado, tal como se define en la tabla adjunta de factores de riesgo elevado. El amplio espacio disponible para enumerar los problemas y documentar las vacunaciones permite utilizar el mismo formulario durante años.

Registros de cribados sistemáticos y de riesgo elevado. Los registros de cribados sistemáticos y de riesgo elevado proporcionan un amplio espacio para documentar los cribados analíticos y de otro tipo. Dentro del registro de cribados sistemáticos se incluyen las pruebas de cribado de uso sistemático recomendadas por el ACOG, y proporciona recordatorios para la frecuencia recomendada de los servicios. El registro de cribados de riesgo elevado incluye las pruebas de cribado recomendadas por el ACOG según los factores de riesgo definidos en la tabla adjunta de factores de riesgo elevado.

El Woman's Health Record del ACOG también incluye información bibliográfica (una por cada grupo):

Datos de codificación. Esta hoja incluye todos los recordatorios que un médico necesita para codificar correctamente la anamnesis, la exploración física y la toma de decisiones médicas obtenidas durante la consulta. Una vez que estos elementos han sido codificados correctamente, pueden utilizarse las tablas resumen para seleccionar el código correcto para la consulta.

Tabla de factores de riesgo elevado. La tabla (al dorso de esta ficha) enumera en un espacio los factores de riesgo que deben impulsar intervenciones recomendadas, pruebas analíticas y vacunaciones. Se usará para completar la documentación de las vacunaciones y los registros de cribado de riesgo elevado.

NOMBRE DE LA PACIENTE:_____

FECHA DE NACIMIENTO:_____

N.° ID:_____

FECHA:_____

ANAMNESIS DEL MÉDICO

☐ PACIENTE NUEVA	☐ PACIENTE CONOCIDA	☐ CONSULTA:	☐ INFORME ENVIADO: / /

MÉDICO DE ATENCIÓN PRIMARIA: QUIÉN REMITE A LA PACIENTE:

OTROS MÉDICOS:

MOTIVO PRINCIPAL (MP) (NECESARIO EN TODAS LAS CONSULTAS SALVO EN LAS PREVENTIVAS):   FÁRMACOS ACTUALES CON RECETA: ☐ NINGUNO

ANAMNESIS DE LA ENFERMEDAD ACTUAL: FÁRMACOS ACTUALES DE LIBRE DISPENSACIÓN/COMPLEMENTARIOS/ALTERNATIVOS ☐ NINGUNO

CAMBIOS DESDE LA ÚLTIMA VISITA	SÍ	NO	NOTAS
ENFERMEDADES	☐	☐	
CIRUGÍA	☐	☐	
NUEVOS FÁRMACOS	☐	☐	
CAMBIOS EN LOS ANTECEDENTES FAMILIARES	☐	☐	
NUEVAS ALERGIAS	☐	☐	
CAMBIOS EN LA ANAMNESIS GINECOLÓGICA	☐	☐	
CAMBIOS EN LA ANAMNESIS OBSTÉTRICA	☐	☐	

ALERGIAS (DESCRIBIR REACCIÓN): ☐ NINGUNA

ÚLTIMO CRIBADO DE CÁNCER CERVICAL ☐ CITOLOGÍA   ☐ PRUEBA VPH   /   /

ÚLTIMA MAMOGRAFÍA: /   /

ÚLTIMO CRIBADO DE CÁNCER COLORRECTAL: /   /

ANAMNESIS GINECOLÓGICA (AG)

FUM: /   /   EDAD DE LA MENARQUIA:_____   DURACIÓN DEL FLUJO:_____   INTERVALO ENTRE PERÍODOS:_____   VARIACIONES RECIENTES:_____

SEXUALMENTE ACTIVA ☐ SÍ   ☐ NO   ALGUNA RELACIÓN SEXUAL ☐ SÍ ☐ NO   NÚMERO DE PAREJAS (TODA LA VIDA):_____

LAS PAREJAS SON: ☐ HOMBRES ☐ MUJERES ☐ AMBOS

MÉTODO ANTICONCEPTIVO ACTUAL: ANTECEDENTES PERSONALES DE MÉTODOS ANTICONCEPTIVOS:

ANAMNESIS OBSTÉTRICA (AO)

	NÚMERO			**NÚMERO**			**NÚMERO**
EMBARAZOS		ABORTOS INDUCIDOS			ABORTOS ESPONTÁNEOS		
PREMATUROS (<37 SEMANAS)		NACIDOS VIVOS			HIJOS QUE VIVEN		

N.°	FECHA NACIMIENTO	PESO AL NACER	SEXO DEL BEBÉ	SEMANAS DE GESTACIÓN	TIPO DE PARTO (VAGINAL CESÁREA, ETC.)	NOTAS DEL MÉDICO
1.						
2.						
3.						
4.						

¿COMPLICACIONES DURANTE EL EMBARAZO?

☐ DIABETES   ☐ TENSIÓN ARTERIAL ELEVADA   ☐ PREECLAMPSIA/TOXEMIA   ☐ OTROS

¿ANTECEDENTE DE DEPRESIÓN ANTES O DESPUÉS DEL EMBARAZO? ☐ NO ☐ SÍ, CÓMO SE TRATÓ

ANTECEDENTES PERSONALES (AP)

☐ NO CONTRIBUYENTE ☐ SIN CAMBIOS INTERNOS DESDE: /   /

INTERVENCIONES QUIRÚRGICAS:

ENFERMEDADES (FÍSICAS Y MENTALES):

LESIONES:

VACUNACIONES/PRUEBA TUBERCULOSIS:

ACOG WOMAN'S HEALTH RECORD (FORMULARIO A—ANAMNESIS DEL MÉDICO) PÁGINA 1 DE 4

ANAMNESIS DEL MÉDICO *(continuación)*

NOMBRE DE LA PACIENTE:	FECHA DE NACIMIENTO: / /	N.º ID:	FECHA: / /

ANTECEDENTES FAMILIARES (AF)

☐ NO CONTRIBUYENTE   ☐ SIN CAMBIOS INTERNOS DESDE: /   /

MADRE: ☐ VIVA   ☐ MUERTA: CAUSA   EDAD: PADRE: ☐ VIVO   ☐ MUERTO: CAUSA   EDAD:

HERMANOS: N.º VIVOS: N.º MUERTOS: CAUSAS/EDADES:

HIJOS: N.º VIVOS: N.º MUERTOS: CAUSAS/EDADES:

EN CASO AFIRMATIVO, INDICAR QUIÉN Y EDAD DEL DIAGNÓSTICO

☐ DIABETES   ☐ CARDIOPATÍA   ☐ HIPERLIPIDEMIA

☐ CÁNCER   ☐ HIPERTENSIÓN   ☐ TROMBOEMBOLIA VENOSA/PROFUNDA/EMBOLIA PULMONAR

☐ OSTEOPOROSIS   ☐ OTRAS ENFERMEDADES

ANTECEDENTES SOCIALES (AS)

☐ NO CONTRIBUYENTE   ☐ SIN CAMBIOS INTERNOS DESDE: /   /

	SÍ	NO	NOTAS		SÍ	NO	NOTAS
TABAQUISMO	☐	☐		DIETA COMENTADA	☐	☐	
CONSUMO DE ALCOHOL: ESPECIFICAR CANTIDAD Y TIPO (355 ML CERVEZA = 140 ML VINO = 45 ML LICOR)	☐	☐		APORTE DE ÁCIDO FÓLICO	☐	☐	
				APORTE DE CALCIO	☐	☐	
CONSUMO DE DROGAS	☐	☐		EJERCICIO REGULAR	☐	☐	
USO INCORRECTO DE FÁRMACOS CON RECETA	☐	☐		CONSUMO CAFEÍNA	☐	☐	
VIOLENCIA DE PAREJA	☐	☐		VOLUNTADES ANTICIPADAS (TESTAMENTO VITAL)	☐	☐	
ABUSO SEXUAL	☐	☐		DONACIÓN DE ÓRGANOS	☐	☐	
RIESGOS PARA LA SALUD DOMICILIO/TRABAJO	☐	☐		OTROS			
USO CINTURÓN SEGURIDAD	☐	☐		☐ SIN CAMBIOS DESDE: / /			

ANAMNESIS POR APARATOS (AA)

1. GENERAL
☐ NEGATIVO   ☐ PÉRDIDA PESO   ☐ AUMENTO DE PESO
☐ FIEBRE   ☐ CANSANCIO   ☐ OTROS   MAYOR ALTURA_____

2. OJOS
☐ NEGATIVO   ☐ ALTERACIÓN VISUAL   ☐ GAFAS/LENTES DE CONTACTO
☐ OTROS

3. OTORRINOLARINGOLOGÍA
☐ NEGATIVO   ☐ ÚLCERAS   ☐ SINUSITIS
☐ CEFALEA   ☐ HIPOACUSIA   ☐ OTROS

4. CARDIOVASCULAR
☐ NEGATIVO   ☐ ORTOPNEA   ☐ DOLOR TORÁCICO   ☐ DISNEA DE ESFUERZO
☐ EDEMA   ☐ PALPITACIONES   ☐ OTROS

5. RESPIRATORIO
☐ NEGATIVO   ☐ SIBILANCIAS   ☐ HEMOPTISIS
☐ DISNEA   ☐ TOS   ☐ OTROS

6. DIGESTIVO
☐ NEGATIVO   ☐ DIARREA   ☐ HECES CON SANGRE   ☐ NÁUSEAS/VÓMITOS/DISPEPSIA
☐ ESTREÑIMIENTO   ☐ FLATULENCIA   ☐ DOLOR   ☐ INCONTINENCIA FECAL   ☐ OTROS

7. GENITOURINARIO
☐ NEGATIVO   ☐ HEMATURIA   ☐ DISURIA   ☐ TENESMO
☐ POLAQUIURIA   ☐ VACIADO INCOMPLETO   ☐ INCONTINENCIA
☐ DISPAREUNIA   ☐ PERÍODOS ANÓMALOS O DOLOROSOS   ☐ SPM
☐ HEMORRAGIA VAGINAL ANÓMALA   ☐ FLUJO VAGINAL ANÓMALO   ☐ OTROS

8. MUSCULOESQUELÉTICO
☐ NEGATIVO   ☐ DEBILIDAD MUSCULAR
☐ DOLOR MUSCULAR O ARTICULAR   ☐ OTROS

9a. PIEL
☐ NEGATIVO   ☐ EXANTEMA   ☐ ÚLCERAS
☐ SEQUEDAD   ☐ LESIONES PIGMENTADAS   ☐ OTROS

9b. MAMA
☐ NEGATIVO   ☐ MASTALGIA
☐ FLUJO   ☐ MASAS   ☐ OTROS

10. NEUROLÓGICO
☐ NEGATIVO   ☐ SÍNCOPE   ☐ CONVULSIONES   ☐ ENTUMECIMIENTO
☐ DIFICULTAD AL ANDAR   ☐ GRAVES PROBLEMAS DE MEMORIA   ☐ OTROS

11. PSIQUIÁTRICO
☐ NEGATIVO   ☐ DEPRESIÓN   ☐ LLANTO
☐ ANSIEDAD INTENSA   ☐ OTROS

12. ENDOCRINO
☐ NEGATIVO   ☐ DIABETES   ☐ HIPOTIROIDISMO   ☐ HIPERTIROIDISMO
☐ SOFOCOS   ☐ ALOPECIA   ☐ INTOLERANCIA AL FRÍO/CALOR   ☐ OTROS

13. HEMATOLÓGICO/LINFÁTICO
☐ NEGATIVO   ☐ HEMATOMAS
☐ HEMORRAGIA   ☐ ADENOPATÍAS   ☐ OTROS

14. ALERGIA/INMUNOLOGÍA   (V. PRIMERA PÁGINA)

EXPLORACIÓN FÍSICA

NOMBRE DE LA PACIENTE: _____ FECHA DE NACIMIENTO: / / N.° ID: _____ FECHA: / /

GENERAL

• CONSTANTES VITALES (REGISTRAR ≥ 3 CONSTANTES VITALES)

TALLA: _____ PESO: _____ IMC: _____ TENSIÓN ARTERIAL (SENTADA): _____ TEMPERATURA: _____ PULSO: _____ RESPIRACIÓN: _____

• ASPECTO GENERAL (SEÑALAR TODO LO QUE PROCEDA):

☐ BIEN DESARROLLADO ☐ OTROS ☐ SIN DEFORMIDADES ☐ OTROS

☐ BIEN NUTRIDO ☐ OTROS ☐ BUEN CRECIMIENTO ☐ OTROS

☐ CONSTITUCIÓN NORMAL ☐ OBESO ☐ OTROS

CUELLO

• CUELLO ☐ NORMAL ☐ ALTERADO _____

• GLÁNDULA TIROIDEA ☐ NORMAL ☐ ALTERADA _____

RESPIRATORIO

• ESFUERZO RESPIRATORIO ☐ NORMAL ☐ ALTERADO _____

• AUSCULTACIÓN PULMONAR ☐ NORMAL ☐ ALTERADA _____

CARDIOVASCULAR

• AUSCULTACIÓN CARDÍACA

  TONOS ☐ NORMAL ☐ ALTERADO _____

  SOPLOS ☐ NORMAL ☐ ALTERADO _____

• VASCULAR PERIFÉRICO ☐ NORMAL ☐ ALTERADO _____

DIGESTIVO

• ABDOMEN ☐ NORMAL ☐ ALTERADO _____

• HERNIAS ☐ NINGUNA ☐ PRESENTES _____

• HÍGADO/BAZO

  HÍGADO ☐ NORMAL ☐ ALTERADO _____

  BAZO ☐ NORMAL ☐ ALTERADO _____

• GUAYACO EN HECES, SI ESTÁ INDICADO ☐ POSITIVO ☐ NEGATIVO

LINFÁTICO

• PALPACIÓN GANGLIONAR (ELEGIR LOS NECESARIOS)

  CUELLO ☐ NORMAL ☐ ALTERADO _____

  AXILA ☐ NORMAL ☐ ALTERADO _____

  INGLE ☐ NORMAL ☐ ALTERADO _____

  OTRAS LOCALIZACIONES ☐ NORMAL ☐ ALTERADO _____

PIEL

• INSPECCIÓN/PALPACIÓN ☐ NORMAL ☐ ALTERADO _____

NEUROLÓGICA/PSIQUIÁTRICA

• ORIENTACIÓN ☐ TIEMPO ☐ LUGAR ☐ PERSONA ☐ COMENTARIOS

• ESTADO DE ÁNIMO Y AFECTO ☐ NORMAL ☐ DEPRIMIDO ☐ ANSIEDAD ☐ AGITADO ☐ OTROS

GINECOLÓGICA (AL MENOS 7)

• MAMAS ☐ NORMAL ☐ ALTERADO _____

• GENITALES EXTERNOS ☐ NORMAL ☐ ALTERADO _____

• MEATO URETRAL ☐ NORMAL ☐ ALTERADO _____

• URETRA ☐ NORMAL ☐ ALTERADO _____

• VEJIGA ☐ NORMAL ☐ ALTERADO _____

• VAGINA/SOSTÉN PÉLVICO ☐ NORMAL ☐ ALTERADO _____

• CUELLO UTERINO ☐ NORMAL ☐ ALTERADO _____

• ÚTERO ☐ NORMAL ☐ ALTERADO _____

• ANEJOS/PARAMETRIO ☐ NORMAL ☐ ALTERADO _____

• ANO/PERINÉ ☐ NORMAL ☐ ALTERADO _____

• RECTAL ☐ NORMAL ☐ ALTERADO _____

(V. TAMBIÉN GUAYACO EN HECES, ANTERIORMENTE)

• Nº TOTAL DE (•) ELEMENTOS EXAMINADOS: _____

ACOG WOMAN'S HEALTH RECORD (FORMULARIO A—ANAMNESIS DEL MÉDICO) PÁGINA 3 DE 4

TOMA DE DECISIONES MÉDICAS

NOMBRE DE LA PACIENTE: FECHA DE NACIMIENTO: /   /   N.º ID: FECHA: /   /

CANTIDAD Y COMPLEJIDAD DE LOS DATOS REVISADOS

PRUEBA(S) SOLICITADA(S):

☐ ANALÍTICAS

    CITOLOGÍA CERVICAL

    PRUEBA VPH

    PREPARACIÓN EN FRESCO

    CLAMIDIAS

    GONORREA

    OTROS:_____

☐ RADIOLOGÍA/ECOGRAFÍA

    MAMOGRAFÍA

    OTROS:_____

REVISIÓN DE INFORMES:

☐ RESULTADOS ANTERIORES DE LA PRUEBA:_____

☐ COMENTARIO DE LOS RESULTADOS DE LA PRUEBA CON EL MÉDICO QUE LA REALIZA:_____

☐ INFORMES ANTIGUOS REVISADOS Y RESUMIDOS:_____

☐ HISTORIA OBTENIDA A PARTIR DE OTRA FUENTE:_____

☐ REVISIÓN INDEPENDIENTE DE IMAGEN/MUESTRA:_____

DIAGNÓSTICOS/OPCIONES TERAPÉUTICAS

☐ PROBLEMA YA DIAGNOSTICADO   ☐ OTRO PROBLEMA

EVALUACIÓN Y PLANIFICACIÓN:

RIESGOS DE COMPLICACIONES Y/O MORBILIDAD/MORTALIDAD:

☐ MÍNIMOS (P. EJ., CATARRO, MOLESTIAS Y DOLORES, FÁRMACOS DE LIBRE DISPENSACIÓN)

☐ BAJOS (P. EJ., CISTITIS, VAGINITIS, RENOVACIÓN RECETAS, CIRUGÍA MENOR SIN FACTORES DE RIESGO)

☐ MODERADOS (P. EJ., MASAS MAMARIAS, MENSTRUACIÓN IRREGULAR, CEFALEAS, CIRUGÍA MENOR CON FACTORES DE RIESGO, CIRUGÍA IMPORTANTE SIN FACTORES DE RIESGO, NUEVAS RECETAS DE FÁRMACOS)

☐ ELEVADOS (P. EJ., DOLOR PÉLVICO, HEMORRAGIA RECTAL, SÍNTOMAS MÚLTIPLES, CIRUGÍA IMPORTANTE CON FACTORES DE RIESGO, QUIMIOTERAPIA, CIRUGÍA DE URGENCIA)

SE ACONSEJA A LA PACIENTE SOBRE: ☐ ABANDONO DEL TABAQUISMO   ☐ MÉTODOS ANTICONCEPTIVOS

    ☐ CONTROL DEL PESO   ☐ SEXO SEGURO

    ☐ EJERCICIO FÍSICO   ☐ OTROS

☐ **MATERIALES EDUCATIVOS PROPORCIONADOS A LA PACIENTE**

MINUTOS ASESORADOS:

TIEMPO TOTAL DEL ENCUENTRO:

FIRMA:

FECHA: /   /

ACOG WOMAN'S HEALTH RECORD (FORMULARIO A—ANAMNESIS DEL MÉDICO) PÁGINA 4 DE 4

ACOG WOMAN'S HEALTH RECORD (FORMULARIO B—ANAMNESIS PROPORCIONADA POR LA PACIENTE) PÁGINA 1 DE 6

SÓLO PARA USO EN LA CONSULTA

☐ NUEVA PACIENTE

☐ PACIENTE CONOCIDA

☐ CONSULTA

☐ INFORME ENVIADO: /   /

ANAMNESIS PROPORCIONADA POR LA PACIENTE

NOMBRE DE LA PACIENTE:	FECHA DE NACIMIENTO: / /	N.º ID:	FECHA: / /

DIRECCIÓN:

CIUDAD: ESTADO:

TELÉFONO PARTICULAR: (   )   TELÉFONO DEL TRABAJO: (   )

EMPRESA: SEGURO MÉDICO: N.º PÓLIZA:

NOMBRE QUE DESEA UTILIZAR: IDIOMA PRINCIPAL:

NOMBRE DEL CÓNYUGE/PAREJA: CONTACTO PARA URGENCIAS:

RELACIÓN:

TELÉFONO PARTICULAR: (   )   TELÉFONO TRABAJO: (   )

DERIVADA POR:

¿POR QUÉ HA ACUDIDO HOY A LA CONSULTA?

SI ESTÁ POR UNA REVISIÓN ANUAL, ES   ☐ PRIMERA VISITA   ☐ SÓLO GINECOLOGÍA

¿SE TRATA DE UN NUEVO PROBLEMA?

DESCRIBA, POR FAVOR, EL PROBLEMA, INCLUYENDO SU LOCALIZACIÓN, INTENSIDAD Y DURACIÓN

Si se siente incómoda respondiendo a alguna de las preguntas, déjelas en blanco; puede comentarlas con el médico o la enfermera

ANAMNESIS GINECOLÓGICA

	NOTAS DEL MÉDICO
FECHA ÚLTIMA MENSTRUCIÓN NORMAL (PRIMER DÍA): / /	
EDAD EN QUE EMPEZÓ A MENSTRUAR:	
DURACIÓN DE LOS PERÍODOS (NÚMERO DE DÍAS QUE SANGRA):	
NÚMERO DE DÍAS ENTRE LOS PERÍODOS:	
¿ALGÚN CAMBIO RECIENTE EN LOS PERÍODOS?	
¿ES SEXUALMENTE ACTIVA EN LA ACTUALIDAD?	
¿HA MANTENIDO RELACIONES SEXUALES ALGUNA VEZ?	
NÚMERO DE PAREJAS SEXUALES (A LO LARGO DE LA VIDA)	
LAS PAREJAS SEXUALES SON ☐ HOMBRES ☐ MUJERES ☐ AMBOS	
MÉTODO ANTICONCEPTIVO ACTUAL:	
¿HA USADO ALGUNA VEZ UN DISPOSITIVO INTRAUTERINO (DIU) O ANTICONCEPTIVOS ORALES?	
SI ES ASÍ, ¿DURANTE CUÁNTO TIEMPO?	
¿CUÁNDO SE REALIZÓ LA ÚLTIMA PRUEBA DE PAPANICOLAU?	
¿CUÁL FUE EL RESULTADO?	
¿EN ALGUNA OCASIÓN EL PAP HA SIDO POSITIVO?	
¿SE EXPLORA LAS MAMAS?	
¿HA ESTADO EXPUESTA AL DIETILESTILBESTROL (DEB)?	

ANAMNESIS PROPORCIONADA POR LA PACIENTE *(continuación)*

NOMBRE DE LA PACIENTE: FECHA DE NACIMIENTO: /   /   N.º ID: FECHA: /   /

ANAMNESIS OBSTÉTRICA

	NÚMERO			NÚMERO			NÚMERO
EMBARAZOS		ABORTOS INDUCIDOS			ABORTOS ESPONTÁNEOS		
PREMATUROS (<37 SEM)		NACIDOS VIVOS			HIJOS QUE VIVEN		

N.º	FECHA NACIMIENTO	PESO AL NACER	SEXO DEL BEBÉ	SEMANAS DE GESTACIÓN	TIPO DE PARTO (VAGINAL, CESÁREA, ETC.)	NOTAS DEL MÉDICO
1.						
2.						
3.						
4.						

¿ALGUNA COMPLICACIÓN EN EL EMBARAZO?

☐ DIABETES   ☐ HIPERTENSIÓN/TENSIÓN ARTERIAL ELEVADA   ☐ PREECLAMPSIA/TOXEMIA   ☐ OTRAS

¿ALGÚN ANTECEDENTE DE DEPRESIÓN ANTES O DESPUÉS DE LA GESTACIÓN?   ☐ NO   ☐ SÍ, CÓMO SE TRATÓ

FÁRMACOS ACTUALES
(Incluyendo hormonas, vitaminas, plantas medicinales, fármacos de libre dispensación)

NOMBRE DEL FÁRMACO	DOSIS	QUIÉN LO RECETÓ	NOMBRE DEL FÁRMACO	DOSIS	QUIÉN LO RECETÓ

ANTECEDENTES FAMILIARES

MADRE: ☐ VIVA   ☐ FALLECIDA: CAUSA: EDAD: PADRE: ☐ VIVO   ☐ FALLECIDO: CAUSA: EDAD:

HERMANOS: NÚMERO DE VIVOS: NÚMERO DE FALLECIDOS: CAUSAS/EDADES:

HIJOS: NÚMERO DE VIVOS: NÚMERO DE FALLECIDOS: CAUSAS/EDADES:

ENFERMEDADES	SÍ	QUÉ FAMILIAR(ES) Y EDAD DE INICIO	NOTAS DEL MÉDICO
DIABETES	☐		
ICTUS	☐		
CARDIOPATÍAS	☐		
COÁGULOS SANGUÍNEOS EN PULMONES O EXTREMIDADES INFERIORES	☐		
TENSIÓN ARTERIAL ELEVADA	☐		
COLESTEROL ELEVADO	☐		
OSTEOPOROSIS (DEBILIDAD ÓSEA)	☐		
HEPATITIS	☐		
VIH/SIDA	☐		
TUBERCULOSIS	☐		
DEFECTOS CONGÉNITOS	☐		
PROBLEMAS CON ALCOHOL O DROGAS	☐		
CÁNCER DE MAMA	☐		
CÁNCER DE COLON	☐		
CÁNCER DE OVARIO	☐		
CÁNCER UTERINO	☐		
ENFERMEDAD MENTAL/DEPRESIÓN	☐		
ENFERMEDAD DE ALZHEIMER	☐		
OTROS	☐		

ACOG WOMAN'S HEALTH RECORD (FORMULARIO B—ANAMNESIS PROPORCIONADA POR LA PACIENTE) PÁGINA 2 DE 6

American College of Obstetricians and Gynecologists

ANAMNESIS PROPORCIONADA POR LA PACIENTE *(continuación)*

NOMBRE DE LA PACIENTE:	FECHA DE NACIMIENTO: / /	N.º ID:	FECHA: / /

ANTECEDENTES SOCIALES

	SÍ	NO	NOTAS DEL MÉDICO
¿ALGUNA VEZ HA FUMADO? TABAQUISMO ACTUAL: PAQUETES AL DÍA: AÑOS:	☐	☐	
ALCOHOL: BEBIDAS AL DÍA: BEBIDAS A LA SEMANA: TIPO BEBIBA:	☐	☐	
CONSUMO DE DROGAS	☐	☐	
USO DE CINTURÓN DE SEGURIDAD	☐	☐	
EJERCICIO HABITUAL: ¿CUÁNTO TIEMPO Y CON QUÉ FRECUENCIA?	☐	☐	
CONSUMO PRODUCTOS LÁCTEOS/O COMPLEMENTOS CALCIO: APORTE DIARIO:	☐	☐	
RIESGOS PARA LA SALUD EN DOMICILIO O LABORALES	☐	☐	
¿HA SUFRIDO ABUSOS SEXUALES, AMENAZAS O LESIONES?	☐	☐	
¿HA DISPUESTO VOLUNTADES ANTICIPADAS/TESTAMENTO VITAL?	☐	☐	
¿ES DONANTE DE ÓRGANOS?	☐	☐	

PERFIL PERSONAL

ORIENTACIÓN SEXUAL: ☐ HETEROSEXUAL ☐ HOMOSEXUAL ☐ BISEXUAL

ESTADO CIVIL: ☐ CASADA ☐ CON PAREJA ☐ SOLTERA ☐ VIUDA ☐ DIVORCIADA

NÚMERO DE HIJOS VIVOS:

NÚMERO DE PERSONAS CON LAS QUE CONVIVE:

ESTUDIOS: ☐ BACHILLERATO ☐ ALGÚN ESTUDIO UNIVERSITARIO ☐ LICENCIADA ☐ POSGRADO ☐ OTROS

TRABAJO ACTUAL O MÁS RECIENTE:

¿HA VIAJADO FUERA DE ESTADOS UNIDOS?   LUGARES:

ANTECEDENTES PATOLÓGICOS PERSONALES

PRINCIPALES ENFERMEDADES	SÍ (FECHA)	NO	NO CON SEGURIDAD	NOTAS DEL MÉDICO
ASMA				
NEUMONÍA/ENFERMEDAD PULMONAR				
ENFERMEDAD RENAL/CÁLCULOS RENALES				
TUBERCULOSIS				
MIOMAS				
ENFERMEDAD DE TRANSMISIÓN SEXUAL/CLAMIDIAS				
INFERTILIDAD				
VIH/SIDA				
INFARTO DE MIOCARDIO/CARDIOPATÍA				
DIABETES				
HIPERTENSIÓN ARTERIAL				
ICTUS				
FIEBRE REUMÁTICA				
COÁGULOS SANGUÍNEOS EN PULMONES O PIERNAS				
TRASTORNOS DE LA ALIMENTACIÓN				
ENFERMEDAD AUTOINMUNITARIA (LUPUS)				
VARICELA				
CÁNCER				
REFLUJO/HERNIA DE HIATO/ÚLCERAS				
DEPRESIÓN/ANSIEDAD				
ANEMIA				
TRANSFUSIONES DE SANGRE				
CONVULSIONES/EPILEPSIA				
PROBLEMAS INTESTINALES				
GLAUCOMA				
CATARATAS				
ARTRITIS/DOLOR ARTICULAR/PROBLEMAS LUMBARES				
FRACTURAS ÓSEAS				
HEPATITIS/ICTERICIA/ENFERMEDAD HEPÁTICA				
ENFERMEDAD TIROIDEA				

American College of Obstetricians and Gynecologists

ACOG WOMAN'S HEALTH RECORD (FORMULARIO B—ANAMNESIS PROPORCIONADA POR LA PACIENTE) PÁGINA 3 DE 6

ANAMNESIS PROPORCIONADA POR LA PACIENTE *(continuación)*

NOMBRE DE LA PACIENTE:	FECHA DE NACIMIENTO: / /	N.° ID:	FECHA: / /

ANTECEDENTES PATOLÓGICOS PERSONALES *(continuación)*

PRINCIPALES ENFERMEDADES	SÍ (FECHA)	NO	NO ESTÁ SEGURA	NOTAS DEL MÉDICO
ENFERMEDAD DE LA VESÍCULA BILIAR				
CEFALEAS				
EXPOSICIÓN AL DEB				
INFERTILIDAD				
TRASTORNOS HEMORRÁGICOS				
OTROS				

OPERACIONES/HOSPITALIZACIONES

MOTIVO	FECHA	HOSPITAL

LESIONES/ENFERMEDADES

TIPO	FECHA	TIPO	FECHA

VACUNACIONES/PRUEBA

	FECHA		FECHA
REFUERZO TÉTANOS-DIFTERIA		VACUNA DE LA GRIPE	
VACUNA DE LA HEPATITIS A		VACUNA DE LA HEPATITIS B	
VACUNA VARICELA		VACUNA NEUMOCÓCICA	
VACUNA SARAMPIÓN-PAROTIDITIS-RUBÉOLA		PRUEBA CUTÁNEA TUBERCULOSIS: RESULTADO:	

NOTAS DEL MÉDICO:

ANAMNESIS POR APARATOS

Por favor, marque (x) si presenta alguno de los síntomas ahora o desde que es adulta

	ACTUALMENTE	ANTERIORMENTE	NO ESTÁ SEGURA	NOTAS DEL MÉDICO
1. GENERAL				
PÉRDIDA DE PESO	☐	☐	☐	
AUMENTO DE PESO	☐	☐	☐	
FIEBRE	☐	☐	☐	
CANSANCIO	☐	☐	☐	
CAMBIO EN LA ALTURA	☐	☐	☐	

ACOG WOMAN'S HEALTH RECORD (FORMULARIO B—ANAMNESIS PROPORCIONADA POR LA PACIENTE) PÁGINA 4 DE 6

American College of Obstetricians and Gynecologists

ANAMNESIS PROPORCIONADA POR LA PACIENTE *(continuación)*

NOMBRE DE LA PACIENTE:	FECHA DE NACIMIENTO: / /	N.º ID:	FECHA: / /

ANAMNESIS POR APARATOS *(continuación)*

	ACTUALMENTE	ANTERIORMENTE	NO ESTÁ SEGURA	NOTAS DEL MÉDICO
2. OJOS				
DIPLOPÍA (VISIÓN DOBLE)	☐	☐	☐	
MANCHAS DELANTE DE LOS OJOS	☐	☐	☐	
CAMBIOS EN LA VISIÓN	☐	☐	☐	
GAFAS/LENTILLAS	☐	☐	☐	
3. OTORRINOLARINGOLOGÍA				
DOLOR DE OÍDOS	☐	☐	☐	
ZUMBIDOS EN LOS OÍDOS	☐	☐	☐	
PROBLEMAS DE AUDICIÓN	☐	☐	☐	
PROBLEMAS SINUSALES	☐	☐	☐	
FARINGITIS	☐	☐	☐	
ÚLCERAS BUCALES	☐	☐	☐	
PROBLEMAS DENTALES	☐	☐	☐	
4. CARDIOVASCULAR				
DOLOR O PRESIÓN EN EL TÓRAX	☐	☐	☐	
DIFICULTAD PARA RESPIRAR CON EL ESFUERZO	☐	☐	☐	
HINCHAZÓN DE LAS PIERNAS	☐	☐	☐	
LATIDO CARDÍACO RÁPIDO O IRREGULAR	☐	☐	☐	
5. RESPIRATORIO				
RESPIRACIÓN DOLOROSA	☐	☐	☐	
PITOS (SIBILANCIAS)	☐	☐	☐	
ESPUTO CON SANGRE	☐	☐	☐	
DISNEA	☐	☐	☐	
TOS CRÓNICA	☐	☐	☐	
6. DIGESTIVO				
DIARREA FRECUENTE	☐	☐	☐	
HECES SANGUINOLENTAS	☐	☐	☐	
NÁUSEAS/VÓMITOS/DISPEPSIA	☐	☐	☐	
ESTREÑIMIENTO	☐	☐	☐	
EMISIÓN INVOLUNTARIA DE GAS C HECES	☐	☐	☐	
7. GENITOURINARIO				
SANGRE EN ORINA	☐	☐	☐	
DOLOR AL ORINAR	☐	☐	☐	
URGENCIA PARA ORINAR (TENESMO)	☐	☐	☐	
MICCIÓN FRECUENTE (POLAQUIURIA)	☐	☐	☐	
VACIADO INCOMPLETO	☐	☐	☐	
PÉRDIDA DE ORINA INVOLUNTARIA	☐	☐	☐	
PÉRDIDA DE ORINA AL TOSER O LLEVAR PESO	☐	☐	☐	
HEMORRAGIA ANÓMALA	☐	☐	☐	
PERÍODOS DOLOROSOS	☐	☐	☐	
SÍNDROME PREMENSTRUAL (SPM)	☐	☐	☐	
COITO DOLOROSO	☐	☐	☐	
FLUJO VAGINAL ANÓMALO	☐	☐	☐	
8. MUSCULOESQUELÉTICO				
DEBILIDAD MUSCULAR	☐	☐	☐	

ANAMNESIS PROPORCIONADA POR LA PACIENTE *(continuación)*

NOMBRE DE LA PACIENTE:	FECHA DE NACIMIENTO: / /	N.º ID:	FECHA: / /

ANAMNESIS POR APARATOS *(continuación)*

	ACTUALMENTE	ANTIGUAMENTE	NO ESTÁ SEGURA	NOTAS DEL MÉDICO
8. MUSCULOESQUELÉTICO *(continuación)*				
DOLOR MUSCULAR O ARTICULAR	☐	☐	☐	
9a. PIEL				
ERUPCIÓN	☐	☐	☐	
LLAGAS	☐	☐	☐	
PIEL SECA	☐	☐	☐	
LUNARES (CRECIMIENTO O CAMBIOS)	☐	☐	☐	
9b. MAMAS				
DOLOR MAMARIO	☐	☐	☐	
SECRECIÓN POR EL PEZÓN	☐	☐	☐	
BULTOS	☐	☐	☐	
10. NEUROLÓGICO				
MAREO	☐	☐	☐	
CONVULSIONES	☐	☐	☐	
ENTUMECIMIENTO	☐	☐	☐	
PROBLEMAS AL ANDAR	☐	☐	☐	
PROBLEMAS DE MEMORIA	☐	☐	☐	
CEFALEAS FRECUENTES	☐	☐	☐	
11. PSIQUIATRÍA				
DEPRESIÓN O LLANTO FRECUENTE	☐	☐	☐	
ANSIEDAD	☐	☐	☐	
12. ENDOCRINO				
ALOPECIA	☐	☐	☐	
INTOLERANCIA AL CALOR/FRÍO	☐	☐	☐	
SED ANÓMALA	☐	☐	☐	
SOFOCOS	☐	☐	☐	
13. HEMATOLÓGICO/LINFÁTICO				
HEMATOMAS FRECUENTES	☐	☐	☐	
CORTES QUE NO DEJAN DE SANGRAR	☐	☐	☐	
GANGLIOS AUMENTADOS DE TAMAÑO	☐	☐	☐	
14. ALERGIAS/INMUNOLOGÍA				
ALERGIAS FARMACOLÓGICAS	☐	☐	☐	
SI ES ASÍ, INDIQUE LA ALERGIA Y EL TIPO DE REACCIÓN:				
ALERGIA AL LÁTEX	☐	☐	☐	
OTRAS ALERGIAS	☐	☐	☐	
INDIQUE LA ALERGIA Y EL TIPO DE REACCIÓN:				

FORMULARIO COMPLETADO POR: ☐ PACIENTE ☐ ENFERMERA DE LA CONSULTA ☐ MÉDICO ☐ OTROS:

FIRMA DE LA PACIENTE:

FECHA REVISADA POR EL MÉDICO CON LA PACIENTE: / / FIRMA DEL MÉDICO:

REVISIÓN ANUAL DE LA ANAMNESIS

FECHA REVISIÓN: / /	FIRMA DEL MÉDICO:
FECHA REVISIÓN: / /	FIRMA DEL MÉDICO:
FECHA REVISIÓN: / /	FIRMA DEL MÉDICO:
FECHA REVISIÓN: / /	FIRMA DEL MÉDICO:
FECHA REVISIÓN: / /	FIRMA DEL MÉDICO:

ACOG WOMAN'S HEALTH RECORD (FORMULARIO B—ANAMNESIS PROPORCIONADA POR LA PACIENTE) PÁGINA 6 DE 6

NOMBRE DE LA PACIENTE:_____

FECHA DE NACIMIENTO:_____

N.º ID.:_____

FECHA:_____

LISTA DE PROBLEMAS

RIESGO ELEVADO:

ANTECEDENTES FAMILIARES:

REACCIONES ALÉRGICAS A FÁRMACOS/LÁTEX/TRANSFUSIÓN:

MEDICAMENTOS ACTUALES:

N.°	FECHA REGISTRO	PROBLEMA/RESOLUCIÓN	EDAD Y FECHA DE INICIO	FECHA DE RESOLUCIÓN
1				
2				
3				
4				
5				
6				
7				
8				
9				
10				
11				
12				
13				
14				
15				
16				
17				
18				
19				
20				
21				
22				
23				
24				
25				

ACOG WOMAN'S HEALTH RECORD (FORMULARIO C—LISTA DE PROBLEMAS/VACUNACIONES/REGISTRO DE CRIBADO) PÁGINA 1 DE 4

ACOG WOMAN'S HEALTH RECORD (FORMULARIO C—LISTA DE PROBLEMAS/VACUNACIONES/REGISTRO DE CRIBADO) PÁGINA 2 DE 4

DOCUMENTACIÓN DE VACUNACIONES*

NOMBRE DE LA PACIENTE:
FECHA DE NACIMIENTO   /   /   N.º ID:

EDAD	RECUERDO TÉTANOS-DIFTERIA	VACUNA DE LA GRIPE	VACUNA NEUMOCÓCICA	VACUNA SARAMPIÓN-PAROTIDITIS-RUBÉOLA	VACUNA DE LA HEPATITIS B	VACUNA DE LA HEPATITIS A	VACUNA DE LA VARICELA
13-18	UNA VEZ ENTRE LOS 11-16 AÑOS	SEGÚN EL RIESGO	SEGÚN EL RIESGO	SEGÚN EL RIESGO	UNA SERIE EN LAS QUE NO HAYAN SIDO VACUNADAS	SEGÚN EL RIESGO	SEGÚN EL RIESGO
19-39	CADA 10 AÑOS	SEGÚN EL RIESGO	SEGÚN EL RIESGO	SEGÚN EL RIESGO	SEGÚN EL RIESGO	SEGÚN EL RIESGO	SEGÚN EL RIESGO
40-64	CADA 10 AÑOS	ANUALMENTE A PARTIR DE 50 AÑOS	SEGÚN EL RIESGO	SEGÚN EL RIESGO	SEGÚN EL RIESGO	SEGÚN EL RIESGO	SEGÚN EL RIESGO
65 Y MÁS	CADA 10 AÑOS	ANUALMENTE	UNA VEZ		SEGÚN EL RIESGO	SEGÚN EL RIESGO	SEGÚN EL RIESGO

FECHA							
FECHA							
FECHA							
FECHA							
FECHA							
FECHA							
FECHA							
FECHA							
FECHA							
FECHA							
FECHA							
FECHA							
FECHA							
FECHA							
FECHA							
FECHA							
FECHA							
FECHA							
FECHA							

* Para vacunaciones según el riesgo que se expone en la tabla de factores de riesgo elevado.

American College of Obstetricians and Gynecologists

REGISTRO DE CRIBADOS SISTEMÁTICOS*

NOMBRE DE LA PACIENTE: FECHA DE NACIMIENTO: / /   N.º ID:

EDAD	CITOLOGÍA CERVICAL	EVALUACIÓN PERFIL LIPÍDICO*	MAMOGRAFÍA*	CRIBADO DE CÁNCER COLORRECTAL*	CRIBADO DENSIDAD ÓSEA*	CRIBADO CLAMIDIAS*	CRIBADO GONORREA*	ANÁLISIS DE ORINA	GLUCEMIA EN AYUNAS*	CRIBADO TIROTROPINA
13–18	ANUALMENTE EMPEZANDO UNOS 3 AÑOS DESPUÉS DEL INICIO DE LAS RELACIONES SEXUALES					MUJER SEXUALMENTE ACTIVA MENOR DE 25 AÑOS	ADOLESCENTES SEXUALMENTE ACTIVAS			
19–39	ANUALMENTE EMPEZANDO NO MÁS TARDE DE LOS 21 AÑOS					MUJER SEXUALMENTE ACTIVA MENOR DE 25 AÑOS				
40–64	CADA 2-3 AÑOS DESPUÉS DE 3 PRUEBAS CONSECUTIVAS NEGATIVAS SI NO HAY ANTECEDENTE DE CIN 2 O 3, INMUNODEPRESIÓN, INFECCIÓN POR VIH O EXPOSICIÓN INTRAUTERINA A DEB	CADA 5 AÑOS A PARTIR DE LOS 45 AÑOS	CADA 1-2 AÑOS HASTA LOS 50 AÑOS, A PARTIR DE AHÍ, ANUALMENTE	A PARTIR DE LOS 50 AÑOS PHH ANUAL O SIGMOIDOSCOPIA FLEXIBLE CADA 5 AÑOS O PHH ANUAL MÁS SIGMOIDOS-COPIA FLEXIBLE CADA 5 AÑOS O ENEMA OPACO CON DOBLE CONTRASTE CADA 5 AÑOS O COLONOSCOPIA CADA 10 AÑOS					CADA 3 AÑOS A PARTIR DE LOS 45 AÑOS	CADA 5 AÑOS A PARTIR DE LOS 50 AÑOS
65 Y MÁS	CADA 2-3 AÑOS DESPUÉS DE 3 PRUEBAS CONSECUTIVAS NEGATIVAS SI NO HAY ANTECEDENTE DE CIN 2 O 3, INMUNODEPRESIÓN, INFECCIÓN POR VIH O EXPOSICIÓN INTRAUTERINA A DEB	CADA 5 AÑOS	ANUALMENTE O SEGÚN ESTÉ INDICADO	PHH ANUAL O SIGMOIDOSCOPIA FLEXIBLE CADA 5 AÑOS O PHH ANUAL MÁS SIGMOIDOS-COPIA FLEXIBLE CADA 5 AÑOS O ENEMA OPACO CON DOBLE CONTRASTE CADA 5 AÑOS O COLONOS-COPIA CADA 10 AÑOS	SI NO EXISTEN NUEVOS FACTORES DE RIESGO, CRIBADOS SUCESIVOS CON UNA FRECUENCIA NO SUPERIOR A CADA 2 AÑOS			ANUAL O SEGÚN SE INDIQUE	CADA 3 AÑOS	CADA 5 AÑOS

FECHA:										
RESULTADO:										
FECHA:										
RESULTADO:										
FECHA:										
RESULTADO:										
FECHA:										
RESULTADO:										
FECHA:										
RESULTADO:										
FECHA:										
RESULTADO:										
FECHA:										
RESULTADO:										
FECHA:										
RESULTADO:										

*Esta prueba puede ser adecuada para otras pacientes, según el riesgo (v. el Registro de análisis en caso de riesgo elevado y la tabla de factores de riesgo elevado).

American College of Obstetricians and Gynecologists

Copyright © 2005 (AA322) 1234S/98765

ACOG WOMAN'S HEALTH RECORD (FORMULARIO C—LISTA DE PROBLEMAS/VACUNACIONES/REGISTRO DE CRIBADO) PÁGINA 3 DE 4

ACOG WOMAN'S HEALTH RECORD (FORMULARIO C—LISTA DE PROBLEMAS/VACUNACIONES/REGISTRO DE CRIBADO) PÁGINA 4 DE 4

REGISTRO DE CRIBADOS DE RIESGO ELEVADO*

NOMBRE DE LA PACIENTE:

FECHA DE NACIMIENTO: / /   N.º ID:

	DETERMINACIÓN HEMOGLOBINA	CRIBADO DENSIDAD ÓSEA	PRUEBA BACTERIURIA	PRUEBA ETS	PRUEBA VIH**	PRUEBAS GENÉTICAS	VALORES RUBÉOLA	PRUEBA CUTÁNEA TB	EVALUACIÓN PERFIL LIPÍDICO	MAMOGRAFÍA	GLUCEMIA EN AYUNAS	PRUEBA TSH	CRIBADO CÁNCER COLORRECTAL	PRUEBA VIRUS HEPATITIS C
FECHA:														
RESULTADO:														
FECHA:														
RESULTADO:														
FECHA:														
RESULTADO:														
FECHA:														
RESULTADO:														
FECHA:														
RESULTADO:														
FECHA:														
RESULTADO:														
FECHA:														
RESULT:														
DATE:														
RESULTADO:														
FECHA:														
RESULTADO:														
FECHA:														
RESULTADO:														
FECHA:														
RESULTADO:														
FECHA:														
RESULTADO:														

*V. Tabla de factores de riesgo elevado.
**Comprobar requisitos antes de registrar los resultados.
American College of Obstetricians and Gynecologists

Copyright © 2005   (AA322)   12345/98765

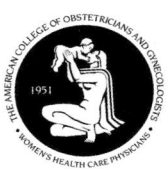

ACOG WOMAN'S HEALTH RECORD

DATOS DE CODIFICACIÓN*

ANAMNESIS

MOTIVO PRINCIPAL (MP)

NECESARIO EN TODAS LAS VISITAS SALVO EN LAS PREVENTIVAS

ANAMNESIS DE LA ENFERMEDAD ACTUAL (AEA)

BREVE = 1-3 ELEMENTOS   AMPLIADA = 4+ ELEMENTOS O ESTADO DE 3+ AFECCIONES CRÓNICAS/INACTIVAS

FACTORES A CONSIDERAR:

LOCALIZACIÓN, CALIDAD, INTENSIDAD, DURACIÓN, CRONOLOGÍA, CONTEXTO, FACTORES QUE LO MODIFICAN, SIGNOS Y SÍNTOMAS ASOCIADOS

ANTECEDENTES, ANTECEDENTES FAMILIARES Y ANTECEDENTES SOCIALES (AFAS)

AFAS PERTINENTE = 1 PUNTO ESPECÍFICO DE CADA UNO

AFAS COMPLETO = PACIENTE NUEVA: 1 PUNTO ESPECÍFICO DE CADA TIPO DE ANTECEDENTES

PACIENTE CONOCIDA: 1 PUNTO ESPECÍFICO DE 2 DE LOS 3 TIPOS DE ANTECEDENTES

ANAMNESIS POR APARATOS (AA)

AA DEL PROBLEMA PERTINENTE = RESPUESTAS POSITIVAS Y PERTINENTES NEGATIVAS RELACIONADAS CON EL PROBLEMA

AA AMPLIADA: RESPUESTAS POSITIVAS Y PERTINENTES NEGATIVAS DE 2-9 APARATOS

AA COMPLETA = RESPUESTAS POSITIVAS Y PERTINENTES NEGATIVAS DE AL MENOS 10 APARATOS

NIVEL DE LA ANAMNESIS

(Deben cumplirse 3 elementos para un determinado nivel de la anamnesis, p. ej., AEA breve, AA pertinente y AFAS pertinente es una anamnesis centrada en el problema y ampliada)

MC	AEA	AA	AFAS	NIVEL DE ANAMNESIS
NECESARIO	BREVE (1-3 ELEMENTOS)	NINGUNO NECESARIO	NINGUNO NECESARIO	CENTRADA EN EL PROBLEMA
NECESARIO	BREVE (1-3 ELEMENTOS)	PROBLEMA PERTINENTE	NINGUNO NECESARIO	CENTRADA EN EL PROBLEMA Y AMPLIADA
NECESARIO	AMPLIADA (4+ ELEMENTOS O ESTADO DE 3+ AFECCIONES CRÓNICAS/INACTIVAS)	AMPLIADA (2-9 APARATOS)	PERTINENTE (1 DE 3)	DETALLADA
NECESARIO	AMPLIADA (4+ ELEMENTOS O ESTADO DE 3+ AFECCIONES CRÓNICAS/INACTIVAS)	COMPLETA (10 O MÁS APARATOS)	COMPLETA (NUEVA PACIENTE: 3 DE 3; PACIENTE CONOCIDA: 2 DE 3)	EXHAUSTIVA

EXPLORACIÓN FÍSICA

Exploración del aparato genitourinario femenino, 1997 CMS Guidelines

La plantilla de la exploración del aparato genitourinario femenino incluye 9 sistemas orgánicos/áreas corporales con 3 recuadros sombreados y 6 no sombreados. El sombreado sólo es importante cuando se realiza una exploración exhaustiva. Para los demás niveles de exploración, el número total de elementos documentados en la historia clínica determinará el nivel que puede comunicarse.

NIVEL DE EXPLORACIÓN	REALIZAR Y DOCUMENTAR
CENTRADA EN EL PROBLEMA	1-5 ELEMENTOS IDENTIFICADOS POR UNA MARCA
CENTRADA EN EL PROBLEMA Y AMPLIADA	6-11 ELEMENTOS IDENTIFICADOS POR UNA MARCA
DETALLADA	12 O MÁS ELEMENTOS IDENTIFICADOS POR UNA MARCA
EXHAUSTIVA	TODOS LOS ELEMENTOS IDENTIFICADOS POR UNA MARCA EN LOS APARTADOS GENERAL Y DIGESTIVO, 7 ELEMENTOS EN GINECOLÓGICO Y AL MENOS UNO EN TODOS LOS DEMÁS APARATOS

TOMA DE DECISIONES MÉDICAS

CANTIDAD Y COMPLEJIDAD DE LOS DATOS REVISADOS

MÍNIMA/NINGUNA = 1 RECUADRO   LIMITADA = 2 RECUADROS   MODERADA = 3 RECUADROS   AMPLIA: 4 O MÁS RECUADROS

LOS SIGUIENTES PUNTOS (SI SE DOCUMENTAN CUENTAN COMO 2 RECUADROS:
- INFORMES ANTIGUOS REVISADOS Y RESUMIDOS
- ANAMNESIS OBTENIDA DE OTRAS FUENTES
- REVISIÓN INDEPENDIENTE DE IMAGEN/MUESTRA

DATOS DE CODIFICACIÓN* *(continuación)*
TOMA DE DECISIONES MÉDICAS *(continuación)*

DIAGNÓSTICOS/OPCIONES TERAPÉUTICAS

MÍNIMA: PROBLEMA LEVE, PROBLEMA DIAGNOSTICADO, ESTABLE/MEJORADO

LIMITADA: PROBLEMA DIAGNOSTICADO, EMPEORAMIENTO

MÚLTIPLE: NUEVO PROBLEMA, ESTUDIOS NO ADICIONALES PLANIFICADOS

AMPLIADA: NUEVO PROBLEMA, ESTUDIOS ADICIONALES PLANIFICADOS

RIESGO DE COMPLICACIONES Y/O MORBILIDAD/MORTALIDAD POR DIAGNÓSTICOS, PROCEDIMIENTOS DIAGNÓSTICOS Y ELECCIONES TERAPÉUTICAS:

MÍNIMO (P. EJ., RESFRIADOS, MOLESTIAS Y DOLORES, FÁRMACOS DE LIBRE DISPENSACIÓN)

BAJO (P. EJ., CISTITIS, VAGINITIS, RENOVACIÓN DE LAS RECETAS, CIRUGÍA LEVE SIN FACTORES DE RIESGO)

MODERADO (P. EJ., MASA MAMARIA, MENSTRUACIÓN IRREGULAR, CEFALEAS, BIOPSIA, CIRUGÍA LEVE CON FACTORES DE RIESGO, CIRUGÍA IMPORTANTE SIN FACTORES DE RIESGO, NUEVOS FÁRMACOS RECETADOS)

ELEVADO (P. EJ., DOLOR PÉLVICO, HEMORRAGIA RECTAL, MÚLTIPLES SÍNTOMAS, CIRUGÍA IMPORTANTE CON FACTORES DE RIESGO, QUIMIOTERAPIA, CIRUGÍA DE URGENCIA)

Deben cumplirse 2 de los 3 elementos o superarse para calificar un determinado tipo de toma de decisiones médicas

CANTIDAD/COMPLEJIDAD DE LOS DATOS	DIAGNÓSTICOS/OPCIONES TERAPÉUTICAS	RIESGO DE COMPLICACIONES	TIPO DE TOMA DE DECISIONES
MÍNIMA/NINGUNA	NORMAL	MÍNIMO	DIRECTA
LIMITADA	LIMITADO	BAJO	DE ESCASA COMPLEJIDAD
MODERADA	MÚLTIPLE	MODERADO	DE COMPLEJIDAD MODERADA
AMPLIA	AMPLIO	ELEVADO	MUY COMPLEJA

RESUMEN DE LA CODIFICACIÓN

Servicios en consulta o ambulatorios, paciente nueva

COMPONENTES ESENCIALES	99201	99202	99203	99204	99205
ANAMNESIS	CENTRADA EN EL PROBLEMA	CENTRADA EN EL PROBLEMA Y AMPLIADA	DETALLADA	EXHAUSTIVA	EXHAUSTIVA
EXPLORACIÓN FÍSICA	CENTRADA EN EL PROBLEMA	CENTRADA EN EL PROBLEMA Y AMPLIADA	DETALLADA	EXHAUSTIVA	EXHAUSTIVA
TOMA DE DECISIONES MÉDICAS	DIRECTA	DIRECTA	ESCASA COMPLEJIDAD	COMPLEJIDAD MODERADA	MUY COMPLEJA
N.º COMPONENTES ESENCIALES NECESARIOS	LOS 3	LOS 3	LOS 3	LOS 3	LOS 3
TIEMPO DE ENTREVISTA TÍPICA (MIN)	10	20	30	45	60

Servicios en la consulta y ambulatorios, paciente conocida

COMPONENTES ESENCIALES	99211	99212	99213	99214	99215
ANAMNESIS	NO NECESARIO	CENTRADA EN EL PROBLEMA	CENTRADA EN EL PROBLEMA Y AMPLIADA	DETALLADA	EXHAUSTIVA
EXPLORACIÓN	NO NECESARIO	CENTRADA EN EL PROBLEMA	CENTRADA EN EL PROBLEMA Y AMPLIADA	DETALLADA	EXHAUSTIVA
TOMA DE DECISIONES MÉDICAS	NO NECESARIO	DIRECTA	ESCASA COMPLEJIDAD	COMPLEJIDAD MODERADA	MUY COMPLEJA
N.º DE COMPONENTES ESENCIALES NECESARIOS	NO NECESARIO	2 DE 3	2 DE 3	2 DE 3	2 DE 3
TIEMPO DE LA ENTREVISTA TÍPICA (MIN)	5	10	15	25	40

Consulta u otras consultas ambulatorias, paciente nueva o conocida

ELEMENTOS ESENCIALES	99241	99242	99243	99244	99245
ANAMNESIS	CENTRADA EN EL PROBLEMA	CENTRADA EN EL PROBLEMA Y AMPLIADA	DETALLADA	EXHAUSTIVA	EXHAUSTIVA
EXPLORACIÓN	CENTRADA EN EL PROBLEMA	CENTRADA EN EL PROBLEMA Y AMPLIADA	DETALLADA	EXHAUSTIVA	EXHAUSTIVA
TOMA DE DECISIONES MÉDICAS	DIRECTA	DIRECTA	ESCASA COMPLEJIDAD	COMPLEJIDAD MODERADA	MUY COMPLEJA
N.º DE COMPONENTES ESENCIALES	LOS 3	LOS 3	LOS 3	LOS 3	LOS 3
TIEMPO DE ENTREVISTA TÍPICA (MIN)	15	30	40	60	80

Atención primaria y preventiva: evaluaciones periódicas

RESUMEN: las evaluaciones periódicas ofrecen una oportunidad excelente al especialista en obstetricia y ginecología para realizar un cribado preventivo, efectuar una evaluación y proporcionar asesoramiento. Este Committee Opinion proporciona las recomendaciones del American College of Obstetricians and Gynecologists' Committee on Gynecologic Practice para las evaluaciones sistemáticas en la atención primaria y preventiva de las mujeres según la edad y los factores de riesgo.

Las siguientes tablas son versiones actualizadas de las publicadas anteriormente por el American College of Obstetricians and Gynecologists (ACOG) en Committee Opinion N.º 292, y es una versión que sustituye a la anterior. Se han incorporado las políticas y recomendaciones de los comités del ACOG sobre aspectos específicos de la atención sanitaria de las mujeres; pueden variar con respecto a las recomendaciones de otros grupos. Aunque existirán diferencias de opinión en cuanto a algunas recomendaciones específicas, la principal ventaja que se deriva no debe perderse en discutir estos temas. El ACOG recomienda que la primera consulta con el especialista en obstetricia y ginecología para realizar un cribado y proporcionar orientación y servicios de asistencia preventiva se produzca entre los 13 y los 15 años.

Las evaluaciones periódicas constituyen una oportunidad excelente para asesorar a las pacientes sobre las medidas preventivas. En estas evaluaciones, anuales o con la periodicidad que se considere adecuada, se debe incluir el cribado, la evaluación y el asesoramiento según la edad y los factores de riesgo. Las características conductuales personales son aspectos importantes de la salud de una mujer. Las conductas positivas, como el ejercicio físico, deben reforzarse, y las negativas, como el tabaquismo, desaconsejarse. En las siguientes directrices, se indican evaluaciones sistemáticas para las mujeres no gestantes según los grupos de edad y los factores de riesgo (v. tabla 1), y se enumeran las principales causas de muerte y morbilidad para cada grupo de edad identificadas por varias fuentes (v. cuadro). Se reconoce que pueden necesitarse variaciones para adaptarse a las necesidades de una persona concreta. Por ejemplo, algunos factores de riesgo pueden influir en evaluaciones e intervenciones adicionales. Los médicos deben estar alerta ante la presencia de factores de riesgo elevado (señalados con un asterisco y aclarados posteriormente en la tabla 1). Durante la evaluación, la paciente debe ser informada de las afecciones de riesgo elevado que necesitan una detección o un tratamiento dirigido.

Evaluación periódica
Edades 13-18 años

Cribado

Anamnesis

Motivo de la consulta

Estado general, médico, menstrual, quirúrgico, familiar

Evaluación dietética/nutricional

Actividad física

Uso de medicina complementaria y alternativa

Tabaquismo, consumo de alcohol u otras drogas

Malos tratos/desatención

Actividad sexual

Exploración física

Talla

Peso

Índice de masa corporal

Tensión arterial

Características sexuales secundarias (estadificación de Tanner)

Exploración pélvica (cuando esté indicado por la anamnesis)

Piel[1]

Pruebas analíticas

Periódicas

Citología del cuello uterino (empezando, aproximadamente, 3 años después de inicio de las relaciones sexuales)

Pruebas para detectar gonorrea e infección por clamidias (si es sexualmente activa)

Grupos de riesgo elevado[1]

Determinación del nivel de hemoglobina

Pruebas para detectar bacteriuria

Pruebas para enfermedades de transmisión sexual

Pruebas para el virus de la inmunodeficiencia humana (VIH)

Pruebas/consejo genético

Evaluación de los valores para la rubéola

Prueba cutánea de la tuberculosis

Evaluación del perfil lipídico

Glucemia en ayunas

Pruebas para el virus de la hepatitis C

Cribado del cáncer colorrectal[2]

Evaluación periódica

Sexualidad

Desarrollo

Conductas de riesgo elevado

Evitar embarazos no deseados

—Posponer participación sexual

—Opciones anticonceptivas, entre ellas las medidas urgentes. Enfermedades de transmisión sexual

—Selección de pareja

—Protección de barrera

Forma física y nutrición

Evaluación dietética/nutricional (incluyendo trastornos de la alimentación)

Ejercicio físico: comentar el programa

Complementos de ácido fólico (0,4 mg/día)

Aporte de calcio

Evaluación psicosocial

Suicidio: síntomas depresivos

Relaciones interpersonales/familiares

Identidad sexual

Desarrollo de objetivos personales

Trastornos del comportamiento/aprendizaje

Malos tratos/desatención

Experiencia escolar satisfactoria

Relaciones con compañeros

Prevención de violación bajo influencia de sustancias tóxicas

Factores de riesgo cardiovascular

Antecedentes familiares

Hipertensión arterial

Dislipidemia

Obesidad

Diabetes mellitus

Conductas saludables/de riesgo

Higiene (incluida la dental), complementos de fluoruro[1]

Prevención de lesiones

—Cinturones de seguridad y cascos

—Riesgos durante el ocio

—Armas de fuego

—Audición

—Riesgos laborales

—Riesgos en la escuela

—Participación en ejercicio físico y deportes

Exposición de la piel a los rayos ultravioleta

Tabaquismo, consumo de alcohol y otras drogas

Vacunaciones

Periódicas

Recuerdo de tétanos-difteria-tos ferina (una vez entre los 11 y los 16 años)

Vacuna de la hepatitis B (1 serie en las que no se vacunaron anteriormente)

Vacuna del virus del papiloma humano (1 serie en las que no se vacunaron anteriormente)

Vacuna de conjugado meningocócico (antes de empezar el bachillerato en las que no estaban vacunadas anteriormente)

Grupos de riesgo elevado[1]

Vacuna de la gripe

Vacuna de la hepatitis A

Vacuna neumocócica

Vacuna de sarampión-parotiditis-rubéola

Vacuna de la varicela

Principales causas de muerte[3]

1. Accidentes
2. Neoplasias malignas
3. Homicidio
4. Suicidio
5. Anomalías congénitas
6. Cardiopatías
7. Enfermedades crónicas de las vías respiratorias inferiores
8. Gripe y neumonía
9. Septicemia
10. Embarazo, parto y puerperio

Principales causas de morbilidad[3]

Acné

Asma

Clamidias

Cefaleas

Trastornos mentales, entre ellos los afectivos y neuróticos

Infecciones otorrinolaringológicas

Obesidad

Agresión sexual

Enfermedades de transmisión sexual

Infecciones de las vías urinarias

Vaginitis

---

[1] V. tabla 1

[2] Sólo en las que tienen antecedentes familiares de poliposis adenomatosa u 8 años después de pancolitis. Se puede encontrar una exposición más detallada sobre el cribado del cáncer colorrectal en Smith RA, von Eschenbach AC, Wender R, Levin B, Byers T, Rothenberger D, et al. ACS American Cancer Society guidelines for the early detection of cancer: update of early detection guidelines for prostate colorectal and endometrial cancers. Also update 2001-testing for early lung cancer detection. Prostate Cancer Advisory Committee, ACS Colorectal Cancer Advisory Committee, ACS Endometrial Cancer Advisory Committee (las erratas publicadas aparecen en CA Cancer J Clin 2001;51:150). CA Cancer J Clin 2001;51:38-75;quiz 77-80.

[3] V. cuadro.

Evaluación periódica
Edades 19-39 años

Cribado

Anamnesis

Motivo de la consulta

Estado general, médico, menstrual, quirúrgico, familiar

Evaluación dietética/nutricional

Actividad física

Uso de medicina complementaria y alternativa

Tabaquismo, consumo de alcohol u otras drogas

Malos tratos/desatención

Actividad sexual

Incontinencia urinaria y fecal

Exploración física

Talla

Peso

Índice de masa corporal

Tensión arterial

Cavidad bucal

Cuello: adenopatías, glándula tiroidea

Mamas

Abdomen

Exploración pélvica

Piel[1]

Pruebas analíticas

Periódicas

Citología del cuello uterino (anualmente, empezando no después de los 21 años; cada 2-3 años tras 3 pruebas consecutivas negativas si la paciente tiene 30 años o más y carece de antecedentes de neoplasia intraepitelial cervicouterina 2 o 3, inmunodepresión, infección por el VIH o exposición intrauterina al dietilestilbestrol)[2]

Pruebas para detección de clamidias (si ≤ 25 años o mayor y sexualmente activa)

Grupos de riesgo elevado[1]

Evaluación del nivel de hemoglobina

Pruebas para detectar bacteriuria

Mamografía

Glucemia en ayunas

Pruebas para enfermedades de transmisión sexual

Pruebas para virus de la inmunodeficiencia humana (VIH)

Pruebas/consejo genético

Evaluación valores para la rubéola

Prueba cutánea de la tuberculosis

Evaluación del perfil lipídico

Pruebas de tirotropina

Pruebas para virus de la hepatitis C

Cribado de cáncer colorrectal

Cribado de densidad ósea

Evaluación y asesoramiento

Sexualidad y planificación reproductora

Conductas de riesgo elevado

Discusión de un plan de salud reproductora[3]

Opciones anticonceptivas para evitar embarazos no deseados, incluyendo medidas anticonceptivas de urgencia

Asesoramiento antes de la concepción y genético

Enfermedades de transmisión sexual

—Selección de la pareja

—Protección de barrera

Función sexual

Forma física y nutrición

Evaluación dietética/nutricional (incluyendo trastornos de la alimentación)

Ejercicio físico: comentar el programa

Complementos de ácido fólico (0,4 mg/día)

Aporte de calcio

Evaluación psicosocial

Relaciones interpersonales/familiares

Violencia de pareja

Satisfacción laboral

Hábitos de vida/factores de estrés

Trastornos del sueño

Factores de riesgo cardiovascular

Antecedentes familiares

Hipertensión arterial

Dislipidemia

Obesidad

Diabetes mellitus

Hábitos de vida

Conductas saludables/de riesgo

Higiene (incluida la dental)

Prevención de lesiones

—Cinturones de seguridad y cascos

—Riesgos laborales

—Riesgos del ocio

—Armas de fuego

—Audición

—Participación en ejercicio físico y deportes

Autoexploración mamaria[4]

Quimioprofilaxis para el cáncer de mama (en mujeres de riesgo elevado de 35 años o más)[5]

Exposición de la piel a los rayos ultravioleta

Suicidio: síntomas depresivos

Tabaquismo, consumo de alcohol y otras drogas

Vacunaciones

Periódicas

Vacuna del virus del papiloma humano una serie en las mujeres de 25 o menos años y no vacunadas anteriormente)

Refuerzo de tétanos-difteria-tos ferina (cada 10 años)

Grupos de riesgo elevado[1]

Vacuna de sarampión-parotiditis-rubéola

Vacuna de la hepatitis A

Vacuna de la hepatitis B

Vacuna de la gripe

Vacuna meningocócica

Vacuna neumocócica

Vacuna de la varicela

Principales causas de muerte[6]

1. Neoplasias malignas
2. Accidentes
3. Cardiopatías
4. Suicidio
5. Enfermedad por el virus de la inmunodeficiencia humana (VIH)
6. Homicidio
7. Enfermedades cardiovasculares
8. Diabetes mellitus
9. Hepatopatías crónicas y cirrosis
10. Enfermedades crónicas de las vías respiratorias inferiores

Principales causas de morbilidad[6]

Acné

Artritis

Asma

Síntomas lumbares

Cáncer

Infección por clamidias

Depresión

Diabetes mellitus

Trastornos ginecológicos

Cefaleas/migrañas

Hipertensión arterial

Trastornos articulares

Trastornos menstruales

Trastornos mentales, entre ellos los trastornos afectivos y neuróticos

Infecciones otorrinolaringológicas

Obesidad

Agresión sexual/violencia doméstica

Enfermedades de transmisión sexual

Consumo de sustancias tóxicas

Infecciones de las vías urinarias

---

[1] V. tabla 1.

[2] Se puede encontrar una exposición más detallada del cribado mediante citología cervical, incluyendo el uso de pruebas de ADN del virus del papiloma humano y cribado tras la histerectomía, en Cervical cytology screening. ACOG Practice Bulletin N° 99. American Collage of Obstetricians and Gynecologists. Obstet Gynecol 2008;112:1419-44.

[3] Se puede encontrar una exposición más detallada del plan sobre salud reproductora en The importance of preconception care in the continuum of women's health care. ACOG Committee Opinion N° 313. American Collage of Obstetricians and Gynecologists. Obstet Gynecol 2005;106:665-6.

[4] A pesar de una falta de datos claros a favor o en contra de la autoexploración mamaria, ésta puede detectar el cáncer de mama palpable y puede recomendarse.

[5] Se puede encontrar una exposición más detallada de la quimioterapia preventiva en Selective estrogen receptor modulators. ACOG Practice Bulletin N° 39. American College of Obstetricians and Gynecologists. Obstet Gynecol 2002;100:835-43.

[6] V. cuadro.

Evaluación periódica
Edades 40-64 años

Cribado

Anamnesis

Motivo de la consulta
Estado general, médico, menstrual, quirúrgico, familiar
Evaluación dietética/nutricional
Actividad física
Uso de medicina complementaria y alternativa
Tabaquismo, consumo de alcohol u otras drogas
Malos tratos/desatención
Actividad sexual
Incontinencia urinaria y fecal

Exploración física

Talla
Peso
Índice de masa corporal
Presión arterial
Cavidad bucal
Cuello: adenopatías, glándula tiroidea
Mamas, axilas
Abdomen
Exploración pélvica
Piel[1]

Pruebas analíticas

Periódicas

Citología del cuello uterino (2-3 años después de 3 pruebas consecutivas negativas si no hay antecedentes de neoplasia intraepitelial cervicouterina 2 o 3, inmunodepresión, infección por el virus de la inmunodeficiencia humana [VIH] o exposición intrauterina a dietilestilbestrol)[2]
Mamografía (cada 1-2 años a partir de los 40 años, anualmente a partir de los 50 años)
Evaluación del perfil lipídico (cada 5 años a partir de los 45 años)
Cribado de cáncer colorrectal (a partir de los 50 años), mediante una de las opciones siguientes
1. Prueba anual para detectar sangre oculta en heces recogida por la paciente[3]
2. Sigmoidoscopia flexible cada 5 años
3. Prueba anual para detectar sangre oculta en heces recogidas por la paciente[3] más sigmoidoscopia flexible cada 5 años
4. Enema opaco con doble contraste cada 5 años
5. Colonoscopia cada 5 años.
Glucemia en ayunas (cada 3 años a partir de los 45 años)
Detección de tirotropina (cada 5 años a partir de los 50 años)

Grupos de riesgo elevado[1]

Evaluación nivel de hemoglobina
Pruebas para detectar bacteriuria
Glucemia en ayunas
Pruebas para enfermedades de transmisión sexual
Pruebas para virus de la inmunodeficiencia humana (VIH)
Prueba cutánea de la tuberculosis
Evaluación del perfil lipídico
Pruebas de tirotropina
Pruebas para virus de la hepatitis B
Cribado de cáncer colorrectal

Evaluación y asesoramiento

Sexualidad[4]

Conductas de riesgo elevado
Opciones anticonceptivas para evitar embarazos no deseados, incluyendo medidas anticonceptivas de urgencia
Enfermedades de transmisión sexual
—Selección de pareja
—Protección de barrera
Función sexual

Forma física y nutrición

Evaluación dietética/nutricional (incluyendo trastornos de la alimentación)
Ejercicio físico: comentar el programa
Complementos de ácido fólico (0,4 mg/día antes de los 50 años)
Aporte de calcio

Evaluación psicosocial

Relaciones familiares
Violencia de pareja
Satisfacción laboral
Planificación de la jubilación
Hábitos de vida/factores de estrés
Trastornos del sueño

Factores de riesgo cardiovascular

Antecedentes familiares
Hipertensión arterial
Dislipidemia
Obesidad
Diabetes mellitus
Hábitos de vida

Conductas saludables/de riesgo

Higiene (incluyendo la dental)
Tratamiento hormonal
Prevención de lesiones
—Cinturones de seguridad y cascos
—Riesgos laborales
—Riesgos del ocio
—Participación en ejercicio físico y deportes
—Armas de fuego
—Audición
Autoexploración mamaria[5]
Quimioprofilaxis de cáncer de mama (en mujeres de riesgo elevado)[6]

Exposición de la piel a los rayos ultravioleta
Suicidio: síntomas depresivos
Tabaquismo, consumo de alcohol y otras drogas

Vacunaciones

Periódicas

Vacuna de la gripe (anualmente a partir de los 50 años)
Recuerdo de tétanos-difteria-tos ferina (cada 10 años)

Grupos de riesgo elevado[1]

Vacuna de sarampión-parotiditis-rubéola
Vacuna de la hepatitis A
Vacuna de la hepatitis B
Vacuna de la gripe
Vacuna meningocócica
Vacuna neumocócica
Vacuna de la varicela

Principales causas de muerte[6]

1. Neoplasias malignas
2. Cardiopatías
3. Enfermedades cerebrovasculares
4. Enfermedades crónicas de las vías respiratorias inferiores
5. Accidentes
6. Diabetes mellitus
7. Hepatopatías crónicas y cirrosis
8. Septicemia
9. Suicidio
10. Enfermedad por el virus de la inmunodeficiencia humana (VIH)

Principales causas de morbilidad[6]

Artritis/artrosis
Asma
Cáncer
Enfermedad cardiovascular
Depresión
Diabetes mellitus
Trastornos de las vías urinarias
Cefalea/migraña
Hipertensión arterial
Menopausia
Trastornos mentales, entre ellos trastornos afectivos y neuróticos
Síntomas musculoesqueléticos
Infecciones otorrinolaringológicas
Obesidad
Enfermedades de transmisión sexual
Úlceras
Alteraciones visuales

---

[1] V. tabla 1.

[2] Se puede encontrar una exposición más detallada del cribado mediante citología cervical, incluyendo el uso de pruebas de ADN del virus del papiloma humano y cribado tras la histerectomía, en Cervical cytology screening. ACOG Practice Bulletin Nº 99. American Collage of Obstetricians and Gynecologists. Obstet Gynecol 2008;112:1419-44.

[3] Para la prueba de sangre oculta en heces (PSOH), se necesitan 2 o 3 muestras de heces recogidas por la paciente en su domicilio y llevadas para su análisis. Una sola muestra de heces para la PSOH obtenida mediante tacto rectal no es adecuada para la detección del cáncer colorrectal.

[4] En algunas mujeres de este grupo de edad, es adecuado proporcionar asesoramiento genético y anterior a la concepción.

[5] A pesar de una falta de datos claros a favor o en contra de la autoexploración mamaria, ésta puede detectar el cáncer de mama palpable y puede recomendarse.

[6] Se puede encontrar una exposición más detallada de la quimioterapia preventiva en Selective estrogen receptor modulators. ACOG Practice Bulletin Nº 39. American College of Obstetricians and Gynecologists. Obstet Gynecol 2002;100:835-43.

[7] V. cuadro.

Evaluación periódica
Edades 65 años y más

Cribado

Anamnesis

Motivo de la consulta

Estado general, médico, menstrual, quirúrgico, familiar

Evaluación dietética/nutricional

Actividad física

Uso de medicina complementaria y alternativa

Tabaquismo, consumo de alcohol u otras drogas, y uso de fármacos coincidentes

Malos tratos/desatención

Actividad sexual

Incontinencia urinaria y fecal

Exploración física

Talla

Peso

Índice de masa corporal

Tensión arterial

Cavidad bucal

Cuello: adenopatías, glándula tiroidea

Mamas, axilas

Abdomen

Exploración pélvica

Piel[1]

Pruebas analíticas

Periódicas

Citología del cuello uterino (2-3 años después de 3 pruebas consecutivas negativas si no hay antecedentes de neoplasia intraepitelial cervicouterina 2 o 3, inmunodepresión, infección por el virus de la inmunodeficiencia humana [VIH] o exposición intrauterina a dietilestilbestrol)[2]

Análisis de orina

Mamografía

Evaluación del perfil lipídico (cada 5 años)

Cribado del cáncer colorrectal mediante uno de los métodos siguientes:

1. Prueba anual para detectar sangre oculta en heces recogida por la paciente[3]

2. Sigmoidoscopia flexible cada 5 años

3. Prueba anual para detectar sangre oculta en heces recogidas por la paciente[3] más sigmoidoscopia flexible cada 5 años

4. Enema opaco con doble contraste cada 5 años

5. Colonoscopia cada 10 años

Glucemia en ayunas (cada 3 años)

Pruebas de densidad ósea[4]

Pruebas de cribado de tirotropina (cada 5 años)

Grupos de riesgo elevado[1]

Evaluación nivel de hemoglobina

Pruebas para enfermedades de transmisión sexual

Pruebas para virus de la inmunodeficiencia humana (VIH)

Prueba cutánea de la tuberculosis

Evaluación del perfil lipídico

Pruebas de tirotropina

Pruebas para virus de la hepatitis C

Cribado de cáncer colorrectal

Evaluación y asesoramiento

Sexualidad

Función sexual

Conductas sexuales

Enfermedades de transmisión sexual

—Selección de pareja

—Protección de barrera

Forma física y nutrición

Evaluación dietética/nutricional (incluyendo trastornos de la alimentación)

Ejercicio físico: comentar el programa

Aporte de calcio

Evaluación psicosocial

Desatención/malos tratos

Hábitos de vida/factores de estrés

Depresión/trastornos del sueño

Relaciones familiares

Factores de riesgo cardiovascular

Hipertensión arterial

Dislipidemia

Obesidad

Diabetes mellitus

Vida sedentaria

Conductas saludables/de riesgo

Higiene (incluyendo la dental)

Tratamiento hormonal

Prevención de lesiones

—Cinturones de seguridad y cascos

—Prevención de caídas

—Riesgos laborales

—Riesgos del ocio

—Participación en ejercicio físico y deportes

—Armas de fuego

Agudeza visual/glaucoma

Audición

Autoexploración mamaria[5]

Quimioprofilaxis de cáncer de mama (en mujeres de riesgo elevado)[6]

Exposición de la piel a la luz ultravioleta

Suicidio: síntomas depresivos

Tabaquismo, consumo de alcohol y otras

Vacunaciones

Periódicas

Refuerzo de tétanos-difteria (cada 10 años)

Vacuna de la gripe (anual)

Vacuna neumocócica (una vez)

Grupos de riesgo elevado[1]

Vacuna hepatitis A

Vacuna hepatitis B

Vacuna meningocócica

Vacuna de la varicela

Principales causas de muerte[1]

1. Cardiopatías
2. Neoplasias malignas
3. Enfermedades cerebrovasculares
4. Enfermedades crónicas de las vías respiratorias inferiores
5. Enfermedad de Alzheimer
6. Gripe y neumonía
7. Diabetes mellitus
8. Nefritis, síndrome nefrótico y nefrosis
9. Accidentes
10. Septicemia

Principales causas de morbilidad[7]

Artritis/artrosis

Asma

Cáncer

Enfermedades cardiovasculares

Enfermedad pulmonar obstructiva crónica

Diabetes mellitus

Enfermedades del sistema nervioso y de los órganos de los sentidos

Alteración auditiva y visual

Hipertensión arterial

Trastornos mentales

Síntomas musculoesqueléticos

Infecciones otorrinolaringológicas

Obesidad

Osteoporosis

Neumonía

Úlceras

Incontinencia urinaria

Infección de las vías urinarias

Vértigo

---

[1] V. tabla 1.

[2] Se puede encontrar una exposición más detallada del cribado mediante citología cervical, incluyendo el uso de pruebas de ADN del virus del papiloma humano y cribado tras la histerectomía, en Cervical cytology screening. ACOG Practice Bulletin N° 99. American College of Obstetricians and Gynecologists. Obstet Gynecol 2008;112:1419-44.

[3] Para la prueba de sangre oculta en heces (PSOH), se necesitan 2 o 3 muestras de heces recogidas por la paciente en su domicilio y llevadas para su análisis. Una sola muestra de heces para la PSOH obtenida mediante tacto rectal no es adecuada para la detección del cáncer colorrectal.

[4] Si no existen nuevos factores de riesgo, los cribados siguientes para la densidad ósea no deben realizarse con una frecuencia superior a cada 2 años.

[5] A pesar de una falta de datos claros a favor o en contra de la autoexploración mamaria, ésta puede detectar el cáncer de mama palpable y puede recomendarse.

[6] Se puede encontrar una exposición más detallada de la quimioterapia preventiva en Selective estrogen receptor modulators. ACOG Practice Bulletin N° 39. American College of Obstetricians and Gynecologists. Obstet Gynecol 2002;100:835-43.

[7] V. cuadro.

Tabla 1. Factores de riesgo elevado

Intervención	Factor de riesgo elevado
Pruebas de bacteriuria	Diabetes mellitus
Cribado densidad ósea[1]	Mujeres posmenopáusicas de menos de 65 años: antecedente de fractura ósea como adulta; antecedentes familiares de osteoporosis; raza caucásica; demencia, desnutrición; tabaquismo; peso e IMC bajos; déficit estrogénico causado por menopausia precoz (antes de los 45 años), ovariectomía bilateral o amenorrea premenopáusica prolongada (más de 1 año); escaso aporte de calcio a lo largo de la vida; alcoholismo; alteración de la visión a pesar de la corrección adecuada; antecedente de caídas; actividad física inadecuada.
Todas las mujeres: determinadas enfermedades y afecciones médicas, y las que toman determinados fármacos asociados a un mayor riesgo de osteoporosis.
Cribado de cáncer colorrectal[2]	Cáncer colorrectal o pólipos adenomatosos en familiar de primer grado de menos de 60 años, o en dos o más familiares de primer grado de cualquier edad; antecedente familiar de poliposis adenomatosa familiar o cáncer de colon no polipósico hereditario; antecedente de cáncer colorrectal, pólipos adenomatosos, enfermedad inflamatoria intestinal, colitis ulcerosa crónica o enfermedad de Crohn.
Glucemia en ayunas	Sobrepeso (IMC mayor o igual a 25); antecedentes familiares de diabetes mellitus; ausencia habitual de actividad física; raza de riesgo elevado (p. ej., afroestadounidenses, hispanos, nativos americanos, asiáticos, originarios de las islas del pacífico); haber tenido un hijo de más de 4 kg al nacer o tener antecedentes de diabetes gravídica; hipertensión arterial; nivel de colesterol asociado a lipoproteínas de elevada densidad inferior o igual a 35 mg/dl; nivel de triglicéridos superior o igual a 250 mg/dl antecedentes de alteración de la tolerancia a la glucosa o alteración de la glucemia en ayunas; poliquistosis ovárica; antecedente de enfermedad vascular.
Complementos de fluoruro	Habitar en una zona con un aporte de fluororo inadecuado en el agua (menos de 0,7 ppm).
Pruebas genéticas/consejo genético	Considerar el embarazo y: paciente, pareja o familiar con antecedente de trastorno genético o defecto congénito; exposición a teratógenos; o antecedentes africanos, de Cajun, caucásicos, europeos, judío del este europeo (askenazí), francocanadiense, mediterráneo o del sudeste asiático.
Evaluación del nivel de hemoglobina	Antepasados de la zona del Caribe, latinoamericanos, mediterráneos o africanos; antecedente de excesivo flujo menstrual.
Vacunación contra el VHA	Hepatopatía crónica, trastornos de los factores de la coagulación, consumo de drogas, personas que trabajan con primates no humanos infectados por el VHA en un laboratorio de investigación, personas que viajan o trabajan en países con una situación de endemia moderada o elevada de hepatitis A.
Vacunación contra el VHB	Pacientes en hemodiálisis; pacientes que reciben concentrados de factores de la coagulación; profesionales sanitarios y trabajadores de la seguridad pública que se exponen a la sangre en sus puestos de trabajo; personas que se están formando en las facultades de medicina, odontología, enfermería, técnicas de laboratorio y otras profesiones sanitarias relacionadas; consumidores de drogas por vía intravenosa; personas con más de una pareja sexual en los 6 meses anteriores; personas con una ETS recientemente adquirida; todos los pacientes de consultas de ETS; contactos en el domicilio y parejas sexuales de personas con infección crónica por el VHB, pacientes y personal de centros de discapacitados; personas que realizan viajes internacionales y que estarán en países con una prevalencia elevada o intermedia de infección por el VHB durante más de 6 meses; personas recluidas en centros penitenciarios.
Pruebas para el VHC	Antecedente de consumo de drogas por vía intravenosa; receptores de concentrados de factores de la coagulación antes de 1987; hemodiálisis crónica (prolongada) niveles persistentemente alterados de la enzima alanina aminotransferasa; receptores de sangre procedente de donantes que dieron posteriormente un resultado positivo en la detección de infección por VHC; receptores de sangre o de hemoderivados o de un trasplante de un órgano antes de julio de 1992; exposición laboral percutánea o mucosa a sangre positiva para VHC.
Pruebas para el VIH	Más de una pareja sexual desde la prueba más reciente para el VIH o una pareja sexual con más de una pareja sexual desde la prueba más reciente para el VIH, que solicita tratamiento por una ETS, consume drogas por vía intravenosa, tiene antecedentes de prostitución, pareja sexual anterior o actual positiva para el VIH o bisexual o consume drogas por vía i.v., residencia prolongada o nacimiento en un área con una prevalencia elevada de infección por VIH, antecedente de transfusión desde 1978 a 1985, cáncer invasivo de cuello uterino, adolescentes que son o han sido alguna vez sexualmente activas, adolescentes que son detenidas. Ofrecer a mujeres que solicitan una evaluación antes de la concepción.

(continúa)

Tabla 1. Factores de riesgo elevado *(continuación)*

Intervención	Factor de riesgo elevado
Vacunación contra la gripe	Cualquiera que desee reducir la posibilidad de enfermar de gripe; trastornos pulmonares o cardiovasculares crónicos, entre ellos el asma; enfermedades metabólicas crónicas, entre ellas la diabetes mellitus, la disfunción renal, las hemoglobinopatías y la inmunodepresión (incluyendo inmunodepresión causada por fármacos o por el VIH); residentes y empleados de residencias de ancianos y otros centros para enfermos crónicos; personas que pueden transmitir la gripe a otras en situación de riesgo elevado (p. ej., cuidadores y personas que rodean a los ancianos, niños desde el nacimiento a los 59 meses y adultos con afecciones de riesgo elevado); las personas afectadas con alguna patología (p. ej., disfunción cognitiva, lesión medular, epilepsia u otro trastorno neuromuscular) que altere la función respiratoria o la manipulación de las secreciones respiratorias, o que aumente el riesgo de aspiración; profesionales sanitarios.
Evaluación del perfil lipídico	Antecedentes familiares que sugieren una hiperlipidemia familiar, antecedentes familiares de enfermedad cardiovascular prematura (edad inferior a 50 años, en los hombres, y a 60 años, en las mujeres); diabetes mellitus; múltiples factores de riesgo de cardiopatía coronaria (p. ej., tabaquismo, hipertensión arterial).
Mamografía	Mujeres que han sufrido cáncer de mama o que tienen una familiar en primer grado (madre, hermana o hija) o varias familiares con antecedente de cáncer de mama o de mama y ovario antes de la menopausia.
Vacunación meningocócica	Adultos con asplenia anatómica o funcional, o déficits de componentes terminales del complemento; estudiantes de primer curso en la facultad que viven en colegios mayores; microbiólogos expuestos sistemáticamente a *Neisseria meningitidis*, reclutas militares; personas que viajan a áreas hiperendémicas o epidémicas.
Vacunación contra sarampión-parotiditis-rubéola	Debe vacunarse a los adultos nacidos en 1957 o posteriormente (una dosis) si no hay datos de inmunidad o documentación de una dosis administrada después del primer cumpleaños; a las personas vacunadas en 1963-1967 se volverá a vacunar (dos dosis); se administrará una segunda dosis a profesionales sanitarios, estudiantes que empiezan la facultad, personas que realizan viajes internacionales y pacientes con resultado negativo para la rubéola en el puerperio.
Vacunación neumocócica	Enfermedad crónica, como enfermedades cardiovasculares, enfermedades pulmonares, diabetes mellitus, alcoholismo, hepatopatía crónica, pérdidas de líquido cefalorraquídeo, asplenia funcional (p. ej., drepanocitosis) o esplenectomía; exposición a un ambiente donde se han producido brotes neumocócicos; pacientes inmunodeprimidos (p. ej., infección por VIH, neoplasias malignas hematológicas o sólidas, quimioterapia, tratamiento esteroideo). En determinados grupos de riesgo elevado, puede ser adecuada la revacunación a los 5 años.
Evaluación de los valores para la rubéola	Edad de procrear y ausencia de signos de inmunidad.
Pruebas para detectar ETS	Antecedentes de múltiples parejas sexuales o una pareja sexual con múltiples contactos, contacto sexual con personas afectadas de ETS demostradas por cultivo, antecedente de episodios repetidos de ETS, acudir a centros de ETS, mujeres con discapacidades congénitas, detección sistemática de infección por clamidias en mujeres sexualmente activas de edad igual o inferior a 25 años, y otras mujeres asintomáticas con riesgo elevado de infección; detección sistemática de infección gonorreica en todas las adolescentes sexualmente activas y otras mujeres asintomáticas con riesgo elevado de infección; en todas las adolescentes sexualmente activas que cambian sexo por dinero o drogas, consumen drogas por vía i.v., son recluidas en un centro penitenciario o viven en un área de elevada prevalencia debe descartarse la sífilis.
Exploración cutánea	Aumento de exposición a la luz del sol, tanto laboral como durante el ocio; antecedente familiar o personal de cáncer cutáneo; signos clínicos de lesiones precursoras.
Pruebas con tirotropina	Importantes antecedentes familiares de afecciones tiroideas; enfermedad autoinmunitaria (los signos de hipotiroidismo subclínico pueden estar relacionados con un perfil lipídico desfavorable).
Prueba cutánea de la tuberculosis	Infección por VIH; contacto estrecho con personas diagnosticadas o con sospecha de sufrir tuberculosis; factores de riesgo médico que aumentan el riesgo de enfermedad si se infectan; nacimiento en un país con prevalencia elevada de tuberculosis; tratamiento médico insuficiente; escasos ingresos; alcoholismo; residente en un centro para enfermos crónicos (p. ej., centros penitenciarios, residencias de ancianos, centros de salud mental), profesionales sanitarios en centros de riesgo elevado.
Vacunación contra la varicela	Todos los adultos y adolescentes que pueden infectarse, entre ellos profesionales sanitarios; contactos domiciliarios de personas inmunodeprimidas; profesores; trabajadores de centros de día; residentes y personal de centros institucionales, colegios mayores, prisiones o centros militares; adolescentes y adultos que viven con niños; personas que realizan viajes internacionales; mujeres no gestantes en edad de procrear.

ETS, enfermedades de transmisión sexual; IMC, índice de masa corporal; VHA, virus de la hepatitis A; VHB, virus de la hepatitis B; VHC, virus de la hepatitis C; VIH, virus de la inmunodeficiencia humana.

[1] Puede obtenerse una exposición más detallada de las pruebas de cribado de la densidad ósea en Osteroporosis. ACOG Practice Bulletin 50. American College of Obstetricians and Gynecologists. Obstet Gynecol 2004103:203-216.

[2] Se puede encontrar una exposición más detallada sobre el cribado del cáncer colorrectal en Smith RA, von Eschenbach AC, Wender R, Levin B, Byers T, Rothenberger D, et al. ACS American Cancer Society guidelines for the early detection of cancer: update of early detection guidelines for prostate colorectal and endometrial cancers. Also update 2001-testing for early lung cancer detection. Prostate Cancer Advisory Committee, ACS Colorrectal Cancer Advisory Committee, ACS Endometrial Cancer Advisory Committee (las erratas publicadas aparecen en CA Cancer J Clin 2001;51:150). CA Cancer J Clin 2001;51:38-75;quiz 77-80.

Fuentes de las principales causas de mortalidad y morbilidad

Las principales causas de mortalidad proceden de Mortality Statistics Branch at the National Center for Health Statistics. Los datos son del año 2002, los datos finales disponibles del año más reciente. Las causas se ordenan según frecuencia.

Las principales causas de morbilidad son cálculos no ordenados, según la información procedente de las siguientes fuentes:
- National Health Interview Survey, 2004
- National Ambulatory Medical Care Survey, 2004
- National Health and National Examination Survey, 2003-2004
- National Hospital Discharge Survey, 2004
- National Nursing Home Survey, 1999
- U.S. Department of Justice National Violence Against Women Survey, 2006
- U.S. Centers for Disease Control and Prevention Sexually Transmitted Disease Surveillance, 2004
- U.S. Centers for Disease Control and Prevention HIV/AIDS Surveillance Report, 2004

Formulario prenatal y cuestionario puerperal del ACOG

FECHA _____

NOMBRE Y APELLIDOS _____

N.º ID _____ HOSPITAL DEL PARTO _____

MÉDICO DEL RECIÉN NACIDO _____ DERIVADO POR _____

GRUPO/MÉDICO DE ATENCIÓN PRIMARIA _____

FPP FINAL _____	DIRECCIÓN _____

FECHA DE NACIMIENTO EDAD RAZA ESTADO CIVIL SCVD SEP MES DÍA AÑO	DIRECCIÓN
PROFESIÓN ESTUDIOS (ÚLTIMO NIVEL COMPLETO)	ZIP TELÉFONO (D) (T)
IDIOMA RAZA	SEGURO/MEDICAID
MARIDO/PAREJA TELÉFONO	PÓLIZA
PADRE DEL BEBÉ TELÉFONO	CONTACTO DE URGENCIA TELÉFONO

TOTAL EMB	A TÉRMINO	PREMATUROS	AB. INDUCIDO	AB. ESPONTÁNEO	EMB. ECTÓPICO	PARTO MÚLTIPLE	VIVOS

ANAMNESIS MENSTRUAL

FUM ☐ EXACTO ☐ APROXIMADO (MES CONOCIDO) MENSTRUACIÓN MENSUAL ☐ SÍ ☐ NO FRECUENCIA:C/_____ DÍAS MENARQUIA _____ (EDAD INICIO)

☐ DESCONOCIDO ☐ CANTIDAD/DURACIÓN NORMAL MENSTRUACIÓN ANTERIOR_____ FECHA ANTICONCEPTIVOS CUANDO QUEDÓ GESTANTE ☐ SÍ ☐ NO GCh+ ___/___/___

☐ FINAL _____

ÚLTIMOS EMBARAZOS (SEIS ÚLTIMOS)

FECHA MES/AÑO	SEMANAS GA	DURACIÓN DEL PARTO	PESO AL NACER	SEXO H/M	TIPO DE PARTO	ANEST	LUGAR DEL PARTO	PARTO PRETÉRMINO SÍ/NO	COMENTARIOS/ COMPLICACIONES

ANAMNESIS

	O Neg. + Pos.	SI ES POSITIVO INCLUIR FECHA Y TRATAMIENTO		O Neg. + Pos.	SI ES POSITIVO INCLUIR FECHA Y TRATAMIENTO
1. DIABETES			17. D (Rh) SENSIBILIZADA		
2. HIPERTENSIÓN			18. PULMONAR (TB, ASMA)		
3. CARDIOPATÍA			19. ALERGIAS ESTACIONALES		
4. TRASTORNO AUTOINMUNITARIO			20. ALERGIAS/REACCIONES FÁRMACOS/LÁTEX		
5. ENFERMEDAD RENAL/IVU					
6. NEUROLÓGICO/EPILEPSIA			21. MAMAS		
7. PSIQUIATRÍA			22. CIRUGÍA GIN.		
8. DEPRESIÓN/DEPRESIÓN POSPARTO			23. OPERACIONES/ HOSPITALIZACIONES (AÑO/MOTIVO)		
9. HEPATITIS/HEPATOPATÍA					
10. VARICES/FLEBITIS					
11. DISFUNCIÓN TIROIDEA			24. COMPLICACIONES ANESTESIA		
12. TRAUMATISMO/VIOLENCIA			25. ANTECEDENTE PAP POSITIVO		
13. ANTECEDENTE DE TRANSFUSIÓN SANGUÍNEA			26. ALTERACIONES UTERINAS		

	AMT/DÍA ANTES GESTACIÓN	AMT/DÍA EMBARAZO	# AÑOS USO			
				27. INFERTILIDAD		
14. TABAQUISMO				28. TRATAMIENTO ART		
15. ALCOHOL				29. ANTECEDENTES FAMILIARES IMPORTANTES		
16. DROGAS				30. OTROS		

COMENTARIOS _____

FICHA O REGISTRO PRENATAL DEL ACOG (FORMULARIO A)

<table>
<tr><td colspan="2">SÍNTOMAS DESDE LA FUM</td></tr>
</table>

SÍNTOMAS DESDE LA FUM

CRIBADO GENÉTICO/CONSEJO TERATOLÓGICO
INCLUYE LA PACIENTE, EL PADRE DEL BEBÉ Y CUALQUIER MIEMBRO DE AMBAS FAMILIAS CON:

	SÍ	NO		SÍ	NO
1. EDAD DE LA PACIENTE DE 35 AÑOS O MÁS EN LA FECHA ESTIMADA PARA EL PARTO			13. COREA DE HUNTINGTON		
2. TALASEMIA (ORIGEN ITALIANO, GRIEGO, MEDITERRÁNEO O ASIÁTICO); VCM MENOR DE 80			14. RETRASO MENTAL/AUTISMO		
			EN CASO AFIRMATIVO, ¿SE COMPROBÓ SI EXISTÍA CROMOSOMA X FRÁGIL?		
3. DEFECTO DEL TUBO NEURAL (MIELOMENINGOCELE, ESPINA BÍFIDA O ANENCEFALIA)			15. ¿OTROS TRASTORNOS GENÉTICOS O CROMOSÓMICOS HEREDITARIOS?		
4. CARDIOPATÍA CONGÉNITA			16. TRASTORNO METABÓLICO MATERNO (P. EJ., DIABETES TIPO 1, FENILCETONURIA)		
5. SÍNDROME DE DOWN			17. LA PACIENTE O EL PADRE DEL BEBÉ TUVO UN HIJO CON DEFECTOS CONGÉNITOS DISTINTOS A LOS MENCIONADOS ANTES		
6. TAY-SACHS (ASKENAZÍ, CAJUN, FRANCOCANADIENSE)			18. ABORTO O MORTINATOS RECURRENTES		
7. ENFERMEDAD DE CANAVAN (ASKENAZÍ)			19. FÁRMACOS (ENTRE ELLOS COMPLEMENTOS, VITAMINAS, PLANTAS MEDICINALES O FÁRMACOS DE LIBRE DISPENSACIÓN)/DROGAS/ ALCOHOL DESDE LA ÚLTIMA MENSTRUACIÓN		
8. DISAUTONOMÍA FAMILIAR (ASKENAZÍ)					
9. DREPANOCITOSIS O RASGO DREPANOCÍTICO (AFRICANO)			EN CASO AFIRMATIVO, SUSTANCIA Y POTENCIA/DOSIS		
10. HEMOFILIA U OTROS TRASTORNOS HEMATOLÓGICOS			20. OTROS		
11. DISTROFIA MUSCULAR					
12. FIBROSIS QUÍSTICA					

COMENTARIOS/ASESORAMIENTO _____

ANTECEDENTES INFECCIOSOS	SÍ	NO		
1. VIVE CON ALGUIEN CON TB O EXPUESTO A LA TB			4. HEPATITIS B, C	SÍ ☐ NO ☐
2. PACIENTE O PAREJA CON ANTECEDENTE DE HERPES GENITAL			5. ANTECEDENTE DE ETS, GONORREA, CLAMIDIAS, VPH, VIH, SÍFILIS (ENMARQUE LO QUE PROCEDA)	
3. EXANTEMA O ENFERMEDAD VÍRICA DESDE LA ÚLTIMA MENSTRUACIÓN			6. OTROS (V. COMENTARIOS)	

COMENTARIOS _____

FIRMA DEL ENTREVISTADOR _____

EXPLORACIÓN FÍSICA INICIAL

FECHA _____ / _____ / _____   PESO _____   TALLA _____   IMC _____   PC_____

1. CABEZA, OJOS Y ORL	☐ NORMAL	☐ ALTERADO	12. VULVA	☐ NORMAL	☐ CONDILOMAS	☐ LESIONES
2. FONDO DE OJO	☐ NORMAL	☐ ALTERADO	13. VAGINA	☐ NORMAL	☐ INFLAMACIÓN	☐ FLUJO
3. DIENTES	☐ NORMAL	☐ ALTERADO	14. CUELLO UTERINO	☐ NORMAL	☐ INFLAMACIÓN	☐ LESIONES
4. GLÁNDULA TIROIDEA	☐ NORMAL	☐ ALTERADO	15. TAMAÑO ÚTERO	_____ SEMANAS		☐ MIOMAS
5. MAMAS	☐ NORMAL	☐ ALTERADO	16. ANEJOS UTERINOS	☐ NORMAL	☐ MASA	
6. PULMONES	☐ NORMAL	☐ ALTERADO	17. RECTO	☐ NORMAL	☐ ALTERADO	
7. CORAZÓN	☐ NORMAL	☐ ALTERADO	18. CONJUGADO DIAGONAL	☐ ALCANZADO	☐ NO	_____ CM
8. ABDOMEN	☐ NORMAL	☐ ALTERADO	19. APÓFISIS ESPINOSAS	☐ PROMEDIO	☐ PROMINENTE	☐ ROMAS
9. EXTREMIDADES	☐ NORMAL	☐ ALTERADO	20. SACRO	☐ CÓNCAVO	☐ RECTO	☐ ANTERIOR
10. PIEL	☐ NORMAL	☐ ALTERADO	21. ARCO SUBPÚBICO	☐ NORMAL	☐ ANCHO	☐ ESTRECHO
11. GANGLIOS LINFÁTICOS	☐ NORMAL	☐ ALTERADO	22. PELVIS GINECOIDE	☐ SÍ	☐ NO	

COMENTARIOS (Número y explicación de las alteraciones) _____

REALIZADO POR _____

FICHA O REGISTRO PRENATAL DEL ACOG (FORMULARIO B)

NOMBRE Y APELLIDOS _____

| ALERGIA FARMACOLÓGICA _____ | ALERGIA AL LÁTEX ☐ SÍ ☐ NO |

¿SE PUEDE REALIZAR UNA TRANSFUSIÓN DE SANGRE? ☐ SÍ ☐ NO   CONSULTA ANESTESIA PRENATAL PLANIFICADA ☐ SÍ ☐ NO

PROBLEMAS/PLANES

1. _____
2. _____
3. _____
4. _____
5. _____
6. _____

LISTA DE FÁRMACOS (incluir dosis)   Fecha de inicio   Fecha de interrupción

1. _____ ___ / ___ / ___   ___ / ___ / ___
2. _____ ___ / ___ / ___   ___ / ___ / ___
3. _____ ___ / ___ / ___   ___ / ___ / ___
4. _____ ___ / ___ / ___   ___ / ___ / ___
5. _____ ___ / ___ / ___   ___ / ___ / ___
6. _____ ___ / ___ / ___   ___ / ___ / ___

CONFIRMACIÓN FECHA PROBABLE DE PARTO (FPP)

FPP INICIAL

FUM   ___ / ___ / ___   =   FPP ___ / ___ / ___
EXPLORACIÓN INICIAL ___ / ___ / ___ = ___ SEMANAS = FPP ___ / ___ / ___
ECOGRAFÍA   ___ / ___ / ___ = ___ SEMANAS = FPP ___ / ___ / ___
FPP INICIAL   ___ / ___ / ___   EMPEZADA POR _____

ACTUALIZACIÓN FPP SEMANA 18-20

MOVIMIENTOS FETALES ___ / ___ / ___   +22 SEMANAS = ___ / ___ / ___
ALTURA DEL FONDO UTERINO ___ / ___ / ___   +20 SEMANAS = ___ / ___ / ___
ECOGRAFÍA   ___ / ___ / ___ = ___ SEMANAS = ___ / ___ / ___
FPP FINAL   ___ / ___ / ___   INICIADO POR _____

PESO ANTES DE LA GESTACIÓN _____

SEMANAS GEST. (MEJOR EST.)	ALTURA FONDO UTERINO	PRESENTACIÓN	FC FETAL	MOVIMIENTO FETAL	SIGNOS/SÍNTOMAS DE PARTO PRETÉRMINO (+= PRESENTES; 0 = AUSENTES)	EXAMEN CUELLO UTERINO (DIL/BORR) LONGITUD ECOGRÁFICA	TENSIÓN ARTERIAL	PESO	ORINA (ALBÚMINA, GLUCOSA)	EDEMA	ESCALA DOLOR* (0-10)	SIGUIENTE CITA	MÉDICO (INICIALES)

COMENTARIOS

_____
_____
_____
_____
_____
_____
_____
_____
_____
_____
_____
_____
_____

PROBLEMAS _____

COMENTARIOS _____

*Describe la intensidad de las molestias desde 0 (ausencia de dolor) a 10 (peor dolor posible).

FICHA O REGISTRO PRENATAL DEL ACOG (FORMULARIO C)

ANALÍTICA Y FORMACIÓN

ANÁLISIS INICIALES	FECHA	RESULTADO	REVISADO
GRUPO SANGUÍNEO	/ /	A B AB O	
D (Rh)	/ /		
ANTIBIOGRAMA	/ /		
HTO/HB/VCM	/ /	_____ % _____ g/dl	
PRUEBA PAP	/ /	NORMAL/ANÓMALO/_____	
VARICELA	/ /		
RUBÉOLA	/ /		
VDRL	/ /		
CULTIVO/ANTIBIOGRAMA URINARIO	/ /		
HbsAg	/ /		
INFORMACIÓN/PRUEBA VIH*	/ /	POS. NEG. RECHAZADO	

ANÁLISIS OPCIONALES	FECHA	RESULTADO	
ELECTROFORESIS DE HEMOGLOBINA	/ /	AA AS SS AC SC AF ↑A₂ POS. NEG. RECHAZADO	
PPD	/ /		
CLAMIDIAS	/ /		
GONORREA	/ /		
FIBROSIS QUÍSTICA	/ /	POS. NEG. RECHAZADO	
TAY-SACHS	/ /	POS. NEG. RECHAZADO	
DISAUTONOMÍA FAMILIAR	/ /	POS. NEG. RECHAZADO	
HEMOGLOBINA			
PRUEBAS DE CRIBADO GENÉTICO (V. FORMULARIO B)	/ /		
OTROS			

ANÁLISIS A LAS 8-20 SEM (CUANDO ESTÁ INDICADO/ PROGRAMADO)	FECHA	RESULTADO	
ECOGRAFÍA	/ /		
EVALUACIÓN RIESGO DE ANEUPLOIDÍA PRIMER TRIMESTRE	/ /	POS. NEG. RECHAZADO	
α-FETOPROTEÍNA EN SUERO MATERNO/ MARCADORES MÚLTIPLES	/ /	POS. NEG. RECHAZADO	
CRIBADO SÉRICO 2.º TRIMESTRE	/ /	POS. NEG. RECHAZADO	
AMNIOCENTESIS/MUESTRA DE VELLOSIDADES CORIÓNICAS	/ /		
CARIOTIPO	/ /	46,XX O 46,XY/OTRO_____	
LÍQUIDO AMNIÓTICO (AFP)	/ /	NORMAL_____ ANÓMALO_____	
INMUNOGLOBULINA ANTI-D (IG RH)	/ /		

*Comprobar las necesidades antes de registrar los resultados.

(CONTINÚA)

COMENTARIOS/OTROS ANÁLISIS

FIRMA DEL MÉDICO (SI SE SOLICITA) _____

FICHA O REGISTRO PRENATAL DEL ACOG (FORMULARIO D)

ANALÍTICA Y FORMACIÓN *(continuación)*

ANÁLISIS 24-28 SEM (CUANDO ESTÉ INDICADO)	FECHA	RESULTADO		COMENTARIOS/OTROS ANÁLISIS
HCTO/HB/VCM	/ /	_____ % _____ g/dl		
CRIBADO DIABETES	/ /	1 HORA_____		
TTG (SI CRIBADO ALTERADO)	/ /	_____MSF (FBS) _____1 HORA		
		_____2 HORAS _____3 HORAS		
DETECCIÓN ANTICUERPOS D (Rh)	/ /			
INMUNOGLOBULINA ANTI-D (Ig Rh) ADMINISTRADA (28 SEM O MÁS)	/ /	FIRMA _____		

ANÁLISIS 32-36 SEM	FECHA	RESULTADO		
HCTO/HB	/ /	_____ % _____ g/dl		
ECOGRAFÍA (CUANDO ESTÉ INDICADA)	/ /			
VIH (CUANDO ESTÉ INDICADO)*				
VDRL (CUANDO ESTÉ INDICADO)	/ /			
GONORREA (CUANDO ESTÉ INDICADO)	/ /			
CLAMIDIAS (CUANDO ESTÉ INDICADO)	/ /			
ESTREP. GRUPO B	/ /			

*Comprobar las necesidades antes de registrar los resultados.

COMENTARIOS

_____
_____
_____
_____
_____
_____

FIRMA DEL MÉDICO (SI SE SOLICITA)_____

FICHA O REGISTRO PRENATAL DEL ACOG (FORMULARIO D, *continuación*)

NOMBRE Y APELLIDOS_____

PLANES/FORMACIÓN (ASESORADA ☐)—TRIMESTRAL, INICIAL Y FECHA EN QUE SE COMENTA.	COMPLETADO	**NECESIDAD DE EXPLICACIÓN ADICIONAL**
PRIMER TRIMESTRE		☐ SEGUIMIENTO EN TERCER TRIMESTRE (SI ES NECESARIO)
☐ VIH Y OTRAS PRUEBAS PRENATALES SISTEMÁTICAS		
☐ FACTORES DE RIESGO IDENTIFICADOS POR ANAMNESIS PRENATAL		
☐ EVOLUCIÓN PREVISTA DE LOS CUIDADOS PRENATALES		
☐ NUTRICIÓN Y AUMENTO DE PESO, DIETA ESPECIAL		
☐ PRECAUCIONES CONTRA LA TOXOPLASMOSIS (GATOS/CARNE CRUDA)		
☐ ACTIVIDAD SEXUAL		
☐ EJERCICIO FÍSICO		
☐ VACUNA DE LA GRIPE		
☐ CONSEJOS SOBRE EL TABAQUISMO		
☐ RIESGOS AMBIENTALES/LABORALES		
☐ VIAJES		
☐ TABACO (PREGUNTAR, ADVERTIR, EVALUAR, AYUDAR Y DISPONER)		
☐ ALCOHOL		
☐ DROGAS		
☐ CONSUMO DE FÁRMACOS (INCLUIDOS COMPLEMENTOS, VITAMINAS, PLANTAS MEDICINALES, FÁRMACOS DE LIBRE DISPENSACIÓN)		
☐ INDICACIONES DE ECOGRAFÍA		
☐ VIOLENCIA DOMÉSTICA		
☐ USO DE CINTURONES DE SEGURIDAD		
☐ CLASES/HOSPITALES PARA EL PARTO		
SEGUNDO TRIMESTRE		
☐ SIGNOS Y SÍNTOMAS DE PARTO PRETÉRMINO		
☐ VALORES ANALÍTICOS ALTERADOS		
☐ VACUNA DE LA GRIPE		
☐ ELEGIR UN NEONATÓLOGO		
☐ ACONSEJAR SOBRE TABAQUISMO		
☐ VIOLENCIA DOMÉSTICA		
☐ PLANIFICACIÓN FAMILIAR TRAS EL PARTO/LIGADURA DE TROMPAS		

(CONTINÚA)

COMENTARIOS
_____
_____
_____
_____
_____
_____

FICHA O REGISTRO PRENATAL DEL ACOG (FORMULARIO E)

PLANES/FORMACIÓN *(continuación)*
(ASESORADA ☐)—TRIMESTRAL, INICIAL Y FECHA EN QUE SE COMENTA

TERCER TRIMESTRE	COMPLETADA	NECESIDAD DE EXPLICACIÓN ADICIONAL
☐ PLANES ANESTESIA/ANALGESIA		
☐ MONITORIZACIÓN MOVIMIENTO FETAL		
☐ SIGNOS DE PARTO		
☐ CONSEJOS PARA PARTO VAGINAL DESPUÉS DE CESÁREA		
☐ SIGNOS Y SÍNTOMAS DE HIPERTENSIÓN INDUCIDA POR EL EMBARAZO		
☐ ASESORAMIENTO POSTÉRMINO		
☐ CIRCUNCISIÓN		
☐ LACTANCIA MATERNA O ARTIFICIAL		
☐ DEPRESIÓN POSPARTO		
☐ VACUNA DE LA GRIPE		
☐ CONSEJOS SOBRE TABAQUISMO		
☐ VIOLENCIA DOMÉSTICA		
☐ FORMACIÓN NEONATAL (CRIBADO NEONATAL, ICTERICIA, SILLA PARA EL COCHE)		
☐ FORMULARIOS DE DISCAPACIDAD O ABANDONO		

SOLICITUDES

CONSENTIMIENTO FIRMADO PARA LIGADURA DE TROMPAS   FECHA   INICIALES

___/___/___   _____

SE HAN ENVIADO AL HOSPITAL LA ANAMNESIS Y LA EXPLORACIÓN FÍSICA,   FECHA   INICIALES
SI PROCEDE

___/___/___   _____

COMENTARIOS

FICHA O REGISTRO PRENATAL DEL ACOG (FORMULARIO E, *continuación*)

Notas planes/formación

NOMBRE Y APELLIDOS

N.º ID

FPP

Visitas complementarias

PESO ANTES DEL EMBARAZO

	SEMANAS GESTACIÓN (MEJOR EST.)	ALTURA FONDO UTERINO (CM)	PRESENTACIÓN	FC FETAL	MOVIMIENTO FETAL	SIGNOS/SÍNTOMAS DE PARTO PRETÉRMINO; += PRESENTES o= AUSENTES	EXAMEN CUELLO UTERINO (DIL/BORR. EST.)	LONGITUD ECOGRÁFICA	TENSIÓN ARTERIAL	PESO	ORINA (ALBÚMINA/GLUCOSA)	EDEMA	ESCALA DOLOR* (0-10)	SIGUIENTE CITA	MÉDICO (INICIALES)	COMENTARIOS

*Describe la intensidad de las molestias que oscilan de 0 (ausencia de dolor) a 10 (peor dolor posible).

Notas de progreso

FIRMA DEL MÉDICO (CUANDO SE SOLICITE)

FICHA O REGISTRO PRENATAL DEL ACOG (FORMULARIO F)

NOMBRE Y APELLIDOS _____

N.º ID _____

FPP _____

Visitas complementarias

PESO ANTES DE
LA GESTACIÓN

_____

	SEMANAS GESTACIÓN (MEJOR EST)	ALTURA FONDO UTERINO (CM)	PRESENTACIÓN	FC FETAL	MOVIMIENTO FETAL	SIGNOS/SÍNTOMAS DE PARTO PRETÉRMINO: + PRESENTES o - AUSENTES	EXAMEN CUELLO UTERINO (DIL/BORR. EST.)	LONGITUD ECOGRÁFICA	TENSIÓN ARTERIAL	PESO	ORINA (ALBÚMINA/GLUCOSA)	EDEMA	ESCALA DOLOR* (0-10)	SIGUIENTE CITA	MÉDICO (INICIALES)

COMENTARIOS

_____
_____
_____
_____
_____
_____
_____
_____
_____
_____
_____
_____
_____
_____
_____
_____
_____

*Describe la intensidad de las molestias que oscilan de 0 (ausencia de dolor) a 10 (peor dolor posible).

Notas de progreso

_____
_____
_____
_____
_____
_____
_____
_____

FIRMA DEL MÉDICO (CUANDO SE SOLICITE) _____

FICHA O REGISTRO PRENATAL DEL ACOG (FORMULARIO F, *continuación*)

NOMBRE Y APELLIDOS _____

N.º ID_____

Notas de progreso

_____

_____

_____

_____

_____

_____

_____

_____

_____

_____

_____

_____

_____

_____

_____

_____

_____

_____

_____

_____

_____

_____

_____

_____

_____

_____

_____

FIRMA DEL MÉDICO (SI SE SOLICITA) _____

FICHA O REGISTRO PRENATAL DEL ACOG (FORMULARIO G)

NOMBRE Y APELLIDOS _____

N.º ID_____

Notas de progreso

_____
_____
_____
_____
_____
_____
_____
_____
_____
_____
_____
_____
_____
_____
_____
_____
_____
_____
_____
_____
_____
_____
_____
_____
_____
_____
_____
_____

FIRMA DEL MÉDICO (SI SE SOLICITA) _____

FICHA O REGISTRO PRENATAL DEL ACOG (FORMULARIO G, *continuación*)

FORMULARIO ALTA/PUERPERAL

FECHA DEL PARTO_____   HOSPITAL _____

FECHA DEL ALTA_____

INFORMACIÓN DEL PARTO

PARTO_____SEMANAS

☐ VAGINAL   ☐ CESÁREA   LIGADURA TROMPAS   ☐ SÍ   ☐ NO
☐ PVS   ☐ PRIMARIA (Por _____)   NOTAS _____
☐ VENTOSA   ☐ REPETIDA: PROGRAMADA   _____
☐ FÓRCEPS   ☐ REPETIDA: PARTO VAGINAL   _____
☐ EPISIOTOMÍA   DESPUÉS DE CESÁREA INEFICAZ   _____
☐ LACERACIONES   ☐ INCISIÓN   _____
☐ PARTO VAGINAL   ☐ TRANSVERSA BAJA   _____
   DESPUÉS DE   ☐ VERTICAL BAJA
   CESÁREA   ☐ CLÁSICA   ASISTIDO POR_____

PARTO
☐ NINGUNO
☐ ESPONTÁNEO
☐ INDUCIDO
☐ AUMENTADO

ANESTESIA
☐ NINGUNA
☐ LOCAL/PUDENDA
☐ EPIDURAL
☐ RAQUÍDEA
☐ GENERAL
☐ OTRAS

INFORMACIÓN PUERPERAL

COMPLICACIONES

☐ NINGUNA   ☐ HEMORRAGIA   ☐ INFECCIÓN   ☐ HIPERTENSIÓN   ☐ OTRAS _____

INFORMACIÓN DEL ALTA

INFORMACIÓN NEONATAL

NOMBRE DEL BEBÉ _____

SEXO
☐ MUJER   ☐ HOMBRE
              CIRCUNCISIÓN
              ☐ SÍ   ☐ NO
PESO AL NACER_____

DISPOSICIÓN
☐ AL DOMICILIO CON   ☐ INGRESADO EN
   LA MADRE   EL HOSPITAL
☐ TRASLADO   ☐ MUERTE NEONATAL
☐ MORTINATO   ☐ OTROS

COMPLICACIONES/ALTERACIONES: _____
_____
_____
_____

PEDIATRA:_____

INFORMACIÓN DE LA MADRE

NIVEL HB/HCTO _____

FÁRMACOS _____
_____

MÉTODO DE LACTANCIA   ☐ MATERNA   ☐ ARTIFICIAL

MÉTODO ANTICONCEPTIVO (SI PROCEDE) _____
_____

ESTUDIOS DIAGNÓSTICOS PENDIENTES _____
_____
_____
_____

DIAGNÓSTICO SECUNDARIO/AFECCIONES PREEXISTENTES
☐ ASMA   ☐ HIPERTENSIÓN
☐ DIABETES   ☐ OTROS_____

VACUNACIONES PROPORCIONADAS
☐ INMUNOGLOBULINA ANTI-D
☐ RUBÉOLA
☐ OTRAS _____
_____

CITA DE CONTROL
FECHA _____
LUGAR _____
OTROS _____
_____
_____

CONTACTOS EN EL INTERVALO

FECHA	COMENTARIO

FIRMA DEL MÉDICO (SI SE SOLICITA) _____

VISITA PUERPERAL

FECHA _____

ANÁLISIS SOLICITADOS _____

_____

HB/HCTO _____ ÚLTIMA PRUEBA PAP_____

MÉTODO LACTANCIA _____

MÉTODO ANTICONCEPTIVO _____

CRIBADO DEPRESIÓN PUERPERAL _____

CRIBADO VIOLENCIA DE PAREJA _____

ANAMNESIS EN EL INTERVALO

_____

_____

_____

_____

EXPLORACIÓN FÍSICA

TA _____   PESO _____

MAMAS   ☐ NORMAL _____

ABDOMEN   ☐ NORMAL _____

GENITALES EXTERNOS ☐ NORMAL _____

VAGINA   ☐ NORMAL _____

CUELLO UTERINO   ☐ NORMAL _____

ÚTERO   ☐ NORMAL _____

ANEJOS UTERINOS   ☐ NORMAL _____

RECTAL-VAGINAL   ☐ NORMAL _____

PAP   ☐ SÍ   ☐ NO

COMENTARIO

_____

_____

_____

_____

_____

_____

_____

_____

_____

_____

_____

_____

_____

_____

_____

_____

_____

_____

_____

_____

_____

_____

_____

_____

ALERGIAS _____

FÁRMACOS/ANTICONCEPTIVOS _____

_____

ADMINISTRADOS

RECOMENDACIONES CUIDADOS EN EL INTERVALO

PARA LA SALUD EN GENERAL _____

_____

_____

_____

_____

_____

_____

_____

_____

PARA LA SALUD REPRODUCTORA _____

_____

_____

_____

_____

_____

NUEVA VISITA _____

DERIVACIONES _____

_____

REALIZADO POR _____

FIRMA DEL MÉDICO (SI SE SOLICITA)_____

Los números de página en *cursiva* hacen referencia a figuras; los seguidos por la letra «*t*» hacen referencia a tablas, y los seguidos por la letra «*c*» hacen referencia a cuadros.